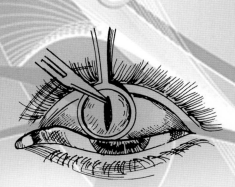

眼科手术操作与技巧

第2版

主 编 魏文斌 施玉英

副主编 孙 霞 王海燕

编 者（以姓氏笔画为序）

马建民 王 华 王 涛 王宁利 王怀洲 王海燕 卢建民

田 蓓 史翔宇 付 晶 刘 磊 刘 毅 孙 霞 李冬梅

何 雷 宋旭东 宋彦铮 宋维贤 张荷珍 张舒心 陈 虹

周 军 庞秀琴 赵 颖 施玉英 洪 洁 骆 非 秦 毅

唐 炘 接 英 康 军 董 喆 翟长斌 潘志强 魏文斌

人民卫生出版社

图书在版编目(CIP)数据

眼科手术操作与技巧/魏文斌,施玉英主编. —2 版.
—北京:人民卫生出版社,2016
ISBN 978-7-117-23098-8

Ⅰ.①眼… Ⅱ.①魏…②施… Ⅲ.①眼外科手术
Ⅳ.①R779.6

中国版本图书馆 CIP 数据核字(2016)第 193131 号

人卫智网	www.ipmph.com	医学教育、学术、考试、健康, 购书智慧智能综合服务平台
人卫官网	www.pmph.com	人卫官方资讯发布平台

眼科手术操作与技巧

第 2 版

主　　编:魏文斌　施玉英
出版发行:人民卫生出版社(中继线 010-59780011)
地　　址:北京市朝阳区潘家园南里 19 号
邮　　编:100021
E - mail:pmph @ pmph.com
购书热线:010-59787592　010-59787584　010-65264830
印　　刷:北京人卫印刷厂
经　　销:新华书店
开　　本:889×1194　1/16　　印张:32
字　　数:924 千字
版　　次:2011 年 9 月第 1 版　　2016 年 9 月第 2 版
　　　　　2016 年 9 月第 2 版第 1 次印刷(总第 2 次印刷)
标准书号:ISBN 978-7-117-23098-8/R·23099
定　　价:238.00 元

打击盗版举报电话:010-59787491　E-mail:WQ @ pmph.com
(凡属印装质量问题请与本社市场营销中心联系退换)

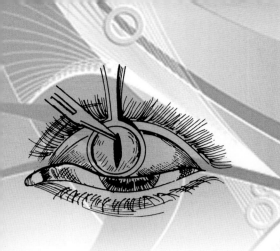

主编简介

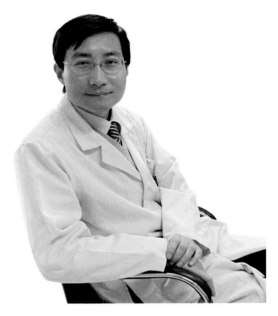

魏文斌 医学博士、主任医师、首都医科大学教授、博士研究生导师。现任北京同仁医院眼科主任、同仁眼科中心副主任、眼科学院副院长。国家卫生计生委突出贡献中青年专家,享受国务院政府津贴。白求恩奖章获得者,中央保健会诊专家。入选首批国家级和北京市新世纪"百千万"人才工程。国家特支计划工程首批领军人才。从事眼科临床工作30年,擅长于眼底病的临床诊断和治疗,尤其在视网膜脱离,眼内肿瘤的诊断和治疗方面积累了丰富的经验,完成复杂性玻璃体视网膜显微手术万余例,国内知名的中青年眼底病专家。

兼任《中华眼科杂志》、《国际眼科纵览》、《眼科》、《实用防盲技术杂志》副主编,《中华医学杂志英文版》等十余种专业杂志编委;中国医药教育学会眼科委员会主任委员,中国继续医学教育学会眼科委员会副主任委员,中华眼科学会常务委员,中华中医药学会眼科委员会常务委员,中国医师协会眼科分会眼底病专业委员会副主任委员,北京市眼科学会副主任委员。

在全国性专业学术期刊发表学术论文149篇,其中SCI论文41篇,主编专著20余部。获北京市科技进步奖4项,获中华医学会优秀论文一等奖和二等奖4项。承担国家自然基金等国家级和省部级科研项目21项。

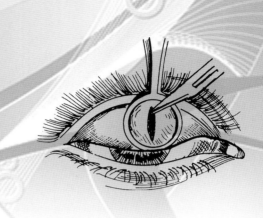

主 编 简 介

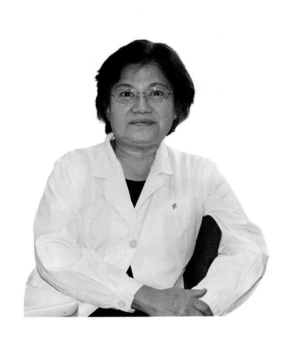

施玉英　主任医师、首都医科大学教授。

曾任北京同仁医院眼科白内障专科主任,中央保健局会诊专家,中国残疾人联合会北京分会委员,中国医师协会眼科分会委员。兼任《中华眼科杂志》、《眼科》编委和审稿员。擅长白内障的临床诊断和治疗,尤其复杂白内障的治疗。在全国学术期刊发表学术论文数十篇。主编白内障专著十部。获北京市科技进步奖二等奖 1 项,三等奖 2 项。

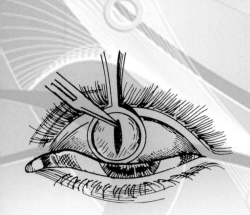

第2版前言

　　《眼科手术操作与技巧》出版已经6年多了,受到广大的眼科同道的垂青,书店常常断货,多次加印。不少年轻的眼科医生视这本手术学专著为学习手术的教材,掌握手术技巧的教练,防范与处理手术并发症的导师;评价这本书非常实用,临床中遇到的手术难题能从书中找到答案,写作者的临床经验与教训尤其珍贵。这些褒奖是对作者最大的鼓励,也是促使重新修订再版的原动力。

　　新版内容做了一些修改与补充,有些章节是重新撰写的,如眼科麻醉、斜视手术等,增加了一些新手术,如飞秒激光在白内障手术中应用、Schlemm 管手术、内镜引导下的玻璃体手术、微创玻璃体手术、诊断性玻璃体手术、后巩膜加固手术、内镜经鼻视神经管减压手术,第十篇和第十一篇为新增角膜屈光手术和眼眶手术。对整部书稿进行了文字润色加工,第2版总篇幅没有增加。纠正了第1版中出现的一些错误,替换了一些质量不高的线条图,也补充了不少图片。

　　再版修订过程中两位副主编在组织与文字加工整理方面付出了辛勤的劳动,在此一并致谢!

　　眼科手术技术在不断提高,新技术不断涌现,本书欠缺和错误在所难免,期待下次修订时不断完善,也恳请读者们批评指正。

魏文斌

首都医科大学附属北京同仁医院

2016 年 8 月 20 日

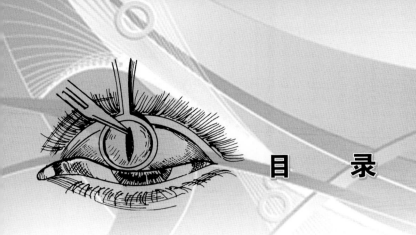

目　录

第四篇 角 膜 手 术

第五篇 青光眼手术

第六篇 玻璃体视网膜手术

第七篇　眼外伤手术

第八篇　眼科整形手术

第九篇　斜　视　手　术

第十篇　角膜屈光手术

第十一篇　眼眶病手术

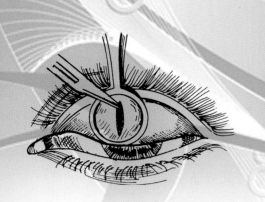

第一篇　眼科手术概论

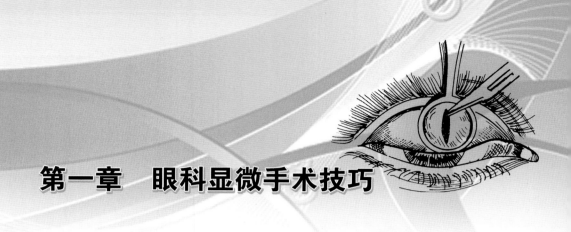

第一章 眼科显微手术技巧

第一节 准备性手术操作技术

一、眼部无菌技术

（一）患者的准备

保持术前眼表的绝对无菌状态是非常困难的。对于择期手术的患者，要特别注意可能引起术后感染的潜在因素，必要时先消除这些危险因素再行手术。例如罹患慢性睑缘炎、睑板腺炎、泪囊炎时要停止手术，并针对该病进行治疗。要注意区分感染性结膜炎和药物过敏性结膜炎，后者仍可继续手术。患者术前当晚要仔细清洗面部。在眼科，有足够的证据证明术前预防性应用抗生素能明显降低术后感染的发生。

1. 术前抗生素的应用　术前 2 小时全身预防性应用抗生素，可以明显减少术后感染的发生率，术前局部应用抗生素可以减少结膜囊内的细菌数量。因为结膜囊内有多种细菌，喹诺酮类及氨基糖苷类广谱抗生素可作为首选。

2. 泪道冲洗　术前应冲洗术眼泪道。冲洗前应先以手指挤压泪囊部，排出泪囊积液，注意泪点处有无分泌物溢出。泪道不通时，注意冲洗液逆流情况，并记录。如下冲上返，有脓性分泌物者，应先行泪囊摘除术；上下冲原返无分泌物者，术前封闭泪小点；上下冲原返而有分泌物者，先行泪小管切开，再择期手术。鼻腔泪囊吻合术者，挤压泪囊部，排出分泌物后，用 5ml 注射器冲洗 2 次。如分泌物过多，应直至冲净为止，并记录于病历上。

3. 术眼眼部备皮　用涂有红霉素眼膏或凡士林的剪刀沿睫毛根部剪去睫毛，然后用棉签拭去剪下的睫毛。注意勿伤眼睑皮肤，勿使睫毛落入结膜囊内。由于眼科手术用贴膜可以很好地粘贴睑板腺口并挡住睫毛，可有效防止术中细菌溢出。因此，例如白内障超声乳化手术等时间较短的手术可以不必剪去睫毛备皮。

（二）消毒手术野

1. 冲洗结膜囊及眼部周围皮肤　术眼滴 0.25%～0.5% 丁卡因或爱尔卡因表面麻醉后，受水器紧贴术眼侧面颊部，用 10% 肥皂水棉球擦洗术眼周围皮肤。范围：上至眉弓上 3cm，下至鼻唇沟，内侧过鼻中线，外侧至耳前线。眉毛处应多次反复擦洗，直至洗净为止，然后用生理盐水冲净。翻转上下眼睑，令患者向各方向转动眼球，用生理盐水冲洗结膜囊。然后用手指分开上下眼睑，充分冲洗眼球表面，最后再冲洗眼部皮肤，其范围同上。洗眼生理盐水用量应为 250ml（气温低时应适当加温）。

2. 眼部手术野皮肤消毒范围（图 1-1-1）。

3. 消毒方法　用聚维酮碘或安尔碘或碘伏等消毒液消毒眼部周围皮肤。嘱患者轻轻闭眼，自睑缘睫毛根部开始由内向外做螺旋式消毒。消毒范围上至眉弓上 3cm，下至鼻唇沟，内侧过鼻中线，外侧过耳前线。

（三）铺巾技术

1. 包头巾　将两块包头四角巾错位重叠，用示指、拇指及中指、环指分别夹住上下两巾的两角，令

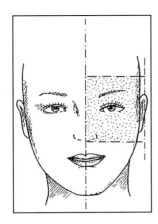

图 1-1-1 眼部手术野皮肤消毒范围

患者抬起头部,再将两块四角巾同时放入患者颈后手术台上,放开的底巾作为枕部垫巾;上巾向上包裹患者头部。单眼手术时,包裹术眼至耳际及整个非手术眼;若为双眼手术,则仅包裹额部及双耳际,将双眼及鼻根部裸露。左右折叠两次,将两巾角在前额处交折,用布巾钳夹好。

2. 铺眼单 将眼单打开,将眼洞对准术眼,铺好中单。现有一次性自带贴膜手术单,则应注意按图示方向摆好洞巾,并将眼睑上下分开后粘贴。铺盖无菌巾后再粘贴无菌塑料膜,塑料膜要围绕眼区较牢固地与眼睑包括睫毛及四周皮肤黏着,以减少手术野污染机会,也可防止由内眦部进入手术区的呼气。呼气常影响术中眼底检查的清晰度。无此塑料膜,亦可在下眶缘和鼻梁部放置湿棉球,以防患者的呼气影响眼底检查。

3. 注意铺巾后应留给患者足够的呼吸空间,保证患者的氧气供应,以免患者产生窒息感而加剧对手术的恐惧。

二、眼球暴露技术

手术野的充分显露是保证手术顺利进行的先决条件。良好的手术野暴露,可以使操作方便容易,手术更加安全到位。选择适当的切口,做好组织分离,眶压、眼压的良好处理,患者的体位、助手的配合等都是手术野良好暴露不可或缺的因素。目前眼科常用的几种暴露方法有开睑技术、固定眼球技术、拉钩暴露技术等。

(一)开睑技术

理想的开睑应能充分暴露手术野、不压迫眼球、不损伤提上睑肌及 Müller 肌、不影响手术操作。

1. 开睑器开睑 开睑器有很多种类型。大类有钢丝式和平移式两种。

平移式可以调整开睑器张开度,操作方便,但在开大眼睑的同时可使眼睑下沉,对眼球有一定的压迫作用,特别是应用于眼球突出的患者时可以使术中眼压升高,因而不适宜白内障摘除术、角膜移植术等需眼球绝对软化的内眼手术,这类手术多采用钢丝开睑器。如无钢丝开睑器,为减低开睑器对眼球的压力,可在开睑器螺旋端与外眦之间置一块棉枕。

2. 金属钩开睑 金属钩处于上下睑活动的直径平面,对眼球不产生压迫。但须有助手协助。

3. 缝线开睑法 缝线开睑可使上下睑独立牵开,不压迫眼球,便于手术操作。

(1)单线开睑法:上下睑皮下浸润麻醉后,分别在上睑外 1/3 和内 1/3 处及下睑中央部用 4-0 黑丝线各缝一针,缝线距睑缘 3mm,深度达睑板面组织,用缝线拉开睑裂,将线段用蚊式钳固定于消毒布巾上。缝线不可过紧或太靠近睑缘,以防眼睑产生轻度外翻,使睑板上缘或下睑板下缘抵压眼球,导致眼压升高。

(2)双线开睑法:双线开睑可避免单线开睑导致的翻转上睑板、压迫眼球等弊病,开睑效果最好,但操作复杂,易致皮下出血。方法为:4-0 黑丝线第一针缝于上睑板上缘,进出针距离为上睑皮肤的中 1/3 ~ 2/3 区,进出针与睑缘平行。第二针同法自外 1/3 区中央刺入,中 1/3 区穿出后再刺入,内 1/3 区中央处皮肤穿出。然后在缝线中央剪断,中央两根线互相交叉后与两侧缝线拉紧固定。同法缝下睑两根缝线(图 1-1-2)。

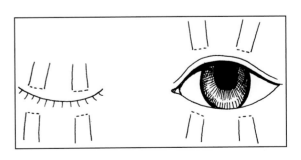

图 1-1-2 双线开睑法

4. 外眦切开术 对小眼球、短睑裂、眼球内陷、高度近视大眼球、眼眶异常者,有时难以应用上述方法开大眼睑,必须做外眦切开术以扩大睑裂、增加手术野和减少外眦对眼球外侧的压迫。方法为:用蚊式止血钳钳夹中线稍偏上方的外眦角处,然后分开眼睑并向鼻侧牵拉,将直剪插入外眦,剪尖压向眶缘,于钳夹处将皮肤、肌肉、外眦韧带和结膜一并剪开。手术关键是切断压迫眼球的外眦韧带。此时,皮肤切口的长度和宽度并不重要。切开处可用止血钳止血、压迫止血或电凝止血,有时可无须止血。手术结束后,小的外眦切开无须缝合,大的外眦切开可用丝线缝合,以避免下睑外侧部外翻。

(二) 眼球固定技术

手术中眼球的良好固定不仅有利于手术野的暴露,更能保证手术的准确操作,这一点在眼科显微手术中尤为重要。眼球固定技术有多种方法:包括固定镊、斜视钩、棉签、缝线牵引等。固定的效果取决于固定器械和巩膜间组织的坚实度,以直接缝合巩膜而固定眼球效果最佳。固定点应选择在器械作用力的方向或反方向上。其中,缝线固定眼球是最常用的方法。

1. 角膜缘球结膜牵引缝线 可于角膜缘外3mm 的 12 点或 6 点位置缝线固定眼球,必要时可经过浅层巩膜。

2. 眼外肌牵引缝线 可打开结膜,应用斜视钩钩出直肌,将丝线穿于直肌下,牵引固定。上下内外直肌均可做牵引缝线。

3. 浅层巩膜固定缝线 由于上直肌牵引缝线常引起上睑下垂,为避免这一并发症产生可采用此种方法。做结膜瓣后将缝线置于上直肌止端前方的巩膜上,穿过 1/3 ~ 2/3 厚度的巩膜然后固定。

4. 角膜固定缝线 在青光眼小梁切除手术中,更多的术者选择清亮角膜固定缝线。应用 5-0 无损伤尼龙丝线在 12 点位穿过 1/3 ~ 2/3 厚度的角膜,然后固定缝线于 6 点位。

5. 拉钩暴露技术 深部的手术,如视网膜脱离

手术、鼻腔泪囊吻合术、提上睑肌缩短术、额肌悬吊术等,可根据手术部位及切口的不同,应用不同种类的拉钩暴露手术野。原则为拉钩用力要适当,不可用力过猛。

三、软化眼球技术

软化眼球、降低眼压是眼球手术的基本技术之一。虽然,眼科手术切口愈来愈趋于微创化,但如穿透性角膜移植等大切口手术,软化眼球技术仍不可或缺。术前详尽的谈话、适当的应用镇静剂、短粗脖颈患者注意松开颈部衣扣、充分的眼轮匝肌麻醉和球后、球周麻醉、无压迫的开睑方法都是防止术中眼压高的有效措施。主要的软化眼球技术有:

(一) 药物降眼压

手术前和手术中最有效、最常用的降眼压药物是 20% 甘露醇。应快速静滴,1.5g/kg 体重或 250 ~ 500ml,要求在 10 ~ 30 分钟内滴完。对于 50 岁以下的患者,其安全性很大。主要副作用为利尿。应注意肾衰竭患者禁用,心力衰竭者慎用。应用指征为:

1. 50 岁以下较年轻的非儿童患者;另一眼手术时出现过高眼压、白内障青光眼联合手术者;术前估计眼压难以下降或有玻璃体脱出危险者。

2. 机械性降眼压软化眼球不满意者。

3. 术中眼压突然升高或有脉络膜大出血倾向时。

(二) 机械降眼压

机械降眼压的主要机制是通过向眶内压迫眼球,放松眼外肌对眼球的压迫,使眶内血流量尤其是静脉内血流量大大减少,眶内压下降,有利于房水的排出,从而使眼压下降。可用双手拇指或示指或小鱼际按摩覆盖纱布的眼睑。每压迫 15 ~ 30 秒停歇 5 秒,防止中央动脉阻塞。注意压迫时确认眼睑闭合,防止角膜上皮擦伤。压迫时间 5 ~ 30 分钟。

第二节 眼组织基本操作技术

一、眼组织的镊持

眼组织的镊持贯穿整个眼科手术的始终,只有

对组织进行有效的镊持,才能顺利地进行剪切、缝合等操作。夹持精细的眼组织应避免高压,使用前镊尖应在显微镜下检查,看其是否对合紧密。过度用力握持时,镊尖反而会张开而不能镊住组织。手指

若太靠近镊尖,镊尖也易张开而夹不住组织。有齿镊利用其末端的小齿来抓取坚硬的组织(如角膜、巩膜等),而对于软组织(如结膜或虹膜)应选用无齿镊或无撕裂作用的钝齿镊。

二、眼组织的切开

在手术显微镜下应用显微刀具进行组织切开时,应注意手术刀片应垂直于切口平面;争取一次性切开切口全长,避免撕扯;做不同的切口选择相适宜的刀具;分层切开时应在原切面下刀,逐渐在同一切面加深切口深度,直至全层切透;应选择较高倍的放大倍数以提高操作的准确性。

三、眼组织的缝合

(一) 缝合的目的

通过缝合手术连接组织主要有以下几个目的:一是压缩创缘,使创口对合整齐,消灭死腔,以利于创口愈合;二是确保组织胶合不移位,防止创口变形、哆开;三是通过缝线的牵引力对抗组织的收缩力;四是在某些整形手术中,利用缝线线道引起的线状瘢痕来改变眼组织的位置和形态。

(二) 缝合的种类

1. 间断缝合　其优点为创缘闭合良好,每根缝线可单独调节张力,不会造成创缘扭曲,如单根缝线松脱不会影响整个创口。常用于眼睑皮肤、结膜、角膜、巩膜切口的缝合。

2. 连续缝合　其优点为张力在组织均匀分布,缝点处张力不可抵抗外力。多用于结膜、角膜及整形手术的皮内连续缝合,尤其是角膜移植术的连续缝合可有效减少术后散光。

3. 褥式缝合　优点为具有较强的拉力及创口不易移位、哆开。常用于整形手术、巩膜手术及某些睑内翻矫正手术或缝合几个创口的集合点。

4. 8字缝合　水平8字缝合用于关闭切口或固定植入物;垂直8字缝合用于深层创口的双层闭合。

5. 减张缝合　进针出针的位置距创口较远,缝线行走较深、缝线较粗,具有较强的牵引力和对合创口的能力,因而可以减少大创口附近的张力,防止创口哆开。

6. 深层错位缝合　主要用于创口两侧高度不一致时。

(三) 缝合的技巧

1. 缝针与缝线的正确选择:粗硬的皮肤组织应选择三角针,精细而坚硬的角膜、巩膜组织应选择铲针,结膜组织和眼外肌组织应选择圆针。缝线在角膜和视网膜脱离缝合外加压物时,应尽量选择吸收慢的丝线;而结膜缝线和巩膜常规闭合伤口可选择吸收较快的合成线。

2. 创缘对合良好,保持创口表面平整。缝合前养成对合创口的良好习惯,创缘应无内卷外翻,可使术后创口迅速愈合,并减少瘢痕形成。

3. 进出针距应相等而适当。针距应以恰能使创缘完全对合为宜,进针角度一般以垂直于所缝组织的表面为佳。进针与出针的位置与创缘的距离应相等。

4. 缝线间距不宜过短或过长:眼科手术缝合后针距比外科要求稍密,但不宜过小。因针距过小时缝线过多不利于血液供应,且异物反应大,刺激较强。

5. 缝合要有足够的深度,两侧组织深度应一致,以消灭死腔。创口较深时应作8字垂直缝合,缝合深度以切口3/4为宜。

6. 创口如有错位则宜用高浅低深缝合法,即高侧浅缝,低侧深缝,向高侧打结以使创口平整。

7. 切口张力应适中,如张力过大应对附近组织做板层潜行分离,缓解张力后再行缝合。对于顺行皮纹无张力的切口,为减少瘢痕可做皮内连续缝合。

四、打结、剪线及拆线技巧

(一) 眼科打结

正如打结是外科基本功一样,眼科打结是眼科手术最基本的操作。正确的打结技术可以有效地缝合、结扎,从而最大限度地保证手术效果。

1. 打结的器械与方法　眼科显微手术,提倡器械打结。多用持针器与平镊打结(图1-2-1)。牵线时应保证在视野中进行,所以,缝线时应将显微镜调到较低倍数。牵线受阻时,应及时寻找原因,用左手镊解除阻力。右手牵拉缝线时,左手应夹住远端缝线,以防将缝线拉出针道。

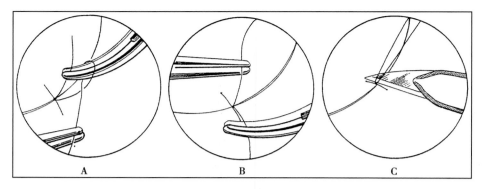

图 1-2-1　眼科打结

2. 显微线结的特点　线结以方结为佳,显微合成线表面光滑,摩擦力小,弹性大,极易滑脱。所以显微线结有其自身的特点。第一个节扣要绕圈 2 次以上,以增加线结内摩擦力,防止滑脱。第二个结扣可绕 1~2 圈。总打结数目应为 3~4 个(图 1-2-2)。

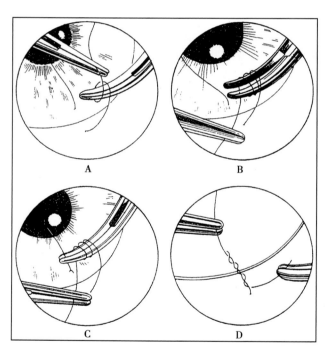

图 1-2-2　打结数目需 3~4 个

（二）剪切线结

打结后应将线结末端剪齐,以防线头刺激、损伤组织。通常角膜或结膜下缝线应完全齐结剪断。但为防滑脱,巩膜缝线通常留 1~2mm 为宜。

（三）埋藏线结

只有将线结埋藏后,上皮才能覆盖生长,才能最大限度减少刺激症状。间断单结缝线,可轻拉线结进入针道。若通过旋转仍不能埋入,则应尽力将缝线拉向相反方向埋入(图 1-2-3)。另一方法是埋线

法缝合:缝针一端从创口内表面穿出,另一针从创口穿入内表面,结扎缝线后,剪线后线结自然埋入创口内(图 1-2-4)。

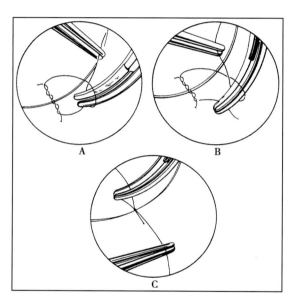

图 1-2-3　间断单结缝线埋藏线结

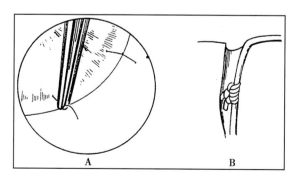

图 1-2-4　埋线法缝合

五、眼组织止血技巧

眼科手术中的出血往往是毛细血管的渗出性出

血和小血管的出血,恰当的止血技巧可以减少失血,并保持手术野的清晰。

1. 血管钳钳夹止血　外眼及开眶手术时小血管的破裂常用此法。止血应分层进行,应用血管钳尖端斜夹出血点,深层大出血可用丝线结扎止血,浅层组织钳夹数分钟即可止血。

2. 压迫止血　对角巩膜缘处渗出性的小出血可用湿棉签或小纱布压迫止血。止血海绵、骨蜡等亦是眼眶手术常用的止血工具。

3. 烧灼止血　大头针烧灼法是简单而经济的止血方法,注意烧灼范围不要过大,以免瘢痕粘连。水下电凝止血是较少引起组织损伤的止血方法,推荐使用。

（魏文斌　田蓓）

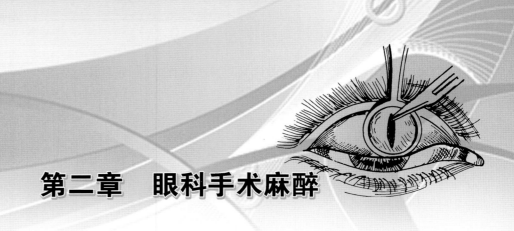

第二章　眼科手术麻醉

传统的眼科手术是在眼科医生实施的局部麻醉或区域阻滞下完成的。随着手术技术的发展、观念的更新,眼科手术并非过去认为的手术小和风险低,患者年龄跨度大,手术种类多,麻醉医生在眼科手术的麻醉、镇静、监测以及小儿术前检查中发挥重要作用,参与的比例逐年增高。

第一节　术前评估及准备

为了保证患者的手术安全,减少麻醉后并发症,必须认真做好麻醉前准备工作。根据病情,拟施手术的特点决定麻醉方式。

一、术前评估

(一) 病史回顾

术前访视患者,了解病史、既往麻醉手术史,日常的内科和眼科用药情况。

在眼科,小儿和老年人占相当大的比例。对于小儿,应了解遗传病史、家族史、眼病是否为全身病的表现之一;婴幼儿尤其早产儿应了解出生情况,评估营养状态;老年人则关注是否存在心脑血管疾病、高血压、糖尿病、慢性肺疾患等。尿毒症患者术前一日应进行透析,改善全身状况,纠正电解质紊乱。阿尔茨海默病、帕金森病患者术前需评估其合作程度以及头部控制能力。

了解患者日常的全身和(或)眼科局部用药情况。冠心病、高血压的治疗用药一般继续服用至手术当日晨。传统上,术前停用抗血小板或抗凝药物,但会增加围术期心肌缺血或栓塞等不良事件的风险,术前应权衡利弊,必要时请相关科室会诊决定是否停药。眼科局部用药引发的全身反应可能增加麻醉的不良反应(详见本章第四节)。

(二) 体格检查

术前查体了解心、肺、中枢神经系统的功能,做好气道评估。

(三) 辅助检查

术前进行血常规、尿常规、肝肾功能、乙型肝炎、丙型肝炎、梅毒螺旋体、HIV 病毒的相关标志物以及胸部 X 线片和心电图的检查。必要时进行电解质、血糖、动脉血气分析、肺功能、超声心动图等的检查。

儿童完成儿科会诊;40 岁以上成人进行内科会诊。对于甲状腺相关眼病或甲状腺疾病的患者,术前须进行甲状腺功能的检测。

目前国内麻醉术前患者分级采用美国麻醉医师协会(Anesthesiologists Society of America, ASA)的体格情况分级标准(表 2-1-1),将患者分为 5 级,如系急症手术,则在评级后加 E(Emergency)。

表 2-1-1　ASA 分级及标准

分级	分 级 标 准
I	患者的心、肺、肝、肾和中枢神经系统功能正常,发育、营养良好,能耐受麻醉和手术
II	患者的心、肺、肝、肾等实质性器官病变虽有轻度病变,但代偿健全,对一般麻醉和手术的耐受仍无大碍

续表

分级	分 级 标 准
III	患者的心、肺、肝、肾等实质性器官病变严重,功能减损,虽在代偿范围内,但对实施麻醉和手术仍有顾虑
IV	患者的心、肺、肝、肾等实质性器官病变严重,功能代偿不全,威胁着生命安全,实施麻醉和手术均有危险
V	患者的病情危重,随时有死亡的威胁,麻醉和手术异常危险

二、术前准备

（一）术前禁食水时间（表 2-1-2）

术前禁食水的目的是降低围术期呕吐、误吸的风险。对于急症患者,如果手术时间不紧迫,应做充分的术前准备。饱胃又必须紧急实施手术,可考虑清醒气管插管,或进行胃肠道减压。

（二）心理干预

眼科手术患者,术前存在一定程度的视力障碍,对手术效果担心,焦虑程度高,甚至脾气暴躁,恐惧。术前访视患者时,需耐心、详细地解释麻醉相关事项,使他们对手术室环境、麻醉及手术方式、术中配合、术后疼痛以及并发症有一定的认识,消除顾虑,做好心理准备,取得患者和家属的信任,有助于患者顺利完成手术。

表 2-1-2　术前禁食水时间

食物	禁食水时间（小时）	
	儿童	成人
清水	2	2
母乳	4	—
配方奶	6	—
流质食物	6	6
固体食物	8	8

（三）麻醉前用药

麻醉前用药的目的是使患者情绪安定而合作,缓和忧虑和恐惧,减少分泌物,降低术后并发症,消除迷走神经反射引起的反应,减少麻醉药的副作用等。

由于麻醉方法的改进,麻醉药物的更新,并且眼科患者情况复杂,临床上较少常规使用麻醉前用药。

对于特殊患者,如支气管哮喘的患者,术前吸入气雾剂,备好沙丁胺醇;糖尿病患者,术前监测血糖;胃食管反流的患者,考虑使用抑制胃酸分泌的药物。

部分小儿与家长分离时严重哭闹,术前可肌注氯胺酮,口服咪达唑仑,也可鼻喷右美托咪定,小儿入睡后再抱入手术室。

第二节　麻醉方式的选择

眼科手术大多数能在局部浸润和球后阻滞下实施。局部麻醉对眼压影响小,术中患者能主动配合;但可能出现局麻药中毒,球后出血以及心律失常,部分患者因为麻醉效果不完善,不能耐受手术。显微手术及复杂的眼内手术,手术操作精细,需时较长,要求眼球绝对不动,局麻难以满足要求,需选用全身麻醉。

不论局麻或全麻手术均需建立静脉通路,监测生命体征,如血压、心率和脉搏血氧饱和度。全麻手术还需要心电图、呼气末二氧化碳（$PETCO_2$）、体温、血糖、电解质、肌松等监测。

一、局部麻醉

局部麻醉对全身干扰小,保留患者与术者的交流能力,术毕可迅速满足眼科特殊体位的要求。

（一）表面麻醉

过去表面麻醉仅用于角膜、结膜小手术及拆线等局部操作时。由于白内障超声乳化手术的飞快进步,表面麻醉现已普及应用至这一领域。同时,表面麻醉可以作为多数眼部手术中局部麻醉药的补充,来减轻注射麻醉剂的疼痛及冲洗结膜囊时的不适感觉。

滴药方法:滴药前先拭去眼泪,令患者抬头,单手分开下眼睑,将药液滴注于下结膜囊内,再轻轻闭合眼睑。再令患者转动眼球,使药液均匀散播。隔 2~5 分钟滴眼一次,共 3 次。注意嘱患者点药后闭合眼睑,以防止角膜上皮干燥,减轻角膜上皮剥脱。

（二）浸润麻醉

眼科常用的浸润麻醉包括皮下注射、结膜下注射、筋膜囊下注射、直肌鞘注射等。

1. 皮下注射　将麻药沿切开线注射于皮下,注射时先在入针点注入少量麻药,边注射边进针;或推针前进,然后边退针边注药。注药后用纱布按摩,使药液迅速扩散并减少出血。

2. 结膜下注射　结膜下注射宜选择皮内注射针头。用针尖挑起手术区域结膜,并避开血管,使结膜紧张。亦可一手用镊子提起结膜后入针。刺破球结膜后即注入药液,使结膜隆起呈一圆丘,再推针前进。撤针后可用棉签轻揉,将麻药弥散至所需麻醉的部位。结膜神经丰富,手术时间超过 40 分钟,麻醉效果即减退,常需追加麻药。

3. 筋膜囊下注射　眼球摘除、眼内异物取出等手术,常需广泛分离筋膜囊,应将麻药注射于筋膜囊与巩膜之间,以麻醉睫状神经的分支。

方法:用眼用镊夹起离角膜缘 10mm 处的结膜和筋膜囊,针头向眼球赤道部进针,使麻药扩散至整个手术区。

4. 直肌鞘注射　有时眼外肌手术可在直肌鞘内直接注射麻药。

方法:用有齿镊固定直肌止端,注射针穿过结膜和筋膜囊后移至肌前或肌后,将麻药注射于肌鞘处。注意避开肌肉,以免引起血肿。

（三）神经阻滞麻醉

1. 睫状神经节阻滞（球后阻滞）　这种方法用于阻滞第Ⅲ、Ⅳ、Ⅵ脑神经以及睫状神经。

（1）注射方法:嘱患者向鼻上方注视。用 35mm 注射针头由眶下缘中、外 1/3 交界处稍上方的皮肤面垂直刺入约 10mm,然后转向鼻上方,向眶尖方向斜行刺入达眼球后,进针总深度不超过 30~35mm,抽针无回血即可缓慢注入局部麻醉药物 2~3ml。突破眶隔和肌圆锥时操作者会有两次明显落空感（图 2-2-1、图 2-2-2）。注射毕,闭合眼睑,轻压眼球,加压 10~20 秒与放松 5~10 秒交替进行,间歇加压 5~10 分钟,可促进药物扩散,防止球后出血。亦可在表面麻醉下,由颞下穹隆部进针。

（2）并发症

1）如眼球仍可运动而影响手术,应追加球后注射或对未麻痹的眼外肌行局部浸润麻醉,最多见的是上斜肌。

2）注射针眼出血、眼球逐渐突出、结膜下出血则表示有球后出血。间歇加压后出血停止,出血量不大者可继续手术,如出血量大、眼球突出致闭合困难、上睑下垂则应取消手术,局部加压包扎。2~3

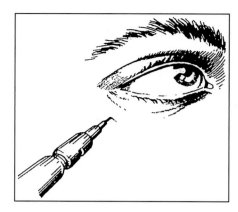

图 2-2-1　球后阻滞注射点——眶下缘中、外 1/3 交界处稍上方的皮肤面

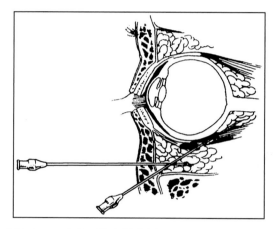

图 2-2-2　球后阻滞注射点侧面观——麻醉剂注入肌圆锥内

天后再考虑手术。

3）局麻药物如注射在 Tenon 囊与眼球之间,会出现眼压明显升高 50mmHg 以上,如无眼球突出及出血斑等情况,可等 5~10 分钟随药物扩散自行缓解。需检查球后麻醉效果,必要时追加麻醉。

4）极少数病例因进针过深对视神经直接损伤或达视神经管造成视神经压迫性缺血。检查时可见视盘及视网膜水肿,视网膜内、前出血,甚至玻璃体积血。视神经鞘内出血可导致视网膜中央血管阻塞。可用 CT或 B 超证实,应尽快行视神经鞘减压术改善预后。

5）眼球穿破为严重并发症,大多数可及时发现。应在穿孔处行冷冻及外加压手术。

6）对于高度近视患者,针头绕过赤道后不要上翘向眶尖方向,以稍低为好,以免刺破后葡萄肿,但应将药量加至 4~5ml。

2. 后部球周阻滞

（1）注射方法（图 2-2-3、图 2-2-4）

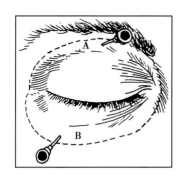

图 2-2-3 后部球周阻滞注射点

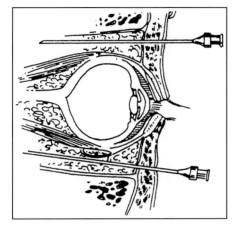

图 2-2-4 后部球周阻滞侧面观

1）于眶下缘上距外眦 1cm 处下睑皮肤面作一皮丘，由此刺入皮下，在眼轮匝肌内注射 1ml 局麻药，后沿眶下壁向眶内水平刺入，达眼球赤道部时回抽无血后注射 1ml 局麻药，然后针头稍向内上方前进，深达 3.5cm 后注射 1～1.5ml 局麻药。

2）于眶上切迹下上睑皮肤面作一皮丘，由此在眼轮匝肌内、下各注射 1ml 局麻药，以示指将眼球向下推移后，将针头向眶内刺入 1cm 后注射 1ml 局麻药，沿眶壁达赤道部再注射 1ml 局麻药，最后向眶上裂方向深入达 3.5cm，再注射 1ml 局麻药。

3）注射毕，闭合眼睑，轻压眼球，加压 10～20 秒与放松 5～10 秒交替进行，间歇加压 5～10 分钟，可促进药物扩散，防止球后出血。

（2）并发症

1）如眼球仍可向下、外运动则应在下睑注射点追加 4ml 药物；如可向内、上运动则应在上睑注射点追加注射。

2）其余并发症同球后注射，但大多数认为此法比球后注射安全。

3. Grizzard 法 此法可较好地麻醉各眼外肌和

上睑，注射时和手术后疼痛轻，近年在欧美等国较为流行。

（1）注射方法：嘱患者正视前方，因 Grizzard 认为传统内上注视使针头刺入视神经的机会加大（图 2-2-5、图 2-2-6）。

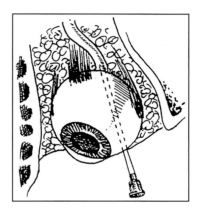

图 2-2-5 内上注视时视神经暴露机会增大

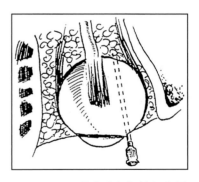

图 2-2-6 正前方注视视神经位置

向结膜囊内滴入少许局麻药物。用 32mm 注射针头由眶下缘中、外 1/3 交界处稍上方的皮肤面垂直刺入约 10mm 深，注射药物 2ml；然后转向鼻上方，向眶尖方向斜行刺入达眼球后，抽针无回血，即可缓慢注入局部麻醉药物 2～3ml（图 2-2-7、图 2-2-8）。

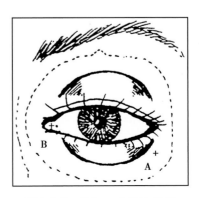

图 2-2-7 Grizzard 法注射点

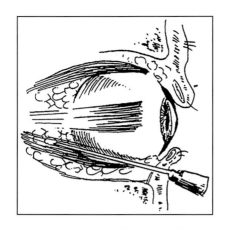

图 2-2-8 Grizzard 法 A 点注射侧面观

换 16mm 注射针头,由泪阜处进针,向上与视轴成 45°,进针约 10mm,注入药物 3ml(图 2-2-9、图 2-2-10)。

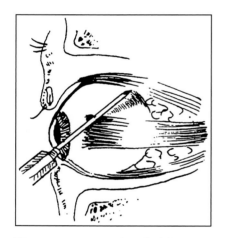

图 2-2-9 Grizzard 法 B 点注射侧面观

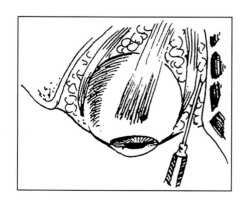

图 2-2-10 Grizzard 法 B 点注射上面观

（2）并发症:球后注射所发生并发症均可发生,但大多数认为此法比球后注射安全,且麻醉效果好。

（四）局部麻醉的术前用药

除特殊高度紧张的患者可于术前口服苯二䓬类药物外,局部麻醉无须常规术前用药。

二、术中监测下麻醉管理

大多数眼科手术可局麻下完成,但仍有镇痛不足的顾虑,难以消除患者的紧张、焦虑和恐惧,甚至导致手术操作无法继续。

ASA 将麻醉医生参与的从术前评估、制定麻醉计划到指导给药达到所需镇静并对局麻患者监护,随时处理紧急情况称为监测下麻醉管理(monitored anesthesia care,MAC),以强调麻醉安全。

眼科激光、玻璃体切除等技术的应用和改进,手术刺激减少,手术时间大大缩短,越来越多的眼科手术可以在 MAC 下完成,不仅可以降低患者的焦虑水平,增加合作程度,还可以减少对手术的不良记忆,同时可强化局麻的镇痛效果,增加患者和术者的满意度。

（一）MAC 用药与实施

1. 常用药物

（1）苯二氮䓬类

特点:抗焦虑、催眠和遗忘作用。

常用药物和剂量:咪达唑仑,25 ~ 60μg/kg,静注,局麻前使用。

（2）阿片类

特点:镇痛,有呼吸抑制的危险。老年和肥胖患者宜减量。

常用药物:芬太尼,1μg/kg;或舒芬太尼,0.1 ~ 0.2μg/kg,静滴,局麻前使用。

（3）丙泊酚(Propofol)

特点:短效,镇静和催眠,降低术后恶心呕吐。

常用剂量:可采取 TCI,1 ~ 1.5μg/ml,静脉泵注。

（4）右美托咪定(Dexmedetomidine)

特点:高选择性 α_2 受体激动剂;镇静、催眠、镇痛、抗焦虑作用,同时抑制交感神经活性,稳定血流动力学,临床使用剂量范围无呼吸抑制作用,具有可唤醒特性,还能降低眼压。起效时间 5 ~ 10 分钟,达峰时间 25 ~ 30 分钟。

常用剂量:首剂 1μg/kg,10 分钟以上缓慢静脉注入,避免快速给药引起的血压升高和心率减慢。

维持采用 0.1～0.7μg/(kg·h)。

2. MAC 实施 临床上采用静脉复合用药,在吸氧和严密监测下根据手术进展小剂量、间断或连续用药。

(二) 监测

监测标准与全麻相同,心率、血压、脉搏血氧饱和度是必要的。应常规吸氧、避免低氧血症,同时保证足够的通气空间,避免二氧化碳蓄积。

(三) 注意事项

实施 MAC 的前提是局麻有效。单纯靠镇静、镇痛药解决疼痛,患者可能失去配合能力。

无论采取何种药物和方式进行 MAC,维持适宜的镇静深度最重要。个体差异大,对药物的敏感性不同,宜小剂量、逐渐增加药量。因此,要保持患者术中的反应力,能够配合医生指令,避免打鼾和突然的体动或头动。也应避免镇静、镇痛不足,患者血压升高、心率增快。取得患者舒适度和安全性之间的平衡点。

三、全身麻醉

大部分儿童,手术复杂、时间长以及难以配合的成年人,首选全麻。根据患者的年龄、合作程度、手术方式和时间,决定麻醉诱导和维持方式。

不同眼科手术对麻醉要求的侧重点不同。诱导和苏醒平稳,维持围术期血流动力学的稳定;术中保证一定的麻醉深度,完善的镇痛;保证患者头部绝对制动,眼球固定;确保通气和氧供;有效预防和控制眼心反射,维持眼压稳定;有效预防或降低术后呼吸抑制、躁动、疼痛、恶心呕吐等不良反应。

(一) 常用药物

1. 静脉麻醉药

(1) 氯胺酮:非巴比妥类药物。其特点是起效快,镇痛良好,保留咽部保护性反射和自主呼吸。常用于手术时间小于 1 小时,不插管的小儿手术,如眼睑皮肤裂伤缝合、眼肌、青光眼、白内障以及眼球摘除手术等。

氯胺酮可导致患者腺体分泌增多,术前需注射阿托品。成人使用后有幻觉、噩梦或谵妄等不愉快。氯胺酮很少单独使用,与咪达唑仑(咪唑安定)或丙泊酚合用可减少不良反应。禁用于高血压、冠心病、心功能不全、休克以及颅内压、眼压增高的患者。

(2) 丙泊酚:具有良好的镇静和催眠作用,起效快,作用时间短,苏醒快而完全,无兴奋现象,无蓄积作用,降低术后恶心呕吐的发生率。用于麻醉的诱导和维持。

(3) 依托咪酯:适用于老年或心血管功能差的患者。对循环系统影响小,能够维持血流动力学稳定。用于麻醉诱导和维持。不良反应有注射痛,肌震颤,甚至胸壁强直以及肾上腺皮质功能短暂抑制。禁用于肾上腺皮质功能不全的患者。

(4) 咪达唑仑:为苯二氮䓬类药物,具有抗焦虑、镇静、催眠和遗忘作用。起效快,半衰期短,常与其他药物合用于麻醉诱导和维持。

2. 吸入麻醉药

(1) 氧化亚氮(笑气):较少单独使用。毒性小,对循环无抑制,对呼吸道无刺激,对肝肾功能几乎无影响。吸入后弥散于含有气体的体腔,使腔内气体成倍增大,因此对于眼底手术,如需要眼内注入惰性气体,则需提前至少 15 分钟停止使用,避免影响手术效果。

(2) 醚类:目前临床上最常用的是七氟烷。起效快,诱导和苏醒较快,可单独使用,也和氧化亚氮或其他静脉麻醉剂联合使用。婴幼儿外周静脉穿刺困难,哭闹,如选用基础麻醉则术后睡眠时间较长,目前越来越倾向于采用七氟烷吸入诱导,患儿入睡后再进行静脉穿刺和麻醉。

3. 肌肉松弛剂 在全麻中复合应用,便于手术操作,可以降低深麻醉对患者的不良影响。分为去极化和非去极化肌松剂。常用的为非去极化肌松剂,如阿曲库铵,维库溴铵,罗库溴铵等。阿曲库铵,通过 Hofmann 降解代谢,不依赖于肝肾功能,适合于肝肾功能差的患者,但是有组胺释放的顾虑。

青光眼患者避免使用去极化肌松剂(琥珀胆碱),以防眼压剧升而发生意外。小儿和老人对肌松剂敏感,宜减量。对于使用肌松剂的患者,术毕关注是否有肌松残留,必要时使用拮抗剂。

4. 阿片类镇痛药 抑制手术疼痛刺激的应激反应,可有效减弱一过性的心血管刺激反应(如气管内插管),减少镇静催眠药物和吸入性麻醉药的用量。充分的镇痛也能降低术后躁动的发生率。

（二）常用麻醉技术

1. 气道维持　对于全麻手术,维持气道通畅是关键。目前除少部分短小、外眼手术采取不进行气道处理的保留自主通气,大多数手术都是在控制气道的条件下完成的。一般采取气管内插管或喉罩。

气管内插管的主要问题是插管和拔管过程中可能引起眼压升高和循环波动。

喉罩通气方式用于眼科手术全麻具有独特优势。操作简单,浅麻醉下患者对喉罩的耐受性好,自主呼吸、辅助或控制呼吸均能经喉罩施行;术毕,患者自主呼吸恢复,清醒后,可耐受喉罩,并按指令张口以便拔出喉罩。可弯曲喉罩(LMA Flexible)(图2-2-11)独特的带有钢丝的通气管可以保证在头部移动时通气罩位置不变,且通气管可以固定在口周任一位置,避免影响眼科操作(图2-2-12)。常用喉罩型号的选择(表2-2-1)。

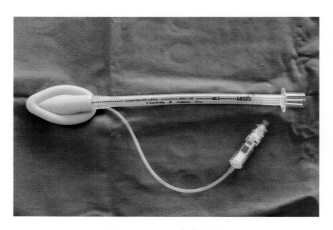

图 2-2-11　可弯曲喉罩

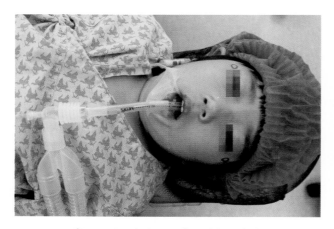

图 2-2-12　可弯曲喉罩在眼科的应用

表 2-2-1　喉罩型号选择

型号	体重（kg）
1	<5
1.5	5~10
2	10~20
2.5	20~30
3	30~50
4	50~70
5	>70

2. 麻醉方式

（1）吸入麻醉:对于哭闹不合作、外周静脉穿刺困难的婴幼儿,可选择七氟烷吸入诱导。麻醉诱导后插入喉罩或气管插管,然后吸入七氟烷维持。操作时间在10分钟内的手术或操作(如拆线),可仅用面罩下持续吸入七氟烷维持麻醉。

（2）静脉麻醉:麻醉全过程(诱导和维持)均可采用静脉麻醉,可间断或持续静脉输注药物。与吸入麻醉相比,全凭静脉麻醉诱导迅速、舒适,苏醒平稳、完全,术后恶心呕吐发生率低。

（3）静吸复合麻醉:联合使用吸入麻醉剂和静脉药物,既满足手术需求,又减少每种麻醉药的用量,术后苏醒迅速,不良反应轻微。

3. 麻醉诱导　除非术前评估认为存在困难气道,一般均采用静脉快速诱导。多种药物复合应用,达到快速入睡和肌松,顺利置入气管内导管或喉罩;对于不合作的小儿可吸入诱导,七氟烷为首选药,可采用浓度递增法或高浓度法。

4. 麻醉维持　大多数手术采取控制通气,全吸入、全静脉或静吸复合维持。根据术中气道维持方式和术式决定是否使用肌松剂。小儿、短小手术,可保留自主呼吸。

5. 麻醉恢复　避免呛咳、屏气,维持循环稳定。术后送回麻醉后恢复室(post-anesthesia care unit,PACU),符合送回病房标准后,由麻醉护士和手术医生共同护送回病房。

临床上有多种用于评价患者术后恢复情况的评分标准,包括疼痛、恶心呕吐、镇静、躁动等。离开PACU和离院有详细的评分标准,以确保患者术后安全。推荐使用Aldrete评分(表2-2-2)进行患者的早期评价，要求达到 10 分，但至少 9 分，为离开 PACU 的时机。

表 2-2-2　麻醉后 Aldrete 恢复评分

原来标准	修订后标准	评分
皮肤颜色	**氧饱和度**	
粉红	吸空气，SPO_2>92%	2
苍白或晦暗	吸氧气，SPO_2>90%	1
发绀	吸氧气，SPO_2<90%	0
呼吸		
能够深呼吸、咳嗽	可以自由深呼吸和咳嗽	2
呼吸浅，但充分	呼吸困难，浅或受限	1
呼吸暂停或阻塞	呼吸暂停	0
循环		
血压在正常范围的20%	血压是正常值±20mmHg	2
血压在正常范围的 20%～50%	血压是正常值±20～50mmHg	1
血压变化大于50%	血压是正常值>±50mmHg	0
意识		
清醒、定向力正常	完全清醒	2
可以唤醒，很快入睡	可以唤醒	1
无反应	无反应	0
活动		
四肢活动	四肢活动	2
两个肢体活动	两个肢体活动	1
无活动	无活动	0

四、麻醉相关并发症的处理

由于眼科疾病的特点，患者身体状态以及麻醉药物和方式的影响，一些围术期麻醉相关并发症不可避免。

（一）局麻药不良反应

局麻药主要不良反应包括高敏反应、变态反应、中枢神经毒性反应和心脏毒性反应。其中高敏反应、变态反应比较罕见，需要和毒性反应、血管收缩药反应加以区别。严重的中枢神经毒性反应按轻重程度顺序可出现以下症状：耳鸣、口唇麻木、头晕头疼、视物模糊、言语不清、意识不清、惊厥、心血管虚脱、呼吸停止。因此，局麻时也应开放静脉，全程监测生命体征，与患者言语交流。尤其需要注意的是布比卡因的心脏毒性早于神经系统症状出现，且复

苏困难，可用罗哌卡因替代布比卡因进行局部麻醉。

（二）眼心反射（oculocardiac reflex，OCR）

刺激眼球或眼眶，牵拉眼外肌时引起的心动过缓或心律失常。临床表现为突然发作的心率减慢、心律失常，可伴有血压下降及胸闷、心慌、憋气、烦躁、冷汗等。OCR 直接与手术操作和刺激有关，小儿较老年人易发。斜视手术中最常见，特别是牵拉内直肌时；眶壁整复、网脱扣带术、眼球摘除术及视网膜手术也偶有发生。局部麻醉和全身麻醉下均可发生 OCR，缺氧、二氧化碳蓄积、浅麻醉，以及迷走神经张力增加时更易发生。

术前给予阿托品对 OCR 的发生有一定的预防作用。一旦发生应立即暂停手术操作，通常可缓解，心率和节律会在 20 秒内恢复正常。首次手术刺激引起的 OCR 最显著，重复操作后心动过缓的发生会越来越少。如 OCR 引起严重的心律失常或持续存在，应静脉给予阿托品，伴有明显的低血压者加用血管活性药物。

（三）眼压变化

正常值为 1.3～2.8kPa（10～21mmHg）。手术和麻醉对眼压的影响通常是一过性的，但风险较大。术中突然眼压升高，有发生眼内容物脱出、压迫视神经甚至导致失明的风险。术中眼压极低则可能影响视网膜脱离修复术的效果。

除琥珀胆碱和氯胺酮外，大多数全麻药、镇静药、非去极化肌松剂、麻醉性镇痛药、神经安定药等具有不同程度的降低正常眼和青光眼患者眼压的作用。

全麻中麻醉过浅、血压升高、呼吸阻力增加、动脉血二氧化碳分压升高、呛咳、躁动、头低位，以及任何引起颅内压力增高的情况均可使眼压升高。高通气和低体温降低眼压。

（四）高血压

患者术前存在高血压，即便术前服药控制满意，大多数患者由于焦虑、紧张等在术前血压明显升高，术后由于疼痛、低氧、呛咳、躁动、寒战、尿潴留等也可能术后持续高血压。术前规律服用降压药控制血压不高于 160/100mmHg，方可在全麻下完成手术。术中充分镇痛、镇静，避免低氧血症，围术期减少不良刺激，必要时给予压宁定等维持血压平稳。

（五）脑血管意外

全麻下发生脑血管意外，当时未必能及时发现，

只有麻醉后发生苏醒延迟、意识障碍或其他特殊体征才能引起注意而通过检查而诊断。

大多数此类患者术前存在脑血管病,在麻醉和手术中发生了缺血性或出血性脑血管意外,可以是局灶性、多灶性、弥散性。

高血压是脑卒中的最危险因素,因此术前规律用药控制血压具有重要意义。房颤患者也应规范抗凝治疗。围术期维持血流动力学稳定,降低脑血管出血和缺血的风险。发生后,根据病史、临床症状、查体、辅助检查等,在神经内科医生的指导下积极处理。

(六)急性肺栓塞

外源性或内源性栓子突然堵塞肺动脉或分支引起肺循环障碍,引起不同程度的病理生理改变,导致肺动脉高压、缺氧、心律失常、右心衰和循环衰竭,甚至死亡。后果取决于栓子的大小、栓塞部位、范围。眼科恶性肿瘤手术的发生率高,死亡率高。一旦怀疑肺栓塞后,应立即控制通气道,维持循环稳定,及时抗休克、抗心律失常、抗凝治疗等。

(七)反流、误吸和吸入性肺炎

麻醉和手术过程中,患者可能发生呕吐或胃内容物反流,甚至误吸,导致急性呼吸道梗阻和其他肺部严重并发症(肺不张、肺炎等),仍是全麻患者死亡的重要原因之一。反流的发生率高达4%~26.3%,

其中有62%~76%出现误吸。因此,术前应做好禁食、水;饱胃患者术前进行胃肠道减压;使用抑酸剂、抗酸药、抗胆碱能药等;麻醉诱导期避免大量气体进入胃内;苏醒期待患者完全清醒,保护性反射恢复后再拔管。一旦发生,及时重建通气道,进行支气管灌洗,纠正低氧血症,使用激素及其他支持疗法。

(八)躁动

全麻恢复期少部分患者,尤其是小儿和肥胖患者,可能发生较大的情绪波动,表现为烦躁不安,可能与术前、术中用药,患者性格,手术类型,尿潴留等有关。预防措施包括维持合适的麻醉深度,充分的镇痛和氧供,维持血流动力学稳定,避免不良刺激等。对于严重躁动患者,可静脉给予丙泊酚使患者入睡,再次苏醒后可能缓解。

(九)术后恶心呕吐(post operative nausea and vomiting,PONV)

全麻后常见的不良反应,引起患者不安和不适,影响术后恢复,甚至延迟非住院手术患者出院。术后PONV发生率高的危险因素包括:女性、肥胖、中青年、晕车、焦虑的患者;部分使用术后镇痛泵的患者;既往PONV史;眼压改变或术中眼肌牵拉。

术中避免使用诱发PONV的药物,预防性使用激素(地塞米松)、高选择性的5羟色胺拮抗剂(昂丹司琼)等有一定的效果。

第三节 眼科临床常见疾病与麻醉

一、先天性疾病

(一)Sturge-Weber综合征

Sturge-Weber综合征又称颜面血管瘤综合征、脑三叉神经血管瘤、眼-神经-皮肤血管瘤病,此症突出特点是三叉神经分布的颜面区域出现皮肤、黏膜毛细血管瘤,常侵犯眼部和颅内。颜面受累的同侧常见脑膜葡萄状血管瘤,是蛛网膜下扩张的静脉组成,常累及大脑的枕叶及颞叶,血管下的大脑皮质常有进行性钙化改变。中枢神经系统受累的表现有癫痫大发作、对侧轻至重度偏瘫、同侧偏盲、精神障碍等。患儿多以青光眼就诊,多表现为颜面部血管瘤,以眼周为重,也可累及唇、舌、鼻、腭、喉及气管的黏膜。

麻醉注意事项:

1. 术前通过MRI了解有无颅内病变,血管瘤的程度和分布。

2. 了解患儿的精神状态,询问癫痫发作情况,既往药物治疗情况。

3. 对于颅内血管瘤的患儿,围术期应将血压控制平稳,避免血管瘤破裂。

4. 进行气道评估,避免插管导致血管瘤破裂。

(二)Von Hippel-Lindau综合征(视网膜毛细血管瘤综合征)

亦称视网膜脑血管瘤病,常染色体显性遗传,血管瘤累及视网膜、中枢神经系统(小脑多见)、肝脏、肾脏、胰腺、生殖系统等。

麻醉注意事项:应关注卒中、心脑血管疾患以及肾功能。

（三）唐氏综合征（Down syndrome）

又称先天愚型或21-三体综合征，为21号染色体异常。患者具有本症的特殊面容，智力低下，有多种累及心血管系统、消化系统、免疫系统、皮肤、骨骼的异常表现。眼部常见体征：内眦赘皮、眼距过宽、先天性青光眼、先天性白内障、角膜白斑、视乳头发育不良、色盲等。

麻醉注意事项：

1. 因常常合并寰椎、枢椎不稳定、巨舌、咽肌张力低下，故喉镜检查和插管操作困难，约1/4儿童需要的气管插管比预测值小1~2个尺寸。

2. 术后喘鸣和呼吸并发症发生率高。

3. 对阿托品敏感。

4. 配合度差，避免苏醒期躁动引起眼部并发症。

（四）Marfan综合征（马方综合征）

Marfan综合征又称蜘蛛足样指（趾）综合征，是由于FBN1基因突变引起弹性蛋白合成异常，从而表现为一种结缔组织广泛异常的遗传性疾病。此症主要特征为体型瘦长、手指与脚趾细长（故称蜘蛛足样指/趾）、双侧晶状体脱位。此外还可罹患青光眼、心脏异常、骨骼异常、肌肉异常。心血管异常占40%~60%，包括大血管壁进行性变薄、主动脉瓣关闭不全、主动脉弓扩张、主动脉缩窄、二尖瓣及主动脉口反流、分割性主动脉瘤等。80%的死亡病例与心血管异常有关。

麻醉注意事项：

1. 术前进行超声心动检查确认有无心脏和大血管病变。

2. 围术期维持循环系统稳定。

3. 气胸可能性大。

（五）黏多糖沉积病（mucopolysaccharidosis）

常染色体隐性遗传。当酸性黏多糖降解酶缺乏时，黏多糖中的硫酸皮肤素、硫酸类肝素、硫酸软骨素和硫酸角质素在体内堆积并累积全身多个组织和器官。不同的亚型临床表现不同。患者多伴有发育和智力障碍，头颅及五官畸形、牙齿发育不良、关节及四肢挛缩或畸形、心脏增大、肝大、神经系统症状等受累表现。黏多糖沉积病Ⅲ型（Sanfilippo-Good综合征）和Ⅳ型（Morquip-Brailsford综合征）较少存在

眼科问题。而Ⅴ型（Scheie综合征）患者常存在角膜混浊，青光眼。

麻醉注意事项：

1. 关注困难气道。患者多存在声门暴露困难，气管插管困难，随年龄增加困难增大。需备较细的气管导管。

2. 术前评估颈椎情况。特别是寰枢椎不稳定（不完全脱位）与脊髓损伤的风险。

3. 建议采用喉罩通气。

（六）牵牛花样综合征（Morning glory综合征）

别名遗传性视乳头中央胶质细胞异常综合征，为基因突变所致，眼底病变呈牵牛花样，多为儿童时期出现视力差或斜视。可伴有颅底脑膨出、胼胝体发育不全、癫痫等神经系统异常。

（七）Cri-du-chat综合征（猫叫综合征）

5号染色体短臂部分缺失。典型症状为生后哭声似小猫咪（喉头畸形所致），同时伴有小头畸形、智力低下、生长发育迟缓、脊柱侧弯、多种眼部畸形和发育不全（内眦赘皮、眼睑下垂、高度近视、斜视、无眉毛、小眼球、白内障、视神经发育不全等），还可合并先天性心脏病、消化系统畸形等。

麻醉注意事项：困难气道和恶性高热的风险高。

（八）Francois综合征Ⅰ型

别名鸟样头白内障综合征、Hallermann-Streiff综合征、眼-下颌-颅面部畸形伴毛发缺失综合征）等。主要临床表现包括双眼小眼球、先天性白内障、颅骨发育异常呈现"鸟样面容"、侏儒、毛发发育不良。部分患者智力低下。

麻醉注意事项：因下颌发育不良，注意麻醉过程中的困难气道。

（九）眼-耳-肾综合征（Alport综合征）

临床特点包括遗传性出血性肾炎（患者多死于进行性肾衰竭）、神经性耳聋和眼部异常（前圆锥状晶状体）。

麻醉注意事项：保护肾功能。

（十）眼脑肾综合征（Lowe综合征）

X连锁不全显性遗传，患者智力低下、生长发育迟缓、肾小管功能不全、易发生多种氨基酸尿和酸中毒，眼部异常包括斜视、先天性白内障、先天性青光眼等。

麻醉注意事项：保护肾功能。

（十一）弹性假黄瘤（Pseudoxanthoma Elastic-um）

罕见的遗传性弹力纤维缺陷性疾病,主要累及皮肤、视网膜和心血管系统。

麻醉注意事项:常伴发高血压和冠心病,有出血倾向。

（十二）肝豆状核变性（Wilson 综合征）

常染色体隐性遗传的先天性铜代谢病。临床表现首先累及眼睛和肝脏,出现特征性 K-F 环(角膜后弹力层的铜沉着物),如铜沉着物出现在晶状体则出现向日葵样白内障。神经系统损害表现为锥体外系反应、精神异常。肝脏、肾脏功能常常严重受损。

麻醉注意事项:评估血细胞比容,血小板计数及肝肾功能。

（十三）半乳糖血症（galactosemia）

半乳糖血症 I 型为半乳糖-1-磷酸尿苷转移酶缺乏所致,半乳糖不能转化为葡萄糖而沉积在组织中。临床表现为先天性白内障、生长发育迟缓、智力低下、黄疸、肝大、肾功能异常。

半乳糖血症 II 型为半乳糖激酶缺乏,中间产物半乳糖醇使晶状体混浊。临床表现为先天性白内障,无全身症状或轻微。

麻醉注意事项:I 型患者需注意低血糖和肝功能受损。

（十四）高胱氨酸尿症（homocystinuria）

又名同型胱氨酸尿症,常染色体隐性遗传,为胱硫醚 β 合成酶缺陷导致,导致患者多种组织、血液、尿液中蛋氨酸、高胱氨酸蓄积,影响胶原蛋白合成。主要临床表现为晶状体脱位、骨骼异常和心血管疾病三联征。部分患者智力低下。血小板凝集、血栓形成是致死的主要原因。

麻醉注意事项:术前评估血小板功能,警惕血栓形成。

（十五）其他

苯丙酮尿症（phenylketonuria）:智力发育迟缓、小脑畸形、抽搐反复发作、皮肤划痕症等,眼部可伴有先天性白内障。

风疹感染:早期妊娠妇女感染风疹可导致出生婴儿患有先天性白内障、青光眼、视网膜病变、先天性心脏病、血小板减少性紫癜、间质性肺炎、中枢神经系统疾病和充血性心力衰竭。

先天性无虹膜:本症有显性遗传型与散发性隐性遗传型(后者更多见),患者虹膜几乎大部分缺损,可同时有其他眼部异常(青光眼、角膜血管翳、小角膜、上睑下垂等),部分患者伴有高血压和肾胚瘤(Wilms 瘤)、小脑性共济失调等。

二、全身疾病与眼科疾病

某些全身性疾病会首先出现眼部症状,以眼疾就诊。如脑肿瘤引起的视物不清,眼肌型重症肌无力的眼睑下垂,糖尿病引起的视网膜脱离。围术期应规范内科治疗。

1. 动脉硬化　全身动脉硬化可能波及眼底动脉,常累及视网膜中央动脉,可引起视网膜中央动脉阻塞。

2. 高血压　高血压的眼底是评估高血压病程及脏器受损严重程度的指标之一。视网膜动脉受累早期可呈痉挛状态且粗细不一,管壁反光增强,动静脉管径比例倒置。进一步发展则出现视网膜水肿、出血及渗出。恶性高血压则可见眼底动脉明显狭窄、出血、渗出、视乳头及其周围视网膜水肿。

3. 糖尿病　随着糖尿病病程的延长,眼部并发症发生率增加。主要表现为屈光改变、眼部干燥、易发结膜炎、角膜及虹膜病变,白内障、青光眼、眼底病变。

4. 血液系统疾病　贫血、红细胞增多症、出血性紫癜及白血病等均可能导致眼部病理生理的改变,包括视网膜出血、渗出、水肿、视乳头水肿等。

5. 重症肌无力　多伴有眼肌受累,最初表现为眼外肌乏力、麻痹、眼睑下垂和复视。进一步发展可累及咽喉、软腭和舌肌无力,引起吞咽困难和呛咳。

6. 恶性高热　是一种病死率很高的疾病。斜视患者应特别警惕家族性肌肉系统异常,评估有无恶性高热倾向。

7. Graves 眼病　是一种与甲状腺相关的眼病。术前应调整甲状腺功能至正常范围。

第四节　眼科治疗用药与麻醉

眼科用药可能对麻醉产生影响,眼局部用药引发的全身反应可能增加麻醉的不良反应,主要表现为:局部用药吸收后引起药物不良反应;药物本身的副作用。

1. 阿托品　眼局部应用 1% 阿托品用于扩大瞳孔和睫状肌麻痹,影响房水回流,青光眼患者可引起眼压升高。全身反应为心动过速、面色潮红、口渴、皮肤干燥和烦躁不安。

2. 毛果芸香碱　作为缩瞳药治疗青光眼。作用于 M 胆碱能受体,引起瞳孔缩小,促进唾液腺和汗腺分泌作用较强,还可引起恶心、呕吐,腹泻、心动过缓、记忆力障碍等全身反应。

3. 倍他洛尔　属于选择性 β_1 受体阻滞剂,是一种新型的抗青光眼药物,对眼部作用具有特异性和选择性,对全身影响轻微。慎用于窦性心动过缓、充血性心衰、一度以上房室传导阻滞、心源性休克、限制性通气障碍的患者。

4. 噻吗洛尔　非选择性的 β 肾上腺素能受体阻断药,治疗青光眼的常用药。局部副作用不明显,但对全身影响必须重视。经全身吸收后可引起阿托品难以对抗的心动过缓。支气管痉挛、充血性心衰和 Ⅰ 度以上的房室传导阻滞患者应慎用。还可能加重重症肌无力,导致术后呼吸抑制。伴有糖尿病酸中毒的患者也应慎用。

5. 乙酰唑胺　用于降低青光眼患者的眼压,作用于肾小管的碳酸酐酶抑制剂,可产生碱性利尿,引起低钾、低钠、代酸,严重者发生心律失常。对于有明显肝肾功能异常或钠、钾异常的患者禁忌。偶有患者发生过敏反应、渗出性多形红斑和骨髓抑制。

6. 甘露醇　高渗性利尿作用可降低眼压,作用持续 5~6 小时,主要不良反应发生在大量快速输注时,心、肾功能不良者应警惕发生高血压或低血压、充血性心衰、肺水肿、肾衰和电解质紊乱。使用前评估患者的肾功能和心血管功能状态。

7. 环戊醇胺酯　短效散瞳药,可引起中枢神经系统副作用,表现为一过性的头晕、幻觉、发声困难、定向力障碍、运动失调等精神神经症状。2% 浓度时中枢神经系统功能异常更易出现,儿童建议使用 0.5%~1% 的溶液。

8. 去氧肾上腺素(苯肾上腺素,美多丽)　用于散瞳。吸收后可出现升高血压、心悸、紧张、头疼、恶心呕吐。尤其是在眼内注入,血压短时间内有明显升高。也能反射性的出现心动过缓。使用浓度应控制在 2.5% 浓度以下,限制滴数 1~2 滴,滴后立即压迫泪囊可减少全身反应。

9. 乙酰胆碱　晶状体摘除后眼内应用产生缩瞳作用。可能导致心动过缓、低血压、唾液和支气管分泌物增加,甚至支气管痉挛。

10. 抗胆碱酯酶药　长效抗胆碱类缩瞳药二乙氧膦酰硫胆碱(碘依可酯),用于其他药物难治的青光眼以及一些儿童的调节性内斜视。停药 4~6 周后胆碱酯酶活性才能恢复。经局部吸收入体内可延长琥珀胆碱的作用时间。过量吸收还可出现恶心、呕吐、急性痉挛性腹痛,甚至支气管痉挛以及延长酯类局麻药的代谢,易发生毒性反应。

(田蓓　林娜)

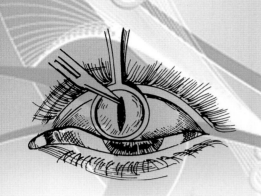

第二篇　眼科常见小手术

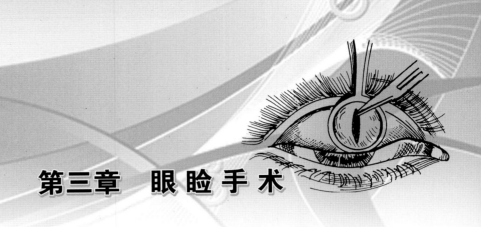

第三章 眼 睑 手 术

第一节 睑板腺囊肿刮除术

一、概述

1. 病因 睑板腺囊肿是睑板腺非化脓性的慢性炎症,是因睑板腺排出受阻,分泌物潴留而形成的慢性肉芽肿,又称霰粒肿。

2. 临床表现 患者常在闭睑时发现局部无痛性皮肤隆起,皮肤颜色正常,可单发或者多发。局限于睑板腺内者仅能于皮肤面摸到硬结;部分从结膜面穿破,破口处留有红色息肉;少数自睑缘或皮肤面突出,被覆皮肤极薄、易破溃。

3. 治疗 较小的睑板腺囊肿可自行吸收。对于从皮肤面可明显触及的较大者,或已穿破皮肤者,或在结膜面已形成肉芽组织者,宜行手术切除。

二、手术步骤

1. 明确囊肿的位置和数量,并与患者核对,以免发生遗漏。

2. 囊肿周围皮下及相应部位穹隆结膜下浸润麻醉。

3. 用睑板腺夹子夹紧固定囊肿。

4. 未穿破皮肤者,①在睑结膜面用尖刀做垂直于睑缘的切口(图3-1-1),切穿囊肿中央,如见黄白色脓样物溢出,则可佐证切口准确;②结膜面已长有肉芽者,一并切除;③刮匙通过切口伸入囊肿内部,彻底清除囊肿内容物;④以齿镊夹住囊肿壁剪除;

⑤结膜囊内涂抗生素眼膏。

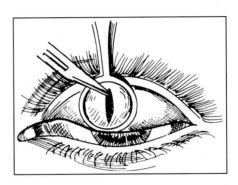

图 3-1-1 在睑结膜面用尖刀做垂直于睑缘的切口

5. 如皮肤面已有穿破,可从皮肤面入路,切口平行于睑缘。去除破口周围病变的皮肤组织,清除炎性内容物,用6-0丝线缝合皮肤。

6. 眼敷覆盖后,患者用手掌心压迫术眼伤口处,直至无渗血。

7. 未缝线者可于次日自行打开眼敷,继续滴用抗生素眼药水数日;缝线者,术后7日拆线。

三、注意事项

1. 老年人的睑板腺囊肿,若切开后发现与常见囊肿表现有异,应将切除物送病理检查。

2. 靠近内眦角的囊肿,术中谨防泪道损伤,必要时术中用泪道探针,或术后行泪道插管进行保护。

第二节　睑内翻矫正术

一、概述

睑内翻为眼睑特别是睑缘向眼球方向翻转的异常状态。睑内翻使睫毛刺激眼球引起异物感、疼痛,角膜上皮可以脱落,也可继发角膜溃疡,愈后可为角膜白斑。

倒睫是睫毛位置异常,表现为睫毛生长方向指向球结膜与角膜并产生刺激症状。倒睫不一定有睑内翻,而睑内翻必然有倒睫。

根据不同发病原因,睑内翻主要分为:先天性睑内翻、慢性痉挛性睑内翻、急性痉挛性睑内翻及瘢痕性睑内翻等。

(一)先天性睑内翻

1. 病因　主要发生于婴幼儿,多为下睑近内眦侧,多数由于内眦赘皮牵拉、体质肥胖及鼻根部发育不饱满所致。轻者可随年龄增长而自愈,保守治疗无效者可考虑手术治疗,一般 3 岁后手术。

2. 临床表现　多见于双侧。因婴幼儿睫毛细软,刺激症状不明显,可伴畏光、流泪等。

3. 治疗　随年龄的增长,鼻梁的发育,先天性睑内翻部分可自行消失,因而不急于手术。如 3~5 岁时,睑内翻未消失,或刺激症状明显者可考虑手术治疗。较小儿童,可采用缝线内翻矫正术。如年龄较大,内翻严重者则行下睑皮肤轮匝肌切除术。

(二)老年性痉挛性睑内翻

1. 病因　有两种说法,一种为眼轮匝肌痉挛、肌纤维向上卷缩而使眼睑内翻,另一种为下睑缩肌无力,眶隔和下睑皮肤松弛,睑板下缘倾向外,睑缘则向内(轮匝肌收缩有两种力量:一是使上下睑紧贴眼球;二是使上下睑互相接近)。

2. 临床表现　常见于老年人的下睑。内翻的睫毛刺激角膜,患者有畏光、流泪、异物感等症状。睫毛摩擦角膜而致角膜上皮脱落,如继发感染,可发展为角膜溃疡,愈后遗有角膜白斑,也可为新生血管长入,使角膜失去透明,可导致严重的视力障碍。

3. 治疗　主要为手术治疗,采用皮肤轮匝肌切除术,通过切除松弛的皮肤及部分眼轮匝肌达到矫正内翻的作用。

(三)瘢痕性睑内翻矫正术

见眼整形相关章节。

二、手术方法

(一)缝线法

1. 手术步骤

(1)多为小龄患者,在全麻下手术。

(2)下睑皮肤及穹隆结膜浸润麻醉。

(3)翻开下睑,以 4-0 双针缝线从下穹隆结膜面进针,距睑缘下方约 2mm 处的皮肤面出针,另一针以同样方法在第一针旁出针,形成第一对褥式缝线;中间放置塑胶细管后,调整缝线至睑缘轻度外翻后将缝线打结,以固定塑胶管。同样的方法,每侧下睑共形成 3 对有塑胶细管的褥式缝线结(图 3-2-1)。

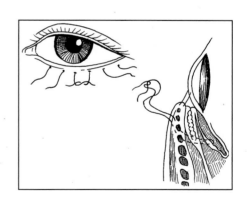

图 3-2-1　缝线法

(4)修剪塑胶管至合适的长度,7~10 天拆除缝线及塑胶管。

(5)结膜囊涂以抗生素眼膏,眼敷覆盖。

2. 注意事项

(1)皮肤面出针的位置以及线结的松紧决定手术的矫正程度。

(2)由于缝线法术后均有回退,手术时要适当过矫正,以免复发。

(3)术后根据过矫情况可提前或迟后拆线。

(4)对于眼轮匝肌肥厚、伴有内眦赘皮或复发性睑内翻的患儿,应行皮肤眼轮匝肌去除术(同老年性下睑内翻矫正术)。

(二) 皮肤轮匝肌切除术

1. 手术步骤

(1) 皮肤及穹隆结膜下浸润麻醉。

(2) 于下睑睫毛根部后 2mm 做平行于睑缘的皮肤切口,适量去除松弛的皮肤及睑板前眼轮匝肌。

(3) 采用固定睑板法缝合皮肤,并查看睑缘与睫毛的位置,以轻度过矫正为宜。

(4) 局部涂抗生素眼膏,覆盖眼敷,加压包扎 24 小时,5~7 天拆除皮肤缝线。

2. 注意事项

(1) 切口离睑缘越近,矫正效果越强,但不要伤及睫毛。

(2) 由于不涉及睑板的操作,上睑的皮肤切口可以设计在重睑的位置,兼有美容效果。

(3) 切勿过矫形成睑外翻,否则治疗难度加大。

第三节　睑外翻矫正术

一、概述

睑缘向外翻转,睑缘离开眼球的异常状态,常引起眼睑闭合不全、溢泪、睑结膜干燥、肥厚、充血、角膜干燥、溃疡等。根据其发病原因可分为:老年性睑外翻、麻痹性睑外翻、瘢痕性睑外翻及先天性睑外翻。

(一) 老年性睑外翻——退行性睑外翻

1. 病因　老年人眼轮匝肌功能减弱,眼睑皮肤及内、外眦韧带松弛,使睑缘不能紧贴眼球,以及下睑的重力作用使之下坠引起,另外下睑缩肌的断裂可引起垂直方向的松弛,导致睑缘稳定性下降,许多患者有泪小点外翻和溢泪,这些患者为擦去眼泪而频繁擦拭眼睑,从而进一步牵拉眦部韧带而加重病情,以上因素的联合作用导致退行性睑外翻的发展。

2. 临床表现　仅限于下睑,轻者仅有睑缘离开眼球导致溢泪,部分患者有泪小点外翻,重者部分或全部睑结膜暴露在外,睑结膜干燥粗糙,高度肥厚角化,严重睑外翻致眼睑闭合不全、暴露性角膜炎或角膜溃疡。

3. 治疗　轻度外翻,睡眠时无角膜暴露者,可暂不考虑手术治疗,睡前涂用眼膏保护角膜,并嘱患者不要向下拭泪,以免加重外翻。外翻严重者,则需手术治疗,手术多采用睑板楔形切除,并拉紧皮肤的方法来矫正。

(二) 麻痹性睑外翻

1. 病因　限于下睑,因面神经麻痹而致眼轮匝肌收缩功能丧失,常见于听神经瘤、腮腺肿瘤、面部外伤等致面神经的麻痹,眼轮匝肌缺乏神经支配而使肌肉紧张性下降,致下睑缘下垂。

2. 治疗　首先去除病因,如病因无法去除,角膜暴露者可行上下睑缘的临时性或永久性缝合术。必要时行睑外翻的矫正手术(同上)。

(三) 瘢痕性睑外翻

见眼整形相关章节。

(四) 先天性睑外翻

极为少见,常伴有其他眼部先天异常,可为单侧,也可为双侧。

二、老年性睑外翻的手术方法

(一) 手术步骤

1. 皮肤及穹隆结膜下浸润麻醉。

2. 睫毛根部后 2mm 做平行于睑缘的皮肤切口,至外眦切迹处以 120°角转向外下延长 10mm。

3. 行皮下分离使睑缘复位。

4. 于下睑中外 1/3 处,切除一条基底朝向睑缘的楔形眼睑全层组织,切除长度以使下睑能紧密贴附眼球为宜(图 3-3-1)。

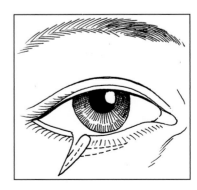

图 3-3-1　于下睑中外 1/3 处,切除一条基底朝向睑缘的楔形眼睑全层组织,切除长度以使下睑能紧密贴附眼球为宜

5. 6-0 可吸收线外翻褥式缝合睑缘,间断缝合板层睑板。

6. 切口处的皮肤向外上方牵拉,去除颞侧多余的三角形皮肤。

7. 间断缝合皮肤切口。

8. 结膜囊涂抗生素眼膏,覆盖眼敷,加压包扎

48 小时,7 天拆除皮肤缝线,10 天拆除睑缘缝线。

（二）注意事项

1. 切除睑板的位置最好位于外侧,切除的量应适当。

2. 睑缘切口采用外翻褥式缝合,避免成角畸形。

第四节　睑缘缝合术

一、概述

睑缘缝合是使能自由启闭的上下眼睑在一段时间内或者永久性处于闭合状态,从而达到保护角膜或抵抗眼睑及结膜囊植片收缩的目的。根据需要上下睑持续闭合的时间不同,手术方法不同。如需5～7 天者可做临时性睑缘缝合术,即缝线法;如需2～3 个月或者更长时间,则行睑缘粘连术。

二、手术方法

（一）缝线法

1. 适应证　适用于伴有眼睑闭合不全的昏迷患者,及某种原因导致大量球后出血、眼球外突,有发生暴露性角膜炎可能的患者。

2. 手术步骤

（1）眼睑皮肤及穹隆结膜下浸润麻醉。

（2）用 1-0 丝线由下睑内中 1/3 交界,距睑缘3mm 处皮肤进针,穿过浅层睑板组织从下睑缘灰线出针,再从对应的上睑灰线进针,穿过浅层睑板组织,于距上睑缘约 3mm 处皮肤出针;继续再由上睑中外 1/3

交界,距睑缘 3mm 处皮肤进针,同样方法从下睑缘下3mm 处皮肤出针,可以垫小棉枕(图 3-4-1)。

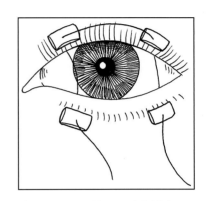

图 3-4-1　缝线法睑缘缝合

（3）拉紧下睑缝线的两端,使上下睑缘紧贴,结扎缝线。

（4）局部涂抗生素眼膏加压包扎 1 天,5～7 天后拆除缝线,恢复眼睑功能。

（二）睑缘粘连术

1. 适应证　各种原因导致的眼睑闭合不全,角膜出现损害;及结膜囊或眼睑植片术后对抗收缩。

2. 手术步骤

（1）睑缘皮肤及结膜下浸润麻醉。

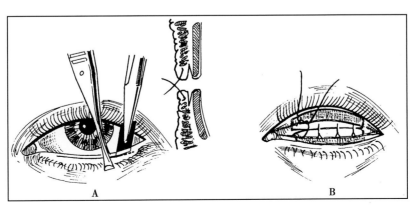

图 3-4-2　睑缘粘连术

（2）沿灰线切开上下睑缘,长度根据病情而不同,深度约为 3mm(图 3-4-2)。

（3）去除睑缘切口后唇的上皮组织。

（4）6-0 可吸收线水平褥式缝合上下睑缘后唇数针,线结位于前后唇之间(图 3-4-2)。

（5）前层组织垂直褥式缝合。

（6）局部涂抗生素眼膏,加压包扎 48 小时,缝线可在 7 天左右拆除或者等其自行脱落。

3. 注意事项

（1）根据病情不同,可行不同位置、不同长度的睑缘缝合。

（2）内外眦角处不行上下睑的缝合,这样能避免损伤泪道,且留有空隙滴眼药。

（3）适当时机行睑缘切开,切开时要小心,勿损伤眼球。

第五节　眼睑小肿物切除术

一、概述

眼睑的肿物影响外观,累及睑缘后产生畏光、异物感或遮挡视物等症状,以及可疑为恶性的肿物,均需手术切除。此处介绍累及睑缘、但小于眼睑长度 1/4 的肿物切除,更大的肿物切除后留有较大的眼睑缺损,修复较为复杂,在整形章节中阐述。

（一）眼睑良性上皮性肿瘤

1. 鳞状细胞乳头瘤　眼睑最常见的良性肿瘤,常多发,好累及睑缘,表面常有角化蛋白痂,常有蒂,颜色和邻近眼睑皮肤相同。

2. 角化棘皮瘤　假性癌性增殖的特殊型,可能为低度恶性的鳞状细胞癌。多发于中、老年皮肤暴露区,通常生长较快,表现为硬性结节,中央可有火山口样溃疡,充满角化物。基底部不向深部浸润,病变常可于数月或 1 年内自愈。

3. 皮角　皮肤上皮形成的角状增生物。病变呈浅黄或浅棕色,从皮肤面呈疣状突起,基底较大。多见于老年人,一般较为稳定,有时可自愈,偶有发生癌变者。

4. 皮样囊肿　属于先天发育异常的迷离瘤。多位于眼眶外上侧皮下,与眶骨膜粘连,表面光滑质软,可向眶内延伸。囊肿内容物为表皮及表皮附属器,可有毛发、皮脂腺、软骨或牙齿及脱落的上皮角化物等。一般出生后就存在,生长缓慢。

（二）色素痣

色素痣是眼睑先天性扁平或隆起病变,境界清楚,由痣细胞构成。通常出生时无色素,早期生长较

快,渐减慢,并出现色素,至成年时多静止。通常根据色素的多少和形态分为四型:斑痣、毛痣、乳头状瘤和分裂痣。

（三）黄色瘤

常见于老年人,为类脂样物质在皮肤组织中沉积。多发于上睑内侧,质软,呈淡黄色斑块状。

二、浅层小肿物切除

手术步骤:

1. 麻醉前于肿物外边缘外 1mm 左右画线,形成基底在睑缘的三角形创面。如可疑为恶性肿瘤者,则需行冷冻切片病理检查、控制性肿物切除。

2. 肿物周围皮下浸润麻醉。

3. 沿画线切除肿物,创缘两侧沿灰线切开,将眼睑劈为前后两层,切开长度视缺损范围而定。

4. 潜行分离两侧创缘的皮下和轮匝肌组织,然后拉拢,以外翻褥式法缝合(图 3-5-1)。

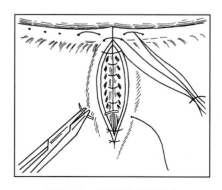

图 3-5-1　外翻褥式法缝合

5. 术后加压包扎 24 小时,皮肤缝线 7 天拆除,睑缘缝线 8~10 天拆除。

三、全层小肿物切除

（一）手术步骤

1. 肿物周围皮下浸润麻醉。

2. 沿肿物外缘 1mm 处切除肿物，使创面形成基底在睑缘的三角形创面。创面宽度小于 5mm 则可直接拉拢缝合。

3. 创缘两侧沿灰线切开，将眼睑劈为前后两层，切开长度视缺损范围而定。

4. 潜行分离两侧创缘的皮下和轮匝肌组织，首先缝合睑缘灰线后唇，睑板埋藏间断缝合、皮肤间断缝合。如果张力过大，可行外眦韧带下支切断（图 3-5-2）。睑缘以外翻褥式法缝合。

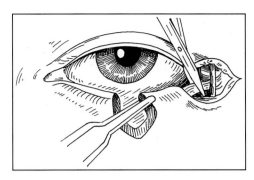

图 3-5-2　外眦韧带下支切断

5. 术后加压包扎 24 小时，皮肤缝线 7 天拆除，睑缘缝线 8～10 天拆除。

（二）注意事项

睑缘的缝合必须采用外翻褥式缝合法，否则会在睑缘形成凹角畸形。

第六节　眼睑裂伤清创缝合术

一、概述

各种眼睑的裂伤，均应尽早行清创缝合术。但对于伤口部位有明显急性感染，或者生命体征不稳定的患者应暂缓手术。术前还要请内、外科会诊，确保患者全身情况平稳；明确患者是否能配合局麻下手术，必要时全身麻醉。

二、手术操作

（一）手术步骤

1. 清创

（1）大量生理盐水冲洗伤口，去除伤口表面及周围的异物、血痂。

（2）对于伤口的出血点尽量采用压迫、钳夹或烧灼的方法充分止血，使手术野清晰暴露。

（3）冲洗伤口内部，暴露伤口末端，去除伤口内的污秽异物。伤口较深者，应用过氧化氢溶液清洗，勿接触眼球。

2. 根据眼睑裂伤的部位和范围给予适当缝合

（1）眼睑部分厚度裂伤：顺皮纹的眼睑部分厚度裂伤小于 10mm，可以不缝合，待其自愈；较大的裂伤，使用 6-0 丝线行间断缝合。较深裂伤可能伤及眶隔、眶脂肪、提上睑肌等，缝合时要充分暴露其深度，从后向前逐层缝合。深部组织用 6-0 可吸收线间断缝合或水平褥式缝合。复位脱出的脂肪，如有坏死或污染则行剪除。皮肤对位缝合，如果张力大，可先行皮下减张缝合，预防皮下瘢痕的增宽和伤口裂开。

（2）垂直性睑缘全层断裂：对合睑缘，6-0 可吸收线垂直外翻褥式法缝合睑缘裂伤（图 3-6-1）。间断缝合睑板板层及皮肤（图 3-5-1）。睑缘缝线要留较长的线头，牵拉于睑裂外，防止摩擦角膜（图 3-6-2）。

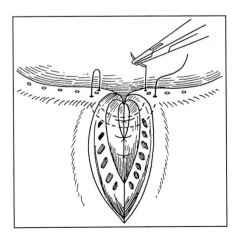

图 3-6-1　对合睑缘，6-0 可吸收线垂直外翻褥式法缝合睑缘裂伤

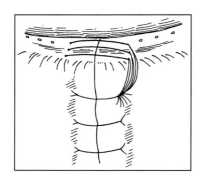

图 3-6-2 睑缘缝线要留较长的线头，牵拉于睑裂外

（3）眼睑内眦角损伤：内眦韧带断裂导致内眦角钝圆形畸形。缝合时，应向伤口深处寻找内眦韧带断端，使用 4-0 丝线褥式缝合。内眦韧带若在附着处断裂，可将其缝合于骨膜上（图 3-6-3）。

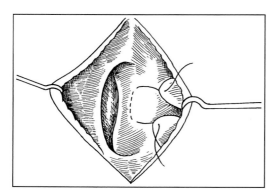

图 3-6-3 内眦韧带若在附着处断裂，可将其缝合于骨膜上

（4）提上睑肌断裂：用齿镊在断裂的眶隔下向眶上缘寻找，当夹住可疑断端时，令患者做开睑动作，如感到镊子有明显拉力，即表示已夹住提上睑肌，再找出下方断端，用 5-0 丝线进行褥式缝合。如果提上睑肌的下方断端不能辨认，可将其缝合于睑板上缘。最后分层缝合眼轮匝肌和皮肤伤口。

（5）伴有眼睑皮肤缺损：皮肤缺损不大者，可通过潜行分离附近的组织后拉拢缝合，对于伤口缺损较大者，可根据伤口缺损的形状和位置，应用局部皮瓣或游离植皮来修补缺损，应尽可能利用附近的皮肤来修补（图 3-6-4）。游离植皮可采用耳后、上

臂内侧或大腿内侧的全厚皮瓣。为抵抗局部瘢痕收缩张力，要行粘连性睑缘缝合术。

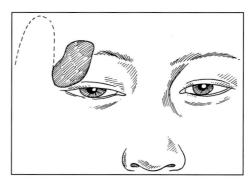

图 3-6-4 应尽可能利用附近的皮肤来修补，应用局部皮瓣或游离植皮来修补缺损

3. 局部涂抗生素眼膏，覆盖眼敷，加压包扎 48 小时，术后 7 天拆线，睑缘缝线 10 天拆除。

（二）注意事项

1. 尽量采用压迫止血及烧灼止血方法，少用丝线结扎，以免日后引起异物反应。

2. 眼睑伤口的缝合越早越好，最好在受伤后 8 小时内缝合，伤口有感染化脓时，要延期缝合。由于眼睑血液循环好，48 小时内均可对伤口进行一期缝合，对于创面条件较好的，甚至可以在 72 小时内进行一期缝合。

3. 眼睑皮肤菲薄，血液循环丰富，组织再生旺盛，即使是离体的皮瓣，也常能成活，所以要尽量保留破碎的眼睑皮肤，不可轻易将其剪除。

4. 深层组织分层对位缝合，缝合时创面两侧的深度、宽度要一致，避免卷边或错位。

5. 伤后 24 小时内肌内注射破伤风抗毒素。

6. 对于动物咬伤者，注意：①过氧化氢溶液冲洗伤口，但勿接触眼球；②伤口开放，至少 48 小时后缝合；③就近防疫站注射狂犬疫苗。

7. 游离植片缝合时，要采用包堆的缝合法，务必使植片紧贴植床。

8. 睑缘缝合者，根据局部张力大小，在 3~6 个月瘢痕收缩期过后，行睑裂切开。

（李冬梅）

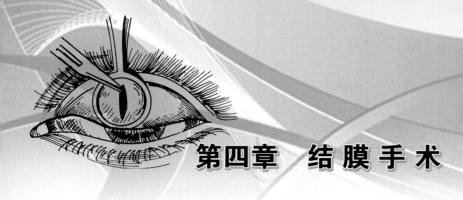

第四章　结膜手术

第一节　结膜良性肿物切除术

一、概述

临床多见的结膜良性肿物有:皮样瘤、皮样脂肪瘤、乳头状瘤与色素痣等。

(一) 皮样瘤

为先天性良性瘤,青春期有长大趋势。好发于睑裂部的颞侧角膜缘及球结膜,瘤体呈淡红黄色,隆起,表面不平,呈皮肤样,与角膜、浅层巩膜紧密相连。瘤体表面的毛发刺激眼球,可见充血、畏光;增大后压迫角膜引起散光或直接遮挡视物,并有碍美观。

(二) 皮样脂肪瘤

为先天性良性瘤,可伴有全身其他组织的先天性缺损。好发于外、上直肌之间,由纤维组织及脂肪组成,表面不形成包裹,与眶脂肪组织相连。

(三) 乳头状瘤

好发于角膜缘及泪阜、内眦皱襞及穹隆结膜处。发生于结膜者外形似菜花状,质软色红,与其下组织粘连紧密,有时有蒂。发生于角膜者是由球结膜扩展而来。易复发,手术应彻底切除。

(四) 色素痣

可发生在结膜各部,体积小者,表面光滑,静止者不需治疗;较大者表面不平滑,如有突然增大,应手术切除,以免恶变。

二、手术方法

(一) 皮样瘤的手术切除

手术步骤:

1. 肿物周围局部结膜下浸润麻醉。

2. 分离剪开肿物周边的结膜组织。

3. 尽可能靠近肿物,用环钻做适当深度的划界,用刀片剖切角膜及巩膜的病变组织(图4-1-1)。

4. 角膜缺损区以板层角膜植片修复,10-0 丝线缝合(图4-1-2)。

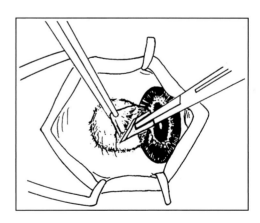

图 4-1-1　尽可能靠近肿物,用刀片剖切角膜及巩膜的病变组织

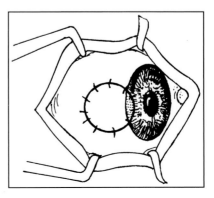

图 4-1-2　角膜缺损区以板层角膜植片修复

29

（二）其他肿物的手术切除

1. 手术步骤

（1）局部结膜下浸润麻醉,针尖不宜进入肿物实体内。

（2）镊子提起肿物旁的结膜,用剪刀剪开,分离肿物表面的结膜,充分暴露肿物。

（3）分离时避免穿破肿物外壁,以完整切除。若外壁穿破,应扩大切口,去除可疑组织,避免复发。

（4）8-0 可吸收线直接拉拢缝合结膜,如有缺损可行结膜瓣转位或游离结膜植片修复。

（5）结膜囊涂抗生素眼膏,伤口 5~7 天拆线。

2. 注意事项

（1）切除的肿物组织,常规行病理检查,一旦发现非良性病变,及早进一步治疗。

（2）若巩膜暴露区较大,应行结膜转位覆盖。

（3）切除角膜范围较大时,最好行板层角膜移植,避免形成严重的瘢痕,影响视力及美观。

（秦　毅）

第二节　结膜瓣遮盖术

一、概述

结膜瓣遮盖术常用于角膜溃疡穿孔,但因部分结膜瓣遮盖后,结膜会发生退缩,失去遮盖作用;同时给角膜病灶的观察带来困难;此外结膜瓣在角膜上愈着后,不仅影响视功能和美观,而且引起角膜新生血管,为日后的角膜移植带来困难。所以结膜瓣遮盖术多应用于:①角膜瘘,保守治疗无效,视力恢复无望,且无法进行角膜移植者;②大泡性角膜病变,反复发作引起严重刺激症状,视力恢复无望且要求保留眼球者;③轻、中度眼球萎缩拒绝摘除眼球而要求改善外观,但角膜知觉存留无法直接佩戴美容眼片者。

二、手术方法

（一）部分结膜瓣遮盖术

适用于局部角膜瘘的患者。

手术步骤:

1. 球后神经阻滞麻醉,球结膜下浸润麻醉。

2. 病变位于角膜缘附近（图 4-2-1）。

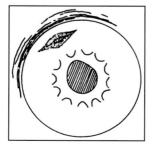

图 4-2-1　病变位于角膜缘附近

（1）用刀片切除需覆盖区域的板层角膜,深度达浅层基质。

（2）弯剪沿角膜缘剪开球结膜,长度依病变范围而定,应略宽于病变范围（图 4-2-2）;在结膜下向穹隆部潜行分离,直至能无张力覆盖病变区域（图 4-2-3）。

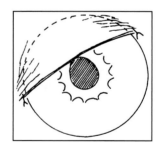

图 4-2-2　弯剪沿角膜缘剪开球结膜,长度依病变范围而定,应略宽于病变范围

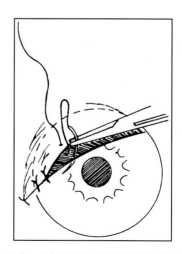

图 4-2-3　在结膜下向穹隆部潜行分离,直至能无张力覆盖病变区域

3. 病变位于角膜中央,可采用双蒂(桥形)结膜瓣遮盖。

（1）去除贯穿中央的角膜板层组织,呈条带状。

（2）在上方球结膜做一较病灶宽 2～3mm 的周边弧形球结膜剪开,弧长相当于 10:00～2:00 方位,沿角膜缘再作 8:00～4:00 方位的球结膜剪开,将结膜分离,形成一桥形结膜瓣(图 4-2-4)。

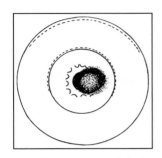

图 4-2-4　将结膜分离,形成一桥形结膜瓣

4. 将松解后的球结膜移至需覆盖的角膜区域,结膜瓣边缘大于病损 2～3mm,用 10-0 线缝合固定于角膜上(图 4-2-5),线结转入角膜组织内。

5. 结膜囊涂抗生素眼膏,覆盖眼敷,加压包扎 3 天,10-0 缝线在伤口愈合牢靠后拆除。

（二）全结膜瓣遮盖术

眼球萎缩及大泡性角膜病变,需要覆盖全部角膜。

1. 手术步骤

（1）球后神经阻滞麻醉,球结膜下浸润麻醉。

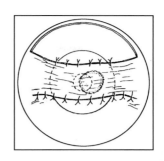

图 4-2-5　将松解后的球结膜移至需覆盖的角膜区域,固定于角膜上

（2）弯剪沿角膜缘剪开全周球结膜,在结膜下向穹隆部潜行分离。

（3）从角膜缘后 1mm 开始,15 号圆刀切除整个角膜板层,深度达角膜浅层基质,勿穿透角膜。

（4）为避免角膜上皮残留,用 5% 碘酊涂抹角膜创面,然后用大量生理盐水冲洗。

（5）将上下方的球结膜直接拉拢,8-0 可吸收线间断缝合。

（6）结膜囊置入透明义眼模。

（7）结膜囊涂抗生素眼膏,加压包扎 3 日,要求美容者,术后 3 周可佩戴美容眼片。

2. 注意事项

（1）用于遮盖的球结膜尽量不带筋膜组织。

（2）板层角膜应开始于角膜缘外 1mm 处,以免角膜缘干细胞存留,影响创面愈合,也避免囊肿形成。

（秦　毅）

第三节　翼状胬肉切除术

翼状胬肉是一种常见的眼表疾病,其发生与种族、性别、年龄、遗传、纬度(紫外线强度)、生活和工作环境及结膜炎症相关。主要的发病机制是角膜缘上皮干细胞的破坏,基本的病理特征是结膜的变性与增生。较小胬肉无症状,仅影响美观,是否手术主要根据患者的需要(图 4-3-1)。当胬肉较大增厚时可产生散光,侵及瞳孔时则使视力受损(图 4-3-2)。射线照射及结膜下注射抗增殖药物效果不确切且存在毒性损害,手术切除是治疗该疾病的最佳方法。

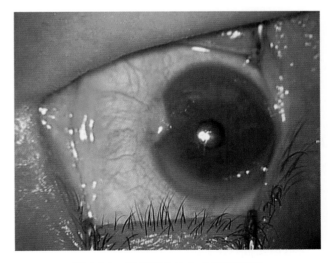

图 4-3-1　翼状胬肉较小,仅影响美观

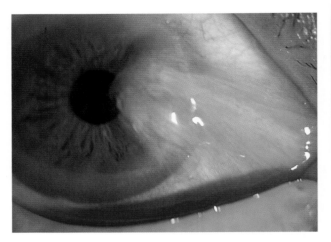

图 4-3-2　胬肉较大增厚时可产生散光,侵及瞳孔时则使视力受损

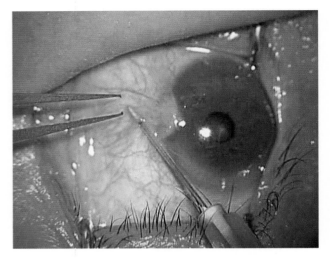

图 4-3-3　结膜下适量注射利多卡因

一、翼状胬肉单纯切除术

（一）手术适应证

1. 翼状胬肉侵入角膜较少,且为进行性胬肉尚未接近瞳孔缘患者。

2. 对白内障或角膜移植术切口有影响或手术后刺激翼状胬肉发展者。

3. 胬肉的存在有碍患者美观。

4. 此法适用于侵占角膜的面积小,充血轻,复发倾向少的胬肉。

（二）手术禁忌证

急性结膜炎、睑缘感染、睑腺炎、慢性泪囊炎等。

（三）手术步骤

1. 常规清洁结膜囊,消毒眼睑及附近皮肤。用爱尔卡因做眼球表面麻醉后,于翼状胬肉颈部和体部结膜下适量注射 2% 利多卡因 1~2ml,如果病变部位充血明显,可适当使用肾上腺素减少出血(图 4-3-3)。

2. 一般应在手术放大镜或显微镜下施行手术。用有齿镊子夹持胬肉头部,用尖刀片沿胬肉头部约 0.5mm 划开一浅界,深可达角膜前弹力层。由此界开始作一极薄的角膜浅层剖开。连同胬肉头部直分离至角膜缘,再把胬肉体部两侧球结膜剪开。也可用显微弯剪先从胬肉颈部沿角膜缘先把胬肉头体部分离,再用虹膜恢复器沿角膜前弹力层钝性裁纸样分离胬肉头部(图 4-3-4)。

3. 将胬肉体部的球结膜分离,并把胬肉与巩膜

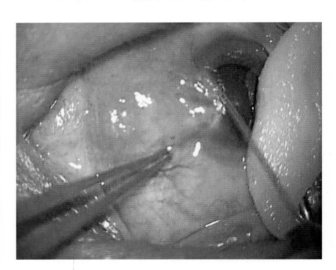

图 4-3-4　分离胬肉头部

上组织钝性分离,然后将胬肉头颈部与体部剪除(图 4-3-5)。

4. 将内直肌止端前缘巩膜面残留的结膜下组织与结膜分离(图 4-3-6),并清除干净(图 4-3-7),如结膜缺损区较小,上、下方结膜伤口边缘可直接用 8-0 可吸收缝线或 10-0 尼龙线相对缝合 1~2 针;如缺损区较大,可把结膜游离缘直接间断缝合固定于距角膜缘约 3~4mm 的浅层巩膜上,暴露 3~4mm 宽的巩膜裸露区。

5. 结膜囊内涂抗生素眼药膏,用眼垫包封术眼。

（四）手术体会及术中注意要点

1. 在切除胬肉头部时,应尽量减少对角膜基质的损伤,引起角膜上皮延迟愈合及角膜混浊。所以先从颈部切开,再向角膜内作钝性分离的手术方式

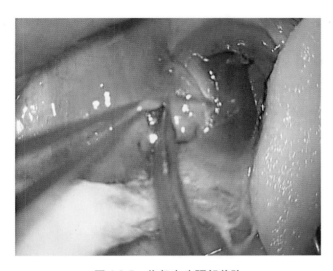

图 4-3-5　将胬肉头颈部剪除

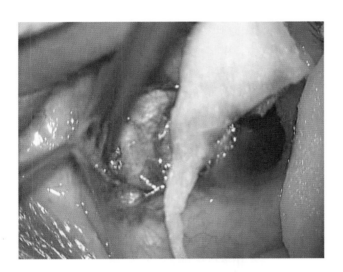

图 4-3-6　分离结膜下增生组织

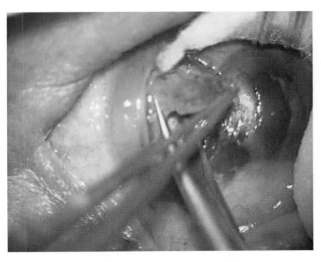

图 4-3-7　剪除结膜下增生组织

可避免初学者因切除深度掌握不好损伤角膜基质。

2. 尽量减少损伤角膜缘基质和巩膜,烧灼止血时要适度,避免灼伤巩膜,反而易引起胬肉的复发。切除胬肉体部的结膜下组织和结膜时也应避免过度切除,注意不要伤及内直肌,半月皱襞的结膜应保留,过度切除是引起复发的重要因素。

3. 该类手术仅适用于胬肉面积较小,增殖不活跃的翼状胬肉。因其复发率较高,临床应用已逐渐被其他手术方式替代。

二、翼状胬肉切除联合游离结膜瓣移植术

（一）手术适应证
1. 翼状胬肉较大且较充血肥厚、生长较快者。
2. 翼状胬肉(包括复发胬肉)切除术中结膜损失较多者。

（二）手术禁忌证
同翼状胬肉单纯切除术。

（三）手术步骤
1. 翼状胬肉分离与切除方法同翼状胬肉单纯切除术。
2. 常采用颞上方的球结膜作结膜瓣。先在结膜下作浸润麻醉,并使结膜隆起,以利结膜分离(图 4-3-8)。

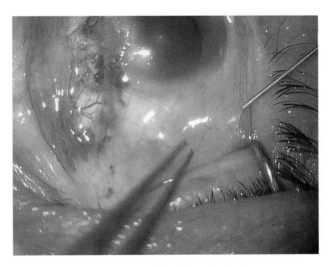

图 4-3-8　颞上方结膜下作浸润麻醉

3. 在术眼用镊子夹起少量颞上方浅层球结膜,制作不伤及眼球筋膜囊的长约 6~7mm,宽约 8~

9mm 的结膜瓣（图 4-3-9）。

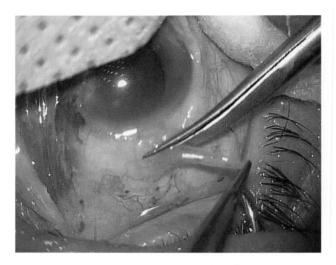

图 4-3-9　取颞上方游离球结膜瓣

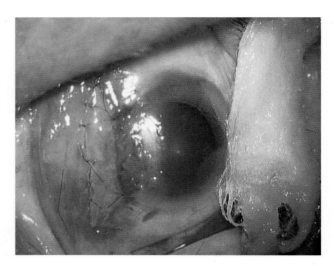

图 4-3-11　固定缝合游离结膜瓣

4. 将结膜移植片平铺于巩膜暴露区，修整结膜瓣的大小和形状（图 4-3-10），用 8-0 的可吸收缝线或 10-0 的尼龙线先将移植片固定于角膜缘的浅层巩膜上，再将结膜移植片与远离角膜缘的残余结膜和浅层巩膜间断缝合，然后再将结膜移植片的上下缘与结膜创缘作间断缝合（图 4-3-11）。

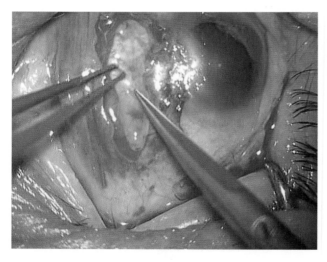

图 4-3-10　将游离结膜瓣平铺于结膜缺损区

5. 取结膜瓣留下的创面不必缝合，术后涂抗生素眼膏，眼垫包眼，7～10 天拆线。

　　（四）手术体会及术中注意要点

1. 由于颞上方的角膜更易于暴露，所以通常选择颞上方作为取材的象限。但应注意患者是否有青光眼病史或家族史，如果有行小梁手术的可能，则应避开颞上象限取材，可取下方结膜。

2. 取结膜移植片时，应尽量取结膜上皮层而不要伤及筋膜层。在不伤及结膜下组织的前提下，可把移植片取大，以适应结膜切除过多的患者。如果取得过深，暴露巩膜，则应把结膜创缘进行缝合。

3. 老年患者可依据创面愈合情况酌情延迟拆线。

4. 在进行间断固定时，至少在结膜移植片的 4 角要固定于浅层巩膜上，防止结膜瓣收缩，引起手术失败。

5. 该手术方式复发率较单纯切除大大降低，是临床经常应用的手术方式。

三、翼状胬肉切除联合带蒂结膜瓣移植术

　　（一）手术适应证

1. 翼状胬肉较大且较充血肥厚、生长较快者。

2. 翼状胬肉（包括复发胬肉）切除术中结膜损失较多者。

　　（二）手术禁忌证

同翼状胬肉单纯切除术。

　　（三）手术步骤

1. 翼状胬肉分离与切除方法同翼状胬肉单纯切除术。

2. 在巩膜暴露区上方或下方且结膜下注射适量麻药，使局部球结膜隆起。

3. 用剪刀分离切口旁的球结膜下组织后，自结膜切口缘垂直向上（或向下）平行角膜缘剪开，做成

宽约6mm的舌状结膜瓣,并将结膜瓣牵拉至暴露的巩膜面上,用10-0尼龙线或8-0可吸收缝线将结膜瓣边缘先与下方(或上方)结膜创缘作间断缝合,近角膜缘侧的结膜固定于距角膜缘2～3mm的浅层巩膜面上,远离角膜缘侧的切口边缘作间断缝合。

(四)手术体会及术中注意要点

1. 该手术方法与翼状胬肉切除联合游离结膜瓣移植术的术后复发率基本相当,是临床经常应用的手术方式。

2. 术中制作带蒂结膜瓣时应尽量少伤及结膜下筋膜组织。

3. 因带蒂结膜瓣提供的结膜面积有限,如果胬肉面积较大,切除结膜过多,则应选择游离结膜移植。

四、复发性翼状胬肉手术

(一)手术适应证

1. 复发性胬肉较肥厚,接近瞳孔缘,引起角膜散光,影响视功能和美观者。

2. 复发性胬肉合并睑球粘连较重,妨碍眼球运动者。

3. 复发性胬肉手术时机应在上次手术后半年以上。

(二)手术禁忌证

同翼状胬肉单纯切除术。

(三)手术步骤

1. 常规清洁结膜囊,消毒眼睑及附近皮肤。用爱尔卡因做眼球表面麻醉后,于翼状胬肉颈部和体部结膜下适量注射2%利多卡因,做结膜下浸润麻醉。

2. 分离胬肉体部的结膜,将较正常的结膜尽量保留,以免结膜损失过多。

3. 在距胬肉头部约0.5mm的透明角膜处用尖刀划一浅界,分离角膜及巩膜表面的复发胬肉组织及肥厚变性与瘢痕化的筋膜组织,将已分离的复发胬肉在接近泪阜处切除。

4. 将浓度为0.02%～0.04%的丝裂霉素C置于巩膜表面和结膜下。视结膜下筋膜组织的肥厚增生程度,可选择放置1～3分钟,然后用生理盐水充分冲洗放置区组织。

5. 结膜移植或自体角巩膜缘干细胞移植　由于复发胬肉手术区的结膜缺损面积大多较大,为预防睑球粘连和胬肉复发,可选择取术眼颞上象限的结膜进行游离结膜移植,或选择术眼的自体角巩膜缘干细胞移植。具体移植方法见相关章节。

6. 板层角膜移植　因切除较深的角膜瘢痕与新生血管,造成角膜板层缺损时(深度大于1/3角膜厚度),最好同时作板层角膜移植,以恢复角膜的正常厚度,加快角膜的修复,减少眼部炎症反应和诱发胬肉复发的因素。

(四)手术体会及术中注意要点

1. 复发胬肉多侵及较深角巩膜组织,故在角膜面和巩膜进行剖切时,要由浅入深逐层加深,以免使角巩膜穿孔。

2. 在内直肌止端附近分离增生的筋膜组织时也应特别小心,因筋膜组织可能与肌止端有粘连,所以应尽量避免在肌止端作紧贴巩膜的锐性分离。如组织紊乱,不易辨认,可先用斜视钩探查识别直肌后再作进一步的分离。一般肌止端后缘的筋膜囊较正常,为了不损伤肌鞘和肌腹,以及防止手术后直肌与手术区结膜瘢痕粘连,影响眼球运动,不宜剪除过多的深部筋膜囊。

3. 老年患者应酌情减少丝裂霉素C的放置时间。由于丝裂霉素C的使用可使结膜伤口延迟愈合,故应酌情延长结膜缝线的拆线时间。

五、假性胬肉切除术

(一)手术适应证

1. 假性胬肉影响眼球运动和美观者。

2. 假性胬肉影响眼前段内眼手术和角膜移植术者。

(二)手术禁忌证

急性结膜炎、睑缘感染、睑腺炎、慢性泪囊炎等。

(三)手术步骤

1. 基本方法与胬肉切除术相同,值得注意的是假性胬肉头颈部均与角膜附着紧密,不宜采取先从颈部分离,再钝性分离头部的方式。

2. 表层的结膜组织应尽量分离保留,要把结膜下与巩膜表面增生的纤维结缔组织和瘢痕粘连组织切除干净。

3. 若结膜缺损面积不大,可把两侧的结膜松解分离,进行拉拢,间断缝合。

4. 若结膜缺损面积较大,周围结膜健康,可行自体游离结膜移植或结膜转位移植。

5. 若结膜缺损面积较大,较肥厚及新生血管多的假性胬肉术后易复发,可选择进行自体角巩膜缘干细胞移植,若患眼没有足够的健康角膜缘和结膜,可选择对侧眼的自体角巩膜缘干细胞移植术。具体方法见相关章节。

（四）手术体会及术中注意要点

1. 假性胬肉是由于严重炎症,化学烧伤或热烧伤引起,假性胬肉下的角膜和巩膜组织可能已经瘢痕化和变薄,故术中动作要轻柔,避免粗暴,以防角膜和巩膜穿孔。

2. 假性胬肉有复发的倾向,采用联合结膜移植或自体角巩膜缘干细胞移植可促进创面愈合,阻止或减轻复发。

六、翼状胬肉切除联合自体角巩膜缘干细胞移植术

（一）手术适应证

肥厚的,较多的复发性胬肉和假性胬肉。

（二）手术禁忌证

急性结膜炎、睑缘感染、睑腺炎、慢性泪囊炎等眼表炎症。

（三）手术步骤

1. 胬肉切除的基本步骤与复发性胬肉相同。

2. 用尖刀在健康的角膜上距角膜缘 1mm 处作一环形,长约 2 ~ 3 个钟点(依结膜缺损的范围而定)的划痕。用角膜剪在角膜缘后 4 ~ 5mm 处分离植片的结膜部分。移植片的一侧用镊子提起,向分离板层一样将纸片从角膜缘和角膜上分离。

3. 将取好的植片角膜缘与胬肉切除后的暴露区角膜缘对合,用 10-0 尼龙线间断固定 2 针,再依次用 10-0 尼龙线和 8-0 可吸收缝线固定角膜基质端和结膜端。

（四）手术体会及术中注意要点

1. 自体角膜缘干细胞的取材范围不宜过大,如

为同侧眼取材,则取材范围与缺损范围的总和不能超过 6 个钟点,否则会引起术眼角膜缘干细胞缺乏而导致性生血管化和结膜化生。

2. 对于烧伤引起的假性胬肉,患眼的角膜缘多数不健康,可取对侧健眼的角膜缘干细胞。

3. 取材的角膜缘干细胞具有方向性,如果担心取材后不易辨认角膜缘方向,可在取材前先做一标记。

七、翼状胬肉切除联合羊膜移植术

（一）手术适应证

1. 对于原发性翼状胬肉患者,羊膜移植可单独应用。

2. 复发性胬肉或假性胬肉结膜缺损较多时,可与自体角巩膜缘干细胞移植或自体结膜移植联合应用。

（二）手术禁忌证

急性结膜炎、睑缘感染、睑腺炎、慢性泪囊炎等。

（三）手术步骤

1. 基本步骤与翼状胬肉切除相同。

2. 对于原发性翼状胬肉,将羊膜修剪至结膜缺损区大小,上皮面朝上,置于暴露区表面。羊膜用 8-0 可吸收缝线缝合于巩膜,用 10-0 尼龙线缝合于角膜实质。

3. 对于复发性胬肉或假性胬肉结膜缺损较多时,在羊膜移植后,可从颞上球结膜或对侧眼取材,行自体结膜移植或自体角巩膜缘干细胞移植,将其置于羊膜上,分别用 10-0 和 8-0 可吸收缝线缝合于角膜基质和巩膜。

（四）手术体会及术中注意要点

1. 对于原发性翼状胬肉,羊膜移植联合胬肉切除的复发率低于单纯胬肉切除暴露巩膜者。

2. 对于复发性胬肉或假性胬肉,单纯羊膜移植的复发率较高(9% ~ 27%),当自体角膜缘干细胞移植或自体结膜移植与羊膜移植同时应用时,可降低胬肉复发率。尤其是结膜缺损较多,自体结膜或角膜缘干细胞面积不够时,联合羊膜移植尤为重要。

（潘志强　骆非　接英）

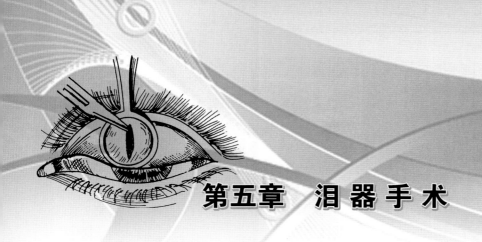

第五章　泪器手术

第一节　泪囊摘除术

一、概述

下泪道阻塞导致泪囊积脓,行泪囊摘除是为了解除长期的内眦部流脓,但因泪道的中断,术后会长期流泪。主要适用于:①高龄慢性泪囊炎患者;②泪囊较小并有萎缩性鼻炎,不适合行泪囊鼻腔吻合或泪道插管术;③泪囊肿瘤;④结核性泪囊炎。对于泪囊炎急性期严禁手术,有条件泪道再通者也不宜行泪囊摘除。

二、手术步骤

1. 筛前、眶下神经阻滞麻醉,局部皮下浸润麻醉。

2. 距内眦角 3～5mm,内眦韧带上方 3～5mm,顺泪前嵴做 15mm 长弧形切口(图 5-1-1)。

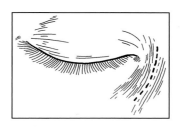

图 5-1-1　切口

3. 钝性分离皮下组织,暴露内眦韧带,做好标记后切断。

4. 小心纵行剪开泪囊筋膜(图 5-1-2),紧贴泪囊分离泪囊周围,注意保持泪囊的完整性。

5. 充分游离泪囊,然后剪断泪总管(图 5-1-3),

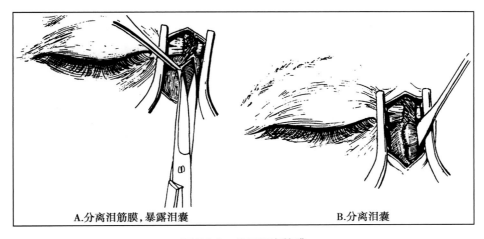

A.分离泪筋膜,暴露泪囊　　　　　　B.分离泪囊

图 5-1-2　剪开泪囊筋膜

将泪囊上提,从鼻泪管处剪断(图5-1-4)。

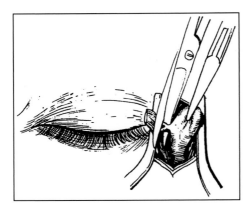

图5-1-3　游离泪囊后剪断泪总管

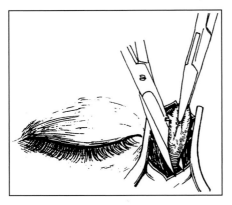

图5-1-4　从鼻泪管处剪断泪囊

6. 检查泪囊是否破损,清除可能残留的泪囊黏膜。

7. 5%碘酊烧灼泪囊窝,尤其是泪总管和鼻泪管的断端,生理盐水冲洗。

8. 用6-0可吸收缝线缝合泪囊窝,并复位缝合内眦韧带,关闭皮肤切口。

9. 破坏泪小管黏膜,烧灼封闭泪小点。

10. 局部涂抗生素眼膏,包扎24小时,第7天拆皮肤缝线。

三、并发症及处理

1. 泪囊残留　泪囊摘除后,皮肤伤口已愈,但压迫泪囊区仍有大量脓性分泌物从泪点逆流,多因泪囊摘除不彻底导致。为防止此并发症出现,应注意:①避免切口过于靠鼻侧;②术中充分止血;③分清解剖层次,彻底清除泪囊黏膜;④用5%的碘酊涂抹泪囊窝。

2. 泪囊瘘管　通常在术后数日皮肤切口周围红肿,切口裂开,流出血性分泌物,虽然抗感染治疗后能减轻,但切口不易愈合,形成时开时闭的瘘管。多因泪囊摘除不完整,留有残存的泪囊黏膜,遗留异物等。应待炎症消退后,重新探查伤口,彻底清除残留黏膜或遗留物,5%碘酊涂布于泪囊窝及鼻泪管处。

第二节　泪囊鼻腔吻合术

一、概述

此手术是在泪囊内侧与相邻的鼻腔间建立一个新通道,旷置原已闭塞的鼻泪管,对于慢性泪囊炎、泪囊黏液囊肿和单纯性鼻泪管阻塞患者,既可以解除泪囊长期积脓的隐患,又能恢复排泪功能,是泪道再造手术中效果较佳的一种。对于造影显示泪囊较小、泪道肿物、严重的鼻中隔偏曲及萎缩性鼻炎或者年老体弱患者,不宜采用。

二、手术方法

(一)术前准备

1. 术前常规体检,尤其检查凝血功能。

2. 术前3天滴用抗生素眼药水及收缩鼻黏膜药水。

(二)手术步骤

1. 手术前中鼻道和鼻甲放置2%利多卡因和1:10 000肾上腺素浸湿的细纱条,纱条尽量紧贴并深入鼻腔,一端外露于鼻孔。

2. 筛前、眶下神经阻滞麻醉,局部皮下组织浸润麻醉。

3. 切口类似于泪囊摘除术,稍偏向鼻侧。尖刀切开皮肤,放置扩张器,钝性分离直至暴露内眦韧带。

4. 做好标记后,离断内眦韧带。

5. 沿泪前嵴切开骨膜并向颞侧分离,将骨膜连同泪囊推向颞侧。

6. 用镊子将泪骨骨板捅破,以此为切入点用咬骨钳制造以泪前嵴为中心的椭圆形骨窗,大小约为横径 15mm,纵径 20mm(图 5-2-1)。

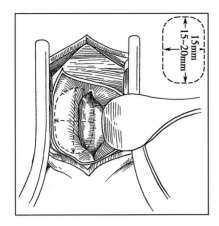

图 5-2-1　制作骨窗

7. 骨窗形成后即可见鼻黏膜,抽出鼻腔内纱条,于暴露的鼻黏膜做"工"形切口,使鼻黏膜形成前后两瓣(图 5-2-2)。

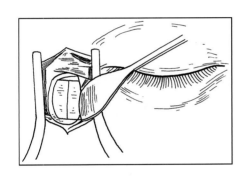

图 5-2-2　"工"形鼻黏膜瓣

8. 同样在泪囊内侧壁行"工"形切口,上至泪囊顶部,下至鼻泪管上方,使泪囊也形成能充分张开的两瓣。从泪点插入泪道探针,明确泪囊为全层切开(图 5-2-3)。

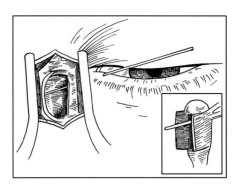

图 5-2-3　从泪点插入泪道探针,明确泪囊为全层切开

9. 用 6-0 可吸收线将鼻黏膜和泪囊黏膜的前唇和后唇对应缝合两针(图 5-2-4)。

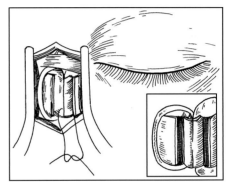

图 5-2-4　将鼻黏膜和泪囊黏膜的前唇和后唇对应缝合两针

10. 用 6-0 可吸收线复位内眦韧带,关闭皮肤切口。

11. 局部涂抗生素眼膏,覆盖敷料,加压包扎,7天拆除皮肤缝线。

(三)注意事项

1. 切开皮肤后,应钝性分离皮下组织至泪前嵴,以免损伤内眦静脉,造成手术野出血。

2. 咬骨前,轻推开鼻黏膜,以免损伤。

3. 术后鼻腔可能有出血,一般均可自行缓解。

第三节　泪囊鼻泪管支架植入术

一、概述

手术是在堵塞的鼻泪管中植入人工管道以起支撑作用而使其通畅,适用于慢性泪囊炎患者,尤其是不愿行泪囊鼻腔吻合的患者。对于外伤后局部骨折、造影泪囊不显影或者泪小管/泪总管阻塞的患者

不适用。

二、手术方法

(一)术前准备

术前 3 天滴用抗生素眼药,鼻腔滴用黏膜收缩药水。

（二）手术步骤

1. 鼻腔黏膜表面麻醉，眶下神经浸润麻醉。

2. 再次冲洗泪道，清除泪囊内黏液。

3. 将记忆导丝的对折端穿入泪道探针（探针末端的盲端上方有侧孔），带有弯度的对折端隐藏于探针末端侧孔的上方。

4. 泪道探针从下泪点进入，到达鼻泪管阻塞部位时，略微用力突破阻塞处，进入鼻腔。

5. 将记忆导丝向下穿出探针侧孔，并将其钩出鼻孔外。

6. 将1-0丝线两端分别连接记忆导丝和泪囊支架的伞端，记忆导丝和探针从下泪点向上退出，同时带出1-0线。

7. 将1-0丝线从泪小点向上抽出，稍加大用力，使泪囊支架逆行向上进入泪囊。

8. 从上泪点冲洗泪道，确认通畅后，将1-0丝线剪断并撤离泪道。

9. 覆盖眼敷。

（三）注意事项

1. 术后第一周，用含糖皮质激素的抗生素眼药水每天冲洗泪道一次。

2. 部分患者鼻孔少量出血，大多均可自行缓解，必要时服用止血药物。

3. 泪道探通时，切勿形成假道。

4. 泪囊支架逆向进入鼻泪管时，应缓慢用力，直至有突破感，说明支架进入泪囊。

5. 根据支架材质不同，一般至少保留3～6个月。

第四节　泪小管断裂吻合术

一、概述

泪小管断裂多因内眦部的眼睑裂伤、撕脱伤或面中部骨损伤所致。手术目的是恢复泪液引流系统的正常解剖结构和生理功能。泪小管断裂，多发生在下泪小管，最好在伤后48小时内予以吻合。手术修复包括泪小管及泪液引流系统的插管和眼睑裂伤的修复。术前彻底清洗伤口，并去除可能存在的异物。

二、手术方法

（一）手术步骤

1. 筛前、眶下神经阻滞麻醉，皮下组织浸润麻醉。

2. 在伤口内部，沿泪小管的走行寻找其鼻侧断端。断端具有明显特征：管壁外卷呈白环状。一般在显微镜下易直接找到。若组织肿胀严重或者断裂部位较深时，可以用猪尾状弯针从上泪小点插入，经泪总管，从鼻侧断端探出（图5-4-1）。

3. 用6-0可吸收线褥式缝合紧邻断裂管壁的组织，勿穿透管壁。

4. 将作为支撑物的硅胶管或硬膜外麻醉管，从下泪小点进入泪道，穿过泪小管的两个断端，经泪囊

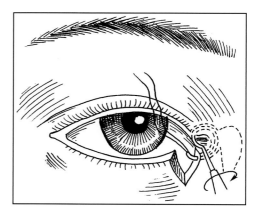

图5-4-1　用猪尾状弯针从上泪小点插入，经泪总管，从鼻侧断端探出

进入鼻腔，外露端缝合固定于下眼睑（图5-4-2）；或者从下泪点进入后从上泪小点穿出，两端相遇于内

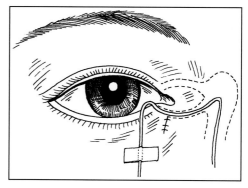

图5-4-2　支撑物从下泪小点进入泪道，穿过断端，经泪囊进入鼻腔，外露端缝合固定于下眼睑

眦,并相互打结固定,仅在内眦角呈弧形外露(图5-4-3)。

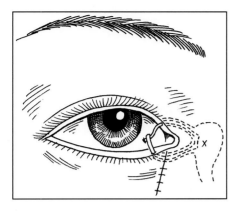

图 5-4-3 支撑物也可从下泪点进入后从上泪小点穿出,打结固定,仅在内眦角呈弧形外露

5. 间断缝合皮肤伤口。

6. 局部涂抗生素眼膏,包扎 24 小时,支撑管最少保留 3 个月。

(二)注意事项

1. 最好避免切开泪囊来寻找泪小管的断端,这样损伤较大;而且伤后局部组织肿胀出血,不适宜再另行切口。

2. 部分患者因伤口较深或者断端瘢痕收缩等原因,即便术中吻合成功,日后也有泪溢可能。

3. 陈旧性的泪小管断裂,找寻鼻侧断端的难度较大;即使找到,术后再通的几率也大大降低。

(秦　毅)

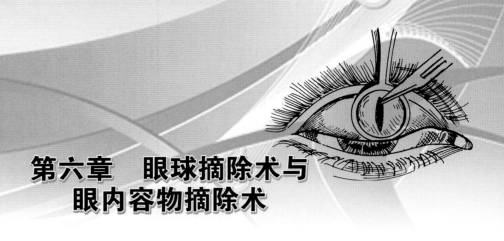

第六章 眼球摘除术与眼内容物摘除术

第一节 眼球摘除术

一、概述

眼球摘除术是一种破坏性手术,在摘除眼球前,必须认真负责地从多方面慎重考虑,并严格掌握适应证。绝对适应证有:①严重的眼球破裂伤,无法缝合者;②眼内恶性肿瘤,不适合保守治疗者;③无光感眼球反复红、痛者;④无光感眼球明显变形或缩小者。

二、手术方法

(一) 术前准备

1. 行眼眶 CT 查明眶壁情况。

2. 术前常规体检,尤其检查凝血功能。

3. 操作前再次核实眼别。

(二) 手术步骤

1. 球后阻滞麻醉和球结膜下浸润麻醉,必要时加用基础麻醉或全身麻醉。

2. 沿角膜缘全周剪开球结膜,并与巩膜分离直至赤道部(图 6-1-1)。

3. 斜视钩钩出直肌,在直肌止端用 6-0 可吸收线圈套缝合,在缝线和直肌止端间剪断直肌。

4. 血管钳夹住直肌止端,固定眼球,用弯剪或视神经剪从鼻上方伸入球后,感觉到视神经后张开剪刀剪断视神经,将眼球娩出肌锥腔(图 6-1-2),紧贴眼球剪除其余相连的组织。摘除的眼球送病理检查。

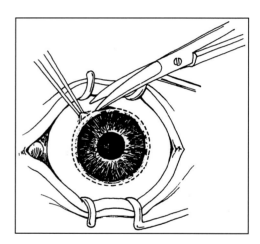

图 6-1-1 沿角膜缘全周剪开球结膜,并与巩膜分离直至赤道部

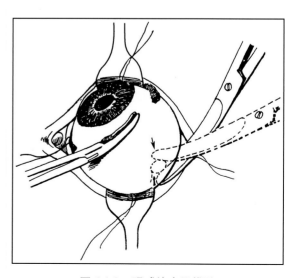

图 6-1-2 眼球娩出肌锥腔

5. 钢球或纱布填塞压迫止血，充分止血后，将四条眼直肌的缝线相互打结（图6-1-3）。

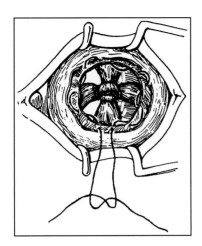

图 6-1-3 四条眼直肌的缝线相互打结

6. 用6-0可吸收线关闭结膜伤口，也可以留置引流条，在术后48～72小时后全部拔除。

7. 结膜囊涂抗生素眼膏，放置透明义眼模作为支撑，加压包扎。

（三）注意事项

1. 因破裂而摘除眼球时，因眼球塌陷无张力，不易完整剪除巩膜，注意确认剪断部位在视神经上。

2. 摘除眼球后，应检查眼球是否完整，如不完整应将残存巩膜和葡萄膜剪除干净。

3. 术中应尽量保存结膜及眶内软组织，减轻术后眼窝凹陷，避免结膜囊狭窄。

4. 球内恶性肿瘤者，仔细检查球壁和视神经，如有异常，应进一步治疗。

5. 眼球受到牵拉时，可使脉搏减慢和细弱，甚至恶心呕吐，此现象为眼心反射。此时应松开牵拉的组织，数分钟后可缓解，必要时可予阿托品肌内注射。

6. 如无特殊情况，目前均在眼球摘除的同时植入义眼台。

第二节 眼内容物摘除术

一、概述

眼内容物摘除术保留巩膜，与眼球摘除术相比，虽然同样牺牲眼球，但因保留眼球外壳，手术时不伤及球后组织，能减少对眶内组织的骚扰，眼外肌也能相对较好的保持其解剖关系。多应用于无法控制的眼内炎症或者眼球穿孔无法缝合的患者。

二、手术方法

（一）手术操作

1. 球后神经阻滞麻醉。

2. 尖刀在角膜缘刺入前房，用弯剪去除包括角膜缘在内的整个角膜。

3. 虹膜复位器伸入葡萄膜与巩膜的间隙，将眼内容物完整去除；局部粘连紧密者，用刮匙搔刮，确保彻底清除色素层，尤其是后极不易暴露的色素组织（图6-2-1）。

4. 用纱布再次清理残附于巩膜的色素组织。

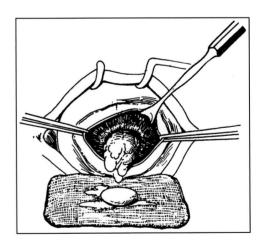

图 6-2-1 虹膜复位器伸入葡萄膜与巩膜的间隙，将眼内容物完整去除

5. 5%碘酊涂擦巩膜内壁后，大量生理盐水清洗巩膜腔。

6. 上下巩膜缘对和缝合两针，保持局部巩膜腔开放，以利于渗血的引流，或巩膜腔内留置引流条，术后48～72小时后全部拔除。

7. 结膜囊内放置透明义眼模作为支撑，局部涂抗生素眼膏，加压包扎。

（二）注意事项

1. 术中勿穿透巩膜,防止炎症蔓延和交感性眼炎的发生。

2. 巩膜腔内的色素组织务必清除彻底,避免交感性眼炎的发生。

3. 义眼台植入手术应二期进行,一般在术后 1～3 个月后进行。

（秦毅　李冬梅）

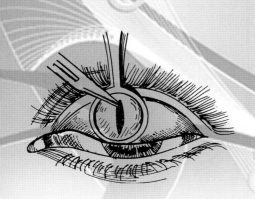

第三篇　白内障手术

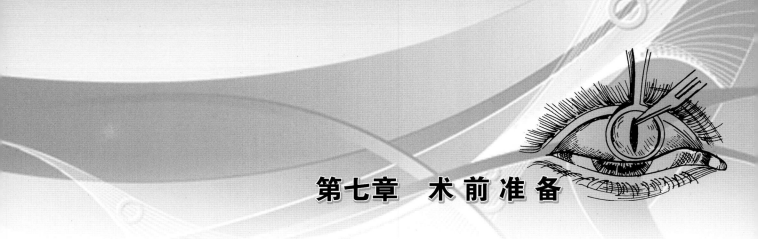

第七章　术前准备

第一节　白内障手术适应证及术式选择

一、白内障手术适应证

晶状体混浊形成了白内障,从而导致视力下降,在不同程度上影响患者的生活质量。当除外其他眼部疾病、最佳矫正视力低于0.5时,可以考虑进行白内障手术。但随着白内障手术技巧的提高、手术设备的改进、患者对生活质量的更高追求,对于最佳矫正视力达到或高于0.5的白内障患者,也可以根据患者对视觉质量的要求,酌情进行手术。这一类患者在手术前,除了必要的白内障术前检查,应该进行对比敏感度这一项视觉质量检查。

二、手术方式的选择

经过几十年的发展,特别是伴随着后房型人工晶状体生产制作和植入技术的完善,囊外白内障摘除手术(包括小切口囊外摘除术和超声乳化摘除术)已经成为成熟的白内障治疗方法。

白内障囊外摘除术可适用于绝大部分白内障患者,并且具有手术费用低,手术设备要求相对简单的特点,在贫困地区大规模普及白内障手术仍有实际意义。

但随着超声乳化技术的发展,超声乳化手术在各级医疗机构的眼科,已经逐渐成为白内障治疗的首选方式。较之小切口囊外摘除术,具有损伤小、恢复快的明显优势。当然两种手术方式在操作中是可以交替进行的,例如当术中超声乳化设备发生故障,或因为晶状体核过硬、晶状体后囊破裂等情况发生时,可以及时将手术方法从超声乳化更改为囊外摘除。

白内障囊内摘除术则因为对眼部组织损伤大、并发症多、术后屈光参差等原因,目前已极少使用,但在晶状体脱位或较大范围半脱位的患者仍可采用该术式。

第二节　术前眼部检查

白内障诊断时必须注意患者的自觉症状是否与客观检查结果相一致,即晶状体的混浊程度是否与视力损害相一致。当两者差别较大时,除进行晶状体的检查,还应进行视力矫正、测量眼压、作眼前后节的详细检查,并进行视功能(色觉、VEP、ERG、EOG等)和超声波检查,以确定除白内障外,是否还有青光眼、葡萄膜炎、视网膜疾病、玻璃体积血混浊、视神经萎缩等疾病。

1. 视力检查

(1)裸眼视力及矫正视力:应分别检查双眼的裸眼视力及最佳矫正视力,以明确手术指征。对于最佳矫正视力低于0.02的患者,应进一步检查光感、光定位及红绿色觉。

(2)对比敏感度(CSF)及眩光检查:眩光是指

当眼睛面对耀眼的光线时,视网膜的敏感性全部或部分降低,从而影响了眼睛对目标分辨能力的一种现象,由杂射光在眼内散射所引起。眩光可以分为不适眩光和失能眩光。前者不影响分辨力,但可出现视疲劳等不适,后者则使成像的对比度降低,影响分辨力。在日常生活中,人眼需要分辨边界清晰的物体,也需要分辨边界模糊的物体,后者称之为对比敏感度(CS)。对比敏感度函数是以空间频率为横轴,以 CS 为纵轴,将各空间频率的 CS 连成的一条曲线。该曲线代表了正常眼在空间对比度变化下的视觉识别能力。低频区主要反映了周边视网膜的视觉对比度情况,高频区主要反映了黄斑区视网膜高视敏度的情况,而中频区则反映了视觉对比度和中心视力的综合情况。

视力检查是检测对比度为 100% 时的形觉分辨能力,早期白内障主要引起中高频对比敏感度下降。对比敏感度和眩光联合检查可以更全面地评价形觉功能,存在眩光症状的患者在相应背景照明的对比敏感度检查中表现为对比敏感度下降,尤其是在晶状体局限混浊或晶状体混浊明显而视力较好的患者中表现明显。

2. 裂隙灯检查 裂隙灯检查是对角膜及晶状体病变最直观有效的检查方法。通过检查可以排除角膜、结膜的急性炎症及是否存在睑缘炎,并通过观察角膜的透明性了解其对手术的影响;观察前房的深度、瞳孔的大小及对光反射情况、观察有无瞳孔粘连机化,分析可能合并的眼前段疾病;可以详细了解晶状体混浊的程度及部位,并注意是否与视力下降程度相符合、通过观察晶状体位置、有无虹膜震颤,了解晶状体悬韧带的完整性,判断有无晶状体不全脱位。

3. 眼底检查
(1)直接及间接检眼镜检查:通过眼底检查的清晰程度,可以初步判断晶状体混浊程度。间接检眼镜光照较强,检查时易于透过晶状体的相对透明区域进行眼底检查。在检查时要重点观察是否存在黄斑病变、视神经病变,是否存在视网膜出血、渗出或脱离等情况。

(2)B 型超声波检查:对于晶状体完全混浊的患者,通过 B 型超声波检查可以观察到视网膜脱离及玻璃体混浊、积血、星状小体等病变的存在。但受限于超声波的分辨率,目前还不能检测到所有影响视力的眼底改变,如黄斑前膜、黄斑出血、年龄相关性黄斑病变等疾病。

4. 光学相干断层扫描仪检查(OCT) 是一种利用近红外光干涉原理获得高分辨率截面图像的影像学检查方法。这种无创的活体组织检查对年龄相关性黄斑病变、黄斑裂孔及黄斑前膜有较高的诊断价值。

5. 超声生物显微镜检查 对于有眼部外伤史的患者,无论是否存在虹膜或晶状体震颤,有检查条件的情况下,尽可能通过 UBM 检查了解晶状体有无脱位或半脱位现象、脱位的范围,以及前节有无异物残留的情况。

6. 角膜内皮镜检查 术前尽可能进行双眼角膜内皮镜检查,以评价手术安全性。

7. 视觉电生理检查 对于晶状体混浊程度与最佳矫正视力不相符合,眼部检查不能明确诊断的患者,可以进行视网膜电流图(ERG)和视觉诱发电位(VEP)检查来排除视路疾病。

8. 人工晶状体屈光度测量 应用 A 型超声所测量得到的前房的深度、晶状体厚度和眼球轴长等生物学参数,结合角膜曲率,计算出人工晶状体的度数。

9. 眼压测量 筛查有无合并青光眼的可能性。

10. 泪道冲洗 除外急、慢性泪囊炎、泪小管炎等手术禁忌证。

第三节 全身检查及对全身状况的评估

即使白内障超声乳化手术已成为一项治疗白内障的极为普遍的手术,手术时间从数十分钟缩短至数分钟,这也并不意味着我们可以放松对于手术病人全身情况的重视。

首先应了解患者既往疾病史,特别是糖尿病、高血压、心脏病、呼吸道疾病、贫血等,这些全身疾病可直接或间接对眼部造成影响。同样眼部手术及手术用药可能加重某些全身疾病,需要专科处理后再行白内障手术治疗。

1. 一般情况 了解患者整体健康状况,有感冒、发热、腹泻等的患者应推迟手术。此外要了解患者有无精神异常,对于极度不合作的患者,可以酌情在安定镇痛或全身麻醉下进行手术。

2. 糖尿病　严重糖尿病患者常合并心、脑、肝、肾等重要脏器的损害。糖尿病患者有瞳孔散大困难、对手术刺激敏感、术后容易发生持续性炎症反应、角膜上皮容易剥脱等特点。根据内科建议,糖尿病患者应将空腹血糖控制在 8.0mmol/L 以下为宜。

3. 心血管疾病　高血压患者血压应尽量稳定在正常范围后进行手术。有心脏手术病史的患者要了解抗凝药物的使用情况,内科情况允许的前提下,华法林等抗凝药物需要在术前 7 天停止使用。

4. 肺部疾病　患者应尽量选择在疾病缓解期手术,避免术中、术后剧烈咳嗽造成的术中后囊破裂、角膜损伤、出血及术后伤口开裂等情况发生。

5. 术前检查项目　包括:多导联心电图检查、血常规、尿常规、凝血功能、肝肾功能以及 HBsAg、HIV 等免疫检查。

第四节　术前用药

术前的眼部准备包括手术前 1～3 天用抗生素眼药水滴眼,每天 3～6 次,术前冲洗结膜囊,手术前半小时散瞳剂常选用复方托吡卡胺滴眼液,点眼 3～4 次,使瞳孔散大,为维持瞳孔散大可以在 500ml 灌注液中加入肾上腺素 0.5mg。手术台上用 0.5% 聚维酮碘清洁结膜囊。有全身疾病患者,要在内科医生指导下继续服药,不能突然停药。

(施玉英　董喆　卢建民)

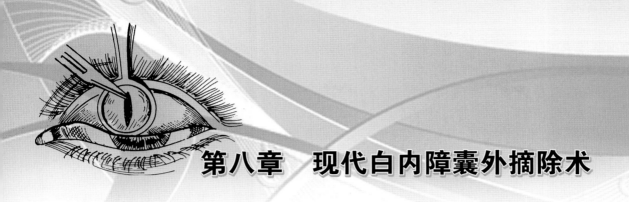

第八章 现代白内障囊外摘除术

虽然超声乳化手术技术已经日益完善,但仍然不能完全取代白内障囊外摘除手术。尤其对晶状体核过硬的、过熟的、伴有高度近视、角膜条件不好、透明度差的患者,囊外摘除手术仍有是可供选择的术式之一。此外,当超声乳化手术中发生后囊膜破裂或晶状体悬韧带离断时,及时更改手术方式,将晶状体核娩出,仍然是最大限度地降低手术眼损伤的方法。因此,我们必须要掌握白内障囊外摘除术。白内障囊外摘除手术从传统的大切口手术,发展到今天的小切口手术,已经取得了非常好的效果。

第一节 麻 醉

以往白内障囊外摘除术的麻醉采用球后和眼轮匝肌麻醉,球后注射麻醉药物会增加眶内容的压力,使眼压增高,因此在麻醉以后需要加压眼球使眼球变软,但升高的眼压仍然会造成术中虹膜从切口脱出的发生,甚至会导致后囊膜破裂。随着医生手术技术的提高,表面麻醉也已经用于小切口,甚至是大切口的囊外摘除手术。目前常用表面麻醉方法:术前 15 分钟开始给手术眼点用 0.5% 爱尔卡因,每 5 分钟一次,共 3 次。对于极度紧张的患者建议补充球后利多卡因阻滞麻醉。

第二节 手 术 方 法

白内障囊外摘除手术包括了许多经典的眼科显微手术技巧,流畅的手术操作可以给人以美的享受。

一、切口

传统囊外摘除手术或改良小切口囊外手术都有以下切口可供选择:巩膜切口、角巩膜缘隧道切口及清亮角膜切口,其中最常用的是角巩膜缘隧道切口(图 8-2-1)。

这三种部位的切口制作方法有其共同点,一般都要做 2～3 个平面,这样手术完毕时伤口可以很好地密闭。

巩膜和角巩膜缘切口的完成方法相同,巩膜切

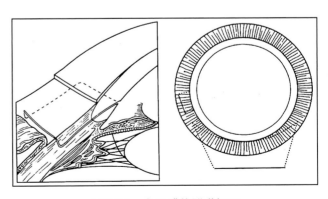

图 8-2-1 角巩膜缘隧道切口

口位于角膜缘后 2.0mm 左右,而角巩膜缘切口则略靠前。切口的宽度应根据植入的人工晶状体的大小和类型而定,做切口之前要先对浅层巩膜血管进行

烧灼止血,范围略宽于切口。切口可以做成平行于角膜缘的横行或反眉形,先用锋利的刀垂直做一个板层的切口,然后转向角膜中心方向向前行约1.5~2.0mm,再垂直进入前房。内口应大于外口,呈倒梯形漏斗状隧道。如果做小切口,可直接用宽3.0mm或3.2mm的角膜刀做三平面切口,然后在需要时扩大切口。

二、前囊孔制作

1. 前囊孔制作的方法　常用的有开罐式截囊和连续环行撕囊技术,无论哪种方式都需要在一定深度的前房内完成,这样就需要借助于黏弹剂的帮助来维持理想的前房深度。开罐式截囊是用截囊针头在前囊周边做开罐的一周的前囊孔。连续环形撕囊则是用撕囊镊在前囊中央做一个小的瓣,然后抓住这个小瓣的基底部,交替用剪切和撕裂技术向心性地完成位于前囊中央的直径5.0~6.0mm的连续性环形前囊孔(图8-2-2)。当晶状体核比较大且硬,前囊孔的直径不宜过小,否则会造成娩核困难。

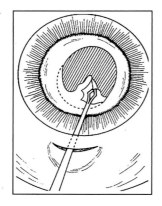

图8-2-2　连续性环形前囊孔

2. 特殊情况下制作前囊孔的注意事项

(1) 晶状体悬韧带比较脆弱:有过眼部外伤史、内眼手术史、过熟期白内障或合并高度近视的白内障患者,晶状体悬韧带可能比较脆弱,术中有发生离断的风险。手术前应该详细询问病史,散瞳后仔细进行裂隙灯检查,必要时进行超声生物显微镜检查。

(2) 没有红光反射:成熟期白内障由于在术中红光反射较弱,前囊孔制作较为困难。初学者可以使用囊膜染色剂使前囊和囊膜下的晶状体皮质形成

鲜明的对比以利于操作。在前房内注入适量黏弹剂后,再注入眼内染色剂。待染色剂前房内停留数秒钟后将其冲洗出前房。再次注入黏弹剂后开始撕囊。没有染色剂的时候,也可先在前囊中央挑起一个小瓣膜,用黏弹剂或灌注液驱出松散的晶状体皮质,这样可以比较清晰地观察到前囊膜的情况从而继续完成撕囊。

(3) 后房压力高:当患者术中过度紧张或憋气时,会导致后房压力增加、前房变浅。术者应该及时安慰患者缓解其紧张情绪,有利于手术的顺利进行。此外,还需要检查眼球是否受到开睑器或其他如手术贴膜或术者、助手的不当压迫。当去除原因后,后房压力会逐渐下降,这时再补充注入黏弹剂进行操作。

三、晶状体核娩出

如果是传统囊外手术,由于手术切口比较大,娩核比较容易,注入黏弹剂后,将圈套器插入晶状体核与后囊膜之间把核托起并娩出切口外。但是,对于小切口囊外手术,核娩出就不那么容易了。需要先把晶状体核从晶状体囊袋内旋转出来再娩核。旋转核的方法是用两个人工晶状体调位钩,用其中一个在晶状体核的上方把晶状体核移向一侧露出晶状体核的赤道部,顺势把另外一个调位钩伸到晶状体核的下方,然后双手交替作用把核转出囊袋。一旦核转出,可以扩大切口,将注水圈套器伸入晶状体核后,向下轻压切口后唇,在灌注压及圈套器的拖动下晶状体核自切口娩出,娩出过程注意不要使核接触角膜内皮。也可以用斜视钩在下方角膜缘外巩膜上向中心轻轻地压,把晶状体核向切口外驱赶(图8-2-3),但该方法应慎用,因为驱赶核的过程可能造成悬韧带离断、破坏囊袋的完整性;更严重者,晶状体核可能会脱入玻璃体内。

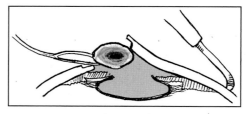

图8-2-3　在下方角膜缘外巩膜上向中心轻轻地压,把晶状体核向切口外驱赶

四、皮质的处理

娩核后囊袋内的皮质需要进一步吸除。可以手动吸除,方法是将用双管注吸器注水进入前房,将抽吸孔对准需要吸除的皮质,将其吸除前房。也可以用超声乳化仪的注吸手柄将皮质吸出。如果是开罐式截囊,吸除时要注意前囊的游离缘,误吸到时应很快辨认并迅速放开,否则会造成悬韧带离断。位于切口下方的皮质一般不容易吸出,可以先植入人工晶状体,在黏弹剂的帮助下在囊袋内旋转人工晶状体,将残留的皮质机械松动。

在进行皮质吸出时,如果看到以注吸头为中心的放射状条纹,这是吸住后囊的表现,需要离开放开注吸针,否则会造成后囊破裂。后囊破裂会出现前房突然变深,不及时处理,残余的核或皮质可能会掉入玻璃体内。

五、人工晶状体植入

前房内注入黏弹剂,将硬性人工晶状体或折叠人工晶状体植入囊袋内,调整人工晶状体位置使其居中后吸除黏弹剂。人工晶状体后的黏弹剂也应该尽量吸除,否则有术后眼压升高的可能。

六、切口的处理

手术结束时从侧切口注入灌注液。如果没有做侧切口,就从主切口注入灌注液,观察前房的维持程度。如果能够维持得好,说明切口是密闭的。如主切口有渗漏,可以使切口两侧角膜基质水肿关闭切口,注入消毒空气泡形成前房,必要时缝合切口。结膜切口可用电凝或热凝关闭。

（施玉英　董喆）

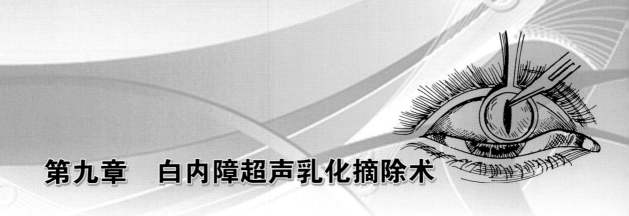

第九章　白内障超声乳化摘除术

第一节　适应证及禁忌证

超声乳化手术的适应证和禁忌证并没有绝对标准。手术中超声能量会对角膜内皮有一定程度的损伤,但随着超声乳化仪能量释放模式的改进及术者劈核技术的日益娴熟,硬核不再是超声乳化手术的禁忌证。但是当角膜内皮计数小于 $1000/mm^2$ 时则需要警惕角膜内皮细胞失代偿的可能性。但由于目前仍有一部分基层眼科医生掌握的是白内障的小切口囊外摘除手术,如何向超声乳化手术方式成功转型,其技术规范非常重要。超声乳化手术与白内障囊外摘除手术的差别在于前者是手术者通过对超声乳化仪的掌控,利用设备共同完成手术操作,是一项眼、手、脚的协调工作。因此对开展该项手术的医生有如下要求:

(一) 已能熟练完成白内障囊外摘除手术

因为在开展超乳的初期,手术不顺利、不能完全完成超声乳化是常见的现象,这种情况下就要求手术者能及时更改手术方法,通过囊外娩核及手工注吸的方法来完成手术,最大限度地减轻对手术眼的损伤。因此,手术者具有扎实的内眼手术基本功、具有及时应变的能力极为重要。

(二) 熟悉超声乳化仪的性能,掌握相应的理论知识

在开展超声乳化手术之前,手术医生必须熟悉不同类型超声乳化设备的工作原理和各项性能,掌握设备中每一项参数的意义和功能。最基本的内容包括文丘里泵和蠕动泵的原理差别是什么? 设备的液流管理系统包括哪些部分? 流量和负压所代表的含义是什么? 能量释放的连续模式、爆破模式、脉冲模式各有什么优缺点? 初学者应该怎样设置每一项参数? 发生意外情况,如后囊破裂时应该如何切换模式,更改参数等。这些理论知识的熟悉掌握,对于术中意外情况的处理极为重要。因此,我们建议对于开展超声乳化手术的医生,在开展前和开展中期,必须有相应的理论考试。

(三) 有良好的心理素质和沟通能力

当前的医疗环境使得医生的手术压力较以往都大,尤其是对于初学者而言,手术的不顺利是在所难免的。因此,开展超声乳化手术要求手术医生有良好的心理素质,在遇到后囊破裂等初学者常见的术中并发症时能够冷静对待,做出正确补救处理。此外,术前要求和患者及家属有良好的沟通,越是初学者,越应该将术中可能的并发症逐项交代清楚,这对于减少术后纠纷有很大帮助。

第二节　超声乳化术的操作技术

一、切口的制作

切口的大小及距离角膜中心的远近将影响手术源性角膜散光。手术切口越大、距离角膜中心越近，引起的角膜散光越大。对于做过抗青光眼手术的患者，需要避开滤过泡，在综合考虑患者眼部条件的具体情况下，选择最实施操作的切口。超声乳化手术切口一般都用制式手术刀完成，如植入折叠人工晶状体手术切口一般小于3.2mm，常用的有巩膜隧道切口和透明角膜切口。

（一）巩膜隧道切口

球结膜切口可以根据手术眼别及手术者的习惯选择鼻上方（右眼）或颞上方（左眼）进行，沿角巩膜缘弧形剪开结膜6.0mm，并分离结膜下组织暴露上方巩膜，应用双极电凝或大头针对暴露的巩膜烧灼止血。巩膜外切口可做成直线或反眉弓形（图9-2-1），其中心顶点距角巩膜缘2.0mm，切口的长度根据植入的人工晶状体的大小和类型而定，切口的深度为巩膜厚度的一半。用半月形的巩膜隧道刀在保持原先深度的同时，由外切口向前和向两侧分离巩膜板层至角膜缘，然后刀锋稍抬起向前越过角巩膜缘，达到透明角膜部分（图9-2-2），当巩膜隧道刀到达角膜缘内1mm时，退出半月刀（图9-2-3）。选择与主切口成90°方位，在角膜内用15°穿刺刀做辅助切口。再用3.2mm角膜切开刀通过巩膜隧道直接在平行虹膜平面进入前房（图9-2-4），当超声乳化和皮质吸除完毕后，再根据人工晶状体

的大小决定是否扩大切口，扩大切口应保持在同一层面。

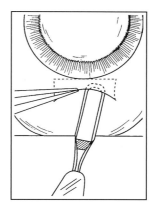

图9-2-2　巩膜隧道刀保持原先深度由外切口向前和向两侧分离巩膜板层至角膜缘，然后刀锋稍抬起向前越过角巩膜缘，达到透明角膜部分

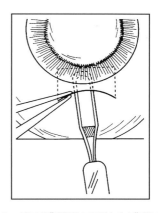

图9-2-3　当巩膜隧道刀到达角膜缘内1mm时退出

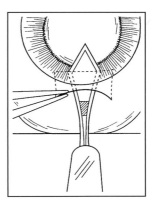

图9-2-4　用3.2mm角膜切开刀通过巩膜隧道直接在平行虹膜平面进入前房

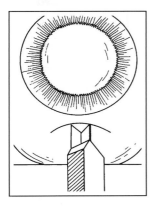

图9-2-1　巩膜隧道切口

（二）透明角膜切口

透明角膜切口具有制作迅速、操作方便、不破坏结膜组织不易发生切口出血等优点，因而被广泛应用。规范的手术切口制作可以减少手术源性角膜散光、切口闭合不良及术后眼内感染的可能。具体制作过程如下：首先应选用锋利的 3.2mm 或 3.0mm 角膜切开刀或钻石刀，在角膜血管弓前透明角膜表面向下压，做直线形切口穿过角膜上皮，在刀锋穿过角膜实质浅层后向前运行 1.5mm 后，刀尖稍向下转，切开角膜后弹力层进入前房，角膜隧道宽度 2mm，可做成 3mm×2mm 的角膜隧道（图 9-2-5）。进入前房后，刀片应与虹膜表面平行，以使切口具有自闭能力。相比较巩膜切口，更适于在表面麻醉下进行手术，并且对于做过抗青光眼滤过手术的患者，可以避免损伤滤过泡。

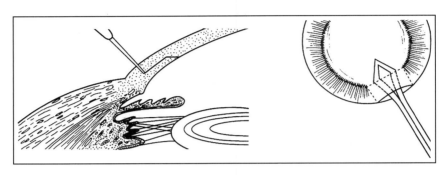

图 9-2-5　透明角膜切口的隧道

（三）切口制作的注意事项

1. 巩膜隧道切口制作　应在 1/2 巩膜厚度进行，并应保持在同一层面进行，注意眼球表面呈弧形，要及时调整半月形刀的运行角度。太深容易提前穿透眼球，术中容易虹膜脱出；太浅容易撕裂巩膜瓣，造成切口闭合困难。

2. 透明角膜切口隧道　应呈长方形 3mm×2mm 大小，角膜切开刀不能倾斜，否则形成的隧道一边长一边短，不利于切口闭合及其后手术操作。隧道长度要合适，如果隧道做得太短，术后容易切口闭合不严，前房不容易形成；如果隧道做得太长距角膜中心点太近，容易形成角膜皱褶，影响眼内情况观察，术后容易造成手术源性角膜散光，而且不方便其后的手术操作。

3. 透明角膜切口　穿透后应一次完成切口，如中间撤刀再穿刺，会发生前房消失，角膜切开刀直接刺穿晶状体前囊膜等情况；如中途更换手术刀，可注入黏弹剂后再进行，使切口达到要求。

二、连续环形撕囊术

连续环形撕囊术是超声乳化手术中关键的一步，也是保证超声乳化手术安全最重要的一步，由于形成边缘光滑的环形开口，避免了手术中前囊膜向周边的放射状撕裂，使手术过程更安全、植入的人工晶状体位置更稳定。要想熟练掌握撕囊技巧，需要了解撕囊的机制。

（一）撕囊的机制

撕囊的方式有平面内撕囊和非平面内撕囊，无论哪种撕囊方法，医生在撕囊过程中均要对前囊施加一定量的作用力，但其机制是不同的。

1. 平面内撕囊　又称撕裂，撕开前囊时，撕裂处便是张力最高处，撕开前囊的方向依赖于总向量，此向量控制撕囊的方向，撕裂力的方向与撕囊行进的方向相垂直（图 9-2-6）。

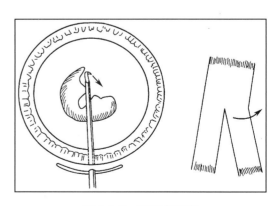

图 9-2-6　平面内撕囊

2. 非平面内撕囊　又称剪切，此种撕囊方法所储存的能量仅位于前囊撕裂处翻转瓣的一点上，剪切力的方向与撕囊行进的方向相一致（图 9-2-7）。

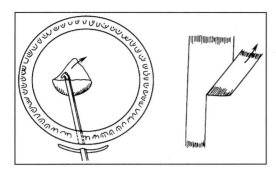

图 9-2-7　非平面内撕囊

3. 完成撕囊的条件

（1）瞳孔要充分散大：一般 6mm 以上为宜。因此术前应充分散瞳，观察前囊表面的情况，是否存在囊膜纤维化、虹膜粘连、晶状体脱位等情况，对术中撕囊时可能发生的异常情况做出估计。

（2）瞳孔区有足够的红光反射：这取决于手术显微镜的工作状态、角度和白内障的核硬度。最佳核硬度是Ⅲ级，前皮质的透明性极易产生红光反射，为撕囊创造良好的条件。

（3）正常的前房深度：这使得环行撕囊容易进行，囊膜不易向周边撕开，而维持正常的前房深度主要依靠黏弹剂的合理应用，以黏弹剂能将晶状体压平为宜。

4. 撕囊的具体方法　撕囊的工具为截囊针或撕囊镊。截囊针可使用一次性 1ml 注射器的针头，将针头弯曲 1mm，角度≥90°，并将针体向针尖的背侧弯曲 45°，以方便在眼内操作。

（1）撕囊的起始：前房内注满黏弹剂将前囊膜压平，将截囊针伸进前房，在晶状体前囊中央做一个穿刺，然后将截囊针侧刃从前囊中央穿刺孔向周边切开前囊。当截囊针到达中央穿刺孔与虹膜中点时，用针尖挑开此口，尽量避免骚动晶状体皮质。

（2）旋转撕囊：使前囊翻转成游离瓣，继续用针头或撕囊镊按照预定轨道完成连续环行撕囊（图9-2-8）。

撕囊的方向可根据手术者喜好而定，可顺时针或逆时针撕囊，最终要与起点重合，相遇重合时要用后来的游离瓣包绕原来前囊孔的起始处，避免产生断接现象（图9-2-9）。如果在起点内相遇，在手术过程中有从重合点产生向外撕裂的可能，并可进一步向赤道部延伸。

（3）技术要点：撕囊的起始非常重要，开始挑

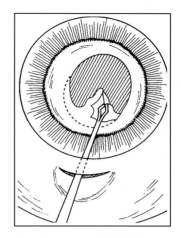

图 9-2-8　旋转撕囊

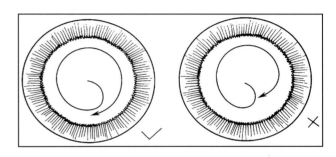

图 9-2-9　撕囊终点与起点相遇重合时要用后来的游离瓣包绕原来前囊孔的起始处

开一个三角形游离瓣开始撕囊，最好控制在预定大小边界上，如果游离瓣太小，容易顺延成一个小于5.0mm 的小撕囊，太大容易向周边撕裂，当撕囊到一半时想扩大或缩小都会遇到困难，或难以形成居中正圆的标准撕囊。在手术撕囊过程中，需要灵活使用撕裂和剪切两种机制才能完成连续环行撕囊。尽量多使用剪切法，此法使用撕囊镊比较安全，易于掌握，撕囊时前囊的抵抗力极小，对晶状体悬韧带损伤小。剪切法通过小的剪切运动和环行运动，随时改变撕囊的方向，即可获得边缘光滑的环行孔。当需要对撕囊的方向做较大改变时，就要使用撕裂法。得到一个边缘连续的前囊孔是手术安全的保证，也是基本要求，当后囊发生破裂时，人工晶状体可以植入睫状沟，并以连续的前囊做支撑。不连续的前囊孔容易发生放射状撕裂，甚至直接撕破后囊而无法植入后房型人工晶状体。

（4）撕囊的要求：撕囊应居中、直径大小在5.0~5.5mm，以略小于人工晶状体光学部的直径为宜（图9-2-10）。但前囊孔不宜过小，过小的前囊孔除了增加手术操作的难度，还会因术后的囊膜纤维

化收缩造成囊袋阻滞而引起眼压升高、造成人工晶状体因挤压发生的偏位和屈光改变。

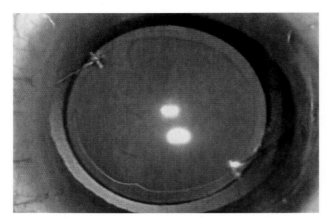

图 9-2-10 标准撕囊

5. 撕囊特殊情况的处理 在撕囊的过程中,前囊有钙化斑时应充分重视,当囊瓣游离缘有向周边撕裂的倾向时,囊膜有撕到后囊的风险,应向前房内补充黏弹剂,以抵抗后房压力。同时将针尖或撕囊镊置于游离翻转瓣的根部,更换牵拉位置,使器械更靠近撕裂点,根据撕囊的机制采用不同的用力方向,使撕囊轨迹回到正确位置上来。初学者要掌握撕囊需要反复实践,如果手术中有向周边撕裂的趋势不能控制时,可以随时改成开罐式截囊。对于没有眼底红光反射的白内障,先在前囊中央挑起一个小瓣,用黏弹剂或灌注液压出松散的晶状体皮质,这样不但可以把前房压深,而且可以得到清晰的视线而继续完成撕囊;可先做小的前囊孔,撕囊的过程中尽量不扰动液化皮质,及时调准显微镜焦点,根据囊膜撕开时的切迹和皮质外溢瞬间判断囊膜撕开位置及大小;也可吸取皮质后看到红光反射后再撕囊;还可以借助染色剂撕囊。小瞳孔下可借助扩张瞳孔的器械进行撕囊,或凭借经验在虹膜下撕囊,以囊膜撕开边缘与瞳孔形成的切迹间接判断撕囊的大小与位置,但须小心谨慎。

三、水分离技术

水分离是超声乳化白内障摘除术中重要的一步,通过液体自囊膜下和皮质的不同层次注入和播散,使晶状体核与囊膜分离,在乳化时可以自如的旋转晶状体核,在囊袋内安全地进行乳化。同时可使皮质与囊膜分离,简化皮质清除过程。

(一) 核上水分离

通过向前囊膜下注入灌注液,液体自前囊膜下经赤道部流经晶状体后囊膜前方向周围扩散,通过对侧赤道部由囊膜口溢出。具体操作如下:用弯针头紧贴前囊孔缘的下方,向上轻轻挑起此处的前囊缘,缓慢注入灌注液,在红光反射良好的情况下,可以见到液体从前囊内面流入,绕过赤道部囊袋,向后流入晶状体后方,经对侧赤道部囊袋,把晶状体囊膜与皮质分开。一次不成功可以在不同部位重复注水,进行彻底的水分离。此时囊膜和皮质已经分开,晶状体可以在囊袋内自由转动(图9-2-11)。

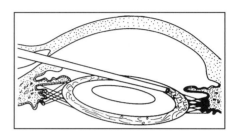

图 9-2-11 核上水分离

(二) 层间水分离

也称为水分层技术。即将灌注液注入晶状体核与皮质之间,可以划分出晶状体核的边界,是刻槽分核或劈核乳化过程中的明显标志,这对提高手术的安全性及节省能量都有作用,同时对术中核硬度的评价也有一定帮助。具体操作如下:将针头向核内插入,当遇到阻力不能前进时注入灌注液,此时灌注液注入软硬核之间(图9-2-12),并出现金环(图9-2-13),这样便给硬核划出了明确的界限。

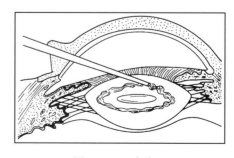

图 9-2-12 水分层

(三) 水分离注意事项

1. 在一个手术中同时使用两种方法时,先进行核上水分离,使核上皮质与囊膜分离,再进行层间水分离。

2. 做好连续环行撕囊,如发生囊膜放射状撕裂

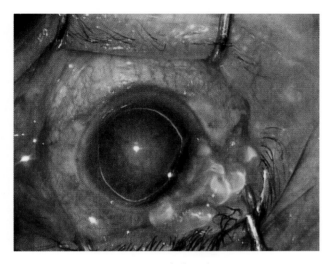

图9-2-13　水分层金环

或改为开罐式撕囊,水分离应慎重,否则囊膜会随水分离的进行而进一步撕裂后囊。

3. 很好的红光反射有助于水分离的进行,可以清楚看到囊膜、皮质、软硬核的结构。成熟白内障做水分离时应非常小心。

4. 做核上水分离时,应一边注水一边用弯针头在晶状体表面施加压力,向后方压迫晶状体核,使过多的液体从囊袋内挤出。过多液体存留在囊袋会对后囊产生一定的压力而损伤后囊,这种情况多出现在前囊孔较小的情况下。

四、晶状体核的超声乳化

晶状体核乳化前一定要对晶状体核、囊膜、悬韧带及角膜的解剖位置及相互关系有一个立体的认识,乳化晶状体核的关键是保护晶状体后囊及悬韧带,同时减少超声能量对角膜内皮的损害。超声乳化针头能量释放的位置非常重要,一定要在瞳孔中心前房最深处,此处距离角膜及后囊的位置最远,不容易误吸晶状体囊膜、损伤晶状体悬韧带,是超声乳化的安全区,所有离开安全区的操作都要格外小心。乳化晶状体核的过程是液体灌注吸出的动态平衡过程,超乳针头堵塞状态解除的一瞬间容易因为灌注不足出现前房涌动,造成后囊等眼内组织被误吸而损伤。因此术中控制负压非常重要,要根据术者对设备的操控能力和机器的性能,在术前设置个性化的参数。超声乳化过程中,如果为了避免损伤后囊而一味远离后囊操作,可能会距离角膜过近而损伤

角膜;反之,太靠近后囊容易造成后囊破裂,玻璃体脱出;离开安全区操作靠近周边部,不但容易损伤角膜内皮,而且容易损伤后囊及晶状体悬韧带。所以手术中必须统筹兼顾各个方面,并根据患者不同条件有所侧重。

临床上乳化晶状体核的方法多种多样,一般都是根据晶状体核的硬度不同从最基本乳化方法演变发展而来,对于Ⅱ级软核可用改良弹性法。但临床上大部分是Ⅲ级以上的硬核,对付硬核的主要方法是使用高负压固定晶状体核,然后以各种不同设计的劈核器将晶状体核劈成小块,再逐块吸除。根据劈核的用力方向,可分为水平劈核和垂直劈核技术。

随着超声乳化技术的进步及超声乳化仪功能的改善,高负压手法碎核以减少能量的释放是超声乳化手术的趋势。减少能量释放可以设置低能量,或使用脉冲、爆破或超短脉冲释放技术。在一些高端设备上,还可以选择横向摆动超声乳化模式等。

乳化晶状体核的基本方法应掌握要点,体会不同核硬度不同条件下各种方法的优缺点,灵活应用,手术中应注意以下问题:

(1) 超声乳化手术需要双手、双脚、双眼和大脑的高度配合才能完成,因此手术前应熟悉显微镜及超声乳化仪的各种功能及脚踏板的使用。

(2) 超声乳化仪的参数设定除考虑晶状体核硬度外,还应考虑手术者的技术水平以及超声乳化仪的不同类型、型号等各种因素,并且需要自己在实践中不断摸索总结。在初学阶段,以选择好控制和保持前房稳定的最安全参数为宜。

(3) 灌注瓶的高度以维持适当的前房深度为准,一般距手术眼平面65cm。当前房变浅时,可适当提高灌注瓶高度,升高灌注瓶可以增加前房灌注量,使前房内的灌注液增加,前房变深,减少前房涌动的发生。但是如果前房太深,眼压增加,不仅影响手术可见度,而且前房液体对晶状体压力过大,容易对晶状体悬韧带造成损伤。尤其在后囊破裂时,过大的前房压力会扩大后囊的破损区,甚至出现晶状体核脱入玻璃体腔。因此在高度近视、晶状体不全脱位、后囊破裂等情况下,应适当降低灌注瓶的高度。

(4) 在超乳针头进入眼内之前,应确认灌注水流是否通畅,排除灌注堵塞、管道连接不紧造成负压形成不良等问题。

（5）超乳针头在能量释放时,不仅应在前房的中心部,并且应在切口的中央部,这样不但能保证眼内组织安全,而且能保证液流通畅,减少切口灼伤。

（一）改良弹性法

1. 手术方法　该方法最常用于处理Ⅰ~Ⅱ的软核。高负压的使用增加了手术效率,这类核的处理可以省略了晶状体核的刻蚀过程,但应该强调做好水分离及水分层步骤。根据超声乳化仪性能可将负压升高到350~500mmHg,吸住晶状体核中央偏下方略硬部分,并抬起下方晶状体核,在辅助钩协助下使核竖立于囊袋及前房内（图9-2-14）,将针头斜面转向侧方吸住核（图9-2-15）,在虹膜平面乳化吸除晶状体核中心部分（图9-2-16）,软核只需少量能量即可快速完成。剩余碗状核周组织用超乳针头吸住剩余部分并通过辅助钩的协助将其拉向中央,此时切勿使用能量,以免造成后囊破裂。只有将核周组织拉到中央区域后才能小心使用较低能量进行乳化吸除,破坏掉碗状核周组织的完整性,其他部位的核周组织即可采用同样方法全部吸除。

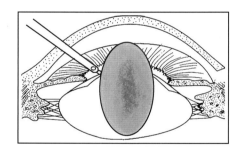

图9-2-14　使核竖立于囊袋及前房内乳化

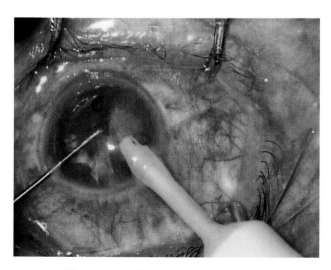

图9-2-15　将针头斜面转向侧方吸住核

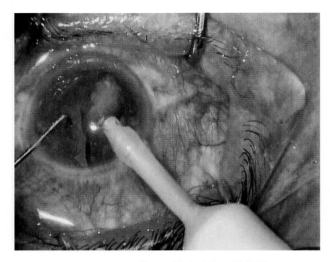

图9-2-16　虹膜平面快速乳化晶状体核

2. 注意事项

（1）对于软核:水分离、水分层非常重要,前者使转动晶状体核及吸皮质变得容易,后者对认识乳化晶状体核深度及改良方法中抬起核的操作都非常重要,初学者在转动软核时经常遇到困难,改良弹性法基本不用转动晶状体核,但注意前囊口不要撕的太小,否则很难将核抬起,可以先吸除核周部分皮质,再抬起下方晶状体核。

（2）处理核周组织:这时容易吸破后囊,尽量不在接近后囊的位置使用能量,使用能量一定要在安全区内。

（3）太软的核:需要控制好负压,抬起晶状体核的过程中不要吸破后囊。

（二）分而治之法

1. 手术方法　适用于Ⅲ级以上硬核。首先做一个自12点至6点方位的深而窄的沟槽,沟槽与切口相一致的方向上操作最方便,沟槽的宽度为1.5倍超乳针头或硅胶套宽度。深度达到晶状体核的80%以上,晶状体核中心部分要达到2个超乳针头直径以上深度,以沟槽底部出现红光反射时为深度合适,沟槽范围不超过散大的瞳孔边缘或水分层内核部分（图9-2-17）。将晶状体核旋转90°,制作成十字沟槽（图9-2-18）。将辅助钩及超乳针头放在沟槽的底部,并向相反方向用力,将晶状体核一分为二（图9-2-19）。按以上方法将晶状体核分成四块,再逐一吸除（图9-2-20、图9-2-21）。

2. 技术要点及注意事项

（1）制作沟槽的关键:晶状体最硬、最厚的中

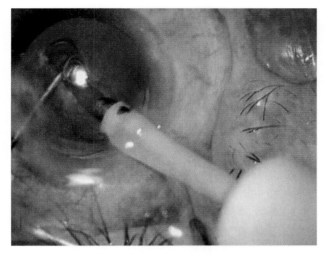

图 9-2-17　自上而下的深窄沟槽

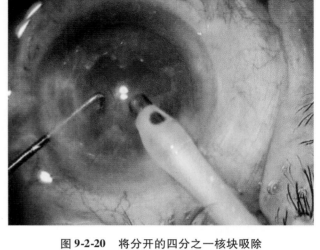

图 9-2-20　将分开的四分之一核块吸除

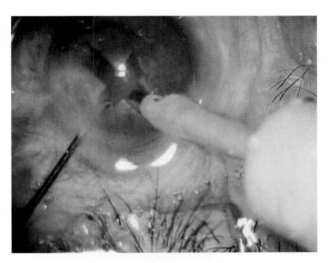

图 9-2-18　十字形沟槽

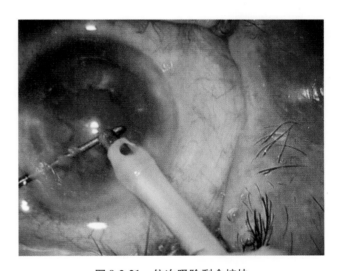

图 9-2-21　依次吸除剩余核块

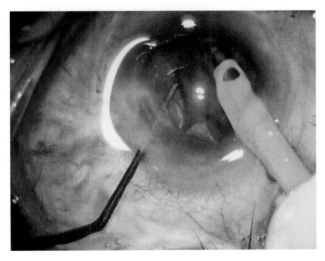

图 9-2-19　超乳头和辅助钩分别向相反方向用力分开晶状体核

心部分的深度要足够,否则下一步分核会遇到困难。

（2）在刻槽的过程中:不能推、压、牵拉晶状体核,向前推进应缓慢,否则可能造成晶状体脱位和悬韧带离断。

（3）对晶状体核有立体的概念:晶状体核中央厚周边浅,中央硬周边软,刻槽越接近后囊,每次刻蚀的深度应越浅、所用能量也越小,刻蚀的过程是由软及硬,再由硬及软的过程。

（4）分核的位置:分核时受力部位应在沟槽的底部,完全分开的标志是下部的核分开并看到红光反射,阻力减小,同时上方核向中心靠拢。如果辅助钩及超乳针头没有放在沟槽的底部,晶状体核受力部位在沟槽的上方,上方的晶状体核分开而下方核向中央挤压,晶状体核并没有完全分开。两个器械

59

的使用方法有两种,一是将每个器械放在同侧,将晶状体核拉向同侧(图9-2-22);二是将器械放在各自的对侧,将晶状体核推向对侧(图9-2-23)。分开晶状体核时出现困难不要勉强,要将沟槽进一步加深,直到用很小的力就可以将核分开。

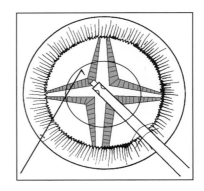

图9-2-24 将晶状体核推向周边,翘起中央部分,吸住并乳化

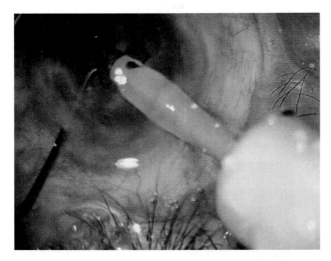

图9-2-22 将超乳头和辅助钩分别置于沟槽的同侧

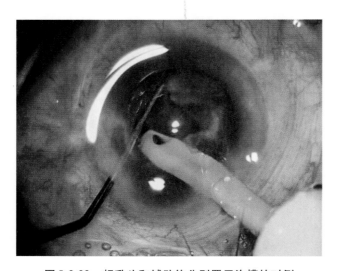

图9-2-23 超乳头和辅助钩分别置于沟槽的对侧

(5)乳化晶状体核块时,用辅助钩把核块推向周边,使中央三角形尖端向前翘起(图9-2-24),吸到超乳针头上,并拉向中心安全区乳化吸除,这样可以避免硬核中央三角形尖端扎向后囊。

(三)水平劈核技术

1. Nagahara 方法

(1)手术方法:该方法由 Kunihiro Nagahara 于1993年发明。手术所使用的劈核钩相对较长,顶端钝圆,侧刃锋利,具有劈核速度快、效率高、机械碎核

能减少能量释放的特点。超乳针头进入眼内后吸除表面皮质,暴露硬核部分,负压设置在负350～500mmHg,脚踏板三挡将超乳针头自撕囊孔上缘向核的后极方向埋入核中央,脚踏板退回二挡并保持高负压固定晶状体核,将劈核钩自撕囊孔下缘伸入并绕过赤道部(图9-2-25),左手劈核钩向超乳针头方向水平由周边向中心用力,当接近针头时,劈核钩和针头向相反方向分开(图9-2-26),将晶状体核一分为二(图9-2-27)。旋转核90°,同样方法依次劈开晶状体核并分块乳化吸除。

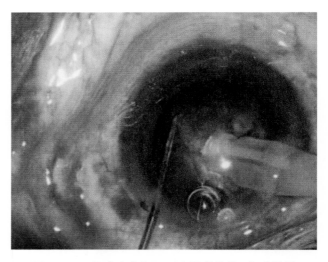

图9-2-25 超乳头高负压固定晶状体核,将劈核器自撕囊孔下缘伸入并绕过赤道部

(2)注意事项

1)手术关键点是超乳针头应埋入核中央,用高负压固定晶状体核。

2)劈核:劈核钩一定要确认自前囊孔下绕过并钩住晶状体核赤道部,不要误钩前囊膜,否则会造成悬韧带离断。劈核时如发现下方出现新月形透明

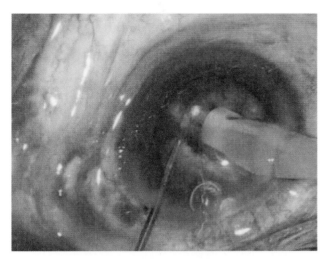

图 9-2-26　劈核钩接近超乳头时,向两侧分开

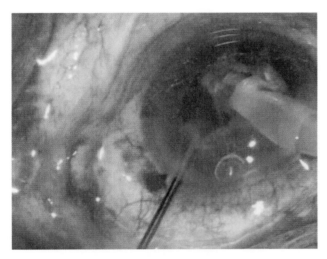

图 9-2-27　晶状体核被一分为二

区,是误伤悬韧带标志,应马上停止操作,重新确认劈核钩位置。此外,双手要在一条直线上向相对的用力方向,并且核块劈开要完全。

2. 拦截劈核技术　首先用前述方法在核中央部位刻槽,并将核一分为二,旋转已分开的 1/2 核到下方,将超乳针头埋入核中央固定,将劈核钩自前囊下绕过晶状体核赤道部,向针头方向用力劈开下半晶状体核,并依次吸除核块。这种方法虽然增加了一步刻槽,但将刻槽与劈核技术相结合,安全性高,适应范围广,容易掌握,是临床上最常用的技术之一。

(四)垂直劈核技术

垂直劈核技术区别于水平劈核之处是超乳针头用高负压固定住晶状体核后,劈核钩不绕过核赤道部,而是将锐利的劈核器垂直刺入核内分核。

1. 快速劈核技术

(1) 手术方法:优点是由于劈核钩不绕过核赤道部,减少了对晶状体囊和悬韧带的损伤。首先利用高负压埋入晶状体核中心固定核并向上抬起,使用尖端锐利的劈核钩在超乳针头旁垂直刺入晶状体核,将针头和劈核器向两侧用力劈开晶状体核,然后旋转核 90°,同样方法劈开下方晶状体核,并依次吸除核块。

(2) 注意事项

1) 此技术适用于硬核:需使用高负压固定并上抬核,以配合劈核钩垂直刺入,否则劈核钩难以刺入。

2) 劈核钩:尖端应锐利,但操作中要防止刺破后囊。

2. 预劈核技术

(1) 手术方法:预劈核技术是超声乳化前在黏弹剂帮助下将晶状体核劈开的一种技术。这种技术分核迅速,乳化晶状体核时超乳针头始终处于全堵状态,使用超高负压可以最大限度减少能量释放,手术相当快速。手术使用一种特殊交叉作用的预劈核器,由不同形状的两把刀组成,一把具有锋利成角的刀刃,另一把钝圆,锐利的一面利于刺入晶状体核用于劈硬核,圆钝的一面用于劈软核。具体步骤是:将预劈核器置于晶状体中央,向晶状体后极部插入预劈核器(图 9-2-28),刀刃沿晶状体纤维方向与晶状体表面垂直,刀刃张开,晶状体核被分开(图 9-2-29),同样方法将晶状体核分成四块(图 9-2-30)。也可以利用两个劈核钩将晶状体核劈成四块(图 9-2-31、图 9-2-32、图 9-2-33、图 9-2-34)。利用高负压、高

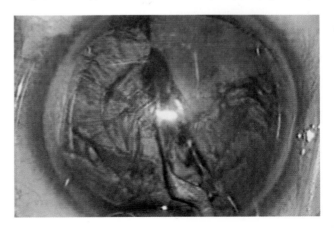

图 9-2-28　预劈核器置于晶状体中央,向晶状体后极部插入

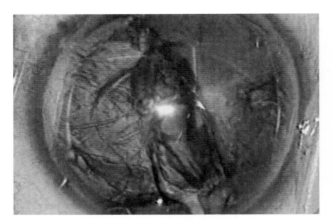

图 9-2-29 刀刃张开,晶状体核被分开

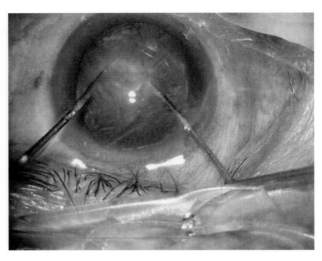

图 9-2-32 两钩向核中心运动并接近

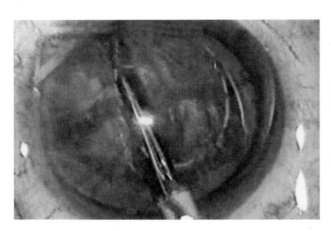

图 9-2-30 晶状体核被分成四块

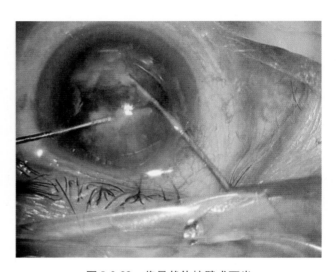

图 9-2-33 将晶状体核劈成两半

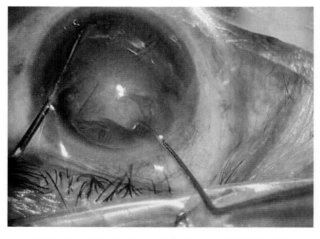

图 9-2-31 将两个劈核钩分别绕过赤道部抵住晶状体核

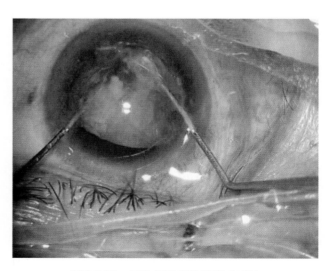

图 9-2-34 同法将晶状体核劈成四块

流量、高灌注依次吸除分开的核块,参数设置负压500mmHg,流量60ml/min,能量100%。

（2）注意事项

1）需使用特殊预劈核器。

2）将核完全分开是关键:当核完全分开时应看到后囊部的红光反射（图9-2-35）,核裂缝从上面看呈A形。

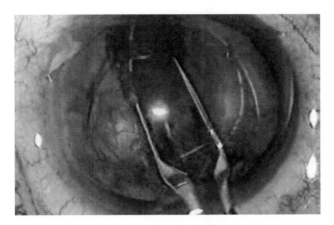

图9-2-35　核完全分开时应看到后囊部的红光反射

3）良好的环行撕囊和水分离是非常重要条件。

4）一般采用透明角膜切口。

五、晶状体皮质的清除

晶状体皮质的清除是超声乳化后又一个非常重要的步骤。此时后囊膜上仅覆盖一层柔软皮质,无晶状体核块的支撑和保护,因此后囊膜破裂往往发生在残留皮质吸除的过程中。

（一）皮质吸除的方法

将脚挡踩在一挡灌注的位置,使注吸针带着灌注液从切口进入前房。当注吸针孔与皮质相贴时,脚踩更换到二挡将皮质吸住,缓慢将其拉向瞳孔中央并加大吸力将其吸除。重复以上操作,可以从1点到11点顺时针吸除皮质,或从6点开始向两侧顺序吸除皮质。12点处的皮质处理应特别小心,在看清皮质的情况下,以切口为支点小心吸住皮质,缓慢向中央拖拉皮质,在瞳孔中央吸除皮质。

（二）皮质吸除中注意事项

1. 完整的撕囊和充分的水分离,使皮质吸除更

加容易。但过小的撕囊孔无疑增加了皮质清除的难度,尤其是12点钟皮质的吸除,有条件的时候可以改用90°注吸头吸除。如果仍吸除困难,可在植入人工晶状体后,通过人工晶状体在囊袋内的旋转松动上方的皮质后再吸除。

2. 在皮质吸除的过程中,如发现晶状体后囊出现以注吸头为中心的放射状皱褶（图9-2-36）,提示后囊膜被误吸,应迅速松开脚踏或踩反流挡。

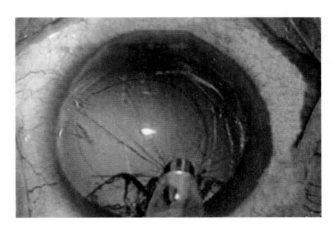

图9-2-36　误吸后囊时的放射状皱褶

3. 当瞳孔过小不能在直视下吸除时,可用辅助器械钩拉开相应处是瞳孔缘,一边检查一边吸除;尽量避免盲目吸除的方法,该操作中人工误吸囊膜可引起悬韧带断裂、误吸虹膜色素上皮术后会导致术后虹膜后粘连。

4. 如果后囊出现小破孔:应先注入黏弹剂抑制玻璃的进一步溢出,待用前部玻璃体切割头充分离断脱出的玻璃体疝后,降低灌注瓶高度,用注吸针先吸除远离破裂孔处的皮质,最后处理破孔处皮质。

六、切口的关闭

隧道式切口一般闭合良好,吸除黏弹剂后抽出注吸针头,从侧切口或主切口注入灌注液形成前房,如主切口有渗漏,可以在切口两侧加压注水使角膜基质水肿密闭切口。对于前房形成困难,切口不能密闭的,可使用显微缝线缝合切口。

（施玉英　董喆　卢建民）

第十章　白内障手术常见的并发症及其处理

第一节　手术中并发症及其处理

手术中会在每一个操作过程中遇到不同的问题,因此这一节将向大家介绍我们在术中曾经遇到的并发症供大家借鉴,并提出注意点。

一、切口

(一)角膜切口

超声乳化手术最常用的是透明角膜切口,常见问题有:

1. 切口过窄　一般是因为前房浅等因素,为避免误伤晶状体前囊膜,穿刺刀没有完全进入前房。操作不规范,如没有使用制式手术刀,也会造成切口过窄。切口过窄除了造成超声乳化头进出切口困难、角膜形成放射状皱褶、影响手术者视线,还可能在进出前房的过程中造成角膜后弹力层的撕脱。此外,过窄的切口容易挤压灌注套管,减少进入眼内的灌注液,从而容易引起前房波动。此外,减少的灌注液不利于冷却超乳针头,引起切口灼伤。

2. 切口过宽　过宽的手术切口会使灌注液自切口发生渗漏,造成手术过程中前房过浅、操作空间小、虹膜脱出等情况,并容易损伤角膜内皮和晶状体后囊组织。处理方法是根据超声乳化针头套帽的大小,进行相应的切口缝合,使两者大小匹配。

3. 切口过于靠前　距离角膜中心太近,容易形成角膜放射状皱褶,影响手术视线,并容易造成角膜内皮及后弹力层损伤。由于切口太靠前,超乳针头进入切口的角度变垂直,整个手术过程切口被垂直

的针头拉开造成手术切口的闭合不全。

4. 切口过于靠后　容易同时穿刺进入球结膜,使手术过程中灌注液进入球结膜下,使球结膜呈水泡样隆起,影响手术操作视野。处理方法是放射状剪开相应位置的球结膜切口,通过棉签适当挤压排出结膜下积存的液体。

5. 角膜隧道过短　术中容易发生虹膜脱出(图10-1-1)、前房变浅、手术结束时前房不能形成。此时可在切口两端注水使切口水肿,如果还不能形成前房,只能显微缝合手术切口。

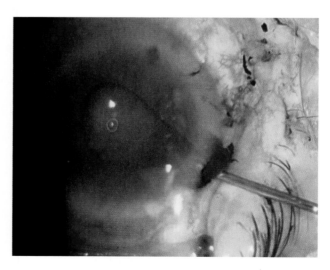

图 10-1-1　切口隧道短,虹膜脱出

6. 角膜隧道过长　超乳针头及器械在切口中活动不方便,同时因距角膜中心较近,容易形成角膜皱褶,影响手术视线。此外还容易造成角膜后弹力

层的撕脱。

7. 角膜隧道倾斜　角膜隧道应该做成 3mm× 2mm 长方形，如果穿刺角膜时倾斜可造成隧道一边长一边短的现象，存在隧道过长或过短的缺点。处理造成手术切口闭合不良外，容易造成手术切口源性的散光。

（二）巩膜切口

对于超声乳化手术的初学者，因为有可能在手术中改成囊外摘除大切口，因此应该优先采用巩膜切口。巩膜切口常见问题有：

1. 太表浅的巩膜切口　它的前唇容易在过多的操作中撕裂，造成手术中灌注液的渗漏，前房维持不好，术毕必须缝合切口，否则切口是难以密闭的。

2. 太深的巩膜切口　尤其是高度近视眼以及过量烧灼止血的患者，容易造成巩膜切口的穿通。而且比较深的切口，可能伤及深层的血管和睫状体，容易造成前房积血。如果发现切口过深，应缝合原切口后，在手术操作区域完成另外的切口。

3. 太短或太长的巩膜隧道切口　均不利于手术，在前面角膜切口中已经叙述。

总之，一个好的切口为下一步手术打下了一个良好的基础，否则会给后面的手术操作带来困难。

二、前囊孔的制作

连续环形撕囊的顺利完成是超声乳化成功的关键，完整的环形前囊孔，它的边缘张力均匀，使超声乳化和吸取皮质得以在囊袋内完成。如果没能完成环形撕囊或存在任何一个撕裂口，在随后的操作中都可能由此向后扩大撕裂，甚至撕裂到后囊。如果做开罐式截囊，就不能形成完整的囊袋，在乳化或吸取皮质的过程中，很容易吸到前囊的游离碎片，把游离碎片拉到瞳孔中央时，就可能损伤了晶状体的悬韧带，引起晶状体半脱位甚至完全脱位。当拥有一个完整的前囊孔时，即便出现后囊破裂，还可以将人工晶状体植入睫状沟，因为有完整的前囊膜支撑还是相当安全的。

（一）前囊孔制作常发生的问题

1. 前囊孔过小　初学者由于担心撕囊向周边撕裂，因此撕囊时经常发生撕囊孔过小。此外在操作中，因为紧张容易压迫切口，使黏弹剂外溢，前房变浅，造成撕囊困难。前囊孔过小，会给其后的碎核、乳化、皮质吸除造成困难，例如会造成劈核钩误钩囊膜，引起悬韧带断裂、玻璃体脱出等并发症，会使得晶状体皮质不容易被从囊袋内吸除。处理方法是立即扩大撕囊孔，可在下方 4 点钟处剪开一小口，用撕囊镊牵拉游离缘扩大撕囊孔。

2. 撕囊孔过大　过大的撕囊孔如不伴有放射状撕裂，晶状体核水分离后容易进入前房，在前房内做超声乳化手术容易引起角膜水肿。这种情况下，可以将晶状体核压入后房，使用改良弹性法或各种劈核技术在瞳孔平面完成晶状体核的乳化过程，且不容易对囊膜造成牵拉。前囊撕囊孔略大一些有利于对硬核的超声乳化操作，可以减少对囊膜的牵拉。术毕根据植入晶状体的类型，必要时使用卡巴胆碱缩瞳，以免发生人工晶状体嵌顿。

3. 放射状撕裂　在儿童和浅前房患者中容易发生，当发现撕囊方向有向周边撕裂的倾向时，应立即停止操作，向前房内补充注入适量黏弹剂，用撕囊镊夹住撕裂的根部，以平面内撕裂的方法向中心缓慢改变撕囊方向，往往能够挽回放射状撕裂。如果无效，不要强行撕囊，否则容易继续扩大放射状撕裂，甚至后囊破裂，此时可在反方向剪开一小口，反向撕囊，如果还无法完成，可改成开罐式截囊。

（二）撕囊注意事项

1. 良好的可见度　要完成好的前囊孔制作，首先要有很好的可见度。配置低端的显微镜、角膜薄翳或斑翳、浅前房、过熟期白内障、切口位置过于靠前等，都会造成手术视野清晰度的下降。因为前囊孔的制作需借助非常好的红光反射来完成。

2. 前房深度的维持　假如晶状体前囊膜菲薄或韧性过大，撕囊时不容易控制它的方向。重要的是保持前房深度，把晶状体的前弧度压下，使其尽量平坦。

3. 合理的撕囊技术　撕囊前应该掌握撕囊的理论机制。剪切所使用的方法所需的力量小，容易控制方向。但当需要大幅度改变方向时要用撕裂的方法。两者应灵活应用。

（三）撕囊孔的保护

有时候虽然前囊孔撕得非常好，但是在超声乳化的过程中由于操作不当，乳化探头吸到前囊孔的边缘，会损伤和破坏前囊孔的连续性，而形成放射状周边撕裂。不同的放射状撕裂的位置对手术的影响是不同的。最严重的是下方的撕裂，因为无论乳化还是吸皮质，操作方向都是自上而下的。因此，在不断的操作过程中会越来越对撕裂处施加不必要的压力。撕裂沿着晶状体赤道部扩张，向后延伸引起后囊的撕裂。如果没有及时认识到后囊已经有裂缝继续乳化，就有可能会在灌注压力的作用下使晶状体核脱入玻璃体腔。及时识别囊膜撕裂，就可以及时把晶状体核转到前房内，在晶状体核的后面用劈核钩将核块与后囊间隔开，从而继续超声乳化操作。

三、超声乳化针头的位置

当完成水化分离准备做超声乳化或吸取晶状体皮质时，如果进入前房的位置不当，容易造成眼内组织的损伤。乳化针头伸入前房过多，容易损伤或刺激虹膜组织，造成前房积血、瞳孔骤然变小，甚至虹膜根部离断；乳化针头斜面距离角膜内皮过近，则可引起角膜内皮损伤或后弹力层脱离。安全的操作方法是伸入超乳针头前，黏弹性应充满前房，将针头的斜面向下缓慢进入。如果虹膜贴附在手术切口处，应该在切口处注入适量黏弹剂后再将针头伸入前房。如果已经发生后弹力层脱离，器械进入时都要非常小心。手术完毕从侧切口注入消毒空气，让脱离的后弹力层经过机械的力量贴附回到原位。

四、水化分离

囊袋完整时，一边水化分离，一边在晶状体核的表面轻轻压迫，使得后囊前的液体从对侧流出。切忌在囊袋内过快过量注入液体，否则容易造成晶状体后囊中央破裂。液体流入玻璃体腔造成玻璃体脱出。但是当囊袋不完整或是开罐式截囊，就不宜核上水分离，但可以做层间水分层，尤其要注意适量缓慢注入。

五、超声乳化晶状体核

这个过程会出现很多问题，最重要的是角膜内皮损伤、后囊破裂及悬韧带断裂，最严重的是晶状体核脱入玻璃体内，初学者常见的是虹膜损伤。过硬

的晶状体核，如果一味强调超声乳化手术，会造成各种严重并发症。一次在操作过程中不能顺利乳化劈核时，应该及时更改手术方式，改成大切口或小切口的囊外摘除手术。如果手术之前对此没有充分评估，做了透明角膜切口，改成囊外的切口是比较容易的，用手术刀沿着角膜隧道切口与虹膜平面平行向两侧扩大，娩出晶状体核后注吸皮质后，视切口密闭情况决定是否缝合切口。但扩大的角膜切口很容易造成术后散光，并且恢复时间比较长。因此如果没有把握能够进行超声乳化的硬核白内障手术眼，应该在手术之前就选择囊外摘除。即使要使用超声乳化法，也应该采用巩膜切口，巩膜切口向两侧扩大的优势大于角膜切口，巩膜切口半径大，比较短的切口就可以很容易得托出晶状体核。超声乳化过程可以在不同的平面内完成，前房内、虹膜平面内、后房囊袋内或后房囊膜前。每个平面都是为完成不同硬度晶状体核和不同状况的手术而需要。超声乳化针头越向前靠近角膜，越容易损伤角膜内皮；但相对于晶状体后囊则越远越安全，反之容易损伤后囊引起玻璃体脱出。位于瞳孔中心前房最深处是超声乳化最安全的区域，要牢记乳化核的过程尽量在安全区内进行。

常见的手术损伤：

1. 角膜内皮的损伤　尤以前房内乳化最易发生。手术后有明显的角膜水肿，甚至发生大泡性角膜病变，最终因为引起角膜失代偿需要进行角膜移植手术。当环形前囊孔大或没有完成好，有放射状撕裂，或者开罐式截囊，晶状体核很容易从囊袋内脱出，进入前房。这时可以把它推回后到后房，在虹膜平面及后房囊膜前完成。为减少角膜的损伤，可加用具有角膜涂覆作用的硫酸软骨素。前房内乳化的其他缺点还包括晶状体核在前房内对虹膜产生刺激，导致瞳孔缩小，容易被超声针头误吸损伤。因此，尽量不要进行前房内乳化，尤其在以下情况：需要时间长的超声乳化、晶状体核很硬、非常浅的前房、角膜内皮数目少或原有角膜疾病的患者、后囊的完整状态可疑、小瞳孔或存在虹膜的病变等。但在特殊情况下可以考虑使用，例如晶状体核非常软，经水分离后进入前房，可用极少的能量将其乳化；高度近视眼前房极深患者，超乳针头需竖直向下，后房内操作非常困难，可将晶状体核脱位于前房，由于前房

极深,可在远离角膜内皮位置将其乳化,且不会对角膜内皮造成更大损害。

2. 后囊损伤破裂　越靠近后囊操作越容易发生后囊膜损伤破裂,尤其是处于乳化状态时如果针头接触后囊,可以瞬间造成后囊破裂。在劈核和乳化晶状体核过程中,有可能劈裂或误吸到环形前囊孔的边缘,直接结果可能就是前囊孔缘撕裂及放射状周边撕裂。随着前房压力的改变,放射状撕裂口会越来越大,甚至延伸到赤道部和后囊。手术中出现后囊破裂会有以下特点:前房突然变深、吸除阻力突然增加、核块跟随力下降等。遇到这种情况,及时处理避免晶状体核掉入玻璃体内是重要的。如果后囊破裂的范围比较小,应该在核块后面注入足够量的黏弹性物质预防碎块落入玻璃体内,通过前部玻璃体切除或囊膜剪使脱出的玻璃体充分游离,然后在降低灌注高度的情况下乳化探头吸住碎块乳化(图10-1-2)。

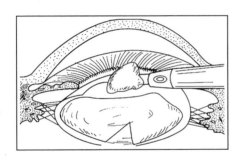

图 10-1-2　后囊破裂时核块的乳化

如果后囊破孔比较大,继续超声乳化会有较大手术风险。这时应该适当扩大切口,将手术方式改成囊外摘除。如果晶状体核已经完全脱位到玻璃体腔,应停止白内障手术,由眼后段医生进行玻璃体切除联合重水注入后将核取出;如果晶状体核仅部分脱入前部玻璃体腔,则扩大切口后,用前部玻璃体切割头或囊膜剪剪除瞳孔区及切口处的玻璃体,轻压切口后,唇后可以看到晶状体核逐渐从前玻璃体向上浮起至瞳孔区。应及时注入适量黏弹剂后,通过调位钩将晶状体核转动到前房并用圈套器娩出。什么样的后囊破裂需要进行玻璃体切除术,对于眼前节医生应该怎样完成前部玻璃体切除,这个问题的解决依赖于与后囊破裂有关的几个因素:后囊破裂的范围、前囊孔的制作情况、前房内是否有玻璃体疝、残留的晶状体碎块是核块还是皮质等。综合以

上种种因素,如果决定做前玻璃体切除术,注意不要在该操作过程中扩大后囊破孔,以免增加玻璃体再脱出的可能性。为避免这些并发症的扩展,可以采用以下方法,即降低瓶高保持低压灌注、玻璃体切割速度设定在 250~350 次/分、负压吸引设定在 100~300mmHg。经临床观察,这些参数设定可以避免操作引起的玻璃体牵拉。为进一步避免晶状体核块或皮质脱入玻璃体腔,将切割速度降至 100 次/分,因为切割速度的增加也同时减少了切割时的抓核能力,当然切速不能太低,否则容易对视网膜造成牵拉。

3. 晶状体悬韧带损伤　对于硬核比较常用的乳化方法是劈核和分核法,无论哪种方法都要在中央雕刻成一定深度的沟或坑。雕刻时要记住晶状体的解剖,中央的前后径比较厚,越靠近赤道部越薄。因此雕刻时,到周边不要把乳化针头伸的过深,否则会损伤赤道部的晶状体囊和悬韧带。劈核时,要把显微镜的焦点调好,看清前囊孔的边缘,把劈核钩真正伸进前囊孔的下缘,再深入晶状体核的赤道周边,进行劈核。错误地将劈核钩伸进整个晶状体的赤道外,就会同晶状体囊一起,把晶状体从悬韧带处拉开,引起晶状体半脱位,甚至完全脱位。分核法最容易出现的问题是晶状体核中央没有完全分开,就试图把核乳化掉。这样就不能一块一块粉碎晶状体核,而是有可能把整个晶状体核拉出囊袋,尤其是大而硬的核,可牵拉囊袋造成悬韧带损伤。对于比较软的晶状体核,经过充分的水化分离,可以把核与囊膜完全分开,核可以在囊袋内旋转,或者核从囊袋内脱出,这样很容易对它进行乳化。但是对于初学者,由于不能很好地水化分离,晶状体核仍然与囊膜关系密切,乳化的时候晶状体核不能自由旋转,超乳头伸向周边时容易吸到囊袋,向中心牵拉时可能损伤悬韧带。乳化时如果出现或发现手术前已经存在的晶状体半脱位及悬韧带离断,应根据其范围的大小、晶状体核软硬进行相应处理。如果核较软、范围小,可用辅助钩顶住悬韧带断裂处囊袋,或植入囊袋张力环,小心完成囊袋内晶状体核乳化,否则应把核转出,然后酌情行囊外摘除或继续超声乳化。

4. 虹膜损伤　最常见的损伤是超声乳化时误吸住虹膜,一般是损伤瞳孔缘。损伤后的虹膜组织的张力减弱,跟随性增加,会在负压作用下反复进入

乳化针头内。这样的结果不但使手术更加艰难,而且手术以后瞳孔变形、散大,使患者畏光,矫正视力不佳,也容易加重术后炎症反应。

六、吸除晶状体皮质

后囊破裂是吸皮质时最容易出现的并发症。误吸后囊,可见放射状皱褶,应及时辨认。不能强行牵拉,应该通过反流脚踏操作将误吸的后囊回吐出。吸除皮质的操作中可能引起后囊破裂的原因有以下几点:设置过高的负压值、吸引时注吸头太接近后囊、非常浅的前房、后囊菲薄、残留的晶状体块有比较锐利的边缘等。

后囊破裂的位置可以发生在中央或周边部,大小可以不同,如果同时有玻璃体前界膜破裂,则会有不同程度的玻璃体溢出。假如怀疑后囊有破裂,应立即停止手术操作。及时检查明确后囊破裂孔的大小和位置,取出注吸头后将黏弹剂注入前房以形成前房,并且通过黏弹剂的压力避免玻璃体进一步脱出。降低灌注高度,用玻璃体切割头进行前部玻璃体的切除后,将注吸头上的吸孔背对后囊破裂处小心吸除剩余皮质,尤其要将 12 点附近皮质吸除,否则术后皮质下沉可遮挡瞳孔区而影响视力。操作时需要保证瞳孔区及切口无玻璃体嵌顿牵拉。

七、晶状体落入玻璃体内

晶状体后囊破裂伴有部分或完全性晶状体核脱位于玻璃体内是超声乳化过程中每一个步骤都可能发生的并发症。这种情况可能需要通过采用玻璃体切除来处理。

撤出前房内的各种器械,一般超声乳化的切口都比较小,不需要进行缝合,如果切口密闭不好,引起液体的渗漏可以进行缝合。此时不建议使用切口水肿的方法,因为角膜混浊将影响眼底观察。选择颞下方角膜缘后 3.5mm 放入灌注针头,用光导纤维检查灌注头并确认在玻璃体内。分别在颞上和鼻上角膜缘后 3.5mm 完成用来置入光导纤维探头和玻璃体切割头的切口。准备完毕后打开灌注及光源切除玻璃体。当玻璃体被完全切除后,向玻璃体腔内注入重水。重水的作用是通过高比重液体的作用使

玻璃体内的晶状体核块浮起,然后扩大切口将其取出。重水的注射方法是把装有重水的注射器钝针头插入右上方巩膜切口,直达视网膜前。轻轻地推注针栓,重水被推出,慢慢地覆盖视网膜并填满整个玻璃体腔。晶状体碎块被推到虹膜的后方。如果晶状体的碎块很大,可以扩大切口,用圈套器把它取出或用粉碎的方法粉碎并吸出。当使用粉碎器处理晶状体碎块时,重水浮起晶状体核不超过眼球赤道部,超声粉碎器头吸住晶状体核,控制超声能量将晶状体核粉碎吸出。如果晶状体核硬,粉碎困难,可继续注入重水,将晶状体核浮起,巩膜穿刺口塞入巩膜塞,自角膜缘切口娩出晶状体核。超声粉碎避免了角膜缘大切口娩核,减少角膜散光。根据囊膜残留情况植入后房或前房型人工晶状体,闭合角巩膜切口。注意手术结束前,用灌注液将重水彻底置换出。

八、手术中无前房或浅前房

手术中无前房或浅前房会和眼压降低或眼压升高两种情况相伴。前者应检查是否切口太大,灌注液渗漏过多,通过升高灌注瓶高度或显微缝合切口 1 针,待恢复前房后再继续手术。后者应考虑是否发生了后囊膜破裂、睫状环阻滞、驱逐性脉络膜出血或术中囊袋阻滞综合征等情况。如果存在后囊膜破裂,浅前房合并的高眼压可能是灌注液通过后囊裂孔进入玻璃体造成玻璃体水化、后房压力增高引起;睫状环阻滞性眼压升高,是因为手术中晶状体悬韧带松弛,灌注液进入玻璃体腔造成后房压力增高,使得术中前房变浅。此时可关闭手术切口,通过睫状体扁平部穿刺抽出水囊后再继续手术;如果是驱逐性脉络膜上腔出血,则应立即关闭切口,加压包扎,使用止血药物等待数日后再行手术。经药物保守治疗 2～4 周出血不自行吸收者,可行巩膜切开放出脉络膜上腔积血或者进行玻璃体切除手术;术中囊袋阻滞综合征常表现为水分离时前房变浅、眼压升高,浅前房常使超声乳化针头难以进入。术中囊袋阻滞综合征通常是由于大量、快速水分离引起的。连续环形撕囊后,迅速注入平衡盐液进行水分离时,晶状体核与前囊相贴密闭,平衡盐液积存于囊袋内,导致整个囊袋膨胀、向前移位。为避免术中囊袋阻滞综

合征,撕囊口直径不能太小,一般应大于 5mm,水分离的速度不宜过快。若发生术中囊袋阻滞可轻压晶状体核来解除囊袋封闭、放出液体,也可在伸入超乳针头后吸除前皮质,解除囊袋阻滞。

第二节 手术后并发症及其处理

无论手术过程顺利与不顺利,都可能发生手术后并发症。

一、术后浅前房或无前房

1. 切口渗漏 切口渗漏的原因有角膜切口隧道过短、切口烧灼或机械性损伤。对于有明显溪流征或伴有虹膜脱出的,应立即手术复位虹膜并缝合切口。

2. 脉络膜脱离 常表现为手术眼前房浅、低眼压,角膜可伴有皱褶,经散瞳查眼底可见眼底周边部球形褐色隆起,可有单个或数个,下方或颞侧多发,B超辅助检查提示脉络膜脱离。治疗可给予散瞳剂散瞳、高渗剂脱水、激素类药物局部或全身应用。多数患者经药物治疗后都可以得到恢复。如保守治疗两周无效,可考虑在脉络膜脱离最高处巩膜切开,行脉络膜上腔放液,并在前房注气形成前房。如果脉络膜脱离的几个泡状隆起在玻璃体腔中央相接触形成"接吻征",则应及时行玻璃体切除术。脉络膜脱离的预防应该在整个手术过程中,即应该避免眼内压力的骤升骤降,尤其是玻璃体切除术后和合并高度近视眼的白内障患者。对于术中后囊膜破裂行玻璃体切除时,注意负压的控制,术中避免高负压吸引引起前房塌陷,术毕要求前房完全形成,瞳孔区及手术切口处无玻璃体嵌顿牵拉。

3. 睫状环阻滞性眼压升高 表现为前房均匀变浅,眼压升高,经超声生物检查存在睫状体水肿前旋。是房水逆流入玻璃腔所致。治疗方法是使用散瞳剂散瞳,使用局部及全身降眼压药物降低眼压,并通过 YAG:Nd 激光进行晶状体后囊膜和玻璃体前界膜切开术,使玻璃体腔与前房沟通。经以上治疗仍然无效者,可行睫状体扁平部穿刺抽玻璃体水囊或联合进行前部玻璃体切除。具体操作见青光眼相关章节。

4. 瞳孔阻滞性眼压升高 患者角膜雾状水肿,前房浅,多伴有瞳孔区渗出或后粘连,虹膜膨隆。对于周边前房仍有一定空间的患者,处理方法为,表面麻醉下从手术侧切口放出少量房水,待角膜水肿程度改善后,行激光虹膜周边切开。使用激光能量约 6~8mJ,多数情况下 1~2 次即可击穿虹膜。一旦前后房沟通,前房迅速加深,眼压很快下降,角膜恢复清亮。但对于浅 3 度的前房,无法进行前房穿刺,应立即行周边虹膜切除手术。术后抗感染治疗。

5. 驱逐性脉络膜上腔出血 驱逐性脉络膜上腔出血多发生在手术中,患者多为伴有高度近视或血管性疾病的老人。也有发生在白内障术后几小时或几天的迟发性驱逐性脉络膜上腔出血,可通过 B 超检查来与出血性脱离和渗出性脱离相鉴别。

二、角膜水肿

白内障术后角膜水肿是常见的角膜并发症,原因是角膜内皮细胞的暂时性或永久性损害。角膜内皮损伤后需要靠周围健康内皮细胞移行来修复。水肿可分为轻、中、重度,轻度水肿表现为角膜上皮混浊,后弹力层皱褶,局限性水肿,一般一周内恢复;重度水肿表现为角膜上皮下水疱形成,角膜实质层水肿增厚,角膜呈斑块状浓厚混浊,严重者看不到前房;中度水肿介于两者之间。一般角膜水肿大多可在两周内恢复,个别严重者会出现角膜上皮下水疱增加、水肿呈弥漫性、角膜增厚明显、刺激症状加重等情况,提示发生角膜失代偿的可能。

(一)角膜内皮损伤的机制

1. 超声能量 超声能量设置越大、使用能量时间越长、超声乳化针头距角膜越近,对角膜内皮的损害越大。现在各种机器超声能量释放模式改进,重点都在获得最大效能的基础上减少超声能量的释放。手术技术的进步如劈核技术等,都是以机械碎核高负压抽吸型超声乳化代替动力型超声乳化技术。

2. 机械性损伤 手术全过程都可能造成机械性损伤。各种原因造成的浅前房,除了会造成角膜后弹力层撕脱,还会使眼内器械在眼内操作过程中直接接触损伤角膜内皮。此外超声乳化碎片液流也会直接损伤角膜内皮。在人工晶状体植入的过程中,器械或人工晶状体本身也会直接摩擦损伤角膜内皮。

3. 化学性损伤　化学消毒剂进入前房后会发生包括角膜内皮损伤在内的眼前段毒性反应,因此手术中应该特别注意进入眼内的各种药物如缩瞳剂、散瞳剂、染色剂等的浓度。处理方法是立刻进行前房彻底冲洗,并加用激素眼膏。

(二) 角膜内皮失代偿的预防

1. 术前检查角膜内皮　除了术前详细的裂隙灯检查,对于曾经接受过内眼手术、有过青光眼急性发作病史或眼部外伤史的患者,应当高度重视,给予角膜内皮镜检查。

2. 手术操作注意事项　减少超声能量的释放、选用间断能量释放模式、高负压手法碎核、缩短超声乳化时间、保持囊袋内操作。最重要的是避免乳化状态下的超声乳化针头距角膜过近,减少核碎块与角膜内皮的接触。必要时联合使用内聚性好和涂覆性好的黏弹剂,既能保护角膜内皮又能很好维持前房操作空间,尤其避免晶状体核块娩出及人工晶状体植入时大面积擦伤。

3. 其他　手术器械上避免化学物质残留,注意眼内用药的安全浓度,防治眼前段毒性反应的发生。

(三) 角膜水肿的治疗

1. 炎症控制　给予糖皮质激素类及非甾体类激素性滴眼液局部使用。

2. 高渗滴眼液　如 3% 氯化钠滴眼液,4 次/天滴眼,可以缓解角膜水肿。

3. 控制眼压　对于高眼压患者应该及时降眼压治疗。

4. 促进恢复　给予促进角膜上皮生长的滴眼液局部使用。

5. 手术治疗　经药物治疗 6 个月以上无改善、患者局部刺激症状明显的患者,可以考虑角膜移植手术。

三、虹膜脱出

手术后虹膜脱出手术切口应及时处理,尤其是

没有球结膜覆盖的透明角膜切口更容易引起严重的并发症。

1. 视力下降　虹膜脱出不仅会造成瞳孔变形,还可因为瞳孔移位,造成视轴偏离人工晶状体的光学中心,造成屈光改变,导致视力下降。

2. 浅前房低眼压　虹膜脱出后切口渗漏,会造成浅前房低眼压。长时间低眼压可进一步引起睫状体脉络膜脱离及黄斑水肿等。

3. 虹膜炎　虹膜在伤口的嵌顿可产生感染性或无菌性炎症反应,引起虹膜炎及眼内炎。严重者引起交感性眼炎的发生。

因此,应注意切口的规范制作、术后早期避免揉眼、剧烈咳嗽等。手术后一旦发现虹膜脱出,应立即进行虹膜复位和伤口修复。虹膜脱出时间越长,复位越困难。操作方法:用生理盐水反复冲洗切口及脱出的虹膜,用显微无齿镊或虹膜恢复器清除虹膜表面的渗出,分离虹膜与切口的粘连后,用虹膜恢复器小心回纳虹膜。如果不成功不要强行复位,可自侧切口注入少量黏弹剂,用针头从侧切口进入眼内配合黏弹剂使虹膜复位(图10-2-1)。

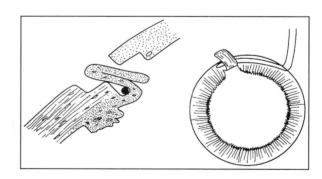

图 10-2-1　虹膜复位方法

四、后囊膜混浊

后囊膜混浊是白内障手术后的常见并发症,发生率在 10% ~30%。并且与年龄呈负相关,儿童患者术后 2 年的发生率近 100%。

(一) 后囊膜混浊发生的机制

1. 晶状体上皮细胞增殖:是由白内障手术后残存在晶状体前囊下及赤道部的晶状体上皮细胞,向后囊膜增生、移行和纤维化所致,尤其是赤道部晶状体上皮细胞增生更为活跃。

2. 后囊膜混浊的三种类型

（1）Elschnig珍珠小体：上皮细胞增殖株，呈半透明珍珠样位于后囊表面（图10-2-2）。

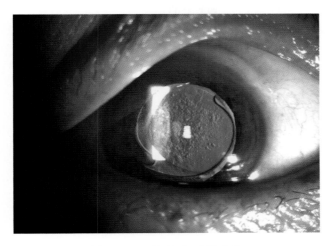

图10-2-2　Elschnig珍珠小体

（2）纤维膜形成：上皮细胞化生为纤维膜，纤维膜收缩可形成后囊皱褶（图10-2-3）。

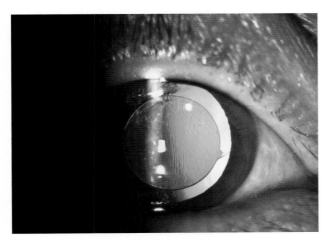

图10-2-3　后囊皱缩

（3）Soemmering环：周边及赤道部前囊膜与后囊膜相贴，包裹残留皮质在人工晶状体周围形成环形结构。

（二）通过手术途径减少后囊膜混浊的方法

后囊膜混浊的原因主要是在手术的刺激下，各种生长因子调控下的晶状体上皮细胞对损伤的修复增殖过程，在临床上能够有效减少后囊混浊发生率的方法有：

1. 彻底清除残留皮质及上皮细胞　但这在临床实际操作中非常难做到，尤其是晶状体前囊的上皮细胞的清除。尽管如此，手术中尽可能清除残留皮质及晶状体上皮细胞，对预防后囊膜混浊是非常重要的。当清除干净皮质后，将注吸头接触囊袋内侧进行前囊及赤道部抛光，手术显微镜下可以看到囊膜比未抛光前更透明。即便如此，仍会有晶状体上皮细胞残留，参与后发障的形成。

2. 人工晶状体光学部直角方边设计　由于晶状体上皮细胞参与后发障的形成，理论上如果没有上皮细胞的移行，就减少了后发障的形成。光学部的直角方边设计使得光学部与后囊能够更为紧密相贴，形成"无间隙、无细胞"状态，因此对向视轴增殖的上皮细胞有很好的屏障作用。

3. 人工晶状体囊袋内植入　囊袋内植入人工晶状体可以通过晶状体的襻部对囊袋的张力作用使光学部紧贴晶状体后囊膜。否则当有一个襻位于囊袋外时，不仅会导致人工晶状体的倾斜，造成像差，也会增加人工晶状体与后囊之间的间隙，使得晶状体上皮细胞会自此间隙移行增生至后囊。

4. 居中略小于人工晶状体光学部的连续环形撕囊　当人工晶状体植入囊袋后，前囊膜边缘完全覆盖人工晶状体光学部，术后囊膜收缩将人工晶状体完全包裹，囊袋边缘均匀压迫光学部，使之与后囊紧密相贴，起到屏障作用。同时将上皮细胞与房水中炎症介质及生长因子隔绝开来，使后囊膜混浊发生率下降。偏中心或直径过大的撕囊孔则不能起到这种作用。

5. 良好生物相容性的人工晶状体　这与人工晶状体的材料和设计有关，主要指人工晶状体对眼内邻近组织刺激性小，能减少因炎症刺激造成的纤维增生。

6. 控制手术后炎症反应　手术中操作轻柔，减少组织损伤，术后抗炎药物应用都是减少活性因子释放，减少后囊混浊的重要措施。

（三）后囊膜混浊的治疗

1. 激光治疗　应用Nd:YAG激光产生的爆破作用打开后囊膜是非常有效的方法。具体方法是：充分散瞳后观察人工晶状体光学部的位置居中情况，以决定激光孔的范围和位置。大部分患者无须进行表面麻醉，但对异常敏感者，为减少激光过程中眼睑挤压造成的内眼损伤，可点用表面麻醉药，如爱尔卡因。开启激光机待启动完成后，调整激光能量，一般从1.5~2mJ开始，根据后囊膜混浊程度及机化韧度逐渐调高激光能量。后囊膜激光切开可以用十字切开法，从人工晶状体光学部内 12 点开始，向下，然后自中心向左右两侧切开。也可以采用全周激光切开。激光孔的直径约 4mm 与瞳孔直径相当即可（图 10-2-4），激光进行过程中注意对焦准确，避免损伤人工晶状体光学部。

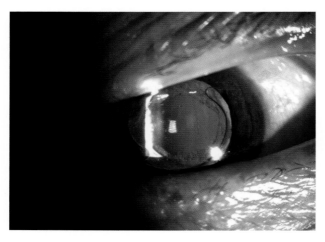

图 10-2-4　后发障激光治疗后

2. 手术治疗　大部分的后囊膜混浊都可以通过 Nd∶YAG 激光切开。但是对于合并瞳孔粘连的机化过厚的囊膜，激光无法切开，则考虑手术切开。这种情况多发生在儿童白内障术后。操作方法：分别在前房内和晶状体光学部后方注入黏弹剂，通过劈核钩或调位钩分离人工晶状体光学部与后囊膜。用截囊针或 15° 穿刺刀刺穿后囊机化区，补充注入适量黏弹剂，用囊膜剪将瞳孔区机化的后囊膜剪开，剪开的范围约 3～4mm。用前部玻璃体切割头将瞳孔区玻璃体疝切除。整个手术操作中用注意保护人工晶状体，避免发生人工晶状体襻折断。对于瞳孔完全粘连的情况，可先做一个虹膜周边切除，从切除孔中伸入囊膜剪剪开后囊膜。

五、视网膜脱离

正常情况下，白内障手术本身造成的术后视网膜脱离发生率极低，尤其采用超声乳化手术方式。但在术中发生后囊膜破裂或合并高度近视的患者，手术中应注意避免眼内压力大范围波动。尽量减少玻璃体脱出，处理好瞳孔区及手术切口处玻璃体，避免玻璃体嵌顿，减少对视网膜的牵拉。这类情况下，

术后应注意患者主诉及眼底检查，一旦发生视网膜脱离，应尽早手术治疗。

六、黄斑囊样水肿

黄斑囊样水肿是白内障手术后视力不良的常见原因之一。黄斑囊样水肿早期在检眼镜下可以无明显异常改变，仅表现为黄斑中心凹光反射弥散或消失。通过眼底荧光素血管造影可见到特有的花瓣样荧光素积存。此外，OCT 检查可见黄斑区囊样水肿的光学暗区。黄斑囊样水肿的原因是黄斑部毛细血管通透性增加，导致液体积存在黄斑区外丛状层 Henle 纤维间，内眼手术、眼部炎症等是诱发因素。大部分黄斑囊样水肿可有自愈倾向，但部分患者呈慢性过程，视力损害严重。

（一）黄斑囊样水肿的预防

1. 手术术式选择　白内障囊外摘除比囊内摘除术更安全，人工晶状体囊袋内固定比睫状沟固定更安全。

2. 手术操作　减少手术操作过程中的前房波动和对虹膜组织的刺激。手术中如果发生玻璃体脱出，应彻底切除脱出的玻璃体，避免术后玻璃体对黄斑区牵拉。

3. 药物预防　及时药物治疗术后的炎症反应并抑制前列腺素的释放，有利于预防术后黄斑囊样水肿的发生。药物治疗方法以局部用药为主。

（二）黄斑囊样水肿的治疗

1. 药物治疗　抗前列腺素类药物及激素类药物局部点眼。

2. 激光治疗　若由术后玻璃体切口嵌塞引起，可用 Nd∶YAG 激光切断玻璃体条索。

3. 手术治疗　对由大范围玻璃体牵引造成的黄斑囊样水肿，可通过玻璃体切除手术治疗。

七、继发性青光眼

白内障术后眼压增高引起继发性眼压升高的原因是复杂的，大多数是一过性的，通过药物治疗可以恢复少数会造成永久性损害的。继发于白内障手术后的青光眼分两种：手术前合并已经明确诊断的原发性青光眼；手术并发症造成的继发性青光眼。

对于术前合并青光眼的白内障患者,应认真研究手术方案。对临床前期、急性发作间歇期或早期的闭角型青光眼患者,可采用白内障手术联合黏弹剂房角分离术,即在完成白内障超声乳化联合人工晶状体植入手术后,通过黏弹剂将房角进行360°钝性分离,再将黏弹剂用灌注液彻底置换;对药物不能控制的青光眼患者,或已经发生视野损伤且无法定期随诊的青光眼患者,可考虑做白内障联合青光眼小梁滤过手术。具体手术法操作详见青光眼手术相关章节。

对于术前眼压正常范围、术后继发高眼压的患者,首先检查是否存在浅前房及瞳孔阻滞等因素,或者有无睫状环阻滞的发生。瞳孔阻滞常见的原因多为由于术中后囊破裂或悬韧带离断范围过大,使用房角支撑型或虹膜型钳夹型人工晶状体后,虹膜周边切除孔不通畅造成。此外,术后炎症反应造成的虹膜后粘连、后房型人工晶状体光学部瞳孔区嵌顿、瞳孔区玻璃体疝嵌顿等因素都可以造成瞳孔阻滞。最快速有效的方法是通过 Nd:YAG 激光虹膜周边切除。这种情况下尽量不使用拟前列腺素类降眼压药物,因为这些药物可能加重术后炎症反应。

睫状环阻滞导致的术后眼压升高表现为前房变浅、眼压升高,通过缩瞳剂及虹膜周边切除无法缓解。经超声生物显微镜检查可见睫状体存在水肿、前旋或前移位,导致后房水逆流入玻璃体腔。可通过散瞳、高渗脱水剂、激素联合降眼压药物保守治疗。无效者可以通过 Nd:YAG 激光打开后囊膜及玻璃体前界膜,使玻璃体腔与前房沟通,逆流入玻璃体腔的房水进入前房从而缓解睫状环阻滞型青光眼。无效者则可经睫状体扁平部穿刺抽出水囊,并联合前部玻璃体切除手术。

前房深度正常的患者如术后发生高眼压,可能原因有黏弹剂存留、手术造成的小梁水肿、晶状体皮质残留、小梁色素或炎症细胞沉积等。部分经过降眼压药物治疗可以恢复,对于药物治疗无效者,可根据病因考虑行激光小梁成形或滤过性小梁切除术治疗。详见青光眼手术相关章节。

八、白内障术后感染性眼内炎

眼内炎是白内障手术后严重的并发症,细菌感染是其主要致病原因。各种致病菌中,表皮葡萄球菌及金黄色葡萄球菌是最常见的致病菌,占60% ~ 80%。铜绿假单胞菌是主要的革兰阴性致病菌,占15% ~20%,其毒力强,是引起暴发性感染的主要致病菌,所致的眼内炎常在手术后24 ~48 小时发病,感染进展迅猛,预后极差。

（一）临床表现

白内障手术后数天内出现眼球疼痛,视力急剧下降,睫状充血伴眼睑球结膜充血水肿,前房大量渗出可伴有积脓,玻璃体混浊,眼底红光反射减弱或消失。

（二）危险因素

1. 存在泪囊炎、结膜炎、睑缘炎等炎症病灶。

2. 切口愈合不良。

3. 手术操作时间过长。

4. 有玻璃体脱出手术切口。

5. 手术器械或灌注液被污染。

6. 易感人群,如糖尿病、血液透析、上呼吸道感染等疾病患者,或应用全身激素免疫抑制剂免疫力低下的患者。

（三）诊断

临床上出现下列情况时应怀疑眼内炎的发生。手术后出现与手术损害或术后炎症反应不符的眼痛、视力下降;混合充血明显,前房出现重度炎性渗出反应或前房积脓;经糖皮质激素治疗无效的眼内炎症反应;经 B 超检查可见玻璃体混浊较手术前明显加重;血常规检查白细胞数量及中性粒细胞分类明显升高者。典型患者的诊断并不困难,不典型或有可疑因素患者应密切动态观察随诊。必要时及时行前房或玻璃体穿刺取样做微生物学检查,以明确诊断。

（四）治疗

确诊为感染性眼内炎后有效的治疗方法包括:全身和局部抗生素的使用,在药敏结果出来前,可以选择广谱抗生素。全身使用可以采用静脉用药,局部可以进行前房冲洗联合玻璃体腔注药。无效者应及时行玻璃体切除手术。

1. 前房穿刺冲洗术　表面麻醉后,以 1ml 注射器自侧切口进入前房,抽取前房内房水 0.2ml,保留标本做细胞学检查和细菌培养。轻压主切口后唇,将前房水放出,自侧切口注入生理盐水,将前房内渗出及积脓冲出,如果有纤维膜不能冲出,可用注吸头吸出。

2. 玻璃体取标本及注药术　玻璃体标本培养阳性率高于前房标本。由于血-眼屏障的存在,全身用药很难在玻璃体内形成治疗浓度,将药物直接注入玻璃体内可使其达到较高浓度,控制炎症。一般在出现玻璃体混浊后进行。药敏结果出来之前玻璃体注药一般选用万古霉素1mg加地塞米松400μg,也可用妥布霉素200μg加地塞米松400μg。配制药物时一定注意药物浓度。

操作方法:开睑器开睑,在颞上或颞下角膜缘后2~5mm做放射状结膜切开,暴露巩膜后烧灼止血,以有齿镊固定对侧角膜缘,用2ml注射器自角膜缘后4mm穿刺,针头先在巩膜内向前潜行0.5~1mm,然后向玻璃体中心部垂直穿刺,进针10mm。针头斜面向前抽出玻璃体0.1~0.2ml,将样本保存在针管内,针头插入橡皮塞内密封送检。换配制好药物的1ml注射器,针头同样刺入玻璃体腔内,针头斜面向前,缓慢推入药物,以无菌棉签压迫穿刺口。边注射边用手指按压以感觉眼压变化,注射后如眼压高,应做前房穿刺使眼压恢复。

3. 玻璃体切除术　玻璃体切除既可以获得玻璃体标本进行细菌培养及药敏检查,还直接清除眼内感染病灶。此外,玻璃体腔内药物注射可以维持较长时间的治疗浓度,能更有效控制感染。

(五) 眼内炎的预防

眼内炎重在预防。对于术者而言要求做到:严格术前禁忌证筛查;规范的无菌操作;保证手术环境即手术室的合格消毒;手术条件监测应符合:空气细菌菌落总数标准≤10CFU/m³;物体表面细菌菌落总数标准≤5CFU/m³;医务人员手细菌菌落总数标准≤5CFU/m³;超声乳化仪的管道消毒只能采用高压消毒法,而不能仅采用浸泡或熏蒸的方法。对于患者而言,要求注意术前个人卫生,手术前3天局部使用抗生素点眼,手术当天由护士进行皂液眼部清洗。

九、驱逐性脉络膜上腔出血

驱逐性脉络膜上腔出血是白内障手术极少见的严重并发症之一,可以导致视力丧失。

(一) 发生率

不同医疗机构报道的发生率不一致,从0.05%~0.4%不等。但一致的是超声乳化手术中驱逐性脉络膜上腔出血的发生率比囊外摘除术低。危险因素有患者年龄、高度近视的屈光度数、青光眼病史、血管系统疾病,如高血压动脉硬化等。

(二) 发病机制

一般认为出血来源于睫状后短动脉及睫状后长动脉某一主干坏死或破裂,诱因是手术造成的眼压波动导致的脉络膜血管破裂。

(三) 临床表现

大多数发生在手术中,少数在手术后数小时到数天发生。患者突然出现眼球剧烈疼痛、烦躁不安、视力下降甚至光感消失。显微镜下可见晶状体(或人工晶状体)和虹膜向前隆起、前房变浅并消失、眼底红光反射变暗,同时可见鲜红或棕红色团块逐渐前凸并增大,眼压迅速增高,虹膜及晶状体或人工晶状体脱出手术切口,随即是玻璃体及葡萄膜组织脱出,伴有大量新鲜出血。

(四) 治疗

1. 应急处理　手术中一旦发现本病,最重要的是迅速关闭切口,防止虹膜及眼内容物脱出。即使是自闭小切口也应迅速用6-0可吸收缝线加固缝合切口,因为在极度高眼压的情况下,10-0缝线有时不能对抗迅速增加的切口压力。如果眼压还没有增高,可向前房内注气增加前房内的压力以压迫止血。如果眼压升高,关闭切口困难,可切开巩膜放血。在角膜缘后8~10mm做切口,切口3~4mm,放出脉络膜上腔积血。

2. 二期手术　手术时机一般选择在手术后两周,要等到脉络膜上腔积血完全液化后进行。术前可以通过超声波检查凝血块的液化情况及玻璃体视网膜的状态,可以采用脉络膜上腔出血引流联合玻璃体切除的方式恢复眼内正常结构。部分患者不仅能保留眼球,而且还可能保留一定的视力。在观察的过程中应注意控制患者的眼压,并加强抗感染治疗,为下一步手术做好准备。

十、囊袋阻滞综合征与囊袋收缩综合征

(一) 囊袋阻滞综合征

囊袋阻滞综合征,又称囊袋膨胀综合征,是由于连续环形撕囊开口被人工晶状体光学面或晶状体核

所阻塞,晶状体后囊膜向后膨胀,囊袋形成一密闭的液性腔,以及与此并发的后发性白内障、继发性青光眼等一系列眼部改变的综合征。Miyake 根据发生时间分为术中、术后早期及术后晚期囊袋阻滞综合征。术中囊袋阻滞综合征见本章第一节。

1. 术后早期囊袋阻滞综合征 通常可发生于术后 1 天至 2 周。好发于撕囊直径过小、有黏弹剂残留者。患者可出现高眼压、屈光改变等症状,裂隙灯检查可见人工晶状体后有液体集聚。发生机制可能与黏弹剂等物质残留形成的高渗透压有关,而囊袋的瓣膜作用可造成液体积存。撕囊孔径不能过小、术中充分吸除前房内及人工晶状体后的黏弹剂是主要预防方法。术后早期囊袋阻滞综合征应进行屈光及眼压检查,及时采用 Nd∶YAG 激光后囊切开可以解除高眼压并使屈光不正得到改善。

2. 术后晚期囊袋阻滞综合征 患者人工晶状体后有高密度液体存留,呈乳白色,并发后囊混浊(图 10-2-5),没有明显的前房变浅、眼压升高等表现,多以视力下降就诊。治疗采用 Nd∶YAG 激光后囊切开,效果良好(图 10-2-6)。

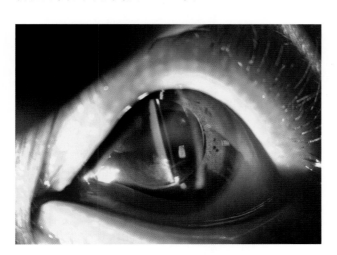

图 10-2-5 囊袋阻滞人工晶状体后有高密度乳白色液体存留

（二）囊袋收缩综合征

囊袋收缩是指白内障超声乳化术后前囊纤维化,撕囊孔面积缩小的一种临床现象,严重时前囊开口直径缩小至小于 3mm(图 10-2-7)。会引起视力下降、眩光、人工晶状体偏位及屈光改变。发生囊袋收缩的危险因素主要有直径过小的连续环形撕囊、脆弱的晶状体悬韧带和残留的晶状体上皮细胞。撕囊区面积的变化与术中撕囊区的大小、人工晶状

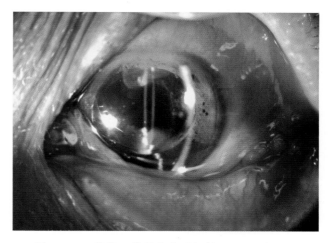

图 10-2-6 囊袋阻滞激光术后视轴区透明,高密度液体消失

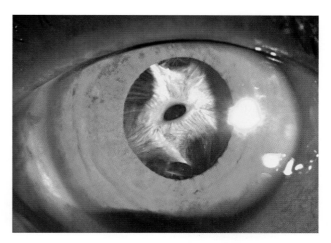

图 10-2-7 前囊膜收缩

体的设计、悬韧带的张力等有关,囊袋收缩在高度近视、晶状体囊膜假性剥脱综合征、葡萄膜炎、糖尿病视网膜病变、视网膜色素变性等患者容易发生。预防方法有连续环形撕囊孔大小适当,约 5mm 为宜,尽量清除干净皮质及晶状体上皮细胞。尤其是高度近视患者,当完成晶状体核乳化后,因其晶状体悬韧带松弛,前囊孔可有一定程度的缩小,这类患者除保证足够的前囊孔直径外,必要时可植入张力环对抗收缩。如仍发生囊袋收缩,可在使用 Nd∶YAG 激光做前囊放射状切开,可以取得良好效果(图 10-2-8)。

十一、人工晶状体相关并发症

（一）后房型人工晶状体植入引起的并发症及处理

1. 瞳孔夹持 指人工晶状体的光学部的部分

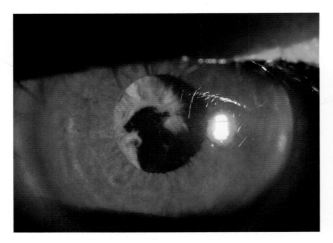

图 10-2-8　前囊膜收缩激光切开术后

或全部位于虹膜之前（图 10-2-9）。往往发生在前囊以截囊方式处理、人工晶状体睫状沟固定或环形撕囊过大者。瞳孔夹持的患者，一般能保持较好的视力。手术结束时将人工晶状体调位于囊袋中央，并使用缩瞳剂使虹膜覆盖人工晶状体的光学部可一定程度上避免其术后偏位。对于无视力障碍的患者，无须手术调整，对于因光学部倾斜明显造成过高屈光不正的患者可以进行手术复位。

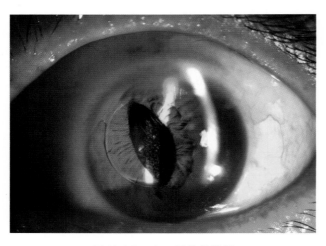

图 10-2-9　人工晶状体嵌顿

2. "日落"综合征　指后房型人工晶状体脱位进入下方前玻璃体腔，在上方瞳孔区可见人工晶状体光学部的边缘（图 10-2-10）。"日落"综合征可导致患者视力下降，脱位的人工晶状体可引起葡萄膜炎症、疼痛、黄斑囊样水肿等。若进一步脱位，人工晶状体可完全脱入玻璃体腔，若与视网膜接触可引起视网膜裂孔及脱离。此种综合征多发生于下方悬韧带已经断裂的人工晶状体植入术后或手术

时后囊膜破裂但未被发现仍然植入人工晶状体的患者。

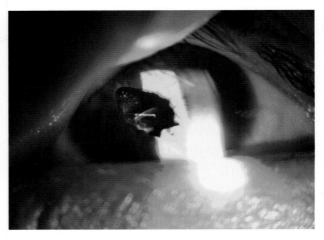

图 10-2-10　"日落"综合征

处理方法：若只是下方悬韧带断裂引起的轻度人工晶状体移位，可旋转人工晶状体将其襻放置在悬韧带完整的位置；若人工晶状体的襻从后囊膜破孔处伸入玻璃体，但前囊孔完整连续，可将人工晶状体取出，处理好脱出玻璃体疝后，将人工晶状体植入睫状沟；若后囊膜和悬韧带损伤范围大，可用聚丙烯缝线将人工晶状体缝合固定在睫状沟。由于前房型人工晶状体对角膜内皮的损伤，一般情况下不建议使用。

3. "日出"综合征　较少见，指人工晶状体上移，光学部下缘可在瞳孔区见到。主要原因是人工晶状体上襻不在囊袋内，而下襻所在的囊袋发生粘连收缩所致。若患者出现复视、眩光、视力下降，应手术治疗。视术中情况复位人工晶状体或缝合固定人工晶状体。

4. "风挡玻璃雨擦器"综合征　很少发生，指人工晶状体上襻发生左右移动，而下襻固定不动。通常是由于人工晶状体襻较之囊袋直径过短引起，使用 PMMA 材料为襻的人工晶状体可以预防其发生。

5. 人工晶状体脱入玻璃体　多为术中未判断出后囊膜破裂或错误估计破裂范围而将人工晶状体植入囊袋所致，或在植入的过程进一步损伤后囊膜及玻璃体前界膜，导致人工晶状体脱入玻璃体腔。此外，人工晶状体眼遭受外伤导致悬韧带断裂，也可使人工晶状体脱入玻璃体腔。应尽快行玻璃体切除联合人工晶状体取出，根据术中眼内相关组织损伤

情况进行人工晶状体的一期或二期缝线固定术。

（二）前房型人工晶状体植入引起的并发症及处理

1. 人工晶状体襻嵌顿于切口　正常前房型人工晶状体襻应在房角处,若其嵌顿于切口处,则另一襻可能离开房角而位于虹膜表面。处理方法:表面麻醉后及时进行手术复位,以免造成切口渗漏,以及襻对虹膜的机械刺激造成慢性炎症反应。

2. 瞳孔夹持　部分虹膜位于人工晶状体光学部前表面。有时可能因为未做虹膜周边切除,前后房交通受阻,导致虹膜向前膨隆,人工晶状体落在虹膜后方。处理方法:及时进行虹膜周边切除,对于光学部因夹持倾斜明显者,及时手术复位。

3. 前房积血　往往由于虹膜受损所致。轻者避免剧烈运动,待其自行吸收;严重者全身使用止血药物,半卧位休息,出血不能吸收导致眼压持续升高3天以上的,为预防角膜血染,可手术冲洗出前房积血。植入人工晶状体时前房内注入足量黏弹剂,动作轻柔,避免瞳孔变形是预防方法。

4. 间歇接触综合征　指前房型人工晶状体襻与角膜接触,引起睫状充血、相应部位角膜水肿、进行性角膜内皮损伤丢失、反复发作的虹膜炎及黄斑囊样水肿。一旦确诊应尽快手术矫正,分离粘连,调整位置或更换人工晶状体。若已合并角膜失代偿,必须联合实施穿透性角膜移植。

5. 瞳孔阻滞性青光眼　由于前房型人工晶状体光学部阻塞瞳孔,使后房房水难以进入前房,导致眼压升高,视力下降。术中完成虹膜周边切除是有效的预防办法。

6. 角膜失代偿　人工晶状体与角膜内皮直接接触所致。应立即取出人工晶状体,根据角膜恢复情况考虑是否行角膜移植手术。

（施玉英　董喆　卢建民）

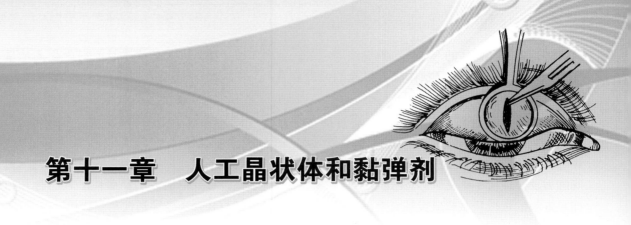

第十一章　人工晶状体和黏弹剂

第一节　人工晶状体简介

一、人工晶状体发展史

人工晶状体的发展经历了漫长的岁月。1949年英国医生 Harold Ridley 首次尝试将由聚甲基丙烯酸酯（PMMA）材质制成的后房型人工晶状体植入白内障患者眼内，第一代人工晶状体由此诞生。它的主要问题是由于材料生产工艺不足导致的虹膜炎、后发障和人工晶状体脱位。

为了克服第一代人工晶状体的问题，1952年第二代前房型人工晶状体产生，但是由于设计方面存在的问题，产生了严重的并发症，导致植入后的角膜内皮失代偿、继发青光眼等并发症，于20世纪60年代逐渐被淘汰。

面对第一、二代人工晶状体所产生的问题，人们开始尝试把人工晶状体固定于虹膜上，形成第三代人工晶状体。但由于人工晶状体与虹膜表面的持续接触、和角膜内皮的间歇接触，植入后仍然存在虹膜炎症、角膜失代偿、黄斑囊样水肿等严重并发症。

第四代人工晶状体的产生仍旧是从为了克服由于虹膜损伤所产生的并发症出发，因此这个时期出现的很多不同种类的人工晶状体都为前房型，但只有部分获得成功。面对随之而来的各种并发症，医生们发现术后在人工晶状体襻的周围有保护性机化膜生成对襻的固定很重要。现代后房型人工晶状体包括折叠人工晶状体其成功基础也是基于"保护膜"——晶状体囊膜成为分隔人工晶状体与周围虹膜和睫状体之间的保护膜，该现象使人们重新注意到后房型人工晶状体的优势。随着白内障囊外摘除手术的开展，第五代人工晶状体应运而生。但受到手术技术和观念的限制，所植入的人工晶状体往往位于睫状沟，而非囊袋内固定。术后仍有人工晶状体光学部偏位、人工晶状体襻刺激睫状体引起相应并发症。

20世纪80年代初期，可折叠人工晶状体开始使用。随着80年代后期白内障手术中连续环形撕囊技术及水分离技术的应用，人工晶状体安全地被植入囊袋内成为可能。因此第六代人工晶状体即囊袋内固定的人工晶状体被设计使用，直至今日。此后，随着人工晶状体生产材料和制作工艺的不断优化，人工晶状体不断得到改进。作为手术里程碑的超声乳化白内障手术联合人工晶状体囊袋内植入手术的开展，已经使世界上数百万白内障患者重见光明。相信随着科技的发展，更加完美的仿生人工晶状体必将出现。

二、人工晶状体的材料

人们经过数十年的认识，总结发现理想的人工晶状体材料应该具备以下特征：①光学性能好；②质量轻；③生物相容性好；④性能稳定，无生物降解作用；⑤无刺激性，无致癌性。

人工晶状体从原来的硬性发展到现在的软性可折叠，制作人工晶状体的材料也从原来的聚甲基丙烯酸酯,发展到硅胶、水凝胶、丙烯酸酯等。

(一) 聚甲基丙烯酸酯

聚甲基丙烯酸酯是制作人工晶状体最常用、观察时间最长的材料。其透光性>92%,屈光指数1.49,比重1.19。

优点:在眼内透光性好,质轻,生物相容性好,无刺激作用,无明显的退变现象,无生物降解作用,极易加工,能抗酸、抗碱、抗有机溶剂。

缺点:硬度高,与角膜内皮接触会造成内皮细胞的损伤;用较大能量进行 YAG 激光时,该材料的光学部易被损伤,给后发障的激光治疗带来影响;由于该材料玻化温度高,常温下不可被折叠,对于小切口手术,该材料的人工晶状体的应用受到限制。

(二) 硅胶

硅胶是一种高分子聚合体,主要成分是甲基乙烯基硅油。其屈光指数为1.41~1.46,比重1.0,比 PMMA 轻。

优点:抗老化性好,热稳定性好,可高温加热消毒,分子结构稳定,生物相容性好,能折叠以适应小切口人工晶状体植入。

缺点:韧性差,抗拉力和抗撕力差。容易产生静电,易使眼内的代谢产物黏附于人工晶状体光学部表面,形成钙化斑,并容易被 YAG 激光损伤。由于硅油极易黏附在硅胶表面,因此需要做眼后节手术的患者不适宜植入硅胶人工晶状体。

(三) 水凝胶

水凝胶即聚甲基丙烯酸羟乙酯,它具有网状空间结构和吸水性。其屈光指数1.43,随吸水率而改变。

优点:耐高温,可高温加热消毒,化学稳定性好,韧性好,不易折断,可折叠或脱水植入,吸水后恢复软性,线性长度增加15%。

缺点:因其网状结构,使得眼内组织的代谢产物可进入并沉积于其中,部分蛋白质甚至可与水凝胶材料发生紧密结合,使其透明度降低。

(四) 丙烯酸酯

丙烯酸酯为聚甲基丙烯酸酯的衍生物,是苯乙基丙烯酸酯和苯乙基丙烯酸甲酯的聚合物,其屈光指数1.55。

优点:具有良好的光学通透性和眼内生物相容性。光学部比较薄,易折叠,折叠时控制性好,不易被 YAG 激光损伤。材料本身对晶状体上皮细胞的迁徙有阻止作用,植入术后后发障发生率低。根据聚合物两端连接基团的性质不同,又可分为亲水性和疏水性丙烯酸酯。

三、人工晶状体的构型

人工晶状体主要由光学部和支撑襻两部分组成。根据光学部材料与襻部材料是否一致,可以分为一体式和三体式人工晶状体。

(一) 人工晶状体光学部

硬性人工晶状体的光学部直径一般为5.5~6.5mm,也有7mm 设计的,主要为适应白内障囊外摘除术后囊袋内植入或睫状沟植入;折叠型人工晶状体光学部直径一般为5.5~6.5mm。

光学部的表面形态有很多种,多为双凸,也有平凸、凹凸等形状。从光学角度上考虑,双凸型人工晶状体比较好,相同度数的人工晶状体双凸型质量最轻,光学部中心厚度最薄,周边部分的球面像差较小。

光学部的形状为圆形设计,其边缘设计有圆角、方角及圆-方角。目前已经证实,人工晶状体边缘如果为方角设计,可以防止术后晶状体上皮细胞的迁移,降低后发障的发生率。但由于周边的像差,可能会使患者在术后尤其是暗光线下产生"眩光现象"。如果为圆角设计的周边像差较小,"眩光现象"发生率较低,但由于不利于阻止晶状体上皮细胞的移行,后发障发生率相对较高。因此目前较理想的边缘设计为圆-方形,即前表面边缘为圆形,后表面边缘为方形。

(二) 人工晶状体襻

后房型人工晶状体襻的形状分闭合形(环形、平板式);开放形(J 形、C 形、L 形、S 形等)。襻与光学部之间的夹角为0°、5°、10°等。前房型人工晶状体襻的设计则有三点固定、四点固定、虹膜夹固定等。

第二节 人工晶状体的测量与选择

20 世纪 80 年代初，Sanders、Retztaff、Kraff 等通过逐步回归的方法找出了角膜屈光度、眼轴长度与人工晶状体度数之间的数学关系，即 SRK 公式：P = A-2.5L-0.9K。P 为预计的人工晶状体的屈光度；A 为人工晶状体常数；L 为眼轴长度；K 是角膜屈光度的平均值。通过这个公式我们可以看出人工晶状体度数主要与眼轴长度和角膜曲率等有关。近年来患者对术后视力的要求越来越高，这就需要更加准确的生物测量工具及公式进行计算。对眼轴过长或过短的患者，其人工晶状体度数的公式计算应更加重视前房深度、人工晶状体眼内有效位置对术后屈光度的影响。生物测量的方法在传统的超声测量的基础上又有了光学测量的新方法，如光学相干生物测量仪（IOL Master），具有无接触、测量准确的优点，特别是对于硅油眼或进行过角膜屈光手术的患者，能够通过计算公式的修正及更精准的测量得到更为准确的人工晶状体度数。但光学相干生物测量仪测量时会受到屈光间质通透程度的影响，例如完全成熟的白内障仍然需要通过传统方法进行测量计算。

一、眼轴长度的测量

眼轴长度是指从角膜顶点到黄斑的距离，当眼轴测量误差 1mm 时，人工晶状体度数的误差可达 2.5D。

测量眼轴的方法有光学方法和超声方法。光学方法测量精度高，并且结果更接近实际光学径路。缺点是设备相对昂贵，此外成熟期的白内障对光线传导有阻挡的影响，因此使该方法在基层眼科会受到一定的限制。

目前普遍采用的超声生物测量方法是 A 型超声，频率为 7.5~10MHz，测量精度可达 0.1mm。

一些仪器有眼球模式选择功能，如正常眼、高密度白内障、无晶状体眼、人工晶状体眼等，应根据患者的具体情况进行选择。一般 III 级以下核的白内障都可以采用正常眼模式。一般采用自动模式测量，其精度高于手动模式。当探头从正确的位置和方向接触到角膜时，仪器会发出提示音，随即冻结波形，显示测量结果。

测量前先对角膜进行表面麻醉，常用的表面麻醉剂为爱尔卡因。对探头进行消毒后嘱患者睁开双眼，受检眼注视探头中心的红灯，将探头轻轻的垂直接触到眼球。此时注意不要施加压力造成角膜塌陷，这样会使测量的眼轴长度结果比正常值小；若用于分开眼睑的手指过分挤压眼球两侧，则会使所测的眼轴变长。在自动测量模式下若探头位置合适，仪器发出提示音后即显示测量结果。一般需重复测量 3~5 次，并将明显不合理的结果删除，以减少测量误差。

测量时若探头位置或方向不合适，可能得不到满意的波形，可略微改变探头的方向，若仍不理想，则重新测量，切忌在角膜上来回移动。若角膜比较干燥，不易测出结果，可嘱患者瞬目，使角膜湿润，一定不要用力压迫眼球。测量完成后应该给受检眼滴 1~2 滴抗生素滴眼液，并嘱患者不要揉眼，以免损伤角膜上皮。

二、角膜屈光度的测量

角膜是眼屈光系统中最重要的光折射面，角膜的屈光指数为 1.3371，角膜前表面曲率半径为 7.7mm，后表面曲率半径为 6.6~6.8mm，整个角膜屈光力为+40.38D。目前角膜屈光度多用角膜曲率计获得。它可直接测量角膜视轴中央 3mm 范围的屈光力，通常选取最大和最小屈光度径线上屈光度的平均值为角膜屈光力。

三、人工晶状体的选择

（一）计算公式的选择

前面已经提到 SRK 公式，它适用于正视眼患者，对于有高度近视或远视的患者，用 SRK 公式计算并不准确。为此 Sander 等改良了 SRK 公式，即 SRK II 公式：P = A1-2.5L-0.9K。若 L<20，A1 = A+3；若 20≤L<21，A1 = A+2；若 21≤L<22，A1 = A+1；若 22≤L≤24.5，A1 = A；若 L>24.5，A1 = A-1。SRK

Ⅱ公式在计算有明显屈光不正眼睛的人工晶状体度数时准确性有了明显提高。

上述公式被称为第一、二代公式。近年来有研究者又提出了一些计算公式,对于眼轴过长或过短的患者,其准确性有了很大提高。它们被称为第三代公式,比较有代表性的有:SRK/T、Hoffer Q、Holladay 1 和 Holladay 2 公式。

(二) 人工晶状体度数的临床选择

采用适合的公式计算出人工晶状体的度数以后,手术医生还应根据患者的年龄、职业需要、生活习惯、既往佩戴眼镜的状况、对侧眼的屈光状态等因素综合考虑来最终决定需要植入的人工晶状体度数。

对于高度近视患者决定术后预留屈光度时,术者应该注意以下情况:不能造成术后远视状态;必须考虑对侧眼,双眼屈光参差应小于 3D;白内障手术对高度近视患者的术后生活可能产生很大影响,要根据患者的生活或工作具体习惯预留术后屈光度数。具体参见第十六章第一节。

高度远视患者其眼轴可能非常短,计算人工晶状体度数时应选用 Hoffer Q 或 Holladay 2 公式,以提高准确性。

(三) 人工晶状体类型的选择

1. 硬质人工晶状体与软性折叠人工晶状体　硬质人工晶状体价格便宜,性能稳定,固定性能可靠。但由于不能折叠手术切口相应需要 5.5 ~ 6.0mm,扩大的手术切口除了增加手术后散光,还会导致手术切口愈合缓慢并增加感染的风险。可折叠人工晶状体切口仅需 3mm 左右,有的甚至只需要 1.5mm 的手术切口,由于切口引起的角膜散光极小,切口愈合快,近年来得到较快发展。

2. 单焦点、双焦点、多焦点和可调节人工晶状体　单焦点人工晶状体只有一个焦点,当看远清晰时看近模糊,需要配花镜解决看近问题。双焦点人工晶状体主要有两个焦点,可以将光线分别分配在看远看近的焦点上,能够兼具视远和视近的功能,如果计算准确,效果稳定。多焦点人工晶状体可以兼顾远、中、近视力,但因为多焦点人工晶状体产生的分光效应,会存在对比敏感度下降、眩光等缺点,对于夜间驾车的患者有一定影响。可调节人工晶状体是调节状态下利用睫状肌舒缩功能,使囊袋内植入的人工晶状体发生前后位移,产生最接近于生理性调节作用的伪调节力。这类人工晶状体没有多焦点人工晶状体的分光作用,但产生的调节力有限。

3. 前房型与后房型人工晶状体　现在临床上使用的人工晶状体绝大部分是后房型人工晶状体,因为将人工晶状体植入囊袋内,更符合眼的解剖结构及生理功能,并发症最少。但在晶状体脱位、后囊破裂等特殊情况下,无法植入后房型人工晶状体。前房型人工晶状体又分为前房角固定型和虹膜固定型。现在前房型人工晶状体的设计及制作工艺明显改进,并发症显著减少,但其固定位置决定了还是有角膜及虹膜并发症的风险,因此尽量避免使用。

4. 球面及非球面人工晶状体　正常情况下角膜是正球面像差而晶状体是负球面像差,球面人工晶状体植入后可以增加球面像差。零球差或负球差人工晶状体植入不增加球面像差,当瞳孔较大时视物会更清晰,提高成像质量。

5. 特殊类型的人工晶状体　如悬吊型人工晶状体适用于囊膜缺失需缝合固定的患者;带虹膜隔人工晶状体适用于无虹膜白内障患者;肝素表面处理人工晶状体适用于虹膜炎及糖尿病患者;微切口人工晶状体用于切口小于 2mm 的白内障患者;散光矫正人工晶状体适用于术前有角膜散光的白内障患者。

第三节　黏弹剂的应用

一、黏弹剂的种类和生物学特性

目前眼科应用的黏弹剂种类繁多,但基本成分为:透明质酸钠(sodium hyaluronate,NAHA)、硫酸软骨素(chondroitin sulfate,CDS)、甲基纤维素(methyl-cellulose,HPMC)。

1. 透明质酸钠　是大分子多糖聚合物,不具有抗原性,因此不会使机体致敏;无热原性,不引起异物反应;无色透明,不被组织代谢;理化性质稳定;高度黏性及弹性;极好的可塑性,是维持手术空间和保障器械(包括人工晶状体)能够在眼内自由活动的理想材料。

2. 硫酸软骨素　属黏多糖物质，每个分子的亚单位含有 1 个巯基和 2 个负电荷，负电荷增加了 CDS 黏附于带有正电荷的人工晶状体表面的能力，因此减少了人工晶状体静电干扰所导致的角膜内皮损伤。因其易涂覆于角膜内皮，手术结束时清除困难，容易造成残留而引起术后眼压暂时性升高。

3. 甲基纤维素　是一种与葡萄糖有关的大分子聚合物，化学性质稳定；对角膜细胞无毒性作用；术后易引起短期内的眼压升高；可塑性差，在手术剪切率范围内表现为黏性；价格低廉。

4. 混合制剂　Duo Visc 黏弹剂组合由透明质酸钠（Pro Visc）和硫酸软骨素（Viscoat）组成。Pro Visc 具有内聚性，Viscoat 具有弥散性，组合使用可以满足手术中对黏弹剂的不同需要，既维持了手术需要的前房深度，又可以在术中保护角膜内皮。

二、黏弹剂在白内障手术中的作用

（一）保护角膜内皮

弥散性强的黏弹剂可以在角膜内皮表面形成一层保护膜，减少角膜内皮受超声乳化的冲击，避免内皮细胞与手术器械、人工晶状体、灌注液等直接接触。

（二）维持前房深度

黏弹剂的黏度比房水高 5 万倍，注入前房后不易外溢，能够维持有效的前房深度。白内障手术中撕囊、超声乳化都需要有比较深的前房，囊袋内植入人工晶状体时也需要用黏弹剂填充囊袋使之开放成一个足够的空间以使人工晶状体植入时不损伤眼内组织。

（三）软性手术器械

在白内障手术过程中，黏弹性物质可以作为特殊的"手术器械"用于移动或推动眼内组织。例如，在囊外手术娩核的过程中，将黏弹剂自上方的前囊孔缘向下注入在晶状体核的后方，用黏弹剂的力量使晶状体核脱出囊袋进入前房；使脱出切口的虹膜组织还纳复位到眼内；房角分离；使人工晶状体进入囊袋等。

（四）润滑剂作用

在囊外手术娩核过程中或植入人工晶状体时，黏弹剂的润滑作用使手术器械和人工晶状体能顺利进出眼内，避免眼组织受到机械损伤。

（五）协助散瞳维持瞳孔散大

前房内黏弹剂的散瞳作用一方面是由于维持眼压在一定水平，使瞳孔散大，另一方面是由于避免了手术器械与虹膜的接触，从而减少了由于刺激而引起的缩瞳效应。

（六）止血作用

术中如果发生前房积血，在出血处注入黏弹剂可起到压迫止血作用，同时还可使出血局限在某一范围内，被黏弹剂包绕的积血也较易清除。

（施玉英　董喆　卢建民）

第十二章 人工晶状体植入术

第一节 后房型人工晶状体植入术

自 20 世纪 80 年代开始,后房型人工晶状体在白内障手术中的使用越来越广泛。根据植入部位不同,可分为囊袋内固定和睫状沟固定。

一、囊袋内固定

1. 切口 白内障摘除后,若植入硬性人工晶状体,需做与人工晶状体光学部直径相应大小的巩膜隧道切口或角膜切口。应注意做巩膜隧道切口时,隧道不宜过长,否则会在植入人工晶状体时对光学部产生压力,使下襻上翘而难以进入囊袋内。

2. 注入黏弹剂 在确定没有后囊膜破裂和晶状体悬韧带断裂后,向前房和囊袋内注入黏弹剂,保护角膜内皮,同时使囊袋撑开,前后囊分开。

3. 植入人工晶状体下襻 首先确定人工晶状体的正反面,之后用人工晶状体植入镊纵向夹住光学部的上方,使人工晶状体下襻经切口进入前房,然后将下襻送入 6 点位晶状体前囊下。

4. 植入人工晶状体光学部 如果瞳孔较大,光学部会在下襻进入囊袋后自动进入;如果瞳孔较小,则需要此步操作,可用人工晶状体调位钩轻推人工晶状体光学部边缘,使其完全进入囊袋内。

5. 植入上襻 对于 J 形襻人工晶状体,可用人工晶状体植入镊夹住上襻的顶端,经切口进入前房内,在上襻超越瞳孔上缘及上方前囊的边缘时稍向后轻压,并松镊子,让上襻通过自身的弹性弹入上方囊袋内。此步切忌用力过大,若光学部上缘越过了 3 ~ 9 点的中线,会导致晶状体悬韧带断裂。此即 Finley 规则(人工晶状体植入时不可推光学部上缘超越 3 ~ 9 点连线)。对于 C 形襻人工晶状体,使用旋转的方法更安全且容易。用人工晶状体定位钩顶住上襻与光学部衔接的位置,顺时针旋转,上襻即能被转入囊袋内。

6. 调整人工晶状体位置 如前囊孔连续、完整且人工晶状体已植入囊袋内,一般不需要调整位置。若连续撕囊不完整或吸出黏弹剂后人工晶状体有偏位,应用调位钩调整位置。

7. 吸出黏弹剂 若行超声乳化手术,可应用 I/A 注吸头吸除黏弹剂;若行小切口囊外摘除,可用冲洗针头以 BSS 液冲洗。超声乳化仪中的注吸系统压力比较稳定,可以更好地维持稳定的前房深度。为吸除人工晶状体后黏弹剂,预防囊袋阻滞综合征,可在调位钩的帮助下将注吸头伸到人工晶状体后吸除黏弹剂,此时应注意注吸孔一定向上且不要将人工晶状体襻滑出囊袋。

8. 缩瞳 连续完整的环形撕囊一般不需要处理瞳孔,若撕囊过大、撕偏、装入多焦点或可调节人工晶状体时则可用卡米可林或毛果芸香碱注入前房,待瞳孔缩小后用眼内灌注液置换出缩瞳剂。

二、睫状沟固定

当后囊破裂较大,则不能将人工晶状体植入囊袋内。但如果前囊孔连续完整时,可考虑将人工晶状体植入虹膜与前囊之间,即睫状沟固定。

1. 注入黏弹剂　将黏弹剂注入前房及虹膜与前囊之间。

2. 植入下襻及光学部　用植入镊夹持人工晶状体光学部,把下襻及光学部送入前房,下襻直接送入虹膜和前囊之间。一定确保下襻位于前囊前,若植入在囊袋内则人工晶状体可能会通过破裂的后囊孔掉入玻璃体。

3. 植入上襻　方法与囊袋内植入相同,只是将上襻植入睫状沟内,即前囊前。

4. 调整位置、缩瞳　将人工晶状体光学部调整到瞳孔中央,若有玻璃体脱出,则应先切除前部玻璃体后再调整人工晶状体,缩瞳,清除黏弹剂。

三、小切口可折叠人工晶状体植入术

随着白内障超声乳化器械和手术技术的不断改进,人工晶状体材料、设计和制作工艺的不断完善,白内障手术的切口已经从角膜缘大切口,向多平面的小切口转变。其手术切口小,不用缝合,切口自闭,缩短了手术时间,减少了手术源性角膜散光,术后视力提高快。

1. 推注器植入法　在囊袋及前房内注入黏弹剂,将人工晶状体装入推注器内,旋转推注器,使人工晶状体自动卷曲在植入管内,经小切口将植入管斜面向下插入前房,缓慢旋动推注器,将植入管内折叠的人工晶状体推入囊袋内,人工晶状体可自行打开,随后慢慢退出植入管。植入管不能向下方伸入太多,若其已接触后囊膜,再将折叠人工晶状体推出时可能引起后囊过度伸展而导致破裂,或引起晶状体悬韧带的断裂。

2. 折叠镊植入法　在囊袋及前房内注入黏弹剂。将人工晶状体放入特定的折叠镊卡槽内,将可折叠人工晶状体对折,然后用植入镊夹住折叠状态的人工晶状体。将折叠镊和人工晶状体送入前房,并调整角度使晶状体的下襻进入囊袋内,然后将折叠缘转向上方,轻轻放开植入镊,待人工晶状体慢慢打开后,用调位钩将上襻旋入囊袋内。

第二节　前房型人工晶状体植入术

早期的前房型人工晶状体由于并发症多曾一度被淘汰,但新型弹性开放襻前房型人工晶状体(图12-2-1)问世后,为某些特殊情况下,如后囊膜缺乏的患者提供了矫正视力的方法。

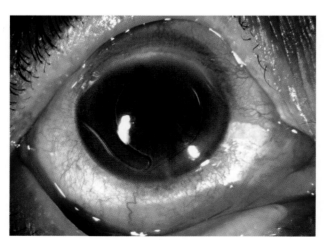

图 12-2-1　前房型人工晶状体

一、前房型人工晶状体优缺点

1. 优点　①适用于各种白内障术后无晶状体眼的视力矫正;②人工晶状体的固定不依赖晶状体囊膜的完整;③术后可以散瞳;④手术操作简单,技巧容易掌握。

2. 缺点　①人工晶状体:大小必须合适,过小会使人工晶状体在前房内旋转,损伤角膜内皮,导致角膜失代偿;过大则与前房角持续接触,损伤房角组织,导致继发青光眼和虹膜炎;②瞳孔阻滞:易发生虹膜与人工晶状体粘连,引起瞳孔阻滞性青光眼;③出血:术中、术后前房积血;④像差大:距眼球光学结点远,存在一定的物像差。

二、适应证与禁忌证

1. 适应证　①后囊破裂孔大且前囊孔不完整;②晶状体脱位,悬韧带离断范围大;③白内障囊内摘

除术后;④房角无病变者。

2. 禁忌证　①浅前房、房角异常、虹膜周边前粘连;②青光眼、虹膜新生血管;③角膜内皮异常或失代偿者;④活动期葡萄膜炎。

三、手术步骤

1. 术前缩瞳,2%毛果芸香碱滴眼液间隔5分钟1次,连续3次滴眼。

2. 做巩膜隧道切口或最陡径线的透明角膜切口。

3. 前房内注入黏弹剂,如有瞳孔上移可作瞳孔缘剪开,使视轴区保持透明。

4. 以人工晶状体镊夹持光学部将下襻插入对侧房角,并将上襻送入前房并下压,上襻进入房角。

5. 用人工晶状体调位钩调整人工晶状体位置,同时观察瞳孔是否正圆,如有切迹应观察人工晶状体襻脚是否牵拉虹膜周边部,继续调整人工晶状体

使瞳孔正圆,并使襻脚确实固定在前房角。

6. 做虹膜周边切除,吸除黏弹剂,关闭切口。

四、注意事项

1. 维持前房深度是手术顺利的保证。浅前房下操作非常危险,容易发生虹膜根部离断、前房积血,使手术难以进行,并且容易损伤角膜内皮细胞。所以术中应注入足量的黏弹剂保证前房操作空间。

2. 手术结束前应做虹膜周边切除,否则容易发生瞳孔阻滞,引起继发性青光眼。

3. 术中注意瞳孔形状,要将前房型人工晶状体四个襻脚正确的固定在前房角,避免推压周边部虹膜阻塞房角,术后形成慢性虹膜周边前粘连而继发青光眼。

4. 调整人工晶状体位置时,用人工晶状体定位钩使襻脚离开房角做小范围转动,避免人工晶状体襻脚在房角滑动损伤房角结构和虹膜。

第三节　二期人工晶状体植入术

二期人工晶状体植入术是指由于各种原因没有在白内障摘除的同期植入人工晶状体,需要一定时间后另行植入人工晶状体的手术。一般在病情稳定3个月,炎症反应停止后可以行二期人工晶状体植入。对于单眼无晶状体患者,人工晶状态植入有利于矫正双眼屈光参差及形成双眼视功能。

一、适应证及禁忌证

(一) 适应证

1. 白内障术后无晶状体眼,尤其是不能用其他方法矫正的单眼无晶状体眼。

2. 病情稳定3个月以上。

3. 角膜内皮计数及形态正常范围,无严重病变。

(二) 禁忌证

1. 角膜内皮计数低于 $1000/mm^2$。

2. 慢性葡萄膜炎。

3. 合并青光眼,眼压不能药物控制。

4. 合并严重眼底病变,尤其是黄斑囊样水肿、玻璃体增殖牵拉等病变。

二、有晶状体后囊支撑的二期后房型人工晶状体植入术

过去曾行白内障囊外摘除术,有完整的后囊膜或存留部分后囊膜。术前应注意两方面情况:首先应散瞳检查,确定在某一径线有足够固定人工晶状体襻的位置;另一方面是人工晶状体的选择,如果后囊缺损较大,应选择襻为聚甲基丙烯酸甲酯材料的硬性或可折叠人工晶状体,如果后囊完整可以选择各种类型的人工晶状体,要求晶状体襻总长度≥12mm。

(一) 手术步骤

1. 硬性人工晶状体可选用巩膜隧道切口,折叠人工晶状体选用透明角膜切口,切口位置选择在方便分离粘连或角膜最陡径线上以减轻术前散光方便手术操作。前房内注入黏弹剂,分离虹膜后粘连。

2. 有后囊混浊可撕除或剪除中央后囊膜,保证视轴中央透亮区有约直径4mm的范围。

3. 注入黏弹剂,将人工晶状体植入睫状沟内,吸除黏弹剂,检查切口闭合情况。

（二）注意事项

1. 术后最常见的问题是人工晶状体偏位，最重要的原因是虹膜后粘连分离不充分，尤其是人工晶状体襻固定位置处的粘连，一定要使两襻在同一径线上。如分离困难，可用囊膜剪小心剪开粘连。位于切口下方的粘连，可先做一个虹膜周边切除，自切除孔注入黏弹剂再用剪刀剪开粘连。在准备固定人工晶状体襻的象限应仔细分离到睫状沟，其他部位要分离出大于光学部的空间，这样才能保证人工晶状体的居中固定，防止术后人工晶状体嵌顿或偏位。一定要借助黏弹剂软推压分离出空间并配合剪刀的锐性分离，对于粘连紧密部位尽量减少大面积的钝性撕裂，以免术后发生严重的炎症反应。

2. 术中有玻璃体脱出，可用囊膜剪或前部玻璃体切割设备切除切口和前房内的玻璃体。关闭切口前使用缩瞳剂缩瞳，检查瞳孔及前房形成情况。如有瞳孔不圆、瞳孔缘切迹则提示玻璃体嵌顿切口，需要进一步进行脱出的玻璃体疝的处理。

三、无晶状体后囊支撑的二期人工晶状体植入术

无晶状体后囊支撑的二期人工晶状体植入术主要分为前房型人工晶状体植入术，后房型人工晶状体缝合固定术和虹膜固定型人工晶状体植入术。

（一）后房型人工晶状体缝合固定术

后房型人工晶状体缝合固定术接近晶状体原位，对角膜及房角结构影响小，远期并发症低于前房固定型人工晶状体，是目前使用较多的方法。但手术操作相对复杂，缝线穿过睫状沟时有出血的可能。

1. 术前准备　除常规术前准备以外，还要做以下准备：

（1）缝线：缝合固定人工晶状体的缝线是10-0聚丙烯缝线，临床常用的有一直一弯、双直针、双弯针。聚丙烯缝线不被降解，而10-0尼龙缝线长期在眼内会发生生物降解。

（2）人工晶状体：有专门供缝合使用的人工晶状体，其襻的两端带有供缝合用的孔，如CZ70BD和CZ70BU后房型悬吊人工晶状体，前者总长度是12.5mm，后者总长度13.5mm。此外还有虹膜型人工晶状体可用于缝合固定如67G及67F型，前者全长12.5mm，后者13.5mm。其他各种折叠人工晶状体，如Rayner Superflex（图12-3-1），全长13mm，襻中心呈裂隙状，缝合固定更可靠。

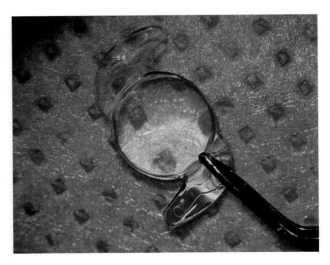

图12-3-1　Rayner Superflex 折叠人工晶状体

2. 手术步骤

（1）做一对巩膜瓣，为方便手术操作，一般将人工晶状体固定在3点、9点方向或为避开血管在2点、8点方向，也可以根据情况放在任意径线，但12点、6点方向因为眼眶影响操作一般不选用。首先在准备固定方向做结膜切开，做一对以角膜缘为基底3mm×3mm 大小的巩膜瓣。

（2）在上方做主切口，如想植入悬吊人工晶状体做巩膜隧道切口，如植入折叠晶状体可选择透明角膜切口。如有玻璃体前移可行前部玻璃体切除，前房内注入黏弹剂。在距角膜缘1.5mm处巩膜瓣下用长直针垂直巩膜刺入眼内，将针在虹膜后水平推进到瞳孔区。另一只手用1ml注射器针头在对侧同样刺入眼内达瞳孔区，看清两针位置后将长直针穿入注射器针头内（图12-3-2），注射器针头退

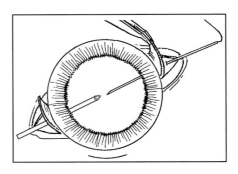

图12-3-2　长直针穿入注射器针头内

出并将长直针引导出眼外并拉出缝线,这样缝线穿过巩膜及睫状沟在穿过瞳孔中心的径线上贯穿眼球。

（3）固定人工晶状体：自上方主切口拉出缝线中部,剪断后分别穿过悬吊人工晶状体缝合孔或折叠人工晶状体襻的裂隙打结,普通人工晶状体在襻膝部打结固定。注意将术者右侧缝线固定于人工晶状体下襻,术者左侧缝线固定于上襻(图12-3-3),通过主切口植入人工晶状体达睫状沟,顺时针旋转并将两侧缝线收紧,调整人工晶状体位置,将缝线在巩膜瓣下缝合一针并自身打结固定,线结埋藏于巩膜瓣下,用10-0尼龙线缝合巩膜瓣及结膜瓣复位,吸除黏弹剂后关闭主切口。

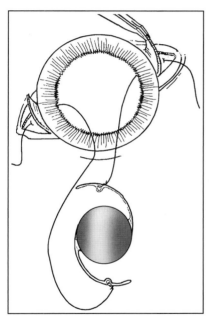

图12-3-3 术者右侧缝线固定于人工晶状体下襻,术者左侧缝线固定于上襻

（4）改良的方法：用1ml注射针头接力的方法可以使进出针位置准确,避免位置偏差引起人工晶状体偏位。如果使用带孔的悬吊人工晶状体或Rayner Superflex人工晶状体可以使用改良的方法,在长直针贯穿眼球后,再距穿刺孔后0.5mm同样反向操作再次贯穿眼球,在主切口内拉出两根缝线剪断,其中一根分别穿过人工晶状体襻缝合孔,并与同侧缝线结扎,但不与悬吊人工晶状体襻结扎,使缝线在固定孔内可以自由滑动(图12-3-4)。将人工晶状体植入眼内后,自1ml注射针头穿刺孔牵拉缝线,并将缝线结扎线头拉出,将缝线结扎于巩膜瓣下,对侧

缝线同样处理(图12-3-5)。这样缝线是穿过悬吊人工晶状体缝合孔固定于巩膜上,眼内没有线结,巩膜缝线结扎后更牢固。

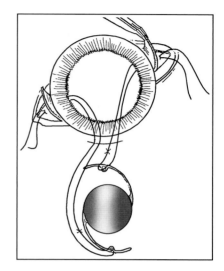

图12-3-4 改良法使缝线在固定孔内可以自由滑动

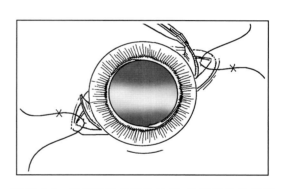

图12-3-5 将缝线结扎线头拉出,将缝线结扎于巩膜瓣下

3. 注意事项

（1）缝线位置一定要准确。保证缝线在穿过瞳孔中心的径线上,缝线结扎松紧适度,否则会出现人工晶状体偏位或倾斜。

（2）缝线一定要埋藏在巩膜瓣下。缝线外露不但引起异物感,而且由于眼内外沟通,容易引起眼内炎。如果将外露缝线拆除,可导致人工晶状体脱位。因此线结处理非常重要。

（3）术中进出针出血,可注入黏弹剂升高眼压止血,少量出血不影响操作。

（4）玻璃体切除术后患者,要插入灌注以便维持眼压,否则容易引起脉络膜脱离,甚至驱逐性脉络膜上腔出血。

（二）前房型人工晶状体植入术

前房型人工晶状体植入术简单易行，方便植入及取出，尤其是新型弹性开放襻前房型人工晶状体，术后并发症较早期前房型人工晶状体明显减少，但严重的远期并发症还是比较高，如角膜内皮失代偿、继发性青光眼等，详见本章第二节。

（三）虹膜固定型人工晶状体植入术

虹膜固定型人工晶状体植入具有前房型人工晶状体操作简单及可逆性，又有不接触房角及角膜内皮的优点，近几年逐渐应用于临床。

（卢建民　施玉英）

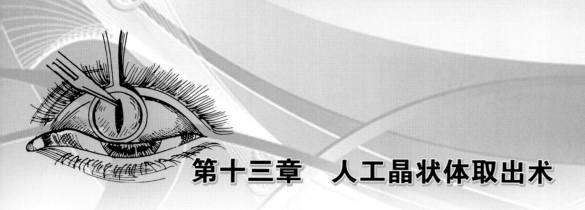

第十三章　人工晶状体取出术

随着患者对视觉质量要求的提高和处理并发症的手术方法水平的提高，人工晶状态取出或置换手术的几率较前有所增高。

第一节　人工晶状体取出的原因

（一）严重人工晶状体脱位

如果白内障手术中的前囊孔不是环形居中，尤其是开罐式截囊者，当后囊膜在乳化核或吸取皮质的过程中出现破裂后，无论破裂孔的大小，都可能造成所植入人工晶状体位置发生偏位或脱位。轻度人工晶状体偏位，如果没有严重影响视力，可以定期观察。当人工晶状体偏位造成较大屈光不正，可以进行手术调位或复位。但当人工晶状体发生脱位或因脱位引起眼部其他并发症，则要根据视力及眼内组织受影响的程度，决定人工晶状体取出与否。人工晶状体取出需要谨慎，在分离人工晶状体与邻近组织的粘连时容易造成二次损伤，加重玻璃体牵拉对眼底组织的损伤。

（二）人工晶状体损伤或伴有严重并发症

1. 人工晶状体损伤　常见的有人工晶状体断襻或光学部严重裂开。如在术中发现应即刻更换新的人工晶状体，如术后发现应根据对视力影响及人工晶状体偏位情况决定手术与否。此外，激光后囊膜切开过程中也可能损伤人工晶状体，特别是在给配合欠佳的儿童或伴有眼球震颤的患者进行激光治疗时容易发生。儿童的后囊混浊机化一般比较致密，需要较大的能量进行后囊膜切开，当激光能量较大且对焦不准时容易损伤人工晶状体（图13-1-1）。严重损伤且需要处理后发障时可联合行人工晶状体置换术。

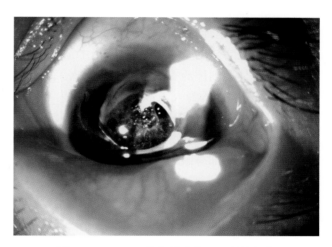

图 13-1-1　YAG 激光导致人工晶状体损伤

2. 人工晶状体接触角膜内皮角膜失代偿　一旦检查发现人工晶状体接触角膜内皮引起损伤（图13-1-2）甚至角膜内皮失代偿者，应尽快处理。根据具体情况进行人工晶状体复位或取出。

3. 严重持久的炎症反应　引起炎症反应的因素很多，必须确认为人工晶状体引起的炎症反应才能考虑取出人工晶状体，否则手术刺激只能加重炎症反应。由于现在人工晶状体从材料生物稳定相容性到生产工艺及消毒灭菌，都较前有了极大提高，单纯由人工晶状体引起的严重炎症已很少发生。而长期炎症反应可以使局部产生大量机化包裹，人工晶状体与周围组织粘连紧密，取出人工晶状体操作困

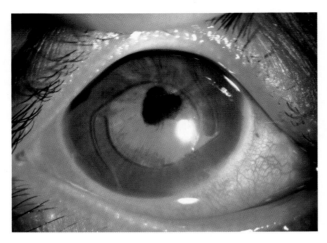

图 13-1-2　前房人工晶状体导致角膜内皮损伤

难,且因为要分离大量粘连极易加重炎症反应。所以对人工晶状体的取出应极为慎重。

人工晶状体植入术后眼内炎　很多眼内炎是细菌或真菌导致的,发展迅速,在手术后很短时间内即出现角膜严重水肿、前房积脓、及玻璃体内大量脓性渗出,眼底情况只能通过超声波检查了解。感染波及玻璃体的患者应考虑玻璃体切除手术清除病灶,并联合玻璃体腔内注药控制感染。对于人工晶状体取出与否,有学者认为人工晶状体在囊袋内与前囊粘贴,周边囊袋内容易滞留一些细菌,因此最好的方式是将其取出,充分切除残留的晶状体囊,彻底清除所有炎症病灶。部分眼内炎患者经积极治疗可以治愈,但仍有部分患者眼球丧失视功能功能、眼组织萎缩甚至需要进行眼球摘除。早期诊断及时治疗和眼内感染性炎症的预后关系紧密。

（三）人工晶状体度数计算错误

人工晶状体植入术后能否取得很好效果,除了手术技巧以外,还有很重要一点就是手术前要很好地测量眼轴长度、前房深度、角膜曲率。减少参数误差,可以获得尽可能准确的人工晶状体植入度数。

1. 计算误差　以往很多基层医院没有配备测量人工晶状体度数的仪器,根据病史及以前的戴镜史推测准备装的人工晶状体度数,用 1.25D 人工晶状体解决 1.0D 眼镜进行推测,造成术后屈光状态严重偏离。此时,需要取出人工晶状体并同时置换一枚度数合适的人工晶状体。随着人工晶状体计算方法的不断改进,由于计算误差导致的术后大的屈光误差已不多见,但在高度近视患者由于后巩膜葡萄肿等引起的计算误差仍有发生,当术前按正视眼预留度数时,这类患者容易产生术后远视,造成极度不适应。随着检查设备和计算公式的不断发展修正,人工晶状体的度数计算已经越来越准确了,尤其是对于 LASIK 手术后的白内障患者,修正公式的使用一定程度上降低了术后的屈光偏差。

2. 屈光参差　双眼高度近视患者进行单眼白内障手术时,应考虑双眼术后屈光协调问题。正常情况下,双眼屈光参差在 3D 以内是可以接受的,因此术后预留度数应该参考对侧眼的屈光状态。这种情况下,应该和患者充分沟通后决定预留方案。白内障手术后较大的屈光参差,可以考虑光学矫正的方法,如佩戴角膜接触镜,必要时再考虑角膜屈光手术。

（四）其他

1. 人工晶状体混浊　一般立刻发生在手术后或 6 个月以上,各种材料人工晶状体混浊均有报道。患者发生进行性视力下降、眩光等症状,裂隙灯检查可见人工晶状体发生均匀的乳白色混浊（图 13-1-3）,实验室检查表明混浊是大量钙质沉着引起。该现象与人工晶状体的材料有一定关系,随着材料的完善,现在已经极为少见。

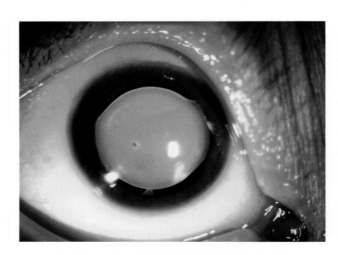

图 13-1-3　人工晶状体发生均匀的乳白色混浊

2. 视觉障碍　少部分植入多焦点人工晶状体的患者,术后出现强烈的眩光、眩晕,对于长期不能缓解者,可以考虑更换人工晶状体。

第二节　人工晶状体取出的手术方法

取出人工晶状体术前应对患者眼部情况仔细分析,根据人工晶状体的性质决定切口的大小。

1. 硬性人工晶状体取出　做 6mm 巩膜隧道切口,注入黏弹剂于人工晶状体前后,分离人工晶状体与囊膜及周围粘连。如果前囊孔较小,可用剪刀剪开前囊孔,对粘连紧密的虹膜组织多采用锐性分离,将人工晶状体小心旋转到前房取出。如果粘连严重可剪断襻,将光学部取出再取出人工晶状体襻,如太困难可不取出。

2. 折叠性人工晶状体取出　采用 4mm 小切口,同样方法将人工晶状体转入前房内,用剪刀在辅助钩的配合下将人工晶状体光学部剪成两半,可以自小切口一半一半取出。后囊完整可以再植入人工晶状体,有后囊破裂玻璃体脱出者,可用纤维剪剪除切口处玻璃体或做前部玻璃体切除,将人工晶状体植入睫状沟内。术中尽量减少虹膜损伤及大范围分离,否则容易引起术后严重的炎症反应。

3. 注意点　手术开始前尽量搞清楚前一次手术的术式,人工晶状体有没有缝合,晶状体后囊是否完整,手术眼的屈光状态。

如果人工晶状体曾被缝合,一般是襻被缝合到巩膜上,可先试行缝线拆除,然后慢慢转动人工晶状体。如能转动按前法取出,如不能活动可剪断襻和光学部的连接,只取出光学部。

在取出人工晶状体时要注意不要破坏原来完整的后囊;如果人工晶状体在睫状沟,晶状体后囊已经破裂,取出时不要扩大原来的后囊破孔,以防不能再植入人工晶状体。

手术眼原有的屈光状态也是很重要的。如果是高度近视眼,多一次内眼手术就多一分风险。

因此,为避免更大的手术风险,在手术前一定要仔细检查手术眼,除考虑手术的难易度,还要仔细地预测手术后能否提高视力及取出与置换人工晶状体的必要性。

（施玉英　卢建民）

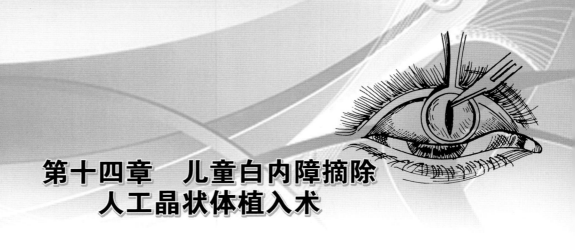

第十四章　儿童白内障摘除人工晶状体植入术

儿童白内障远较成人白内障复杂,由于婴幼儿处于视觉及眼球发育的关键期,白内障造成的形觉剥夺以及手术后屈光不正、屈光参差以及双眼视觉发育不良引起的弱视治疗非常棘手。此外,儿童眼组织未完全发育,白内障手术术中术后容易发生很多严重并发症,由于儿童检查治疗配合困难,这些都使儿童白内障治疗更加复杂困难。

第一节　儿童眼解剖生理特点

1. 眼球的发育基本在 3 岁完成,在 2 岁以内发育最为显著。眼轴出生时为 17mm,2 岁时为 22mm,成人为 23.5mm。角膜曲率出生时 47～51D,2 岁降低到 43.5D。正常儿童眼轴不断增长,同时角膜及晶状体曲率逐渐降低,屈光状态不断变化。白内障手术后正常晶状体的变化被去除,术后出现明显的近视漂移,同时手术对眼球发育的影响,植入人工晶状体后很难准确获得一个连续而准确的屈光矫正。

2. 眼的固视功能在出生后 3 个月内完成,如果在 3 个月内形觉剥夺影响固视发育,患儿可出现眼球震颤。

3. 儿童血-房水屏障发育不完全,组织反应性高,术后容易出现炎症反应,形成各种粘连,产生人工晶状体嵌顿、瞳孔膜闭、后发障和继发性青光眼等各种并发症。

4. 儿童晶状体上皮细胞增殖能力强,6 岁以下儿童后发障发生率可达 100%。

5. 儿童眼球壁较软,术中容易出现塌陷,切口闭合不如成年人。

6. 儿童瞳孔不易散大,玻璃体成形弹性强,术中不易形成深前房,容易玻璃体脱出与切口粘连。

7. 儿童囊膜弹性大,撕囊容易向周边撕裂。

第二节　手　术　时　机

由于儿童眼球发育的特点,年龄越小手术出现并发症的机会越大,但对弱视治疗越有利;年龄越大出现手术并发症的机会越小,但对弱视治疗越不利。两者是一对矛盾,所以医生一定要权衡利弊决定手术时机。

1. 双眼全白内障或混浊直径大于 3mm 的致密核性白内障,手术应在 3 个月内完成。

2. 单眼全白内障或混浊直径大于 3mm 致密核性白内障,手术在发现后尽快完成。

3. 由于晶状体摘除手术后的并发症及患儿配合弱视治疗的能力差,手术有加重术后弱视程度的可能,并且使患儿失去了调节能力。因此,对有一定视力的局限性白内障,可以采用复方托吡卡胺散瞳增加瞳孔清亮区以促进视觉发育,随访一段时间后再决定手术时机。

4. 人工晶状体植入　2 岁以后植入人工晶状体会比较安全,但单眼白内障患儿考虑到弱视治疗的需要,可酌情提前植入人工晶状体。

第三节　儿童白内障手术技巧

1. 切口的制作　可选择巩膜隧道切口或透明角膜切口。注意隧道不能太短，以免术中虹膜脱出，术后加重炎症反应。手术结束前可用10-0显微缝线缝合切口一针，保证切口密闭并防止术后切口渗漏。

2. 撕囊　儿童囊膜弹性大，容易向周边撕裂，开始不要试图做一个大撕囊孔，一般完成时都比计划撕囊孔大。一个完整的撕囊孔不但对手术安全很重要，也可为二期植入人工晶状体提供一个牢固的襻支撑。前囊有钙化时可用剪刀剪开前囊孔，不整齐的部位可用玻璃体切割头修整。5岁以下根据儿童的配合程度做后囊撕囊，可先向前房内注入黏弹剂，但不要注入太多，使后囊变平即可，后囊向后太多反而给操作带来不便。以1mm注射针头钩开一个三角形小瓣，自此破孔向后囊后玻璃体前界膜前注入黏弹剂，撕囊镊做连续环形撕囊，直径在3～4mm即可。由于后囊菲薄，术中应仔细寻找后囊瓣根部夹持，如果撕囊困难可在玻璃体切割时修剪整齐。

3. 注吸皮质　尽量使用超声乳化注吸系统吸除皮质，因为在术中能维持恒定的眼压，手术时间短，可减少眼压波动引起的血-房水屏障损害；且冲洗量大，能最大限度冲洗残存的晶状体上皮细胞。皮质冲洗干净后，可以将注吸头紧贴前囊膜下吸除晶状体上皮细胞，可见吸除过的晶状体前囊变得更透明，但对切口下很难操作，如果使用双通道注吸系统可以做到全周吸除。

4. 前部玻璃体切除　儿童术后炎症反应重，玻璃体前界膜可以作为晶状体上皮细胞增生的支架，因此行前部玻璃体切除可以明显减少后囊混浊的发生率，形成瞳孔区永久的清亮区。这是近年来防止后囊混浊最重要的措施之一，尤其是对5岁以下儿童术后发生后发障不能配合激光治疗的患儿。切除深度达到后囊后3mm可保证视轴清晰。术毕缩瞳，检查瞳孔无切迹，无玻璃体切口嵌顿。

5. 人工晶状体植入　人工晶状体在眼内存留时间要达到几十年，囊袋内植入最理想，可最大限度减少与眼内敏感组织的接触，减少对眼球刺激，防止虹膜粘连和葡萄膜炎的发生。如后囊孔完整，也可将人工晶状体襻植入囊袋，将光学部放到后囊后，这样可以最大限度防止后囊增生对视轴的影响，但对手术技巧要求高。对后囊孔不完整破裂较大或二期植入者，可将人工晶状体植入睫状沟，借助完整的前囊撕囊边缘支撑人工晶状体襻。

为减少术后的炎症反应，人工晶状体可选择肝素处理或丙烯酸酯折叠人工晶状体。人工晶状体度数的选择应考虑术后近视漂移。术后预留度数可参考下列数值：2～3岁为+2D～+3D；4～5岁为+1D～+2D；6～7岁为0D；8岁以上按成人预留，预留度数应考虑对侧眼屈光状态，尽量减少屈光参差。

6. 双通道微切口手术　利用双手微切口技术的注吸系统完成，具有切口小，前房压力稳定的优点，可以最大限度清除皮质及前囊下上皮细胞。手术步骤：在2点及10点处分别做透明角膜切口1.2mm，前房内注入黏弹剂，用截囊针或专用微切口撕囊镊做连续环形撕囊。一个切口做灌注另一个切口做抽吸，两切口可交换做灌注和抽吸，这样就可以吸取全周皮质及前囊下上皮细胞，做到最大量吸除晶状体上皮细胞。可在一个切口做灌注，另一个切口伸入玻璃体切割头做后囊切开及前玻璃体切除。如需植入人工晶状体可通过1.7mm切口植入微切口人工晶状体，如Acrismart人工晶状体，术后切口不用缝合。

儿童白内障手术最棘手的问题是术后炎症反应及后发障发生率高。手术器械直接损伤及眼压大范围波动可进一步破坏房水屏障，微切口技术减少了虹膜脱出机会，并能保持在眼球密闭状态下手术，眼压可保持稳定，注吸皮质及玻璃体切除时没有注吸短路现象而提高了效率，手术损伤小，可减少手术后炎症反应、术后粘连和后发障等并发症的发生。

第四节　术后弱视的治疗及预后

先天性白内障一般都伴有弱视，而且弱视治疗的好坏，直接关系到患儿是否能恢复最佳视力。儿童白内障术后首先需要做屈光矫正，并通过遮盖及视刺激治疗提高视力。非常重要的一点是家长必须理解弱视治疗的重要性，并积极配合治疗，因为弱视治疗需要较长时间，家长及儿童的密切配合往往起到决定性作用。双眼白内障尽量缩短手术间隔，一般在第一只眼术后一周内完成双眼手术，以免第二只眼弱视加重，术后需要积极治疗弱视。但伴有眼球震颤及小眼球的患儿预后差。

（施玉英　卢建民）

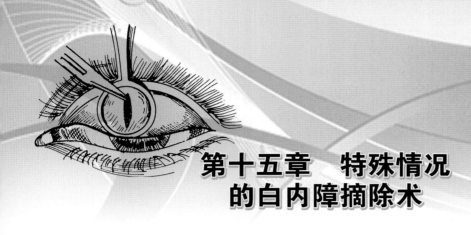

第十五章 特殊情况的白内障摘除术

第一节 高度近视眼的白内障摘除术

高度近视指≥-6D的近视。高度近视患者常伴有眼球的病理性变化,晶状体的混浊通常为核性或后囊下混浊,部分患者晶状体核逐渐演变成棕色或黑色,可伴有悬韧带松弛或离断,手术难度较大。

一、高度近视眼的解剖特点及手术危险性

1. 高度近视眼前房深,晶状体悬韧带松弛或断裂,可伴有晶状体移位,眼轴长、巩膜变薄赤道后扩张形成后巩膜葡萄肿,玻璃体变性收缩对视网膜存在不同程度的牵拉,视网膜周边部可存在各种变性萎缩,甚至裂孔、视网膜脱离,后极部及黄斑区出现视网膜萎缩灶、黄斑裂孔出血。

2. 视网膜脱离发生率高,自然病程中有5%~10%的患者出现视网膜脱离,白内障术中发生后囊膜破裂者视网膜脱离的发生率是后囊膜完整者的4~10倍,包括术后因后囊膜混浊行激光切开的患者。

3. 眼底病变影响视力,术后视力恢复并不理想。

4. 高度近视眼在解剖学及病理学上有特殊性,有较大的暴发性脉络膜上腔出血可能。

由于以上原因,术前仔细查矫正视力、眼底检查,B超、OCT、激光视力等辅助检查对了解眼底结构及功能状态有非常重要意义。

二、高度近视眼的人工晶状体选择

1. 人工晶状体类型的选择 为防止后发障及方便术后眼底检查,建议使用直角方边设计的大光学直径的折叠人工晶状体,光学直径为6mm或6.5mm。

2. 术后屈光度的选择 高度近视眼由于眼轴过长及伴有后巩膜葡萄肿,眼轴测定存在一定困难。患者习惯视近,一般要残留一定的近视度数,另外要根据患者的职业、生活习惯及患者的要求选择合适的预留度数。①双眼手术:预留-0.5~-3.0D;②单眼手术:如对侧眼为高度近视,且通过框架眼镜矫正,则手术眼比对侧眼欠矫3.0D;如对侧眼准备做角膜屈光矫正手术或有晶状体眼人工晶状体植入矫正,或可以佩戴角膜接触镜矫正屈光不正,则手术眼可以预留-0.5~-3.0D;③双眼屈光参差≤3.0D。

3. 植入人工晶状体的必要性

(1) 人工晶状体的屏障作用:人工晶状体植入后可以支撑后囊膜,加强屏障作用,限制高度近视眼液化、变性的玻璃体向前运动,减少玻璃体对视网膜的牵拉,降低视网膜脱离的发生率。术后因后囊混浊需要激光后囊膜切开时,其所提供的屏障作用更明显。因此,在高度近视患者眼中即使植入0°的人工晶状体也是必要的。

(2) 减少后囊膜混浊:近年来使用的直角方边的人工晶状体、晶状体囊袋内植入及人工晶状体和

后囊膜紧密接触及粘连都可明显减少后囊混浊的发生率,减少了术后后囊切开率。

（3）矫正高度近视屈光状态:白内障手术后可以植入低度数或负度数人工晶状体,矫正幅度大,部分不适合 LASIK 手术的患者可以做透明晶状体摘除矫正高度近视,而且预测性较好。

三、手术注意事项

1. 手术方式　可以是白内障囊外摘除术或超声乳化吸除术,除非极硬的晶状体核,一般都可采用超声乳化手术,原因是手术切口小,眼球密闭好,手术损伤小。

2. 手术原则　手术全过程减少眼压波动,减少器械进出眼内,避免对眼内组织的牵拉,力求保持后囊膜的完整性,避免玻璃体脱出。

3. 术中注意点　一般选择表面麻醉,因高度近视有后巩膜葡萄肿,球后麻醉有刺穿眼球的危险。做手术切口应避免加压眼球,选择锋利的手术刀,切口完成后还能保持前房,当前房内注入黏弹剂后前房一直存在,减少前房消失的时间及次数。撕囊孔

要大于正常情况下的直径,可达 6mm 以上,因为一般高度近视眼的悬韧带松弛,植入人工晶状体后前囊口收缩,收缩机化的前囊孔会影响术后各时期的周边眼底检查。水分离要充分,方便手术操作并减少了对悬韧带的牵拉。高度近视眼患者前房比较深,如果晶状体核大且硬,可先将晶状体核转入前房,升高灌注瓶加深前房,在前房内乳化;或压回后房在囊膜前的后房内乳化,这样可以减少对悬韧带的牵拉和深前房下手术的操作困难。高度近视眼前房深,一般不会对角膜内皮增加损伤。将晶状体核转入前房需要一定技巧,首先在黏弹剂的保护下,双手各持一个晶状体定位钩,左手自辅助切口进入前房,右手自主切口进入,并轻推晶状体核向术者的右侧,左手顺势将晶状体定位钩自前囊孔下绕过赤道部托住晶状体核,右手钩在左手钩的引导下进入晶状体后,并作顺时针旋转晶状体核,反复操作将晶状体核转入前房。乳化晶状体核尽量在超声乳化头进入后一次完成,减少前房消失的次数及时间。晶状体皮质清除干净,后囊膜抛光及前囊膜下上皮细胞清除要小心操作,减少后囊膜混浊的发生率。

第二节　葡萄膜炎的并发性白内障摘除术

并发性白内障是葡萄膜炎的常见并发症之一,常有虹膜后粘连、小瞳孔、继发性青光眼以及与葡萄膜炎相关的眼底改变,术后视力不确定,术后炎症容易复发,甚至迁延不愈。

一、术前准备

葡萄膜炎并发白内障患者,术后最常出现的并发症是术后严重的炎症反应以及与此相关的各种并发症。术前有效的炎症控制对于减少术后并发症有重要作用,一般要求葡萄膜炎静止 6 个月后再进行白内障手术,以前房内有无浮游的炎症细胞来判断炎症的控制与否。晶状体源性的葡萄膜炎诊断后应及时进行白内障手术。

1. 眼部检查　除常规检查外应仔细检查眼内炎症反应是否处于活动期、瞳孔粘连的程度和部位、房角关闭情况、有无新生血管以及角膜内皮的计数

和正常细胞百分比,综合评价手术安全性及预后。特别要注意术前患者的眼压,部分患者眼压偏低,术后有长期低眼压,甚至眼球萎缩的可能,一定提前和患者交代好病情。

2. 抗炎治疗　根据葡萄膜炎的类型、病程及炎症控制情况,术前选用局部或全身的糖皮质激素类及非甾体抗炎药物治疗。

二、手术注意事项

1. 手术方式　原则是手术全过程尽可能减少对手术眼组织的刺激。一般选择超声乳化手术,手术切口小,在密闭眼球内手术眼压波动小,晶状体核及皮质清除得更干净,减少术后晶状体源性炎症反应。此外,此类并发性白内障患者多较年轻,晶状体核硬度不高,非常适合超声乳化手术。

2. 小瞳孔处理　很多患者合并虹膜后粘连,甚

至瞳孔闭锁或膜闭（图15-2-1）。瞳孔不能散大，使手术缺乏操作空间，增加了手术难度。术前充分散瞳，术中用黏弹剂针头从可分离部位依靠针头及黏弹剂的软推压作用分离虹膜后粘连。部分患者瞳孔膜闭，尤其是上方虹膜后粘连无法分离，可先做一个虹膜周边切除，自切除孔内注入黏弹剂，边注入边分离粘连。如果瞳孔缘有机化膜，用撕囊镊将机化膜撕除，再用黏弹剂注入，可以将瞳孔扩大到4~5mm。此外也可以通过两个劈核钩分别从主切口及辅助切口进入，分别向周边推拉瞳孔缘扩大瞳孔，注入黏弹剂后可使瞳孔扩大到4mm以上。极端情况下长期炎症造成虹膜组织菲薄且与前囊膜紧密结合在一起，甚至晶状体皮质也部分吸收钙化，根本无法分离，此时可用剪刀将视轴区内3~4mm的菲薄虹膜及前囊膜剪除，暴露手术区。有条件的情况下，可以使用虹膜拉钩将瞳孔机械扩张后进行手术操作。

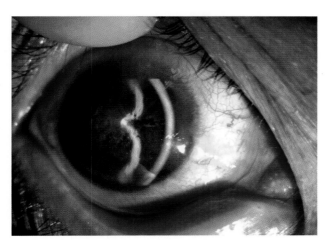

图15-2-1　虹膜炎瞳孔闭锁

3. 撕囊　因为小瞳孔及前囊膜机化增殖而较平常的撕囊困难许多，一般撕囊孔要大于瞳孔直径，即撕囊在虹膜后进行不能看到撕囊边缘。但撕囊时瞳孔出现的切迹可以间接提供撕囊行进的位置，这需要娴熟的撕囊技巧，完整的撕囊对整个手术非常重要。

4. 水分离　水分离要充分，不但利于后续手术操作，而且也方便清除皮质。

5. 清除皮质　吸除皮质要彻底，以免晶状体物质诱发炎症反应，由于瞳孔不能充分散大，影响直视的部位，可用劈核钩机械牵拉开瞳孔缘再检查皮质

存留的情况。

6. 人工晶状体植入　人工晶状体应植入到囊袋内，这样最大限度减少其与虹膜睫状体组织接触。以肝素表面处理和丙烯酸酯折叠人工晶状体的生物相容性较好。尽量避免使用前房型及缝线固定人工晶状体，以免对虹膜及睫状体组织造成的刺激。

三、术后处理

1. 抗炎药物使用　术后局部使用激素及非甾体抗炎药物。炎症反应较重者，在全身情况允许下，可口服激素。用短效散瞳剂活动瞳孔，以免造成瞳孔后粘连及瞳孔阻滞性青光眼的发生。必要时还可以使用免疫抑制剂治疗。

2. 监测眼压　如发生眼压增高需及时用药控制，但避免使用毛果芸香碱和拟前列腺素类药物。如果虹膜后粘连瞳孔闭锁造成眼压升高，可进行Nd:YAG激光虹膜周边切开，周切孔不宜过小，否则很容易发生粘连封闭。一旦瞳孔后粘连不能及时治疗，会造成虹膜膨隆进而形成虹膜前粘连关闭房角，形成顽固性继发性青光眼，治疗会非常棘手。

3. 激光治疗　慢性炎症造成人工晶状体前色素沉着（图15-2-2）影响视力时，可在积极控制炎症的基础上，用Nd:YAG激光做人工晶状体前色素清除（图15-2-3），可在小能量（1~2mJ）下完成，能明显促进吸收，提高视力，但如果炎症不能有效控制，就很容易再次形成色素沉着。

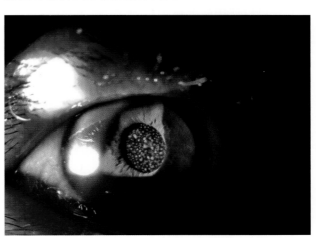

图15-2-2　人工晶状体前色素沉着

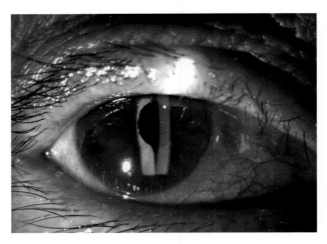

图 15-2-3　人工晶状体前色素激光清除术后

第三节　合并晶状体源性青光眼的白内障摘除术

晶状体源性继发性青光眼可分为老年性白内障膨胀期继发性青光眼、晶状体溶解性青光眼、晶状体异位性青光眼。

一、晶状体膨胀性青光眼

晶状体膨胀性青光眼是由于晶状体膨胀导致瞳孔阻滞、房角关闭引起。其临床表现与原发性急性闭角型青光眼极为相似,患者在有白内障的基础上,突然出现眼痛视力下降,检查可见睫状充血,角膜上皮雾状水肿,前房变浅,瞳孔散大,晶状体膨胀可见水裂,晶状体厚度较对侧眼增加。

治疗:晶状体膨胀性青光眼,发作时间短、眼压较高者可以使用碳酸酐酶抑制剂、高渗剂等药物尽快控制眼压,眼压控制后 48 小时再行手术。如应用最大量药物治疗仍然不能控制眼压,应急诊行白内障超声乳化吸除联合人工晶状体植入术。术中用黏弹剂行房角钝性分离,黏弹剂针头下压周边虹膜并推注黏弹剂机械分离房角粘连,但不要过多过快下压,以免发生虹膜根部离断或出血。通过房角分离可以加深前房,开放由于晶状体原因导致的前房角关闭,绝大部分无须行小梁切除术。急诊手术术后炎症反应会相对较重,需要加强抗炎和散瞳治疗。如果术前病程较长,房角有广泛的虹膜前粘连,应联合小梁切除术。

二、晶状体溶解性青光眼

晶状体溶解性青光眼多在过熟期白内障的基础上发生,是由晶状体蛋白和吞噬细胞阻塞小梁所致,是一种继发性开角型青光眼。老年人高分子量晶状体蛋白经晶状体囊微细裂隙漏出进入前房,激活了吞噬细胞引起炎症反应,两者在小梁沉积阻塞小梁,使眼压升高引起继发性青光眼。本病多见 60 岁以上的老年人,因白内障视力严重减退,突然出现眼痛伴同侧头痛,眼压急剧升高等青光眼急性发作症状。眼压常为 30 ~ 50mmHg,结膜混合充血,角膜水肿,前房可见浮游细胞及白色颗粒状物,房角可见细胞碎屑沉积,晶状体前囊收缩。

治疗:晶状体溶解性青光眼常规采用的处理方法是在用药物降低眼压及抑制炎性反应后,行白内障超声乳化联合人工晶状体植入术,术中进行房角灌洗以清除小梁上的阻塞物质,彻底清除晶状体皮质。因过熟期的晶状体囊膜、悬韧带脆弱增加,并且晶状体核较硬,手术中应注意避免晶状体悬韧带离断及后囊膜破裂的发生。对于手术后眼压顽固升高者,可再行小梁切除术控制眼压。

三、晶状体异位性青光眼

晶状体异位性青光眼可继发于外伤,或为自发性或遗传性疾病。当晶状体向前方移位，既可引起瞳孔阻滞，也将虹膜根部推向前方，使房角闭合，引起眼压升高；当晶状体脱位入玻璃体，由于玻璃体疝也可引起瞳孔阻滞。

遗传性疾病相关的晶状体脱位除眼部表现外，多数合并有肌肉、骨骼系统及心血管系统异常。Marfan 综合征与同型胱氨酸尿症的全身表现相似，均表现为长肢、蛛状肢、皮下脂肪稀少，肌肉发育不良及心血管畸形，但后者尿中可查见同型胱氨酸。Marchesani 综合征的全身表现为肢指粗短，皮下脂肪丰满，肌肉发育良好，心血管系统正常，晶状体呈小球形。自发性晶状体脱位常见于过熟期白内障、

葡萄膜炎、假性囊膜剥脱综合征、睫状体肿瘤、牛眼、眼内炎等疾病引起的晶状体悬韧带损伤。

治疗：晶状体异位性青光眼，晶状体脱入前房者，应尽早手术摘除。晶状体脱入玻璃体内，可行玻璃体切除术联合脱位的晶状体切除。对不全脱位的晶状体，晶状体尚透明、且无明显屈光不正、未引起继发性青光眼者，可观察随诊；如果有瞳孔阻滞的可能性，可行 YAG 激光虹膜周边切除。如晶状体已混浊，可行手术摘除。外伤性晶状体脱位的患者，若还存在引起青光眼发生的其他因素，如房角后退、玻璃体疝等，在手术中应同时做相应的处理，术后才能有效控制眼压。

第四节　抗青光眼术后的白内障摘除术

一、抗青光眼术后并发性白内障的特点

抗青光眼小梁切除术后白内障发病较为常见。患者由于青光眼本身对视功能有不同程度的损伤，眼内结构亦有不同程度的改变，主要表现在：

1. 浅前房。
2. 虹膜后粘连、小瞳孔。
3. 虹膜萎缩、无张力。
4. 晶状体悬韧带脆弱或损伤。
5. 角膜内皮细胞计数减少。
6. 上方滤过泡的存在。
7. 术前存在管状视野等严重的视功能损害。
8. 术后滤过泡功能下降，眼压升高。

二、术前准备

1. 了解青光眼的损害及其他病史　对患者已经或可能存在的视神经损伤、萎缩以及眼底疾患，可以行激光视力、VEP、ERG 等检查，术前给予充分告知。
2. 控制眼压　根据手术前眼压药物控制及视野状况，选择手术方式为单纯白内障超声乳化手术或白内障青光眼联合手术。
3. 眼局部检查　了解滤过泡的位置及功能状态，进行角膜内皮细胞计数及形态分析，检查前房深

度、房角情况及瞳孔形态，结合晶状体核硬度，充分做好术前准备。

三、手术注意事项

1. 切口　透明角膜切口不影响滤过泡，方便手术操作，是最常采用的手术切口。如果需要联合小梁切除术，既可以采用透明角膜切口，再单独行小梁切除术；也可以采用巩膜隧道切口，通过同一切口完成联合手术，但要注意避开原滤过泡。浅前房下做主切口容易刺伤前囊或虹膜，手术刀要锋利。前房极浅时，可先完成侧切口，注入黏弹剂后再完成主切口。
2. 麻醉　表面麻醉是较为理想的方式，不但可减少麻醉并发症，而且可避免球后麻醉后，由于升高的眶内压对已存在青光眼萎缩的视神经发生进一步损害。
3. 小瞳孔处理　长期使用缩瞳剂或青光眼发作等因素，造成虹膜基质萎缩，虹膜张力降低，部分出现虹膜后粘连，散瞳困难，给其后的撕囊及核乳化等步骤带来一系列困难。小瞳孔的处理可参考本章第二节葡萄膜炎的并发性白内障摘除术中的小瞳孔处理。
4. 环形撕囊　使用高质量的黏弹剂，一般使用撕囊镊，便于控制方向，部分患者前房极浅，撕囊镊操作困难，可以使用截囊针完成环形撕囊，或先用囊膜剪做 C 形剪开，联合下方撕囊镊完成撕囊。小瞳

孔撕囊一般做到 5mm 就可以,采用剪切力容易控制方向,并可减少对悬韧带的牵拉。撕囊时注意通过囊膜瓣在瞳孔缘形成的切迹来判断撕囊行进的位置,完整的环形撕囊对后续操作非常重要,可以减少水分离、乳化晶状体核及吸除皮质过程中的并发症,并使人工晶状体植入囊袋内更容易操作。

5. 水分离 充分的水分离使晶状体核容易旋转,吸除皮质也更容易。但水分离时应缓慢均匀,避免囊袋内压力骤然升高造成后囊破裂。操作时可以轻压晶状体核和切口,使注入囊袋内的灌注液及时排出,减少对后囊及悬韧带的压力。也可以采用多点注入的方法,逐渐分离囊袋与皮质的粘连,主切口下方水分离可以自辅助切口注水,方便皮质吸除。

6. 晶状体核的超声乳化 青光眼患者白内障手术的主要困难是因为存在前房浅、悬韧带松弛脆弱、角膜内皮细胞计数少及玻璃体压力高等特点,这些造成晶状体核乳化过程中前房操作空间小,容易发生角膜内皮细胞损伤及后囊膜破裂。浅前房下乳化晶状体核,要求乳化一定要在后房内进行,最好在囊袋内。首先应该提高灌注瓶高度,可以达到 110cm,加深前房,也有利于减少前房涌动的发生。超声乳化针头进入前房后,先用二档吸除晶状体浅表的皮质以加深前房空间,然后雕刻中间核组织,继续加深前房空间。在此过程中减少能量的使用,可以使用高负压低能量爆破模式或脉冲模式,采用劈核技术完成超声乳化。注意进行乳化时一定要在前房中央最深处操作,这样可以最大限度减少角膜及后囊损伤。此外因为虹膜张力差,当偏离中心操作时容易误吸虹膜,虹膜一旦被误吸,疏松的虹膜组织极易反复被吸入超乳针头内,给手术造成困难,除容易发生术中虹膜出血或虹膜根部离断,也增加手术后炎症反应。手术一定要注意每一个环节,避免后囊破裂,否则会给人工晶状体植入及术后眼压控制带来一系列困难。

7. 皮质清除 皮质尽量清除干净,小瞳孔时注意不要吸到虹膜后色素上皮,以免加重术后反应,引起虹膜后粘连。灌注瓶提高可以加深前房,但长时间高灌注压可以使灌注液通过晶状体赤道部进入玻璃体腔,造成后房压力升高及前房逐渐变浅。对于浅前房合并高眼压,还应判断是否有驱逐性脉络膜上腔出血,如果确定没有发生出血,术前又有睫状环阻滞性青光眼病史者,可行后囊切开合并前玻璃体切除。

8. 人工晶状体植入 人工晶状体植入囊袋内,有视野缺损者不宜植入多焦点人工晶状体,因为它可以降低对比敏感度并且不利于术后眼底神经纤维层的定期检查。黏弹剂要彻底清除,避免因黏弹剂存留引起眼压升高。

9. 术后处理 术后应加强抗炎,观察角膜情况,及时处理术后高眼压。

第五节 穿透性角膜移植术后的白内障摘除术

随着穿透性角膜移植术的开展,角膜移植术后白内障的患者也明显增加。穿透性角膜移植术后白内障患者术前病因复杂,无论是超声乳化还是囊外摘除术,在术中都会对角膜内皮细胞造成一定的损伤,内皮细胞损失率为 10% ~ 30%。一般认为手术前角膜内皮细胞计数应大于 $1000/mm^2$,且正常六边形细胞比例不低于 40%,角膜内皮细胞失代偿的临界值为 $500/mm^2$。因此这类手术属于高危手术,术前必须与患者充分沟通并取得患者的理解。

1. 手术时机的把握 一般应该在穿透性角膜移植术后 6 个月以上,眼前节没有活动性炎症反应,免疫排斥反应完全控制的情况下进行手术。核较软的白内障行超声乳化手术损伤小,硬核白内障手术损伤大,更容易发生角膜失代偿,此类患者白内障的手术时间可以适当提前。

2. 手术方式的选择 通常情况下 III 级以下晶状体核可选用超声乳化手术,IV 级以上晶状体核可以选用白内障囊外摘除术,以减少内皮损害。但随着超声乳化技巧及设备的不断完善,手术发生的选择取决于术者对手术技术的掌握程度,所有手术方式均需要术者有娴熟的手术技巧及处理复杂情况的能力,以减少手术并发症的发生。

3. 手术注意事项 术前除了常规使用局部抗生素滴眼液外,术前 3 天局部滴用激素类及 1% 环孢素眼液。对于因各类原因,如角膜散光不规则等,手术眼的角膜曲率无法检测者,可参考对侧健眼或正常眼的角膜曲率值。全角膜植片或直径>8.5mm植片者,切口一般选择巩膜隧道切口;直径<8.5mm植片且有角膜散光者,可以选择透明角膜切口,在最陡径线做切口,但不要损伤角膜植片。使用高分子量黏弹剂,采用软壳技术,充分水分离,以高负压低能量模式手术,尽量减少术中能量的使用。此外尽量采用后房囊袋内超声乳化技术,减少

手术时间,所有操作均要注意保护角膜内皮。硬核白内障如进行囊外摘除术,可以适当扩大切口,娩核时在充足的黏弹剂保护下完成,注意不要使核与角膜内皮接触,术中减少前房塌陷发生。前房角支撑型人工晶状体在眼内的位置更接近角膜内皮,容易导致角膜内皮损伤,诱发角膜免疫排斥反应,尽量避免使用。

第六节　晶状体脱位及半脱位的手术处理

晶状体借助悬韧带固定于正常位置上,悬韧带先天发育不良及外伤、变性等原因可导致晶状体位置异常,晶状体全部或部分脱离称为晶状体脱位或半脱位。先天性晶状体脱位常见于 Marfan 综合征、同型胱氨酸尿症及 Marchesani 综合征。后天性晶状体脱位常见于外伤、慢性葡萄膜炎、假性囊膜剥脱综合征、过熟期白内障、睫状体肿瘤等疾病导致的悬韧带变性和损害。

一、晶状体脱位的治疗原则

晶状体脱位治疗对白内障医生来说是有挑战性的,眼球结构异常及悬韧带发育不良或断裂,容易造成术中玻璃体脱出、晶状体核脱入玻璃体、视网膜脱离、驱逐性脉络膜上腔出血以及人工晶状体固定困难等问题。手术有很大的不确定性,因为术前眼的结构异常、弱视、手术并发症等原因,术后视力提高可能不理想。

(一)晶状体半脱位

1. 晶状体半脱位　如果晶状体透明、无继发青光眼、角膜内皮损伤等并发症,可进行屈光矫正,不急于手术治疗。如果晶状体脱位明显引起严重的晶状体性散光、屈光不正及复视,戴镜不能矫正时可手术治疗。

2. 伴有白内障、继发性青光眼等并发症时应手术治疗。

3. 先天性晶状体脱位　引起弱视或影响弱视治疗可手术治疗。

(二)晶状体全脱位

1. 晶状体脱位于前房　应立即手术摘除。

2. 晶状体脱位于玻璃体腔　为避免晶状体皮

质过敏性眼内炎、继发性青光眼、或视网膜脱离等情况,应密切观察及时行晶状体玻璃体切除手术治疗。

二、白内障超声乳化联合囊袋张力环及折叠人工晶状体植入术

该手术方式适合于轻、中度晶状体半脱位的治疗。囊袋张力环由聚甲基丙烯酸甲酯材料制成,呈 C 形开放环形构型,规格有 10mm、11mm、12mm 直径。囊袋张力环植入后可以撑开囊袋,利用残存的悬韧带稳固囊袋位置,方便手术操作及人工晶状体植入,并减少术中及术后并发症。还有一些特殊设计的一侧或两侧带固定小环的张力环,囊袋内植入张力环后固定小环伸出前囊孔,可用缝线穿过固定小环后固定于睫状沟,使囊袋恢复正位。

1. 切口制作　切口位于晶状体脱位的对侧,以免进出器械扩大脱位程度,也可选择在术者便于操作的方向。悬韧带断裂处如有玻璃体脱出可先行前玻璃体切除。

2. 撕囊　撕囊从远离脱位侧开始,直径 5～6mm。部分患者悬韧带松弛断裂,截囊针或截囊镊不能划开前囊,可以使用锋利的 15°穿刺刀划开前囊,用撕囊镊采用剪切法完成连续环形撕囊。悬韧带断裂部位撕囊困难可用眼内劈核钩住已撕开的前囊孔边缘,辅助完成撕囊。

3. 水分离　要充分缓慢,可使晶状体核脱位于前房,这样可最大限度减少对晶状体囊膜的牵拉。

4. 乳化晶状体核　降低灌注瓶高度,使用低流量低负压及低能量完成核乳化。高灌注压可直接损伤悬韧带,并可通过悬韧带缺损处水化玻璃体。高负压高流量容易吸到松弛的囊袋,造成损伤。乳化

硬核时适当提高负压,采用劈核技术完成核乳化,术中可用劈核钩牵拉脱位侧囊袋口,保持囊袋开放。尤其晶状体核部分乳化后,囊袋容易塌陷,超声乳化头可吸住囊袋扩大悬韧带损伤范围。核乳化过程中前房需保持稳定,减少浪涌现象。注意,在下方晶状体半脱位中,即便是下方晶状体悬韧带不良,仅轻轻向前房灌注,也有可能把转到前房的晶状体核推入玻璃体内。

5. 囊袋张力环植入 晶状体核乳化后囊袋趋于塌陷,注吸皮质困难,此时可植入囊袋张力环,也可以在核乳化及晶状体植入前植入张力环。可以用张力环植入器(图 15-6-1)或镊子植入张力环,如植入带固定小环的张力环,需预先将固定缝线穿过固定小环,将张力环以切线方向旋转植入囊袋内。如需缝线固定,应将固定小环旋转到脱位侧,相应部位做三角形巩膜瓣,黏弹剂注入虹膜与前囊膜之间,将预置缝线自瞳孔缘经脱位侧虹膜下前囊前穿过巩膜在距角膜缘 1.5mm 处板层巩膜下穿出,在植入人工晶状体后拉紧缝线,调整囊袋处于正位打结固定。

6. 皮质吸除 小心注吸皮质,注意勿吸囊膜,避免玻璃体脱出。

7. 人工晶状体植入 注入黏弹剂后植入折叠人工晶状体于囊袋内。如悬韧带断裂扩大,玻璃体脱出,无法植入后房型人工晶状体,可以植入虹膜固定型及前房角支撑型人工晶状体,或睫状沟缝合固定型人工晶状体。

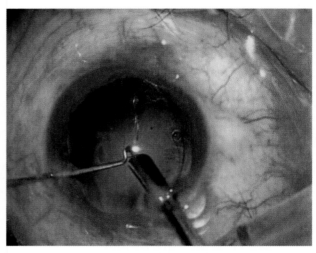

图 15-6-1 囊袋张力环植入

8. 术后处理 常规局部抗炎治疗。术后观察人工晶状体位置,对于部分未作缝合患者可能出现囊袋及人工晶状体偏位倾斜现象,可以等到术后3个月以上行二期张力环缝线固定术,术中用双长针聚丙烯缝线分别穿过张力环上、下方囊袋及巩膜,将张力环缝合固定在巩膜上,并可使囊袋及人工晶状体复位。二期缝合可以减少囊袋撕裂等并发症的发生。

三、晶状体全脱位的手术治疗

晶状体全脱位到玻璃体腔,可以通过玻璃体切除联合眼内超声粉碎的方法去除晶状体。详见玻璃体手术相关章节。

第七节 无虹膜人工晶状体植入术

先天性无虹膜以及外伤所致虹膜部分或全部缺损可引起畏光、炫目、视力及对比敏感度下降等症状,给患者的工作生活带来不便。如采用常规白内障手术人工晶状体植入,术后常出现单眼复视及严重畏光,影响患者的生活质量。人工虹膜及虹膜型人工晶状体代替缺损的虹膜,不仅可减轻或消除症状,还可达到重建眼部结构及矫正视力的作用。

一、单片式全虹膜隔型人工晶状体植入术

常用的是 Morcher 67G(图 15-7-1)及 67F 型,前

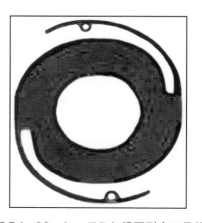

图 15-7-1 Morcher 67G 虹膜隔型人工晶状体

者总长 12.5mm，后者总长 13.5mm，光学部直径 5.0mm，光学部外周有宽 2.5mm 的黑色虹膜隔，虹膜隔及光学部总直径 10.0mm。虹膜隔外有两个襻，每个襻上有一个小孔，供缝线固定用，人工晶状体材料是 PMMA，A 常数 118.1，双凸形设计。此型人工晶状体直径较大，先天性小眼球，青光眼及慢性葡萄膜炎患者禁用。

（一）切口

一般采用巩膜切口，因为人工晶状体需要 10mm 以上的切口才能植入，采用巩膜隧道式切口术后可以不用缝合，角膜散光小。

（二）晶状体摘除

前房穿刺后做环形撕囊，撕囊孔尽可能大，最好能达到 7mm。水分离，一般采用囊外摘除晶状体核，超声乳化多用于Ⅲ级以下软核，因为人工晶状体需要 10.0mm 切口，小切口手术没有明显优势，皮质清除干净。如果后囊破裂，应尽量保证前囊完整，以便于人工晶状体植入睫状沟内。

（三）带虹膜隔人工晶状体植入

一般将人工晶状体植入睫状沟，如果囊膜完整且前囊孔达 7mm，可以尝试人工晶状体囊袋内固定。但通常非常困难，尤其是下襻进入囊袋后，由于黑色虹膜隔遮挡很难看清囊袋的开口边缘，可用人工晶状体定位钩提前钩住囊袋开口，再将上襻转入囊袋。因此种人工晶状体体积较大，在远视眼及眼球偏小的患者尽量不要尝试，以免发生悬韧带断裂等并发症。人工晶状体襻睫状沟固定后，可以将人工晶状体光学部压入囊袋内，襻仍在睫状沟，这样人工晶状体固定更牢固，后囊破裂也可以采用此方法固定。如晶状体脱位或前后囊膜不能支撑人工晶状体，可采用巩膜缝合的方法固定人工晶状体，一般应做两襻缝合固定。

（四）注意事项

如果是玻璃体切除术后的情况，应放置眼内灌注，以防术中眼球塌陷、脉络膜脱离甚至驱逐性脉络膜上腔出血。虹膜型人工晶状体襻脆性大，容易折断，应小心操作。

（五）术后并发症

1. 继发性青光眼

（1）可能与以下因素有关：①该人工晶状体直径较大可直接接触刺激睫状体及残存虹膜组织，引起前房积血及长期慢性葡萄膜炎反应；②采用人工晶状体缝合方法，在缝合过程中容易伤及睫状体，引起出血或损伤小梁组织；③手术或人工晶状体所致的血-房水屏障受到破坏，使前列腺素、缓激肽等炎性介质释放增加，加重炎症反应。同时，房水蛋白含量增高，进一步加大了房水排出的阻力；④术后人工晶状体襻常偏离睫状沟固定位置而位于前房角，使小梁结构受损；⑤复杂眼外伤本身对眼组织造成不同程度的损害，可能参与继发青光眼的病理过程；⑥某些术后高眼压病例可能与术后皮质类固醇激素应用有关；⑦术前即存在高眼压因素，手术加重高眼压因素且不能缓解。

（2）治疗：①一般先考虑使用药物控制眼压，药物控制不良可行抗青光眼手术；②加强抗感染治疗，可用激素及非甾体抗炎药物局部及全身治疗。

2. 人工晶状体移位　因为无虹膜植入人工晶状体不易看清睫状沟位置，导致不对称植入。如果因位置倾斜造成不易矫正的散光或继发性青光眼等并发症，应及时进行人工晶状体调位。

3. 炎症反应　大直径人工晶状体襻直接接触睫状体组织，光学部与残留虹膜接触增加都可以引起炎症反应，治疗可局部、全身使用激素及非甾体抗炎药物，局部频繁滴眼，尽快控制炎症。预防：术中操作轻柔，减少器械及人工晶状体与葡萄膜组织的接触。

4. 脉络膜脱离　可因切口较大或玻璃体切除后眼压波动较大而引起，给予甘露醇等高渗剂、激素等抗炎药物，并进行散瞳治疗，一般都可以恢复。

5. 玻璃体积血　少量出血可以通过使用止血药物待其自行吸收，出血量大且吸收缓慢着可以行玻璃体切除手术治疗。

6. 视网膜脱离　一般因玻璃体牵拉引起，应尽早进行手术复位视网膜。

二、虹膜隔张力环联合折叠式人工晶状体植入术

Morcher 50C（图 15-7-2）是一种带虹膜隔的张力环，张力环的内侧缘均匀分布着 7 个 1.5mm×2.0mm 的虹膜隔片，环的直径是 10.75mm，主要用作囊袋内植入。它的设计特点是将虹膜隔与人工晶状体分

开,采用分别植入的方法,可以使用超声乳化的小切口完成手术。Morcher 96G(图 15-7-3)为阶段式虹膜张力环,张力环的内侧只有一个虹膜隔,弧度是 90°,相当于一个象限,环的直径是 11mm,主要应用于节段性虹膜缺损的修复手术。这两种虹膜张力环都是由 PMMA 制成,质脆容易折断,术中应小心操作。

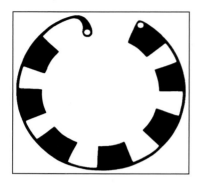

图 15-7-2　Morcher 50C 带虹膜隔张力环

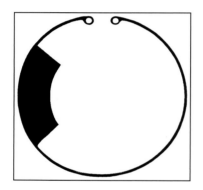

图 15-7-3　Morcher 96G 阶段式虹膜张力环

1. 白内障手术　可以采用透明角膜切口超声乳化手术,囊袋内植入折叠人工晶状体。

2. 全虹膜缺损时,可以植入两片 Morcher 50C。将黏弹剂注入人工晶状体后方,将一片 Morcher 50C 旋转植入人工晶状体后方,将另一片 Morcher 50C 植入人工晶状体前方,调整虹膜隔位置使两片虹膜隔相互交叉,形成全周虹膜隔。当虹膜缺损小于 90° 时,可以植入一片 Morcher 96G,在 90°~180° 时,可以植入两片 Morcher 96G,将虹膜隔调整到虹膜缺损部位。

三、Ophtec 系列人工虹膜植入术

(一) 人工虹膜及虹膜型人工晶状体类型

1. 囊袋内固定式人工虹膜　有单片式人工虹

膜(图 15-7-4)和双片式人工虹膜(图 15-7-5),每片最大宽度 4.5mm,可配合人工晶状体单独使用或组合使用。

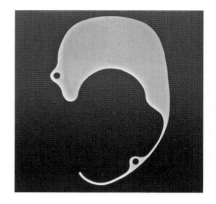

图 15-7-4　单片式人工虹膜

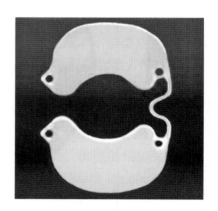

图 15-7-5　双片式人工虹膜

2. 巩膜缝合或睫状沟固定的虹膜型人工晶状体　有 Ⅰ 型(图 15-7-6)和 Ⅱ 型(图 15-7-7),Ⅰ 型用于巩膜缝合固定,Ⅱ 型可选择缝合或睫状沟固定。

3. 环形支撑的圆盘形虹膜人工晶状体(图 15-7-8)用于大面积虹膜缺损者。

4. 虹膜固定型虹膜人工晶状体(图 15-7-9)

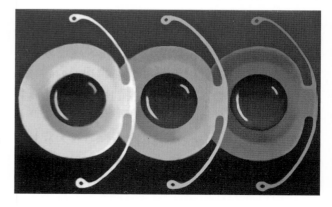

图 15-7-6　Ⅰ 型虹膜型人工晶状体

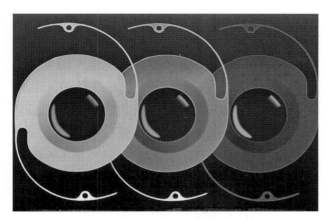

图 15-7-7　Ⅱ型虹膜型人工晶状体

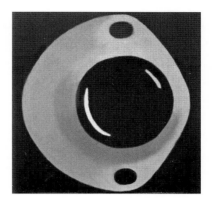

图 15-7-9　虹膜固定型虹膜人工晶状体

适用于不对称虹膜缺损患者。

（二）手术方法

1. 手术切口　巩膜隧道切口，切口大于 7mm。

2. 人工晶状体植入　常规白内障超声乳化或囊外摘除术，人工晶状体植入囊袋内，人工虹膜植入囊袋，根据虹膜缺损情况进行组合。

3. 注意事项　组合式人工虹膜经人工晶状体植入囊袋内，操作空间较小，应使用高分子量黏弹剂，避免损伤角膜及囊膜。

（施玉英　卢建民）

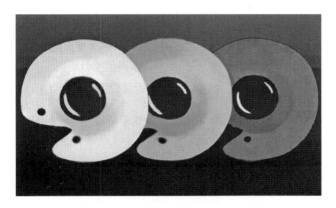

图 15-7-8　圆盘形虹膜人工晶状体

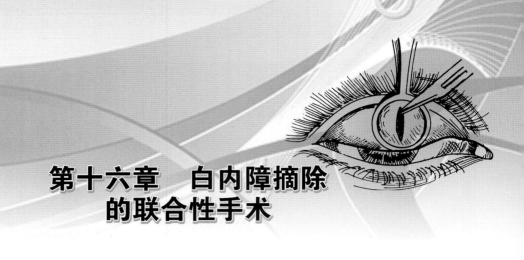

第十六章 白内障摘除的联合性手术

第一节 白内障摘除人工晶状体植入联合抗青光眼手术

白内障和青光眼两种疾病既相互独立又密切相关,还可以互为因果。晶状体摘除后,前房加深、瞳孔阻滞解除以及关闭的房角重新开放,可以使眼压下降。但白内障手术引起的血-房水屏障破坏、炎症反应、色素脱失堵塞小梁等因素,可以导致眼压升高。白内障手术后造成的眼球结构损害可以使抗青光眼手术滤过功能下降,同样青光眼手术可以造成晶状体混浊加重、角膜内皮细胞减少以及悬韧带损伤。所以选择单纯白内障手术或青光眼手术还是进行青光眼白内障联合手术,应根据病情、医生手术技巧及设备条件进行选择。联合手术可以采用单切口或双切口,双切口相当于在两个部位分别单独行白内障和青光眼手术。超声乳化手术较之白内障囊外摘除手术具有手术切口小、眼部损伤小、手术部位选择灵活的特点,在联合手术中更有优势。

一、手术方式的选择

1. 单纯白内障手术 适用于眼压药物控制良好的青光眼患者,或急性闭角型青光眼缓解期的患者。

2. 白内障手术联合小梁切除术 适用于眼压控制不良,房角大部分关闭且已经存在视野损害的患者。

二、超声乳化联合小梁切除术

1. 结膜瓣的制作 一般选用以穹隆为基底的结膜瓣,优点是切口暴露容易,不必做上直肌缝线,术后滤过泡弥散;缺点是容易发生结膜切口漏。以角膜缘为基底的结膜瓣切口暴露困难,结膜瘢痕多,滤过泡容易局限,联合手术较少采用。

2. 巩膜瓣的制作 角膜缘后 2mm 按照标准巩膜隧道切口完成巩膜隧道,根据准备植入人工晶状体直径长度分别为 3.2mm 或 6.0mm,3.2mm 穿刺刀做主切口,巩膜隧道可以作为小梁切除术的改良巩膜瓣。也可以按照标准小梁切除巩膜瓣制作 4mm× 3mm 巩膜瓣,巩膜瓣下做巩膜隧道切口。

3. 晶状体乳化吸除 做辅助切口,眼压高应缓慢放出部分房水,避免眼压突然降低,前房内注入黏弹剂,完成环形撕囊,水分离后乳化晶状体核,吸除皮质,植入人工晶状体。

4. 小梁切除 眼内注入缩瞳剂缩小瞳孔,内切口前唇向后做 2mm×2mm 包括小梁组织的切除,做周边虹膜切除,吸除前房内黏弹剂。切口一般需要缝合 1～2 针,侧切口注水形成前房。做可调缝线,结膜瓣两侧各缝合 1 针。

5. 注意事项

(1) 制作结膜瓣:应注意保护结膜,结膜损伤可以导致切口渗漏并引起各种并发症,而且处理困难,所以手术全过程应注意结膜保护,切口制作力求齐整。

(2) 术中房角分离:可以使贴覆性的房角关闭重新打开,恢复通道功能,对部分闭角型青光眼有效。具体操作为:完成皮质吸除后,将黏弹剂钝针头伸到周边房角位置,通过推注黏弹剂将周边虹膜向下推压,利用黏弹剂的成形性作用钝性分离关闭的房角,可以各象限分离,逐步完成全周房角分离。

(3)超声乳化操作技巧:详见第十五章第四节抗青光眼术后的白内障摘除术。

(4)可调缝线:将 10-0 尼龙线自穹隆部结膜下穿过结膜面,穿过巩膜瓣、巩膜,带针一侧做 3 个环套与线尾一侧打活结(图 16-1-1),线结环套留小,缝线拉直,并在结膜面打结,以免缝线缩回结膜内。术后如果眼压高,可做巩膜瓣周围按摩增加滤过量,如果按摩无效,可以牵拉穹隆部缝线,拆除可调缝线。

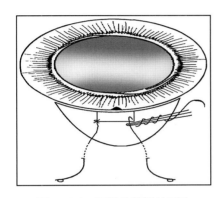

图 16-1-1　可调节缝线的制作

(5)前房形成:巩膜瓣缝合后在侧切口注水形成前房,如果不能保持前房,应紧密缝合。如注水后眼压升高,巩膜瓣下无水渗漏,应放松缝线,调整房水呈缓慢渗出。手术结束前形成前房的优点是:避免房水排出过多导致术后浅前房;降低术后脉络膜脱离的发生率;恰当的房水排出量控制可以提高眼

压的控制率。

(6)结膜瓣缝合:一定使创缘准确复位并拉紧边缘,使结膜紧贴在角巩膜缘上以避免切口渗漏。

三、白内障囊外摘除联合小梁切除术

对于不具备超声乳化手术条件的白内障可以选择本术式,缺点是球结膜分离广泛,巩膜分离烧灼及炎症反应使手术后眼压控制的成功率低于超声乳化手术。

1. 结膜切口　上方作以穹隆为基底的 120° 结膜切开,距角膜缘 2mm 做 8mm 直线或反眉形切口达巩膜 1/2 深度,并分离巩膜隧道到角膜内 2mm,穿刺刀进入前房,并向两侧呈扇形扩大切口,使内切口大于外切口。9 点钟方向做辅助切口。

2. 撕囊　环形撕囊孔大于 6mm,有利于后续操作。

3. 晶状体核脱位于前房　充分的水分离可以使部分患者的晶状体核在水分离后即从囊袋内脱位于前房,否则需要使用显微手术器械,如调位钩或劈核钩,将晶状体核从囊袋内转入前房。

4. 晶状体核的娩出　在黏弹剂的保护下,将注水圈套器伸入晶状体核后,向下轻压切口后唇,等待片刻待水进入前房使前房压力升高,在水压及圈套器的拖动下,晶状体核自切口娩出,娩出过程注意不要使核接触角膜内皮。

5. 人工晶状体植入后完成小梁切除　详见第二十八章第一节。

第二节　白内障摘除人工晶状体植入联合穿透性角膜移植手术

白内障患者可伴有角膜疾病,如角膜白斑、角膜变性及圆锥角膜等,为使手术后的视力得以恢复,需要进行联合手术。穿透性角膜移植联合白内障摘除及人工晶状体植入被称为"三联"手术。联合手术的优点是可以通过一次手术解决角膜及晶状体原因引起的视力障碍,减少患者手术次数。尤其是以角膜病变为主时,可以避免角膜移植术后再次做白内障手术对角膜植片的损伤。但缺点是手术创伤大、术后炎症重于非联合手术,可能会影响植片成功率。此外,对于联合手术,人工晶状体度数因术后角膜屈

光改变较大而易出现较大误差;开放性白内障手术可伴有严重的并发症,如驱逐性脉络膜上腔出血等,所以必须根据病情及手术条件进行选择。

一、患者的选择

1. 对于角膜病是视力障碍的主要原因、且晶状体混浊明显,角膜移植术后短期内需要进行白内障手术的情况,可以选择"三联"手术,这样可以避免另一次白内障手术引起的角膜植片损伤。但对于严

重的角膜病变影响术前白内障程度的判断,则需要在术中确定是否需要联合手术。

2. 对于白内障是视力障碍的主要原因、但术前角膜内皮计数在 600/mm² 以下,角膜内皮细胞形态异常,且晶状体核较硬等情况,可以考虑联合手术。

3. 眼部情况复杂,伴有活动性病变如感染、葡萄膜炎及继发性青光眼等情况不适宜联合手术。

二、人工晶状体度数的计算

1. 能检查角膜曲率及眼轴的患者,可用 SRK-T 等公式计算人工晶状体度数。

2. 对于有明显影响角膜曲率的疾病如圆锥角膜等,可测量患眼的眼轴,参考对侧健眼的角膜曲率值进行人工晶状体度数计算。

3. 无对侧眼角膜曲率可参考的患者,参考正常角膜曲率值进行度数计算。

4. 所有患者都可以参考患病前屈光状态进行修正,因为术后角膜屈光状态受植片、植床大小及缝线松紧度等多种因素影响,可以用回归公式进行修正。

三、手术注意事项

1. 术前短效散瞳剂散瞳、眼轮匝肌及球后麻醉达到眼球制动、角膜表面麻醉。如果具备全身麻醉条件的,可选择全身麻醉联合眼局部麻醉的方法。

2. 降低玻璃体腔压力对手术全过程都非常重要,去除病变角膜后眼球处于开放状态,白内障摘除、

人工晶状体植入及植片缝合的顺利完成都依赖于玻璃体压力的降低。很多严重并发症的发生都与术中玻璃体腔压力增高相关,尤其是驱逐性出血的发生。手术前可以通过甘露醇等药物降低玻璃体腔压力。

3. 缝合巩膜支撑环 可以有效防止玻璃体脱出及眼球塌陷,注意操作时不要对眼球施压。

4. 植床的处理 环钻应位于角膜中心或略偏鼻侧的视轴中心,垂直且均匀用力达角膜全层 3/4,用刀片切穿进入前房,前房内注入黏弹剂,角膜剪剪除病变角膜。

5. 囊外摘除及人工晶状体植入 做环形撕囊 6mm,充分水分离,晶状体核可以在水分离过程中自然娩出,也可用晶状体定位钩将晶状体核自囊袋内转出。注吸晶状体皮质要小心,避免后囊破裂,否则会对后续步骤造成困难。囊袋内注入黏弹剂并植入人工晶状体。

6. 供体植片的制备及固定 将角膜片内皮面朝上置于切割枕上,用大于植床 0.25 ~ 0.5mm 直径的环钻,自中心垂直快速完成植片制备。将植片放置在植床上,用 10-0 尼龙线在 12、6、3 及 9 点处间断缝合 4 针以固定,这 4 针非常重要,要保证植片张力均匀,其他部位间断缝合共 12 ~ 16 针,或连续缝合。缝线深度要达到角膜厚度 4/5 以上,缝线均匀、松紧一致,否则会对术后角膜散光产生明显影响。

7. 重建前房 用生理盐水置换出黏弹剂并形成前房,通过使用缩瞳剂可防止虹膜前粘连。

8. 术后处理 联合手术创伤大,可局部及全身使用糖皮质激素及非甾体抗炎药物,使用环孢素滴眼液预防排斥反应。术后 6 ~ 12 个月拆角膜缝线。

第三节 白内障摘除人工晶状体植入联合玻璃体切除手术

临床上经常见到眼底病变需要进行玻璃体切除手术、但由于同时合并白内障影响术中眼底检查及操作的情况。如果分期手术,人工晶状体植入后可能会影响周边视网膜检查,如果合并前囊膜机化及后发障,将严重影响眼底手术的操作;而如果采用联合手术,无晶状体眼能更好暴露术野,更充分切除周边基底部玻璃体、处理视网膜病变。至于人工晶状体植入,则要取决于眼底病变的程度,如眼底病变严重、预计术后视力提高困难者,不建议同期植入人工

晶状体。如果手术能够较好地控制眼底病变、术后视力恢复可能性大者,同期人工晶状体植入是一个较好的选择。

一、保留前囊膜的白内障玻璃体手术

对于晶状体核 Ⅲ 以下的白内障,可以采用该方法。

1. 切口 在颞侧及鼻上方各做一个结膜切口,

角膜缘后 3.5mm 做三个巩膜穿刺口,上方两切口间距大于 120°作为导光及眼内器械入口。颞下作为灌注口,做一对蹄形预置缝线,插入灌注头后固定灌注头,光导纤维眼照明确认灌注头位于玻璃体腔内。

2. 切除晶状体　打开灌注,穿刺刀刺入晶状体后囊周边部,玻璃体切割头伸入晶状体囊内,先切除晶状体核,再切除后皮质及前皮质,周边部采用单纯吸引,以免前囊受损,将后囊切除 7mm 以上。

3. 玻璃体切除　切除晶状体后完成玻璃体切除及眼底病变的治疗,如果需要可将人工晶状体植入睫状沟内。关闭切口,最后撤出灌注头关闭灌注口,缝合球结膜。

二、超声乳化白内障摘除折叠人工晶状体植入联合玻璃体手术

为提高视力进行联合手术者采用本术式较好,保留后囊人工晶状体囊袋内固定,手术效果确实,效率高。

1. 切口　常规玻璃体三切口准备,放置灌注头并确认位置后关闭灌注,做透明角膜切口。

2. 白内障超声乳化手术　连续环形撕囊 6mm,撕囊不要太小,不然前囊收缩机化影响术后眼底周边检查及以后做玻璃体手术。乳化晶状体核及皮质吸除同常规手术,但要注意减少虹膜刺激,以免引起瞳孔缩小,小心保护后囊完整,前房及囊袋内注入黏弹剂。

3. 玻璃体切除及人工晶状体植入　打开灌注,完成后部玻璃体手术。将折叠人工晶状体植入囊袋内,人工晶状体选择光学部直径大于 6mm 的,有利于以后眼底检查治疗。最后吸除黏弹剂,关闭角膜切口。如果术中发生后囊破裂,不能植入后房型人工晶状体,可以植入前房型或缝合人工晶状体。

第四节　白内障摘除人工晶状体植入联合眼内异物取出术

眼内异物可分为磁性、非磁性异物,也可分为金属异物和非金属异物。眼内异物不仅造成机械性损伤,而且病原微生物可随异物进入眼内,引起眼内感染。金属异物眼内存留可引起铁质沉着征或铜质沉着征等,眼后段异物可因玻璃体机化增殖引起牵拉性视网膜脱离。所以眼内异物原则上应尽快取出,缺乏急诊玻璃体切除手术条件时,对于性质稳定的非金属异物可等病情稳定后再择期取出。眼内异物定位检查可根据异物的性质及可能存留部位,选择 X 线、B 超、UBM、CT 及 MRI 检查。晶状体异物或合并白内障的眼后段异物需要行晶状体摘除联合眼内异物取出术,病情稳定者可考虑同期植入人工晶状体,伴有视网膜脱离及玻璃体增殖病变者应在病变处理恢复后,酌情行人工晶状体二期植入。

一、晶状体异物取出及人工晶状体植入术

晶状体内异物形成外伤性白内障,应及时取出异物,同时植入人工晶状体,术前应详查异物贯通伤道,明确异物的位置、大小、性质及是否有磁性等情况,选择适当的取出方法。

1. 切口　可以采用透明角膜切口或巩膜隧道切口,切口位置应在方便取出异物的位置,不要让异物位于切口下。

2. 撕囊　采用标准连续环形撕囊技术,如果前囊破口影响撕囊,可用剪刀剪开破口边缘,再采用环形撕囊,尽量保持前囊孔的连续性。

3. 异物取出　不做水分离,以免造成异物移位及后囊破口扩大。如能看清异物,撕囊后可用镊子直接夹取异物,小的磁性异物可以用磁石与金属器械眼内接力方式吸出异物。

4. 白内障吸除　大多数都是软核白内障,灌注降低,采用低流量、低负压吸除软核及皮质,硬核可以使用超声乳化晶状体核。如果异物已经刺破后囊或术中后囊破裂,应用黏弹剂填塞后囊破孔,可能的情况下做后囊连续环形撕囊,将吸孔背对破孔,小心吸除皮质,避免破孔进一步扩大。

5. 人工晶状体植入　后囊完整者可将人工晶状体植入囊袋内或睫状沟。后囊破裂前囊孔完整,可将人工晶状体植入睫状沟;残存囊膜不能支撑人工晶状体者,可植入前房角支撑或虹膜固定的前房

型人工晶状体,或缝合悬吊人工晶状体。

二、眼内异物取出联合人工晶状体植入术

玻璃体或眼球壁异物合并白内障,可将白内障摘除、玻璃体切除、眼内异物取出及人工晶状体植入四联手术一次完成,这样将异物取出及恢复视力同时解决,减少了手术次数,增加了人工晶状体囊袋内植入的成功率。但异物>3mm或眼底病变复杂,可以考虑二期再植入人工晶状体。

1. 做标准玻璃体手术三切口,插入灌注头并检查确认灌注头位于玻璃体内。

2. 常规白内障超声乳化手术后,打开灌注做玻璃体切除,玻璃体异物可直接自睫状体平坦部取出,视网膜表面异物,分离异物周围粘连,并将异物周围视网膜激光光凝,取出异物,缝合巩膜切口。

3. 根据囊膜情况植入后房或前房型人工晶状体,吸除黏弹剂,关闭角膜切口。

（施玉英　卢建民）

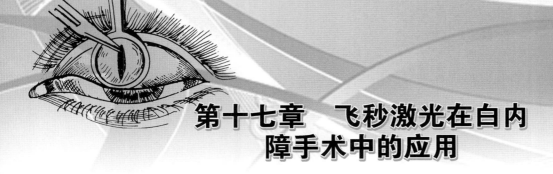

第十七章　飞秒激光在白内障手术中的应用

第一节　飞秒激光概述

一、飞秒激光的特点

飞秒(femtosecond)也叫毫微微秒,简称 fs,是描述时间长短的一种计量单位。飞秒非常短暂,1 飞秒只有 1 秒的一千万亿分之一,即 1e-15 秒或 0.001 皮秒(1 皮秒是,1e-12 秒)。飞秒激光的波长为 1053nm,是一种周期用飞秒计算的超强超短脉冲红外线激光。其特点是持续时间短,只有几个飞秒;由于能量与作用时间成反比,因此飞秒激光具有极高的功率;此外,飞秒激光能聚焦到非常小的空间区域,使电磁场的强度比原子核对其周围电子的作用力还要高数倍。这些特点使得飞秒激光在临床被用于进行组织切割。

二、飞秒激光工作原理

在临床操作中,飞秒激光能在非常短的时间里聚焦于组织内极狭小的空间,使组织电离,并形成等离子体,由于等离子体产生的电磁场的强度比原子核对其周围电子的作用力还大数倍,最终使组织通过光裂解爆破产生含 CO_2 和水的微小气泡。每一个脉冲的光爆破,可以蒸发大约 $1\mu m$ 的组织、产生的水泡和 CO_2 气泡把相应组织撑开,然后逐渐被组织吸收。电脑控制的光学传输系统可以在相应组织中进行任何角度和范围的聚焦,形成角度不同、范围不同的大量飞秒激光脉冲,这些成千上万紧密相连的激光脉冲按照密集的等宽度等间距的模式,在同一深度聚焦产生光爆破,从而达到使组织结构分离的精密切割效应。

第二节　飞秒激光在白内障手术中的应用

随着手术设备和手术技术的不断发展提高,白内障超声乳化摘除联合人工晶状体植入已经成为眼科手术中最安全的手术之一,但对于初学者而言,仍然存在连续环形撕囊和劈核技术的学习曲线。飞秒激光在眼科领域中最早并应用最广泛的是用于角膜性屈光手术,除了在 LASIK 手术中制作板层角膜瓣,飞秒激光还被用于角膜基质环隧道的制作、板层角膜移植术中角膜瓣的制作、及穿透性角膜移植中角膜植片的制作等。目前,飞秒激光在白内障手术中

也逐渐得到应用,从而使得手术的安全性和有效性得到了进一步的提高。

飞秒激光辅助的白内障手术具有以下优点:精准自愈的角膜切口可以减少对周围组织的损伤;提高了前囊膜切开的精准性和可重复性,居中和形状标准的撕囊孔可以使囊袋内植入的人工晶状体具有更好的居中性,这对于多焦点和 Toric 人工晶状体具有重要意义;减少了超声乳化过程中能量的使用和有效超声乳化时间,从而减少了对角膜内皮的损伤;

能够使术后屈光的预测性得到更好的效果。

术前除了常规白内障术前检查外,需要完成以下生物学测量评估:角膜厚度测量、角膜地形图检查及晶状体体积和光学密度的评估。受到可视性的限制,手术绝对禁忌证包括眼球震颤不能固视、大面积角膜瘢痕、角膜屈光手术后。手术相对禁忌证包括:散瞳后瞳孔直径小于5mm、青光眼滤过手术后、睑球结膜粘连等。

虽然飞秒激光辅助可以提高目前白内障手术的安全性和有效性,但它也是需要通过一定学习周期的新的技术,也会存在并发症。如前囊膜切割片残留、前囊膜放射状撕裂、及与飞秒激光劈核过程中产生的囊内气泡相关的后囊破裂等。因此,超声乳化的基本技术仍然是必不可少的,以确保当发生激光手术意外时能够安全完成手术操作。目前有关的飞秒激光辅助的白内障手术的安全有效性评价样本例数尚不是很大,且观察时间短,因此其却求有时、远期并发症和效果尚需进一步探索论证。

（董喆　宋旭东）

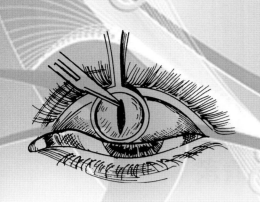

第四篇 角 膜 手 术

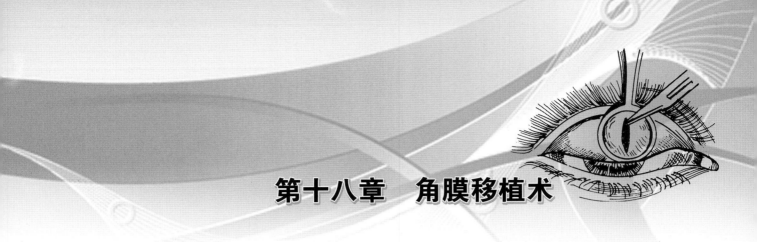

第十八章　角膜移植术

1906 年德国眼科医生 Zirm 首先报道同种异体全层角膜移植成功病例,此后随着角膜供体筛选保存技术、显微手术技术和眼科显微器械的发展,角膜移植手术的成功率不断提高。角膜移植患者术前术后完善的处理、免疫排斥反应的防治进展等,使角膜移植成为各种组织器官移植成活率较高的手术之一。

根据角膜移植目的,可以将手术分类为:

1. 光学性角膜移植,治疗各种原因所致的角膜混浊,手术的目的是为提高视力。

2. 治疗性角膜移植,是为了治疗药物控制不佳的角膜病变,如细菌、真菌、病毒性角膜溃疡,穿孔等。

3. 美容性角膜移植,对角膜混浊但已无视功能者,目的是为了改善外观。

当然,手术的分类不是绝对的,如为控制已经穿孔的感染性角膜溃疡,角膜移植手术主要是治疗性的,但同时也可能恢复了角膜的组织结构,提高视力。

另外,根据供体来源的不同,角膜移植分为自体角膜移植、同种异体角膜移植、异种异体移植和人工角膜移植。目前临床上最常见的仍然是同种异体角膜移植。而根据手术方式的不同,又可分为穿透性角膜移植(penetrating keratoplasty,PK)和板层角膜移植(lamellar keratoplasty,LK)。根据角膜移植术后发生排斥反应的危险性,可将角膜移植分为正常危险性角膜移植(normal risk keratoplasty)和高危险性角膜移植(high-risk keratoplasty),前者主要包括圆锥角膜、Fuchs' 角膜内皮营养不良、单纯角膜白斑等病例,在穿透性角膜移植术后植片的 2 年存活率超过 90%。而后者主要是合并新生血管的角膜白斑、再移植、角膜缘干细胞缺乏、单纯疱疹病毒性角膜炎、葡萄膜炎、硅油角膜病变、联合玻璃体切除术、婴幼儿角膜移植和大角膜植片(植片直径≥9mm)等病例,角膜植片的长期存活率仅为 35% ~70% 。

第一节　穿透性角膜移植术

各种原因导致的角膜全层混浊、后弹力层或内皮细胞混浊,特别是混浊区位于瞳孔,严重影响视力,或者角膜病变后发生角膜穿孔,只能通过穿透性角膜移植术恢复视力。

(一) 穿透性角膜移植手术的适应证

1. 各种原因所致的角膜瘢痕　角膜瘢痕是否需要手术,主要取决于患眼的视力,当最佳矫正视力≤0.1,应当采取手术治疗。

(1) 炎性瘢痕:细菌、真菌感染等引起的角膜瘢痕要求病变稳定 3 ~6 个月再进行手术。而单纯疱疹病毒感染引起的角膜瘢痕,不宜等待时间过久,在炎症稳定一段时间后即可手术,以防再次复发,失去相对稳定期的手术机会。

(2) 外伤性瘢痕:一般角膜穿孔伤引起的角膜瘢痕是粘连性角膜白斑,在进行穿透性角膜移植手术的同时,还要进行瞳孔成形术。外伤早期角膜破损严重,难以缝合时可以考虑穿透性角膜移植手术。伴有外伤性白内障的患者可同时做白内障摘除术,晶状体后囊破裂者还应同时行前部玻璃体切除。是否一期植入人工晶状体取决于外伤程度,后囊是否完整,玻璃体和视网膜损伤程度以及术者的经验。

（3）眼表烧伤:主要为强酸或强碱烧伤,也包括热烧伤。这类外伤一般要待其病情稳定1年左右,且已经处理眼睑畸形、眼球粘连等并发症后,方可行角膜移植手术。

2. 角膜内皮功能失代偿　角膜内皮细胞密度降低或其功能异常,不能维持角膜正常的生理脱水状态,表现为角膜水肿、实质混浊、上皮出现水疱、眼疼难忍,临床上也诊断为大疱性角膜病变。可以由白内障、青光眼等内眼手术诱发,或眼外伤、产伤等引起,还有随着年龄增加发病可能。早期可局部应用糖皮质激素,抗青光眼药物及高渗剂,使患者恢复一定的视功能,如果病变经治疗1～3个月无效,则应行穿透性角膜移植术。此类病例的角膜植片直径要相对偏大,以提供更多的活性内皮细胞。

3. 与遗传相关的角膜病变

（1）圆锥角膜:常双眼先后发病,角膜曲率≥50D,角膜中央厚度变薄,最佳矫正视力<0.3,可考虑行穿透性角膜移植术。最好在框架眼镜或硬性角膜接触镜(RGP)矫正视力<0.1时手术。

（2）先天性角膜白斑:如先天性角膜混浊,角膜巩膜化等,应当在发生弱视前进行手术治疗。

（3）角膜营养不良:主要指各种实质角膜营养不良和角膜内皮营养不良,包括角膜颗粒状营养不良、格子状营养不良、斑状营养不良、Fuch角膜内皮营养不良等。

4. 角膜穿孔　各种感染如细菌、真菌和阿米巴性角膜溃疡经严格药物治疗,已经穿孔或即将穿孔,需要行穿透性角膜移植术,以清除感染病灶和缩短病程,及时控制感染。另外,因为眼化学伤角膜溶解变薄,甚至穿孔时,也需要手术。

（二）穿透性角膜移植手术的相对禁忌证

当患者出现以下情况之一时不宜行角膜移植手术:

1. 青光眼　如果术前眼压增高,可能在术后发生青光眼。眼压长期波动可能导致角膜植片内皮损害,最终植片丧失透明性。因此需要采取措施控制眼压在正常范围内并保持稳定后,才考虑手术。

2. 干眼症　眼表干燥将影响角膜植片的伤口愈合,角膜上皮缺损不修复,植片溶解,一般需要在术前保障泪液分泌量≥10mm/5min。

3. 眼内活动性炎症　主要是虹膜睫状体炎或后葡萄膜炎,手术不仅加重炎症反应,还影响植片透明性,特别是发生排斥反应的危险性增加。

4. 麻痹性角膜炎　不利于角膜植片术后的存活。

5. 暴露性角膜炎　容易造成植片感染,形成溃疡。

6. 眼附属器感染　睑缘炎或慢性泪囊炎,可能引起角膜植片伤口的感染。

7. 眼底视网膜和视路功能障碍　患者术后视力恢复不良。

8. 全身情况不理想　高血压、糖尿病、风湿性关节炎等均影响手术的预后。

（三）手术步骤

1. 术前准备

（1）清洁结膜囊、冲洗泪道:正常人结膜囊应用抗生素眼药水点眼,使用3天以上。如果有结膜囊或附属器的化脓性炎症,必须先控制炎症后再考虑手术。

（2）术前洗眼:角膜穿孔患者术前不洗眼,应在麻醉后手术台上用含有抗生素的生理盐水充分冲洗结膜囊。

（3）降眼压:为使手术中眼压稳定,术前2小时静脉滴注20%甘露醇250～500ml,以减轻眶内和玻璃体内压力。

（4）缩瞳:术前1小时用0.5%～1%毛果芸香碱缩瞳2～3次,以减少术中损伤晶状体的危险性,有利于植床的中央定位,同时有利于术后重建前房。

2. 手术技术

（1）麻醉:可以采用局部麻醉或全身麻醉。

1）局部麻醉:为球后肌锥注射麻醉剂,麻醉要求达到术眼固定不动,上睑下垂;眼球和相关附属器被充分麻醉;术中眼压、眶压平稳。该方法的优点是简单,可由术者操作;缺点是可能发生球后出血,术中眼压波动影响手术,需要患者配合。

2）全身麻醉:采用全身麻醉可以使患者在术中完全放松,眼压稳定,最大限度地避免眼内容物突出和发生驱逐性出血,是有条件的最佳选择。全身麻醉的缺点是术前需要得到麻醉医师的配合,准备期长。

（2）眼球固定:选用适当大小的巩膜环以支撑

及维持眼球容积,防止巩膜下陷而引起晶状体-虹膜隔抬起。常用的巩膜环有 Flieringa 环及 Girard 巩膜扩张器等。缝合方法为将巩膜环置于角膜缘后 2～3mm,6-0 可吸收线间断缝合于浅层巩膜,以固定巩膜环(图 18-1-1)。缝线结扎的张力要适中,以免出现牵引性的角膜变形,导致环钻后移植孔不圆。采用全身麻醉可以不用行眼球固定。

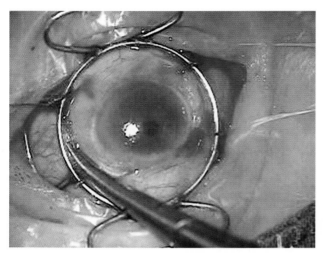

图 18-1-1 缝合固定 Goldman 环

3. 制备植片

(1) 植片大小的选择:角膜植片的大小根据角膜病变的情况决定。一般而言,根据植床大小确定角膜植片直径,如果植床直径在 8mm 以下,角膜植片直径比植床大 0.25～0.5mm;如果植床直径超过 9mm,可以选用大 0.75～1.00mm 直径的植片。

(2) 植片钻取:根据供体角膜是全眼球湿房保存还是中期保存带巩膜的角膜片,钻切植片的方法不同。但是总体要求植片为正圆形、边缘整齐、内皮无撕裂。制作方法有两种。

1) 从内皮面剖切植片:取出眼库提供的角膜片,内皮面向上置于环钻垫上,环钻置角膜片中央位置,用拇指把环钻快速压下,锋利的环钻头切穿角膜。此时可以听到组织切削的声音,同时术者可以感受到切穿角膜组织的穿透感,提起环钻,植片完整地遗留在环钻垫上。此种方法对内皮细胞的损伤最小。

2) 从上皮面取植片:用纱布裹紧供体眼球,一手持眼球,稍施加压力,另一手持所需的环钻,垂直置于供眼角膜中央,均匀用力转动环钻。最好一次

钻穿角膜,如仅部分穿透,则应取下环钻,其余部分用剪刀垂直于角膜植片,完整切取植片。如供眼眼压较低,可以自视神经断端处注入少许平衡盐溶液以恢复眼压,但不可使眼压过高,以免环钻穿过虹膜,令晶状体膨出,影响操作。然后取出植片,内皮面向上置于培养皿中,用角膜保存液、生理盐水或黏弹剂湿润保护。

4. 制作植床

(1) 植床的中心定位:植床的中心力求在角膜光学中心,一般应当位于瞳孔中心,称为正位穿透性角膜移植(orthotopic penetrating keratoplasty)。如果植床偏位,除了增视效果受影响外,还会增加免疫排斥反应的发生率。

(2) 植床的钻切:采用普通环钻时,将环钻置于角膜中央后均匀的施加压力(图 18-1-2),施压轻、钻切慢,每次转动幅度 1/4 圆周为宜,然后再倒转环钻 1/4 圆周,这样往复旋转 2～3 次,使钻切角膜的深度达 1/2～3/4 角膜厚度后,用刀尖穿透进入前房(图 18-1-3),以利于角膜剪的剪切。如果采用负压环钻,可以使角膜切口更整齐。

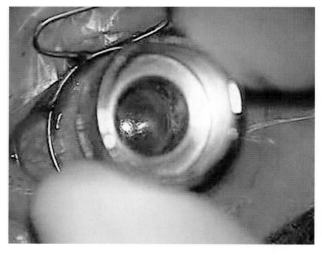

图 18-1-2 用普通环钻均匀施压钻切角膜植床

(3) 剪切植床:当钻穿或尖刀进入前房后,房水溢出,可注入黏弹剂恢复前房,再用角膜剪垂直于角膜面剪下病变角膜组织,使其成为完整的圆形孔(图 18-1-4)。此步骤的关键是剪刀与角膜面垂直,使其切刃和植床的孔缘完全一致,减少缝合术后的散光;注意虹膜组织是否嵌入造成损伤;尽快完成植床制作,避免过度延时后虹膜、晶状体和(或)玻璃体突出,影响植片缝合。

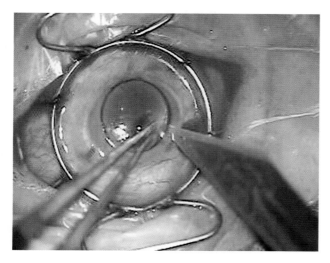

图 18-1-3　用尖刀穿透进入前房

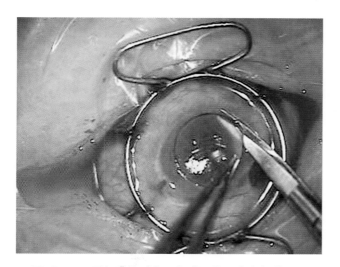

图 18-1-4　用角膜剪垂直于角膜面剪下病变角膜组织

（4）缝合：将制备好的植片内皮面向下置于植床上，在放植片前可向前房内注入黏弹剂，使用 10-0 尼龙线缝合角膜植片与植床。用显微齿镊夹住植片，垂直于角膜面进针，达角膜 3/4 厚度或后弹力层时平行于角膜面出针，再抓住 12 点位的植床边缘，由后弹力层进针，于距离植床缘 1mm 左右出针。缝线结扎的张力应当均匀，第 1 个线结绕两圈，第 2 个线结不要太紧，太紧会将第 1 针线结拉得更紧，使缝合过紧，第 3 个线结要拉紧。然后再缝合 6 点位，继之为 3 点位、9 点位。缝合后检查每针的深度和松紧度是否适当。

缝合方式有两种：间断缝合和连续缝合。

1）间断缝合：适用于有新生血管、角膜部分厚薄不均的植床。优点是操作简单易学，术中容易控制针距，术后可以在不同的时间和子午线上拆线以

调整术后散光、控制排斥反应等。缺点是各针松紧不一，术后散光大。一般植床直径在 8mm 以内缝合 12 针即可，直径 8mm 以上应间断缝合 16 针。缝合完成后，用显微无齿镊将缝线头倒入角膜组织中，避免术后刺激症状。

2）连续缝合：适用于厚度正常，无血管的植床（如圆锥角膜或角膜内皮营养不良）。先用 10-0 尼龙线间断缝合 4 针，将植片定位后（图 18-1-5，图 18-1-6），再从 12 点位按照顺时针行连续缝合，每象限 4～5 针，间距相同（图 18-1-7），最后在 12 点位打结前调整缝线松紧程度，将线头埋于组织内，待前房形成后拆除间断缝合（图 18-1-8）。本方法的优点是只有一个埋藏线结，术后瘢痕轻，各针之间松紧适度，可以减少术后散光的程度。缺点是不适用于儿童患者，操作复杂，容易在缝合过程中发生断线，对将来的拆线要求较高。

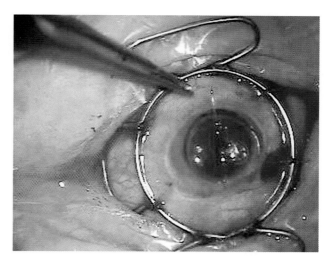

图 18-1-5　10-0 线缝合固定 12 点和 6 点方向角膜植片

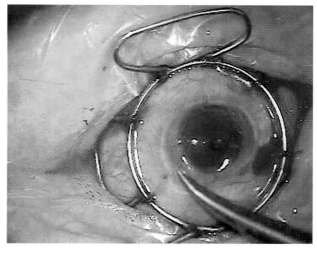

图 18-1-6　10-0 缝线缝合固定 9 点和三点方向角膜植片

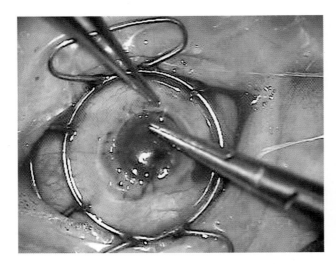

图 18-1-7　从 12 点按照顺时针行连续缝合角膜植片

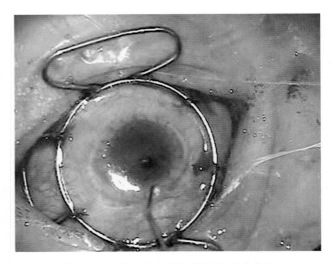

图 18-1-9　前房注入平衡盐溶液重建前房

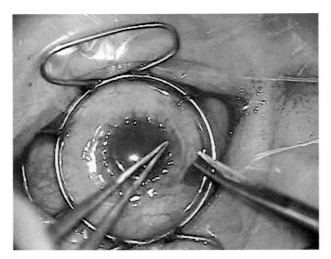

图 18-1-8　拆除 4 针间断缝合缝线

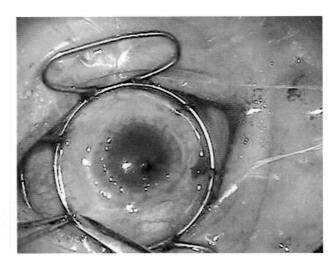

图 18-1-10　拆除 GOLDMAN 环

（5）重建前房：术毕前房注入消毒空气或平衡盐溶液形成前房，注意分离可能发生的虹膜前粘连，如发现虹膜前粘连可用冲洗针头由粘连区创口进入，边注水边推开前粘连虹膜。一般有晶状体眼前房形成较易，而无晶状体眼难度较大，如消毒空气进入后房必须排出，否则易发生继发性青光眼及广泛的虹膜前粘连。手术结束前检查伤口和情况，确定伤口密闭，前房形成良好（图 18-1-9）。最后拆除 GOLDMAN 眼环（图 18-1-10）。

（6）术毕处理：根据病情给予结膜下注射妥布霉素 2 万单位和地塞米松 2.5mg，如果为感染性角膜炎，则术后不用地塞米松。拆除巩膜环和牵引线，涂抹抗生素眼药膏，包扎术眼。

（四）手术体会及术中注意要点

1. 术前确定手术范围以及所需的植片大小，一般扩张性角膜病变进行穿透性角膜移植术时，植片应较正常小 0.1～0.2mm，而角膜严重瘢痕、角膜穿孔前房消失，植片应较正常大 0.1～0.2mm。

2. 剪切角膜植床发生虹膜突出，可能是眼压过高，应检查是否为开睑器太紧、睑裂小致外眦压迫，应考虑外眦切开或放弃开睑器、采用上下睑缝线牵拉开睑。

3. 无晶状体眼、玻璃体切除术后患者切开角膜后眼压急剧降低，可以考虑加灌。

4. 剪切角膜后如发生虹膜切开并超过 1 个钟点范围，应该考虑用 10-0 丝线缝合。

5. 发生术中角膜切口出血或虹膜出血，应采用生理盐水冲洗，尽快缝合角膜植片。在伤口缝合后角膜创缘出血可止血，而虹膜出血可以自行止血。

6. 角膜植片放置于移植床后尽量减少植片的

移动、滑动和牵拉,可以在植片下注射少量黏弹剂保护角膜内皮。

7. 采用间断缝合法缝合角膜植片,一般为 12 点、6 点、3 点和 9 点的顺序,这四点的定位决定移植术后散光的程度。最好采用对称性缝合,同时缝线的部位应该避开角膜植床的新生血管。

8. 采用连续缝合法缝合角膜植片,如果发生断线,可以将缝线续接后继续缝合,在后期收紧缝线时将线头植入组织中即可。如果连续缝线结扎后前房注水有渗漏,可以在渗漏部位加针。

9. 为了避免术后高散光形成,术后应用 Placido 环检查,适当松解缝合太紧的部位并重新缝合。

第二节 板层角膜移植术

一、浅板层角膜移植术

板层角膜移植手术是临床常见角膜移植术的一种,主要是部分厚度的角膜移植,以切除角膜的病变组织,保留下来的组织称为植床。用于治疗非全层角膜白斑,根据移植角膜的大小分为全板层角膜移植术和部分板层角膜移植术,根据病变的深浅分为浅板层角膜移植术(superior anterior lamellar keratoplasty,SALK)和深板层角膜移植术(deep anterior lamellar keratoplasty,DALK)。板层角膜移植术的优点是手术安全,手术面积、形状不受限制,对供体材料要求低,很少发生排斥反应等,而缺点是学习周期长,掌握不易。

(一) 手术适应证

1. 角膜白斑 各种原因引起的角膜浅层瘢痕形成,病变累及角膜 <3/4 厚度但是非全层角膜白斑。

2. 角膜异物 由于眼部爆炸伤导致角膜瘢痕和大量细小异物残存,板层角膜移植术可以达到清除异物、切除瘢痕的目的。

3. 角膜化学伤引起的角膜假性胬肉或角膜融解,角膜缘干细胞损伤,可以给予新鲜板层(带角膜缘)角膜移植术,改善眼表条件,为进一步进行光学性穿透角膜移植术提供条件。

4. 先天性角膜异常 常见病变是角膜皮样瘤,单纯切除伤口深,为了彻底切除病变,需要给予板层角膜移植修补缺损部位。

5. 角膜变性 常见如角膜边缘变性、未到达后弹力层的角膜基质变性等。

6. 免疫性角膜病变 如蚕蚀性角膜溃疡。

7. 化脓性角膜溃疡 无论是细菌、真菌或阿米巴角膜溃疡病变接近后弹力层,采用抗微生物药物不能阻止病变的发展时,均可考虑行板层角膜移植术进行病灶切除和移植修补。

(二) 手术相对禁忌证

单纯疱疹病毒性角膜炎无论是炎症期或非炎症期均不排除病毒潜伏在角膜植床可能,因此术后极易复发,原则不采用板层角膜移植。

(三) 手术步骤

1. 麻醉 进行板层角膜移植术一般采用局部浸润麻醉即可;麻醉后为了防止眼球活动,可以用 6-0 丝线巩膜缝合固定眼球。

2. 制作植床 板层角膜移植手术的成功有赖于植床的精细制作。

(1) 用大小合适的环钻划痕确定植床边界;

(2) 在显微镜下用 15 号尖刀片从划痕处切开达到合适的深度(一般为 2/3 ~ 3/4 角膜厚度,以将病变组织切除干净为宜),在角膜纤维板层间剖切,形成光滑的植床平面;

(3) 新生血管的处理:角膜植床较小的新生血管再剖切过程中会有少许出血,但是会自动停止,不需要专门止血;对较大的血管出血,可以在角膜缘找到伸入植床的起点,用电凝或烧灼封闭;

(4) 植床穿孔的处理:植床穿孔将导致眼球变软、植片接触房水导致术后植片融解,因此在制作角膜植床时尽量避免发生穿孔,如果发生穿孔微小,即停止在该部位进行剖切,待周边其他部位完成剖切后,板层角膜植片缝合复位可封闭穿孔;如果发生较大穿孔,可以试行 10-0 尼龙线间断缝合。

3. 制作植片 取保存的角膜片,如果是干燥保存的角膜片,应该生理盐水复水 10 ~ 15 分钟后,用与钻切植床的环钻切取相同大小的角膜植片,再在显微镜下用 15 号尖刀片剖切分离后,用血管钳夹住撕开角膜植片板层,再用角膜剪修切植片边缘后,生理盐水冲洗植片。

4. 缝合植片　10-0 尼龙线间断缝合角膜植片于植床上,缝针穿过植片全层,从植床底部传出,跨距 1~2mm;注意在缝合前 4 针时要调整植片的位置使其各方向松紧合适,缝合完成后将缝线头埋在角膜组织内。

5. 不规则板层角膜移植　对于角膜缘不规则病灶、可以根据具体情况制作圆形、半圆形、新月形植床和植片,总体原则是切除所用病灶并减少对正常角膜组织的损伤,获得最佳的术后视力。

（四）手术体会及术中注意要点

1. 板层角膜移植的主要目的是切除病变组织,降低术后患者的视力损失,因此应该尽量采用环钻刻切确定手术范围。

2. 在剖切植床时应保持创面干燥,对可能发生创面出血,一般是由于切口深度不够,应加深切口;如果发生植床穿孔,如果裂口小,应改在对侧剖切,最后再剖切创口处;如果破口太大,应用 10-0 尼龙线缝合后再继续进行剖切,或者改为穿透性角膜移植术。

3. 对于感染性角膜病变,剖切角膜植床时一般以植床部位病变切除干净为好,如果有残余病变组织,可以用 5% 碘酊烧灼创面,但是一定要注意保护好正常角膜。

4. 植片间隙或层间积液　由于角膜植片过大,或者植床在术中穿孔,均可能在术后造成。如果间隙小或积液少,可以给予加压包扎观察,一般 3~5 天后可以自行恢复;而如果间隙大或积液多时,需要重拆除部分缝线后予以吸除积液,植片重新缝合,甚至更换角膜植片或改作穿透性角膜移植术。

5. 角膜植片融解　如果原有角膜融解病灶没有切除干净,或者手术缝合角膜伤口对合不良,加上角膜植片上皮修复延迟,以及泪液缺乏,均可能造成角膜植片融解,主要表现为植片浸润、缝线松脱、部分角膜植片基质融解变薄。治疗主要是拆除缝线、胶原酶抑制剂如 0.5% EDTA 滴眼液,必要时可以采用羊膜覆盖治疗。

6. 角膜伤口感染　由于原发疾病切除不干净、供体角膜植片污染、植片上皮修复延迟,均可能造成植片和植床交界处发生感染。根据原发疾病采取相应的抗感染治疗,或进行微生物培养后改用有效抗菌治疗,如果发生于缝线部位,需要拆除缝线,必要时可以给予局部碘酊烧灼,抗微生物药物频繁滴注或结膜下注射,如果治疗失败,需要重做角膜移植手术。

7. 排斥反应　发生的概率很小,约 4%~5%,但是在某些情况下如新生血管残存、局部炎症长期刺激,将增加排斥反应的发生率。主要表现为植片浸润、水肿、新生血管加速长入,如果可以排除感染存在,应给予糖皮质激素局部点滴或结膜下注射。

8. 植片拆线　由于角膜伤口愈合极其缓慢,一般缝线在术后 6~12 个月拆线,但是,任何缝线松弛后均需要马上拆除,因此,如果在术后早期发生部分缝线松脱,建议给予间断拆线。

9. 为了得到更好的术后屈光效果,可以采用自动板层刀切取供体和受体,还可以采用飞秒激光辅助切取供受体等。

二、新鲜大板层角膜移植术

各种原因导致角膜缘干细胞损害,角膜结膜化、角膜新生血管等,采用单纯板层角膜移植或穿透性角膜移植均不能长期保持植片存活,需要提供角膜干细胞维持角膜上皮的完整性,如果角膜中央区板层剥除后植床透明,适用于本手术。

（一）手术的适应证

因为眼表化学烧伤、热烧伤导致的角膜结膜化,睑球粘连等。

（二）手术的相对禁忌证

角膜中央全层混浊、合并白内障等。

（三）手术方法

1. 常规球后麻醉和面神经阻滞麻醉。

2. 分离可能存在的睑球粘连,沿角膜缘 360° 剪开结膜,烧灼大血管止血。

3. 根据角膜大小,用 11~13mm 大小的环钻沿角膜缘刻切后,采用尖刀片分离角膜板层,深度可达角膜厚度的 3/4 或 4/5,保证角膜植床的新生血管无残留,植床周边的明显出血点烧灼止血。

4. 角膜植片的制作同前。

5. 用 10-0 的尼龙线间断缝合角膜植片共计 16 针,缝线头埋入组织中。

6. 用 8-0 可吸收线缝合结膜,如果因为睑球粘连导致结膜缺损,可以采用对侧自体结膜、羊膜等修补。

7. 术后结膜囊涂抗生素眼膏,术眼加压包扎。

(四)手术体会及术中注意要点

1. 本手术主要是针对完全性角膜缘干细胞缺乏患者眼表损伤导致角膜结膜化、角膜新生血管和部分角膜瘢痕,术前需要确定患者泪液是否缺乏、眼睑闭合正常否、由于眼睑缺损和内翻倒睫等情况。

2. 术中角膜创面一定要完全切除角膜植床的新生血管,避免术后植片层间出血可能。

3. 角膜植片大小原则上与植床大小一致,至多比植床大 0.1 ~ 0.2mm,以保障角膜植片与植床贴附紧密。

4. 在进行角膜植片缝合时,需要助手不断地对角膜植片点滴角膜保存液或生理盐水,保护角膜上皮细胞。

三、深板层角膜移植术(DALK)

深板层角膜移植是一种完全去除病变角膜基质组织直至暴露后弹力层(descemet membrane,DM),再移植角膜组织的手术方法。临床实践对 DALK 与穿透性角膜移植(penetrating keratoplasty,PK)进行比较,DALK 与 PK 的短期治疗效果相当,但 DLKP 的长期疗效明显优于 PKP,减少了内皮排斥反应和内皮丢失等并发症的发生,术后散光小视力好。而且对供体角膜植片的要求较低,干燥保存的角膜也可使用。

(一)手术适应证

1. 圆锥角膜。

2. 角膜营养不良,不累及 DM 和内皮的营养不良。

3. 角膜感染与炎症,包括真菌性角膜炎,疱疹病毒性角膜炎和棘阿米巴性角膜炎等未累及 DM 层和内皮层。

4. 角膜瘢痕,主要指未累及后基质的外伤和炎症性瘢痕。

(二)手术禁忌证

角膜病变为全层,累及 DM 和内皮层。如果术前不能清晰分辨病变层次,可借助于前节 OCT 或角膜共聚焦显微镜判断病变层次。

(三)手术步骤

1. 麻醉 术眼球后麻醉。

2. 植床制作 剥离角膜基质直至暴露透明 DM 的方法有很多,总体来说,可分为直接开放式剖切,钝刀分层法,空气注入法,水分层法,黏弹剂剖切法,锥虫蓝(台盼蓝)染色法和准分子剖切法。使用哪种技术主要取决于角膜疾病的特征和操作者的个人经验。

(1)直接开放式剖切:角膜中央区以环钻刻取角膜 60% ~ 80% 的厚度,前房穿刺放液降低眼压,提紧并拉起角膜基质层,在基质平面上逐层剖切,越接近 DM,操作越需谨慎,直至暴露完整的 DM 层。

(2)钝刀分层法:角膜中央区以环钻刻取角膜 60% ~ 80% 的厚度,先切除一定厚度的角膜基质后,在环钻沟槽处做一切口,沿切口底部插入钝刀或虹膜恢复器,沿角膜切线方向前后左右移动钝刀,一部分基质被钝刀层间分开后剪除表层瓣,如此逐层去除角膜基质,到达 DM 与后基质层之间时,可用黏弹剂分离扩展该层面,然后剪除基质层。

(3)水分层法:角膜中央区以环钻刻取角膜 60% ~ 80% 的厚度,切除表层角膜基质后,用 27 号针头在角膜中央基质内注入 BBS。水分层造成的基质水肿有既助于安全快速地去除深层基质组织,又有助于区分瘢痕角膜组织和正常角膜组织。瘢痕角膜组织不能进入液体而基本不会水肿,正常角膜组织因为进入弥漫进入液体而水肿成为灰白色。用角膜刀逐层分离角膜基质层,直至 DM。有时液体会在深基质层与 DM 之间形成分离面,这时可用角膜刀将角膜基质挑开,注入黏弹剂,再将上面基质层剪除。

(4)空气注入法:目前较普遍应用的空气注入法是 Anwar 法(大泡技巧)。首先确定角膜中央位置(图 18-2-1),用 7 ~ 8.5mm 直径的环钻在角膜表面刻出印记(图 18-2-2),剥除前部 60% ~ 80% 的角膜基质(图 18-2-3),用特制 27 号或 30 号针头斜面形下插入环钻沟槽内或角膜基质,沿切线方向插入中央角膜内,直至针尖到达旁中央位置(距插入点 3 ~ 4mm)。推注空气进入角膜,在 DM 与深基质层之间形成一个大的近似圆形气泡,这是比较理想的状态。如一次未形成大气泡,可能会在基质内形成白色混浊区域,这是很多小气泡在基质层间聚集形成(图 18-2-4),这时可选择相对透明的角膜重复操作 3~4 次。若仍然不能形成大泡,可先行前部板层切除,再用钝针向角膜基质内注入 BBS,使剩余角膜基质水肿变厚,再重复上述方法制作大泡,仍有可能成功。形成大气泡后,在角膜周边行前房穿刺放液,降低眼压(图 18-2-5)。切除前部角膜基质,只剩气泡前的一层基质,在近中央区残余角膜基质层用尖刀沿角膜切线方向挑开一小裂口(图 18-2-6),沿基质延长切口,尽量保持刀处于同一平面,一旦空气逃逸,应立即退出尖刀,前房放液,降低眼压后,用虹膜恢复器插入切口钝性分离(图 18-2-7),分离时几无阻力,直达环钻沟槽,十字剪开角膜基质植环钻沟槽(图 18-2-8),剪除后角膜基质(图 18-2-9)。

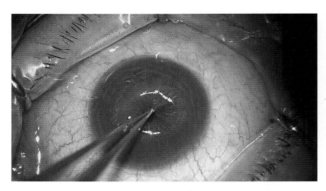

图 18-2-1　确定角膜中央位置

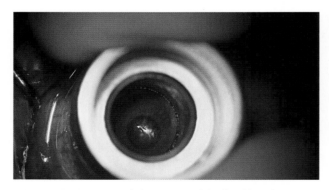

图 18-2-2　用直径 7.5mm 的角膜环钻刻痕

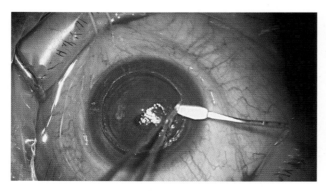

图 18-2-3　剥除前部 60%~80% 的角膜基质

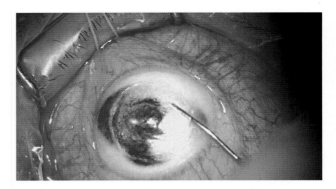

图 18-2-4　角膜基质注气形成层间大泡

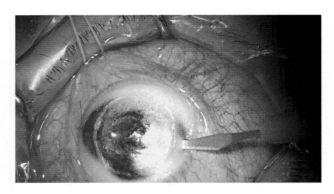

图 18-2-5　行前房穿刺降低眼压

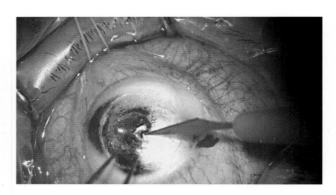

图 18-2-6　近中央区残余角膜基质层用尖刀沿角膜切线方向挑开一小裂口,放出层间气泡

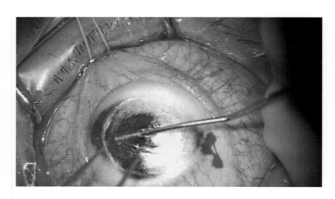

图 18-2-7　虹膜恢复器分离后基质和后弹力层

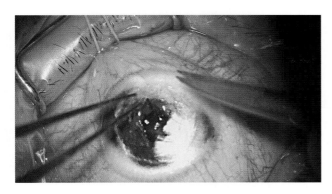

图 18-2-8　用组织剪十字剪开后弹力层前的角膜基质

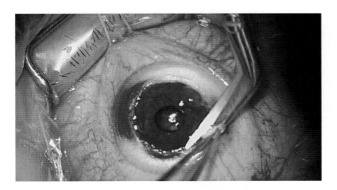

图 18-2-9　剪除后角膜基质

（5）黏弹剂注入法：在距角膜缘 1～2mm 处做一个 5.0mm 宽，1/2 厚的巩膜隧道切口，隧道进透明角膜 1.0mm。再行角膜缘侧切口，前房注满空气，形成空气内皮界面，这一平面的形成有助于判断角膜厚度。用 30 号针从角膜中周部进针，边向角膜中央移动，边向 DM 深入，直至针尖与空气内皮的镜面反射之间的暗带消失，当针尖触及光反射面时，注入黏弹剂分离 DM 及其上的角膜基质层，形成一角膜袋，再用环钻及角膜剪去除前部角膜基质层。

（6）锥虫蓝（台盼蓝）染色法：与水分层法操作相同，可将 0.02% 的锥虫蓝溶液注射于角膜基质内，染色的基质更有助于剖切。

（7）准分子激光剖切法：首先用 A 型超声或前节 OCT 精准测量各象限角膜厚度，在角膜中央用环钻刻印确定范围，用与环钻同样直径的激光扫描切削，得到光滑平整的近达 DM 的植床。

3. 植片制作　供体植片可选择保留内皮和 DM，也可选择仅保留 DM 之前的角膜植片进行移植。用全层植片容易在交界面处产生混浊和皱褶，所以一般将内皮和 DM 撕除。

撕除内皮和 DM 的具体操作是：一手用镊子加紧基质边缘，另一手用无齿镊棒造成 DM 边缘微小脱离，从而将 DM 完整撕除（图 18-2-10）。或用干海绵棒从制片中央开始，轻而短促地摩擦使 DM 和内皮面一同擦拭掉。这种方法可能会导致内皮去除不完全后基质面不够光滑。然后用与植床等大或大 0.25mm 的环钻进行刻切。

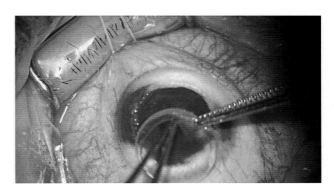

图 18-2-10　撕除角膜植片后弹力层

4. 手术缝合　10-0 线间断或连续缝合植片与植床（图 18-2-11）。有研究采用纤维黏合剂覆盖缝合法，可缩短手术时间。

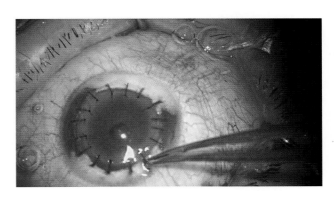

图 18-2-11　10-0 线间断缝合植片与植床

（四）手术体会及术中注意要点

1. DM 穿孔是该手术最常见并发症，发生率 15%～50%。如果在环钻时发生穿孔，可缝合伤口，延期手术。在剖切过程中发生 1～2mm 的微穿孔，如果穿孔时基质仍覆盖 DM，穿孔可自闭，穿孔处可保留一层基质，通常少量基质残留并不严重影响视力恢复。对于微穿孔的处理，可采用前房注入空气或惰性气体与空气的混合气，如 SF_6 和空气（18% SF_6，82% 空气）、C3F8 与空气（14% C_3F_8，86% 空气）。也有报道用氰基丙烯酸盐黏合剂或纤维蛋白胶水封闭穿孔的方法。若穿孔较大,可改行 PKP,否则术后发生双前房的机会将大大增高。

2. 为了避免术后较高的不规则散光,对于如圆锥角膜或角膜营养不良患者可以采用连续缝合。

3. 前房穿刺放液可以采用 1ml 注射器细针平行从角膜缘进入,避免损伤虹膜和晶状体。

第三节　治疗性角膜移植术

各种感染所致的角膜溃疡,化学烧伤或热烧伤所致的角膜溶解,各种免疫因素所致的角膜溶解穿孔等,为了保存完整的眼球而需要控制疾病、恢复眼球的完整性,可以采用非活性保存角膜进行角膜缺损的修补,但是患者术后的视力恢复需要二次手术完成。一般分为板层角膜移植和穿透性角膜移植,由于板层角膜移植与前述相同,因此本节主要是指穿透性角膜移植术。

（一）手术适应证

化脓性角膜溃疡角膜近穿孔或已经发生穿孔,单纯疱疹病毒性角膜炎角膜坏死溶解穿孔,化学烧伤和热烧伤及其他原因所致的角膜溶解穿孔等。

（二）手术相对禁忌证

患者要求恢复视力者可等待活性保存角膜。

（三）手术步骤

1. 全身麻醉下进行。

2. 用显微开睑器或上下睑缝线法开睑,减少对眼球的压迫。

3. 根据角膜病变的大小,用环钻在角膜上标记切口,用锋利尖刀或 15° 刀沿标记线切开角膜。角膜剪剪开角膜,清除坏死的虹膜和前房中可能存在的渗出膜,如果晶状体完整,尽量避免伤及。

4. 取准备好的角膜植片(其大小应根据植床大小确定,一般原则上较正常准备的植片大小大0.1~0.2mm)。

5. 采用间断缝合法,用 10-0 尼龙线缝合伤口,保障角膜伤口水密性或气密性。

6. 术后结膜下注射抗生素,结膜囊涂布阿托品眼膏和抗生素眼膏。

（四）手术体会及术中注意要点

1. 采用全身麻醉可以保持眼压稳定,以利于对前房中的渗出物充分清除。

2. 当虹膜表面渗出物多,发生虹膜出血时,应用生理盐水冲洗,并尽快缝合角膜,当眼压恢复后,虹膜出血自动停止。

3. 如果角膜损伤范围大,可能发生晶状体脱位,摘除晶状体有助于防止术后眼压高,但是还可能导致感染向玻璃体扩散,因此是否摘除晶状体应根据具体情况而定。

第四节　穿透性角膜移植的联合手术

一、穿透性角膜移植联合白内障摘除与人工晶状体植入术

角膜白斑合并白内障患者就诊的目的是恢复视力,单独进行角膜移植或者单独进行白内障摘除术均不能达到目的。采用穿透性白内障摘除人工晶状体植入可以达到恢复患者视力的目的,但是,由于角膜移植术后角膜的屈光无法确定,因此术前计算晶状体度数不能够按照常规方法,一般是根据眼轴长度估计人工晶状体的度数;另外,还有一种观点是角膜移植术后可能发生角膜内皮细胞快速降低、角膜移植排斥反应等,因此应该先进行角膜移植和白内障摘除,二期再植入人工晶状体。

（一）手术适应证

各种原因导致的角膜白斑合并白内障。

（二）手术相对禁忌证

有新生血管的角膜白斑、范围宽的虹膜前粘连、儿童角膜移植,以及感染性角膜病变等。

（三）手术步骤

1. 常规全身麻醉。

2. 术前瞳孔不缩不散。

3. 眼球固定环缝合固定眼球。

4. 先按照常规准备角膜植片,再用环钻钻切角膜约 2/3 深度后,用尖刀片或 15° 刀切穿角膜,切开范围约 180°~270° 后,在开放条件下进行白内障囊

外摘除术。

5. 清除干净晶状体皮质后,前房注入黏弹剂,将准备好的角膜植片用 10-0 尼龙线间断缝合,保留 10 点位和 11 点位不缝合。

6. 用黏弹剂充分形成前房后,植入人工晶状体,调整晶状体位置。

7. 缝合剩余两针角膜缝线,将角膜缝线头调整埋入组织后,注入平衡液形成前房。

8. 术后结膜下注射妥布霉素 20mg,地塞米松 2mg,结膜囊涂布抗生素眼膏。

（四）手术体会及术中注意要点

1. 本手术方式可以减少患者多次手术的烦恼,但是术后可能存在屈光不正而导致术后视力不佳。

2. 由于是开放式白内障摘除,因此不需要超声乳化白内障摘除。

3. 植入人工晶状体后前房可能残存少量黏弹剂,一般不需要反复冲洗以避免损伤角膜植片内皮,可以在术后给予 20% 甘露醇静滴降低术后可能的眼压升高,一般术后 2～3 天即可恢复眼压正常。

4. 术后眼前房形成尽量采用注入平衡液而不用消毒空气。

二、穿透性角膜移植联合抗青光眼手术

角膜白斑合并眼压高的患者,一般根据患者眼内情况确定是采用穿透性角膜移植联合小梁切除术,还是因为眼前节结构破坏,无法需要进行术前睫状体光凝或冷冻降低眼压后再进行穿透性角膜移植术。本节主要介绍前者。

（一）手术适应证

各种原因所致的角膜白斑合并青光眼,不适合给予睫状体光凝或冷冻术。

（二）手术相对禁忌证

直径大于 11mm 的穿透性角膜移植术（眼前节重建）。

（三）手术步骤

1. 常规全身麻醉或球周麻醉。

2. 固定环缝合固定眼球。

3. 根据角膜病变大小确定角膜植床大小并用环钻钻切 2/3 角膜厚度,仍然保持眼球完整。

4. 在角膜缘外按照常规行上方的小梁切除术,术后巩膜瓣复位后,结膜复位。

5. 再进行角膜植床切开,植片缝合,可以采用间断缝合或连续缝合等方法。

6. 术后平衡液恢复前房,结膜下注射妥布霉素 20mg,地塞米松 2mg,结膜囊涂布抗生素眼膏。

（四）手术体会及术中注意要点

1. 术中尽量不使用丝裂霉素以避免影响角膜植片上皮细胞的恢复。

2. 不使用黏弹剂。

第五节 角膜内皮移植术

长期以来,穿透性角膜移植一直是角膜内皮病变的唯一选择。但穿透行角膜移植存在眼部伤口完全开放增加了患者眼内容物脱出和驱逐性出血的风险;角膜伤口愈合缓慢,容易因为外力而致伤口裂开;穿透性角膜移植同时存在角膜上皮和内皮的移植排斥的风险等。因此,角膜内皮移植术(endothelial kerato-plasty,EK)的问世,使这些风险显著减少。

角膜内皮移植术仅置换患者的角膜内皮,而保留患者正常的角膜上皮和基质,它改变了传统的开放式手术,变为相对闭合的手术方式。同时保留了患者的健康的角膜上皮和基质,保证了眼表的相对完整性。

目前比较主流的手术方式是角膜后弹力层撕除角膜内皮移植术和角膜后弹力层角膜内皮移植术(descemet membrane endothelial keratoplasty,DMEK)。

角膜后弹力层撕除角膜内皮移植术又根据内皮的取材方法不同分为手工取材的角膜后弹力层撕除角膜内皮移植术(descemet stipping endothelial keratoplasty,DSEK)和自动角膜刀取材的角膜后弹力层撕除角膜内皮移植术(descemet stipping automatic endothelial kera-toplasty,DSAEK)。由于国内角膜材料来源匮乏,而角膜后弹力层取材失败率高,因此目前国内主要是 DSAEK 术。

（一）手术适应证

1. 各种角膜内皮营养不良。

2. 各种内眼手术所致的角膜内皮失代偿。

3. 各种未累及基质的角膜内皮病变。

（二）手术禁忌证

1. 角膜病变累及角膜基质层。

2. 前房结构不正常如虹膜前粘连、前房浅等。

3. 儿童及术后无法平卧者。

（三）手术步骤

1. 球后麻醉。

2. 根据角膜的大小用直径 7.5~8.5mm 的环钻在角膜中央压出印记，用标记笔标出痕迹作为角膜后弹力层剥除的范围。在角膜缘外 1mm 处水平切口，宽 5.0mm，约 2/3 角巩膜厚度的主切口。主切口两侧用穿刺刀做两个辅助切口（图 18-5-1，图 18-5-2），前房注入黏弹剂（图 18-5-3）。用剥离钩将角膜内皮和后弹力层沿标记线剥除（图 18-5-4）。

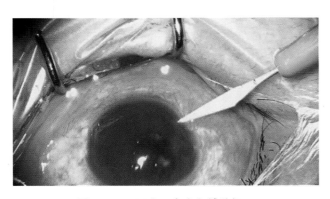

图 18-5-1　下方 7 点方向辅助切口

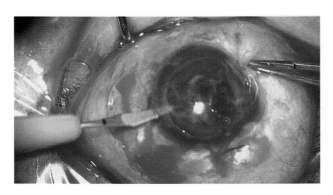

图 18-5-2　3 点方向辅助切口备前房灌注使用

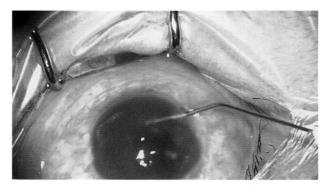

图 18-5-3　从侧切口向前房注入黏弹剂

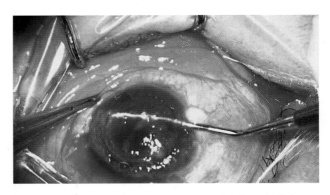

图 18-5-4　环钻做好表面标记后用剥离钩将角膜内皮和后弹力层沿标记线剥除

3. 将与角膜植床直径等大的角膜内皮植片内皮面对折待用。

4. 前房内注入平衡盐溶液置换出黏弹剂（图 18-5-5），将角膜内皮植片装载入内皮植入器（图 18-5-6），一手用内皮植入器将植片内皮面向下从主切口植入前房，另一手从辅助切口用植入镊协助夹住内皮植片，双手配合将内皮植入前房（图 18-5-7）。前房注入平衡盐溶液使植片展开（图 18-5-8）。

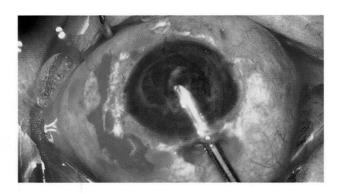

图 18-5-5　前房注入平衡盐溶液置换出黏弹剂

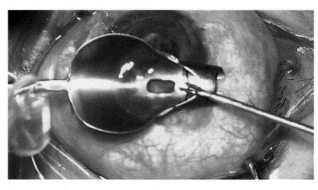

图 18-5-6　将角膜内皮植片装载入内皮植入器，目前内皮面朝上

过植片边缘(图 18-5-9)。

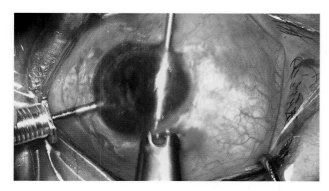

图 18-5-7　在前灌注下,双手配合用内皮植入器将角膜内皮植片植入前房

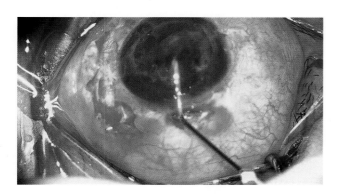

图 18-5-8　前房注入平衡盐溶液使植片展开

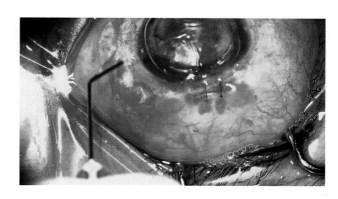

图 18-5-9　前房注气使植片紧密贴附

（四）手术体会及术中注意要点

1. 角膜后弹力层的完整剥除是手术成功的关键,但角膜后弹力层有瘢痕不易剥离时可以反复用眼内剪剪除。

2. 前房深度的维持对于植片在前房的展开十分关键,术前要充分降低眼压,防止虹膜晶状体隔前移,必要时可放前房灌注维持前房的深度。

3. 在植入植片前要用平衡盐溶液充分置换前房里的黏弹剂,这样做的好处既利于角膜植片和植床愈合,减少术后植片移位的发生,又减少术后高眼压的发生。

4. 术后患者的体位配合十分重要,一般术后第一天要让患者保持平卧位,保证气泡稳定于植片下方。术后第二天随着气泡的吸收,可改为自由体位。

5. 缝合主切口,从辅助切口注入平衡盐溶液加深前房有助于植片展开,再注入消毒空气,用内皮剥离钩将角膜内皮植片调位到贴附于后弹力层剥离区。在角膜表面用虹膜恢复器推压角膜,挤出植片和植床之间的液体。用显微镜裂隙设备观察植片和植床是否已经紧密贴附。从侧切口注入消毒空气超

第六节　深板层角膜移植术

深板层角膜移植(deep lamellar keratoplasty, DLKP)是一种完全去除病变角膜基质组织直至暴露后弹力层(descemet membrane, DM),再移植角膜组织的手术方法。临床实践对 DLKP 与穿透性角膜移植(penetrating keratoplasty, PKP)进行比较,DLKP 与 PKP 的短期治疗效果相当,但 DLKP 的长期疗效明显优于 PKP,减少了内皮排斥反应和内皮丢失等并发症的发生,术后散光小视力好。

（一）手术适应证

1. 圆锥角膜。

2. 角膜营养不良,不累及 DM 和内皮的营养不良。

3. 角膜感染与炎症,包括真菌性角膜炎、疱疹病毒性角膜炎和棘阿米巴性角膜炎等未累及 DM 层和内皮层。

4. 角膜瘢痕,主要指未累及后基质的外伤和炎症性瘢痕。

（二）手术禁忌证

角膜病变为全层,累及 DM 和内皮层,如果术前不能清晰分辨病变层次,可借助于前节 OCT 或角膜共聚焦显微镜判断病变层次。

（三）手术步骤

1. 麻醉 术眼球后麻醉。

2. 植床制作 剥离角膜基质直至暴露透明 DM 的方法有很多，总体来说，可分为直接开放式剖切，钝刀分层法，空气注入法，水分层法，黏弹剂剖切法，锥虫蓝染色法和准分子剖切法。使用哪种技术主要取决于角膜疾病的特征和操作者的个人经验。

下面以目前较普遍应用的空气注入法的 Anwar 法（大泡技巧）为例介绍手术步骤。

先用 7～8.5mm 直径的环钻在角膜表面刻出印记，剥除前部 60%～80% 的角膜基质，用特制 27 号或 30 号针头插入环钻沟槽内，沿切线方向插入中央角膜内，直至针尖到达旁中央位置。推注空气进入角膜，在 DM 与深基质层之间形成一个大的近似圆形泡。如一次未形成，可选择相对透明的角膜重复操作 3～4 次。

形成气泡后，在角膜周边行前房穿刺放液，降低眼压。在近中央去参与角膜基质层用尖刀眼角膜切线方向挑开一小裂口，沿基质延长切口，用虹膜恢复器插入切口钝性分离，分离时几无阻力，直达环钻沟槽，剪除基质。

3. 植片制作 一手用镊子加紧基质边缘，另一手用无齿镊棒造成 DM 边缘微小脱离，从而将 DM 完整撕除。供体植片可与植床等大或大 0.5mm。

4. 缝合 10-0 线间断或连续缝合植片与植床。

（四）手术体会及术中注意要点

DM 穿孔是该手术最常见并发症，如果环时发生穿孔，可缝合伤口，延期手术。在剖切过程中发生微穿孔，如果穿孔时基质仍覆盖 DM，穿孔可自闭，穿孔处可保留一层基质，通常少量基质残留并不严重影响视力恢复。若穿孔较大，可改行 PKP。

（潘志强 骆非 接英）

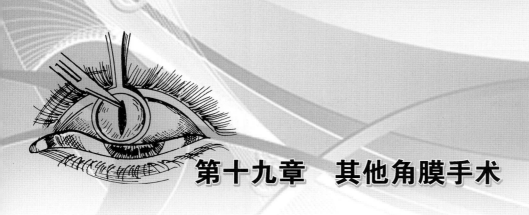

第十九章　其他角膜手术

第一节　美容性角膜层间染色术

美容性角膜层间染色术,是用黑烟均匀涂布在角膜基质层间,其外用同种异体透明角膜板层覆盖,以达到遮挡深部角膜白斑的美容目的。旁中央角膜白斑,染色后由于消除了散射造成的视力干扰,可能改善视力。先天性或后天性虹膜大片缺损导致的畏光现象,通过瞳孔区外的染色,可以得到改善。

（一）手术适应证

1. 部分或全角膜白斑,无视力恢复希望,患者不愿或不适宜戴美容性角膜接触镜者。

2. 旁中央角膜白斑,由于其他原因不能做角膜移植手术,患者有要求改善外观者。

3. 先天性或后天性大片虹膜缺损引起畏光,或者由于大片虹膜根部离断引起单眼复视,患者不愿或不适宜戴美容性接触镜者。

（二）手术禁忌证

1. 独眼或有视力者慎做此手术。

2. 有活动性角膜炎症。

3. 干眼症。

4. 化学伤、热灼伤或其他原因引起的角膜深、浅层新生血管。

5. 合并青光眼或麻痹性角膜炎的角膜白斑。

（三）手术步骤

基本方法同板层角膜移植术。对全角膜白斑用10～11mm环钻作植床。部分白斑根据白斑大小选择适当大小的环钻。先天性或后天性大片虹膜缺损可选择指环状板层角膜移植术,保留中央部角膜。在做好植床后,吸干植床表面的水分,把无菌的黑烟均匀涂抹于植片和植床的内表面,缝合固定同种异体板层角膜移植片。

黑烟的制取:取消毒的玻璃片,点燃蜡烛或酒精灯,把玻片压向火焰,即有黑烟附着。用虹膜复位器收集玻片上的黑烟,立即涂抹于植片和植床的内表面。

（四）手术体会及术中注意要点

在涂抹黑烟和缝合时,不要用水冲洗眼部,保持手术创面干燥,防止黑烟流失。

第二节　自体角膜转位移植术

自体角膜转位术是将术眼板层或全层的角膜组织作一定度数的旋转,将透明部分的角膜移到瞳孔区,以提高术眼视力为目的的手术。自体角膜转位移植不存在同种异体角膜移植术发生排斥的风险,但术后散光难以避免,主要原因是角膜周边曲率不同于中央曲率。在角膜材料来源困难,双眼盲又有望提高部分视力的角膜白斑患者而言,自体角膜转位术更有意义。

（一）手术适应证

1. 角膜周边部存有3mm以上透明区的各类角膜白斑。

2. 独眼患者的残存视力已造成生活无法自理,

术后有望提高视力。

3. 白斑位于角膜前 1/2 者可行板层角膜转位移植,大于 1/2 者可行穿透角膜转位移植术。

4. 先天性角膜白斑由于角膜小,前房浅,且常有虹膜前粘连,术后继发性青光眼的危险很大,手术必须慎重。

（二）手术禁忌证

1. 干眼症,当患者伴有干眼症时,即使周边角膜透明,转位于睑裂区后,由于缺乏泪液而失去对角膜的保护,角膜发生上皮角化,不能达到应有的效果。

2. 严重的角膜血管翳。

3. 单纯疱疹病毒角膜炎后的角膜白斑。

4. 活动感染性病变。

（三）手术步骤

1. 自体板层角膜转位移植术　根据角膜白斑的位置和大小选择角膜环钻,一般选用 7.5 ~ 8.0mm 的环钻划界。手术要求一次性完成板层组织剖切,创面平滑保持在同板层平面,边界垂直整齐,旋转后使透明角膜得以位于瞳孔区,用 10-0 尼龙线间断固定。

2. 自体穿透角膜转位移植术　术前充分降眼压,根据角膜白斑的位置,选择适当大小的角膜环钻（一般选用 7.0 ~ 7.5mm 的环钻）。钻取范围尽量包括瞳孔区的白斑和周边透明角膜,使旋转后的透明角膜能位于瞳孔区,10-0 尼龙线间断缝合,平衡盐溶液重建前房。若植片直径大于 8mm,同时行周边虹膜切除术。

（四）手术体会及术中注意要点

1. 术前应充分减低眼压,或尽量选择全麻手术,避免眼内容物膨出。

2. 一般选用 7.0 ~ 7.5mm 的环钻,因自瞳孔至角膜为 7.0 ~ 7.5mm,旋转后透明角膜得以充分暴露于瞳孔区,增视效果较佳。

3. 虹膜处理　对前粘连的虹膜不宜强行分离,尽量减少对虹膜的损伤,以保护角膜内皮。

（潘志强　骆非　接英）

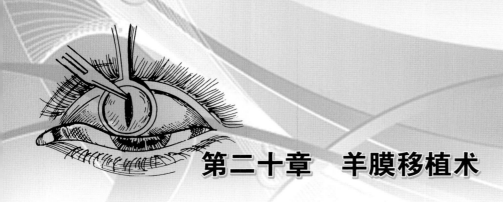

第二十章　羊膜移植术

羊膜是一种胎儿来源的组织,是胎盘的最内层结构。组织学上分为单层上皮细胞层、基底膜和由3层结构组成的无血管结缔组织层,即附着于基底膜的致密层、成纤维细胞层和海绵层。羊膜具有延长上皮细胞的生存时间、刺激上皮细胞的增殖和分化、刺激杯状细胞的分化、抗胰蛋白酶和抑制 β-TGF 信号传递等作用。临床应用羊膜的目的主要是维持正常上皮表型,减轻炎症反应,减轻血管化,减少瘢痕形成和创面覆盖等。

(一) 手术适应证

1. 重建结膜表面　翼状胬肉或假性胬肉切除术后,睑球粘连分离后,化学烧伤病变结膜切除术后,Stevens-Johnson 综合征,瘢痕性类天疱疮,肿瘤切除术后。

2. 重建角膜上皮

(1) 角膜缘正常:角膜上皮剥脱、角膜溶解、大疱性角膜病变、神经营养性角膜溃疡等;感染性溃疡、角膜带状变性等角膜病变切除后;角膜溃疡近穿孔等。

(2) 角膜缘干细胞缺乏:主要作为干细胞移植的载体,用于各种角膜缘干细胞缺乏症患者。

(二) 手术相对禁忌证

眼表感染未控制而利用羊膜作为覆盖物。

(三) 手术步骤

1. 结膜修补

(1) 常规眼表麻醉和球后麻醉。

(2) 清除病变坏死的结膜组织,巩膜表面充分止血。

(3) 将羊膜覆盖暴露的巩膜或睑板,羊膜的上皮面朝上,用 8-0 可吸收线或 10-0 尼龙线间断缝合将羊膜固定于巩膜或睑板,最好将眼表残存的结膜覆盖羊膜边缘。

(4) 穹隆部位羊膜的固定,如果暴露不充分,可以用 4-0 丝线将羊膜固定,缝线在眼睑皮肤穿出结扎。

(5) 术后结膜囊涂抗生素眼药膏,加压包扎。

2. 角膜覆盖

(1) 常规眼表麻醉和球后麻醉。

(2) 清除病变坏死的角膜组织。

(3) 根据角膜缺损的深度,可以用 1～3 层羊膜填充角膜缺损部位。10-0 尼龙线间断缝合羊膜与角膜缺损边缘,缝线结理于角膜组织中。

(4) 根据需要,可以再用单层羊膜覆盖全角膜,8-0 可吸收线固定于角膜缘巩膜,促使角膜缺损部位修补的羊膜保持在位。

(5) 术后结膜囊涂抗生素眼膏,加压包扎。

(四) 手术体会及术中注意要点

1. 各种保存的羊膜使用前需要充分复水,可以加入少量抗生素。

2. 结膜修补时一定要将羊膜固定于巩膜,以减少羊膜的滑动,同时尽量将羊膜充分伸展。

3. 角膜覆盖时同样需要将羊膜充分伸展固定。

4. 在缝合羊膜时避免撕破羊膜,微小的破口将导致羊膜很快脱落、溶解。

(潘志强　骆非　接英)

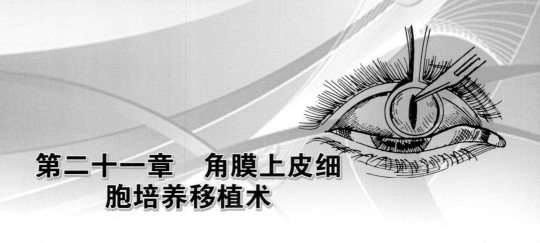

第二十一章 角膜上皮细胞培养移植术

眼表疾病（如 Stevens-Johnson 综合征、化学烧伤、热烧伤、手术创伤和药物毒性等疾病）常可引起严重的角膜缘干细胞缺乏，从而导致角膜上皮持续不愈合，新生血管和角膜上皮结膜化等，严重危及视力。近年来，人们把目光聚焦于组织工程技术重建眼表的研究，由于对患者供体健眼取材量少、损伤小，不存在免疫排斥反应，因此具有较大的临床应用潜力。体外培养的干细胞可分别以异体角膜基质、Ⅰ型胶原蛋白、软性接触镜和羊膜等作为载体进行移植。

1. 手术适应证　Stevens-Johnson 综合征、类天疱疮、化学烧伤和热烧伤等引起的角膜缘干细胞缺乏，导致角膜上皮持续不愈合，角膜浅层新生血管，角膜上皮结膜化。

2. 手术禁忌证　角膜深层新生血管，严重睑球粘连，全角膜上皮结膜化、干燥性角膜结膜病变等。

3. 手术步骤

（1）爱尔卡因表面麻醉，2% 利多卡因球后麻醉。

（2）沿角膜缘 360°剪开球结膜暴露巩膜。

（3）钝性剥离并切除角膜表面血管化组织，将培养好的载有上皮细胞的胶原纤维膜覆盖于角膜表面。

（4）平整光滑后用 10-0 尼龙线将该胶原纤维膜固定于角膜缘外 2mm 浅层巩膜上，共 6～8 针；再用 8-0 可吸收线将结膜复位。

4. 手术体会及术中注意要点

（1）对角膜表面的纤维膜剥除时，尽量避免破坏角膜前弹力层。

（2）角膜缘和巩膜表面的大出血点可以烧灼止血。

（3）术后包扎术眼 48 小时。

（潘志强　骆非　接英）

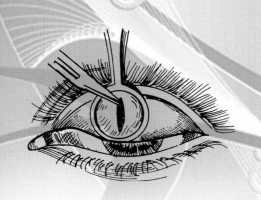

第五篇　青光眼手术

第二十二章 青光眼手术的基本原则与术前准备

第一节 青光眼手术的基本原则

一、正确诊断是手术成功的先决条件

对青光眼作出正确诊断是制定治疗计划的基础。只看到眼压稍微高一点就盲目诊断"青光眼"并贸然手术，这种情形要杜绝，以免患者无谓地遭受痛苦甚至丢失视力。对所有青光眼患者，在治疗前要详细询问病史、家族史以及发病时、进展中的状况。

对症状隐匿、眼压低于30mmHg的患者，要根据所在单位的设备条件进行仔细、全面的青光眼排查。目前常用的辅助检查有：数码眼底照相及分析系统，对青光眼性的视盘形态改变、视网膜神经纤维层缺损进行监测；光学相干断层扫描术（optical coherence tomography，OCT）可进行视盘周围视网膜神经纤维层厚度检查；海德堡视网膜断层扫描仪（Heidelberg retinal tomography，HRT）可以对杯盘面积比、盘缘面积、视杯深度、C/D比值以及平均视网膜神经纤维层厚度等一系列指标定量测量；扫描激光偏振测量联合可变的角膜补偿技术（scanning laser polarimetry with variable corneal compensation，GDxVCC）可定量检测视乳头周围的视网膜神经纤维层厚度。此外尚需进行Humphrey视野计或其他静态视野检查、角膜厚度检查、24小时眼压曲线监测等。通过各种检查手段，结合临床表现，作出正确的诊断，才能制定出正确的治疗方案。

对眼压高于30mmHg以上者，也要认真分析视盘、视网膜神经纤维层及视野，确定青光眼性视神经损害程度，制定目标眼压。经药物治疗的患者必须密切观察治疗中的眼压变化，有无视功能损害的进展。一旦发现足量的药物不能使病情控制稳定，视野损害仍在加重，那么手术治疗也不失为合理的选择，同时要告知患者手术的必要性。

笔者曾经接诊过一名8岁患儿，在当地因眼胀测眼压50mmHg，但经观察多年后，眼压再也未曾高过，而且视功能检查均为正常，对这样的患者应该一直密切注意其发病原因，并定期做青光眼排查，千万不能因一次眼压高就做青光眼手术。还有一些患儿初次就诊时发现角膜全混浊，眼压在30mmHg以内，便诊为先天性青光眼。对这类患儿应该首先排除可造成角膜混浊的其他原因，如：先天性遗传性内皮细胞营养不良（congenital hereditary endothelial dystrophy）可出现流泪、畏光，双眼弥漫性角膜水肿，角膜基质增厚明显，有些患儿角膜增厚至900μm左右，测出的眼压多有误差。

二、充分的医患沟通使患者保持正确心态

在手术前主管医师要首先了解患者对于治疗的期望，然后再根据全面的检查结果，耐心地与患者及家属沟通，给患者及家属讲解什么是青光眼、青光眼是如何发生的、房角宽窄及关闭的意义、为什么要尽快治疗以及青光眼手术的特殊性并将患者所有检查

的阳性结果做详细的展示与解释,让其了解自己眼睛的解剖结构异常及病情发展的程度。

青光眼手术不同于白内障手术,后者多数术后视力明显提高,也不像肿瘤切除手术可以明确地去除病灶。青光眼手术是全身手术中最特殊的另类,它的效果往往并不能显而易见。因此,在手术前必须让患者明白以下几点:

第一,手术后有眼压再升高的可能。因为青光眼滤过手术的理想效果是维持一个永远都不愈合的通道,只有这样房水才能源源不断地流入到结膜下间隙,才能维持眼压的正常。但是,这个通道是非生理状态的,是否能够维持因人而异,受个体的多种因素影响。有些患者体内与增殖有关的细胞因子非常活跃,从而导致自身伤口愈合能力很强,特别是具有瘢痕体质的患者,在手术后短期内即发生滤过口瘢痕愈合,导致眼压再次升高。在这种情况下,可能还会进行二次手术,患者必须能够接受这种现实,否则

手术暂缓进行。

第二,术后视力有下降的可能。手术后有些患者炎症反应明显,可能会有少量渗出或出血,这时会有暂时的视力下降,恢复几天后视力可以恢复到手术前水平。有些患者会有白内障发展的可能,也会引起视力下降,待以后白内障摘除后视力便可提高。手术切口、缝线有可能引起散光,也是术后视力下降的常见原因。以上情况要使患者明了,以免引发焦躁情绪甚至医患纠纷。

第三,对于闭角型青光眼患者,由于解剖结构的特殊性,术后可能会发生浅前房、脉络膜脱离、睫状环阻滞性青光眼等棘手的并发症。并发症发生后如果药物治疗效果不理想,则需要再次手术。这种情况需提前告知,以免患者情绪紧张。

医师有责任为患者传达足够的与疾病有关的信息,阐述手术的风险及不手术的危险,从病情上分析、比较两种风险的利弊,争取患者的理解。

第二节　手术前的基本准备

一、医师的准备

1. 手术前术者必须做到对患者的病情完全了解,并作出正确诊断。

2. 对眼部条件很差的患者,术前可以做眼前、后节照相,完善所有相关检查,让患者及家属通过这些检查了解自己的病情及发展程度,交代可能会发生的问题,使之对手术理解得更清楚,以便术后发生并发症再手术时,能够理性地依从治疗。

3. 制订手术方案的原则　根据术前对患者全面的眼部检查结果,慎重应用当前所能获得最好结果的手术方法,同时根据自己手术最好的技巧及现有的设备,并要考虑患者的经济状况和愿望,经多方面综合考虑后,再制订出针对该患者的最佳手术方案。

4. 了解患者及家属对手术治疗是否充分理解,是否真正理解手术可能出现的任何问题,是否有正确的心态并能够面对手术并发症的再处理。

5. 对与患者交代的各种问题,术者均要有防范措施,例如:对手术后浅前房或可能发生的睫状环阻

滞性青光眼,在手术结束时用生理盐水注入形成前房,以减少手术后并发症的发生。

6. 对复杂的联合手术要做充分的讨论并制订详细的手术方案。多项联合手术的各自先后顺序以及相互衔接的方法都要认真考虑好,例如:睫状环阻滞性青光眼的经典手术,首先要做玻璃体切除以减轻眼后部压力、再形成前房、再完成白内障超声乳化并植入人工晶状体、最后用玻璃体切割头做眼前后节沟通。

7. 对患者认真负责,敢于承担风险。

二、患者的准备

1. 患者及家属通过与医生交流全面了解自己眼部情况以及青光眼发展的程度,认真聆听医师在手术前交代的所有问题,明确手术治疗的目的,知晓手术的必要性及相关风险。

2. 对手术中、手术后可能发生的问题要与手术医师深入讨论并逐条问清楚,对可能发生的问题要知道医生是否有解决问题的方法。

3. 术前与医师积极沟通,对医师交代的每一项

可能发生的问题要有所反应,不能自认为不懂就将治疗权都推给医师,一旦术后出现问题又以"不懂专业知识或不知道"为理由推卸责任。

4. 可在术前通过网络、书籍等方式多方面了解青光眼知识。

5. 以理性的心态与医师密切配合,共同争取手术的最好效果。

三、手术器械及术中材料的准备

手术是否完美,与手术器械有至关重要的关系。器械使用时应得心应手;刀、剪有必要的锋利度,咬合正常;术中出现严重并发症时可迅速提供急救的设备。

青光眼联合手术中可能用到的黏弹剂、人工晶状体、青光眼引流阀、生物胶(SK-Gel)等,必须在手术前早做准备,万不可在即将使用时却找不到材料,延误手术时间。对于联合手术中常用的超声乳化仪或玻璃体切割仪,在手术前要熟练掌握各种仪器的脚踏控制板。

四、术前麻醉准备

成功的麻醉是手术成功的必要条件,恰当的麻醉方法不仅在术中起到良好的镇痛作用,而且有助于减少因麻醉或疼痛引起的并发症。小梁切除术、虹膜手术时间短、操作轻柔,一般可采用表面麻醉或少许的结膜下局部麻醉,大部分患者不需要球后麻醉。对于晚期青光眼管状视野的患者更应避免球后麻醉,以免发生突然视力丧失。瞳孔可散大的青光眼白内障联合手术,应用表面麻醉或少许的局部麻醉便可以完成;瞳孔无法散大者,应采用球后麻醉。对于睫状体破坏性手术,如二极管睫状体光凝术、睫状体冷凝术等,为了减少手术的疼痛,应采用球后麻醉。

对于晚期管状视野的青光眼患者,如果选择睫状体破坏手术、无法散大的小瞳孔青光眼白内障联合手术或更复杂的多项联合手术,建议全身麻醉下手术,尽量避免球后麻醉引起的各种危险。对于精神极度紧张、精神性疾病、智障、聋哑等无法配合的患者也要采用全身麻醉,以保证手术的安全。

大部分患者都有对手术的恐惧感,一怕疼痛,二怕手术效果不好甚至失明。在手术前一定要与患者密切沟通,从精神上使之放松再放松,特别是对局部麻醉的患者更要做到手法轻柔,减少多余操作,以减轻患者的痛苦。

(张舒心)

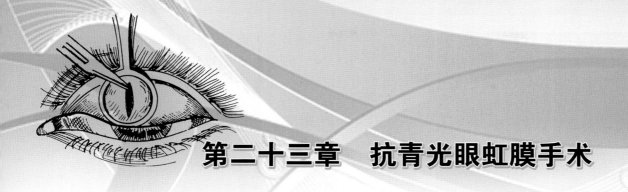

第二十三章　抗青光眼虹膜手术

青光眼虹膜手术的目的是为了平衡前后房压力，解除因瞳孔阻滞造成的虹膜膨隆和房角关闭，从而恢复房水的生理性排出途径。此类手术包括周边虹膜切除术和节段性虹膜切除术。

一、周边虹膜切除术

周边虹膜切除术（peripheral iridectomy）与激光虹膜切除术（详见第三十章第一节）作用原理相同，是急性闭角型青光眼临床前期、前驱期及间歇期的首选治疗方法。患眼虹膜厚、无明显隐窝，激光难以穿透，或在没有激光治疗设备的基层医院，可选择虹膜周边切除术。此外，在某些瞳孔阻滞性继发青光眼（如瞳孔粘连闭锁、无晶状体眼中虹膜与玻璃体粘连、硅油引起的瞳孔阻滞等）也需要施行这种术式。慢性闭角型青光眼的发病机制中除瞳孔阻滞外，还有非瞳孔阻滞因素（如睫状体前位、周边虹膜肥厚堆积），单纯行虹膜周边切除术往往效果欠佳。

1. 手术方法

（1）麻醉及术前用药：一般情况下表面麻醉或结膜下麻醉即可。术前点1%毛果芸香碱滴眼液3～4次。避免过度缩瞳，以免瞳孔强直使得术中虹膜难以自动脱出。

（2）结膜瓣：后在鼻上方作以穹隆为基底的小结膜瓣，约2～3mm。暴露角巩膜缘，充分烧灼止血。

（3）前房穿刺：在颞侧角膜缘内做一前房穿刺口，以备手术结束时形成前房。

（4）切口部位：有角膜缘切口和清亮角膜切口两种选择。

1）角膜缘切口：垂直球壁，于角膜缘处做切口，长约2～3mm，内口恰好在角膜缘前缘，即房角前缘Schwalbe线和Schlemm管之间，角膜缘标志如不清楚，宁可切口靠前，以免损伤睫状体。

2）清亮角膜切口：此法不需作结膜瓣，直接在角膜缘内0.5～1mm处，垂直角膜做一长约3mm的切口，刀尖略偏向虹膜根部。角膜切口不宜过小，否则虹膜难以自行脱出。因切口创伤小而整齐，术后不必缝合即可自行愈合。

（5）切除虹膜：轻压切口后唇，使虹膜自行脱出少许方可夹取（图23-0-2）。必须控制好虹膜脱出的量，不可让瞳孔缘脱出。夹取虹膜全层时，不可将虹膜提起过高，以免切除时残留虹膜后色素层。虹膜剪与角膜缘平行，尽量一次剪除全层虹膜。剪除虹膜时，显微剪轻轻向下压切口，这样剪除的虹膜不易嵌在切口处，而且瞳孔可自行缩回。若虹膜未自然脱出，在切口内夹虹膜要特别小心，虹膜镊进入过深会损伤晶状体；进入过浅则易残留虹膜后色素层。术中不宜过多操作，以免术后虹膜缺损区与晶状体粘连，失去沟通前后房的意义。一般切除之根部宽2～2.5mm，长度约占角膜缘至瞳孔缘的1、3为宜，切除后应立即检查切除的虹膜组织是否包含色素上皮。

（6）恢复瞳孔与前房：周边虹膜切除后用虹膜恢复器在角膜表面自切口部位向瞳孔区稍加按摩，使嵌顿在切口内的虹膜退回前房，此时瞳孔恢复圆形，并可清晰地看到虹膜缺损区的睫状突。恢复虹膜若有困难，可放出少许房水，使眼压下降后，虹膜便容易恢复原位。避免用器械伸入前房恢复虹膜。

术毕应维持正常深度的前房,如果前房浅或瞳孔偏大,可以在预置的前房穿刺口注入少许稀释的卡米可林注射液,这样不仅前房形成好,而且瞳孔缩小后周切口充分舒展,减少与切口粘连的可能。

(7)切口处理:结膜瓣下的角膜缘切口小而整齐,经整复后不必缝合或用 10-0 尼龙线缝合一针,并将线结旋转包埋于巩膜基质内。结膜不必缝合仅铺平或间断缝合一针覆盖创面。

2. 术后处理 术后点抗生素滴眼液 1 周,如房水闪光阳性,可加用皮质类固醇滴眼液和非甾体抗炎药滴眼液。术后如果无任何炎症反应,不必使用散瞳药及缩瞳药。结膜缝线 4～5 天可拆除,如结膜下有滤过,可能是因为切口过大之故,如切口整齐,前房正常不必特殊处理,必要时可眼部包扎 2 天,即可逐渐消失。

3. 并发症及处理

(1)术中并发症

1)虹膜不能自行脱出:

原因:①切口不准确,如偏后、倾斜、内口太小或没有切穿;②做切口时房水流出过多,眼压降得较低;③虹膜周边有前粘连;④术中虹膜穿通形成小孔;⑤手术当天频滴较强的缩瞳剂,使瞳孔极度缩小。

处理:应针对原因及时作出处理,如切口偏后房水流出而虹膜不脱出者,可在显微镜直视下用有齿镊,由切口小心进前房夹出虹膜。如不具备显微手术条件,可将切口向一侧稍扩大,待虹膜再暴露即可夹取切除。切忌盲目强行伸入切口,这样有损伤晶状体的危险。确认有周边前粘连者,先从切口小心地伸入虹膜恢复器分离粘连,再用虹膜镊闭合通过切口,夹取根部虹膜。

2)虹膜色素上皮层残留:虹膜组织切下后如发现色素上皮层未被切除时,先压切口后唇,利用房水冲出色素上皮层再剪除。如上述处理方法失败,应扩大切口再做切除。如手术台上未能发现,次日裂隙灯检查可见残留的薄层色素上皮,形状如风帆膨隆,当即可用低能量 Nd:YAG 激光 2～3mJ 击射其顶端造孔,亦可获得满意的周切口。

3)前房积血:少量的前房积血多由切口流入,因此在切穿巩膜前应先用电凝器或烧灼器充分止血。大量前房积血,多因切口偏后损伤睫状体所致,

应立刻用棉棒在巩膜上轻轻加压,耐心等候,同时在伤口处滴生理盐水冲洗,以防出血进入前房,待止血后再继续手术。对于少量的积血无须特殊处理,可待其自行吸收。

4)损伤晶状体:虹膜未能自行脱出、反复多次用有齿镊进入前房夹取虹膜时容易造成晶状体损伤;另外手术中照明不足、刀锋不利、做切口时用力过猛可直接损伤晶状体并造成白内障。预防关键在于恰当的切口位置与大小,尽量使虹膜自然脱出。如发现内口过小或切口未完全切穿,应翻转刀刃,以尖端轻轻向上挑开并扩大切口,可防意外损伤晶状体。

(2)术后并发症

1)眼压升高:常见原因:①虹膜没有完全切透,瞳孔阻滞未解除;②眼压升高并有前房消失,应考虑发生睫状环阻滞性青光眼;③房角关闭范围过大,通常已超过 180°。对虹膜后色素层残留者,可再行 Nd:YAG 激光虹膜打孔术。如小梁已有 180° 以上粘连、视野已有改变者,应加用抗青光眼药物或改行小梁切除术。

2)迟发性前房积血:

原因:①有出血性疾病者;②眼部碰伤、便秘、咳嗽以及不当运动均可导致迟发性前房积血。

处理:嘱患者半卧位卧床休息,必要时双眼包扎,以减少过多的活动。口服云南白药等止血药物;也可同时在结膜囊内施用凝血酶粉剂。

3)白内障:内眼手术均可使白内障发展变快,可能与房水成分以及房水动力学改变有关。

4)单眼复视:见于周切口过大者,且眼睑不能覆盖周切口,与其相对之颞下方可见虚影,患者日后可逐渐适应。

周边虹膜切除术是一种操作简单、较为安全的抗青光眼手术。接受此术式的患眼往往处于闭角型青光眼的早期或临床前期,具有较好的视功能,所以患者的期待值往往较高,难以接受严重并发症。因此,要求术者术前慎重选择病例,术中操作规范,注重技术细节,杜绝严重并发症的发生。此手术并不能根治青光眼,仍需动态观察患者的眼压、房角状态、视盘形态等。

二、虹膜节段切除术

虹膜节段切除术可以看作是周边虹膜切除术的

一个特例,仅用于急性发作后瞳孔散大固定、虹膜失去正常弹性的患者接受青光眼滤过手术过程中,此时虹膜脱出常常难以恢复,无法得到完美的周切口,只能将脱出的虹膜连同瞳孔缘一同切除。

在传统观念中,虹膜节段切除术曾经作为一种增视性手术用于瞳孔膜闭、角膜白斑、核性白内障等患者,但由于显微手术技术、白内障手术技术的进步,已有更好的方法解决此类问题。对于广泛虹膜粘连的继发青光眼,可行虹膜粘连分离联合白内障摘除及人工晶状体植入术;对于核性白内障者,直接行白内障摘除联合人工晶状体植入术。圆形居中的瞳孔在白内障术中并发症发生率低,行人工晶状体植入术后发生眩光者也明显减少。因此保证手术成功的基础上,应尽量维持圆形居中的瞳孔。

(孙霞　唐炘　张舒心)

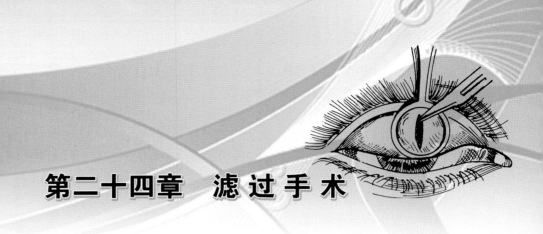

第二十四章 滤过手术

凡需要建立房水向眼外引流的新途径，以使眼压降至正常水平的一类抗青光眼手术统称为滤过手术。这类手术将制作一个功能性滤过泡，即在巩膜、Tenon 囊及结膜之间形成一个贮水池，它可吸收房水使得眼压下降。滤过手术包括小梁切除术、非穿透小梁手术、青光眼引流阀植入术等，其中小梁切除术是目前应用最广泛的滤过手术。

第一节 滤过手术的基本问题

一、术前准备

1. 术前停用特殊药物 术前应停用前列腺素类抗青光眼药物 1 周，换用其他药物控制眼压，以减少滤过泡失败的风险。高浓度毛果芸香碱滴眼液可以增加血管通透性，破坏血-房水屏障，术后易发生前房内的炎症反应，对眼轴短的患者还可能引发睫状环阻滞性青光眼，术前也应停用。长期服用影响凝血功能的药物（如阿司匹林、华法林等）应在内科医师指导下酌情停药。

2. 控制眼压 尽可能避免在高眼压下手术。术前应力争使眼压降到正常或接近正常，如眼压仍难以控制，可在手术前快速静脉点滴高渗脱水剂，同时采用充分的球后麻醉，并通过加压按摩眼球使眼压降低，然后再开始手术。

3. 急性发作后患者、结膜充血明显（非感染性）者，术前局部应用皮质类固醇抗生素复方滴眼液，既可预防术后炎症反应过重，又可清洁结膜囊。在眼压控制良好的情况下，待充血消退后再手术为宜。

二、眼球牵引方法

如果患者能够较好地配合，术中嘱其眼睛向下注视，手术部位可以暴露较好，便于完成手术。如患者不能很好地配合，则需牵引眼球以便充分暴露手术部位。其方法有两种：

1. 上直肌牵引法 这是最传统牵引眼球的方法。术者左手持较宽的固定镊，闭合伸入上穹隆部，到达穹隆部后，反转左手腕，紧顶住巩膜并同时张开固定镊，在上直肌止端部位将上直肌抓紧，不可将其提起太高，以免肌肉滑脱。右手持针从固定镊下方穿过并将线拉出。青光眼手术对上直肌牵引线的操作要求较高，尽量一次成功，避免反复操作，否则易损伤血管或破坏结膜，引起血肿或术后渗漏，影响手术效果。

上直肌牵引法对术者操作水平要求较高，抓取肌肉时可能导致眼心反射，近年来已逐渐被角膜缘部牵引法取代，但是对先天性青光眼以及角膜较薄的患者仍需应用此方法。

2. 角膜缘部牵引法 此方法操作简单，可避免牵拉肌肉的痛苦，而且可以随意设计眼球的暴露方向。常用缝线为 5-0 聚丙烯线，远端用血管钳固定于眼轴的无菌巾上。12 点处角膜缘牵引多用于睑裂较小、真性小眼球者及眼球不能配合下转者；6 点处角膜缘牵引用于睑裂大但眼球不能配合下转者（图 24-1-1）。操作时需注意：在角膜缘内 1mm 进针，缝线的跨度要大一些，以免牵拉时组织豁开；缝合的深度约为角膜厚度的 80% ,过深进针会导致穿孔,过浅则容易豁开。

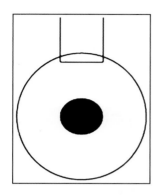

图 24-1-1 6 点处角膜缘牵引

三、结膜切口的设计

滤过手术的切口设计,尤其是第一次手术时,术者应考虑以下问题:

1. 范围不宜过大 青光眼是终身性疾病,尤其是年轻患者,往往需要接受 2 次以上的手术,首次手术时不能破坏过多结膜,一般以能足够暴露巩膜瓣为准,以免再次手术时增加滤过泡的瘢痕化的风险。

2. 切口位置 建议第一次手术部位最好选在眼球的左上方,原因有二:其一,如果术后发生睫状环阻滞性青光眼需要做前部玻璃体切除时,方便在眼球的右上方做切口。其二,对于老年患者,在青光眼术后一段时间后还需要做白内障手术,超声乳化白内障摘除术的常规切口在右上方。由于偏位手术操作有一定的困难,有些术者习惯在正上方进行手术,这样暴露充分,便于操作,但是注意切口范围不易过大。

保护结膜的完整性在青光眼手术中至关重要,要做到操作动作轻巧、精细、准确,避免任何对结膜的粗暴动作,尽可能将手术的损伤减少到最小程度,为青光眼的长期控制打下良好基础。

四、结膜瓣的选择

青光眼滤过手术的结膜瓣分为以角膜缘为基底和以穹隆部为基底两种,各有其优缺点,其手术成功率及并发症发生率相近,术者可根据个人习惯、经验、患者眼部条件以及术式选择不同的结膜瓣。

1. 以角膜缘为基底的结膜瓣 这种结膜瓣的

优点在于因结膜伤口远离巩膜滤过口,双层缝合的切口密闭好,可减少术后切口渗漏的发生。缺点是术野暴露欠佳。

操作方法:如采用上直肌牵引法,上直肌固定位置要高,切口一般距角膜缘 8 ~ 8.5mm 处。如采用角膜缘部牵引法,宜选择 12 点位附近。在球结膜上先剪开一小孔后,并在同一高度剪开其下方的球筋膜直达巩膜面。然后剪刀之一叶伸入球筋膜下紧贴巩膜表面,将球结膜和球筋膜一并平行角膜缘剪开 10 ~ 11mm 长(图 24-1-2)。剪上方结膜及筋膜时,尽量避免过度牵拉组织。也可先将球结膜剪开,然后再将筋膜组织剪开,小心将二者同时剥离到角膜缘。分离筋膜组织时不要损伤巩膜表面的血管、结膜瓣及上直肌,防止形成血肿。结膜切口不可过高进入穹隆,以免损伤提上睑肌或斜肌。对于手术中应用抗瘢痕药物的患者,在手术中尽量保护筋膜组织。术毕缝合切口时,筋膜囊的上缘有缩回到上睑下的趋势,须仔细寻找并将筋膜组织对齐,用 8-0 可吸收缝线连续缝合,再返转连续缝合结膜组织,缝合后的结膜应保持水密状态(图 24-1-3 ~ 图 24-1-5)。这种双层缝合法可以明显减少手术后的切口渗漏。

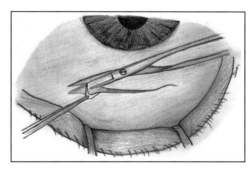

图 24-1-2 在距角膜缘 8 ~ 8.5mm 处将球结膜和球筋膜一并平行角膜缘剪开 10 ~ 11mm 长

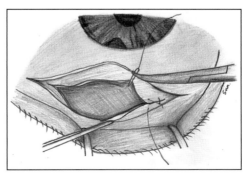

图 24-1-3 筋膜囊的上缘有缩回到上睑下的趋势,仔细寻找后将筋膜对齐缝合

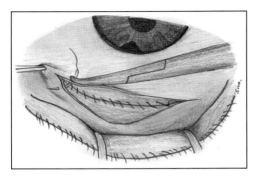

图 24-1-4 筋膜囊缝合关闭后翻转连续缝合

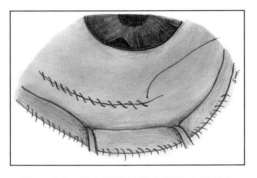

图 24-1-5 缝合后的结膜应保持水密状态

2. 以穹隆为基底的结膜瓣 各种滤过手术均可选择这种结膜瓣。眼化学烧伤后继发青光眼患者与合并严重沙眼的患者,组织瘢痕可引起穹隆变浅,从结膜面不易牵引上直肌,选择这种结膜瓣可充分暴露术野。

(1)操作方法:选择方便的牵引方法并拉紧使眼球下转,巩膜手术区被充分暴露。用齿镊轻轻夹住角膜缘结膜并拉紧,剪刀靠近下方角膜,剪出切缘整齐的切口,长约 8～10mm。将剪刀闭合深入结膜下方,钝性分离结膜下的筋膜组织至角膜缘后 5～6mm。

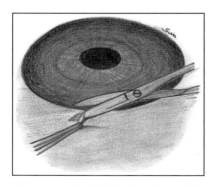

图 24-1-6 用齿镊轻轻夹住角膜缘结膜并拉紧,剪刀靠近下方角膜,剪出切缘整齐的切口,长约 8～10mm

将巩膜表面清理干净,剪除残留筋膜时剪刀需稍稍离开巩膜表面,防止伤及巩膜血管引起出血(图 24-1-6,图 24-1-7,图 24-1-8)。以穹隆为基底的巩膜瓣闭合时,用 10-0 尼龙线间断缝合,角膜缘进针深度应达到浅层角巩膜组织,才能有足够的张力使结膜切缘绷紧,防止术后渗漏(图 24-1-9)。如切口两端密闭不

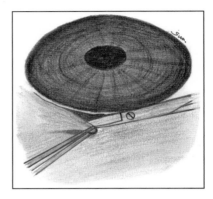

图 24-1-7 剪刀闭合深入结膜下方,钝性分离结膜下的筋膜组织

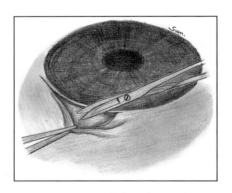

图 24-1-8 将巩膜表面清理干净,剪除残留筋膜时剪刀需稍稍离开巩膜表面,防止伤及巩膜血管引起出血

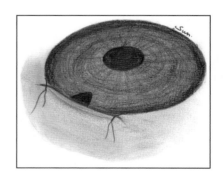

图 24-1-9 间断缝合以穹隆为基底的结膜瓣,角膜缘进针深度应达到浅层角巩膜组织,才能有足够的张力使结膜切缘绷紧,防止术后渗漏

足,可再加缝 1~2 针。线结残端应留出一定长度,使其倒伏在结膜表面,手术后异物感不明显。

（2）优点:以穹隆为基底的结膜瓣制作方便,手术野暴露充分,便于操作;结膜及结膜下组织不易损伤;术后滤过泡弥散,结膜瘢痕不明显;术后滤过泡位置偏后上方,无结膜切口的瘢痕限制,无异物感。

（孙霞 唐炘 张舒心）

第二节 小梁切除术

小梁切除术（trabeculectomy）于 1968 年由 Cairns 首先提出,是当代应用最为广泛的青光眼滤过手术。手术设计的初衷是在板层巩膜下切除部分小梁组织,使房水流入 Schlemm 管或结膜下,随之被吸收。此后不断被诸多医师加以完善,发展至目前的复合式小梁切除术。

一、小梁切除术的适应证

1. 药物治疗无效的原发性青光眼;

2. 激光术后眼压仍不易控制的原发性青光眼;

3. 小梁切开术或房角切开术后失败的先天性青光眼;

4. 与小梁切开术联合治疗先天性和发育性青光眼;

5. 部分继发性青光眼;

6. 初次小梁切除术后失败者如结膜条件好仍可再行小梁切除术。

二、手术方法

1. 麻醉 表面麻醉 3 次后,消毒眼局部,铺无菌孔巾及眼贴膜。置开睑器后,用 0.5% 聚维酮碘作用于结膜囊 2 分钟,再用生理盐水再次彻底冲洗结膜囊。在手术部位的结膜下注射 0.1~0.2ml 利多卡因加强麻醉。嘱患者向下方注视,眼球尽量不活动（可嘱患者术前一日进行注视练习）。不能配合的患者可行球后麻醉,但晚期青光眼患者应避免。

2. 结膜瓣 根据术者的习惯、患者的病情选择以角膜缘为基底的结膜瓣或以穹隆为基底的结膜瓣。

3. 巩膜瓣 轻巧地将巩膜表面筋膜组织分离干净,不要损伤巩膜表面血管。电凝或轻轻烧灼封闭术野巩膜表面的血管。采用水下电凝止血对组织损伤小,有利于功能性滤过泡形成。对于以穹隆为基底的结膜瓣,巩膜瓣的位置必须在结膜瓣的正中,巩膜瓣根部止端距同侧结膜切口止端至少 2mm,否则易发生切口渗漏（图 24-2-1）。巩膜瓣形状可以呈长方形、正方形、梯形或三角形,厚度为巩膜厚度的 1/3~1/2（巩膜瓣越薄,房水滤过量越大）。巩膜瓣大小一般 3mm×4mm,向前分离到透明角膜内 1mm。若术中使用抗瘢痕药物,巩膜瓣可适当做大至 4mm×5mm。

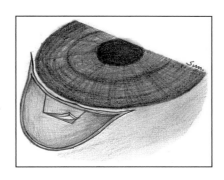

图 24-2-1 巩膜瓣的位置必须在结膜瓣的正中

4. 抗瘢痕药物的应用 丝裂霉素 C 是目前最常用的抗瘢痕药物,术中用浸透丝裂霉素 C（浓度为 0.4mg/ml）的棉片放置在结膜瓣下和巩膜瓣下（图 24-2-2）,注意棉片不要过湿,以免丝裂霉素 C 溶液过多浸入周围组织。棉片放置 1~3 分钟后取出,用生理盐水彻底冲洗结膜囊和手术区域。

5. 前房穿刺 在 10:00 方位角膜缘内 1mm 处用 15° 穿刺刀先行前房穿刺（图 24-2-3）。如果术眼为全身降眼压药物无效的顽固性高眼压,可从此穿刺口缓慢地放出一些房水,使眼压逐渐下降,以防止切穿巩膜时眼压骤降发生驱逐性出血。如果术眼眼压在 30mmHg 以下,不需要放出过多的房水。此穿刺口主要作用是在手术结束前形成前房。

6. 小梁切除 小梁切除的后界位于巩膜与灰蓝色小梁带交界处,在巩膜瓣下中央平行角膜缘切

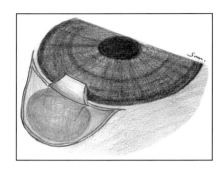

图 24-2-2　丝裂霉素 C 棉片放置在结膜瓣下和巩膜瓣下

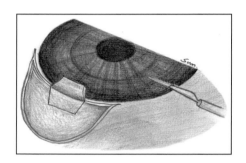

图 24-2-3　预置前房穿刺口

开约 3～3.5mm（图 24-2-4），切穿后应避免房水流出过快导致虹膜脱出，尤其是瞳孔不能缩小的患者。对于闭角型青光眼患者，切穿后需用显微虹膜恢复器探入前房少许，轻压下虹膜，轻轻分离周边前粘连。若虹膜随房水一并涌出，可用显微直剪将脱出的虹膜剪一个小孔，则后房水从此孔中流出，解除后房压力，可避免虹膜脱出过多。在切口两端垂直角膜缘各自向前剪开，直达角膜缘前界，及灰蓝色的小梁带与透明角膜交界处，形成一个 3.5mm×1mm 的长方形小梁组织瓣，用显微齿镊夹起此组织瓣后缘并翻转，用纤细的小梁剪一次全层剪除（图 24-2-5，

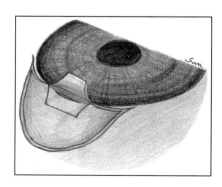

图 24-2-4　小梁切除的后界位于巩膜与灰蓝色小梁带交界处，在巩膜瓣下中央平行角膜缘切开约 3～3.5mm

图 24-2-6）。此瓣前部为部分角膜组织，中央是前部小梁，后部靠根处紧贴在巩膜突。剪下的组织包含小梁及部分或全部 Schlemm 管组织。如虹膜脱出过多影响小梁切除，可先行周边虹膜切除，恢复瞳孔后再剪除小梁组织瓣，此时要特别注意不能损伤晶状体及睫状体。

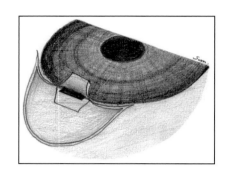

图 24-2-5　小梁切除的前界位于灰蓝色的小梁带与透明角膜交界处，全层剪除一个 3.5mm×1mm 的长方形小梁组织瓣

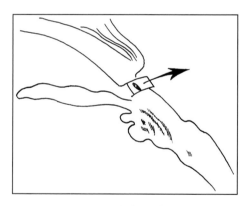

图 24-2-6　小梁切除的侧面观

7. 周边虹膜切除　用显微齿镊或虹膜镊夹起虹膜根部，此时术者应特别注意瞳孔缘是否有轻度移位，用小梁剪轻轻下压虹膜作周边虹膜组织切除。不能将虹膜提起太高或将瞳孔缘全部拉出，否则不仅容易残留虹膜后色素层，而且虹膜嵌于巩膜切口不容易复原。用虹膜恢复器在角膜表面轻轻按摩至瞳孔变圆。对于新生血管性青光眼，用虹膜镊夹出部分虹膜组织（避开粗大血管）于巩膜切口外，用电凝针将虹膜表面烧灼至略变灰白色，然后再将其剪除。周边虹膜切除区域的根部尽量大于巩膜内口，在缺损区能看到至少三个睫状突，以免术后虹膜根部与巩膜内口发生粘连而堵塞滤过通道。

8. 缝合巩膜瓣　应用可调整缝线技术间断缝

合巩膜瓣2针,便于术后控制滤过量,减少并发症,提高远期成功率。可调整缝线的方法有多种,此处仅介绍同仁医院常用的方法,其优点是操作技术简单,术后无明显异物感。显微持针器反方向夹针,将10-0尼龙线从上方穹隆处结膜穿入,再正向夹针缝合巩膜瓣,结扎时绕3环打活结并扎紧(图24-2-7)。缝合后由预留的前房穿刺口注入生理盐水完全形成前房,然后用棉棒将巩膜瓣周围轻轻拭干后,检查巩膜瓣切口有无渗漏,前房是否保持稳定。若切口渗漏明显或前房仍变浅,可再补充缝合。上方结膜外的线头打一活结,避免缩进结膜内。该外露线头便于在术后根据需要随时拆除。

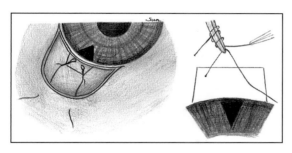

图24-2-7　可调节缝线的缝合方法

手术后通过指压按摩眼球来调整滤过量及眼压,拆线时间根据眼压与滤过泡形态决定,少数患者术后1周内拆线,大部分患者术后2~4周再拆线,拆线过早可引起前房消失。

9. 恢复前房　从前房穿刺口注入生理盐水至前房深度和眼压达到正常,然后用棉棒拭干巩膜瓣周围,仔细检查巩膜瓣是否渗漏,前房深度能否维持。对于闭角型青光眼或有发生睫状环阻滞性青光眼倾向者,巩膜瓣应严格水密,如前房不能维持,则需加固缝合渗漏的部位。对于开角型青光眼、难治性青光眼、有滤过泡瘢痕化风险者,在前房能够维持正常深度的前提下可有轻度的巩膜瓣渗漏。

10. 缝合结膜　结膜是否严密闭合,与手术成功与否密切相关。以角膜缘为基底的结膜瓣缝合前先将筋膜及结膜组织铺平,用10-0尼龙线连续缝合筋膜组织后再返折进行结膜的连续密闭缝合,可防止应用抗瘢痕药物后的结膜渗漏。对于筋膜组织菲薄的患者,球结膜的缝合更要严密。

以穹隆为基底的结膜瓣仅需间断缝合结膜切口两端,缝合必须达到使切口处结膜绷紧的效果,进针

时必须深达巩膜浅层,以防术后结膜瓣后退,造成伤口渗漏。结膜切口较大时两端可各增加缝合1针。结膜切缘相对,不能重叠。

手术结束后结膜下注射地塞米松2mg,结膜囊内涂妥布霉素地塞米松眼膏。对于术前多年应用毛果芸香碱滴眼液者、有发生睫状环阻滞性青光眼倾向者,术后可用1%阿托品眼膏,以防止睫状环阻滞的发生。

三、术中并发症与处理

1. 结膜瓣撕裂或裂孔形成　术中结膜瓣撕裂或裂孔形成一般发生于初学者,由于操作不熟练、动作粗暴或反复多次进行上直肌牵引所致。结膜菲薄、筋膜不发达的老年患者更易发生,因此在整个手术过程中不要过多、过于用力的用显微齿镊夹结膜。出现这种情况后可使用10-0尼龙线作细致的褥式缝合或间断缝合。如裂孔不大,也可试用热烧灼或电凝的方法封闭裂孔。如果结膜撕裂部位接近巩膜瓣根部,应将此处的巩膜瓣严密缝合,以避免术后切口渗漏。如果撕裂范围过大,应在严密缝合后更换部位再行滤过手术。

2. 预置上直肌牵引线时穿通巩膜　预置上直肌牵引线时,针尖穿通巩膜可引起玻璃体积血、视网膜脱离,导致严重的视功能损害。如果发现针尖上残留色素,则很有可能已经穿通巩膜,此时术者要在手术台上详细检查眼底,若发现已有视网膜破口,立即在相应部位做视网膜冷凝。

3. 巩膜瓣损伤　新学者制作巩膜瓣时容易偏薄,在切除小梁组织瓣时如提起用力,可能会造成巩膜瓣撕裂。此时应停止下一步操作,紧密缝合巩膜瓣,换其他位置重新手术。如撕裂的巩膜瓣无法原位缝合,可用异体巩膜进行修补。因此制作巩膜瓣不可过薄及过小,特别是应用丝裂霉素C的患者。若不慎切穿巩膜组织至脉络膜上腔时,如伤口整齐、对合紧密,一般可以不用缝合,继续制作巩膜瓣。切口较大时可用10-0尼龙线予以缝合后,再继续手术。制作巩膜瓣的刀应有足够的利度,钝刀可致使巩膜瓣切口呈锯齿状哆开,容易引起巩膜瓣渗漏。

4. 出血　小梁切除术中最常见的出血是前房积血和结膜下出血,脉络膜上腔驱逐性出血少见,但

后果严重。球后出血是球后阻滞麻醉的并发症。预防的措施除术前肌内注射止血药外，如果患者因其他系统疾病需长期服用抗凝剂、阿司匹林等药物，应咨询相关专业的医师是否能够暂时停药。术前长期应用毛果芸香碱滴眼液的患者应停药，换用其他降眼压药物。

（1）前房积血：术中前房积血的常见原因多为结膜及巩膜切口出血流入前房、虹膜切除时虹膜出血流入前房以及小梁切除偏后导致误伤睫状体造成出血。少量前房积血，一般情况下不需处理，数日内均可自行吸收。持续性出血多因损伤虹膜根部或睫状体引起，可滴 0.1% 肾上腺素至出血处收缩血管或立即电凝或热凝出血点，然后用湿棉棒轻压在巩膜瓣上，耐心等待出血停止。如出血仍反复不止，可用黏弹剂注入前房帮助止血，但需注意术后的眼压。术毕结膜囊内可施以凝血酶粉剂。

（2）结膜瓣下的出血：结膜瓣下出血多因在分离结膜时损伤浅层巩膜血管和制作巩膜瓣、缝合巩膜瓣时损伤巩膜血管所致。可用压迫或者电凝的方法止血，并用生理盐水将血迹完全冲洗干净。结膜瓣下出血是术后滤过泡失败的危险因素之一，应尽量避免，分离结膜时不要紧贴巩膜，而是用显微弯剪轻轻剪巩膜表层上方的筋膜组织，然后将浅层巩膜面所有可见的血管（包括需要缝合部位的血管）充分电凝。

（3）驱逐性脉络膜上腔出血：驱逐性脉络膜上腔出血是内眼手术最严重的并发症，处理详见第二十九章第四节。

（4）眼底出血：抗青光眼手术中眼压骤降是引起视网膜出血的危险因素，严重者可导致玻璃体积血、视神经中央血管破裂导致视神经内血肿和视力丧失。因此术前应尽可能使眼压控制在正常范围；顽固性高眼压患者术中先行前房穿刺，缓慢放出少量房水，使眼压逐渐下降，然后再作小梁切除。

5. 玻璃体脱出　巩膜切口位置过于偏后会导致玻璃体脱出，正确的切口位置可以避免发生。更为常见的原因是存在术前没有预测到的晶状体悬韧带损伤、晶状体半脱位。因此，明确的晶状体半脱位继发青光眼不适宜选择小梁切除术。既往有外伤史的患者应在术前应用超声生物显微镜检查等手段判断有无晶状体半脱位存在。

玻璃体脱出后，要用左手持海绵或棉棒卷起玻璃体细丝，右手持剪刀彻底剪除全部起溢出的玻璃体，直至切口处无成形玻璃体，最后清理切口，缝合巩膜并行前房注气。若有玻璃体切割设备，应行前部玻璃体切除，特别将切口处、前房、瞳孔区部位的玻璃体彻底切除。残留的玻璃体可导致滤过失败。必要时应另选择部位做滤过手术或选择其他手术方式。

四、术后并发症与处理

小梁切除术后并发症的发现和处理是青光眼临床工作中的重要内容，及时地发现和正确地处理与预后密切相关，相关内容在第二十九章有详细的阐述。

（孙霞　唐炘　张舒心）

第三节　非穿透小梁切除术

非穿透小梁切除术（non penetrating trabecular surgery，NPTS）是指在切除深层角巩膜组织的过程中，切除外侧部分的小梁，制成减压室（decompression space），同时保留菲薄的内侧葡萄膜小梁和邻近的后弹力膜形成小梁—后弹力膜窗（trabeculo-descemetic membrane，TDM），房水通过这层薄膜渗入减压室中，再经过多种途径吸收。超声生物显微镜检查显示 3 个房水引流征象：滤过泡的形成提示外引流的存在；睫状体上腔低回声带提示葡萄膜巩膜途径引流；减压室周围巩膜内低回声带提示巩膜

组织内新形成的房水引流通道。

NPTS 主要有三种术式：深层巩膜切除术（deep sclerectomy，DS），深层巩膜切除术联合不同植入物于减压室中，如胶原植入物、透明质酸钠生物胶（SK-GEL）植入物、非吸收性亲水丙烯酸假体（T-Flux）及羊膜等；黏弹物质小管切开术（viscocanalostomy，VC）。这三种手术方式具有共同的基础，即在较薄的表层巩膜瓣（1/4～1/3 巩膜厚度）下切除深层角巩膜组织以及外部小梁的切除。

NPTS 与传统小梁切除术的主要区别在于前者

保留了小梁—后弹力膜窗，无前房内操作，从而降低了滤过过强相关并发症，术后炎症反应较轻。NPTS中常于减压室内植入不同类型的植入物，可在一定时间内维持减压室的存在，减缓结膜及巩膜的瘢痕形成。胶原植入物和透明质酸钠生物胶在术后6～9个月缓慢吸收；用于黏弹性小管切开术的黏弹剂约4～5天被吸收；T-flux是不可吸收性植入物。

一、适应证与禁忌证

NPTS适用于原发性开角型青光眼和部分继发开角型青光眼，如无晶状体开角型青光眼、人工晶状体术后开角型青光眼、房角后退性青光眼、玻璃体切除术后开角型青光眼、激素性青光眼、色素性青光眼以及假性剥脱综合征。也有医师应用于先天性青光眼、青光眼性青光眼和Sturge-Weber综合征。原发性开角型青光眼是其最佳适应证，因为此术式恰好去除了房水外流阻力最大的Schlemm管内壁和临管组织。

NPTS不适用于房角粘连关闭的青光眼，如原发性闭角型青光眼、葡萄膜炎继发闭角型青光眼等，另外也不适用于新生血管性青光眼以及晶状体位置异常的青光眼。

二、手术方法

1. 麻醉 多采用2%利多卡因结膜下麻醉，如患者配合差可采用球后阻滞麻醉。

2. 牵引 作上直肌或角膜缘牵引缝线。

3. 结膜瓣 多采用以穹隆为基底的结膜瓣，以便清楚地暴露手术视野，在角膜缘上方结膜附着处沿角膜缘弧度作8～10mm切口，向上分离6mm左右，暴露手术区的巩膜表面。亦可选择以角膜缘为基底的结膜瓣，则切口应位于角膜缘后方8～10mm，宽度约12～15mm，切口两端距离角膜缘后5mm，分别剪开球结膜、筋膜囊和表层巩膜组织，注意三层切口不要在同一线上。随后向前钝性分离结膜瓣，直至角膜缘区及球结膜附着处清晰暴露。

4. 浅层巩膜瓣 轻微烧灼巩膜表面血管后，作6.0mm×5.5mm大小和1/3～1/4巩膜厚度的舌形浅层巩膜瓣，向前剖入透明角膜内1.0mm。也可依术者习惯做梯形、矩形巩膜瓣（图24-3-1）。

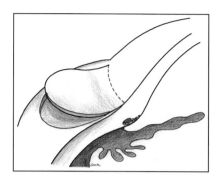

图24-3-1 浅层巩膜瓣的制作

5. 深层巩膜瓣 足够深的巩膜剖切是判断巩膜突解剖标志和顺利打开Schlemm管外壁的关键。在浅层巩膜瓣下居中剖切大小约为4mm×4mm的深层巩膜瓣，先做两侧切口，再做后切口，通过深层巩膜床上透见葡萄膜的颜色来判断剖切的深度，此时剩余的巩膜厚度为5%～10%（图24-3-2）。

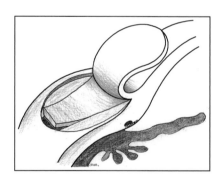

图24-3-2 深层巩膜瓣的制作

6. 丝裂霉素C使用 在浅、深巩膜瓣下、瓣周围的结膜下放置浓度为0.4mg/ml的丝裂霉素C棉片1～3分钟，注意避免棉片与结膜切口接触。去掉棉片后，用生理盐水或平衡盐溶液充分冲洗手术区。

7. Schlemm管外壁打开及内壁的撕除 当向前剥离深层巩膜达到巩膜突的位置时，向前剥离的阻力突然减小，可见剖切面后部巩膜纤维呈现不同方向随机排列，而前部巩膜纤维呈整齐的环形排列，同角膜缘平行，即为Schlemm管后方的巩膜突。由左向右沿后缘切开Schlemm管。Schlemm管外壁连同深层巩膜瓣一起被打开（称为一步法）。或用尖刀在两端垂直角膜缘向深处轻轻分离，寻找到Schlemm管外壁，见到有淡黄色的液体渗出，再将基底巩膜及Schlemm管外壁剥离切除（称为两步法）。

Schlemm 管外壁打开后(图 24-3-3),继续向前分离角巩膜组织,达到前部小梁和后弹力膜前方1~1.5mm。

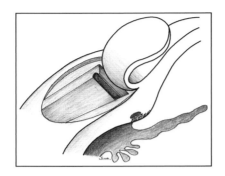

图 24-3-3　Schlemm 管外壁打开后观

在两侧深层巩膜瓣的根部做两个放射状的切口,然后使用钻石刀或一次性穿刺刀在靠近深层巩膜瓣的基底部预切,再用显微剪将深层巩膜瓣切除。一定不要用力提深层巩膜瓣,易发生穿孔。

在高倍和明亮光线照明下,于巩膜突前房的小梁上(相当于后部 1/2 小梁),可见一窄条浅灰色组织(相当于 Schlemm 管内壁),其前方为较透亮的前部 1/2 小梁及后弹力膜。用精细的显微镊子提起并沿整个小梁-后弹力膜撕除此灰色 Schlemm 管内壁及邻管组织(图 24-3-4),小梁的渗透性明显增加,此时有较多量房水渗出,前房逐渐变浅。执行这一操作也需要非常细致和柔和。当 Schlemm 管内壁撕除后,实质上仅保留着由内部小梁(部分角巩膜小梁和葡萄膜小梁)和后弹力膜组成的整层渗透性良好的TDM 窗(图 24-3-5)。

8. 植入物的放置

(1)植入 T-Flux:将植入物放入巩膜池内,两臂插入 Schlemm 管内,10-0 尼龙线通过固定孔缝在巩膜池内(图 24-3-6 ~ 图 24-3-8)。

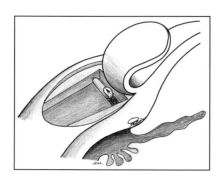

图 24-3-4　撕除 Schlemm 管内壁及邻管组织

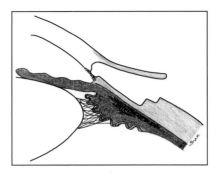

图 24-3-5　TDM 窗剖面图

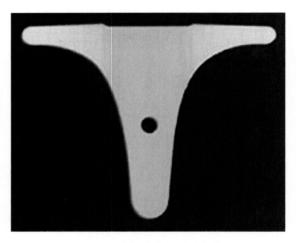

图 24-3-6　非吸收性亲水丙烯酸假体 T-Flux

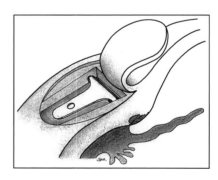

图 24-3-7　将植入物放入巩膜池内,两臂插入 Schlemm 管内

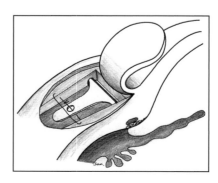

图 24-3-8　用 10-0 尼龙线通过固定孔缝在巩膜池内

（2）植入透明质酸钠生物胶：将 SK 胶轻放置在巩膜池内固定（图 24-3-9）。

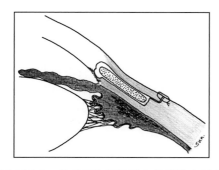

图 24-3-9　将 SK 胶轻放置在巩膜池内固定

9. 缝合巩膜瓣及结膜瓣　用 10-0 尼龙线间断缝合巩膜瓣 3~5 针，两侧缝合较松，间断缝合结膜瓣。

三、术后处理

术后不用睫状肌麻痹剂，尤其 TDM 窗有裂口者，避免虹膜由此口脱出、粘连而影响手术效果。常规应用皮质类固醇抗生素复方滴眼液、非甾体类抗炎滴眼液。同传统小梁切除术后一样，术后应避免咳嗽、便秘、揉术眼，侧卧时保持术眼在上方。

术后禁忌按摩，因菲薄的 TDM 窗可能由于按摩施压而破裂造成虹膜嵌顿，导致手术失败。

四、术中、术后并发症及处理

1. TDM 窗撕裂　NPTS 对操作者的手术技巧要求很高，不熟练者很容易在撕除 Schlemm 管内壁和邻管组织时造成 TDM 窗破裂、虹膜脱出，如裂口小、虹膜未脱出，可继续完成后续操作；如裂口大、虹膜脱出，则应顺势行虹膜周切，术式改为小梁切除术。

2. Schlemm 管寻找失败　因解剖不清楚所致，只能改为滤过手术。

3. 前房积血　多发生在手术后 1~3 天，发生的原因有低眼压、咳嗽、便秘用力等。一般不需处理，2~3 天可自行吸收。

4. 浅前房　NPTS 术后发生浅前房的概率较传统小梁切除术明显减少，且程度较轻，多为前房较对侧眼略浅，很少达到浅Ⅱa级。由于滤过过强引起

者，可适当加压包扎。多数无须处理便可自行恢复。

5. 切口渗漏　轻微的切口渗漏可以包扎治疗，严重者需要修补切口。

6. 脉络膜睫状体脱离　术后 40%~50% 的患者应用 UBM 可观察到周边部脉络膜睫状体浅脱离，一般无须特殊处理。术中深层巩膜切穿会导致虹膜脱出，引起房水大量外溢、眼压下降过快可造成较严重的脉络膜睫状体脱离。此外，切口渗漏也会导致脉络膜睫状体脱离。显著的脉络膜睫状体脱离要应用高渗剂及皮质类固醇激素治疗。严重的无前房且药物治疗无效者，需采取脉络膜上腔放液及前房成形术。

7. 低眼压　NPTS 术后眼压可降至 10mmHg 以内，部分患者能低至 5mmHg，一般不需特殊处理，随时间推移眼压逐渐上升。偶尔有患者由于低眼压、出现黄斑水肿，视力下降。

8. 高眼压　术后早期高眼压多由于撕除 Schlemm 管内壁及邻管组织时撕除不足引起。随着 NPTS 术后时间推移，TDM 窗纤维化也可造成房水经过 TDM 窗的渗透量下降，眼压逐渐升高。这两种情况都可应用 Nd:YAG 激光在房角镜下 TDM 窗穿孔术。

五、非穿透小梁切除术后的再手术

对 NPTS 术后滤过泡瘢痕化、眼压失控的患者，如药物不能控制眼压，则需再次手术。此时不提倡再行 NPTS，更倾向于选择小梁切除术，因为再次行 NPTS 面临更高的瘢痕化风险，而且术后不能按摩，无法再术后护理过程中采取减少瘢痕化风险的积极措施。再次行小梁切除术时需注意以下几点：

1. 选择足够的可用结膜　NPTS 常占用上方较大范围的结膜，再行小梁切除术时选择未扰动过的结膜，如不够用则需将邻近结膜下瘢痕细致分离，使术后有足够的区域形成滤过。

2. 适当延长丝裂霉素 C 的作用时间。

3. 采取可调整缝线的方式缝合巩膜。

4. 适当提前拆除可调整缝线。

5. 术后加强按摩。

（孙霞　唐炘　王华）

第四节　青光眼引流阀植入术

难治性青光眼指的是由于手术、外伤、发育异常或炎症等原因导致眼部组织结构破坏明显,应用常规抗青光眼手术不能治愈的青光眼类型。如多次小梁切除术后眼压仍不能控制者、复杂眼外伤后继发青光眼、无晶状体眼青光眼、人工晶状体眼青光眼、晶状体脱位继发青光眼、角膜移植术后青光眼等。

为解决常规滤过手术失败的问题,Molteno 最早设计了房水引流植入物手术,期望在前房和结膜下通过一个引流装置,将房水引流至赤道部,在远离角巩膜缘瘢痕的区域获得一个新的滤过泡(图 24-4-1)。引流物由两部分组成,一条将房水自前房引出的进液管和一个大而宽阔的硅胶盘,引流途径为进液管、引流盘、赤道部滤过泡、眶周组织间隙、毛细血管和淋巴组织。其后相继出现各种型号的引流植入物。房水引流植入物的降眼压效果依赖于进液管的通畅、滤过泡表面积、滤过泡囊壁的渗透能力。

在众多的引流植入物中,我们通常选择 Ahmed 青光眼引流阀(Ahmed glaucoma valve,AGV),它是一种带有瓣膜阀门的引流物(图 24-4-2)。在引流盘内有一单向瓣膜阀装置,当眼压超过预定值 128mmHg 时,瓣膜阀装置自动打开,房水流出,眼压下降。瓣膜阀的关闭压为 5~6mmHg。Ahmed 青光眼引流阀有 S2 和 S3 两个型号。S2 型多用于成人,引流盘厚度 1.9mm,宽 13.00mm,长 16.00mm,表面积为 184.00mm^2;进液管内径 0.305mm,外径 0.635mm。S3 较小,用于婴幼儿或眼轴较小的成人患者,引流盘宽 9.60mm,长 10.00mm,表面积为 96.00mm^2;进液管内径 0.305mm,外径 0.635mm。引流盘越大,引流房水的量越大。

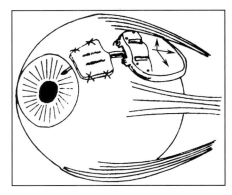

图 24-4-1　引流装置将房水引流至赤道部,形成一个新的滤过泡

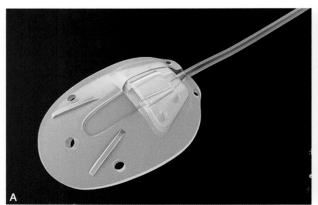
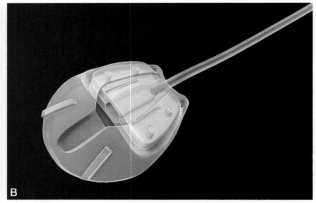

图 24-4-2　Ahamed 青光眼引流阀
A. FP7;B. FP8

一、适应证

青光眼引流阀的植入要求患眼具有宽房角、深前房的先决条件,如无晶状体眼青光眼、人工晶状体术后青光眼、多次小梁切除术后失败的开角型青光眼、虹膜角膜内皮综合征、多次手术失败的先天性青光眼等。如前房内有残留的玻璃体或存在其他前后

节异常情况对术后效果有不良影响时,需联合玻璃体切除术等(详见第二十八章第四节)。

二、手术方法

1. 麻醉与牵引　球后阻滞麻醉,在拟植入引流盘的部位结膜下浸润麻醉。依据术者习惯和具体病情选择上直肌牵引线或角膜牵引线。

2. 结膜切口　引流盘通常放在颞上象限,因为鼻上象限空间小,术中不易暴露,术后易影响眼球转动。引流盘应放在两条直肌之间,以免引起肌肉受压导致斜视及复视。作以穹隆为基底的结膜瓣,沿巩膜表面一直分离至赤道部。对有瘢痕粘连的结膜,结膜下麻醉有助于分离粘连,须将结膜充分分离,以便引流阀植入后结膜切口可顺利缝合。

3. 应用丝裂霉素 C　将浸有 0.4mg/ml 丝裂霉素 C 的棉片放在赤道部结膜瓣下(图 24-4-3),即将要放置引流盘的巩膜表面及周围,作用 5 分钟后取出棉片,并用生理盐水彻底冲洗。

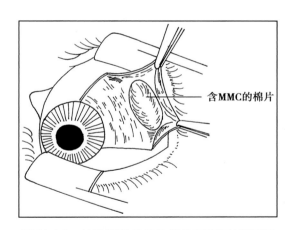

含MMC的棉片

图 24-4-3　丝裂霉素 C 棉片放在赤道部结膜瓣下

4. 巩膜瓣　在将要插入进液管的角膜缘上方做一约为 4mm×5mm 大小,1/2 巩膜厚度的巩膜瓣(图 24-4-4),为保护进液管之用。先天性青光眼、高度近视患者巩膜较薄者,可不做巩膜瓣,用板层异体巩膜覆盖进液管。

5. 固定引流盘　用 29G 针头插入进液管,注入 1ml 生理盐水,将引流盘管道内的空气排出,同时确认管路通畅。用无齿镊夹引流盘缓缓顺巩膜弧度放入赤道部,将引流盘置于两条肌肉之间,引流盘前缘距角膜缘 8～10mm,用 5-0 聚酯线分别穿过引流盘

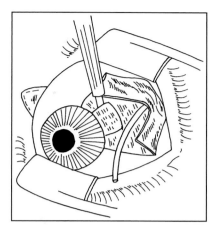

图 24-4-4　在将要插入进液管的角膜缘上方做一约为 4mm×5mm 大小,1/2 巩膜厚度的巩膜瓣

前缘孔洞,将其缝合固定于赤道部巩膜浅层(图 24-4-5)。引流盘固定的位置不可过于偏前或偏后,如在赤道部前,滤过泡可暴露于睑裂区,加之近角膜缘处结膜下筋膜组织薄弱,易受外因影响(如揉眼)而破裂。如在赤道后,引流盘易向后滑,甚至造成进液管从前房内退出。

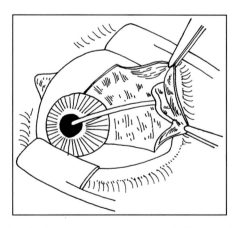

图 24-4-5　将引流盘顺巩膜弧度放入赤道部,置于两条肌肉之间,引流盘前缘距角膜缘 8～10mm,用 5-0 尼龙线分别穿过引流盘缘孔洞,将其固定于赤道部巩膜浅层

6. 插入进液管　Ahmed 青光眼引流阀带有 25mm 长的进液管,测量进液管需进入前房的长度后,用锋利的剪刀剪去多余的进液管,断端剪成向上的斜面(图 24-4-6)。用 23G 针头在巩膜瓣下角膜缘后 1mm 处平行于虹膜面穿刺进入前房(图 24-4-7),将进液管斜面向上自穿刺通道送入前房,放置在虹膜表面,进液管在前房内伸出 2～3mm(图 24-4-8)。进液管不可接近或触及角膜内皮。

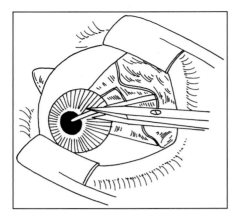

图 24-4-6　剪去多余的进液管,断端呈向上的斜面

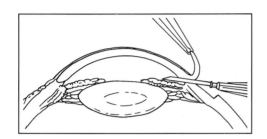

图 24-4-7　用 23G 针头穿刺入前房

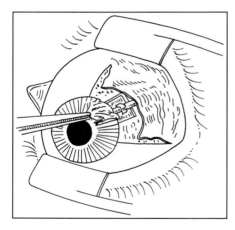

图 24-4-8　将进液管送入前房

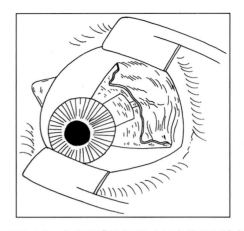

图 24-4-9　自体巩膜瓣用 10-0 尼龙线间断缝合

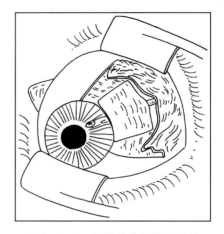

图 24-4-10　覆盖缝合异体巩膜瓣

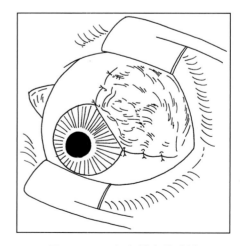

图 24-4-11　间断缝合结膜瓣

7. 覆盖巩膜瓣　将覆盖于进液管表面的自体巩膜瓣用 10-0 尼龙线间断缝合(图 24-4-9)。需应用异体巩膜加固的将事先剖切好的异体板层巩膜片(取异体巩膜的中间 1/3 基质层,大小 5mm×6mm)覆盖在自体巩膜表面,并间断缝合固定(图 24-4-10)。

8. 10-0 尼龙线间断缝合球结膜(图 24-4-11)。术毕结膜下注射地塞米松注射液,结膜囊内涂妥布霉素地塞米松眼膏包扎。

三、术中并发症及处理

1. 进液管穿刺口位置欠佳　如穿刺口过于偏

后，易引起睫状体出血或玻璃体脱出；如过于偏前，进液管内口易损伤角膜内皮。一般情况下，在 1/2 厚度的巩膜瓣下可清晰地看到角膜与巩膜的界限，有利于准确定位。如果巩膜瓣做得过薄，则不利于判断准确的穿刺部位，先天性青光眼伴角巩膜缘明显扩张的患者尤其要注意。

2. 浅前房　由于穿刺口过大，进液管插入前房后，房水不仅从进液管口排出，还从管旁渗漏，导致前房变浅或消失，甚至损伤角膜或晶状体。穿刺时使用引流阀配套的穿刺针或 23G 针头，不会造成穿刺口过大，不能使用更粗的针头穿刺。

3. 驱逐性脉络膜上腔出血　罕见而严重的内眼手术并发症，详见第二十九章第四节。

四、术后并发症及其处理

1. 低眼压及其相关并发症　Ahmed 青光眼引流阀由于单向瓣膜阀的存在显著降低了术后因低眼压所致浅前房的发生率，约为 10% 以下，而无单向阀门的青光眼引流物植入术后浅前房的发生率可达 20% ~ 38%。术后低眼压如出现明显的浅前房和其他并发症，只需观察即可。出现以下并发症时需给予处理。

（1）前房积血：虹膜有新生血管者，可能由于术后低眼压状态而发生自发性前房积血，一般出血量较少，嘱患者减少活动和用眼，高枕卧位，多于 3 天内吸收。

（2）浅前房合并滤过过强：滤过泡加压包扎。

（3）浅前房合并脉络膜脱离：滤过泡加压包扎，按照小梁切除术后脉络膜脱离术后的用药原则处理（详见第二十九章第一节）。术前有危险因素的患者，如 Sturge-Weber 综合征、眼球扩张明显的先天性青光眼，可在术中用 6-0 可吸收线结扎进液管。这样可使术后早期的滤过量减少，随着可吸收线逐渐溶解，滤过泡的范围已较术后早期有所局限。

（4）浅前房合并进液管内口位置异常：这类患者通常低眼压与前房显著变浅共存，此时进液管内口易被虹膜堵塞，或接触角膜内皮，加之多数难治性青光眼患者本身角膜内皮计数已有减少，易导致角膜内皮功能失代偿；对于穿透性角膜移植术后的患者，则会增加植片排斥的风险。这类患者需再次手

术，检查是否存在进液管旁的异常渗漏，如确有因穿刺口过大造成的管旁渗漏，需紧密闭合原穿刺口，再重新做合适的穿刺插入进液管。如系引流过畅引起的浅前房，可采取 6-0 可吸收缝线结扎进液管和（或）前房内注入透明质酸钠的方法，纠正过低的眼压，并维持前房。

（5）持续性低眼压：术后持续性低眼压往往带来较为严重的并发症，如大量的脉络膜上腔渗液、低眼压性黄斑病变甚至眼球萎缩。常见原因有进液管穿刺口过大造成进液管周围的房水渗漏、手术后进液管引流过畅而引流盘周围未形成组织包裹、睫状体房水分泌功能下降等。需要注意的是，Ahmed 引流阀瓣膜的关闭压为 5 ~ 6mmHg，此时虽然瓣膜关闭，但对于术前持续高眼压、眼球扩张明显的先天性青光眼以及有不健康血管因素等患者来说，这一水平的眼压仍然会引起低眼压的相关并发症。对于术前即存在危险因素的患者，可在术中将进液管放入前房前，自穿刺通道注入适量透明质酸钠；前房内插入进液管后，用 6-0 可吸收缝线结扎进液管一针，以维持眼压和前房深度。

2. 术后早期（1 个月以内）高眼压

（1）进液管堵塞：术后眼内的炎症反应可能导致不同程度的纤维蛋白渗出，有时渗出物可将进液管口堵塞，偶有前房内形成凝血块堵塞进液管的情形。如前房内玻璃体未清除净，也可直接堵塞进液口。临床表现为术后早期的高眼压。在加强抗感染治疗的基础上可用 Nd∶YAG 激光击射进液管内口，清除炎性渗出物或血性堵塞物。如不能奏效，则需重新打开结膜瓣和巩膜瓣，用平衡盐溶液自进液管内口冲洗至引流盘周围结膜隆起，再重新缝合。玻璃体堵塞者，激光恐难奏效，且眼压升高幅度较其他物质堵塞者大，常需手术处理，可采用透明角膜双切口，在持续前房灌注下，用玻璃体切割头清除。

（2）术中预防低眼压的措施：对于术前存在发生低眼压危险因素的患者，可在术中注入适量透明质酸钠至前房内和（或）暂时性结扎进液管，以维持眼压和前房深度。经过此番处理的患者可能术后眼压稍高，可通过按摩和药物降眼压，随着透明质酸钠逐渐排出，可吸收线逐渐溶解（45 ~ 60 天），眼压趋于正常。

3. 进液管移位　进液管出现前移或者后移。

前移严重者可跨越瞳孔;后移者可退出前房。移位未引起角膜内皮、晶状体损害、未合并进液口堵塞、眼压正常者不需特殊处理,否则需重新打开结膜瓣及巩膜瓣,重新调整至适当的位置。术中固定引流盘时不要用可吸收缝线,因为可吸收缝线的溶解、松动会引起引流盘位置移动。

4. 复视及眼球运动障碍　引流盘过大或引流盘在鼻侧可引起眼外肌的功能障碍,导致术后复视、斜视和眼球运动受限。颞上是最佳的植入象限,其次是颞下象限。如果颞上、颞下象限均不适合植入而需要选择其他象限时,要选择较小的引流盘如 S3 型。某些眼轴较短的闭角型青光眼患者,颞上象限本身就很狭窄,此时也适宜选择 S3 型。已发生复视者,取出引流阀后,复视可立即缓解,然后再选择其他象限重新植入,必要时选用较小的引流盘。

5. 植入物暴露

(1) 进液管暴露:青光眼引流物应用早期,由于缺乏经验,未采用自体或异体巩膜组织覆盖,缺少筋膜组织的结膜与进液管直接摩擦,久之结膜越发变得菲薄甚至破裂,造成进液管暴露。采用巩膜瓣或异体巩膜保护后很少发生。

(2) 引流盘暴露:引流盘暴露的原因:老年人结膜菲薄、长期摩擦所致;不恰当的按摩累及引流盘表面结膜所致;此外尚有排斥反应的可能。患者往往在已发生感染,出现眼红、眼痛、分泌物增多后才会发现。一旦发现,无论是否合并感染,均应尽快取出引流盘。已继发感染者要将周围结膜下的坏死组织、分泌物彻底清除干净,并常规做细菌培养。已发生眼内炎者,尽快行玻璃体切除、眼内注药并联合全身抗生素治疗。

6. 引流盘周纤维包裹　是术后晚期(1 个月以上)眼压升高的主要原因,表现为引流盘周围结膜充血,可见大量粗大的血管,滤过泡呈囊样局限隆起,与周围组织形成明显的界限。可试行纤维包裹膜切

除术联合应用 MMC,暴露出完整的引流盘。如此时能见到房水持续外流、眼压下降,表示引流阀的功能正常,可继续使用。术后及早做眼球按摩,尚可有 50% ~60% 的成功率。

7. 眼内炎　多发生在引流物暴露后,若同时患有结膜炎,可以在很短的时间内就发生全眼球炎。如发生眼内炎,需尽快行引流物取出和玻璃体切除、眼内注药术,并配合全身抗生素治疗。

五、术后随访

1. 术后注意前房内炎症反应的程度,密切观察进液管在前房内的位置,与虹膜、角膜、晶状体的关系,进液管是否通畅以及滤过泡的形态。

2. 眼压　术后尽可能将眼压控制在 8 ~15mmHg,眼压升高时可以按摩滤过泡。对于术后低眼压者应引起特别重视,因为难治性青光眼往往存在眼部多种异常,引流阀植入后的低眼压较之原发性青光眼滤过手术后的低眼压引起严重脉络膜脱离的可能性更大。密切注意因低眼压可能引起的一系列问题,特别要注意视力和眼底的变化。

3. 远期成功率的评价　评价青光眼引流阀术后的成功率是非常困难的,一是因为难治性青光眼范畴极广、病情复杂且各不相同,二是因为引流阀植入术常需与其他术式联合,且联合的形式多种多样。不同文献报道的引流阀植入的成功率(眼压较术前降低 30% 或以上)差异极大,以第一年为例,高者达到 82.9%,低者仅有 35%。伴有慢性葡萄膜炎的患者,由于房水分泌功能受炎症所累有减少趋势,所以选择引流阀植入较睫状体破坏性手术为好。如果目标眼压低于 12mmHg,则引流阀植入术不是最好的选择。引流阀植入的成功率随时间延长而下降,尤其是新生血管性青光眼。

(孙霞　唐炘　陈虹)

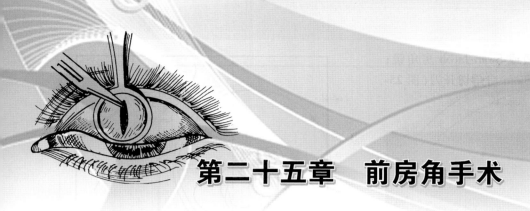

第二十五章 前房角手术

先天性青光眼（congenital glaucoma）是儿童致盲的主要原因之一。其病因与房角发育异常导致房水排出障碍有关。Barkan（1955）提出房角表面覆盖有异常的内皮膜（Barkan 膜），或一层无渗透性的中胚叶组织残留；Allen（1955）、Maumenee（1959）、岩田（1975）提出房角发育异常是由于 Schlemm 管、小梁组织、睫状肌、虹膜等的位置关系异常，使 Schlemm 管狭窄或闭塞，导致房水排出受阻；虹膜高位向前附于小梁，进而挤压 Schlemm 管；巩膜突发育不良，使睫状体纵行肌越过发育不良的巩膜突，直接附于小梁；小梁柱异常增厚；Schlemm 管未发育或发育不全等。据此从内路或外路手术划开 Schlemm 管内壁和小梁及小梁表面的膜样物，疏通房水外流的通路，是治疗本病的合理措施。先天性青光眼的手术成功率与手术时机有密切的关系，一旦确诊，应及早进行治疗，手术成功的标志为眼压控制正常、角膜水肿消退、视力有所提高、视盘 C/D 比值有回弹现象、眼轴较术前减小。

先天性青光眼的手术方法，可分为房角切开术、小梁切开术、小梁切除术、小梁切除术联合小梁切开术等。1938 年由 Barkan 所设计的房角切开术仅对房角有中胚叶残留膜者效果较好，而对于其他先天性青光眼则效果较差。1960 年由 Smith 及 Burian 所报道的小梁切开术与房角切开术手术效果基本相同，但其更适合角膜混浊的患儿。此手术可因某种原因寻找 Schlemm 管时比较困难，而导致手术失败。小梁切开术一次手术成功率在 50% ～70%，2～3 次手术成功率 75% ～95%。对于效果欠佳者，往往再行手术时，多选择小梁切开联合小梁切除术。

第一节 房角切开术

房角切开术（goniotomy）又称内路小梁切开术（trabeculotomy ab interno）。由 Barkan（1938）根据"Barkan 膜"理论设计，其手术目的是从房角内路切开覆盖于小梁的残膜，使虹膜后退，异常附着的睫状肌不再牵拉小梁纤维，减少对 Schlemm 管的挤压，重新打开房水循环的生理通路。手术操作简单，总有效率达 65% ～80%，当一次手术降眼压效果不佳，可在首次手术未切开的房角再次手术，是西方国家治疗先天性青光眼的首选术式。

一、适应证

1. 角膜清晰，直径不超过 13mm。

2. 房角镜检查 小梁组织表面有胎生期中胚叶膜样组织残留，Schlemm 管正常或接近正常。

二、术前准备

1. 手术前一晚结膜囊内涂 1% 毛果芸香碱眼膏缩小瞳孔，便于手术中观察前房角。如因角膜水肿影响前房角的可见度，可刮去角膜上皮。术前适当应用抗青光眼药物降眼压。

2. 按全身麻醉做术前准备。麻醉成功后，详细进行眼部检查，如角膜直径、眼压、角膜的透明度、虹膜及瞳孔的状态、视乳头的改变及房角形态。

3. 特殊手术器械：常用 Koeppe 房角镜（图 25-1-

5. 手术后 1~2 周可口服 6.5% 水合氯醛后,详细检查眼压及眼底。房角镜下观察手术范围小梁呈裂隙状,在相当于 Schlemm 管的位置两侧小梁组织卷缩成白色沟状。

第三节　小梁切开联合小梁切除术

此术式为 1987 年 Sancpaolest 所提倡,适用于虹膜附着位置较高、遮盖 Schwalbe 线的先天性青光眼、角膜横径 13~14mm、眼轴大于 23mm、房角切开以及小梁切开手术失败的患者。这种联合手术提供了眼内及眼外两条引流通路,因此即使一条通路堵塞,眼压仍可维持正常。

手术方法

1. 结膜瓣　全身麻醉成功后,做以角膜缘为基底的结膜瓣,充分暴露巩膜并电凝止血。

2. 巩膜瓣　做以角膜缘为基底 1/3 厚及 4mm×5mm 大小的巩膜瓣,分离到清亮角膜内 1mm。

3. 丝裂霉素 C 的应用　用浸透了丝裂霉素 C(浓度为 0.4mg/ml)的棉片放置在结膜瓣下和巩膜瓣下,静置 1~3 分钟后,取出棉片,用生理盐水彻底冲洗结膜囊和手术区域。

4. 探找 Schlemm 管　在巩膜槽内巩膜突前约 0.5mm 处(相当于 Schlemm 管外壁)用刀轻轻并逐渐垂直划开,直到看到一个黑点后,确认可能为 Schlemm 管时,更要小心进一步轻轻划切,当见到有少许液体或淡血性液体时,如能用 5-0 尼龙线探入 1cm 左右无任何阻力便可确定为 Schlemm 管。此时先做前房穿刺,作为术毕恢复前房的辅助切口。

5. 小梁切开　用 Harm 小梁切开刀,缓缓伸入 Schlemm 管内并轻向前房内旋转,将 Schlemm 管内壁及小梁同时切开。

6. 小梁切除　Schlemm 管内壁及小梁切开成功后,用锐利的快刀在灰线部平行角膜缘切开约 3mm,做包括 Schlemm 管的小梁组织切除及周边虹膜切除。

7. 缝合巩膜瓣及前房形成　10-0 尼龙线间断缝合巩膜瓣 2 针,也可采用可调整缝线。从辅助切口注入生理盐水,形成前房并检查巩膜瓣的渗漏程度。

8. 缝合结膜。

(孙霞　唐炘)

第二十六章　Schlemm管成形术

传统的小梁切除手术为造瘘手术,是通过建立的新通道,将眼内的房水引流至眼球外。尽管其有良好的降眼压效果,但手术成功与否,取决于是否可以在眼表形成一个良好的滤过泡。但是,良好的滤过泡却可以造成眼表生理结构的改变,造成眼表泪膜分布不均及眼部异物感等不适。并且还存在薄壁滤过泡、滤过泡漏、眼内炎等各种滤过泡相关的青光眼手术并发症。因此,不需要滤过泡的抗青光眼手术一直是眼科医生和青光眼患者所期待的。Schlemm 管和集液管是房水循环的重要通道,通过手术的方法,扩张 Schlemm 管和集液管,降低房水外流的阻力,恢复房水的自然流出通道,可以达到降低眼压的目的。Schlemm 管成形术是采用显微导管穿过 Schlemm 管,利用黏弹剂扩张 Schlemm 管和集液管,采用留置缝线的方法,使塌陷或狭窄的 Schlemm 管维持扩张后的状态,使房水引流通路重新开放。该术式不进入眼内操作,保留了小梁,因此,并发症较少,但却具有较好的长期降压效果。

一、Schlemm 管成形术的适应证

1. 原发性开角型青光眼
2. 色素性青光眼
3. 对药物治疗不敏感的高眼压症
4. 先天性青光眼

不适用于所有房角粘连关闭的青光眼。

二、手术方法

1. 牵引线　5-0 线于角膜缘内置牵引缝线,便

于术中操作。

2. 麻醉　手术部位结膜下注射 0.1~0.2ml 利多卡因,利用湿润棉棒推压麻醉区,使利多卡因在结膜下均匀分布。

3. 结膜瓣　制作以穹隆为基底的结膜瓣,先在手术区的边缘做一个放射状切口,长约3mm,将角膜剪伸入到结膜和巩膜层间潜行分离后,剪开角膜缘结膜,向后钝性分离约6mm,充分暴露手术区巩膜,注意勿损伤巩膜表面血管。

4. 巩膜瓣　将巩膜表面筋膜组织分离干净,水下电凝将术野巩膜表面的血管轻轻烧灼止血,包括巩膜切口部位及缝线区域的血管。将压痕器的前端标记对准角膜缘,施压于巩膜,形成一个明显的痕迹,沿此痕迹制作表层巩膜瓣(应用此压痕器,可以保证手术所做的巩膜瓣大小一致)。用 1.25mm 隧道到向前剖切至透明角膜内 1mm,巩膜瓣厚度约为全巩膜厚度的 1/3~2/5,始终要保持巩膜瓣的厚度保持一致。在表层巩膜瓣边界内 0.5mm,制作深层巩膜瓣,用隧道刀的侧锋先做两侧切口,再做后切口。由一个角开始由同样的厚度向前剖切,最终使葡萄膜上剩余约 10% 的巩膜组织。可以通过深层巩膜床上透见葡萄膜的颜色来判断剖切的深度。如此深的剖切是寻找巩膜嵴解剖标志和顺利打开 Schlemm 管外壁的关键。向前剖切到 Schlemm 管并去掉其外壁,在切口的两端暴露开放的管口。继续向前剖切,直到透明角膜。用显微剪将深层巩膜瓣切除。

5. 前房穿刺　在深层巩膜瓣剖切近 Schlemm 管时,可以先做前房穿刺,降低眼压,减少分离后弹

力膜和角膜基质时后弹力膜膨出或穿破的机会；也有助于在手术结束前形成前房或在较多前房出血时行前房冲洗。

6. Schlemm 管管口扩张 使用 30G 弯针头，插入深层巩膜瓣两侧 Schlemm 管的断端，将少量高分子透明质酸钠缓慢注入 Schlemm 管，以便扩张 Schlemm 管管口。

7. 置入导管及缝线 在深层巩膜瓣一侧 Schlemm 管的断端，将一个 250μm 的显微导管（iTRACK，iSCIENCE 公司，美国），插入 Schlemm 管。这个直径 200μm 显微的导管，整合了一根导光纤维和一个管腔以及一根支撑作用的钢丝。导管的头端略微膨大，直径为 250μm。光导纤维使得这个装置的钝圆形的前端可以闪烁发光，这样在插入 Schlemm 管的整个过程中，可以在显微镜下直接透过结膜和表层巩膜，观察到发光的导管头端位置，以判断导管插入部位是否正确。通过管腔，可以在导管退出 Schlemm 管的过程中注入高分子透明质酸钠。一般每 2 个钟点注入黏弹剂 4～6μg。当显微导管的前端从另一侧 Schlemm 管的断端穿出后，将双股 10-0 的聚丙烯线系在导管的前端，然后将显微导管逐渐撤出 Schlemm 管，边撤出，边推注黏弹剂。导管从 Schlemm 管撤出后，将引入 Schlemm 管的 2 根聚丙烯线收紧、打活结，使 Schlemm 管保持一定的张力。行 80MHz 高频超声生物显微镜检查，观察 Schlemm 管是否得到适当的扩张以及聚丙烯线的位置和松紧程度。如果松紧合适，则可以将线结打死、固定。如果不合适，则可以再调整线的松紧度。

8. 巩膜瓣及结膜缝合 巩膜瓣密闭缝合 7 针，密闭缝合结膜。

三、术中并发症与处理

1. 结膜瓣撕裂或裂孔形成以及巩膜瓣损伤见小梁切除术和非穿透小梁手术等章节。

2. 巩膜瓣制作相关并发症 如果表层巩膜瓣偏薄，在牵拉表层巩膜瓣以暴露下方组织时，有可能会造成巩膜瓣撕裂。撕裂一旦发生，应紧密缝合巩膜瓣撕裂口。缝合后如果巩膜瓣变形不严重，仍然可以和巩膜床对位缝合，可以继续进行下面的手术。如果严重变形，应停止手术或换其他位置重新手术。

如撕裂的巩膜瓣无法原位缝合，需应用异体巩膜材料进行修补。若深层巩膜瓣侧切口剖切太深，不慎切穿巩膜组织至脉络膜上腔，如伤口整齐、对合紧密，一般可以不用缝合。如果深层巩膜瓣剖切时进入前房，则可造成虹膜脱出，前房消失。此时可以将虹膜剪一小口，还纳虹膜，继续完成下面的手术。如果深层巩膜瓣太厚，大范围暴露脉络膜上腔，则会严重影响寻找 Schlemm 管的开口，对完成下一步手术影响甚大。必要时关闭切口，停止手术。

3. 导管迷路 由于 Schlemm 管口暴露不确切，导管可能直接插入到脉络膜上腔，术中可以看到闪烁光的导管头端不是沿角膜缘环形行走，而是远离角膜缘，说明导管迷路。导管迷路有两种可能，一是进入集液管。二是进入脉络膜上腔。如果集液管比较粗大，或者其走行方向比较平行于 Schlemm 管，尤其在高度近视眼的患者，其前节结构扩张，集液管也比较粗大，导管更容易迷路到集液管。导管进入了脉络膜上腔后，由于脉络膜色素遮蔽了闪烁光，会导致者闪烁光消失。此时后退导管，可以看到闪烁光由不可见变为可见。即使导管进入 Schlemm 管内，在遇到阻力时，也可能穿破 Schlemm 管壁而进入脉络膜上腔。导管也可以迷路进入前房，此时，除了前房内可以看到闪烁光的头端外，多伴有前房出血。此时，应退出导管，重新判断 Schlemm 管开口正确与否，重新插管。或者从另一侧端口插入导管。如果双侧开口均不能插入导管，则可改成常规的小梁切除术。

4. 出血

1）制作结膜瓣和巩膜瓣出血：分离结膜时如果损伤到浅层巩膜血管会造成出血，量小时可压迫止血，出血比较多或迅猛时，可以电凝止血。制作巩膜瓣前应充分电凝切口周围的巩膜表层血管，防止切开时出血。

2）前房积血：导管如果误入前房，一般都会引起房角处出血，进入前房。在收紧缝线过程中，有时也会有少量血进入前房，为房角组织受牵拉引起，一般出血量都很少，不需要特殊处理，多数在术后 3 天内吸收。

5. 小梁切开 在结扎 10-0 聚丙烯缝线时，如果用力过大，可以造成小梁组织的 360° 切开，前房出血。小梁组织切开在成人的开角型青光眼患者，也会起到一定的降眼压效果,在房角发育异常的先天性青光眼和发育性青光眼,其降眼压效果更好。

四、术后处理及并发症

由于此手术不进入眼内,术后反应轻微,常规予以糖皮质激素眼药水点眼 3~5 天,抗生素眼药水点眼 7~10 天。术后 7 天可以拆除结膜缝线。

部分患者由于巩膜瓣没有水密缝合,结膜下会有少量滤过,由于没有抗代谢药物的应用,多数在一周内滤过消失。如果巩膜瓣和结膜瓣都没有严密缝合,伤口渗漏,极少数可以造成低眼压和浅前房,甚至脉络膜脱离、黄斑区水肿,需要及时给予伤口修补及相应的脉络膜脱离治疗方法。

约有 10%~20% 的患者,术后 2~3 周时眼压一过性升高,可以到达 30mmHg。可以给予降眼压药物治疗,大多数患者眼压会缓慢下降。原因可能和术后糖皮质激素的应用以及 Schlemm 管内黏弹剂的代谢有关。

(王怀洲　王宁利)

第二十七章 睫状体手术

第一节 睫状体分离术

睫状体分离术(cyclodialysis)其本质是一种眼内房水引流手术,人为造成睫状体与巩膜突分离,使前房与脉络膜上腔沟通,部分房水直接进入脉络膜上腔被吸收。有学者认为,由于手术破坏睫状体的解剖位置,使部分睫状体突上皮缺血萎缩而减少房水生成,是此术式产生降眼压效果的另一途径。由于抗青光眼手术技术的迅速发展,此手术目前应用不多,但仍可作为诊疗条件不足的基层医院抗青光眼手术的选择之一,或与其他手术联合增强降眼压的效果。

一、适应证

1. 无晶状体青光眼,玻璃体前界膜尚完整。
2. 非炎症活动期的周边虹膜前粘连继发青光眼。
3. 与其他手术联合增强降眼压效果。

此术式不适用于前房极浅、房角很窄及前房内有玻璃体的患者。术前应进行仔细的房角镜检查,根据有无周边前粘连、粘连的方位和范围、有无新生血管以及其他异常,选择睫状体分离的部位。

二、手术方法

1. 球后麻醉后放置开睑器,做上直肌牵引线或角膜缘牵引线。
2. 切口 尽量在鼻上或颞上象限房角正常的部位做切口,并避开角膜或巩膜有病变或瘢痕处。睫状前动脉在3、6、9、12点方位巩膜嵴后方进入睫

状体,切口也要避开这些方位,否则易发生眼内出血。如上方无合适部位,也可选择颞下方。做以穹隆为基底的结膜瓣,巩膜表面充分止血,清晰暴露手术野。在角膜缘内1mm做一前房穿刺口备用。在角巩膜缘后4～5mm处,作一垂直于角巩膜缘的巩膜切口,长约4.5mm,切穿巩膜暴露黑褐色睫状体,内口不得小于3mm(图27-1-1,图27-1-2)。

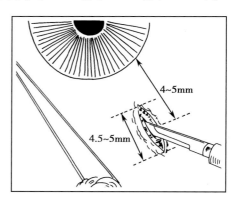

图 27-1-1 在角巩膜缘后4～5mm处,作一垂直于角巩膜缘的巩膜切口,长约4.5mm

3. 剥离睫状体 左手持显微有齿镊或预置的巩膜切口缝线轻轻提起切口前缘,右手将睫状体剥离器或显微虹膜复位器伸入切口,向睫状体上腔缓缓推进,务必紧贴巩膜内壁,防止损伤睫状体(图27-1-3)。剥离器通过前房角时能感到稍有阻力,随即在周边前房看到剥离器的顶端(图27-1-4),此时将剥离器退回少许,以防损伤角膜后弹力层。然后以巩膜切口为支点,分别向两侧作60°～80°弧形摆动,轻轻剥离睫状体,共剥离120°～160°范围(图27-1-5)。

164

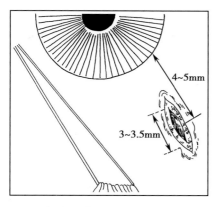

图 27-1-2　切穿巩膜暴露黑褐色睫状体，内口不得小于 3mm

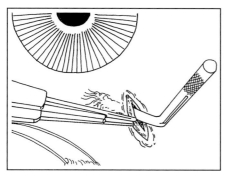

图 27-1-3　睫状体剥离器紧贴巩膜内壁，向睫状体上腔缓缓推进

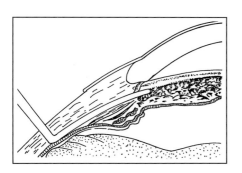

图 27-1-4　剥离器通过前房角时能感到稍有阻力，随即在周边前房看到剥离器的顶端

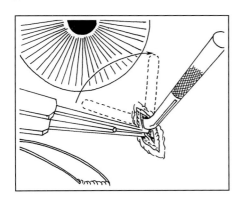

图 27-1-5　以巩膜切口为支点，分别向两侧作 60°~80° 弧形摆动，共剥离 120°~160° 范围

4. 切口闭合　用 10-0 尼龙线间断缝合巩膜切口与结膜切口。自前房穿刺口注入生理盐水形成前房，防止剥离部位发生粘连。

5. 手术结束　结膜下注射地塞米松 2mg，结膜囊内涂抗生素眼膏后包扎。

三、术后处理

1. 通常嘱患者休息时卧向非手术侧。前房积血的患者，采取使伤口始终位于上方的体位，防止凝血块堵塞剥离处。

2. 常规局部用抗生素、皮质类固醇激素滴眼液及非甾体抗炎药滴眼液，观察眼压。

3. 如无明显的前节炎症，使用毛果芸香碱滴眼液 3 天，使剥离处保持开放。如有明显的前节炎症，可用短效睫状肌麻痹剂活动瞳孔。

4. 1 周后复查房角镜，观察剥离部位是否存在巩膜突与虹膜根部之间的黑色条状裂隙（图 27-1-6），裂隙存在且眼压正常或偏低，是手术成功的标志；无裂隙者眼压易回升。

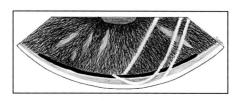

图 27-1-6　房角镜下可见到剥离部位存在巩膜突与虹膜根部之间的黑色条状裂隙

四、并发症及处理

1. 出血　出血原因多由切口位置选择不当、伤及睫状前动脉或睫状后长动脉引起。选择切口时应避开 3、6、9 及 12 点方位。剥离过程中剥离器如未紧贴巩膜内壁，容易损伤睫状体并发生大量出血。术中出血量大时应立即冲洗，注入消毒空气泡或黏弹剂可帮助止血。术后迟发性出血且量大不止者，可导致眼压升高、角膜血染，此时应静脉滴注高渗剂，口服降眼压药和止血剂，必要时应用尿激酶（urokinase）或组织纤维蛋白溶解酶原激活剂（tissue-plasminogen activator，t-PA）行前房穿刺冲洗术。

2. 角膜后弹力层脱离及角膜水肿　剥离器进入前房后如过于靠前，有可能误伤角膜后弹力层或误入角膜实质层,引起严重的角膜水肿。如角膜水肿不能恢复,应手术缝合脱离的后弹力层。

3. 玻璃体脱出与晶状体损伤 巩膜切口穿通或剥离器未紧贴巩膜内壁,而是穿透睫状体进入玻璃体腔,可造成玻璃体脱出;如穿透睫状体误入后房,则可能导致晶状体损伤。

4. 低眼压 术后低眼压是常见的并发症,可伴有视力下降,与新引流途径建立同时房水生成减少有关。多数患者眼压随着房水生成恢复眼压逐渐回升。少数患者可发生严重的睫状体脉络膜脱离伴随顽固低眼压,此时需手术缝合或氩激光光凝睫状体裂隙的方法使眼压回升。

5. 虹膜睫状体炎 手术损伤虹膜、睫状体可引起虹膜睫状体炎,易导致剥离区的粘连,此时在术后短期应用缩瞳剂的同时,需用短效散瞳剂活动虹膜,并且局部和全身采用皮质类固醇激素治疗。

6. 晚期眼压失控 出血、炎症以及裂隙内结缔组织增生均会导致睫状体剥离处的裂隙发生闭合,眼压可再度回升,需要再次手术。

7. 术后白内障 术后白内障逐渐形成或进展很常见,与房水生成受到抑制和房水成分术后发生变化有关。

第二节 睫状体冷凝术

睫状体冷凝术(cyclocryosurgery)是睫状体破坏性手术的一种,通过低温直接破坏睫状体上皮细胞及其血管系统,以减少房水生成,从而降低眼压,常用于治疗滤过手术或引流阀植入术难以奏效的难治性青光眼。破坏睫状体的同时伴有角膜缘神经的坏死,故对绝对期青光眼的疼痛有一定缓解作用。手术方式包括:半周睫状体冷凝术以及全视网膜冷冻联合睫状体冷凝术。

一、适应证

1. 多次抗青光眼手术失败,难以再次建立有效滤过通道的难治性青光眼。

2. 无法建立有效滤过通道的继发性青光眼,包括新生血管性青光眼、无晶状体青光眼、角膜移植术后继发青光眼、玻璃体视网膜联合手术后继发青光眼等。

3. 各类绝对期青光眼,为保留眼球、缓解疼痛者。

4. 眼球扩张严重的婴幼儿型先天性青光眼,角膜混浊,横径超过16mm,畏光、流泪症状明显者。

二、术前准备

在充分降眼压的基础上可提前三天加用皮质类固醇激素滴眼液和非甾体抗炎药滴眼液,以减轻术后的前葡萄膜炎反应。

三、手术方法

1. 冷冻系统 目前常用的制冷源为液氮,冷冻头的温度低至-80℃才能引起足够的组织破坏,而温度过低(低于-100℃)则有引起严重组织坏死、眼球萎缩的风险。达到-80℃的冷冻头在打开开关后立即看到冷冻头结霜。冷冻头直径通常为2.5mm。

2. 麻醉 充分的球后麻醉对于术中和术后早期止痛非常重要,表面麻醉或结膜下麻醉术中止痛效果往往不佳。麻醉充分后置开睑器,拭干结膜囊,并在术中始终保持冷冻头周围无液体存留。

3. 冷冻头位置 一般选择下半周180°范围进行冷冻。冷冻头前缘放置于角膜缘后1mm处,此时冷冻头中心的下方恰为睫状突位置(图27-2-1)。冷冻头位置靠后降压效果欠佳,靠前则会冻伤角膜。如果需在12点附近进行冷冻,冷冻头前缘放置于角膜缘后1.5mm。也可采用巩膜透照法,睫状突的定位更精确,特别是角巩膜缘结构不清的患者。

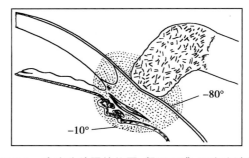

图27-2-1 冷冻头放置的位置,紧压巩膜,下方为睫状突

4. 冷冻时间 在下方180°做6~8个点的冷冻。3点及9点方位冷冻1分钟,待自然解冻后再冷冻1分钟,共2分钟。其他点均冷冻30秒,待自然解冻后再冷冻30秒,共1分钟。球壁薄的患者,如眼球扩张明显的婴幼儿型先天性青光眼、高度近视患者,冷冻过量容易产生眼球萎缩,可酌情缩短冷冻时间或减少冷冻点数,避免过度冷凝引起眼球萎缩或巩膜溶解。

5. 冷冻方法　踩下脚踏开关,冷冻头端结霜后将其紧压于巩膜,方向指向眼球中心,冰柱开始形成时计算时间,随时间延长冰柱加祖,到达预定时间后松开脚踏开关。此时不要使冷冻头强行脱离结膜,而是待其自然解冻脱开。冷冻头在巩膜上加压可以明显减少局部血流,使低温在组织中的传导更快。

6. 手术结束　结膜囊内涂复发妥布霉素地塞米松眼膏及1%阿托品眼膏,也可结膜下注射地塞米松3mg以减轻术后炎症反应。

四、术后处理

睫状体冷凝术是一种操作简便、比较安全的手术,一般无严重并发症。由于冷冻反应引起的组织破坏,术后的虹膜睫状体炎与剧烈疼痛不可避免。血-房水屏障的破坏引起房水成分的变化,术后6～12小时可出现眼压反跳性升高,术后36小时开始

眼压逐渐下降。因此,在全身及局部应用皮质类固醇激素加强抗炎的基础上,继续局部与全身抗青光眼药物治疗,在眼压下降后逐渐减量。患眼用1%阿托品眼膏以减轻睫状肌痉挛及睫状体水肿,有助恢复血-房水屏障和缓解疼痛。

睫状体冷冻的效果一般在术后2～4周稳定,如初次冷冻无效,眼压仍高于35mmHg且伴有显著的疼痛,4周后可重复冷冻。第二次冷冻可与第一次范围重叠1/2,总的冷冻范围不宜超过270°,以避免发生眼球萎缩。必要时可多次重复治疗,但千万不可冷冻过量,尤其在有视力的患眼。

五、并发症

1. 虹膜睫状体炎与疼痛　见"术后处理"。
2. 反跳性眼压升高　见"术后处理"。
3. 低眼压与眼球萎缩　过度冷冻后睫状体房水分泌急剧减少,可引起持续性低眼压,进而导致并发性白内障、视网膜脱离、黄斑水肿及慢性葡萄膜炎,最终眼球萎缩。此并发症重在预防,与冷冻范围及冷冻时间有明显的关系。

第三节　全视网膜冷冻联合睫状体冷凝术

新生血管性青光眼是增殖性糖尿病性视网膜病变、缺血性视网膜中央静脉阻塞的严重并发症,临床表现为顽固的高眼压和剧烈眼痛,药物治疗难以见效。全视网膜冷冻/光凝联合睫状体冷凝术是治疗这类青光眼有效的治疗手段之一。全视网膜冷冻或光凝可以破坏部分视网膜,使新生血管生成因子减少,并使视网膜新生血管萎缩、消退;睫状体冷冻可破坏睫状体上皮和睫状血管系统,使房水生成减少。

一、适应证

眼底血管性疾病继发新生血管性青光眼,因屈光间质混浊或瞳孔小而粘连不能行全视网膜光凝,或无光凝设备的基层医院,可选择此术式。

二、手术方法

1. 球后麻醉,置开睑器。

2. 全视网膜冷冻　沿角膜缘360°环形剪开球结膜,分离至赤道部。在角膜缘后7mm、10mm、13mm处巩膜表面作三排排列为环形的冷凝点,数量分别为12、16、20个点,冷冻温度为-60℃～-80℃。如屈光间质能见度尚可,可在间接检眼镜直视下进行冷冻,冷冻程度以视网膜变白为准。如无法窥见眼底,则每点冷冻3～5秒。

3. 睫状体冷冻　首次冷冻180°范围。详见本章第二节。

4. 手术结束　结膜囊内涂妥布霉素地塞米松眼膏及1%阿托品眼膏,也可结膜下注射地塞米松3mg以减轻术后炎症反应。

三、术后处理及并发症

详见本章第二节。

(孙霞　唐炘　张舒心)

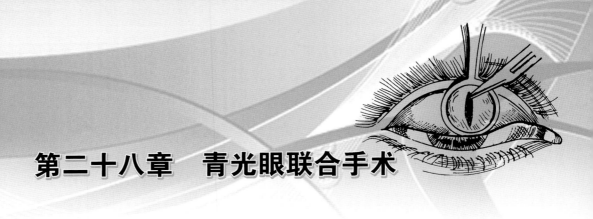

第二十八章　青光眼联合手术

在临床实践中常有原发性青光眼与白内障共存,继发性青光眼与白内障共存,白内障、青光眼术后并发症与眼压失控等同时存在的复杂病例,是选择单一的小梁切除术、白内障手术,还是选择联合手术?如何设计联合手术的次序和衔接,既能解决多个问题,又避免过多的组织损伤?这些问题需要仔细权衡利弊,设计出合理的手术方案。

一、选择单纯抗青光眼手术

1. 局部抗青光眼药物不能控制的青光眼,伴有早期白内障,白内障并非引起视力下降的主要因素。

2. 眼压不易控制且眼部情况复杂的顽固性青光眼,如持续高眼压状态,全身和局部抗青光眼药物无法控制的急性房角关闭等,即使晶状体混浊程度已达到白内障摘除的指征,仍然应先行抗青光眼手术,待眼压控制正常后,再行白内障手术。在高眼压状态下术中过多的操作发生驱逐性脉络膜上腔出血、角膜内皮失代偿等严重并发症的风险显著增加;对眼内组织过多的干扰可引起术后严重的炎症反应、组织间的广泛粘连,易导致手术彻底失败。

二、选择单纯白内障手术

1. 闭角型青光眼临床前期　原发性闭角型青光眼一眼已确诊,另一眼经详细检查为临床前期,房角大部分开放,合并已明显影响视力的白内障者,可单纯行白内障摘除术,可显著加深前房、改善前节结构拥挤的状况,较激光周边虹膜切除术防止房角关闭效果更佳。

2. 膨胀期白内障继发青光眼　治疗及时者,可单纯行白内障摘除联合人工晶状体植入术。

3. 青光眼滤过手术后,眼压控制正常者,白内障进展至显著影响视力的程度。

三、选择青光眼白内障联合手术

1. 早期闭角型青光眼　1~2种抗青光眼药物可以控制眼压、房角关闭范围在1/2圆周以内、视野正常或轻度损害者,合并已明显影响视力的白内障,可行超声乳化白内障摘除术,术中行房角粘连分离。

2. 抗青光眼药物控制不良,同时伴有未成熟期白内障导致视力下降,或患者有明显自觉视物不清并要求做白内障者,可行小梁切除术联合超声乳化白内障手术。

3. 曾行青光眼手术而眼压再次失控,并且晶状体已有明显混浊伴视力下降者,可行小梁切除术联合超声乳化白内障手术。

4. 膨胀期白内障继发青光眼者,如未能及时摘除晶状体,持久的瞳孔阻滞、房角关闭可导致房角完全粘连。对此类患者单纯行白内障摘除术或联合房角粘连分离术,不足以控制眼压,必须联合小梁切除术。

5. 其他晶状体源性青光眼,如晶状体皮质过敏性眼内炎、晶状体溶解性青光眼、晶状体脱位等,若已发生瞳孔区虹膜后粘连及房角大部分粘连,应尽早行青光眼白内障联合手术,甚至还需要联合玻璃体切除手术。此类患者眼内反应较严重,人工晶状体植入要慎重,术后必须密切观察。

四、选择一次性解决眼压失控、白内障和其他并发症的多联手术

显微手术技术、设备、耗材的发展以及眼科医师丰富的手术经验,使得以往的手术禁区逐渐打破,如多年无前房的睫状环阻滞性青光眼、角膜内皮计数<800/mm^{2}的白内障、复杂而严重的各种滤过手术后并发症等。临床上曾经被判"死刑"的眼球通过多联手术解除了种种不适症状、保住了眼球,甚至恢复了部分视力的病例已不鲜见。多联手术的设计需要丰富的经验、缜密的思考以及患者本人的高度理解和配合,其适应证和禁忌证无法简单概括,详见以下各节。

第一节 小梁切除术联合超声乳化白内障手术

小梁切除术与超声乳化白内障手术联合较之以往与白内障囊外摘除术联合具有切口小、术后不易发生伤口渗漏、浅前房等并发症的优点。术后散光小,视力预后好。由于目前白内障摘除多采用清亮角膜切口,因其远离滤过手术区域,术后可如常进行滤过泡按摩、拆除可调整缝线。

一、术前准备

1. 了解角膜内皮状况 既往高眼压或青光眼手术均会影响角膜内皮数量及功能,因此术前必须检测角膜内皮细胞,以减少术后角膜失代偿的发生率。角膜内皮细胞计数<1000/mm^{2}的患者应格外慎重,必要时需改变白内障摘除方法。

2. 浅前房的处理 闭角型青光眼的浅前房使得超声乳化手术操作的空间变得狭小、手术难度增加,如果操作不慎,极易发生角膜内皮损伤、后囊破裂等并发症。手术经验欠缺的医师处理闭角型青光眼合并硬核白内障患者,最好改用白内障囊外摘除的方式。对于前房极浅或眼压高的患者,术前1小时全身应用高渗剂,促使晶状体-虹膜隔后移并降低眼压,有利于顺利完成超声乳化并充分进行房角分离。

二、手术操作

1. 麻醉 如患者能够配合手术,表面麻醉即可,否则采用球后阻滞麻醉。如为晚期管状视野、颞侧视岛患者,应避免使用球后麻醉,以减少一过性黑蒙的风险。

2. 切口和巩膜瓣的制作 在左上方做以穹隆为基底的结膜瓣,暴露足够的巩膜组织,充分止血,然后在结膜瓣下方居中部位制作巩膜瓣,根据病情使用浸有0.4mg/ml丝裂霉素C的棉片作用1~3分钟,然后用大量生理盐水冲洗。再用宽度为3.2mm的角膜切开刀在右上方清亮角膜缘内做白内障清亮角膜切口,用15°穿刺刀作2点处清亮角膜的辅助切口。

3. 瞳孔的处理 长期使用缩瞳剂的闭角型青光眼患者、部分继发青光眼患者的瞳孔常有后粘连,仅在术前使用散瞳剂,难以将瞳孔散大到满意程度。少许的后粘连可利用黏弹剂作用于瞳孔缘的钝性分离作用松解。长期使用缩瞳剂的患者后粘连较重,需用晶状体定位钩小心地进行全周的粘连分离。长期葡萄膜炎患者的瞳孔不仅后粘连重,而且瞳孔区常有一层机化膜,需先用囊膜镊把机化膜小心撕掉,再用晶状体定位钩轻轻分离后粘连。必要时也可将瞳孔缘剪开3~4个小口,以减小瞳孔缘的张力,便于扩大瞳孔。

4. 撕囊 前房注入黏弹剂加深前房,压平前囊膜,做直径5~6mm的连续环形撕囊。解剖学研究证实晶状体前囊膜无韧带区域的直径为6mm,所以撕囊范围不宜超过6mm。完整标准的环形撕囊,对手术中的囊袋稳定性及减少前囊撕裂至关重要。青光眼急性发作后或葡萄膜炎继发青光眼患者,往往前囊表面附有一层机化膜或渗出膜,易干扰撕囊过程,此时可用锐利的截囊针将前囊刺开,确认真正的前囊瓣再行撕囊,或先将渗出膜完整撕下后再进行截囊、撕囊。

5. 水分离 水分离的作用是将晶状体外层皮质与核分离,充分地水分离可使晶状体核在囊袋内自由旋转,便于劈核和乳化,在一定程度上可避免悬

韧带断裂。操作方法为:将注水弯针头插入前囊膜下,向赤道部注入生理盐水,可见到水流到晶状体核后方,核浮起。小瞳孔下进行水分离时,一定先确认前囊膜孔的边缘,避免误将生理盐水通过悬韧带注入玻璃体腔,造成晶状体后方的压力升高、前房变浅,不利于超声乳化操作。

6. 超声乳化晶状体核

（1）单手操作法:一般用于较软的晶状体核。手术中先将瞳孔区的晶状体核原位乳化、切削及吸出,然后边转动赤道部核,再边乳化边切削及吸出。由于超声乳化探头距角膜内皮较远,对角膜内皮损伤极小,且术中持续低能量操作,对晶状体囊膜干扰较小,一般不易造成晶状体囊膜破裂。

（2）双手操作法:多用于较硬的晶状体核。双手操作方法安全、快速,一般采用拦截劈核及劈核碎核法。左手持劈核钩,从辅助切口伸入,右手持超声手柄,将撕囊区的晶状体核刻槽、劈核。用劈核钩将核块转动至瞳孔区,双手协同进行分块乳化吸出。也可将劈核钩直接伸入至下方囊袋内的水化环部,用高负压将瞳孔区的晶状体核吸住,同时拦截劈开、完成乳化。

闭角型青光眼前房较浅,应尽量在囊袋内将晶状体核乳化,减少灌注和抽吸失衡造成的前房反复消失,减少对角膜内皮的不利影响。

7. 皮质吸出　从切口伸入注吸手柄头部,使囊袋完全打开,将皮质缓慢拉向瞳孔中央并加大吸力顺序吸除。注吸12点处皮质时应特别小心,因此处易误吸后囊或撕裂前囊。如上方皮质吸出困难,可换用90°注吸手柄吸取,或者在植入人工晶状体后转动人工晶状体襻,使上方皮质松动后再吸除。在瞳孔较小的情况下操作时应提高灌注、降低负压,用定位钩拉开瞳孔缘,边观察边小心吸除皮质,尽可能将皮质拉向瞳孔中央吸除。

8. 人工晶状体植入　在前房及囊袋内注入黏弹剂,借助折叠人工晶状体推注器将人工晶状体缓缓植入囊袋内,并调整好人工晶状体的位置,前房内注入卡米可林或毛果芸香碱缩小瞳孔,待瞳孔缩小后,用眼内灌注液置换出缩瞳剂。

9. 完成小梁切除术的后续步骤　在巩膜瓣下做小梁切除、周边虹膜切除,以可调整缝线方式缝合巩膜瓣,间断缝合结膜伤口(参见第二十四章第二节)。

10. 吸除黏弹剂、恢复前房　吸除前房内和人工晶状体后方的黏弹剂,用灌注液或生理盐水恢复前房至正常深度,一般不需缝合清亮角膜切口。如密闭不严,酌情间断缝合1~2针。

11. 手术结束前的处理　如术中操作顺利,对组织扰动不大,可不做结膜下注射。如术中操作较多,或存在易发生术后炎症反应的因素(如糖尿病、葡萄膜炎等)可以在结膜下注射地塞米松2mg。

操作过程中须注意以下几点:①尽可能充分扩大瞳孔;②做完整的连续环形撕囊;③超声能量控制在尽量低的水平;④在囊袋内进行超声乳化,减少对角膜内皮的损伤;⑤超声乳化探头必须在可视范围内操作,以避免误伤后囊及虹膜。

三、手术中并发症预防及处理

1. 角膜内皮损伤　手术过程中超声乳化探头过于接近角膜内皮或晶状体核的碎片摩擦角膜内皮,均会造成角膜内皮损伤;当灌注液过高时也会破坏角膜内皮细胞的泵作用。长期高眼压患者、曾行内眼手术者、高龄老人的角膜内皮细胞计数本身已减少,出现角膜水肿的概率更高,有时术中即可发生角膜水肿,严重时导致角膜内皮失代偿。防范角膜损伤除了术中黏弹剂保护外,超声乳化操作应保持在囊袋内进行。

2. 角膜后弹力层脱离　选择角巩膜缘切口时,由于后弹力层与基质层之间解剖结构附着不严密,可出现后弹力层脱离的并发症。尤其当手术器械不锐利、器械反复出入前房、角巩膜缘切口的内口不够大时,器械或植入的人工晶状体可将后弹力层从角膜基质层推开。清亮角膜切口、锋利的器械、足够大的内口可减少这种并发症发生。

3. 瞳孔缘撕裂　长期使用缩瞳剂者瞳孔括约肌纤维化和虹膜后粘连,造成术前瞳孔不能充分散大,分离虹膜后粘连时可造成瞳孔缘撕裂。小瞳孔下行超声乳化过程中,难以避免吸到瞳孔缘,也可造成瞳孔缘损伤。故术前应尽量散大瞳孔。瞳孔不足够大者在行超声乳化时,可从辅助切口伸入晶状体定位钩将瞳孔缘拉开,以避免超声乳化探头损伤虹膜。

4. 前囊撕裂　如果前囊环形撕开过小,可在黏弹剂保护下将囊膜剪伸入其中,剪开一个新的撕囊瓣,然后用囊膜镊再行环形撕囊。

经验不足者撕囊时最常见的问题是撕囊失控而导致前囊放射状撕裂,膨胀期白内障、前房极浅、瞳孔小、黏弹剂未将前囊膜压平等情况下更易发生。前囊发生放射状裂开时,如裂开范围小,有经验的术者可以继续小心地完成后续手术步骤。此时最好不做水分离,以免囊袋内压力升高使前囊裂开范围扩大;或改行"水分层",即在皮质与核之间缓慢轻柔的注水,使核与皮质分离,此时皮质相当于一个"软壳",可保护前囊膜撕裂范围不扩大。下一步的手术策略应根据前囊裂开的方位作出调整,如6点或12点处的裂开,晶状体核劈开的轴线就应置于3点至9点位的子午线上。对晶状体核进行超声乳化时,将核置于虹膜平面操作,避免对囊袋进一步的破坏。如果术中囊袋撕裂范围较大,应果断更改为手法娩核。

超声乳化过程中误吸前囊,也可造成前囊膜的放射状撕裂。如果能够及时发现前囊膜撕裂,一般不妨碍手术进程,小心避开此处,将核碎成小块再乳化。如果没有及时发现而继续施力,前囊裂口可延伸至赤道部及后囊,随之极有可能玻璃体溢入前房、晶状体核坠入玻璃体腔,详细处理见下文。

5. 晶状体脱位　假性剥脱综合征、眼部钝伤史、高龄老人、慢性葡萄膜炎、糖尿病等患者存在晶状体悬韧带脆弱的因素,甚至可能在术前已存在部分断裂,在超声乳化时,由于灌注压的力量和前房的浪涌,可使脆弱的晶状体悬韧带进一步断裂而致玻璃体溢入前房。故术前对存在危险因素的患者应采用散瞳、超声生物显微镜等方法预先了解悬韧带的情况,以制定合理的手术方案。刺破前囊膜时用锋利的截囊针或撕囊镊,避免过度压迫晶状体。刺破囊膜时如果出现前囊的放射状条纹,则提示悬韧带有薄弱处,即在放射状条纹出现的方位。悬韧带脆弱的患者需要缓慢轻柔地水分离至晶状体核完全游离。超声乳化操作时降低灌注液高度,减慢吸出速度,适当增加超声乳化能量,以避免灌注压和前房的涌动使悬韧带进一步断裂。如果术前未能发现而术中发生了悬韧带断裂、玻璃体溢入前房,应该立刻停止超声乳化,改行其他术式摘除白内障。用玻璃体切割仪或超声乳化仪自带的玻璃体切割功能将溢入前房的玻璃体清除干净。前房内存在玻璃体的情况下继续超声乳化将对眼后节的结构造成严重破坏,如玻璃体牵拉造成巨大视网膜裂孔。前房内玻璃体处理不妥可引起滤过失败、瞳孔移位、角膜内皮损伤、继发青光眼以及视网膜牵拉等不良后果。

对于悬韧带松弛、脆弱的患者,可选择植入囊袋张力环(capsular tension ring, CTR),可使囊袋内压力均匀分布。悬韧带断裂范围小于6个钟点位时,可借助张力环完成超声乳化、植入人工晶状体。

6. 后囊破裂　超声乳化的任何阶段均可发生后囊损伤。如术中前房突然加深伴随瞳孔扩大,核倾斜等,提示已发生后囊破裂,应立即停止超声乳化,超声乳化探头保持在眼内,降低灌注液瓶,从辅助切口注入黏弹剂保持前房深度和眼压,检查后囊破裂范围。如破裂范围不大,残余的晶状体核较少,没有玻璃体溢出,对手术进程和预后影响不大。后囊破裂较大、晶状体悬韧带断裂的情况下,扩大切口娩核时要避免挤压,以防核坠入玻璃体腔,而是用晶状体匙或圈套器伸到核下方将其取出。如果玻璃体溢入前房,可从扁平部切口进入玻璃体切割头将前房内的玻璃体清除,特别是切口部位、虹膜前后及瞳孔区的玻璃体。同时自辅助切口向前房内持续灌注。无玻璃体切割设备时,用囊膜剪伸入前房将虹膜表面及瞳孔区的玻璃体剪除,再将切口处玻璃体清除。

注吸皮质时误吸后囊也可导致后囊破裂,如发现晶状体后囊出现以注吸头为中心的放射状皱褶,提示后囊膜被误吸,应迅速松开脚踏或踩反流挡。对于原手术部位的粘连,不必勉强将皮质全部吸干净。

术前使患者精神放松;术前控制眼压;前房浅的患者全身应用高渗剂浓缩玻璃体,术中避免屏气、慌小便;也可降低术中后囊破裂的风险。

后囊破裂较大时,经验不足的术者暂不植入人工晶状体,术后3~6个月根据眼部恢复的情况和验光结果酌情行人工晶状体二期植入术。特别强调的是,当出现后囊破裂、玻璃体溢出时,切不可将人工晶状体植入虹膜与前囊膜表面之间的睫状沟内,否则术后会加重房角粘连,引起眼压失控,最好用玻璃体切割设备做前玻璃体切除术,再行后房型人工晶状体睫状沟缝合固定术（详见本章第四节）。前房型人工晶状体易导致角膜内皮失代偿和继发性青光眼，现已不用。

7. 晶状体核坠入玻璃体腔　超声乳化过程中后囊破裂未及时发现，可造成晶状体核坠入玻璃体腔，如处理不当，对眼后节结构危害极大。故在超声乳化晶状体核时，务必保持在视线范围内操作，用定位钩将核块拖至瞳孔区，切实吸住核块后再乳化，切忌追逐核块。

当晶状体核坠入玻璃体腔后，术者务必保持沉着冷静，将角膜接触镜放置好，详细检查晶状体核与视网膜的关系，然后作三切口的闭合式玻璃体切除术。将晶状体核附近的玻璃体切除干净，再将过氟化碳液（俗称"重水"）注入晶状体后方，晶状体渐渐浮起到瞳孔区，再剪开角巩膜缘，用圈套器将其捞出。用笛针将过氟化碳液彻底吸出。

8. 驱逐性脉络膜上腔出血　详见第二十九章第四节。

9. 小梁切除术中相关并发症　详见第二十四章第二节。

四、术后并发症、预防及处理

1. 前葡萄膜炎　术中操作过多、以往有葡萄膜炎、糖尿病等患者手术后易出现前葡萄膜炎反应，前房内可出现房水闪光、浮游细胞甚至渗出物。术前尽量控制血糖，控制炎症，必要时术前局部使用皮质类固醇激素滴眼液和非甾体抗炎药滴眼液。术后活动期炎症反应明显者，需联合用睫状肌麻痹剂、全身与局部皮质类固醇激素、非甾体抗炎药，并注意眼压变化。

2. 虹膜夹持　长期局部使用缩瞳剂、急性闭角型青光眼急性发作后虹膜萎缩的大瞳孔以及慢性葡萄膜炎反复发作后，虹膜弹性较差，有时发生人工晶状体的光学部部分或全部嵌顿于瞳孔区。故手术时前囊不要撕得过大，以 5～6mm 为宜。发生虹膜夹持但眼压正常可暂观察，不必做人工晶状体调整手术；如引起瞳孔阻滞、眼压升高则需行人工晶状体调整手术。

3. 高眼压　成功的小梁切除术联合超声乳化白内障摘除术后反应轻微，偶有黏弹剂残留造成的术后一过性高眼压，可口服醋甲唑胺、配合滤过泡按摩、局部降眼压药物眼压可逐渐正常。术后显著的炎症反应、瞳孔因渗出膜闭锁导致高眼压的情况很少见。

4. 小梁切除术后相关并发症　详见第二十四章第二节。

（孙霞　唐炘　张舒心）

第二节　非穿透性小梁切除术联合超声乳化白内障手术

非穿透性小梁切除术技术日趋成熟后，青光眼白内障联合手术方式中又多了一种选择，即同时符合非穿透性小梁切除术和超声乳化白内障手术指征的青光眼合并白内障患者，可以接受这两种手术的联合术式。不同的作者报道了超声乳化联合非穿透性小梁切除术与联合传统小梁切除术的比较研究，术后随访 1 年以上，眼压控制情况与视功能两组相似，前者术后并发症发生率明显少于后者。

一、适应证

适合非穿透性小梁切除术的（具体见第二十四章第三节）原发或继发性开角型青光眼同时合并影响视功能的白内障，如核硬度Ⅲ级以上的老年性白内障和（或）有明显影响视力的后囊下混浊。

二、手术方法

1. 麻醉　根据病情、患者的配合度和全身情况选择表面麻醉、球后麻醉或全身麻醉。

2. 牵引线　根据术者习惯选择上直肌牵引线或角膜缘牵引线。

3. 切口　在正上方做非穿透性小梁切除术的切口，超声乳化采用右侧透明角膜切口，辅助切口仍在左侧。

4. 衔接要点　按照前述步骤（详见第二十四章第三节）完成结膜瓣、巩膜瓣和部分深层巩膜瓣，暂不进入透明角膜。在剖切深层巩膜瓣之前，将浸有

0.4mg/ml 的丝裂霉素 C 棉片放在结膜瓣及浅层巩膜瓣下方,根据患者病情作用 1～5 分钟后彻底冲洗。然后按照常规透明角膜切口超声乳化手术操作步骤完成白内障摘除、人工晶状体植入,缩小瞳孔(防止瞳孔散大的状态下易与即将形成的小梁-后弹力膜窗发生粘连)。最后继续深层巩膜瓣剖切以及后续非穿透小梁切除术步骤。如不慎发生穿透,则按小梁切除术完成手术。

切不可在切除外部小梁、小梁-后弹力膜窗已形成后行超声乳化操作,菲薄的小梁-后弹力膜窗可由于灌注压的作用发生破裂。

三、术中、术后并发症及处理

详见第二十四章第三节,本章第一节。

(孙霞　唐炘　张舒心)

第三节　房角分离联合白内障超声乳化联合人工晶状体植入术

仅用 1～2 种抗青光眼药物控制眼压正常、房角粘连关闭范围 1/2 圆周以下、视野正常或轻度损害的早期闭角型青光眼,如合并明显影响视力的白内障,可行超声乳化白内障摘除术,术中行房角粘连分离,重新暴露小梁。如果粘连形成的时间不长,大部分小梁功能可恢复,不必行滤过手术,从而减少了术后浅前房、低眼压、睫状环阻滞性青光眼等并发症。因手术方法简单,并发症少,术后恢复快,便于门诊开展和普及。

一、手术方法

1. 麻醉　表面麻醉。
2. 手术切口　依术者习惯选择巩膜隧道切口、角膜缘隧道切口或透明角膜切口。目前多选择透明角膜切口。

3. 连续环形撕囊、水分离、超声乳化晶状体核、注吸皮质及人工晶状体植入。
4. 房角分离　顺序向周边前房注入黏弹剂,利用黏弹剂的钝性分离作用使房角粘连松解,重新暴露出小梁;也可以同时用钝性弯针头向后轻压虹膜根部,加强分离作用。
5. 注吸黏弹剂、关闭切口　将注吸手柄头部伸入囊袋内及人工晶状体后面,彻底抽吸黏弹剂,恢复前房,切口无须缝合。

二、术中、术后并发症

此术式没有滤过手术后的各种并发症,并发症主要与超声乳化白内障手术有关。

(孙霞　唐炘　张舒心)

第四节　青光眼引流阀植入联合前玻璃体切除以及人工晶状体睫状沟缝合术

难治性青光眼常合并复杂的前、后节异常,如眼球穿孔伤后引起的青光眼、晶状体脱位继发青光眼、玻璃体视网膜联合手术相关青光眼等。此时仅仅行单纯的青光眼引流阀植入手术效果不佳,联合手术既能够控制眼压,又可同时解决合并的其他眼部问题,可谓一举多得。

一、适应证

植入青光眼引流阀要求患眼具有宽房角、深前房的先决条件,如无晶状体眼青光眼、人工晶状体术

后青光眼、多次滤过术后失败的开角型青光眼、滤过手术失败的先天性青光眼等。对于宽房角、无晶状体脱位、瞳孔区无玻璃体的青光眼,仅单纯植入青光眼引流阀并于术中应用丝裂霉素 C 即可。有以下情况时,需联合前玻璃体切除术:

1. 前房内有玻璃体的难治性青光眼,需联合前部玻璃体切除,以防玻璃体堵塞进液管口。常见类型包括人工晶状体术后继发青光眼,前房内有玻璃体者;无晶状体眼青光眼,无后囊者;复杂眼外伤后继发青光眼,如合并晶状体脱位者;合并晶状体脱位的先天异常的青光眼(如 Marfan 综合征,Marchesani

综合征)。

2. 无晶状体或人工晶状体眼继发青光眼合并浅前房或周边虹膜广泛粘连时,可以将进液管自睫状体扁平部插入至虹膜后方的玻璃体腔或后房内,此时需行玻璃体切除,将进液管周围的玻璃体清除干净。对角膜移植术后的继发青光眼,将进液管自扁平部插入,可提高角膜植片的成活率。

3. 晶状体脱位继发青光眼早期患者,只处理脱位的晶状体多可控制眼压,不需联合抗青光眼手术。如晶状体脱位时间较长、高眼压持续不降、药物不能缓解的病例,晶状体脱位范围往往已超过180°,行超声乳化晶状体摘除联合囊袋张力环植入恐难成功;球形晶状体脱位患者囊袋较小,不适合应用张力环。严重晶状体脱位需行晶状体切除或粉碎、玻璃体切除联合青光眼引流阀植入术。

4. 尚存有用视力或视功能有可能提高者,可联合人工晶状体睫状沟固定术。

二、手术方法

(一) 青光眼引流阀植入联合前部玻璃体切除术

1. 麻醉与牵引　球后阻滞麻醉,在植入引流盘的象限结膜下局部麻醉。对有瘢痕粘连的结膜,结膜下麻醉有助于分离粘连。依据术者习惯和具体病情选择上直肌牵引线或角膜牵引线。

2. 结膜切口　通常放在较为开阔的颞上象限,作以穹隆为基底的结膜瓣,在上直肌与外直肌之间沿巩膜表面分离至赤道部。须将结膜充分分离,以便引流阀植入后结膜切口顺利缝合。

3. 丝裂霉素 C 应用　将浸有 0.4mg/ml 丝裂霉素 C 的棉片放在赤道部结膜瓣下,即将要放置引流盘的巩膜表面及周围,作用 5 分钟后取出棉片并用生理盐水彻底冲洗。

4. 巩膜瓣　在将要插入进液管的角膜缘上方做 4mm×5mm 大小,1/2 厚度的巩膜瓣。巩膜较薄的患者,可直接用板层异体巩膜覆盖、保护进液管。

5. 固定引流盘　用 29G 针头插入进液管,注入 1ml 生理盐水,排出引流盘管道内的空气,确认管路通畅。用无齿镊夹引流盘缓缓顺巩膜弧度放入赤道部,将引流盘置于上直肌与外直肌之间,引流盘前缘距角巩膜缘 8～10mm,用 5-0 尼龙线分别穿过引流

盘缘孔洞,将其缝合固定于赤道部巩膜浅层。

6. 玻璃体切除　如仅切除前房和瞳孔区影响进液管内口的玻璃体,则不必采用睫状体平坦部三切口、闭合式玻璃体切除术。可在右侧角膜缘内做切口作为灌注液入路。切割头伸入后直接清除前房内和瞳孔区的玻璃体。对于瞳孔粘连闭锁的患者,不必勉强分离瞳孔区的虹膜粘连,可将周边虹膜用切割头咬切一个直径约 1.5mm 的孔洞,沟通前、后房及玻璃体,以解除瞳孔阻滞。如进液管需放在虹膜后方的玻璃体腔内,则必须采用睫状体平坦部三切口、闭合式玻璃体切除术,在光导纤维辅助下,将进液管附近和瞳孔区的玻璃体切除干净。

7. 插入进液管　测量进液管需进入前房的长度后,用锋利的剪刀剪去多余的进液管,断端呈向上的斜面。用 23G 针头在巩膜瓣下角膜缘后 1mm 处平行于虹膜面穿刺进入前房,将进液管斜面向上,自穿刺通道送入前房,放置在虹膜表面,进液管在前房内露出 2～3mm。进液管不可接近或触及角膜内皮。无晶状体或人工晶状体眼继发青光眼合并浅前房或周边虹膜广泛粘连时,可将进液管放置在虹膜后方的玻璃体腔或后房内,并使管口自瞳孔处可窥见。

8. 缝合巩膜瓣　将覆盖于进液管表面的自体巩膜瓣用 10-0 尼龙线间断缝合。对巩膜较薄患者,可以取异体巩膜的中间 1/3 基质层,大小 5mm×6mm 的植片覆盖在进液管表面,并与自体巩膜间断缝合固定。

9. 10-0 尼龙线间断缝合巩膜切口和球结膜。

术毕结膜下注射地塞米松 3mg,结膜囊内涂妥布霉素地塞米松眼膏包扎。

(二) 青光眼引流阀植入、前部玻璃体切除术联合人工晶状体睫状沟固定术

1. 麻醉与牵引、结膜瓣、应用丝裂霉素 C、巩膜瓣制作、引流盘固定及玻璃体切除　同"青光眼引流阀植入联合前部玻璃体切除术"所述。

2. 人工晶状体固定　用"接力法"固定人工晶状体于睫状沟:在 3 点和 9 点位角膜缘后各做一个以角膜缘为基底的小巩膜瓣,或直接在 3 点和 9 点位角膜缘后 1.5mm 处板层切开巩膜。将两端分别带有一直一弯或双直针的 10-0 聚丙烯线直针一侧在 9 点位巩膜瓣下或板层巩膜内垂直巩膜面进入眼内,在虹膜后方平行进入瞳孔区。另一手将 1ml 胰岛素注射器针头从 3 点位角膜缘后 1mm 处进入眼内,两针在瞳孔区相遇,将直针穿入注射器针头的针

芯内,左手将注射器及直针一并带出,用人工晶状体定位钩从角巩膜缘的切口处将缝线钩出,从中间剪开。右侧线结扎于人工晶状体下襻,左侧线结扎于人工晶状体上襻,缓缓将线及人工晶状体自角巩膜缘切口拉入眼内,置于睫状沟部位并调整位置,将3点、9点方位巩膜外的缝线结扎埋藏在巩膜瓣下或板层巩膜内。也可根据病情采取3点与9点位之外的任何对角线方位缝合固定人工晶状体。

以往供睫状沟缝合固定的人工晶状体主要是双襻上带孔的硬质悬吊式人工晶状体,需要做一个8mm左右的角巩膜缘切口将其植入眼内。目前更多选择 Akreos AO 可折叠人工晶状体,它有4个带孔的襻,可将缝线固定于任意对角线上的两个孔内,于清亮角膜小切口即可植入,显著减少了术后散光。

3. 插入进液管、覆盖巩膜瓣　同"青光眼引流阀植入联合前部玻璃体切除术"所述。

4. 10-0尼龙线间断缝合玻璃体切割入口和球结膜。

术毕结膜下注射地塞米松3mg,结膜囊涂妥布霉素地塞米松眼膏包扎。

(三) 青光眼引流阀植入联合晶状体摘除、玻璃体切除、人工晶状体睫状沟固定术

1. 麻醉与牵引、结膜瓣、应用丝裂霉素C、巩膜瓣制作　同"青光眼引流阀植入联合前部玻璃体切除术"所述。

2. 灌注头固定部位　采用睫状体平坦部三切口,闭合式玻璃体切除手术方法,便于术中发生晶状体坠入玻璃体腔的应急处理。

3. 晶状体摘除　以往常用角巩膜缘隧道大切口直接圈套的方法取出硬核晶状体,该方法缺点是术后出现明显散光和愈合时间延长,因此目前较多采用超声粉碎的方法摘除硬核晶状体。软核晶状体可直接吸住并切除晶状体核、皮质和囊袋。如晶状体全部脱位坠入玻璃体腔,则需利用重水将晶状体粉碎或切除。

4. 玻璃体切除　将前房内、瞳孔区及进液管内口附近的玻璃体尽可能切除干净,以免影响进液管通畅。

5. 人工晶状体睫状沟固定缝合　同"青光眼引流阀植入、前部玻璃体切除术联合人工晶状体睫状沟固定术"所述。

6. 插入进液管、缝合巩膜瓣与结膜　同"青光眼引流阀植入联合前部玻璃体切除术"所述。

7. 取出灌注头,关闭巩膜切口。

术毕结膜下注射地塞米松3mg,结膜囊内涂妥布霉素地塞米松眼膏包扎。

三、术后注意事项

注意前房内炎症反应程度,密切观察进液管在前房内的位置,与虹膜、角膜、晶状体的关系,引流管是否通畅以及滤过泡的形态。尽可能将眼压控制在8～15mmHg,眼压升高时可以按摩眼球。需特别注意因低眼压引起的一系列并发症。

四、术后并发症及其处理

详见第二十四章第四节。

(孙霞　唐炘　陈虹)

第五节　二极管激光睫状体光凝联合角膜层间烧灼术

一、手术原理与适应证

此术式是为各类晚期或绝对期青光眼、长期高眼压或多次手术已导致大疱性角膜病变、已丧失有用视功能的患者设计的缓解疼痛的手术。利用二极管激光破坏睫状体的分泌功能降低眼压,阻止角膜内皮功能进一步受损,并通过破坏部分角膜缘神经起到减轻疼痛的作用。角膜层间烧灼所形成的瘢痕可阻挡房水向角膜上皮下渗透,缓解大疱性角膜病变,同时切断了部分角膜感觉神经,兼有止痛作用。该术式操作简单,可避免为单纯解除疼痛而摘除眼球的痛苦。

二、手术方法

1. 麻醉　球后阻滞麻醉。

2. 角膜瓣　在角膜缘内0.5mm用环钻刻出环形痕迹,沿此痕迹剖切出一个蒂位于下方5点～7点位,范围为5点-12点-7点,深度为1/2～2/3厚度且厚薄均匀的角膜瓣。角膜瓣不能过薄,否则不仅很快失水皱缩而难以缝合,而且术中易撕脱。足够厚且厚薄均匀的角膜瓣是角膜层间烧灼术成功的关键。

3. 层间烧灼 拭干角膜瓣下暴露的基质层,将虹膜复位器或大头针的针帽在酒精灯上烧热后轻轻灼烙,形成一层白色膜状瘢痕。注意不要灼烙将要缝合的角膜瓣边缘和下方角膜床边缘。

4. 角膜瓣复位 将角膜瓣下冲洗干净并拭干,用 10-0 缝线将角膜瓣间断缝合复位,将线结埋藏。

5. 二极管激光睫状体光凝 详见第三十章第三节。术毕结膜下注射地塞米松 3mg,结膜囊内涂妥布霉素地塞米松眼膏和阿托品眼膏包扎。

三、术后处理

睫状体光凝术后可有明显的虹膜睫状体炎性反应,常规给予局部皮质类固醇滴眼液、非甾体抗炎药滴眼液、睫状肌麻痹剂 5～7 天。口服和局部降眼压药物继续使用,根据眼压下降程度,逐渐减量。角膜

切口愈合期间,可逐步拆除松解的缝线,术后 1 个月根据愈合情况拆除全部角膜缝线。

四、术中、术后并发症及处理

1. 角膜层间烧灼术中、术后并发症及处理

(1) 角膜瓣撕脱:如角膜瓣过薄,剥离过程中有可能因用力过大而撕脱,照常缝合即可,延长拆线的时间。

(2) 穿孔:避免角膜瓣剖切过厚造成下方角膜床穿孔,导致术后层间积液。

(3) 层间积液:多因术中穿孔所致,一般无特殊处理,待其逐渐吸收。

(4) 角膜瓣溶解:过薄的角膜瓣易出现溶解现象,一般无特殊处理,角膜瓣全部溶解吸收后会形成瘢痕。

2. 睫状体光凝术后相关并发症及处理 详见第三十章第三节。

第六节 眼内镜下睫状突光凝联合前部玻璃体切除术或超声乳化白内障手术

对于结膜瘢痕严重、青光眼引流阀植入术后眼压失控、极有可能发生术后严重脉络膜脱离或者眼部条件差、恐难再有手术机会的患者,睫状体破坏手术成为另一种选择。过去普遍认为,睫状体破坏性手术只能用于视功能极差或已丧失的青光眼,此观点在近年来开始转变。Rotchford 报道了 43 例 49 眼视力 0.3 以上的患者,接受二极管睫状体光凝术后平均随访 5 年,67.3% 的眼视力不变或提高,眼压控制率为 79.6%。这一结果接近或高于青光眼引流阀植入术的成功率。有关 Ahmed 青光眼引流阀植入术后手术成功率的文献报道中,1 年累积成功率为 74%～91%,2 年累积成功率为 52%～77%。Topouzis 等报道 60 例 Ahmed 青光眼引流阀植入术后 1～4 年的累积成功率分别为 76%、68%、54%、45%。可见,睫状体破坏手术在难治性青光眼治疗中的地位可能需要重新评价。

1992 年 Uram 开发出以二极管激光与视频内镜为一体的眼科激光内镜系统,并在近年来不断得到发展与完善。眼内镜下睫状突光凝术(endoscopic cyclophotocoagulation,ECP)克服了以往睫状体破坏

手术定位与定量均不够确切的缺点,可以准确地作用于分泌房水的睫状突,对周围组织无损伤,成为具有良好前景的难治性青光眼治疗方法。在本节中将介绍同仁医院在 ECP 联合手术方面的一些经验和体会。

一、适应证

1. 无晶状体或晶状体脱位的难治性青光眼,由于周边虹膜前粘连、小梁组织损伤的持续存在,眼压难以用药物控制,并且有玻璃体切除的必然适应证,可行 ECP 联合前部玻璃体切除。如尚存有用的视功能,可在睫状沟缝合固定人工晶状体。

2. 符合小梁切除术联合超声乳化白内障手术的患者,可行超声乳化白内障摘除、人工晶状体植入联合 ECP。

二、手术方法

1. 眼内镜下睫状突光凝术联合前部玻璃体切除术

（1）麻醉：根据患者病情、配合程度选择球后阻滞麻醉或全身麻醉。

（2）玻璃体切除/联合晶状体摘除：采用标准睫状体平坦部三切口、闭合式玻璃体切除手术方法，将前房内、瞳孔区和前部玻璃体彻底切除。处理脱位的晶状体时，根据核的硬度选择切除或超声粉碎的方式。

（3）ECP：Uram E2 眼科显微眼内镜及激光系统（Endo Optiks 公司，美国）的探头内包含图像传导光纤、照明光纤和 810nm 二极管激光传导光纤，视场为 110°，焦距范围为 30～115mm。左上方睫状体平坦部切口用一巩膜塞暂时关闭，自右上方切口将探头伸入后房，转动手柄使监视器中的图像为正像，然后进行 180°～270°连续的睫状突光凝。二极管激光初始能量为 250～300mW，曝光时间为 0.5 秒，治疗过程中不断调整，以使睫状突变白、皱缩而不产生组织爆破为宜（图 28-6-1），对睫状突的全长及前后部分都应光凝。

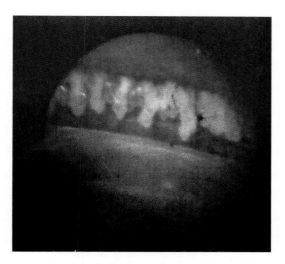

图 28-6-1　光凝的能量以使睫状突变白、皱缩而不产生组织爆破为宜

（4）人工晶状体睫状沟固定：参见本章第四节。

2. 超声乳化白内障摘除、人工晶状体植入联合眼内镜下睫状突光凝术

（1）麻醉：球后阻滞麻醉。

（2）超声乳化白内障手术及人工晶状体植入：如常操作，植入人工晶状体后，吸出囊袋内的黏弹剂。

（3）ECP：在前囊与虹膜之间注入足量的黏弹剂（图 28-6-2），将虹膜顶起，使睫状突能够充分暴露。探头从超声乳化角膜切口伸入（图 28-6-3），进行 240°～300°范围睫状突光凝。自角膜切口进行睫状突光凝，实际上只能作用于靠前部的睫状突。

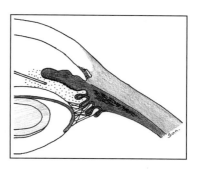

图 28-6-2　在前囊与虹膜之间注入足量的黏弹剂，将虹膜顶起

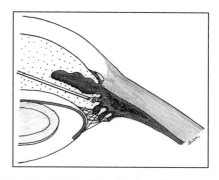

图 28-6-3　探头自超声乳化切口伸入进入光凝

（4）吸出黏弹剂，关闭切口。

难治性青光眼患者病情差异大，治疗方案具有很强的个体特征，上述手术方法只是提供一个基本步骤，必须根据具体情况进行手术设计。

三、术中、术后并发症及处理

与经巩膜二极管激光睫状体光凝术和睫状体冷凝术相比，ECP 术中无明显的疼痛，术后的前葡萄膜炎反应轻微，术后眼压平稳，不会引起巩膜坏死溶解。与青光眼引流阀植入术和小梁切除术相比，ECP 联合白内障手术后很少有浅前房、脉络膜脱离发生。术后全身及局部用药同常规玻璃体切除术。

（孙霞　唐炘　张舒心）

第二十九章 青光眼术后并发症的手术治疗

术后浅前房和无前房曾是滤过手术最常见、最棘手的并发症,随着手术技术的不断改良、可调整缝线的应用,其发生率明显降低。准确地找到浅(无)前房的原因,及时给予处理,多数经保守治疗得以恢复,少数需再次手术。

一、浅(无)前房的分级

在裂隙灯显微镜下观察,浅(无)前房按其程度分为三级,其中浅Ⅱ级又分为 a、b 两型:

浅Ⅰ级:全部有极浅的前房,周边前房呈裂隙状小于 1/5 角膜厚度。

浅Ⅱa 级:仅虹膜小环以内有极浅前房。

浅Ⅱb 级:仅瞳孔区内有极浅前房。

浅Ⅲ级:虹膜、晶状体全部与角膜相贴,实际上前房已经完全消失。

浅Ⅰ级至浅Ⅱa 级前房经过药物治疗(必要时加压包扎)多可以恢复正常;浅Ⅱb 级至浅Ⅲ级前房情况较严重,如保守治疗无明显效果,应果断采取手术治疗,以免产生严重后果,如白内障形成或原有白内障迅速发展、角膜内皮失代偿、滤过泡失败、虹膜前后粘连、前房角永久性关闭、睫状环阻滞性青光眼、视功能严重受损等。

二、浅前房的原因分析

1. 眼压偏低的浅前房

(1)滤过过强:较薄的巩膜瓣、巩膜瓣缝线松解、巩膜缝线拆除后均可发生滤过过强,尤其是术中应用了抗瘢痕药物的患者,滤过泡范围大而隆起。

(2)结膜切口渗漏:多见于以穹隆为基底的结膜瓣,严重者结膜瓣后退,伤口裂开;轻者需行荧光素染色,仔细查找渗漏点,尤其是做上直肌牵引时夹破的结膜小孔。

(3)睫状体脉络膜脱离:脉络膜上腔内的压力较眼压稍低,所以正常情况下睫状体和脉络膜与巩膜紧密相贴,脉络膜上腔呈闭合状态。当眼压突然降低时,睫状体与脉络膜因其自身的弹性和收缩作用而离开巩膜内面,此时脉络膜上腔内产生一定的负压,造成脉络膜血管渗漏并积聚在脉络膜上腔,此为导致睫状体脉络膜脱离的机制。术前顽固性高眼压和存在不健康血管因素(如糖尿病、高血压、Sturge-Weber 综合征等)的患者术后易出现睫状体脉络膜脱离。显著的脉络膜脱离经间接眼底镜或超声波检查可以确诊。超声生物显微镜(ultrasound biomicroscopy,UBM)可以发现早期较浅的睫状体脉络膜脱离。睫状体脉络膜脱离常与滤过过强或切口渗漏伴随。

2. 眼压升高的浅前房——睫状环阻滞性青光眼 睫状环阻滞性青光眼以往称为"恶性青光眼",因其过去属于难以治愈的滤过手术后并发症。睫状环阻滞性青光眼不仅发生在滤过手术后,亦可见于非抗青光眼术后、应用缩瞳剂后以及外伤、葡萄膜炎等病例。本节着重阐述闭角型青光眼滤过手术后发生者。

睫状环阻滞的发生,首先有其解剖易感性。闭角型青光眼,特别是合并高度远视患者,角膜直径较小、浅前房、睫状环小(睫状突距晶状体赤道<

0.5mm)、眼轴短,正常大小的晶状体在这样的前节结构中所占比例相对较大,前节结构呈拥挤状态,此类患者在手术后易发生睫状环阻滞。频点缩瞳剂、滤过手术结束前未及时形成前房、睫状体水肿前旋等可诱发睫状环阻滞。

具有解剖易感因素的患者,手术刺激引起睫状体水肿、睫状体脱离,可引起睫状体环缩小、睫状环扭转前旋并与晶状体赤道部紧贴。使用强缩瞳剂也可引起睫状环缩小和晶状体-虹膜隔前移。在前节解剖结构紊乱的基础上,房水向后房迷流,进一步推动晶状体-虹膜隔前移,前房进行性变浅,房角关闭,眼压升高;如果未得到及时治疗,房水不断向后迷流,进入玻璃体内(水囊形成)和玻璃体后方,则进入了房水迷流的恶性循环。UBM 检查可见睫状突水肿、与晶状体赤道部相贴、后房消失。临床表现为前房普遍性变浅,眼压升高。

先行手术的眼如发生睫状环阻滞,另一眼手术时同样易患。急性房角关闭患者在用缩瞳剂后,眼压不降反而升高,前房进一步变浅,提示睫状环阻滞可能已经发生(应排除晶状体半脱位)。

第一节　滤过术后低眼压性浅前房的手术治疗

一、保守治疗

低眼压合并浅前房有时不止一种原因参与。例如滤过过强或切口渗漏均可合并睫状体脉络膜脱离,需仔细分析低眼压、浅前房的原因,再进行针对性处理。

1. 生活管理　询问患者术后有无不当用眼、活动过多、失眠、便秘等不利切口愈合的状况,并给予宣教和处理。

2. 结膜切口渗漏的处理　如角膜缘部渗漏溪流较小,先佩戴软性接触镜或加压包扎,多可自行愈合;距角膜缘较远的渗漏,可试行烧灼方法。可同时短期使用生长因子类滴眼液或凝胶。角膜缘的伤口不要烧灼,以免结膜挛缩而导致伤口裂开更严重。

3. 滤过过强的处理

(1) 滤过泡加压包扎法:对滤过过强的病例,可采用简便的滤过泡加压包扎法限制滤过量。具体操作为:用脱脂棉做一大小约 8mm～10mm 的梭形小棉枕,用胶带固定在上睑相当于滤过泡部位的皮肤表面,然后盖上纱布用绷带加压包扎。在包扎过程中嘱患者始终向下注视,使压力最大的部位集中在棉枕部位,才能减少滤过量,促使前房早日恢复。滤过泡加压包扎法简单有效,但如果棉枕位置不当,会适得其反。当棉枕过于靠上、压力作用于巩膜瓣上方时,房水流出量反而增多。当棉枕过于靠下而直接压迫角膜时,不但角膜受压水肿,而且前房更加难以形成。绷带对于头部的压力不需太大,以不自行松解为宜,避免过紧的压迫引起头痛不适。

(2) 自体血注射:滤过泡加压包扎法无明显效果的患者可以试用自体血注射治疗。血液内的血浆蛋白和其他因子能够刺激滤过泡内的成纤维细胞增生,达到限制滤过的目的。患者取仰卧位,充分表面麻醉,从患者的肘静脉抽取 1ml 静脉血,换成 25G 针头后,嘱患者向下看,从滤过泡后方将血液注入滤过泡,注入 0.2～0.5ml,以填满滤过泡为宜。有时血液可能通过滤过通道进入前房,一般不需特殊处理,可自行吸收。此法有远期滤过泡失败的风险,前房恢复后应积极给予恰当的滤过泡按摩,以减少远期瘢痕化的可能。

(3) 药物治疗:局部及全身应用皮质类固醇激素,减轻血管渗漏、促进脉络膜上腔渗液吸收。应用短效睫状肌麻痹剂(如复方托吡卡胺滴眼液每日 4 次)活动瞳孔,避免虹膜后粘连,使晶状体-虹膜隔后移,有助于前房的恢复。首次应用短效散瞳剂可连续点 3 次,确认瞳孔是否能够散大,前房是否有所加深,否则应加用 1% 阿托品滴眼液。结膜切口渗漏的患者同时口服碳酸酐酶抑制剂,减少房水从切口流出,但使用时间不宜过长,以免影响远期滤过泡功能。有明确睫状体脉络膜上腔脱离的患者应使用高渗剂促进渗液吸收同时浓缩玻璃体,使晶状体-虹膜隔后移,促进前房形成。常用高渗剂包括静脉点滴 20% 甘露醇[250～500ml/d,相当于 1.5～2g/(kg·d)],糖尿病患者需经内科医师会诊后才能应用;口服 50% 甘油盐水[100～150ml/d,相当于 1～1.5g/(kg·d)],但糖尿病患者禁用;口服异山梨醇口服液,一次 40~50ml,一日 3 次。高渗剂应用后要密切监测血压、电解质和肾功能。

二、手术治疗

保守治疗后无效者、前房形成缓慢者、结膜切口渗漏严重者以及病情进展者,应及时手术治疗。浅Ⅰ级和浅Ⅱa级前房一般经保守治疗多可缓解;浅Ⅱb级前房持续时间一般不能超过 7 天。如合并明显的前节炎症反应,则可能很快形成虹膜前后粘连,保守治疗的时间应进一步缩短。如有出现严重并发症的迹象如角膜内皮混浊、晶状体异常,则应采取更积极的手术治疗重建前房。手术治疗的时机选择应根据前房深度、眼压、炎症反应以及病情的进展综合决定。

1. 结膜瓣渗漏修补联合前房重建术

(1)升高眼压:在眼压极低的情况下不仅操作困难,而且发生并发症的风险也高。因此应先将眼压升至正常水平。操作方法:用一锋利的 15°穿刺刀,小心地做一角膜缘内穿刺口,也可利用前次手术尚未愈合的前房穿刺口,由穿刺口注入黏弹剂,升高眼压至正常水平。

(2)查找并修补巩膜瓣渗漏:将结膜切口全部打开,用干棉棒拭干滤过区域,检查巩膜切口有无异常渗漏。如巩膜切口有异常渗漏且巩膜瓣未坏死溶解,则直接密闭缝合巩膜切口,仍可应用可调整缝线的缝合方式。若巩膜瓣已溶解坏死,需覆盖板层异体巩膜植片修补,植片面积应比溶解范围大,用 10-0 尼龙线缝合固定。

(3)结膜切口的修补:结膜切口渗漏处往往已有结膜上皮细胞植入,需将巩膜表面的结膜上皮细胞仔细清除,修整结膜切口边缘,将结膜适当前移并仔细缝合。

如结膜菲薄而缺乏张力,创缘无法对合,需向后充分松解分离结膜和筋膜。如果仍无法对合,可在远离滤过区的上穹隆部做结膜松解切口以减少张力。除非不得已,一般不建议在同一眼上取健康结膜瓣修补渗漏。如对侧眼已为绝对期青光眼,可取对侧眼结膜用于修补,移植片应比缺损区大 50%。供体部位不需缝合,一般数周内可形成肉芽组织愈合。

(4)双切口置换黏弹剂:在先前的前房穿刺口对侧再做一个穿刺口。自一口注入生理盐水或平衡盐溶液,同时轻压另一切口后唇,如此将黏弹剂冲洗出前房。

(5)术后处理:术后可能因黏弹剂残留出现一过性高眼压,可应用高渗剂等药物或从穿刺口放房水降眼压。巩膜完整者,按照小梁切除术后的处理进行按摩、择期拆除可调整缝线。巩膜瓣已经溶解坏死、行异体巩膜植片修补者,植片愈合后眼压可能会升高,可另选择健康结膜处再行小梁切除术或青光眼阀植入术。

2. 过强滤过泡的修补联合前房重建术 基本同上述"结膜瓣渗漏修补联合前房重建",一般不需要健康结膜用于修补。

3. 脉络膜上腔放液联合前房重建术 手术切口应避开滤过泡,多选在颞下方进行操作。在角膜缘内预置一前房穿刺口,沿颞下方角膜缘剪开长约 4mm 结膜,巩膜表面充分止血,在角膜缘后 3.5m 处,平行或垂直角膜缘切开全层巩膜约 1.5~2mm,看到黑色的睫状体组织后便有液体流出(图 29-1-1),可借助斜视钩等钝性器械将脉络膜上腔液体赶至切口处并充分放出(图 29-1-2)。放液的同时从预置的前房穿刺口注入生理盐水或平衡盐溶液,形成前房并调整眼压,也可以避免放液较多时造成眼球变形、角膜塌陷。助手也可以用棉棒伸入穹隆部,压迫眼球赤道部来维持一定的眼压,以防发生暴发性驱逐性出血(图 29-1-3)。充分放液后,如前房仍未恢复满意深度,可注入无菌空气支撑前房。最后将巩膜切口用 10-0 尼龙线缝合一针,如切口对合整齐可不缝合,然后铺平结膜,缝合 1 针或烧灼对合。

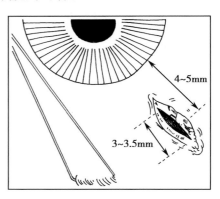

图 29-1-1 脉络膜上腔放液的切口

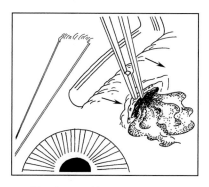

图 29-1-2　借助斜视钩等钝性器械将脉络膜上腔液体赶至切口处，充分放出脉络膜上腔液体

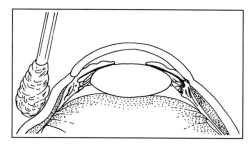

图 29-1-3　当眼压过低时，可用棉签伸入穹隆部，压迫眼球赤道部来维持一定的眼压

（孙霞　唐炘　张舒心）

第二节　睫状环阻滞性青光眼的手术治疗

一、药物治疗

睫状环阻滞性青光眼一旦发生，及早采取多种药物联合治疗，可使约 50% 的患者有效缓解。

1. 高渗剂　浓缩玻璃体，促进晶状体-虹膜隔后退，同时降低眼压。常用高渗剂包括静脉滴注 20% 甘露醇［250～500ml/d，相当于 1.5～2g/（kg·d）］，糖尿病患者需经内科医师会诊后才能应用；口服 50% 甘油盐水［100～150ml/d，相当于 1～1.5g/（kg·d）］，但糖尿病患者禁用；口服异山梨醇口服液，一次 40～50ml，一日 3 次。应用高渗剂要密切监测血压、电解质和肾功能。

2. 睫状肌麻痹剂　局部用 1% 阿托品滴眼液或眼膏，每日 2 组，每组 3 次，间隔 10 分钟。阿托品通过松弛睫状肌增强晶状体悬韧带的张力，使晶状体-膜隔后移；同时有助于减轻睫状肌水肿，解除睫状环阻滞。如果阿托品作用不明显，可在角膜缘结膜下注射混合散瞳剂。

3. 局部及全身应用皮质类固醇激素　减轻睫状体水肿，促进睫状体上腔内渗液吸收。

4. 口服碳酸酐酶抑制剂　减少房水产生以及向后迷流的房水量。

如药物治疗后病情好转，眼压控制，前房逐渐形成，则开始将药物循序减量。首先停用高渗剂，然后依次停碳酸酐酶抑制剂、皮质类固醇激素，最后停用阿托品。有些患者停用阿托品后前房再次变浅，必要时可将阿托品维持数月甚至数年。

二、激光治疗

如自周切口能看到睫状突，可通过周切口进行氩激光睫状突光凝，使睫状突变白收缩，距晶状体赤道部的距离增大，从而解除睫状环阻滞。

三、手术治疗

经多种药物联合治疗 2～3 天无效，特别是角膜内皮已发生水肿混浊者，需酌情选择以下手术挽救视力。

1. 抽吸玻璃体水囊联合前房重建术　此术式是治疗睫状环阻滞性青光眼最简单的手术方法，尤其适用于缺少玻璃体切割与超声乳化设备的基层医院。作用机制是减少玻璃体容积，促使晶状体-虹膜隔后移，恢复房水的生理流向。

手术方法：预置前房穿刺口后做 4mm 结膜切口，避开滤过泡，一般选择 11 点角膜缘，角膜缘后 3mm 巩膜表面充分止血，平行或垂直切穿巩膜 1～1.5mm（图 29-2-1）。用粗线在 23G 针头前端 12mm 处做标记（图 29-2-2），再向眼球中心方向缓慢刺入眼内直至 12mm 标志处。自瞳孔区见到针头时，一手固定针头，一手抽吸水囊（图 29-2-3）。若无液体抽出，则向附近移动针头探查水囊，边移动边匀速缓慢抽吸，抽出 1～1.5ml 液体。抽吸过程中注意勿伤及晶状体、视网膜。从前房穿刺口注入生理盐水、平衡盐溶液或消毒空气泡形成前房,恢复眼压至正常水平。用 10-0 尼龙线间断缝合巩膜切口 1 针,然后铺平结膜,缝合 1 针或烧灼对合。结膜囊涂 1% 阿托品眼膏后包扎。术后继续应用睫状肌麻痹剂,停用高渗剂和口服碳酸酐酶抑制剂。

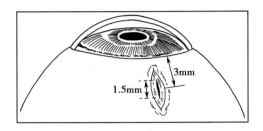

图 29-2-1　抽吸玻璃体水囊的切口

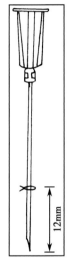

图 29-2-2　在 23G 针头前端 12mm 处做标记

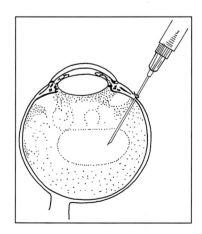

图 29-2-3　向眼球中心方向缓慢刺入眼内直至 12mm 标志处。自瞳孔区见到针头时,一手固定针头,一手抽吸水囊

2. 前部玻璃体切除联合前房重建术　此术式治疗睫状环阻滞性青光眼的原理同抽吸玻璃体水囊术。这一术式较抽吸玻璃体水囊术更为安全,可以避免由于抽吸用力过猛对玻璃体的牵拉,尤其适用于晶状体尚清亮或仅有轻微白内障的患者。

手术方法:在角膜缘内先预置一前房穿刺口,然后在 11 点方位角膜缘做一结膜小切口,自角膜缘后 3~3.5mm 处用锥针刺入玻璃体形成切割头的入路,向眼球中心方向伸入切割头,边切边指测眼压,使眼压下降到正常略偏低,拔出切割头后再从前房穿刺口注入生理盐水、平衡盐溶液或消毒空气泡。如巩膜切口密闭不佳可不予缝合,烧灼对合结膜。术后处理同抽吸玻璃体水囊联合前房重建术。如病情反复,可酌情重复行此术式。如有 23G 玻璃体切割头可免却打开结膜的过程。

3. 晶状体摘除、房角分离联合人工晶状体植入术　抽吸玻璃体水囊联合前房重建术对部分患者效果欠佳,尤其是眼轴过短、晶状体相对较大的患者。如果发生睫状环阻滞的患者已有明显的白内障,可以直接采用白内障超声乳化、房角分离联合人工晶状体植入术,术后多可彻底缓解睫状环阻滞,并发症亦少。术后如果前房加深不明显,可用 Nd:YAG 激光切开玻璃体前界膜。如无超声乳化设备,可采用现代白内障囊外摘除术,然后再用激光切开玻璃体前界膜。如果患者晶状体尚清亮或仅有轻微白内障,摘除晶状体一定要慎重,患者能够充分理解手术的必要性之后再手术。

如果具备带有前部玻璃体切割功能的超声乳化仪,也可在人工晶状体植入完成后,在囊袋内再次注入黏弹剂,将后囊环形连续撕开一个直径 4mm 的孔,再将玻璃体切割头由此孔进入,将玻璃体前界膜切开,并切除后囊孔周围的玻璃体,最后清除黏弹剂。

4. 前部玻璃体切除、超声乳化晶状体摘除、房角分离、前后房沟通联合人工晶状体植入术　此术式是治疗睫状环阻滞性青光眼最彻底的方式,能同时解除多种阻滞(瞳孔阻滞、房角阻滞和睫状环阻滞),但对术者要求高,不仅需要掌握多种手术技术,而且手术的全局设计、各步骤的衔接以及术中的应变能力都非常关键。

(1) 手术设计与操作:此术式的操作顺序很重

要,首先行玻璃体切除,这样既可降低眼压,又使晶状体-虹膜隔后移,其后的晶状体摘除术才有操作空间。

手术切口应避开滤过手术的部位,不能损伤过多结膜。玻璃体切除切口选择11点方位,便于右手操作;超声乳化透明角膜切口、辅助切口与常规超声乳化白内障手术相同。在无前房或前房极浅时行前房穿刺一定要选用锐利的穿刺刀,将刀紧贴虹膜面缓缓刺入前房,并稍稍扩大切口,若扩口困难,可在此处注入少许黏弹剂,再伸入穿刺刀,继续扩大切口。前部玻璃体切除的切口在角膜缘后3~3.5mm处,锥针穿刺后向眼球中心方向插入切割头,边切除玻璃体边指测眼压,直到眼压降至比正常偏低的水平,从辅助切口注入黏弹剂。玻璃体切除过程常因白内障和粘连的瞳孔而只能盲切,此时必须掌握好切割头进入眼内的深度及方向,避免伤及晶状体后囊、视网膜及睫状体。如果黏弹剂注入少许即外溢,眼压随之明显升高,说明玻璃体切除不足,应继续切除部分玻璃体,保证黏弹剂能够顺利注入前房,利用其钝性力彻底分离虹膜与角膜相贴处,同时加深前房。完成虹膜与角膜粘连分离后,在前房已有一定深度的基础上,再着重将黏弹剂注入在房角处,分离虹膜与小梁的粘连。充足的玻璃体切除是加深前房的前提,而足够深的前房则是避免术中后囊破裂、核块坠入玻璃体腔的前提。

如为长期无前房患者,其瞳孔往往与晶状体前囊形成了紧密的粘连,给撕囊造成困难。如果瞳孔足够大(直径≥5mm),可不强行分离瞳孔后粘连,直接进行连续环形撕囊。如果晶状体前有既往炎症形成的机化膜,应先将机化膜撕除再撕囊。瞳孔稍小者(直径4mm左右),可适当剪开部分瞳孔缘,使瞳孔扩大以便于操作。如瞳孔过于小,必须分离虹膜后粘连,待前房全部形成后,用截囊针伸入瞳孔区虹膜下,将虹膜后粘连逐点分离。在保证手术顺利的前提下尽量减少对虹膜的扰动,有利于防止术后发生严重的炎症反应,引起新的粘连。这类患者的虹膜缺乏弹性,如果将瞳孔过度扩大,术中虹膜容易脱出且难以还纳,造成术后眩光、畏光、伤口粘连等并发症。

超声乳化的透明角膜切口、白内障摘除与人工晶状体植入操作基本与常规白内障手术相同。如晶状体核很硬而瞳孔难以扩大,可做白内障囊外摘除术。

前房与玻璃体沟通的方法:从辅助切口伸入灌注针头,以维持前房深度及眼压,用玻璃体切割头从白内障切口伸入,做6点方位的虹膜周边切除,同时一并将晶状体后囊及玻璃体前界膜切开,使前房与玻璃体彻底贯通;也可以用玻璃体切割头自睫状体平坦部切口经瞳孔至下方虹膜后伸到近6点周边部,先切除此处的玻璃体,再作虹膜周边切除,确认前后房确实已沟通。

白内障切口缝合一针,以稳定新形成的前房;结膜切口缝合一针。结膜下常规注射地塞米松,涂1%阿托品眼膏。

此联合手术用于滤过手术后并发症未及时治疗或处理不当而长期无前房患者时,多需追加小梁切除术。长期无前房患者常因治疗贻误,已发生角膜和虹膜粘连、白内障、眼压失控等。如患者角膜尚清亮,有残留的视功能,而且患者有强烈的治疗愿望并能充分理解手术风险的情况下,可再次手术治疗,但并发症发生率也相应增加,尤其是角膜内皮失代偿。

(2)并发症与处理

1)炎症反应:此术式操作较多,术后易发生显著的炎症反应,表现为房水混浊、大量浮游细胞、前房渗出等。除常规局部抗炎、散瞳治疗,需加用全身抗炎药物,包括皮质类固醇激素和非甾体抗炎药物。如术后炎症反应致周切口膜闭、无前房,可用Nd:YAG激光将渗出膜打开,重新沟通前后房和玻璃体前界膜。

2)前房积血:虹膜表面有新生血管或分离瞳孔后粘连时,可发生前房积血。向前房内注入黏弹剂可以起到压迫止血的作用。

3)后囊破裂:处理同超声乳化白内障摘除术后并发症(参见第十章第一节)。

4)角膜内皮失代偿:此类患者因既往手术损害、长期无前房,多在术前已伴有角膜内皮细胞计数的减少。如术中操作欠轻柔,残留皮质或囊膜贴附于内皮,有造成角膜内皮水肿甚至角膜内皮失代偿的可能。术前谈话时要向患者充分交代此并发症的风险。术前角膜内皮细胞计数低于800/mm^{2}的患者要格外慎重。

5）人工晶状体虹膜夹持：此类患者的虹膜多已失去正常弹性，术后瞳孔不能正常缩小，人工晶状体光学部易滑脱；瞳孔无法扩大的患者也可能由于术中能见度不好，人工晶状体未能准确植入囊袋内。术中要保证前后房确实沟通，避免后房压力再次升高将人工晶状体顶出囊袋、嵌于瞳孔或虹膜前，严重

者导致瞳孔阻滞继发青光眼。多数需手术调整人工晶状体的位置，对于眼压正常、无发生瞳孔阻滞迹象且对角膜内皮无不良影响者，可先观察。

6）驱逐性脉络膜上腔出血：是内眼手术最严重的并发症，处理详见本章第四节。

（孙霞 唐炘 张舒心）

第三节 失败滤过泡的处理

建立一个功能滤过泡是滤过手术的最终目的，滤过泡的命运除与病情、患者体质相关外，更大程度上掌握在术者和主管医师的手中，需要术前、术中、术后不同阶段的努力。尤其是术后早期，细致入微的观察能够发现早期滤过泡失败的信号，及时恰当的处理可以逆转滤过泡的生命。滤过泡失败可分为早期和晚期两种情形，不同阶段对失败滤过泡的处理方式不同。

一、滤过泡失败的原因分析

1. 早期滤过泡失败的原因 滤过泡的生命分期可分为形成期、建立期和成熟期。滤过泡形成期即术后2周内的观察和处理是决定滤过泡命运的关键时期。早期功能性滤过泡应是隆起、弥散并且相对缺血，使用抗瘢痕药物的滤过泡壁显得更薄。术者或主管医师每日检查滤过泡1~2次，并轻轻按摩，使滤过泡保持弥散隆起的状态。如果观察到滤过泡变得扁平、房水蓄流量降低、按摩费力、粗大的树枝状血管开始长入滤过区，提示有早期滤过泡失败的可能，应及时查找原因并给予处理。

（1）眼内容物嵌塞：虹膜或玻璃体嵌入滤过通路的内口可引起滤过泡失败。虹膜嵌塞多由不当手法的按摩、揉眼甚至喷嚏引起。除术中保证虹膜周边切除的宽度大于滤过通路内口（即小梁切除的长度）外，对患者进行术后自我护理的宣教非常必要。术后早期的按摩应由主管医师或术者进行，待滤过通道基本稳定后再教授患者自我按摩的手法，并先在未手术眼练习。小梁切除术中出现玻璃体外溢是术者应避免的，首先小梁切除的切口不要过于靠后，否则易导致睫状体损伤、玻璃体溢出，其次应掌握好小梁切除术的适应证，晶状体半脱位和眼球显著扩

张的先天性青光眼不宜行此术式。

（2）滤过通路内口增殖：小梁切除不够充分、残留板层巩膜组织，易较早发生增殖而阻塞。

（3）滤过通路内口或巩膜瓣下阻塞：凝血块、炎症渗出或瘢痕体质患者术后早期形成的瘢痕组织可阻碍房水流出。血液中的成分可刺激成纤维细胞增生而产生瘢痕，虽然多数情况下术者会应用抗瘢痕药物，但是术中仍需要细致止血、避免损伤巩膜表层血管，减少人为因素造成的瘢痕。

2. 晚期滤过泡失败的原因分析 晚期滤过泡失败表现为滤过泡扁平或完全消失、显著的血管化、滤过泡包裹等。消失的滤过泡下是紧密粘连的结膜、筋膜和巩膜，包裹性滤过泡则是一个成纤维细胞形成的厚壁滤过泡，虽与前房相通，但已经丧失滤过作用。此外，悬垂滤过泡和晚期滤过泡瘘也是晚期滤过泡失败的特殊类型。

二、滤过泡失败的处理

1. 早期滤过泡失败的处理 及时发现滤过泡形成不良，经过恰当处理可挽救部分失败的滤过泡。

（1）按摩与早期拆线：力度和手法正确的按摩是提高滤过泡成功率最基本的措施。通过按摩，使得房水不断冲刷新形成的外流通路，冲走内口处的凝血块，并有抑制瘢痕形成的作用。对于年轻患者、二次手术的患者以及术后早期即有血管化倾向的患者更应加强按摩，如果按摩费力，应适当提前拆除巩膜缝线的时间。

（2）抗炎治疗：多数患者滤过手术后前葡萄膜炎反应极为轻微，如观察到明显的房水闪光和浮游细胞，应在常规抗炎药物基础上增加局部抗炎药物的用量，如增加皮质类固醇激素滴眼液的次数。如

出现前房渗出,及时加用地塞米松结膜下注射,并加大全身抗炎药物的剂量。总之尽量避免滤过通道因炎性渗出堵塞。

（3）滤过泡针拨术:如果按摩和拆线后滤过泡不能重新隆起,房角镜下也证实非内口阻塞所致,那么阻塞可能是由于结膜、筋膜和巩膜的粘连引起,此时结膜血管也有增多的趋势。滤过泡针拨术即是在这种情形下用含有抗瘢痕药物的液体注入滤过泡下、分离粘连,同时用针尖拨开粘连的巩膜瓣。具体操作为:用装有丝裂霉素 C 0.04mg(0.2ml)和2%利多卡因 0.1ml 的 1ml 结核菌素注射器自远离滤过泡的结膜刺入,交替利用液体钝性作用力和针尖侧刃分离粘连的区域,划开纤维组织囊壁,边分离边注射。最后用针尖小心拨开巩膜瓣。针拨巩膜瓣内口时有误伤晶状体的危险,应格外小心。如果巩膜瓣拨开成功,可立即见到房水流出至结膜下和眼压降低。注意拨开巩膜瓣时不要同时注射丝裂霉素 C,以免进入前房内对晶状体和角膜内皮产生毒性反应。注射过程中操作尽量轻巧,最好不要引起新的结膜下出血,否则既影响能见度,又增加了诱发增殖的危险。注射后密切观察眼压及滤过泡形态,坚持按摩。

（4）激光治疗:滤过手术后早期的前房角观察最好用四面房角镜,因为四面房角镜对滤过泡的影响最小。如果是凝血块或纤维素性渗出堵塞滤过内口,加强按摩和局部皮质类固醇激素治疗,2～3 天后即可清除;如果已形成较厚的渗出膜或机化膜,可在房角镜下行内路 Nd:YAG 激光击射,使滤过通路内口复通。激光治疗后加强按摩。

2. 晚期滤过泡失败的处理

（1）小梁切除术后的再手术:在已经失败的滤过泡区域,结膜、筋膜和表层巩膜已形成紧密的瘢痕

粘连,导致结膜的固定。我们曾经尝试过滤过泡重建术,即打开原滤过区结膜和巩膜瓣,切除瘢痕组织,恢复房水滤过通路,结果表明原位复苏的远期成功率很低。

（2）悬垂滤过泡的处理:悬垂滤过泡是由于房水主要的外流方向向前而不是向后引起,在房水长期冲刷下,滤过泡逐渐向角膜方向延伸,甚至越过角膜缘悬垂至瞳孔区。因为有流畅的房水外流,悬垂滤过泡患者的眼压一般不高,手术治疗的目的是改善外观,解除瞳孔区的遮挡,并形成向后方引流的滤过泡。

手术处理:切除角膜表面的滤过泡,打开滤过区域,暴露巩膜瓣,并向赤道方向及两侧充分分离结膜下组织,观察巩膜瓣下房水流出的方向。用直接缝合或者板层异体巩膜植片修补的方法,力求使房水外流的方向向赤道部而不是向前冲积。关闭角巩膜缘结膜切口。

（3）晚期滤过泡瘘的处理:滤过泡瘘最常见于应用抗代谢药物后形成的苍白薄壁滤过泡,渗漏可由于外伤、揉眼、甚至是自发所致。这种滤过泡没有血管,一旦渗漏很难自行愈合,并极易引起眼内炎。

薄壁滤过泡的结膜渗漏无法直接缝合,需整个切除滤过泡,充分分离松解上方和两侧结膜,必要时在上穹隆部做松解切口,使其下移,并刮除近角膜缘处的角膜上皮,仔细缝合。巩膜瓣坏死溶解者,需移植板层异体巩膜植片修补。如果已经发生眼内炎,在全身和局部足量应用抗生素的同时,做前房穿刺,取标本做细菌培养和药物敏感试验,并行前房冲洗,必要时行玻璃体注药或玻璃体切除术联合注药。感染控制后根据眼压的幅度再选择适当的抗青光眼术式。

（孙霞　唐炘　张舒心）

第四节　驱逐性脉络膜上腔出血的手术治疗

驱逐性脉络膜上腔出血(suprachoroidal expulsive hemorrhage,SEH)是内眼手术最严重的并发症,轻者导致视功能不同程度受损,重者可能术中摘除眼球。在内眼手术中的总发生率为 0.19%;在青光眼手术中发生率为 0.15%,术后发生率为 1.6%～2.0%,高于其他病种。当青光眼患者具有以下某种或多种危险

因素时,例如术前长期高眼压状态、晚期和绝对期青光眼、眼球扩张显著的先天性青光眼、高度近视、真性小眼球、多次抗青光眼手术后、玻璃体视网膜联合手术后继发青光眼、严重外伤继发青光眼、长期慢性葡萄膜炎继发青光眼、人工晶状体或无晶状体眼继发青光眼、伴有严重全身血管性疾病(如糖尿病、高

血压病)的青光眼、新生血管性青光眼等,驱逐性脉络膜上腔出血的发生率可增高至6%左右。手术中操作粗暴、房水流出过快、过量的球后麻醉、球后出血压迫涡状静脉、手术中低眼压时间过长、术后患者不当用力等情况,也可以造成驱逐性脉络膜上腔出血。

一、驱逐性脉络膜上腔出血的预防

驱逐性脉络膜上腔出血重在预防。术前应采取一切措施将眼压降至正常或接近正常。顽固高眼压患者可采用球后麻醉,并按摩眼球10分钟左右,可使眼压部分下降;在手术中应缓慢地放房水,避免眼压骤降。患者术后应避免动作过猛、剧烈咳嗽、打喷嚏、排便用力等危险因素。对于存在高危因素的患者也可以在切开眼球前先用5-0丝线做预置缝线,一旦发现切口有裂开趋势,便于立即闭合伤口。术中尽可能缩短低眼压持续时间。

二、驱逐性脉络膜上腔出血的临床表现

术中若发现后房压力迅速升高、患者突发眼痛、视力骤减甚至光感丧失、伤口裂开时,首先应考虑驱逐性脉络膜上腔出血的发生,此时从瞳孔区可看到球形的暗红色隆起。凶险的驱逐性脉络膜上腔出血可致伤口裂开、晶状体、玻璃体甚至视网膜脱出。部分患者在术后1~3天迟发。超声波检查显示脉络膜脱离,其下为致密点状回声,完全性出血表现为脉络膜脱离球接触的"对吻"现象,非完全性出血患者脉络膜脱离球相互不接触。

三、驱逐性脉络膜上腔出血的手术治疗

1. 应急处理　如果驱逐性出血已经发生,术者应立即放松牵引线,尽快将预置缝线结扎。若未做预置缝线,术者迅速用较大的齿镊用力夹住巩膜切口的边缘将其关闭,同时助手准备好5-0黑丝线交于术者缝合伤口。

若伤口张力极大无法缝合者,术者应果断地在操作方便的部位做巩膜切开,排出脉络膜上腔的血液;同时从6点方位角膜缘向前房加压灌注生理盐水、平衡液或注入黏弹剂,以帮助视网膜脉络膜向后复位,并可促进积血排出和止血。

耐心等待出血停止后,再酌情打开伤口,清除前房及玻璃体积血,然后牢固缝合伤口。术毕全身应用皮质类固醇激素及止血剂,应用高渗剂等控制眼压,止痛对症治疗。即使视力已无法挽救,也应力争保留眼球。

2. 二期手术处理

(1) 手术时机选择:驱逐性脉络膜上腔出血凝血块完全液化的时间为6~25天,多数经过2周左右后手术最合适,此时原手术切口开始修复,凝血块已经液化。CT检查对观察凝血块的液化或吸收情况很有帮助,可依据CT均数衰减值的明显不同采取措施。超声波检查在了解凝血块是否液化、出血范围及玻璃体视网膜状态等方面有一定意义。凝血块液化时,在出血性脉络膜脱离附近的巩膜、结膜颜色发黄。凝血块完全液化时即为最佳的手术时机。

(2) 手术操作

1) 灌注管的放置:对于轻症非完全性出血性脉络膜脱离,可选择某个象限无明显睫状体脱离的部位,从睫状体平坦部放置灌注管。严重的出血性脉络膜脱离,首先应从角膜缘放置灌注管,向前房持续灌注,同时在睫状体平坦部后做1~3条放射状巩膜切口,随着持续的灌注、脉络膜上腔血液的引流,脉络膜脱离逐渐复位;再从睫状体平坦部放置6mm的灌注管,去掉角膜缘的灌注,进行闭合式玻璃体切除术。

2) 灌注液的选择:最常选用的是平衡液(BSS),灌注瓶的高低可调节,以维持恒定的灌注压。亦有人介绍持续眼内灌注气体,同时巩膜切开引流出血,空气泵的压力可以调节,易于维持眼压恒定,但空气比水轻,术时患者仰卧位,常将脉络膜上腔血液推压向后,后极部血液不易引流彻底。过氟化碳液体比重较水重,注入玻璃体腔后积存于后极部,推压脉络膜上腔积血向前,赤道前巩膜切口即可排出积血,有利于彻底引流积血,过氟化碳液体还有利于后极部视网膜、脉络膜复位,为分离前部玻璃体与视网膜粘连、牵拉及视网膜复位术带来方便。

3) 玻璃体视网膜手术:如脉络膜上腔出血合

并有前部玻璃体视网膜粘连和视网膜脱离,粘连存在于玻璃体、视网膜和眼前节结构之间,必须行完全性玻璃体切除以松解粘连,再行完全性气液交换,眼内光凝封闭所有裂孔,选择膨胀气体或硅油眼内充填。

术前对危险因素的全面评估可以大大降低发生驱逐性脉络膜上腔出血的风险。如果发生,及时、迅速和准确的处理可使患者免于眼球摘除、挽回部分视力,甚至恢复到术前视力。

(孙霞　魏文斌　唐炘)

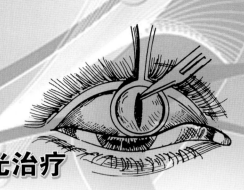

第三十章　青光眼的激光治疗

第一节　虹膜激光

一、Nd:YAG 激光虹膜切除术

激光虹膜切除术(laser iridotomy)治疗青光眼的基本原理是通过前、后房的沟通缓解瞳孔阻滞。对于急性闭角型青光眼,临床前期、前驱期、缓解期的首选治疗方案均为激光虹膜切除术。慢性闭角型青光眼往往存在不止一种房角关闭机制,包括瞳孔阻滞机制与非瞳孔阻滞机制(周边虹膜肥厚与睫状体前位)。当慢性闭角青光眼患者存在瞳孔阻滞因素,且房角粘连性关闭范围未超过 1/2 圆周者,可选择激光虹膜切除术,并在术后再次评估房角情况,以决定是否需要追加激光虹膜成形术。

Q 开关钕:钇铝石榴石(Nd:YAG)激光作用原理是激光能量在焦点产生强电磁场,从靶原子夺走电子,产生等离子体,等离子体吸收激光能量得到扩展产生冲击波,冲击波使靶组织崩裂,产生精细的切割作用。应用 Nd:YAG 激光进行周边虹膜切除术,具有聚焦性能好,曝光时间短、光斑小、对组织热效应小的优点,因此单次治疗成功率高,术后反应轻。对于深棕褐色虹膜可采用氩/Nd:YAG 激光联合虹膜切除术。

1. 术前准备

(1) 术前检查:检查视力、眼压、裂隙灯检查\眼底、房角及视野。

(2) 术前用药:术前 1 小时 2% 毛果芸香碱液滴眼 2~3 次,使瞳孔缩小,虹膜伸展变薄,有利于激光穿透。

(3) 表面麻醉后放入 Abraham 镜,可防止损伤角膜上皮,有利于聚焦形成高能量密度的更小的焦点,并能固定眼球,帮助止血。

2. 激光治疗方法及参数

(1) 选择激光部位:应选择眼睑能遮挡的部位,一般在鼻上或颞上中周部。寻找隐窝、淡色素区或萎缩区等薄弱处。最好在鼻上象限,以便减少激光对后极部损伤的危险。避开角膜老年环及血管翳,以利于聚焦。中周部前房较周边部深,可减少激光对角膜内皮的损害,并可以减少冲击波振动引起虹膜根部出血。

(2) 氦氖激光瞄准:由于 Nd:YAG 激光有振荡波的推移作用,所以聚焦于虹膜基质深部可提高一次透切的成功率。目前临床所用的激光器本身多带有焦点后移功能,即氦氖激光瞄准束聚焦于虹膜表面时,实际击射的焦点可在瞄准束焦点的 $150\mu m$ 或 $250\mu m$ 后。使用这种激光器时,可将瞄准束聚焦于虹膜表面,根据前房深度和虹膜厚度调节所需的焦点后移距离,然后击射。

(3) Nd:YAG 激光击射:根据虹膜色素密度及厚度选择能量,通常每脉冲能量为 2.7~10mJ。可连续多次击射。治疗过程中如暴露虹膜基质内架桥样血管时应避开,以免出血。虹膜穿透时可见到一股"色素流"随房水由后房涌入前房。此时若需扩孔,务必精确瞄准并降低能量,以避免损伤晶状体前囊。一般认为激光孔直径应大于 $200\mu m$ 较好。

（4）术后处理：术后观察眼压 1～2 小时，如术后眼压升高应酌情给予降眼压处理。常规给予皮质类固醇滴眼液，每日 4 次，连续 3 天。

我国人有一类虹膜为深棕褐色，基质厚，即所谓"碳黑虹膜"，单独应用氩激光或 Nd：YAG 激光很难穿透。此时如果先用氩激光（光斑 100～200μm，时间 0.2 秒，能量 200mW/脉冲）做 5～15 点击射，在虹膜表面光凝形成一激光斑，再用 Nd：YAG 激光（能量 6～10mJ/脉冲）在氩激光形成的光斑上击穿虹膜，直至形成足够大的激光孔，可取得满意的效果。

3. 并发症及处理　Nd：YAG 激光虹膜切除术所致并发症均为一过性或轻微并发症，一般不影响视功能。

（1）术后一过性眼压升高：眼压升高多发生在术后 1～2 小时，术后 3 小时开始下降，发生率为 30%～50%，多数可自行缓解。如高于 21mmHg 应予以局部降眼压治疗；如高于 30mmHg 应同时予以口服降眼压药物。眼压升高的机制与血-房水屏障破坏、前列腺素 E 释放、组织碎屑与色素堵塞小梁有关。如果虹膜色素多且厚，多次击射后前房内大量色素颗粒悬浮，影响聚焦，可暂停治疗，一周后再进行第二次治疗，可避免术后的眼压骤升。

（2）前葡萄膜炎：血-房水屏障的暂时性破坏是引起术后炎症反应的原因。一般仅有轻微房水闪光，局部用皮质类固醇滴眼液，3～5 天内即可消失。

（3）虹膜出血：Nd：YAG 激光治疗中可有少量出血流至虹膜表面，用接触镜压迫或直接压迫眼球片刻后即可止血，一般在 24 小时内完全吸收。

（4）角膜损伤：周边前房太浅，明显的老年环均是导致角膜内皮灼伤的因素，表现为局限性变白或冰花状混浊。此种烧伤一般不久即可愈合，不遗留痕迹。

（5）晶状体损伤：如虹膜已经穿透，需要扩大孔洞时，一定注意勿使激光聚焦于晶状体前囊，Nd：YAG 激光的切割作用可导致前囊破裂而造成白内障。

（6）视网膜损伤：多发生在激光孔已经形成、进一步扩大孔洞时。为避免这种情况发生，激光孔部位最好选择鼻上象限，远离后极部；在扩大孔洞时，要降低能量、精确聚焦。

（7）睫状环阻滞性青光眼：罕见，严格意义上讲，此种情况不属于激光虹膜周切术的并发症。多为具有解剖学易患因素的患者，术前频点缩瞳剂诱发。

（8）眩光和复视：罕见，激光孔位于非眼睑遮盖区，尤其是年轻患者或激光孔较大时，患者可能有复视、眩光的症状。另有一种"百叶窗效应"，即激光孔位于眼睑遮盖区与非遮盖区交界处时，患者发现在视野上方出现一条横行光线，睑裂增大或闭眼即消失。经过一定时间绝大多数患者可逐渐适应上述情况，非常敏感者可佩戴遮盖激光孔的有色接触软镜。选择激光孔部位时，尽可能选择眼睑完全遮盖部位。

4. 心得体会　过去常采用的单纯氩激光治疗击射次数多，较容易发生葡萄膜炎与激光孔闭塞，而 Nd：YAG 激光一般为 1～10 脉冲即可透切，晚期激光孔闭塞的发生率低，缺点是治疗当中易发生虹膜出血，尤其在非隐窝区击射时。对于"碳黑虹膜"氩/Nd：YAG 激光联合虹膜切除术则显示出明显优越性，既可减少治疗当中虹膜出血和葡萄膜炎反应，又提高了透切率，并且减少了晚期激光孔闭塞的可能性。

术前长期服用阿司匹林、抗凝药物的患者，需与内科医师商榷，可否暂时停药或采取其他措施，以避免术中较大量的虹膜出血。糖尿病患者术后葡萄膜炎反应可能较一般患者显著，尤其在氩激光治疗后，应密切观察房水闪光和激光孔的变化，必要时加大局部皮质类固醇滴眼液的用量。

在急性房角关闭发作的高眼压状态下，不宜进行激光虹膜切除术。一是因为角膜水肿，能见度差，不利于激光聚焦，增大了角膜损伤甚至失代偿的风险；二是因为此时瞳孔往往不能缩小，虹膜厚且处于充血水肿状态，不易透切，葡萄膜炎反应大，易导致激光孔闭塞。

角膜内皮已经显著受损的患者，如反复急性发作、长期炎症、长期高眼压，如进行激光虹膜切除术，可造成局限或弥漫的角膜失代偿，应特别引起注意。

"碳黑虹膜"患者尽可能选择氩/Nd：YAG 激光联合虹膜切除术或周边虹膜切除手术，以提高一次性透切成功率。如果选用单纯 Nd：YAG 激光进行治疗，可分次进行，避免过多的色素和组织碎屑造成术后眼压过高。

激光虹膜切除术后对房角状态应再次进行房角镜下的评估,必要时行 UBM 检查,以判断激光虹膜切除术对瞳孔阻滞的缓解程度、房角是否开放以及是否存在其他引起房角关闭的机制以便追加激光虹膜成形术。

因为激光治疗不能确保完全阻止疾病进程,所以对于激光虹膜切除术后患者应进行长期随访,术后 1~2 个月时注意观察激光孔有无关闭,定期复查眼压、房角、视盘及视野变化。

激光术后眼压控制不良者应及时加用局部抗青光眼药物,如不能控制病情发展,应及时行滤过手术。

二、激光周边虹膜成形术

激光周边虹膜成形术(laser peripheral iridoplasty)对于单纯激光周边虹膜切除术不能起效的非瞳孔阻滞房角关闭机制是一种简单有效的治疗方法。它通过低能量、较大光斑、较长的曝光时间引起周边虹膜收缩,机械性的开放贴附性关闭的房角,并可能拉开新鲜形成的周边前粘连(periphery anterior synechiae,PAS)。急性闭角型青光眼急性发作时,也可利用激光虹膜成形术,拉平周边虹膜,使房角开放。此外,激光周边虹膜成形术还可作为伴有窄房角的原发性开角型青光眼的辅助治疗,在进行选择性小梁成形术前,加宽房角,以利于后者的进行;也可作为晶状体膨胀引起的激发闭角型青光眼的急诊治疗措施;并可用于真性小眼球的患者眼压升高之前,使得房角在一段时间内维持开放状态。氩激光、氪激光与倍频 532 激光都可用于激光周边虹膜成形术,下文以氩激光周边虹膜成形术为例介绍。

1. 术前准备

(1) 术前检查:视力、眼压、裂隙灯检查、眼底、房角、视野。已行激光周边虹膜切除术者应再次做房角检查,以明确非瞳孔阻滞因素的存在。

(2) 术前用药:术前 1 小时 2% 毛果芸香碱液滴眼 2~3 次,使瞳孔缩小,虹膜伸展。

(3) 表面麻醉后放入 Goldmann 三面镜或激光用房角镜。

2. 激光治疗方法及参数　氩激光初始能量为 150~200mW,根据虹膜反应调节能量,曝光时间 0.5 秒,光斑 250~500μm,光束通过房角镜自角膜缘内 1mm 尽可能折射至虹膜根部,嘱患者向治疗方位注视,间隔 1~2 个光斑的距离,做全周的虹膜光凝。试分离 PAS 时,宜采用较大光斑(500μm)和密集光斑。最佳的虹膜反应为出现明显的虹膜收缩,但不能形成气泡、色素释放或爆破。治疗后周边虹膜表面形成圆形孤立的暗棕色斑,虹膜根部拉平,周边前房加深。急性发作期的患者可滴用甘油或高浓度葡萄糖溶液,增加角膜的透明度。

3. 术后处理　术后观察眼压 1~2 小时,如术后眼压升高应酌情给予降眼压处理。常规给予皮质类固醇滴眼液,每日 4 次,连续 3~5 天。

4. 并发症及处理　由于使用的激光能量低,所以很少出现并发症。

(1) 前葡萄膜炎反应:一般无或轻微,给予皮质类固醇滴眼液后很快消退。急性发作期治疗的患者反应较重,此时应增加皮质类固醇滴眼液的用量。

(2) 一过性高眼压:发生率较激光周边虹膜切除术低。

(3) 角膜内皮灼伤:可见于周边前房极浅的患者,为圆形局限的内皮混浊,数小时至数天内消退。如遇周边前房极浅的患者,可先在虹膜中周部进行照射,加深周边前房后,再降低能量,行远周边部的照射。

激光周边虹膜成形术治疗原发性闭角型青光眼通常与激光周边虹膜切除术联合进行。需要注意的是,激光成形术中引起的虹膜构型改变不是永久的,术后需继续随访,必要时重复治疗或选择其他的治疗方案。

(孙霞　唐炘)

第二节　小　梁　激　光

小梁激光常用于治疗早期原发性开角型青光眼患者。1979 年,Wise 和 Witter 发表文章指出氩激光

小梁形成术(argon laser trabeculoplasty,ALT)可使开角型青光眼患者产生持续长效的眼压降低,氩激光

小梁成形术成为治疗开角型青光眼的常用方法,亦可用于剥脱综合征继发青光眼、色素性青光眼患者。氩激光、Nd:YAG 激光、二极管激光也可用于小梁成形术。20 世纪末出现的倍频 Nd:YAG 激光选择性激光小梁成形术(selective laser trabeculoplasty,SLT)更是极大地改变了人们对于激光治疗早期原发性开角型青光眼的认识。本节中将重点介绍 ALT 和 SLT。

一、氩激光小梁成形术

一般认为 ALT 降低眼压是由于改善了房水流出易度,增加房水流出。由于氩激光的热效应导致烧灼区胶原皱缩和瘢痕收缩,使小梁环变小并向前房中心方向移位,从而牵拉小梁条带,使小梁间隙加宽。近年来也有一些学者指出 ALT 的作用还与小梁的生物反应有关。

1. 术前准备　激光治疗前进行详细的房角检查。表面麻醉后在裂隙灯下通过 Goldmann 三面镜或镀膜房角镜进行治疗。

2. 激光治疗方法及参数　不要直接光凝功能小梁部位,推荐激光光凝位置在前段功能与非功能小梁交界处。根据组织对激光的反应确定激光能量,对于小梁色素沉着较多的病例,对能量吸收较多,所用能量应适当减少;对于小梁无色素的病例,能量可适当加大。一般开始用 700 ~ 800mW,根据组织反应情况调整能量,在有色素的部位以激光后出现色素脱失为准,无色素区以激光后小梁呈苍白点或出现气泡为准。曝光时间一般为 0.1s。光斑大小以≤50μm 为好,较大光斑可引起广泛的小梁损伤,房角产生大量瘢痕,因此应仔细聚焦以避免散射和散开的光斑。Schwartz 等报道治疗范围在 90°以内,眼压平均下降 10%;而 180°或大于 180°者,眼压平均下降 28%。有的作者指出最大眼压下降值多见于 360°组,但术后有较多病例出现暂时性急性眼压升高。目前多数医师开始在 180°范围光凝 50 点,观察 2 ~ 4 周,如眼压控制不好,可追加 90°或 180°治疗。

3. 术后处理　常规应用皮质类固醇滴眼液,可应用局部抗青光眼药物预防或减小术后眼压一过性升高的风险。酌情观察术后眼压 1 ~ 2 小时,如眼压过高需进行紧急处理。

4. 并发症及处理

(1) 术后眼压升高:多数出现在治疗后的早期,发生率在 3.35% ~ 37%,眼压升高幅度 0.13 ~ 2.67kPa(1 ~ 20mmHg)不等。眼压升高的原因与术后前列腺素释放和纤维蛋白物质、组织碎片沉积在小梁,引起炎性反应及机械阻塞有关。大多数病例为轻度暂时性眼压升高,眼压高峰时间一般在术后 0.5 ~ 2 小时,且于 24 小时内逐渐恢复。但有些病例升高幅度大,持续时间长,可导致进一步视功能损害。

术后眼压升高与激光治疗位置、治疗所占房角范围及所用能量有关。Thomas 等证明,光凝在小梁后部比在小梁前部术后高眼压发生率高;治疗 360° 比 180° 术后高眼压发生率高,且升高幅度大。Weinreb 报道了 40 例 ALT 后出现眼压升高的患者,眼压升高值 180°组为(0.17 ± 0.65)kPa[(1.30 ± 4.93)mmHg],360°组为(0.98 ± 1.24)kPa[(7.35 ± 9.28)mmHg]。有的作者报道治疗能量过高也易引起术后眼压升高,所以能量一般应限定在 500 ~ 1000mW。为了减少 ALT 后眼压升高,可于激光治疗后立即局部滴用抗青光眼药物。

(2) 前葡萄膜炎反应:几乎所有 ALT 后患者均可出现,表现为轻度房水闪光,偶尔可见浮游细胞。术后滴用皮质类固醇滴眼液可控制。

(3) 出血:发生率为 2.3% ~ 6%,出血量一般很少,用房角镜压迫可止血,或直接用激光烧灼止血。Wese 建议用 250mW,0.2 秒,250μm 光斑,进行激光烧灼,止血效果好。

(4) 虹膜周边前粘连:发生率为 29% ~ 47%。多发生在激光后 2 周,最迟见于激光后 4 个月。粘连一般轻微、局限,不影响 ALT 后降压效果。PAS 发生与激光能量及光凝位置有关。能量高、光凝位置偏后则前粘连发生率高。

(5) 角膜损伤:ALT 可引起轻度角膜烧伤,一般不留明显痕迹。

5. 影响 ALT 疗效的因素　影响 ALT 疗效的因素除光凝部位、范围、激光参数外,还与下列因素有关:

(1) 年龄:一般认为老年患者比年轻患者疗效好。Safran 报道在老年组(年龄大于 40 岁)激光治疗后仅有 7% 需要再行滤过手术治疗,而年轻组有 60% 需要手术治疗。Uriel Ticho 报道 60 岁以上成功率高,而远期成功者只见于 65 岁以上。

(2)种族:有作者报道黑人成功率高。

(3)小梁色素:小梁上色素程度与激光后眼压下降程度有关,在有色素的小梁上聚焦效果好,色素吸收激光能量较多,因此治疗效果较好。

(4)术前眼压:一些作者认为初始眼压大于 4kPa(30mmHg)者比初始眼压小 4kPa(30mmHg)成功率低。

(5)时间:1 年成功率在 80% 以上。长期观察显示,其疗效随时间推移逐渐下降,治疗成功者中每年约有 10% 失败。

总之,对原发性开角型青光眼 ALT 只能起到暂时控制眼压的作用,但对一些初始眼压不很高或高龄患者,ALT 仍是一种有效的治疗方法。

二、选择性激光小梁形成术

20 世纪末,美国眼科学家 Latina 发明了选择性激光小梁成形术,克服了 ALT 的热效应引起周边虹膜前粘连的风险,应用于原发性开角型青光眼并取得了良好疗效。SLT 降低眼压的作用是通过选择性光热解作用原理实现的:通过使激光波长与靶组织的吸收波段相一致,或者将光脉冲传送到脉冲持续时间小于组织热弛豫时间的部位,而能量仅轻微高于阈值。其目的是将产热的空间范围限制在靶组织。而 SLT 提供了产生极短激光脉冲的物质基础。SLT 的作用对靶组织有一定要求:①靶细胞内有色素;②靶细胞必须比其周围的组织容易吸收激光能量。人眼功能小梁由两种细胞构成,即含有色素的小梁细胞和不含有色素的小梁细胞,这一特点提供了 SLT 选择性光热解作用的靶细胞。SLT 在治疗小梁时使单核细胞和巨噬细胞数量增加,通过激活的巨噬细胞对残留物的搬运或吞噬作用来增加小梁细胞的房水外流功能。也有作者认为,SLT 对色素细胞的损伤产生了细胞因子和趋化因子,比如白细胞介素-1 和肿瘤坏死因子等,这些细胞因子中的一部分在减少金属蛋白酶中起到重要作用,而后者可以改变促进房水外流的小梁组织的细胞外基质。

1. 术前准备 常规青光眼检查,房角镜检查尤其重要,记录房角状态尤其是色素分级。

2. 激光治疗方法及参数 Q 开关倍频 Nd:YAG 激光器,激光波长 532nm,光斑 400μm,脉冲能量 0.3~2mJ,脉冲时间 3ns。患者需表面麻醉。最好使用与激光机相匹配的 Latina 激光房角镜,较普通房角镜体积略大,便于操作,棱镜的折射角度更加适合聚焦激光于靶细胞上,减少能量的丢失。每个点能量的选择从低能量开始,逐渐增加,当小梁出现色素的脱失以及产生细小气泡的时候,表明脉冲激光的能量较高,按照 0.1mJ 的梯度逐渐减少,直到气泡消失,则此时的脉冲能量即为合适的能量。

大多数眼科医师主张首次 SLT 激光选择下方 180°范围进行连续 50 点的击射,也有医师选择 360° 范围或 90°范围的击射。有的作者指出最大眼压下降值多见于 360°组,但术后有较多病例出现暂时性急性眼压升高。目前多数医师开始在 180°范围光凝 50 点,观察 2~3 个月,如眼压控制不好,可追加 90° 或 180°治疗。

3. 术后处理 术后 1 小时常规测量眼压,如果眼压不升或只轻微升高,无须特殊处理。如果眼压升高明显,应进行降眼压处理。

4. 并发症及处理

(1)眼压升高:我们的研究与 Harasymowycz 的报道均提示房角色素多的患者要高度注意手术后眼压升高的可能性。此外,SLT 前所用抗青光眼药物较多以及以前做过 ALT 者术后易出现眼压升高。

(2)前葡萄膜炎反应:轻度的炎性反应常见,主要表现为前房出现浮游细胞,少数出现闪光现象,一般均可自行消失,并不需要应用皮质类固醇或非甾体类药物治疗,大多数情况下没有明显的临床表现。少数情况下可继发小梁炎,通常在治疗几周后发生,并且与眼压升高有关。

5. SLT 的效果 我们的数据显示 SLT 术后 1 年有 72.5% 的患者眼压得到控制,眼压平均下降 5.2mmHg,与国外研究结果接近。SLT 降眼压效果随时间推移有下降趋势。Falez 等报道了 90 例原发性开角型青光眼患者的 SLT 治疗结果,显示 SLT 的成功率在手术后第 12、24、36、48、72 个月分别为 94%、85%、74%、68%、62%。SLT 的成功率与基线眼压相关,而与年龄、性别、青光眼的类型以及小梁色素分级等因素不相关。

SLT 与 ALT 的降眼压幅度相当。ALT 最大的缺点是治疗后 3 个月高达 46% 的患者可发生周边虹膜前粘连,其特点为较小的、帐篷状的周边虹膜前粘连,在褐色虹膜的眼中较常见。周边虹膜前粘连的发生使得进一步使用降眼压药物的效果受到极大的影响。SLT 的无损伤性和可重复性是其优点,而且 SLT 治疗不会影响进一步的药物治疗和手术治疗。因此,较之 ALT,SLT 具有安全、有效、无损伤、操作简便和可重复使用的特点,在发达国家已经成为治疗原发性开角型青光眼的一线治疗手段之一。

(王　涛)

第三节　睫状体激光

睫状体光凝术(cyclophotocoagulation)是利用激光对睫状体进行凝固、破坏,使其失去或减少房水生成的功能,达到降低眼压的目的。由于睫状体光凝术是一种破坏性治疗,所以不常用于有视力眼,多用于已丧失视功能或视功能很差的难治性青光眼。难治性青光眼包括多次滤过手术失败的原发性青光眼、新生血管性青光眼、无晶状体眼青光眼、外伤性青光眼、角膜移植术后青光眼等。1969 年,Smith 和 Stien 用 Nd:YAG 激光行经巩膜睫状体破坏术,取得了较为满意的效果,此后亦有多种波长的激光(如 693nm 红宝石激光)被采用进行激光睫状体破坏术。其中半导体激光具有成功率高、所用能量小、并发症少的特点,应用最为广泛。睫状体光凝术的治疗方法主要有经巩膜睫状体光凝术、经瞳孔氩激光睫状突光凝术和内镜下睫状突光凝术。

一、经巩膜睫状体光凝术

经巩膜半导体二极管激光睫状体光凝术(transscleral diode laser cyclophotocoagulation)是目前应用最广泛的接触性睫状体破坏性治疗。半导体激光是两种二极管结合形成,波长为 810nm 的近红外固体激光,通过热效应发挥作用。使用接触技术时,半导体激光对巩膜穿透率可达到 70%。

1. 治疗方法

(1) 麻醉:可采用 2% 利多卡因与 0.75% 布比卡因 1:1 混合注射液进行球后麻醉,以延长术后镇痛的时间。

(2) 激光治疗:放置开睑器,将特制激光探头前缘与角膜缘相贴(图 30-3-1),探头的顶端有一 0.7mm 的突起,恰好落在角膜缘后 1.2~1.5mm 处。探头底部设计为与巩膜的弧度一致的曲面,可与眼球紧密贴合,以增强激光的穿透性。一般有效能量为 1.5~2.5W,根据激光机品牌、使用年限不同而有所差异。先以 1.2~1.5W 的低能量开始,如果最初的 1~2 个光凝点未出现爆破声,可逐步以 0.2W 为单位增大能量,直至出现爆破声,再把功率调低 0.2W,即以刚刚不出现爆破声时的能量为合适能量。曝光时间 2 秒。光凝的点数根据病情不同调整,多在 20~50 点。首选的光凝部位在下方 90°~180° 范围,但应避开 3 点和 9 点部位,以避免损伤睫状后长动静脉。总的原则是避免过量光凝导致眼球萎缩。

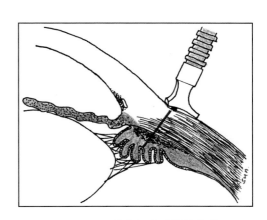

图 30-3-1　激光探头放置的位置

2. 术后处理　此术式治疗后有明显的炎性反应,需常规给予局部皮质类固醇滴眼液、非甾体抗炎药滴眼液、睫状肌麻痹剂 5~7 天。抗青光眼药物继续使用,根据随访过程中眼压下降程度,逐渐减量。

3. 并发症及处理

(1) 结膜烧伤:能量过大时可能发生,少见。

(2) 前葡萄膜炎反应:可出现睫状压痛、房水闪光、浮游细胞等典型的前葡萄膜炎体征,严重者前房及晶状体表面出现渗出。术后除常规给予局部皮质类固醇滴眼液、非甾体抗炎药滴眼液外，还可酌情加用口服皮质类固醇、非甾体抗炎药，结膜下或半球后注射皮质类固醇。

（3）疼痛：主要由于睫状体炎症所致，部分因为术后眼压反跳性升高所致。加强抗炎，密切观察术后眼压，给予相应处理。

（4）眼压反跳性升高：由于炎性房水的形成，术后早期眼压可能不降反升，反跳性升高多发生在术后1～3天。故术后应密切观察眼压变化，特别是尚存视力眼，降压药物不应立即停用，而是根据眼压变化逐渐减少至最低量维持。

（5）巩膜变薄或穿孔：有些患者巩膜本身较薄（如高度近视、先天发育异常），在睫状体光凝术一段时期后，治疗部位可出现与激光点一致的巩膜变薄区，因透见其下的脉络膜，表现为颜色发黑的点状病灶，在高眼压状态下还可发展为串珠状的巩膜葡萄肿。同一部位反复光凝，巩膜可以出现缺血、溶解而穿孔。在选择睫状体光凝术时，应仔细观察患者的巩膜情况，需重复光凝的患者尽可能避开前次的激光点。一旦发生穿孔，需用异体巩膜手术修补。

（6）术后低眼压导致眼球萎缩：在治疗时应根据患者眼部情况选择合适的激光能量及光凝范围，审慎决定是否重复治疗，避免2周内再次光凝。

二、经瞳孔氩激光睫状突光凝术

1. 治疗方法

（1）术前准备：此术式的必备条件是角膜透明、前房清晰、瞳孔可充分散大，在三面镜直视下可见足够的睫状突。对于高眼压、角膜水肿的患者，激光治疗前可用高渗剂充分降低眼压，局部滴用甘油或高浓度葡萄糖溶液，以利于角膜恢复透明。瞳孔不大的患者局部滴复方托吡卡胺滴眼液等充分散瞳。对于曾多次行滤过手术眼压失控且瞳孔不易散大者，可从原有的多个虹膜周边切除处做睫状突光凝。表面麻醉后置Goldmann镀膜三面镜。

（2）激光治疗：在裂隙灯下直视睫状突，氦氖激光瞄准束聚焦，用氩激光蓝绿光照射。根据睫状突的反应程度，将激光能量分为三级：一级为0.35～0.45W，时间0.35秒，光斑50～100μm，照射后睫状突表面轻度发白，而其实质的血管无任何损伤，一周

后检查照射部位，大部分又恢复原状；二级为0.5～0.7W，时间0.2秒，光斑50～100μm，照射后睫状突表面呈白色凝固点，有轻度色素改变；三级为0.8～1W，时间0.2秒，光斑50～100μm，照射后睫状突表面可见小凹、色素离散、睫状突变灰白并皱缩。使用二级或三级能量照射后，氩激光对组织的热效应，可使组织内蛋白和大分子变性，使睫状突实质内血管组织彻底破坏。

北京同仁医院一项23眼的研究表明，照射范围与眼压下降幅度呈线性相关。照射3个象限以上者，眼压平均下降32.43mmHg；照射2个象限以内者，眼压平均下降13.35mmHg。治疗成功与否主要取决于激光能量和照射范围的适量。根据激光前眼压水平及既往治疗经过，选择适当照射条件。对于曾作过多次滤过手术眼压失控的原发性青光眼并仍有一定视力者，初始眼压40mmHg左右者，首次激光治疗选用低能量（0.35～0.5W），照射一个象限。如眼压不控制，2周后可再追加。对于从未做过手术的难治性青光眼，初始眼压很高者，首次激光治疗可选用0.5～0.7W或0.8～1W，照射3个象限。Lee认为光凝不足反而可刺激未被治疗的睫状突代偿性房水分泌增多，可造成激光后眼压顽固不降或甚至更高。

2. 术后治疗　局部滴用皮质类固醇激素滴眼液3～7天，也可加用非甾体抗炎药滴眼液。如一次治疗眼压控制不理想，再次追加光凝时间需相隔2～4周。一般此方法治疗后1周眼压开始下降，1个月后稳定。

3. 并发症及处理

（1）白内障：偶可引起晶状体赤道部局限混浊。

（2）轻度前葡萄膜炎：在少数患者发生，表现为房水闪光阳性，一般经治疗后2～3天可恢复正常。

（3）疼痛：个别患者于激光照射睫状突瞬间有轻微疼痛。

（4）眼球萎缩：罕见。

三、眼内镜下睫状突光凝术

眼内镜下睫状突光凝术（endoscopic cyclophotocoagulation,ECP)是将半导体激光与显微内镜合二为一，在内镜监视下进入眼内进行睫状突光凝。内镜由多功能手柄及便携式主机组成，多功能手柄包括波长为810nm的单脉冲/连续波半导体二极管激光、氙弧灯光源和摄像镜头；主机包括监视器、控制面板和记录仪。二极管激光的最大输出功率为1.2～2W，通过波长为670nm指示光聚焦。病理研究显示ECP的激光能量能够直接引起睫状体上皮细胞尤其是无色素上皮细胞的破坏，而经巩膜睫状体光凝术首先引起睫状体基质和睫状体血管的破坏，才导致无色素上皮的破坏。

1. 治疗方法(参见第二十八章第六节)　在有晶状体眼，无论角巩膜缘切口还是透明角膜切口，都有较大的晶状体损伤风险，故ECP主要用于人工晶状体或无晶状体眼的难治性青光眼。根据病情以及是否联合玻璃体视网膜手术，选择角巩膜缘切口或睫状体平坦部切口，当探头进入后房时，术者转动手柄使监视器中的图像为正像，激光初始能量为300mW，曝光时间为0.5秒，治疗过程中不断调整，以使睫状突变白收缩而不产生组织爆破为宜。光凝范围与眼压下降幅度相关，一般认为至少光凝180°才有降眼压效果。术后给予抗炎、散瞳治疗。ECP的降压作用一般在术后4～6周稳定，眼压控制不佳、拟行第二次治疗的患者应至少在术后8周进行。ECP术后1年成功率报道为67%～94%。

2. 并发症及处理

(1) 前葡萄膜炎反应：术后可发生轻至中度的前葡萄膜炎反应，少数患者尤其是联合玻璃体视网膜手术的患者，可能在前部玻璃体内见到纤维素性渗出。给予皮质类固醇滴眼液、非甾体抗炎药滴眼液、散瞳剂治疗，必要时全身抗炎治疗。ECP术后的前葡萄膜炎反应较经巩膜睫状体光凝术后反应轻。

(2) 眼压反跳性升高：与经巩膜睫状体光凝术类似，ECP术后也可出现眼压反跳性升高，术后应密切观察眼压变化。出现眼压反跳性升高时，给予足量的降眼压药物，多数患者术后1周左右眼压趋于稳定，可逐渐减量。ECP术后的眼压反跳总体较经巩膜睫状体光凝术后少见。

(3) 渗出性脉络膜脱离：少见，多出现于光凝范围较大的患者，给予足量的抗炎药物、高渗剂治疗，可以完全吸收。

(4) 其他内眼手术可能出现的并发症：因为此手术方式已属于内眼手术，有发生前房积血、感染性眼内炎、交感性眼炎、视网膜脱离等内眼手术并发症的风险。

(5) 眼球萎缩：罕见，可能与该手术可选择性地破坏睫状突，定位准确，对周围组织损伤小有关。

（孙霞　唐炘　刘磊）

第四节　玻璃体激光——Nd:YAG激光玻璃体前膜切开术

Nd:YAG激光玻璃体前膜切开术是治疗无晶状体眼或人工晶状体眼继发睫状环阻滞性青光眼的一种方法，常需同时切开晶状体后囊膜。睫状环阻滞性青光眼(亦称"恶性青光眼")是抗青光眼术后的严重并发症之一，可发生于有晶状体眼、无晶状体眼和人工晶状体眼，巩膜扣带术治疗孔源性视网膜脱离术后有时也可发生。其临床特征为前房普遍性、进行性变浅、消失，眼压升高，属于继发性闭角型青光眼范畴。睫状环阻滞性青光眼一旦发生，首先应积极给予全身与局部的药物治疗，药物治疗效果欠佳时可试用激光治疗。有晶状体眼睫状环阻滞性青光眼不能应用此方法，以免伤及晶状体。

1. 无晶状体眼睫状环阻滞性青光眼的治疗方法　表面麻醉后应用Nd:YAG激光通过瞳孔或周切孔切开晶状体后囊膜、玻璃体前界膜，能量自2mJ/脉冲左右开始，进行多次击射，必要时增加能量。如能见到迷流的房水从切开处溢出，前房很快加深，则为有效。

2. 人工晶状体眼睫状环阻滞性青光眼的治疗方法　可以通过周切孔和瞳孔切开晶状体后囊膜、玻璃体前界膜，但需小心勿伤及人工晶状体光学部。

3. 并发症及处理

(1) 一过性眼压升高：多发生于术后2～4小时，最高眼压一般在30mmHg左右，24小时内恢复正常，少数超过40mmHg，需药物治疗，一周后恢复。眼压升高原因有多种，如后囊膜碎屑、晶状体残留皮质或炎性细胞阻塞小梁,激光损伤组织引起前列腺素释放,或激光引起小梁水肿所致。激光治疗时注意聚焦准确,减少激光能量和击射次数,避免眼压升高。如眼压升高大于30mmHg应给予药物治疗。

(2) 损伤人工晶状体:Nd:YAG激光能量在人工晶状体内消散可造成人工晶状体产生不透明的小圆形斑点或裂痕。当后囊膜坚韧且厚,击射时能量过大,一般每脉冲能量大于4mJ时易损伤人工晶状体,此外与人工晶状体和后囊膜之间距离太近有关。为避免损伤人工晶状体,治疗时应在暗室进行,裂隙灯照明度高,充分散瞳,聚焦时把焦点稍向后移,聚在后囊壁稍后的位置,开始先用低能量击射,必要时再加大能量。

(3) 前葡萄膜炎:一般表现为轻度房水闪光,局部应用皮质类固醇激素滴眼液即可。

(4) 黄斑囊样水肿:发生率不高,可能与后囊膜切开后,玻璃体前移,牵拉视网膜有关;也有学者认为与后囊膜、玻璃体前界膜屏障消失、前列腺素到达黄斑区所致。

(5) 视网膜脱离:比较罕见,可能与Nd:YAG激光引起远距离组织损伤有关。

(孙霞　唐炘　刘磊)

第五节　激光断线

激光断线最常用于小梁切除术中未采用可调整缝线的患者术后切断巩膜瓣缝线,以形成功能性滤过。此技术也可用于可调整缝线断裂或缩回结膜下的患者、白内障囊外摘除术后患者(拆除巩膜隧道缝线,以减轻术后的散光)以及任何需拆除的巩膜缝线。激光断线简便、安全,既可有助于形成功能滤过泡,又不会使结膜裂开、滤过泡渗漏,基本无并发症。

一、激光断线的时机

应根据滤过泡形态、眼压决定激光断线的时机。术后早期(1~5天)如滤过泡弥散或轻微按摩后即弥散,暂不断线。随着时间推移,眼压有上升趋势或需较大力度才能形成滤过泡,则为断线的指征。为防止断线后前房变浅、眼压过低,一般先断一条缝线,观察1~2天后再断第二条缝线。一般在2周内应断除所有巩膜瓣缝线。

二、治疗方法

1. 表面麻醉后,滴入2.5%去氧肾上腺素2滴,使结膜血管收缩变白,便于透见结膜下黑色的巩膜缝线。

2. 氩激光器,功率400~800mW,光斑50~100μm,曝光时间0.1s。

3. 用特殊的断线用激光镜(Hoskins激光镜或Mandelkorn激光镜)或Zeiss房角镜压住需断线部位的结膜,激光聚焦于其下露出的黑色巩膜缝线,发射激光1~2次切断缝线。如果滤过区有结膜下出血未吸收,血红蛋白会影响氩激光的吸收,此时可改用氪激光操作。

三、术后治疗

断线后观察滤过泡是否隆起并测量眼压。如果未隆起,则轻轻给予按摩,使房水流出。如滤过过强、前房变浅,需要加压包扎,防治前房消失、脉络膜脱离发生。

(孙霞　唐炘)

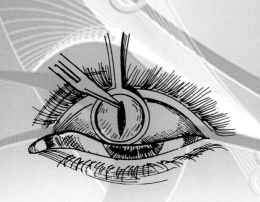

第六篇 玻璃体视网膜手术

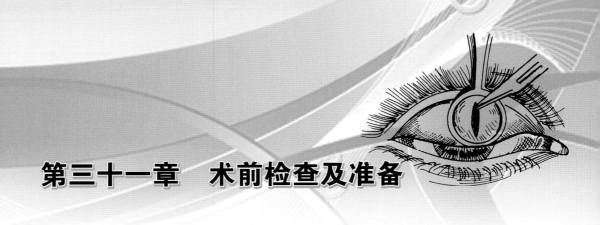

第三十一章　术前检查及准备

术前检查及准备包括详细的病史采集、全面的眼部检查包括眼前节和眼后节、眼部特殊检查、全身检查及患者知情同意书。术前充分的病情评估对选择手术方式和估计手术预后有重要的意义。

一、病史采集

（一）诱因
详细询问患者有无外伤等诱因，并详细了解致伤经过。

（二）起病情况、症状及伴随症状
要尽可能准确记录症状的发生时间和发展过程，如眼前飘浮物、幕状影或膜状物遮挡、闪光感、视力下降、视野缺损等。症状的准确描述有助于视网膜裂孔的定位，最先出现视野缺损的方位对应的视网膜区域多为裂孔所在区域，孔源性视网膜脱离如视野缺损进展迅速常提示裂孔位于上部视网膜。

（三）发展及治疗经过
若患者曾有视网膜脱离或其他眼部手术史，仔细询问以前手术的细节和结果，包括手术时间、方式、次数、结果及并发症等。

（四）既往史
与视网膜脱离相关的眼病史，如近视眼、青光眼、眼部炎症、白内障手术史等。

（五）全身病史
如糖尿病、高血压、心脏病病史等，并预测患者术后能否保持俯卧位，以决定术中选用何种眼内填充物。

（六）个人史及视网膜脱离家族史

二、眼部的一般检查

（一）一般检查
1. 远、近视力及矫正视力。

2. 矫正视力低于 0.02 者需检查光感、光定位及红绿色觉。

3. 测量并记录眼球运动受限或斜视情况，若患者曾行视网膜手术或有眼球运动异常，应告知患者视网膜复位后可能出现复视。

4. 散瞳前应检查眼睑和结膜，有无睑缘炎、结膜炎。因盐酸去氧肾上腺素有收缩结膜血管的作用，可能掩盖眼部炎症。严重的睑缘炎或结膜炎须延期手术。

5. 有无传入性瞳孔障碍（afferent pupillary defect）。

6. 测量眼压　大多数视网膜脱离的病例眼压降低，但眼压过低常提示可能伴有脉络膜脱离。有闭角型青光眼病史的患者，术前散瞳可能引起眼压升高；术前眼压升高者，应除外原发性青光眼。

（二）裂隙灯检查
1. 角膜　记录角膜清晰度异常及其大小，估计角膜混浊对手术操作的影响程度。

2. 前房及虹膜　注意前房深度，周边前房浅者应做房角镜检查，以防止散瞳引起房角关闭眼压升高。这样的患者在散瞳和视网膜脱离手术前可先行激光周边虹膜切除术。有青光眼史或虹膜新生血管者，也应做房角镜检查。虹膜新生血管的出现预示手术预后较差。

3. 晶状体　注意晶状体的混浊程度是否影响手术操作，判断是否需去除晶状体并选择手术方式以及是否联合人工晶状体植入。Marfan 综合征或有眼外伤病史者，注意检查晶状体有无脱位、半脱位或晶状体震颤；人工晶状体植入眼应记录人工晶状体类型、材料和后囊完整性，人工晶状体的材料对选择眼内填充物有一定影响。

4. 玻璃体　在裂隙灯下检查前玻璃体，注意玻璃体混浊的部位、形态、颜色、活动度。新鲜的玻璃体积血，玻璃体混浊颜色较红，有时可见凝血块；陈旧的玻璃体积血，玻璃体混浊颜色呈灰黄或棕黄色。玻璃体内色素颗粒的出现常提示视网膜裂孔的存在；曾行白内障手术眼注意有无玻璃体丝与白内障切口或角膜内皮相连。

三、眼底检查

检眼镜检查含三部分：应用间接检眼镜＋巩膜压迫法检查眼底；应用非球面镜、非接触生物显微镜检查玻璃体-视网膜关系；应用接触镜检查视网膜和前房角。

检查器械和设备包括间接检眼镜、巩膜压迫器、间接镜镜头（14D、20D、25D、28D 或 30D）、非球面非接触镜头（90D、78D 或 66D）、黄斑镜、全视网膜镜、三面接触镜、房角镜、眼底图、彩笔及暗室。

（一）应用间接检眼镜＋巩膜压迫法检查眼底和眼底图的绘制

1. 双眼同时充分散大瞳孔检查。因很多眼底病为双眼患病，对健眼的检查有助于早期发现和治疗其眼底病变，并有助于推测患眼的病因。

2. 开始不用巩膜压迫器浏览眼底，当患者适应检查灯光后再增加亮度。先画出视网膜脱离的边缘划界线和视网膜脱离的高度、范围。眼底图有 3 个同心圆，内侧圈代表眼底赤道，中间圈代表锯齿缘，外侧圈代表睫状体平坦部。同时注意视盘色泽、血管分布及新生血管情况。

3. 再定位并画出不需巩膜压迫器即可看到的裂孔，循视网膜血管向周边部可系统检查整个眼底。

4. 巩膜压迫用于检查周边部视网膜。自颞侧

开始加压患者较易适应，巩膜压迫眼球变软后，鼻侧眼底检查更容易进行。检查者站在被检查区域对侧，检查周边眼底较为方便。注意对有或可疑有眼内占位性病变的患眼忌用巩膜压迫法检查。

5. 注意视网膜的活动度　活动度较好提示为新鲜的视网膜脱离；活动度不好提示为陈旧的视网膜脱离，视网膜因增生性玻璃体视网膜病变而僵硬，可能须行玻璃体切除术。

6. 在检查眼底和画眼底图时应注意视网膜脱离的特点

（1）了解玻璃体视网膜病变及视网膜脱离的性质与程度，注意视网膜脱离的隆起程度、范围及形态，评估增生性玻璃体视网膜病变（proliferative vitreoretinopathy，PVR）的程度并分级，以帮助制定手术方案、选择手术方式和估计手术预后。

（2）注意视网膜脱离的高度，以决定是否需放视网膜下积液，放液点宜选在视网膜脱离较高的地方。

（3）寻找和定位视网膜裂孔：描述裂孔的形态、大小、数目及位置（包括裂孔所在的纬度：后极部、周边部或远周边部、所在的象限或子午线）；多个裂孔存在时，应准确描述它们的位置关系。掌握这些信息对设计手术方式有很大帮助。

可根据视网膜脱离的形态寻找视网膜裂孔（图31-1-1）：

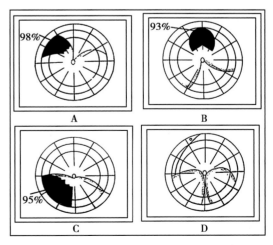

图 31-1-1　根据视网膜脱离的形态寻找视网膜裂孔（裂孔出现概率）

1）上方跨过中线的 2 个象限视网膜脱离，裂孔常在 11～1 点位。

2）下方视网膜脱离，裂孔常位于脱离较高的一侧。

3）下半部视网膜脱离，脱离区的上界水平相等，裂孔常位于6点周边部。

4）下方球形视网膜脱离，裂孔位于水平子午线以上。

5）视网膜全脱离，裂孔可能在上方周边部。

6）后极部视网膜脱离，裂孔多位于黄斑部。

（4）画出周边格子样变性区和可疑裂孔区的部位及范围。

（5）注明脉络膜、视网膜色素沉着区。

（6）记录玻璃体视网膜牵拉线条、粘连部位，视网膜星状皱褶或固定皱褶的位置及范围。

（7）最后检查后极部，注意有无黄斑裂孔、黄斑水肿、脱离或黄斑皱褶。

（8）患者仰卧位检查完成后再坐位检查，视网膜下积液随体位移动常见于渗出性视网膜脱离，也可见于小孔的孔源性视网膜脱离。玻璃体积血混浊时，坐位与卧位眼底检查所见可能有所不同。

（9）眼底彩图的统一颜色标注（图31-1-2）。

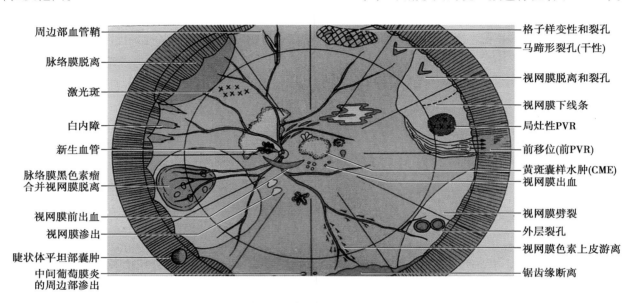

图31-1-2　眼底彩图的统一颜色标注
（引自 Federman JL. Retina and Vitreous. Mosby，1994）

7. 眼外伤患者应注意有无眼内异物及其位置。

（二）非球面镜、非接触生物显微镜检查

用90D、78D或66D非球面镜配合裂隙灯做生物显微镜检查，镜头不必接触患眼，其焦点的深度使我们能更好地观察玻璃体与视网膜的关系，观察后玻璃体与视网膜粘连区。由于放大倍数的增大，检查后极部眼底的效果尤佳。

（三）接触镜检查

三面镜配合裂隙灯检查是眼底检查的一个重要组成部分。因其比间接检眼镜放大倍数大，可更精细的观察间接镜之所见，更容易查出小的视网膜裂孔并看清玻璃体与视网膜的关系。经三面镜的中央镜面检查后极部眼底，再逐一用三个斜面检查眼底。最大的斜面用于检查后极至赤道部眼底；中斜面用于检查赤道部以前的周边部眼底。黄斑镜（类似三

面镜中央部分的接触镜）只用于检查后极部眼底。全视网膜镜视野较广，用于查中周部～赤道部眼底，特别在小瞳孔时适用。

四、眼部特殊检查

（一）超声检查

屈光间质混浊时应行超声波或彩色超声多普勒检查。超声波检查对于监测病变进展，判断手术时机，预测手术难易程度，选择手术操作部位，制定手术方案和评估视力预后有重要意义。

1. 超声波检查可了解玻璃体病变的性质，玻璃体混浊的位置、范围、致密程度，有无机化条索及玻璃体内增生性病变的程度，玻璃体后脱离情况，玻璃体与视网膜粘连的部位。

2. 了解有无视网膜脱离,视网膜病变的性质、形态、范围及与周围组织的关系。

3. 了解有无脉络膜脱离及其脱离程度与形态。

4. 了解有无眼内占位性病变及其性质。

5. 了解有无眼内异物及定位异物。

(二) 荧光素眼底血管造影(fundus fluorescein angiography,FFA)检查

用于检查和诊断眼底血管性疾病、明确视网膜脱离的病因以及眼内占位性病变的性质。

(三) 视觉电生理检查

视网膜电图(electroretinogram,ERG)用于评估全视网膜的功能状况。视觉诱发电位(visual evoked potential,VEP)用于检测黄斑病变、视路病变和判断视功能。视觉电生理检查可协助了解视功能的损害程度,估计手术预后。

(四) 其他

眼内异物患者可行 X 线检查,有时需结合 CT、MRI 进行异物定位(详见眼外伤篇)。

五、全身检查

一般术前全身检查包括血常规、尿常规、肝肾功能、凝血功能、免疫检查。40 岁以上患者做心电图检查。全身疾病史者,相关科室会诊,稳定全身情况。儿童及全麻患者需胸部 X 线摄影并儿科和(或)麻醉科会诊评估可否行全身麻醉。根据患者的全身情况,估计患者对手术的耐受能力,预测患者术后能否保持俯卧位,选用眼内填充物。

六、术前谈话

应向患者及其家属交代:

1. 患者病情及治疗的必要性。

2. 计划治疗方法与手术方式　玻璃体视网膜手术的方式常在术中进行调整,如常规视网膜脱离手术改为玻璃体切除术、术中需据病情和手术需要去除晶状体及应用不同的眼内填充物等,因此术前交代应灵活、全面。

3. 手术的利与弊

(1) 视力预后情况:若术前黄斑区已脱离,应交代恢复中心视力的可能性及其所需时间,可能需 6 个月或更长时间。

(2) 术中或术后可能出现的并发症,如暴发性脉络膜上腔出血、脉络膜脱离、感染、眼球萎缩、眼压升高或降低、继发角膜病变、白内障加重、复视、复发性视网膜脱离、增生性玻璃体视网膜病变、黄斑皱褶等。

(3) 麻醉方式及麻醉意外,全麻患者需交代生命危险可能。根据患者合作程度选择局部麻醉或全身麻醉。视网膜脱离手术对于大多数成年人而言,采用局部麻醉多能完成。但对一些特殊情况,如患者高度紧张不能配合,多次手术,组织瘢痕多致局麻药不易浸润者以及儿童患者要用全身麻醉。

4. 全身病情加重及心、脑血管意外可能。

5. 术后特殊体位及其维持时间。

6. 再次手术的可能。

7. 硅油注入者需再次手术取硅油。

(魏文斌　田蓓)

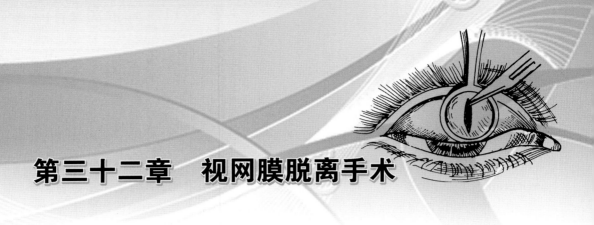

第三十二章　视网膜脱离手术

第一节　巩膜冷冻术

冷冻方法的基本原理是将活体组织温度降到冰点以下，使组织内水分发生移动，并变成有害的冰晶。冷冻对眼组织的作用有立即作用和延期作用。治疗视网膜脱离就是利用它的延期作用，使脉络膜和视网膜色素上皮层产生局部的炎症反应，造成两者的瘢痕粘连，达到封闭视网膜裂孔的作用。

根据检眼镜所看到的眼底变化，可将冷冻损伤分为三种：

1. 轻度损伤　冷冻时脉络膜由红黄色变白，视网膜仅有轻微或看不出变化，终止冷冻后损伤灶很难辨认。组织病理发现冷冻的坏死作用达到视网膜的外界膜，粘连强度有抗平均 300mg 的拉力。

2. 中度损伤　冷冻到视网膜开始变白为止，冷冻后损伤灶的白色逐渐消退，仅留下模糊的灰色水肿区。组织病理检查发现冷冻的坏死作用达到视网膜外界膜、外核层及其上，色素上皮层和基底膜存活，平均粘连强度为抗平均 575mg 的拉力。

3. 重度损伤　视网膜变白后再持续冷冻 3 秒钟，终止冷冻后损伤灶保持混浊。组织病理发现视网膜所有细胞包括神经纤维层全部坏死，粘连强度为抗平均 1175mg 的拉力。

冷冻和电凝的粘连强度相比，重度损伤，前者比后者强得多；中度损伤，两者相同；轻度损伤有时后者比前者强。两种方法最大的粘连强度都形成在术后 10 天左右，以后稍有减弱。用中度损伤封闭视网膜裂孔最为适宜。

一、基本适应证

所有孔源性视网膜脱离和视网膜裂孔均可采用冷凝术，而在以下情况更有特殊价值：

1. 巩膜条件差，如有巩膜葡萄肿、曾做过不恰当的巩膜电凝后巩膜广泛坏死。

2. 视网膜广泛格子样变性、囊样变性、巨大裂孔或多个裂孔同时存在。

3. 裂孔位于涡静脉附近而不宜做电凝治疗的视网膜脱离。

4. 病变在赤道以前，需要预防性治疗者无须剪开结膜即可冷冻。

二、手术方法

冷冻可通过结膜、巩膜或巩膜板层进行。经结膜冷冻一般用于赤道部以前的干性裂孔，作为预防性手术。巩膜表面冷冻是最常用的方法。一般采用间接检眼镜直视下操作，冷冻前应先将冷冻头置于球结膜下，在间接检眼镜直视下滑动冷冻头查找裂孔，待找到裂孔后，将冷冻头在裂孔相应的巩膜表面上向眼内顶压压陷巩膜，再予制冷。如用直接检眼镜，则应先在巩膜表面标记裂孔的位置，在标记的巩膜表面或巩膜板层进行冷冻，这时冷冻量不易控制。

冷冻强度：理想的冷冻反应是视网膜出现"中度

损伤"。一般采用 2.5mm 直径冷冻头，温度可达 −70℃，时间为 2～15 秒，视反应情况而定。通过较厚的病变巩膜、早期再次手术的巩膜、肌腱时可用较低的温度。Amoils 用他自己设计的冷冻器以氧化亚氮为制冷剂，冷冻时间为 5 秒、7 秒或 10 秒，5 秒用于正常巩膜，7 秒用于包围裂孔边缘，10 秒用于再次手术者。最好在间接镜直视下观察冷冻反应，最初脉络膜色发红渐变黄，最后变白，在视网膜出现白色

冰斑后立即解冻，之后冰斑逐渐消退，仅留下模糊的灰白色水肿区。

冷冻点的数目：取决于裂孔大小，小的裂孔仅用 1 个冷冻点即可完全覆盖，大的裂孔则需要一系列冷冻点将其完全包绕。巨大裂孔的冷冻范围稍大些，可做 2～3 层冷冻，务必使冷冻反应斑互相连接，边缘重叠。冷冻仅局限在裂孔和变性区，其他部位均不应冷冻（图 32-1-1）。

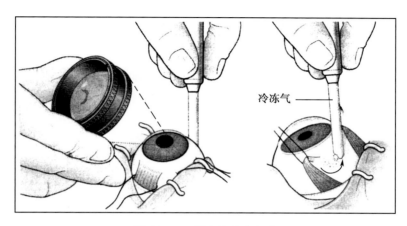

图 32-1-1　裂孔的冷冻方法

三、并发症

1. 误伤邻近组织　因冷冻位置失误而误伤眼睑皮肤、球结膜甚至误伤黄斑、视盘而影响视力。

2. PVR 形成　冷冻可使裂孔处视网膜色素上皮细胞游离进入玻璃体腔，且冷冻破坏血-视网膜屏障，导致渗出性或炎症性反应，促进 PVR 形成，影响手术复位。

3. 裂孔愈合不良　冷冻剂量不足，达不到封闭裂孔的目的。

4. 新裂孔形成　过量冷冻可导致脉络膜萎缩，视网膜坏死，新的裂孔形成。

5. 巩膜损伤　尽管冷冻对巩膜的损伤较电凝

小，但过量冷冻仍可使巩膜变软、脆弱，甚至坏死。

四、注意事项

1. 巩膜表面冷冻后不留痕迹，初学者容易重复或遗漏。

2. 如冷冻头没有充分隔离开而不慎冷冻了眼睑，可引起术后明显的眼睑水肿或睑缘的冻伤，导致术后不适感。冷冻前在冷冻笔体上套一完整的硅胶套，以免冻伤眼睑及周围组织。目前国外已有只限于冷冻头尖端结冻的冷冻笔，不需用保护胶套。

3. 可通过冷冻来帮助确定变性区有无裂孔，若有则表现为在视网膜灰白冰斑中可见棕黑色小点，此即为裂孔，亦可据此鉴别小出血点与裂孔。

第二节　巩膜外加压术

巩膜外加压术是从巩膜缩短发展而来，并强调了推顶裂孔的作用。在视网膜裂孔相应的巩膜表面放置加压物，使视网膜贴向加压物，缓解裂孔周围的玻璃体视网膜牵拉，并通过加压物推顶使裂孔封闭，

防止来自玻璃体腔的液体再次进入视网膜下。这种方法不需剥切巩膜，能保持巩膜的完整性，简化了手术操作，缩短手术时间，也进一步减少了术后的组织反应及并发症。术中根据眼底检查情况，能较方便

地调整加压物的位置,再手术时容易拆除,便于操作。使用外加压术,必须根据裂孔的大小和形状来考虑加压物大小和放置的方向。

对于再次手术病例,如选择外加压术,除了根据眼底情况外,还必须考虑加压部位的巩膜有无软化、糜烂、坏死等改变。巩膜软化、坏死则不可做加压术。

一、适应证和禁忌证

1. 适应证 单纯巩膜外加压术适用于 PVR A 级、B 级的大马蹄形裂孔、张口形裂孔、大圆孔、涡静脉附近及后部视网膜裂孔,裂孔附近有玻璃体牵拉者。

2. 相对禁忌证 对于 PVR C 级和 D 级,视网膜有固定皱褶、巨大裂孔后缘翻转、裂孔多且分散、变性范围广的病例不适合选择单纯巩膜外加压术,应选择环扎联合加压、玻璃体切除术等。视网膜下液的多少不是选择术式的指标。

二、加压物

(一)加压物材料

1. 实性硅胶 常用的硅胶有宽度 4.5mm 的 219 号、7mm 的 276、277 号等,各种硅胶材料还可以根据需要剪切成不同的大小和形状(图 32-2-1)。

(1)优点:易于切割,不利于细菌生长,成形后纤维膜表面光滑,再手术时易识别。

(2)缺点:带静电荷,易吸附尘埃。不吸水、不膨胀。

2. 硅海绵 常用的硅海绵有直径 4~5mm 的圆

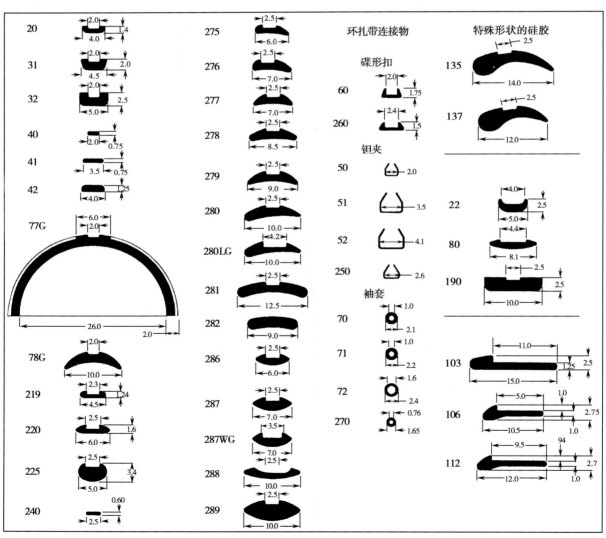

图 32-2-1 各种实性硅胶规格(图中长度单位为 mm)

形或 5.5mm×7.5mm 椭圆形,以及 8mm×20mm 长方形等不同规格(图 32-2-2)。各种硅海绵材料也可以根据需要剪切成不同大小和形状。通常采用高压灭

菌,硅海绵在放置于眼部之前,先浸泡在妥布霉素液体里,进行操作时用无齿镊夹持,以避免泡沫状结构的损伤和破坏。

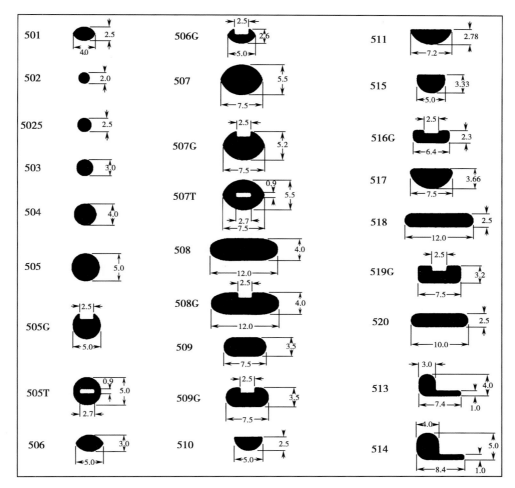

图 32-2-2　各种硅海绵规格(图中长度单位为 mm)

(1)优点:①柔软不易发生加压物下巩膜坏死,即使产生高的加压嵴巩膜也仅产生轻度变薄。②具有相对好的生物适应性,能被眼球耐受。③硅海绵的固有弹性在术后一段时间内有一定程度的吸水膨胀,非放液手术后当眼压恢复正常时,加压嵴将有一定程度的加高,嵴表面光滑。最符合加压材料的要求。

(2)缺点:①表面粗糙,内含气孔,破裂成死腔易感染;②成形后纤维膜表面较薄易穿透结膜而外露,术后暴露和脱出的比例较高;③硅海绵刺激局部易产生炎性反应,如累及眼外肌可产生术后眼肌失衡。

(二)加压物的大小

加压物大小主要取决于裂孔的大小及多发裂孔

时裂孔分开的距离。

1. 加压物产生的巩膜嵴应有足够的宽度和高度,使裂孔和加压嵴的前后缘之间要留有至少 1mm 的安全边缘。

2. 长度应较病变区两端各超过一个钟点,如 3mm 宽的裂孔应选择 5mm 的硅海绵或硅胶,5mm 宽的裂孔宜选择 7.5mm×5.5mm 的海绵,较大的裂孔可选择两个硅海绵并排放置。

3. 视网膜下液多时,若不放视网膜下液,加压范围宜适当加大,以防止视网膜下液吸收过程中,裂孔边缘移位而致手术失败。

4. 加压嵴的宽度由所选择的材料宽度所决定。需增加加压嵴的宽度时可通过增加加压材料的宽度来增宽。

5. 加压嵴的高度由巩膜加压缝线跨度距离以及拉紧缝线而缩短的数量所决定,缩短的程度取决于眼压。

(三) 加压物的方向

加压物的方向可与角膜缘平行(环形)和垂直(放射状),偶可斜行放置。加压物方向的选择取决于裂孔的类型,裂孔与裂孔间的关系,裂孔与视网膜皱褶的关系。

1. 放射状加压　其优点是这种加压所形成的眼内嵴前后缘达到同一高度,克服了由于视网膜固定皱褶形成鱼嘴样裂孔,对后部裂孔也容易落在嵴上,操作较容易。

适用于:

(1) 中等或大裂孔,尤其是马蹄形裂孔,可把裂孔顶在加压嵴的长轴上,缓解裂孔前表面的牵拉。如做环形嵴,放液时易产生视网膜纵形皱褶,裂孔的后缘可能漏水。

(2) 单个裂孔:一个恰当的放射状加压可将单个的裂孔整个置于垫压嵴上。

(3) 术前存在放射状皱褶时,术后有形成鱼嘴形裂孔的可能,可应用放射状加压减轻。

2. 环形加压　环形加压倾向于缩短部分加压区的巩膜。加压物置于直肌之下,直肌对加压物的压力有助于加强加压效果。

适用于:

(1) 锯齿缘离断。

(2) 互相靠近的多发裂孔。

(3) 裂孔宽度大于前后径的单个裂孔。

(4) 巨大裂孔。

(5) 当视网膜裂孔位置不确定时,对可疑有裂孔的一或两个象限作加压术。

临床上可视眼底情况选择环形与放射状加压相结合,例如裂孔周围视网膜有变性和玻璃体有明显的放射状条索牵引者,可选择倒 T 字形加压;裂孔周围无变性而周边却有变性区,可选择 T 字形加压(图32-2-3)。

(四) 加压物的缝线

巩膜外加压术对于所用材料和加压方向的选择是重要的,但在视网膜下液少,裂孔小时,加压材料和方向的重要性并不大,裂孔容易封闭,术后皱褶形成的可能性不大,此时考虑加压的方向取决于需处

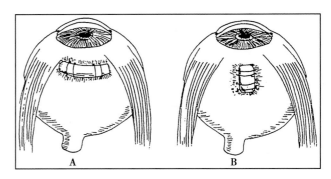

图 32-2-3　巩膜外加压
A. 环形外加压;B. 放射状外加压

理的病变区缝线是否便利。

最好用的缝线是 5-0 涤纶线,带有 1/4 周或半圆的铲针。1/4 周的针弧度小,穿过巩膜的路径长,适用于容易操作的巩膜区。半圆针适用于术野狭窄的部位,如肌肉下或眼球后部。放射状加压常使用双针缝线,可使 2 个针头都从前向后缝合较易操作。

(1) 预置缝线时,用齿镊夹住直肌止端附近组织向相反方向牵拉使眼球固定,同时使巩膜绷紧,以减少眼球正常的弧度,使缝针容易通过巩膜板层。

(2) 缝线的深度很重要。缝线太深,容易产生巩膜穿通,导致视网膜下液流失,甚至视网膜穿孔;缝线太浅,在拉紧缝线结扎时容易豁开。理想的深度以 1/2 ~ 2/3 的巩膜厚度为宜,恰好能透见缝线在巩膜内的行径,当然这种外观随巩膜厚度变异,如巩膜薄则更易透见缝线。缝针进出巩膜时勿太倾斜,并及时确定针的走行深度。进针时很快达到所需深度,在此深度直行一定距离,3 ~ 5mm,然后陡直出针,否则针距太短拉紧缝线时易豁开。一般采用褥式缝合或"8"字缝合(图 32-2-4)。

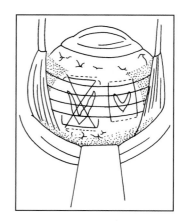

图 32-2-4　巩膜缝线方法

（3）缝线的跨度应根据加压物的宽度来决定,总的原则是超过加压物宽度的一半。例如对一个 4mm 宽的加压物缝线的跨度是 6mm,5mm 宽的加压物缝线跨度为 8mm,7mm 宽的加压物跨度是 11mm。需要指出的是对任何加压物,增加缝线的跨度并不影响所形成巩膜嵴的宽度,巩膜嵴的宽度取决于加压物的宽度。增加缝线的跨度可使巩膜嵴高度增加,一般跨度比加压物宽 2mm,形成较低平的加压嵴,宽 3～4mm 可形成较高的嵴。缝线跨度不宜过大,否则巩膜易发生皱褶。

（4）结扎缝线的松紧度也影响巩膜嵴的高度。褥式缝线两针相隔大约 1mm 间隙,大多数放射状加压需 2 对缝线。环形加压所需缝线数目取决于加压物的范围,通常每个象限需 2～3 对缝线。

三、手术方法

1. 环行剪开球结膜。

2. 暴露四条眼直肌并做牵引缝线。

3. 视网膜裂孔定位并冷冻。

4. 5-0 涤纶线预置缝线,一般做 2 对。

5. 放视网膜下液。

6. 放置加压块。

7. 缝合筋膜及结膜。

四、手术技巧及注意事项

1. 预置巩膜缝线时如进针过深,很易穿入视网膜下导致意外地放液,如视网膜脱离浅时更易发生医源性视网膜穿孔,应按裂孔采取冷冻加压处理。同时拆除此线,另用更宽的预置缝线,同时对眼球施加一定的压力,并尽快拉紧加压缝线,必要时行玻璃体腔注射以恢复眼压。

2. 缝线时应尽可能避开涡静脉,以免造成涡静脉损伤。如靠近涡静脉分支附近进针,先将此静脉移开,留出一进针间隙,然后越过静脉由血管的另一侧出针(图 32-2-5)。缝线时应充分暴露术野,以免涡静脉随眼球表面组织一起卷入线道。

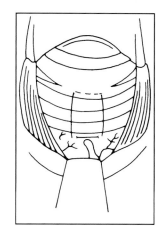

图 32-2-5 涡静脉旁的巩膜缝线方法

第三节 巩膜环扎术

硅胶作为环扎带捆扎眼球,造成永久性环形巩膜嵴,对眼球的全周均衡加压,能明显减少玻璃体腔容积,有效地减少或消除玻璃体牵拉,增加视网膜同脉络膜贴附的机会。此外,环扎术后形成了一个假的"锯齿缘",理论上可预防以后的视网膜脱离,也具有封闭未查到的视网膜裂孔的优点。但由于环扎术所形成的巩膜嵴很窄,对顶压裂孔的作用差,所以临床上多联合巩膜外加压以增强封孔的作用。目前该术式已被广泛采用,尤其是治疗类型复杂的视网膜脱离,成为最多采用的术式之一。

一、基本适应证和禁忌证

1. 适应证

（1）增生性玻璃体视网膜病变 C2 级以下,存在玻璃体牵拉或视网膜固定皱褶。

（2）多发、分散的视网膜裂孔,分布于 1 个象限以上,或有广泛的视网膜变性,除外后瓣翻转的巨大视网膜裂孔。

（3）视网膜裂孔在赤道部或赤道部前。

（4）裂孔明确的陈旧性视网膜脱离、无明显视网膜前、视网膜下机化条索及视网膜前膜。

（5）裂孔不明确，为封闭未查见或可能遗漏的裂孔。

（6）无晶状体眼或人工晶状体眼视网膜脱离，玻璃体牵拉不明显的。

（7）玻璃体切除或硅油术后出现新裂孔、有局限视网膜脱离者。

（8）为支撑固定局部外加压物或为加强其加压效果。

（9）行玻璃体切除术同时行预防性环扎术。

根据眼底情况常联合应用巩膜环扎术与巩膜外加压术。

2. 禁忌证

（1）对于 PVR C 级和 D 级，视网膜有固定皱褶，合并玻璃体病变的患者不宜选择。

（2）巩膜软化坏死的患者。

二、环扎材料

最常用的是各种型号的硅胶带，如宽 2.5mm 的 240 号，宽 4.5mm 的 219 号，以及 7mm 宽的 276 号、277 号硅胶等。环扎带宽度的选择要视具体情况而定，对于一般性支撑用的或预防性环扎，240 号硅胶带最常用。广泛的变性或大的裂孔，需要缓解大面积的玻璃体牵引，则使用宽环扎带为宜。使用前测量好环扎带的长度。亦有应用阔筋膜、异体巩膜、新生儿脐带等材料的，但已逐渐被硅胶取代。

三、手术方法

1. 单纯环扎术　在封闭裂孔处理并定位后，将选择好的环扎带从每根直肌下穿过。环扎部位一般在赤道部，可据裂孔位置适当前后移动。原则上应绕过眼球的最大径，如在颞上象限比较偏后者，在其相对应的鼻下象限则应偏前，避免环扎带滑移。接头的位置宜放在眼底无重大病变的部位。

（1）环扎带的连接

1）硅胶管"袖套"法。即将环扎带两端各剪成锐角插进 4～5mm 长的小硅胶袖套内。具体方法是用蚊式钳（国外有专门套夹）闭合插入袖套，张开钳口，"袖套"即撑开，先由蚊式钳的后侧将环扎带一端穿入袖套内，再从钳的前方把环扎带另一端从其

上方穿入袖套内，取出血管钳，将两端向反方向拉紧，即可使环扎带扎紧。

2）其他连接方法：用钳夹（tantalum）扣紧条带的两端，方法简便，缺点是不易改变环扎带的松紧度，金属性的外植入物与巩膜紧贴可造成组织坏死，现多不用。此外，断端缝线结扎法固定亦可，但不便于术中调整环扎带的松紧。我们体会最方便的还是用硅胶袖套法。

（2）环扎带的固定：缝线固定法：在赤道部每个象限两直肌间做一对褥式缝线或"8"字缝线，跨度较环扎带宽度稍大。应注意固定的位置，勿使环扎带突然改变方向而形成角度，否则不能充分扎紧一周，且拐角处可侵蚀巩膜。固定线不要结扎过紧，或在拉紧环扎带后再结扎，以允许环扎带自由地滑动为宜。如果环扎带放置位置在赤道前，为防止术后环扎带前移，可在每个象限缝两对固定缝线（图 32-3-1）。

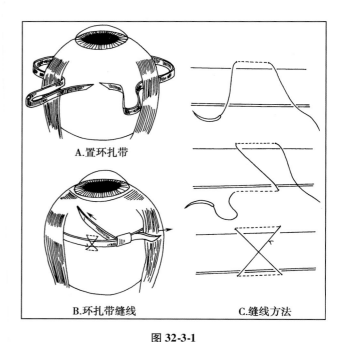

图 32-3-1
A. 置环扎带；B. 环扎带缝线固定法；C. 缝线方法

（3）环扎带的拉紧：环扎术绝大部分需放视网膜下液，放液后拉环扎带的两端，即可使环扎带拉紧，环扎松紧适宜。不能仅以眼压作为决定环扎带松紧的标准，还要观察眼底，注意裂孔是否在嵴上，高度是否适中。环扎所产生的嵴的高度取决于环扎带缩短眼球周径的长度。若视盘色淡伴动脉搏动，表示眼压高，应放松环扎带。环扎嵴上如出现新的

放射状皱褶，说明眼压低，眼球太软，此时不应过分拉紧环扎带，以免眼前节缺血，应做玻璃体注射以恢复眼压。不放视网膜下液时拉紧环扎带可在术中引起高眼压，在达到需要缩短的数值前每拉紧几毫米就要等几分钟，并按摩眼球使之变软，必要时采用前房放水或20%甘露醇等静脉注射给药以软化眼球。一般认为环扎带应比眼球赤道周径缩小15%～20%。

（4）环扎带缩短计算方法：设环扎前眼球赤道周长为π，眼球直径为D，拉紧环扎后π(D-4)，环扎带收紧程度即为πD-π(D-4)＝12.5mm。我们用的环扎带长约120mm，除去多余的两端，即为留在眼球上的长度，一般为65mm，残端的一侧放在环扎带下面，另一端压到邻近的直肌下面。

2. 环扎联合巩膜外加压术　目前环扎联合巩膜外加压术是临床上最常用的术式，附加的局部加压物可在高度和宽度上增强环扎术的加压效果。

根据视网膜裂孔和变性区情况选择巩膜外加压物。多发裂孔或巨大视网膜裂孔、巨大锯齿缘离断，可选择适当宽度的环形加压物放置在环扎带下；马蹄形裂孔、张口裂孔，可在环扎带下放置放射状加压物。放置硅海绵时，应先冷冻裂孔，定位，缝合固定硅海绵之后，再固定环扎带。环扎带尽可能通过裂孔后缘处，以加强裂孔后缘的顶压效果。结扎时应先结扎局部外加压缝线，再结扎环扎带（图32-3-2）。

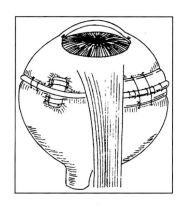

图32-3-2　环扎联合巩膜外加压

四、并发症及其处理

1. 巩膜损伤

（1）缝线进针过深，穿透脉络膜甚至视网膜。如果穿透处视网膜脱离高，可见视网膜下液溢出，眼球变软；如果此处无视网膜脱离，可见玻璃体小珠嵌

出；若缝针触及血管，在穿透口处有出血。

处理：间接检眼镜下查看，如有视网膜裂孔，冷冻裂孔；如果有出血，为避免出血进入黄斑区，应调整体位和头位，使此处位于最低位。拆除原缝线，离穿透点外1～2mm处重新做褥式缝线，使穿透点位于巩膜嵴上。

（2）巩膜破裂。常发生于二次手术、外伤、高度近视的患者，由于过度电凝、冷冻，导致巩膜坏死，以及外伤、高度近视后葡萄肿处巩膜变薄，在分离结膜、结扎缝线等手术操作中易造成巩膜破裂，玻璃体脱出，甚至大量外溢，眼压降低，眼球塌陷。

处理：小的巩膜破口，剪除脱出的玻璃体，直接行板层缝合，局部冷冻，外加压。大的巩膜破口，需做异体巩膜移植，改行玻璃体切除术。

2. 角膜水肿混浊

（1）原因

1）手术视野消毒时，酒精进入眼内，灼伤角膜。

2）表面麻醉药使用过多。

3）角膜暴露时间过长，上皮干燥混浊。

4）手术器械划伤以及肌肉牵引线在眼球转动时损伤角膜。

5）长时间高眼压致角膜上皮水肿。

6）持续性低眼压角膜后弹力层发生皱褶。

（2）处理：避免术中不当操作。角膜水肿时，调整眼压至正常范围，角膜上皮水肿，可用棉棒水平方向轻碾或局部滴消毒甘油、高渗葡萄糖溶液，可暂缓角膜上皮水肿。必要时，用钝器小心刮除瞳孔区上皮，但需保留角膜缘一周的上皮，以利修复。

3. 瞳孔缩小

（1）原因

1）操作过多：反复压迫巩膜检查眼底或冷冻裂孔。

2）持续性低眼压：放过多视网膜下液而未能及时恢复眼压。

（2）处理：通过结扎缝线、收紧环扎带、结膜囊内放置棉棒或玻璃体内注入生理盐水等方法来升高眼压；局部滴用快速扩瞳药，必要时结膜下注射肾上腺素0.3ml。

4. 高眼压

（1）原因

1）未放液或放液不多的情况下，施行巩膜外加压或环扎,加压过紧。

2）玻璃体腔注射过多气体或液体。

3）暴发性脉络膜上腔出血。

（2）表现:角膜水肿,视盘色淡,视网膜中央动脉波动。

（3）处理:前房穿刺放水,可间歇重复数次至眼压正常。松解过紧的环扎带,拆除不必要的外加压物。玻璃体腔内过多的气体可通过睫状体扁平部穿刺放出。若发生脉络膜上腔出血,应及时关闭切口,给予止血,必要时行脉络膜上腔放血。

5. 葡萄膜炎反应

（1）原因

1）手术操作多而粗暴。

2）广泛过量的冷冻。

3）术前存在葡萄膜炎。

（2）表现:轻者结膜水肿充血,房水闪光阳性;重者眼部刺激症状明显,前房纤维性渗出,膜形成,眼底模糊不清。

（3）处理:局部点用扩瞳剂、皮质激素及抗生素,必要时结膜下注射。

6. 高眼压

（1）原因

1）环扎带过紧。

2）环扎带靠前,使晶状体-虹膜隔前移,房角关闭。

3）膨胀气体量注入过多。

4）严重的葡萄膜炎反应。

5）严重的玻璃体积血。

6）原发性青光眼患者。

7）眼外伤伴房角后退者。

（2）表现:主诉眼部胀痛,视力下降。检查可见结膜混合充血,角膜水肿,前房有时可见房水闪光阳性或浮游细胞,眼底模糊,眼压升高,重者有发生视网膜中央动脉阻塞的危险。

（3）处理:局部及全身用降眼压药物。同时查找病因,环扎带过紧者,松解环扎带;气体注入过多者,适当放出部分气体;有明显葡萄膜炎反应者,局部给予扩瞳剂及皮质激素。

7. 脉络膜脱离

（1）原因

1）环扎带或外加压带位置靠后,压迫涡静脉,

影响静脉回流。

2）术中放液不当。

3）与年龄有关,随年龄增长而发生率增高。

（2）表现:眼压降低,房水闪光阳性,虹膜晶状体震颤,眼底脉络膜褐色实性隆起,边界清楚,呈环形或小叶状,严重者脉络膜隆起遮盖视盘、黄斑,甚至相接触而发生视网膜粘连。

（3）处理:局部或全身使用糖皮质激素、高渗脱水剂后大部分患者的症状能于术后 1~2 周逐渐消逝,严重者必要时需行巩膜切开排液。

8. 渗出性视网膜脱离

（1）原因:术中冷冻过量。

（2）表现:术后 48~72 小时出现视网膜下液聚积,液体混浊,随体位而改变,常位于后极部与巩膜嵴之间,不与裂孔相连。

（3）处理:应用糖皮质激素,短期内液体能逐渐吸收。

9. 眼前段缺血

（1）原因

1）环扎带过紧过宽。

2）环扎带靠后,压迫多条涡静脉。

3）术中切断两条以上直肌,损伤睫状前动脉。

4）睫状后长动脉区域内的过度冷冻。

5）术前存在视网膜血管异常者易患,如镰状细胞贫血,急性视网膜坏死等。

（2）表现:主诉眼痛伴头痛,视力下降。角膜水肿,内皮皱褶,房水闪光阳性,可见浮游细胞,虹膜水肿纹理不清,晶状体表面色素沉着,玻璃体混浊,眼底模糊,有时可见高而宽的环扎嵴。早期眼压升高,晚期眼压降低,虹膜呈节段性或全部萎缩,白内障形成,严重者眼球萎缩。

（3）处理:局部和全身给予糖皮质激素,滴用睫状肌麻痹剂,减轻前节反应;静脉点滴低分子右旋糖酐或口服扩血管药物,改善眼部微循环障碍;环扎带过紧或位置偏后者,要松解并重新调整环扎带。

10. 眼肌运动障碍

（1）原因

1）术中断直肌。

2）眼肌下放置过大的外加压物。

3）二次手术在分离粘连的组织时损伤直肌。

4）长时间的局部麻醉。

（2）表现：术后出现眼球运动受限、复视、斜视。

（3）处理：应用神经营养剂或局部理疗，多数患者于术后两周症状消失。长期复视者可通过三棱镜矫正或术后6个月采取眼肌手术治疗。

11. 眼内感染

（1）原因

1）巩膜加压物、手术器械、缝线等污染导致。

2）穿刺放视网膜下液时带入病菌。

3）玻璃体腔注射时带入病菌。

4）术前存在急慢性炎性病灶未治愈，如：慢性泪囊炎等。

（2）表现：多在术后一周内发生，患者主诉眼痛，视力下降。眼睑水肿，结膜充血，分泌物增多，前房纤维素性渗出，玻璃体混浊，眼底模糊。随病情进展，玻璃体渗出加重，甚至积脓，瞳孔区见黄白色反光，眼痛加剧，光感可以消失。真菌性眼内炎发病较晚，进展缓慢，症状与体征不符，应引起注意。

（3）处理：立即局部和全身使用广谱抗生素。及时行前房和玻璃体腔穿刺取样做细菌学检查及培养和药物敏感试验，同时向玻璃体腔内注药，常用万古霉素1.0mg、地塞米松400μg。依据化验结果，选用敏感药物，病情加重无好转者，应及时行玻璃体切除手术。

12. 黑矇

（1）原因

1）环扎或玻璃体腔注入过量气体，引起急进性高眼压，导致视网膜中央动脉阻塞，光感消失。

2）术中操作不当，直接损伤视神经。

3）裂孔靠后，外加压物压迫视神经。

（2）处理：对症治疗，如降眼压，用血管扩张药和神经营养药治疗等。

（3）预防：重在预防，术中发现高眼压，要及时松解环扎带，前房穿刺放液；术毕时要检查眼压是否正常，有无光感方可结束手术。

13. 植入物脱出与感染

（1）原因

1）植入物位置偏前。

2）植入物感染，硅海绵发生感染和脱出的比率高于硅胶。

3）可能与排斥反应有关。

（2）表现：结膜水肿充血，分泌物增多，植入物外露，严重者环扎带可突破直肌止端和球结膜脱于结膜外。

（3）处理：早期植入物外露未合并感染者，可采用结膜瓣遮盖法；如果视网膜复位良好，孔周已有色素形成，可拆除植入物，局部用2.5%的碘酊烧灼后缝合球结膜，取植入物做细菌、真菌培养，依据化验结果选敏感药物滴眼。

14. 巩膜坏死

（1）原因

1）过度电凝、冷冻致巩膜软化坏死。

2）局部加压太紧，巩膜缺血坏死。

（2）表现：局部巩膜呈紫黑色变薄坏死，有时可见色素外露。

（3）处理：再次手术时，拆除外加压物，坏死范围广而严重者，用异体巩膜修补。

15. 复视和斜视

（1）原因

1）多次手术使眼外肌与眼球周围组织广泛粘连，限制眼球运动。

2）直肌离断重新附着后，位置发生改变。

3）外加压物长期机械压迫，致使眼外肌萎缩，纤维化。

（2）处理：轻度复视，可佩戴三棱镜矫正；斜视度数大不能用三棱镜矫正者，需行斜视手术治疗。

16. 继发性黄斑前膜

（1）原因

1）术前存在PVR。

2）术中裂孔处过度冷冻，大量色素细胞游离进入玻璃体腔。

3）术后采取平卧位，重力作用使游离的色素细胞沉积于黄斑部。

（2）表现：术后好转的视力再次出现下降，视物变形。眼底黄斑部视网膜金箔样反光，表面薄膜样组织附着，牵拉周围小血管变形。

（3）处理：早期用糖皮质激素可限制膜的发展，如果视力小于0.2或视物变形明显，可选择玻璃体切除术治疗。

17. PVR发展

（1）原因

1）术前存在的PVR有继续发展的趋势。

2）术中冷冻、电凝、放液等机械、化学刺激，进一步促进 PVR 发展。

3）玻璃体腔内注射气体、液体等填充物。

（2）表现：视网膜前或视网膜下出现增殖膜或增殖线条，视网膜皱褶形成，原裂孔受牵拉可重新裂开或新裂孔形成，视网膜脱离复发。

（3）处理：采用玻璃体切除手术治疗。

18. 屈光改变

（1）原因

1）褥式缝线跨距过宽，使巩膜压陷过深。

2）放射性外加压物过于靠前或靠后接近黄斑。

3）环扎带位置各象限不在同一纬度。

（2）表现：眼球构象发生改变，眼轴变长或缩短，角膜曲率改变，可加重近视和出现不规则散光。

（3）处理：术后 6 个月验光配镜矫正。

第四节 放视网膜下液

视网膜脱离手术的目的是封闭裂孔，使视网膜与脉络膜相贴附，放视网膜下液可创造脱离的视网膜与脉络膜相接触的机会，是手术成功的必要步骤之一。放视网膜下液有助于裂孔准确定位和确定加压物的位置。放液可为形成宽高的巩膜嵴创造条件，为玻璃体注射气体提供空间。广泛增生性玻璃体视网膜病变，裂孔附近有视网膜固定皱褶，存在明显的牵拉，不放液裂孔不易牢固封闭。视网膜活动度差，视网膜很难复位，此时放液不仅为了治疗，更多的是用于诊断，可以判断视网膜固定皱褶的严重性和持久性，以确定是否需要作玻璃体注射或玻璃体手术。同时，放液可防止高眼压危险的出现：在非引流手术拉紧缝线时眼压升高，甚至达 60mmHg 或更高。健康眼具有对眼压的调节能力，10～20 秒内眼压可恢复正常。

一、基本适应证

适应证包括

（1）视网膜下液多，裂孔冷冻和定位困难者。例如后部裂孔，下方裂孔和不规则裂孔合并高度球形脱离。

（2）多发裂孔、大孔、巨大裂孔常需大范围的外加压形成宽高的巩膜嵴，并需玻璃体腔注射者。

（3）广泛增生性玻璃体视网膜病变，裂孔附近有视网膜固定皱褶，存在明显的牵拉，不放液裂孔不易牢固封闭。视网膜活动度差，视网膜很难复位，此时放液不仅为了治疗，更多的是用于诊断，可以判断视网膜固定皱褶的严重性和持久性，以确定是否需要作玻璃体注射或玻璃体手术。

（4）有高眼压高危风险因素存在者：如外加压

或环扎术后。

二、手术方法

在所选择的部位做放射状或平行于角膜缘的切口，长约 2～3mm，板层切开巩膜，向两侧轻轻剥离。预置褥式缝线跨过切口两唇，这种缝线在需要时能立即关闭巩膜切口，提起两唇的缝线，可使两唇抬高有利于引流。切穿全层巩膜暴露脉络膜，滴少许0.1% 肾上腺素，用放大镜（间接镜的物镜即可）能看清裸露的脉络膜，避开脉络膜血管穿刺。如果血管粗大数量太多，不能避开或在引流部位有脉络膜出血，则关闭该切口，另选择适当的部位。术者及助手分别夹持切口两侧的缝线，轻轻提拉使切口处脉络膜稍膨出形成小脉络膜疝，用 1ml 注射器针头或角膜缝针以切线方向快速穿刺脉络膜（图 32-4-1），或用尖刀轻挑脉络膜，或用针形电极在脉络膜表面以电火花击穿脉络膜，可见视网膜下液缓缓流出。

也可在切开全层巩膜后，应用眼内激光头，光凝脉络膜放视网膜下液。一般激光参数为：能量 1W，曝光 0.2 秒，2～4 点。由于激光热效应，可明显减少脉络膜出血，放液孔小于穿刺孔，放液缓慢，减少发生视网膜嵌顿的危险，且避免了锐器刺入，不损伤视网膜。缺点是有时放液不够充分。

新鲜的视网膜脱离中，视网膜下液稀薄而透明；脱离时间久的病例，视网膜下液则黏稠呈淡黄色，可见到色素颗粒浮在视网膜下液中。用棉棒或吸血海绵吸去下液，避免用敷料触及脉络膜，以防敷料内液体逆流，纤维异物残留。眼压下降以后仍需继续放液时，可用棉棒在其他方向对眼球轻微加压，有利于液体流向切口，并维持一定眼压。当液体中出现色

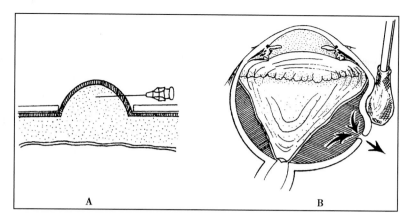

图 32-4-1　放视网膜下液
A. 脉络膜穿刺；B. 视网膜下积液流出

素颗粒或不再外流时,可拉紧预置线,线间放置一粗黑线打活结。拉紧外加压缝线并打活结,适当拉紧环扎带,维持眼压,检眼镜下观察残留的液量、嵴的高低及裂孔贴附情况等。如果视网膜下液较多,裂孔未落到嵴上,可以将活结打开,放松环扎带,牵拉巩膜切口两唇,继续放液。只要裂孔能满意的落在嵴上,不一定非将视网膜下液彻底放净,以防止眼压过低,减少因需玻璃体注射带来的可能并发症。结束放液时,迅速结扎缝线,拉紧环扎带,检查眼底,若嵴的宽度和高度适中,裂孔贴附好,视盘色泽正常,且无视网膜中央动脉搏动,结束放液。放液点仅可见视网膜下黄色小点,无出血、视网膜嵌顿和医源性裂孔即可。

三、手术技巧和注意事项

1. 放液时机　如计划放视网膜下液,可在冷冻后或预置加压缝线后或在手术结束前进行。也可更早,即先放液后再行眼内注射生理盐水、冷冻及外加压,先放液再冷冻有利于冷冻量的掌握,使裂孔定位更准确,亦可展平视网膜皱褶,发现术前未发现的裂孔。如先放液后眼压低,应用棉棒对眼球施加一定压力或眼内注射生理盐水,以保持一定眼压。

2. 放液部位的选择　放液部位选择的原则是选择视网膜下液最多和容易操作的部位,常据以下标准来判断:

(1) 应重视术中检查,因为患者仰卧后,视网膜下液可能发生一定程度的重新分布。一般赤道部颞下方放液较为方便,此处暴露容易,而鼻侧常较

困难。

(2) 多在眼球下半部放液,因一旦出血,术后患者坐位时出血可不致波及黄斑。

(3) 应尽量避开冷冻过的部位,因为冷冻可致脉络膜血管扩张,增加放液时脉络膜出血的危险。

(4) 避开大的脉络膜血管、涡静脉壶腹部。

(5) 避开大的视网膜裂孔,以防玻璃体通过裂孔而脱出导致玻璃体嵌顿。

四、并发症及其处理

1. 脉络膜出血

(1) 原因

1) 穿刺针直接伤及脉络膜大血管。

2) 短期内受过眼外伤、伴有脉络膜脱离、放液点处刚行巩膜冷冻等情况下,脉络膜血管充血、扩张,易于出血。

3) 放液后的低眼压致出血。

(2) 表现:一般情况仅见放液口处少许出血,可随视网膜下液流出;出血多时,血液流入视网膜下或经裂孔进入玻璃体腔。由于重力作用,血液趋向沉积于黄斑区而影响视力。大量出血时,从瞳孔区可见到鲜红色反光。

(3) 处理:出血量少时,局部滴肾上腺素止血,继续放液、排液。出血量大时,要结扎预制缝线,关闭切口,另行选择放液点。

2. 医源性裂孔

(1) 原因

1) 放液点位置选择不当,该处视网膜脱离浅或

无视网膜脱离。

2）穿刺针刺入过深，直接刺穿视网膜。

3）粗暴操作，不适当地挤压眼球，使视网膜破裂穿孔。

（2）处理：冷冻裂孔，局部外加压。

3. 视网膜嵌顿

（1）原因

1）放液点位置选择不当。

2）高眼压下放液，视网膜随液流脱出放液口。

3）放液时过度挤压眼球。

4）脉络膜切口过大。

（2）表现：放液口处见透明的玻璃体及灰白色膜样物堵塞，不再有视网膜下液溢出，检眼镜下见以放液点为中心的视网膜皱褶形成（图32-4-2）。

（3）处理：首先松解环扎带或前房穿刺降低眼压，扩大巩膜切口，抬高巩膜切口处的预制缝线，用

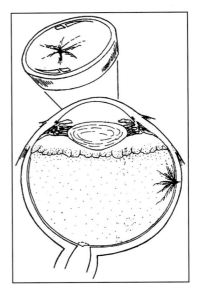

图32-4-2　放液后视网膜嵌塞

虹膜复位器轻轻按摩或用生理盐水边冲边还纳视网膜，然后关闭切口，局部冷冻，外垫压。

第五节　充气性视网膜复位术

充气性视网膜复位术是利用气体的表面张力，使气泡由内向外压住视网膜裂孔，似塞子的作用，阻断液流，有利于裂孔闭合；同时气泡可将脱离的视网膜推向视网膜色素上皮，恢复原来的贴附，气泡如熨斗那样以眼球壁为依托，将脱离的视网膜展平，使视网膜色素上皮与脉络膜毛细血管泵发挥作用，促使视网膜下液吸收。当视网膜下液多，视网膜皱褶存在时，注气更为适用，气泡的推压还有利于裂孔后缘翻转的视网膜伸展开来。

充气式视网膜复位术是视网膜脱离手术中应用较多的措施，可以补充眼内容积，恢复眼球形状和眼压，顶压裂孔，因此有时甚至是使视网膜复位的唯一方法。常用的注射气体包括消毒空气和膨胀气体（SF_6、C_2F_6、C_3F_8等）。

一、基本适应证和禁忌证

1. 适应证

（1）位于上方8个钟点（8点～4点）范围内的一个或一组分布不大于一个钟点的裂孔，或黄斑孔的不复杂的视网膜脱离。

（2）可扩大到较复杂的视网膜脱离病例，如多个裂孔分布在2～6个钟点内，PVR C1、C2但无星状皱褶者亦可选择。

2. 禁忌证

（1）存在严重PVR者，如PVR C3、D级或明显玻璃体牵拉。

（2）青光眼患者。

（3）下方裂孔引起的下方视网膜脱离。

（4）年幼、智力低下不能配合体位者。

（5）严重关节炎、心肺疾患不能配合体位者。

（6）近期乘飞机或到海拔增加1200m以上者。

二、气体充填物

1. 气体的选择

（1）PVR A级的病例，消毒空气是最适合的气体，注射1～2ml通常在术后2～3天内即可吸收。

（2）对于伴有PVR的病例，由于牵拉的作用，在术后裂孔有可能再次开放，单纯外加压封闭裂孔困难，需要气体足够长的时间从眼内顶压裂孔，以使冷冻粘连发挥作用（1～2周），此时可选择膨胀

气体。

目前最常使用的膨胀气体有 SF_6 和 C_2F_6、C_3F_8。注射气体的种类和浓度的选择,主要取决于所需的气体顶压范围,能够注入眼内的气体量和所需的维持眼内有效顶压作用的时间。若允许注射量小于 1ml,可直接抽取 $0.5 \sim 1.0ml$ SF_6 或 $0.3 \sim 0.5ml$ C_2F_6 或 C_3F_8,若允许注入的量较大,宜使用混合气体如 20% SF_6,10% $\sim$ 15% C_3F_8 较为安全(表32-5-1)。

表32-5-1　几种气体的物理特性

	空气	SF_6	CF_4	C_2F_6	C_3F_8	C_4F_{10}
相对分子质量	29	146	88	138	188	238
体积分数(%)	–	99.9	99.9	99.9	99.7	99.7
半衰期(天)	2	5~6	6	6	10	20
膨胀倍数	–	2.0~2.5	1.9	3.3	4	5
达最大膨胀体积的时间(天)	–	2	1	3	3	2
1ml 眼内存留时间(天)	5~7	10~14	15~18	30~35	55~65	90
不膨胀时的百分比(%)	–	20	–	16	12	–

2. 气体的准备

(1) 消毒空气:用5ml干燥玻璃注射器,经微孔滤过器直接抽取滤过空气,亦可在酒精灯火焰上抽取。

(2) 膨胀气体,用干燥注射器,经微孔滤过器直接从贮气的钢瓶中抽取。

三、手术方法

1. 经结膜冷冻裂孔,裂孔靠后亦可切开结膜伸入冷冻笔冷冻,按压眼球使眼球软化。

2. 用干燥注射器经微孔滤过器抽取气体,气体的种类和用量取决于裂孔的大小、数量、裂孔间距离和部位以及玻璃体牵拉情况。例如近12点圆形小孔,可用作用时间短的小气泡;4点处的大马蹄形裂孔以及分布数个钟点范围的多发性裂孔,要作用时间长的大气泡。

3. 从角膜缘后4mm平坦部进针注射,注射时头部取合适姿势,使注射点在最上方,一次注入气体(图32-5-1)。一次快速注入气体可形成单个气泡,若为多个气泡,可轻弹巩膜使其融合。

4. 拔针时立即用湿棉棒压迫注射点,注射针孔因水肿迅速闭塞而不会。

5. 注气后气泡处于最高位。注意眼压,观察视盘及视网膜中央动脉,询问患者术眼有无光感,必要时前房穿刺放液。

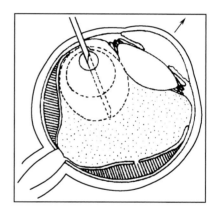

图32-5-1　玻璃体腔注射气体

四、手术技巧和注意事项

1. 注射针头必须锋利、细、短。可使用1ml一次性皮内注射器针头,在眼压较低时也能顺利刺入。

2. 注射部位选择角膜缘后4mm的睫状体平坦部巩膜刺入,两直肌之间便于操作,应避开3点、9点睫状长动脉所在。

3. 旋转眼球使注射部位在眼球最高点,进针方向应向球心方向,避免损伤晶状体。刺入时用有齿镊夹住邻近的直肌肌腱,以固定眼球作为抗衡力量,便于针头进入。当针穿过球壁进入玻璃体腔时,有阻力减小的落空感,助手可从对侧通过瞳孔,清楚地看到针头确实在玻璃体腔中,再快速注入气体。

4. 不移动针的位置持续向气泡内注入,以产生单一气泡。小气泡虽能在眼内自然融合成大气泡,但影响术时对眼底观察,易通过裂孔进入视网膜下。如存在多发气泡,可采用眼球按摩,有助于其融合。

5. 从注气开始用棉棒轻压眼球,以观察眼压,当最初的低眼压矫正后,注气过程要慢,当眼压达到或稍超过正常时即停止注射,用一湿棉棒轻压进针处,迅速拔出针头,由于湿棉棒上的液体封住注入孔,拔针后一般不漏气,也无须缝合。

6. 术后保持一定的头位至关重要,注射结束后调整头位及体位,使裂孔在上方,保证气体上浮顶压裂孔。必要时可设法通过头位改变,使气体沿视网膜面滚动,帮助展平和顶压裂孔后缘翻卷的视网膜。术后每日保持 16 小时共 5 天,每夜可有 8 小时侧睡,避免仰卧。若为多个裂孔且不在一个象限,可取合适头位先使上方的裂孔关闭,1～2 天后改变体位使侧方裂孔关闭,亦可每日 16 小时内,每 4 小时改换头位一次。

7. 每日检查包括视力和眼压、眼底、裂隙灯检查,观察气泡大小。一周后定期复查。

五、并发症及其处理

1. 气泡逸入视网膜下
(1) 原因
1) 视网膜裂孔受牵拉未封闭。
2) 气泡分散成小碎泡。
(2) 处理:改变头位和体位,使气泡移向裂孔,经裂孔进入玻璃体腔。

2. 气泡进入前房
(1) 原因
1) 外伤眼、人工晶状体眼、晶状体脱位眼以及一些老年患者,由于晶状体悬韧带断裂或变性松弛,气泡易进入前房。
2) 眼压正常或偏高的情况下注入过多的气体。
(2) 处理:前房穿刺放出气体。眼压正常或偏高情况下注入气体时,应先降低眼压,再穿刺注入适量气体。

3. 误伤晶状体、视网膜
(1) 原因
1) 注射位置偏前或进针角度过大而误伤晶状体。
2) 进针过长且方向偏离球心而致视网膜出血或医源性裂孔。
(2) 处理:晶状体损伤者,视损伤程度,择期行白内障摘除术。视网膜有裂孔者,应立即冷冻裂孔,必要时外垫压。

4. 急性高眼压
(1) 原因
1) 眼压正常或偏高的情况下注气。
2) 注入的气体量过多。
3) 在全麻使用"氧化亚氮"(N_2O)的情况下注入惰性气体。
(2) 处理:前房穿刺,可间歇重复数次至眼压正常;如果注入的气体过多,用 1ml 注射器针头自睫状体扁平部刺入玻璃体腔的气泡内,气体能自行溢出;使用"氧化亚氮"者,应立即停用"氧化亚氮",排除气体,10～15 分钟后再注射气体。

第六节　视网膜脱离手术术后处理与再次手术

一、术后处理

1. 眼部包扎
(1) 一般视网膜已复位,裂孔贴附良好者无须包扎双眼。
(2) 术后眼部有不同程度的不适及眼睑球结膜水肿,可作单眼包扎。
(3) 巨大裂孔,上方裂孔下方仍存在视网膜下

液,巩膜嵴上裂孔边缘不平者需双眼包扎。
(4) 戴针孔眼镜,目的使患者以转动头部代替转动眼球,但针孔镜视野狭小会给患者行动带来困难和危险,同仁医院已完全放弃使用。

2. 术后活动
(1) 长期卧床及进半流食等容易发生大便秘结,食欲缺乏,睡眠不好,增加对眼病的过分焦虑,影响抗感染及伤口修复能力。更危险的是年迈体弱患者易并发肺部感染、心血管系统意外特别是血栓形

成等严重并发症。因此,术后不用绝对卧床,应鼓励患者尽早活动。通常手术当日静卧休息,次日即可坐起自行行走。

(2)尽管阅读是一种眼球的快速水平运动,但并不太影响术后过程,因此不必硬性规定停止阅读。

(3)我们的体会早期活动不影响疗效,一般患者术后2周至一个月即可恢复正常生活。患者越早些接近正常生活习惯,术后不适症状消除越快。

(4)术后机械作用直接损伤眼球是危险的,应避免持重物及头部受振动。对于巨大裂孔术后限制活动是必要的。

3. 头位 应用眼内填充物,术后要求患者取一定的体位和头位姿势,其作用有两点:

(1)利用填充物质(如膨胀气体向上的浮力和表面张力)封闭裂孔并支撑及展平视网膜,促使视网膜复位,促进色素上皮泵功能恢复。

(2)预防填充物气体可能引起的术后并发症。仰卧位时,气体长时间、持续的接触晶状体后囊或角膜内皮(无晶状体眼),将引起不可逆的白内障及角膜内皮损伤。同时因气体上浮,向前推顶虹膜/晶状体引起浅前房、致虹膜周边前粘连、房角关闭等后患。在无晶状体眼还可发生瞳孔阻滞性青光眼等并发症。

因此,术后头位姿势是否正确是相当重要的。术后体位和头位要根据眼底情况和裂孔的位置来确定,原则是让裂孔处于最高位置。

(1)如黄斑裂孔可取俯卧低头位(面部与地面平行)。术后保持体位要求持续一周,此后,每日低头或俯卧5~6小时。气体填充者应视眼内气体吸收情况而定。

(2)如裂孔位鼻侧或颞侧,可选择头偏左或偏右侧卧,也可更换坐姿头向左或向右偏斜,使裂孔处于高位(图32-6-1)。

(3)下方裂孔则采用头低、脚低臀高的俯卧位。裂孔在下方的患者要严格坚持一定的体位姿势(头低垂位,面部向下)是一个困难的问题,需要患者很好地配合和一定的忍耐力。他们可取俯卧位,胸腹部垫高,达到头部低垂的要求;或采用跨坐在低背的椅子上,胸部俯在椅背上使头悬垂向下。

(4)巨大裂孔未注气者,术后保持裂孔处于低位,便于裂孔瓣因重力沉落于崤上,经7~10天色素

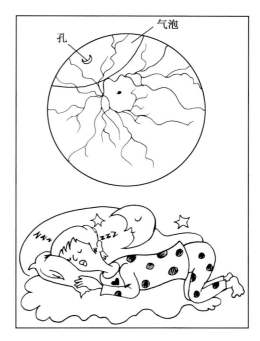

图32-6-1 保证裂孔处于高位

开始包绕裂孔后,可逐渐改为正常姿势。巨大裂孔患者需较严格限制活动,特别是应用气体时,不适当的头部活动,气体在眼内滚动有碍视网膜瓣的愈合。

(5)术中、术后发现视网膜、玻璃体有出血,应保持一定头位使血流方向离开视盘黄斑部,以减少中心视力受累的机会。

(6)由于持久保持某种姿势,无论体力和精神都带来极大的消耗,易使患者烦躁不安,医护人员和家属应不断给予鼓励、关怀和体贴。为使患者全身放松,舒展自如并避免长期卧床带来的不利影响,特别是老年人,我们主张在第一天换药后,不严格要求绝对卧位,可坐卧交替或站立行走均可,但始终要保持裂孔处在高位,这样才有利于手术的成功。

4. 饮食及全身处理

(1)全麻患者术后回病房后加强护理至完全清醒,注意观察体温、呼吸道和膀胱尿潴留情况,及时发现异常,立即处理。

(2)注意患者全身情况,有全身疾病者应给相应的处理及治疗。如老年人常有心血管系统疾患,高血压患者应予降压药,并每日监测血压,糖尿病患者注意血糖、肝、肾功能等全身情况和用药,避免出现眼及全身意外的并发症。

(3)术后第一餐进流食,以后逐渐恢复正常饮食。

5. 药物治疗

（1）常规局部用抗生素、激素、散瞳剂等:酌情做结膜下或半球后抗生素及皮质激素注射,如妥布霉素 2 万单位+地塞米松 2.5mg 注射,可连续 3～5 天。若无明显葡萄膜炎反应,则不必注射。应用妥布霉素地塞米松等滴眼液也可获得良好的抗炎效果。可分早、中、晚三组频点眼（5 分钟/次）一小时达到有效的房水药物浓度替代结膜下注射。经全身及局部用药后,使正常的炎性反应,如角膜水肿、线状混浊、少许 KP、房水浮游物或闪光以及瞳孔区纤维膜形成等能很快吸收消退。术后散瞳剂的应用:原则上应使瞳孔可活动,不要固定开大,以免引起粘连,可用 2% 后马托品膏及短效散瞳剂,如 Mydrin-p 或托吡卡胺液。用硅油填充的无晶状体眼不要用阿托品,防止 6 点虹膜周切孔关闭。但眼部葡萄膜炎反应严重时应选用阿托品和托吡卡胺散瞳。如角膜上皮愈合欠佳,可滴用表皮生长因子滴眼剂如贝复舒等,促进上皮修复。

（2）常规全身用抗生素、激素和非甾体类及其相关用药（胃黏膜保护剂等）减少和控制术后眼内细胞增殖反应:玻璃体及视网膜的增殖病变是视网膜脱离的严重并发症,也是手术失败的重要原因。目前临床上尚无一种成熟有效的药物可以防治 PVR,但皮质激素和非甾体抗炎药物,如吲哚美辛、布洛芬等,对眼内细胞增殖有一定的预防和治疗作用已被公认。如甲泼尼龙 1mg/kg,早上顿服 3～5 天,以后可酌情减量。一般经此处理,术后反应较轻并逐渐消退。因此类药对胃黏膜均有一定刺激,有溃疡病史者慎用。要注意每日询问患者消化系统症状,每周作大便潜血检查,同时给予保护胃黏膜药,以减少皮质激素等药带来的副作用,甚至严重全身并发症的发生。

全身应用抗生素并不是绝对必须,但为安全起见,术后常选用广谱抗生素口服 3 天预防感染,特别是对于手术时间长,再次手术者、糖尿病患者等应予预防。

（3）对症处理用药,如降眼压药、角膜营养药物、止血药等。术后常可出现不同程度的眼痛,可给予口服或肌内注射镇痛剂。有些患者因术中牵拉肌肉,手术时间较长,术后可出现恶心呕吐,可给予镇静剂、止吐药。对较严重的呕吐者可暂时禁食和水,

静脉补液 1～2 天多可好转。如因眼压过高引起呕吐应给予降眼压处理。

（4）患者自身全身疾病用药,如降糖降压药等。

6. 术后眼部检查

（1）术后 24～48 小时首次换药,并详细检查眼部情况,以后每日检查。如玻璃体注气者术后眼痛、呕吐重,应根据情况提前打开术眼检查。第一次换药后,仅术眼盖眼垫,不必包扎,这样做除便于行走活动外,更便于每天滴用眼药。

（2）每日测视功能、眼压,裂隙灯及间接检眼镜检查眼前节及眼底。

1）视功能:术后早期常因眼刺激症状、前节反应或填充气体等因素,视力较差,不必强求检查,但应粗略了解视功能情况,应有 5m 光感和各方向光投射正常,否则应积极查找视功能不好的原因。

2）眼前节:注意前房深度,角膜后壁沉着物,前房及瞳孔区。

①由于术后低头位及局部循环欠佳,可引起眼睑肿胀,球结膜充血水肿。一般不需特殊处理,数日后可自行消退。如果球结膜水肿呈泡状嵌在睑裂部,可在结膜表面麻醉下用玻璃棒还纳后稍加压包扎 2～3 日即可回复。也可热敷帮助减轻症状。

②除角膜上皮愈合不良外,有时可因术中长时间灌注,术后眼压异常（高或低）,炎性反应等因素可致角膜实质水肿,后弹力层皱褶改变,一般随时间推移,炎症消退,眼压控制后水肿即可消失。

③无晶状体、充气的眼,术后前房可变浅或消失,此时要检查眼压,眼压较高时要及时处理,眼压 ≤30mmHg,可药物降压观察 1～2 天,一般随气泡的吸收,前房会自行恢复。

④角膜和前房的炎性改变,属术后的正常反应,随着全身及局部抗炎和激素治疗均可逐渐减轻并消失。如经治疗无好转,且渗出加重,出现主诉疼痛,视力下降等,应高度怀疑发生眼内炎,要密切观察并及时处理。

⑤术后前房积血,常同时合并玻璃体积血。常见于术前条件差,术中未充分止血、PDR、晚期 Eales 病或高血压及视网膜静脉阻塞之后,新生血管膜牵拉性视网膜脱离。术后复发性出血常由术后低眼压引起,可先药物治疗,疗效不满意时,酌情再行前房

冲洗或行玻璃体切除术。

⑥晶状体混浊常发生在眼内用膨胀气体的眼。当气体广泛与晶状体后囊接触 12～14 小时后囊下可形成混浊，或葵花状的空泡，随着气体慢慢地吸收，这些混浊也随之消失，短期接触为可逆性，但接触时间过长，可变为永久性的混浊，因此术后要保持正确的体位或头位。

3）眼压测量：术后眼压升高较常见。第一次换药要测量眼压和光感，提倡应用压平式眼压计测量眼压。

4）眼底观察：术后前 3 天应每日用双目间接检眼镜做眼底检查并记录相关情况。

①观察视网膜复位及视网膜下液情况：视网膜脱离若未全复位，应观察视网膜下液的变化并寻找原因。视网膜下液的术后吸收主要取决于裂孔封闭与否及视网膜色素上皮泵的功能。如果裂孔封闭，通常术后 2 天内基本吸收。但一些视网膜色素上皮泵功能较差的患者，例如高龄、高度近视眼等，可能吸收较缓慢。

若液量缓慢减少或无明显增多又未查到原因，可以暂不作处理，密切观察之。若视网膜下液逐渐增多，应积极查找原因并处理，如有未封闭的裂孔应考虑早期手术封孔，根据情况选择扣带术或再次眼内操作处理；如确认系残留增殖组织收缩或再增殖所致，则等待 6 周后处理为宜。若视网膜下液吸收后再度出现，提示存在未完全封闭或遗漏的裂孔，加压崤附近存在视网膜下液证明原裂孔未完全封闭，加压崤周围视网膜平复而其他部位持续存在脱离，提示其他部位存在视网膜裂孔。

②观察视网膜裂孔及加压崤情况：应注意裂孔的封闭情况，包括裂孔是否均在崤上并贴附，裂孔周围有无残留牵拉，边缘有无张力，色素反应是否良好，有无遗漏或新的裂孔等。

一般术后 1～2 天内可以见到冷冻处视网膜水肿，呈现轻度灰白，术后 4～7 天冷冻区视网膜出现椒盐状色素，在脱离的视网膜区域可在术后 7～10 天出现。冷冻区出现的色素是由巨噬细胞堆集而成，与粘连性损害无关。冷冻损害的最大强度需 2 周才发生。

术后可能出现新的裂孔，在术后视网膜未完全复位时应特别注意。新裂孔常发生于玻璃体牵引未

完全解除和存在未处理的视网膜变性区。对于新裂孔，干孔可及早激光治疗，已有视网膜下液应做扣带术或玻璃体切除术。

③气体充填术后者应观察气泡情况：对应用膨胀气体的患眼，应了解该眼用的膨胀气体最大膨胀倍数，膨胀高峰时间以及在眼内存留时间。SF_6 于 24～26 小时膨胀 1 倍，半衰期 4 天，眼内存留 10～12 天左右，C_3F_8 于 72 小时体积增长 4 倍，注入 0.3ml 4～6 周完全吸收。注意气泡大小及其吸收情况、眼内气体的位置，如气体进入视网膜下，通过转动头位使气体自裂孔逸入玻璃体腔，此法无效则考虑手术排出气体。同时应密切注意眼压。另外应注意当气体膨胀时受表面张力作用和气体吸收过程中气泡在眼内滚动摩擦视网膜可产生新的裂孔。

二、视网膜脱离的再次手术

一般视网膜脱离术后 6 个月以内视网膜未复位者称为视网膜未复位；视网膜复位经 6 个月以上或数年之后再次脱离常称视网膜再脱离。视网膜未复位或者视网膜再脱离的原因比较复杂，必须仔细分析，合理掌握再次手术时机，充分估计再次手术的难度和预后，选择合适的方法。

1. 可能原因

（1）原裂孔未封闭

1）裂孔遗漏。因屈光间质不清，瞳孔不能充分散大而影响眼底检查，用直接检眼镜检查眼底及手术而不便做巩膜压迫检查，远周边部裂孔尤其是小裂孔、锯齿缘小裂孔很容易遗漏。因此术前及术中检查绝不能满足于发现一个裂孔，切忌一旦发现第一个裂孔就停止寻找其他可能存在的裂孔，强调发现所有的裂孔和可疑裂孔，并将其全部封闭。

2）冷冻或电凝位置偏差或未完全包围裂孔，或者冷冻、电凝量不足，视网膜色素上皮及脉络膜与裂孔周围的视网膜未能形成牢固粘连，液体再次进入视网膜下。

3）巩膜崤位置不准确，未能顶压裂孔。原因可能为：视网膜下液多，裂孔定位易偏前；眼球后部操作困难，尤其近涡静脉出口处不便作巩膜板层剥离和冷冻；加压物过小，不能完全顶压裂孔边缘；术毕因眼底检查不满意未能发现裂孔偏崤后。此外亦可

见于用"围坝"方式将裂孔围至嵴的前缘，嵴之两端行冷冻至睫状体将裂孔围住，如裂孔前缘未愈合，视网膜下液可以通过睫状上皮扩展至"坝"外的视网膜下，而致手术失败。因此，这种术式是不可取的，北京同仁医院已废弃多年。

4）巩膜嵴高度过高或高度不足：嵴高度不足，裂孔与嵴的距离大，尤其是不放液手术时裂孔不易封闭。术后早期巩膜缝线的撕脱亦可使巩膜嵴低平，裂孔重新开放。过高的巩膜嵴，对于视网膜僵硬的患者，往往使嵴周围的视网膜不能与脉络膜相贴附。

5）不适当的加压，尤其是较大马蹄形裂孔采用环形加压，容易形成放射状的皱褶，使裂孔呈鱼嘴状，与其后的视网膜下腔相通而漏液。

（2）新裂孔形成：新裂孔大多在术后 1 个月内被发现，圆孔占绝大多数。

1）玻璃体牵拉，尤其是过量的冷冻或电凝造成手术区反应大，刺激了增生性玻璃体视网膜病变（PVR）发展，在玻璃体视网膜粘连处因牵拉而致新孔形成。

2）未处理的变性区，尤其是格子样变性区出现新裂孔。

3）过量的冷冻或电凝致视网膜、脉络膜广泛萎缩，其边缘易出现新裂孔。

4）医源性裂孔，主要是放视网膜下液所致，穿刺过深或意外造成视网膜嵌顿、穿孔，或因巩膜缝线时进针过深所致。

（3）增生性玻璃体视网膜病变（PVR）发展：手术刺激，尤其是过量冷冻或电凝，玻璃体积血，脉络膜脱离，葡萄膜炎等刺激 PVR 发展，形成广泛的玻璃体条索牵拉和视网膜固定皱褶，并可使原已封闭的裂孔重新裂开，视网膜难以复位。PVR 是手术失败最常见最主要的原因。

2. 再次手术的判断和时间选择　对视网膜脱离未复位或再脱离的患者，必须综合其年龄、视力需要、病情复杂程度等认真分析，做出是否再次手术的判断。不要轻易放弃再次手术机会，尤其对年轻的患者更应如此，除非没有视网膜复位的希望。对于老年患者，必须仔细考虑全身情况和有用视力恢复的可能性。

术后视网膜复位，裂孔在嵴上，但未见冷冻反应，裂孔未愈合者，应及时行激光治疗或冷冻。术后一周左右，裂孔与巩膜嵴贴附不平，形成鱼嘴状裂孔与其后固定皱褶相交通，可及时行玻璃体注气，以顶压裂孔可能使视网膜复位。

如果须重新打开结膜手术，应尽量在 2 周以内完成，伤口尚未完全愈合，眼球周围瘢痕还未形成，加压物表面纤维包裹尚未完成，再次手术容易分离。术后 3~8 周时，手术区巩膜组织水肿，变软且脆，手术操作较困难，易发生伤口裂开，缝线撕脱，术后反应亦较重，此时可酌情延至 6~8 周后进行。我们认为大多数病例再次手术时间愈早愈好，更有利于视功能的恢复。如不及时手术，视网膜广泛脱离和增殖，即使再次手术，成功率也大为降低。

视网膜脱离再次手术的目的和原则与第一次手术相同，只是再次手术一般比第一次手术复杂，成功率亦受影响，因此再次手术前必须了解第一次手术的术式、具体操作、发生的问题，并作详细的检查，查清第一次手术失败的原因，周密设计手术方案。

3. 手术注意事项

（1）结膜切口和术野暴露：可沿原结膜切口剪开结膜或在原结膜切口后做切口，然后沿巩膜面分离，在分离直肌止端做直肌牵引线时应小心，因术后直肌往往与巩膜组织有瘢痕粘连，直肌下巩膜较薄，分离时易致巩膜穿通。分离深部瘢痕组织时勿损伤涡静脉。经过电凝或冷冻外加压术后，巩膜表面呈淡黄色半透明状，表示巩膜变软，分离时须仔细。巩膜若呈黑色表明巩膜明显坏死，应保留巩膜上的结缔组织。坏死区边缘巩膜表面瘢痕组织较厚，有一定的韧度，可利用其来加固巩膜。如巩膜坏死区脉络膜膨出，有眼内容物脱出危险者，应先放出部分视网膜下液，使眼压降低。若坏死范围较广，应行异体巩膜移植。情况需要可在巩膜加固后的巩膜处行外加压术，不要行板层巩膜剥离。

（2）封闭裂孔

1）如因新裂孔引起，则冷冻外加压封闭裂孔。如果原裂孔未封闭，又发现新的裂孔，应先处理原手术区以外的裂孔，再处理原手术区未封闭的裂孔。

2）如原裂孔冷冻强度不够或新裂孔需冷冻时，应放松加压物的缝线，把冷冻头探入加压物下再重新冷冻。如系加压物位置或大小不合适，裂孔在嵴的边缘或未被完全封闭，应调整加压物的位置或重新替换较大的加压物。如巩膜嵴低平,可在原加压物上做一跨度较宽的巩膜缝线。

3)上方有未封闭的裂孔,单纯玻璃体注射膨胀气体能封闭裂孔使视网膜下液快速吸收。

4)再次手术前未查到明确裂孔宜作巩膜环扎术。对于多次手术,巩膜软化坏死,分离组织困难者应选择玻璃体手术。

(3)巩膜缝线

1)缝线应尽量避开巩膜坏死区,因该处巩膜水肿脆弱,拉紧缝线时很易将巩膜拉裂。不能靠过多拉紧缝线来形成较高的巩膜嵴,而应放视网膜下液使眼压较低,适当拉紧环扎带来增加加压的效果。

2)当巩膜很薄或形成葡萄肿,或先前手术造成巩膜水肿,无法缝线固定加压物时,有报道应用异丁基氰丙烯酸酯组织黏合剂,与明胶、硅海绵、水凝胶等合用,可建立无缝线的巩膜扣带,认为安全有效。

(4)放视网膜下液:如视网膜活动度差,裂孔处视网膜与嵴距离较大,应放视网膜下液。放液点要避开原手术区域,重新选择巩膜健康、视网膜下液较多的区域。

尽管85%的再次手术者术后复位,但术后反应多较重,且PVR可能加重,常有继发黄斑前膜形成而使视力受损。因此争取视网膜脱离一次手术成功应是我们遵循的原则。

(魏文斌 田蓓)

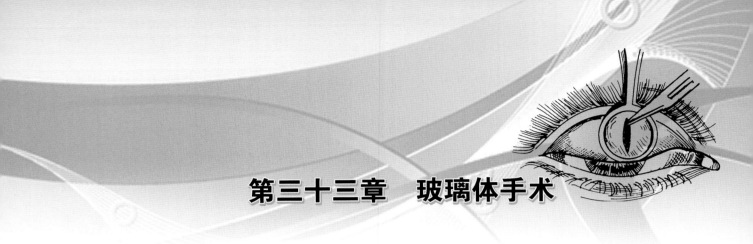

第三十三章 玻璃体手术

自从 20 世纪 70 年代早期，Machemer 开始应用经睫状体平坦部的玻璃体切除术以来，玻璃体视网膜手术领域取得了飞速的发展。1974 年 OíMalley 发明了直径为 0.9mm 的 20G 玻璃体切割仪，这个系统沿用至今也成为目前最主流的玻璃体手术，但现代的 19G 和 20G 的玻璃体切割系统不能实现切口自闭，一旦完成了玻璃体手术，需要用缝线关闭三个巩膜切口，结膜也要缝合。近年来，微创外科学取得了长足的发展，在眼科领域一个新的概念也应运而生，即微创玻璃体视网膜手术，在本章中亦有介绍。

第一节 玻璃体手术的相关器械

一、玻璃体切割机

1. 玻璃体切割头　玻璃体切割头（简称切割头）在切割形式上可分两种类型：往复式和旋转式；在驱动能量上分电动式和气动式。现市售大多数切割头为一次性气动式往复式的切割形式。无论哪种形式的切割头均遵循以下的工作原理：将组织吸入切割孔，然后利用一个运动的和一个非运动的刀口边缘之间的切削动作将组织切断。

2. 负压吸引系统　在玻璃体视网膜手术系统中，与切割头处于同等重要位置的就是负压吸引系统。在切割头上经过切割孔的地方，必须要有一个负压才可将眼内物质移出。通常情况，最低的产生有效玻璃体切除的吸引压力可以减少玻璃体视网膜的牵引。切割速度、负压和液流速度的关系可以灵巧的应用来取得最好的切割效能。

3. 灌注及眼压控制系统　在玻璃体视网膜手术中，眼压是靠进出眼球的灌注和抽吸的液流来维持的。眼内灌注维持眼压的方法经历了几个演变阶段：重力灌注、加压灌注、泄压式气体加压灌注。但由于要求降低手术成本，重力灌注仍是目前国内的主流。

4. 晶状体粉碎和乳化系统　比例式粉碎模式用来解决与脱位晶状体核相关的问题。手术时进入超声粉碎模式后，选取比例式粉碎模式，踩下脚踏后，负压比例式线性上升，一直到踩下一半时负压达到最大预设值，此时维持负压，启动比例式超声粉碎能量，完全踩下时，超声能量达到最大预设值。此模式从根本上消除了巩膜灼伤的最初原因：无足够负压而导致针头阻塞-产热-灼伤。

5. 硅油自动注吸系统　现代玻璃体切除手术中，自动化的硅油注吸系统除了能够快速、安全地注射和抽吸硅油、重水外，还可应用于对眼内膜的操作：水力分层。从而可将液体射入膜下，进行钝性分离。

二、眼内照明及观察系统

现代玻璃体视网膜手术需要更好的照明系统，以帮助手术医师看清眼内最精细的结构。所以，良好的照明系统是一台出色的玻璃体切割机的必备。

而光导纤维的光源、内眼照明的探头是其中的关键设备。

（一）光源

可见光源有五种潜在的对眼睛的危害,包括紫外线对角膜和晶状体的光化学损害,蓝光对视网膜的光化学损害,近红外光辐射对晶状体造成热损伤,视网膜热损害和角膜热损害。

大量研究证实卤素灯泡作为光源提供的照明含紫外光、紫光、蓝光成分很低,降低了视网膜毒性;同时更加匹配视网膜或眼底的最充足的反光性。当今最新的照明配备提供双路电源输出,便于双手操作,并同时提供背景照明和局部照明。此外,还可提供可更换的滤光片,滤除卤素光源光谱中可见光的有毒波长。

近年来随着微创玻璃体手术(23Ga,25Ga)的发展,对后节照明系统提出了更高的要求。由于手术切口减小而造成的 50% ~ 70% 照明亮度降低是当前小切口手术所面临的问题,小口径光纤(25-gauge)在常规照明系统下仅能提供 3 ~ 5 流明的亮度,因此急需亮度更高的照明系统。通过观察广角照明光纤和照明器械,氙光源亮度是卤素光源的 5 ~ 6 倍,且具备滤波功能可有效降低短波长潜在的毒性,因此氙光源更适宜微创玻璃体手术的应用。

（二）光导纤维

目前已有很多带光纤的多功能显微手术器械可以选择。如带照明的可塑性的挑膜钩、带灌注的光纤。

其使用注意事项:

（1）在保证充足的照明条件下,适当减低光源的功率和照明强度。

（2）在手术的非关键时刻,尽量避免在同一部位长时间的局部照明。

（3）根据设备光源的特点,安装相应的滤光片。在更换灯泡时,须待冷却后取下,防止高温烫伤。

（三）悬浮式角膜接触镜

由 8 个镜子和一个固定金属环组成。分别是:

（1）Landers 接触镜固定环:用于固定接触镜。环外有两个突起,有 2 ~ 3 对沟槽,缝线于此处将该环固定于角膜缘。将液体或黏弹剂注入环内,放置接触镜。术中如有血液或空气进入,可移开接触镜,冲洗后,同上重新放置。

（2）Machemer 平镜:表面平坦,用于观察玻璃体深部和后极部视网膜。

（3）Machemer 放大镜:表面微凸,用于观察后部玻璃体和视网膜的细微结构,精细操作时选用此镜。

（4）Landers 双凹镜:屈光度−93D,有晶状体眼的气液交换时使用。

（5）Peyman 广角镜:表面微凹,观察范围60°。用于全局观察眼底或无晶状体眼气液交换时。

（6）Tolentino20$^{\triangle}$棱镜:又称小斜镜,屈光力20$^{\triangle}$。用于观察赤道部附近区域的视网膜和玻璃体,使用时基底朝向所需观察的眼底方位。

（7）Tolentino30$^{\triangle}$棱镜:又称中斜镜,屈光力30$^{\triangle}$。用于观察赤道前附近区域的视网膜和玻璃体,使用时基底朝向所需观察的眼底方位。

（8）Tolentino50$^{\triangle}$棱镜:又称大斜镜,屈光力50$^{\triangle}$。用于观察远周边区域的视网膜和玻璃体,使用时基底朝向所需观察的眼底方位,同时助手协助压迫巩膜。

（9）Woldoff 双凹棱镜:斜凹面,用于玻璃体腔充满气体时观察周边视网膜及视网膜裂孔放液或周边视网膜光凝。

悬浮式角膜接触镜优点:镜片稳定,不需助手持镜配合,并可根据术中需要更换镜片。适用于病情复杂手术时间较长的病例。

缺点:视野小,特别是斜面镜观察对象易变形,远周边玻璃体切除需助手压迫周边巩膜,镜片与角膜表面接触不好,视野不清易导致医源性损伤。

（四）全视网膜镜

配合 Oculus 或 Volk 的 Reinverting Operating Len 系统反转镜,全视网膜镜的应用开创了玻璃体腔全景观察的现代玻璃体手术概念(图 33-1-1、图 33-1-2)。它们可以提供给手术医师正像、全景、广角的玻璃体腔和视网膜图像,将玻璃体视网膜的组织关系更好的提供给医师。

现在市场上广角镜有很多种。其中,以 Schlaegel Rodenstock 和 Stanley Chang 的全视网膜镜为佳。68°的全视网膜镜适合观察黄斑、血管弓及其周围组织。130°的全视网膜镜适合观察玻璃体腔全景。使用时,如另一助手手持镜稍加倾斜,则会获得更大的视野范围(可观察到包括360°锯齿缘在内的全部视网膜),可以无须压迫巩膜就很好的处理基底部玻璃体和远周边的视网膜。

全视网膜镜的缺点在于助手手持时如手术时间长易疲劳。现已有无须手持的全视网膜镜支架问世。

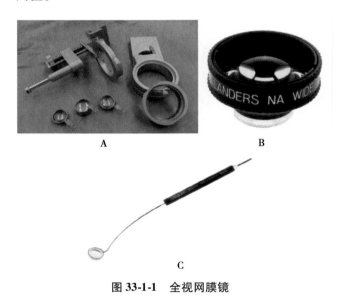

A　　　　　　　　　B

C

图 33-1-1　全视网膜镜

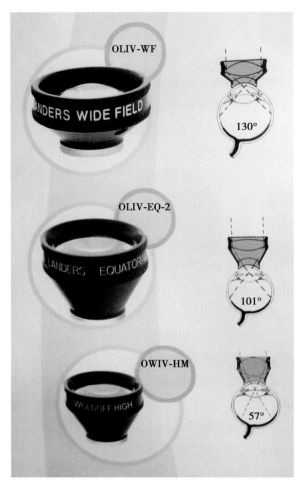

图 33-1-2　几种全视网膜镜的眼底像范围

(魏文斌　田蓓)

第二节　玻璃体充填物

理想的玻璃体填充物首先应具有光学透明性,且屈光指数与玻璃体接近,以利于眼内情况的观察,并可以方便地进行眼内光凝,无界面光学变形影响,同时利于术后视力的提高。其次,pH 接近眼内环境,且化学性质稳定无眼组织毒害作用。第三,应具有适度的黏度、表面张力和适度的比重等流体力学特性。第四,应避免膨胀作用防止急性高眼压的发生。

一、眼内灌注液

玻璃体切除手术中使用灌注液替代手术中被切除的玻璃体,维持眼球形状和眼压。灌注液的渗透浓度和 pH 是影响眼组织功能的重要因素。正常角膜内皮耐受的渗透浓度 200 ~ 500mmol/L。角膜内皮最适宜的 pH 为 6.9 ~ 7.5。下面介绍两种灌注液配比:

1. 北京同仁眼科中心配制眼内灌注液　此配方灌注液应用多年,价格低廉,易于配制,适宜于绝大部分玻璃体视网膜手术患者,对维持术中角膜清亮及减轻术后炎症反应有明显效果(表33-2-1)。

2. 必施佳眼内冲洗灌注液　市售必施佳眼内冲洗灌注液是一种无菌眼内冲洗灌注液,适用于各种眼内手术。此灌注液不含防腐剂,需在手术需要使用之前才进行配制。

表 33-2-1 眼内灌注液

成分	体积(ml)
复方氯化钠注射液	500
副肾上腺素	0.5
地塞米松	0.2(0.2mg)
50%葡萄糖液	1
5%碳酸氢钠	10

第Ⅰ部分为 480ml 无菌溶液装于 500ml 单剂量瓶中,第Ⅱ部分浓缩液直接加入其中。配制后每毫升含氯化钠 7.14mg,氯化钾 0.38mg,二水合氯化钙 0.154mg,二水合氯化镁 0.2mg,磷酸二氢钠 0.42mg,磷酸氢钠 2.1mg,葡萄糖 0.92mg,二硫谷胱甘肽 0.184mg,盐酸和(或)氢氧化钠(用于调节 pH)。

二、气体填充物及其特性

(一) 气体填充物的作用

1. 利用气体表面张力和向上浮力机械性顶压裂孔(其浮力为硅油的 10 倍),使裂孔关闭,展平视网膜,阻止液体进入视网膜下,利于色素上皮泵功能的恢复。

2. 恢复眼容积,维持眼压。

3. 帮助术中止血、眼内光凝和眼内放液。

(二) 基本适应证与禁忌证

1. 基本适应证

(1) 视网膜冷冻、放液、环扎、外加压术后须补充眼内容积维持眼压者。

(2) 玻璃体切除手术中及术后维持眼内容积并顶压裂孔。

(3) 无玻璃体牵引及增生性视网膜病变的黄斑裂孔视网膜脱离。

(4) 预期的外加压手术未能查到视网膜裂孔而进行诊断性气泡技术查找裂孔。

2. 禁忌证

(1) 严重增生性玻璃体视网膜病变(如 C₃、D 级)。

(2) 明显玻璃体牵拉的病变。

(3) 严重青光眼患者。

(4) 下方裂孔引起的下方视网膜脱离。

(5) 年幼或智力低下(不能配合手术)者。

(6) 罹患严重关节炎、心肺疾病而不能活动者。

(7) 近期将乘坐飞机或到高海拔 1200m 以上处者。

(8) 因各种原因不能配合体位者。

(三) 常用的气体填充物

1. 空气 半衰期 2 天,眼内注射 2ml 空气,5~7 天完全吸收。

适用于术毕眼压过低,用来升高眼压或暂时性推压裂孔,展平视网膜。不宜用于并发增生性玻璃体视网膜病变(PVR)的病例。

2. 长效气体

(1) 长效气体的种类:目前,长效气体有六氟化硫(SF_6)和全氟化碳系列产品,以全氟丙烷(C_3F_8)、全氟乙烷(C_2F_6)最为常用。其中 C_3F_8 适于顶压 8 点~4 点方位的裂孔,而 SF_6 在黄斑裂孔中较为常用。

(2) 长效气体的物理性质(详见第三十二章第五节)。

(3) 动力学分期和注意事项:气泡与组织内气体分压决定氮和长效气体的交换速度。气体交换分:膨胀期—过渡期—吸收期,气体通过进入脉络膜循环和溶解于房水吸收。应注意的是:

1) 全身麻醉氧化亚氮的水溶性为氮的 34 倍,可致长效气体过度膨胀,眼压迅速升高,甚至视网膜中央动脉阻塞。因此,特别注意,应在停用氧化亚氮 15 分钟后方可注入长效气体。

2) 眼内有长效气体者应避免空中旅行或到海拔高于 1200m 的地方。

(四) 眼内气体量估计

一般,可以瞳区气体与液体界面水平判断眼内气体的量(图 33-2-1)。

患者取坐位,向前平视,若气液界面在瞳孔中央,眼内气体占玻璃体腔 50% 容积;若在 10 点~2 点水平,气泡约占 25% 容积;若在 8 点~4 点水平气泡占 75% 容积。依此类推。

(五) 术后体位

术后保持必要的头位或体位是手术成功的必要条件(详见第三十二章第五节)。

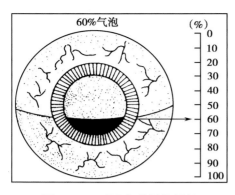

图 33-2-1　眼内气体量的判断

1. 每日保持必要的头位或体位 12～16 小时，睡觉时可侧卧，避免平卧，直至剩下小气泡。

2. 术后根据气泡吸收情况、裂孔位置及有效顶压面积等决定是否需要二次气液交换。

（六）气体应用的并发症

1. 气体进入视网膜下

（1）预防

1）术中充分松解牵拉裂孔缘的前膜，裂孔附近残留牵拉病变者为应用气体的禁忌证。

2）注气时针尖要锋利，进针后从瞳区见到针尖后方可注气。注射器需干燥，注气应快速，一次注入，避免出现多个小气泡。

3）气液交换时保持眼压稳定，防止过低。

（2）处理

1）气体进入脉络膜上腔，可见棕色球形隆起，需切开相应部位巩膜或刺穿脉络膜，放出气体。同时向玻璃体腔注入气体以压回隆起的视网膜及脉络膜。

2）手术后小气泡经裂孔进入视网膜下者，可改变体位使气体经裂孔逸出，回到玻璃体腔，无效时需行玻璃体切除、气液交换术。

2. 高眼压　长效气体注入眼内，眼压升高与所注射气体的百分比、注入量和气体种类有关（可参照表 32-5-1）。20% 六氟化硫（SF_6）、12% 全氟丙烷（C_3F_8）术后不膨胀。注入后 6～8 小时应测眼压、观察术眼有无光感。

3. 晶状体混浊　气泡过大或患者不能保持要求的体位，气泡与晶状体后囊接触过久，可致晶状体混浊，表现为后囊下羽毛状或空泡状混浊。手术时可保留毗邻晶状体之后的前部玻璃体凝胶，手术后严格保持要求的头位，避免晶状体与气泡大面积接触。

4. 角膜内皮功能失代偿　无晶状体眼要求术后严格保持体位，切忌仰卧，防止气泡与角膜内皮接触，可避免此并发症发生。

5. 出现新的视网膜裂孔　合理正确选择气体适应证，手术中充分解除玻璃体牵拉，手术后患者保持安静及一定的头位，以避免发生新裂孔。

6. 增生性玻璃体视网膜病变加重　合理正确选择气体适应证，手术中充分解除玻璃体牵拉及剥离、切除膜。

三、硅油

（一）理化性质

硅油的构成分子：聚二甲基硅氧烷（POMS）。屈光指数 1.404，比重 0.97，表面张力 70dyn/cm^2（对空气），40dyn/cm^2（对水）。硅油的纯度和黏滞度影响到填充后的并发症。临床应用黏度应为 0.1～0.5m^2/S（1000～5000CS），以 5000CS 为佳。硅油封闭裂孔不在于它的黏度，而在于它的表面张力，但黏度较高的硅油可以防止硅油异位的发生。

（二）基本适应证与禁忌证

硅油具有近于完全的填充作用，所以下方裂孔、多发裂孔及广泛的视网膜切开时应选择硅油作为更可靠的眼内填充物。可提供清晰、透明的眼内介质，有利于术后补充眼底激光治疗。硅油较 C_3F_8 填充时间长，可以减少 aPVR 术后低眼压的发生率。同时硅油可起机械止血的作用，尤其是对于增生性糖尿病视网膜病变和行视网膜切开术的患者。但是持续的眼内填充，引起硅油周围界面再增殖，并在某种意义上增加了增殖活性。

1. 适应证

（1）并发增生性玻璃体视网膜病变 C3、D 级的视网膜脱离。

（2）巨大裂孔性视网膜脱离。

（3）后极部孔源性视网膜脱离。

（4）牵拉性视网膜脱离。

2. 禁忌证　尚无明确禁忌证。

（三）术后并发症

1. 白内障　与硅油在眼内存留时间长短有关。适时取出硅油，明显混浊者可行白内障手术。

2. 青光眼　对无晶状体眼做硅油填充应行 6 点位虹膜周切，防止硅油进入前房继发青光眼（图 33-2-2）。早期发生的短暂高眼压与睫状体水肿、葡萄膜炎症有关，应用糖皮质激素、非甾体抗炎药及活动瞳孔后眼压可恢复正常。继发性青光眼药物治疗有效，少数需行抗青光眼手术。

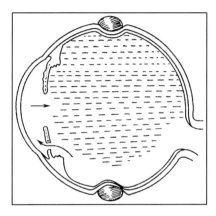

图 33-2-2　无晶状体眼 6 点位虹膜周切房水循流

3. 硅油进入前房　无晶状体眼多发。检查 6 点周切口是否通畅，如为周切口阻滞，则 YAG 激光打通解除阻滞，保持俯卧体位，硅油常可复位。少数可行前房成形术注入黏弹剂，将硅油退入后房，同时保持俯卧体位。如排除周切口问题，虹膜缺如或硅油反复进入前房，且有角膜并发症发生，视网膜条件不宜取出硅油者，可放入虹膜隔晶状体阻挡硅油，保护角膜。

4. 角膜病变　在无晶状体眼和人工晶状体眼，硅油进入前房后与角膜内皮接触，阻断了角膜营养物质的运输，导致角膜内皮功能失代偿。表现为大疱性角膜病变（角膜内皮细胞数目减少）和角膜带状变性（角膜前弹力层碳酸钙沉积）。虹膜 6 点位的周切可减少硅油进入前房的概率，但仍不能完全避免。严重者需行角膜移植手术。

5. 硅油乳化　硅油乳化指术后一段时间硅油形成粉尘状的小滴。可分为 3 期：

Ⅰ期：玻璃体腔视网膜表面细小泡状物。

Ⅱ期：前房内出现乳化小油滴，前房上方泡状物。

Ⅲ期：前房充满乳化硅油，继发性青光眼。

乳化的发生与硅油的纯度和黏滞度有关，愈高纯度愈高黏滞度的硅油愈不易乳化。注入硅油时应尽可能地将硅油充满玻璃体腔。一旦发生乳化，应取出硅油或更换高黏度的硅油。

6. 低眼压　硅油填充术后低眼压较继发性青光眼更常见。引起术后慢性低眼压的原因是视网膜前膜，尤其是前部增生性玻璃体视网膜病变造成的弥漫性收缩。目前尚无有效治疗办法。

（四）硅油取出术

硅油在眼内起暂时的充填作用，如视网膜已良好黏附于视网膜，则硅油无继续存在的价值。目前硅油取出的时机尚无定论，一般视网膜平复维持 3～6 个月时可取出硅油。

1. 基本适应证

（1）视网膜稳定复位，无明显的增生性玻璃体视网膜病变复发迹象，视功能好。注意：

1）年轻患者，视网膜病变稳定，手术后 3 个月可取出。

2）曾行全视网膜光凝的增生型糖尿病视网膜病变者应尽早取出硅油（如手术后 6～8 周）以保持晶状体透明，稳定视力。

3）无增生性玻璃体视网膜病变的巨大裂孔病例，视网膜复位后 3～4 周即可取出硅油。

4）严重的增生性玻璃体视网膜病变、多次手术、视网膜切开者，取油时间应推迟。

5）年老者，宁可延期取油，直至并发症出现。

（2）有严重的硅油并发症发生。

2. 禁忌证　无明确禁忌证，严重低眼压者，因硅油有助于维持眼球外形，可长期保留。

3. 手术操作方法　有直视法和间接法两种硅油取出方法。

（1）直视法：常规玻璃体视网膜手术三切口，在全视网膜镜或斜面镜引导下，应用光导纤维照明眼底，详细观察硅油泡的情况。完全吸取硅油泡，并行气液交换，直至乳化硅油交换干净。

此种方法虽有三个切口，操作稍复杂，但所有操作均在直视下进行，便于观察眼底情况，并利于并发症出现时的操作。

（2）间接法：特别适用于无晶状体眼的硅油取出。仅需做两个切口，一为灌注口，二为硅油取出口。硅油取出口可选择睫状体平坦部切口或清亮角膜缘切口。此种方法的优点是切口少，操作少。缺点为非直视，需观察显微镜照明下硅油界面反光，判定硅油取出情况。硅油完整取出后，气液交换不完全,需再次详查眼底视网膜情况。对术者经验要求较高。

对于有晶状体眼若前房无硅油存在,也可采用睫状体平坦部切口,做颞下方或鼻下方灌注,用18～19号针头进入玻璃体腔,于显微镜下观察硅油泡界面,负压抽吸硅油(图 33-2-3)。若前房存在乳化的硅油,可先做角膜缘切口取出前房硅油,以改善眼后段可见度,再从平坦部取出玻璃体腔内的硅油。若前房存在一个油泡,说明晶状体悬韧带异常。可从平坦部取出玻璃体腔内的硅油,再做角膜缘切口取出前房硅油(图 33-2-4)。

(五)手术技巧及心得体会

1. 开始取硅油时如遇灌注不畅时,往往是由于灌注口内有硅油珠。通常提高灌注,加大吸引可解决。如仍灌注不畅,可自灌注三通处应用一注水针管冲洗,直至硅油从灌注口移出。

2. 乳化硅油很难取尽,可做气液交换以置换出残留小油滴。气液交换时可能会遇到眼球塌陷,眼

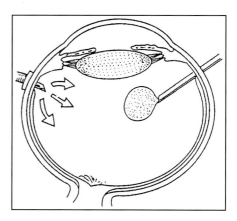

图 33-2-4　硅油界面的观察——最后残留的硅油泡

压瞬间降低的情况。应注意间断点按笛针气孔,可避免眼压瞬时降低。气液交换不必过于频繁多次,以免出现视网膜并发症。

3. 术毕应常规检查眼底,明确视网膜复位与否和有无大油泡残留。

4. 并发白内障、继发青光眼眼压失控者、角膜内皮失代偿者、眼底病变者需联合手术。

(六)并发症及其处理

1. 视网膜脱离复发。

2. 眼球萎缩。

3. 驱逐性出血。

四、过氟化碳液体在眼内填充中的应用

(一)全氟化碳液体的理化性质

全氟化碳液体俗称"重水",为无色无味的透明惰性液体,比重大于水。全氟化碳液体的应用简化了手术操作,提高了手术成功率,促进了现代玻璃体手术的进展。目前临床常用者如表 33-2-2。

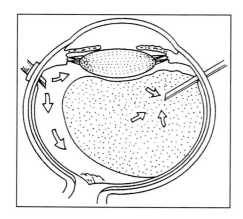

图 33-2-3　硅油界面的观察——针头位于硅油泡内
(针头处可见液流)

表 33-2-2　常用全氟化碳液体

全氟化碳液体	分子式	相对分子质量	比重	运动黏度	屈光指数	蒸气压力	表面张力
全氟三丁烷胺	$C_{12}F_{27}N$	671	1.89	2.6	1.29	0.15	1.6
全氟辛烷	C_8F_{18}	438	1.76	0.8	1.27	6.65	1.4
全氟十萘	$C_{10}F_{18}$	462	1.94	2.7	1.31	1.80	1.6
全氟菲	$C_{14}F_{24}$	624	2.03	8.03	1.33	<0.13	1.8

(二)基本适应证

适应证包括:

(1)严重 PVR。

(2)巨大裂孔。

(3)PDR。

(4)晶状体或人工晶状体脱位。

（5）严重的外伤性视网膜脱离和(或)眼内异物。

（6）大量的视网膜下出血。

（7）脉络膜上腔出血。

（8）眼内肿瘤局部切除术。

（三）使用方法原则和注意事项

全氟化碳液体的使用方法在手术中是灵活多变的，更多时候它起到的是机械展开、稳定视网膜的作用，借此帮助打开视网膜漏斗、展平翻转的视网膜，并挤压出视网膜下液。具体应用后续各论均有介绍，在此仅强调应用方法的一般原则和注意点：

1. 注入之前一般先应做细致完整的玻璃体切除术。

2. 应用 20～23 号钝针头在视盘前注入全氟化碳液体有助于打开视网膜漏斗、避免不必要的损伤、减少发生牵拉性裂孔的机会（图 33-2-5）。

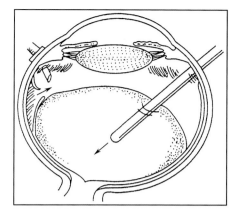

图 33-2-6　针头要保持在已注入的液泡内

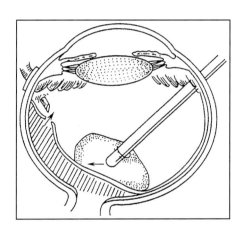

图 33-2-5　视盘前注入全氟化碳液体

3. 注入全氟化碳液体应缓慢、小心，注入针头要保持在已注入的液泡内，以免形成分散的鱼卵样小滴，影响观察眼底及排净（图 33-2-6）。

4. 液体平面要保持在任一大裂孔之后，防止液体进入视网膜下（图 33-2-7）。

5. 一般不在全氟化碳液体下做膜剥离，防止液体进入视网膜下。

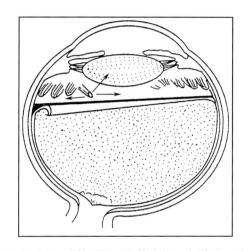

图 33-2-7　液体平面要保持在任一大裂孔之后

（四）并发症和处理

1. 术中全氟化碳液体进入视网膜下，可用笛针吸出。

2. 蛙卵样小滴形成。注入针头保持在已注入的液泡内可防止发生，如已形成，可用器械头轻击，使小滴破碎融入大液滴。

3. 手术后全氟化碳液体残留。残留大滴应取出，有晶状体眼自后路取出；无晶状体眼令患者俯卧位使之进入前房，坐位下经角膜下缘取出。小滴残留可观察。

第三节　玻璃体手术的基本适应证

一、玻璃体异常

1. 出血性混浊　外伤者 2 周以后、其他原因所

致者 3 个月以后吸收不满意，即可考虑手术。

2. 炎性混浊　慢性葡萄膜炎，以清除炎症碎屑、清亮屈光间质、取标本做病原学检查并处理牵拉并发症。

3. 代谢性混浊　如玻璃体淀粉样变性。

4. 先天异常　先天性脉络膜缺损合并视网膜脱离、牵牛花综合征合并视网膜脱离、PHPV、先天性视网膜劈裂合并视网膜脱离等。

5. 脱位的晶状体或人工晶状体　并发于白内障手术、继发于 Marfan 综合征、孤立性胱氨酸尿症、外伤或梅毒等。

6. 眼内异物　眼球穿孔伤伴严重出血或视网膜脱离、眼内异物(尤其是非磁性异物)伴出血、或异物嵌顿于组织、或已包裹。

7. 眼内寄生虫。

二、视网膜脱离

1. 孔源性　合并玻璃体积血的视网膜脱离、合并增生性玻璃体视网膜病变(PVR)C2 级以上或 D 级的视网膜脱离、后极部裂孔性视网膜脱离、巨大裂孔性视网膜脱离以及不同位置的多发裂孔性视网膜脱离。

2. 牵拉性　由眼外伤、视网膜血管病、眼内炎症等所致的玻璃体机化牵拉造成的视网膜脱离。常

见的有糖尿病视网膜病变、视网膜分支或中央静脉阻塞、镰状红细胞性视网膜病、Eales 病以及其他类型的血管炎性病变,伴或不伴视网膜脱离。

三、黄斑疾病

如特发性或继发性黄斑前膜、黄斑裂孔、玻璃体-黄斑牵拉、特发性黄斑裂孔、中心凹下脉络膜新生血管膜或黄斑前膜造成视力障碍者。

四、肿瘤

眼内肿瘤局部切除及眼内占位病变的诊断性玻璃体切除术,用于获取玻璃体标本做细胞学检查、培养等,如用于诊断肿瘤、眼内炎、葡萄膜炎或病毒感染等。

五、其他

如恶性青光眼的手术治疗。

(魏文斌　田蓓)

第四节　玻璃体手术的操作技术

一、玻璃体手术的常规操作

(一) 眼外操作

1. 麻醉　玻璃体手术一般采用局部麻醉,球后注射结合上、下眼睑局部注射,通常使用2%利多卡因加等量0.75%布比卡因 3～5ml。12 岁以下儿童可采用全身麻醉,精神紧张患者可采用局部麻醉联合地西泮镇痛,有心血管疾病患者联合应用心电监护。

2. 开睑　可使用显微开睑器开睑。

3. 球结膜切口　若需行巩膜环扎术,自角膜缘做360°球结膜切口,牵引四条直肌;若不需行巩膜环扎术,则只在颞下、颞上、鼻上(拟行巩膜切口处)做局部结膜切口。再次手术者分离结膜时注意勿损伤或穿破巩膜。

4. 预置巩膜环扎带　根据眼内病变的情况选

用适当宽度的环扎带,常用 2.5mm 或 5mm 宽的环扎带。于 4 条直肌之间固定环扎带于赤道部和基底部之间,为缓解玻璃体基底部牵拉的环扎带其固定缝线前臂应与直肌附着处同水平。环扎带暂不拉紧,待眼内手术操作完成之后再拉紧,保留适量周长。

5. 电凝止血　用眼外电凝头轻度电凝拟行巩膜切口处的巩膜表层血管,以防切开时出血。

6. 巩膜切口　理想的巩膜切口位置应该位于睫状体平坦部,在玻璃体基底部之前。

(1) 有晶状体眼:巩膜切口位于角膜缘后 3.5～4.0mm。

(2) 无晶状体眼、拟行晶状体摘除眼或人工晶状体眼:巩膜切口位于角膜缘后 3.0mm。

(3) 婴儿或有视网膜前移位的眼巩膜切口应更靠前。

(4) 三个巩膜切口位置通常位于 9:30、2:30、

3:30(左眼)或 8:30(右眼)。灌注口位于外直肌止端水平子午线下缘,切割口、导光口位于内、外直肌止端水平子午线上缘,两者夹角以大于 120° 为宜(图33-4-1)。

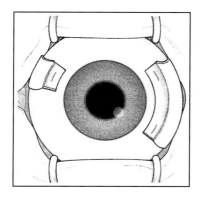

图 33-4-1　闭合式三切口玻璃体切除术的切口设置

7. 置灌注头

(1) 用6-0可吸收缝线在拟做灌注口的周围预置褥式缝线,缝线平行于角膜缘,以切口为中心,两线相距约 1.5mm,深达 2/3 巩膜厚度,巩膜内潜行 1.5mm(图33-4-2)。

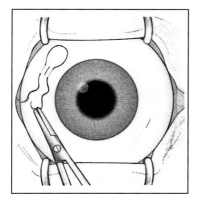

图 33-4-2　灌注口的缝线放置

(2) 用显微玻璃体视网膜刀(micro vitreoretinal blade,MVR 刀)做巩膜切口,其扁平部平行于角膜缘。有晶状体眼刀尖朝向眼球中心,无晶状体眼或人工晶状体眼刀尖可略向前。刀最宽部必须经过睫状体平坦部上皮组织,即刀尖进入眼内约 5mm。刀进入后在瞳孔区应可见其尖端,若有组织被顶起,则需重新穿刺。

(3) 排空灌注管内的气泡(灌注管尾端经三通接灌注液),关闭灌注,退出 MVR 刀后,立即将灌注头插入眼内,灌注头斜面朝向瞳孔区,经瞳孔区检查确定灌注头位于玻璃体腔内后,用褥式缝线固定灌注头,打活结。若灌注头前端有组织被顶起,则应重新用 MVR 刀穿刺,重新放置灌注头。只有确认灌注头位于玻璃体腔内、表面无组织后才能打开灌注。

(4) 拟保留晶状体时,可在灌注管内留一小气泡,以其标志晶状体后囊,以避免术中误伤晶状体。

(5) 一般选用4mm长的灌注头。有脉络膜增厚、睫状体平坦部被致密血膜、炎症细胞或纤维组织覆盖、或有睫状体平坦部脱离、严重脉络膜脱离时,应选用6mm长的灌注头。婴幼儿选用 2.5mm 长的灌注头。

8. 缝角膜接触镜支架　用6-0可吸收缝线在两侧(多选3点与9点位)近角膜缘处各做一浅层巩膜缝线,平行于角膜缘缝合,分别结扎固定角膜接触镜支架的两臂,注意使角膜位于支架环的中央。

9. 用 MVR 刀以相同方法做上方另两个巩膜切口。

(二) 眼内操作

1. 左手持光导纤维头、右手持切割头手柄垂直插入巩膜切口,确认两器械头在玻璃体腔内,关闭显微镜照明或保留弱光。在有晶状体眼术者手腕位置应稍高,以使器械向后,以免伤及晶状体。

2. 光导纤维照明有两种方法

1) 直接照明法:将光线投照在切割头开口部前方,直接照亮玻璃体,可减少眩光。在切除清亮的成形玻璃体时,应用直接照明法较好。

2) 间接照明法:将光线照向后极部视网膜,用反射光照明手术操作区域。术中注意切割头和光导纤维头必须始终保持在视野内,切割头必须在光导纤维引导直视下移动。

3. 确认灌注开通后,开始进行玻璃体切除。一般将吸引设定为 13.3 ~ 20.0kPa(100 ~150mmHg),切割频率设置为 400 ~ 600 次/分或更高。越接近视网膜切割频率应越高、吸引越低。在脱离的视网膜前尤其是在活动度大的视网膜前切除玻璃体时,吸引压力应进一步减低。

4. 先在中央部前玻璃体试切,若不能有效切除或吸引不足或停止吸引后不能放开组织,则需更换切割头或重新检查安装器械。

5. 先切除中轴部的前玻璃体,然后向前、向后、向四周扩大。调整显微镜的 X-Y 轴,使器械头位于手术野的中央,根据手术位置深度的变化调整显微镜焦距的深度。

6. 视网膜在位且可见时,将切割头刀口朝向玻璃体直接切除,可活动的玻璃体会自切割头后面包绕在切割头周围,卷入刀口;切除受牵拉的玻璃体或要切断玻璃体条索,切割头刀口须直接朝向欲切处。

7. 根据眼内病变情况采取不同的切除顺序　无视网膜脱离时,通常由前向后切除中轴部玻璃体,再由后向前切除皮质部玻璃体,可适当保留基底部玻璃体。有视网膜脱离时,先切除前部中轴部玻璃体,再切除基底部玻璃体,最后切除后部玻璃体。

8. 后部玻璃体切除

(1) 根据玻璃体与视网膜之间不同的关系采取不同的处理方法:如果视网膜部分脱离,尽可能在未脱离的视网膜前先切开玻璃体后界膜,最好在玻璃体与视网膜已发生后脱离处,术前超声波检查有助于选择切开部位。如果视网膜全脱离,最好在视网膜脱离较低处切开玻璃体后界膜;玻璃体无后脱离时,最好自视盘前切开后界膜。

(2) 无玻璃体后脱离时,用切割头或带硅胶管的笛形针在视盘鼻侧边缘外、靠近视网膜进行吸引,观察无液体在吸引管中流动或轻摆笛形针时硅胶管反方向弯曲,则表明吸住了后皮质。加大吸力至 200~300mmHg,即可使后界膜与视网膜分离。继续更换部位吸引,将全部后界膜吸起(图 33-4-3)。TA 标记可增加玻璃体可见度,方便手术操作。

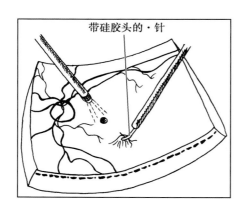

图 33-4-3　人工玻璃体后脱离——笛形针吸引玻璃体后皮质

(3) 打开玻璃体后界膜后,立即停止切除和吸引。看清视网膜后,将切割头自后界膜切开处伸入

膜后,将切割头刀口背向视网膜,用低压吸引,自玻璃体切开处向周边呈同心圆式逐渐扩大切割范围。

切开后界膜后,如果视网膜前有血液覆盖,可用带硅胶管的笛形针吸除血液,直至露出视网膜。

9. 切除周边部玻璃体　在安全允许的情况下,应尽可能切除周边部玻璃体,露出周边部视网膜,以减少前部 PVR 的发生,提高手术的长期成功率。在视网膜脱离合并严重 PVR、特别是前部 PVR 时,应行完全的基底部玻璃体切除。

(1) 为较彻底地切除周边部玻璃体,常需先行晶状体去除术。

(2) 若要保留晶状体,在切除位于切割头对侧的远周边部玻璃体时,为避免切割头杆部伤及晶状体后囊,应双手交换器械,使切割头与要切除的周边部玻璃体位于同一侧。

(3) 宜采用"刮脸法"切除周边部玻璃体,可选用高速切割头,将切割头紧贴视网膜表面,刀口倾斜,用低吸引、高频率,逐步切除玻璃体。一旦出现视网膜被吸或有被误切危险时,应立即停止切除,但不要将切割头移离视网膜,以免造成视网膜撕裂。

(4) 巩膜压迫法:在切除周边部玻璃体时,常须用巩膜压迫法暴露周边部玻璃体。由助手用虹膜复位器或巩膜压迫器自巩膜外加压,以使术者能看到周边部视网膜,并接近周边部玻璃体。注意在压迫开始时,先明确眼内器械在压迫区的位置;压迫时,助手不要随意移动压迫位置,以免在压迫过程中器械误伤视网膜。

(5) 在切除周边部玻璃体时使用接触或非接触的广角可视系统(全视网膜镜)可减少使用巩膜压迫法。

(三) 结束手术

1. 器械取出后立即在巩膜切口处插入巩膜塞,再通过灌注调整眼压至正常。

2. 玻璃体嵌顿的处理　关闭灌注,取下一个巩膜塞,用切割头在低吸引状态下切除嵌顿的玻璃体。

3. 关闭切口前检查眼底,巩膜压迫法检查周边部视网膜、玻璃体基底部及器械入口后方,检查玻璃体是否切除充分、有无并发症。

4. 用 6-0 或 7-0 可吸收缝线"8"字或褥式缝合,关闭上方两个巩膜切口。行针深度应达 2/3 巩膜厚度,潜行距离不短于切口长度。眼内注入气体者,在切口处滴生理盐水,检查切口密闭情况。

5. 预置巩膜环扎带者,结扎预置缝线,拉紧环扎带。

6. 调整眼压至正常后,结扎预置缝线,拔出灌注头并关闭切口。

7. 用6-0或7-0可吸收缝线关闭球结膜切。

二、特殊的眼内操作

(一) 膜剥离与切除技术

无论是新生血管膜还是视网膜前膜,在手术中清晰地判断膜与视网膜的解剖关系,循力学方向加以松解切除是手术成功的关键。

1. 视盘及黄斑新生血管膜的剥离切除

(1) 由于玻璃体后界膜及后部玻璃体都已切除干净,新生血管已失去蔓延支架,故视盘新生血管膜的去除原则应为解除其与周围玻璃体的粘连,将之孤立,以后会逐渐萎缩。如视盘新生血管膜与视盘呈较细的蒂状粘连,则可应用视网膜镊拔除。如视盘新生血管膜血管粗大,颈部较宽并呈喇叭形向视网膜内延伸者,应先行眼内电凝。电凝距离应大于5mm,以免热量损伤视盘,导致视神经损伤。

(2) 黄斑区新生血管膜应利用玻璃体剪游离纤维膜,并切除与之粘连的玻璃体。应用膜钩或垂直剪伸入膜与视网膜之间分离,完整分离后将其剪碎,应用切割头分别切除。注意勿撕破黄斑。

2. 视网膜前膜的剥离切除　视网膜前膜外观上分为两种:一为薄纱样,半透明,无血管;一为厚片状膜,有一定硬度,上面有时会有粗大血管增生,附着于视网膜表面导致星状皱褶或条索样外观,视网膜往往僵硬。处理方法:

(1) 对于薄纱样视网膜前膜应注意调整光导纤维的角度,用膜钩或20号针头,于膜与视网膜的空隙处进针分离。如为片状膜,则分离开膜外围线状粘连,再行剥除。如为条索样膜,则从固定皱褶凹陷处开始,应用视网膜剪分段剪开,再行切除。

(2) 厚片状膜的分离技术:应用膜钩于缝隙处探通,再应用垂直剪进入膜下,锐性或钝性分离膜与视网膜。或行放射状切开视网膜前膜,再行膜分离。对于瘢痕性增殖膜,有时需用铲形膜剥离器才能将其游离。将膜分成小片然后逐个切除的蚕食术是分

离片状厚膜的较好技术。

(二) 视网膜下增殖组织的切除方法

视网膜下增殖组织的操作技术应是玻璃体视网膜整体操作中最难、精度要求最高的技术。处理视网膜下增殖的原则为:视网膜下增殖尽量取出,如实在困难,则解除松解视网膜复位即可。

1. 如视网膜下增殖膜附近有视网膜裂孔,则可经原裂孔伸入玻璃体剪,剪断增殖组织,并用膜镊将其取出。如无视网膜裂孔,则须于视网膜膜下增殖组织附近易操作处先行水下电凝,然后切开视网膜,再进行上述操作。

2. 干树枝状增殖,应将其主干切断,然后应用视网膜镊轻轻牵拉,将其取出。如无法取出,应仔细判断力学方向,在相应处(撑起视网膜最高处)作视网膜切口,切断分支,复位视网膜。

3. 晾衣竿和餐巾环状视网膜下增殖,如走行距离过远,可行两个视网膜切口。

(三) 玻璃体增殖条索的切除方法

对于较软的条索,可于边缘内直接进切割头切除。但玻璃体机化条索的增殖组织往往粗大坚韧,有时切割头甚至不能切除。此时,应利用眼内剪和视网膜镊松解条索并取出。

1. 准确判断条索牵引的力学方向,解除顺序为:如向心方向的牵引和切线方向的牵引并存时,先松解向心性牵引导致的漏斗状视网膜脱离,然后再分离和松解切线方向牵引。

2. 条索内如有新生血管者,先应用电凝烧灼,然后于薄弱处应用视网膜剪剪断,应用蚕食法切除。

(四) 内排液技术

内排液技术实为气液交换的一种形式,利用笛针将视网膜下液自玻璃体腔内放出,从而使视网膜复位。此种技术适用于后极部裂孔所致的视网膜脱离。

1. 笛针头放于裂孔边缘即止,避免过深插入损伤脉络膜血管造成大出血。

2. 放液时可看到视网膜下液从裂孔涌出,常使裂孔增大。气体交换和放液速度要保持注吸平衡,交换速度不宜过快。

3. 对局限性、牵引性视网膜脱离,无裂孔的后极部需内放液时,也可在后极部造孔(一般选择视盘鼻侧脱离视网膜处)。造孔前先行眼内电凝,以防视

网膜出血。

（五）眼内视网膜凝固术

1. 眼内电凝　术中电凝新生血管预防出血，视网膜切开前电凝或视网膜造孔，或视网膜裂孔边缘电凝。电凝时间不宜超过 0.2 秒，视网膜或新生血管变白即可，否则会引起视网膜过度损伤。电凝新生血管时应动作迅速、一次到位，以免屈光间质混浊无法看清出血点。

2. 眼内冷凝　多用于后极部裂孔或多次手术瘢痕粘连，巩膜菲薄无法从巩膜外冷凝时。但术后反应大，现已少用。

3. 眼内激光光凝　是玻璃体视网膜手术中处理视网膜裂孔和病变视网膜的重要措施。应注意光凝时将显微镜调至低倍，以免光凝时失真造成光斑间距过小。眼内光凝光斑为 $500\mu m$，后极部光凝应避开黄斑一定距离。瞄准光应保持清晰为合适，在水下光凝时能量较小，而气下光凝时由于界面的微爆破效应损耗能量，激光头应更靠近视网膜。

（六）视网膜切开技术

视网膜切开术的主要目的有二：一是为了完成视网膜下的操作，如取出视网膜下的增殖组织、异物或清除视网膜下积血等。二是为了松解眼前段或其他部位无法分离的视网膜牵引，例如视网膜嵌顿、视网膜皱缩纤维化、视网膜缩短或僵硬等。松解性视网膜切开应在彻底剥离视网膜前膜后，视网膜仍不能回位者才考虑视网膜切开。

1. 基本适应证

（1）前部增生性玻璃体视网膜病变，基底部广泛的纤维组织增生，广泛的前牵导致视网膜漏斗状脱离，视网膜短缩，无法回位者。

（2）广泛的视网膜下增殖，典型的环形增殖、晾衣竿等改变，视网膜无法复位者。

（3）陈旧性或复发性视网膜脱离，视网膜星状固定皱襞无法打开者。

（4）眼球穿孔伤，葡萄膜和视网膜嵌顿于伤口，形成牵牛花样视网膜皱缩者。

（5）较多的陈旧凝固性积血可行视网膜切开术取出。

（6）巨大裂孔视网膜瓣纤维化、僵硬、孔缘翻卷皱缩，需行节段状孔缘切开，或视网膜切除才能使后瓣复位。

（7）嵌顿于后极部视网膜上或视网膜下非磁性或非金属异物，有包裹或牵引造成视网膜脱离者。

2. 手术操作方法　视网膜切开有造孔性切开、线性切开和针对前部增生性玻璃体视网膜病变视网膜松解的 90°、180° 或 360° 切开。应根据增殖膜牵引的方向决定切开的部位和方向。造孔时注意远离黄斑区，并选于鼻侧象限。

（1）完整切除玻璃体至基底部，同时解除所有的视网膜牵引及剥离视网膜前膜。

（2）确定视网膜切开范围，同时电凝拟切开处，然后应用视网膜剪等切开视网膜。对后极部视网膜造孔放液的视网膜切开或巨大裂孔边缘的切开，应用视网膜电凝针多点接触，并划开视网膜。视网膜纤维化僵硬、缩短不能复位者及星状皱襞不能打开者，需应用视网膜剪，根据短缩的方向及范围将视网膜剪开，注意切开范围要充分，并避开视网膜血管。

（3）完成视网膜下操作后，于切除后充分光凝 3～4 排，然后常规行眼内气体或硅油填充。

三、微创玻璃体手术

微创玻璃体手术，即采用更小规格的玻璃体切割系统，更为精细的手术器械，缩小手术切口免于缝合，达到侵入小，手术创伤小，恢复快的微创效果。近年来微创玻璃体手术应用越来越普及，据 2005 年美国玻璃体视网膜医生协会统计有 31% 的玻璃体手术采取了微创玻璃体手术。

目前的微创玻璃体手术是相对于传统的 20G 微创玻璃体手术而言，也称作免缝合的玻璃体手术，它通常包括 23G、25G 及 27G 微创玻璃体手术。25G 玻璃体手术的手术切口 0.5mm；23G 微创玻璃体手术的手术切口直径 0.6mm；27G 微创玻璃体手术的手术切口直径为 0.4mm。目前临床常用的为 23G 及 25G 微创玻璃体手术。

（一）基本介绍

25G 微创玻璃体切割系统是 2001 年由 Fujii 等设计的，其穿刺口大小为 0.5mm，套管是一种聚乙烯亚胺管，长 3.6mm，内径为 0.57mm，外径为 0.62mm。。25G 灌注管是一根长 0.5mm 的金属管。灌注管及手术器械通过套管进入眼球，不需要缝线固定。一般切除模式是负压 450～550mmHg,1500r/min 的切割速率。

23G 微创玻璃体切割系统是 Eckardt 等介绍的。目前共有两代产品,Dorc 公司的第一代及 Alcon 公司的第二代。穿刺口大小为 0.6mm,套管长 4mm,其中内径为 0.65mm 外径为 0.75mm。一般切割模式最大负压为 500mmHg,切割速率为 1200r/min。

27G 微创玻璃体手术的手术切口为 0.4mm,目前应用相对较少,Oshima 等报道认为 27G 微创玻璃体手术系统虽然在切割的动力上效率要略低于 25G 手术系统,但更加安全,笔者对 31 例行 27G 微创玻璃体手术的患者进行观察,术后无一例出现低眼压及其他并发症。

（二）手术设备

25G 微创玻璃体手术的器械系统包括微套管针、插入套管针、灌注套管、套管塞及塞镊。目前已设计一系列和 25G 标准相符合的手术器械,包括:玻璃体切割头、照明、眼内显微镊、显微膜钩、激光探头、显微膜剪等。

23G 微创玻璃体手术集合了 20G 和 25G 的优点,穿刺口大小为 0.6mm。Dorc 公司生产的第一代手术系统包括压力板、穿刺刀、钢制的钝性植入器和套管、塞钉。手术器械包括玻璃体切割头、广角眼内照明、视网膜钩、视网膜剪、眼内电凝及眼内光凝。Alcon 公司生产的第二代 23G 微创玻璃体切割系统较前有了很大改进,包括:穿刺刀、套管和巩膜塞。其套管可"一步"进入眼内,套有套管的穿刺刀平行于角巩膜缘,与巩膜成 20°～30°角,穿过结膜巩膜及睫状体;当达到套管与穿刺刀接口时,穿刺刀改变方向旋后刺向后极部;缓慢拔出穿刺刀。

27G 微创玻璃体切割系统包括:灌注系统、高速切割头、照明系统、显微膜镊、显微膜钩、显微剪、眼内光凝等。

（三）手术适应证

25G 技术的优点包括:①无须剪开结膜,切口可以自行闭合,节省了手术时间,减少了手术创伤,促进了术后恢复。②由于巩膜切口较小,术后愈合更快,25G 巩膜穿刺口的愈合时间大约是 2 周,而传统 20G 巩膜切口的愈合需要 6～8 周。③固定套管的应用避免了手术器械反复进出导致玻璃体基底部的牵拉,减少出血及周边视网膜裂孔的发生概率。

④穿刺口密闭状态好,手术操作轻柔,容易实现眼压的稳定,且由于切割速率高,在靠近视网膜操作上更加安全。

25G 技术的不足包括:导管纤细柔软操作时容易变形甚至折断;玻璃体切割效率低难以进行复杂的眼内操作;切除浓厚的玻璃体积血及增殖膜时效率低,切割头容易发生堵塞等。

鉴于 25G 操作系统的玻璃体切割效率较传统的手术低,进行复杂的眼内操作较困难,对周边部玻璃体处理困难,因此它的适应证主要为黄斑部手术,包括:黄斑前膜、黄斑裂孔、玻璃体黄斑牵引综合征、无严重增生的糖尿病黄斑水肿、老年性黄斑变性伴玻璃体积血等。此外还可适用于其他一些简单的孔源性视网膜脱离、玻璃体混浊、眼内炎、玻璃体及脉络膜组织活检等。对于一些儿童的病例如永存原始玻璃体增生症、早产儿视网膜病变、葡萄膜炎及一些不复杂的视网膜脱离,25G 可以减少患儿的不适,便于患儿配合和观察,也不失为一种很好的选择。

相比 25G,23G 结合了 20G 和 25G 的优点更具优势,它的优点也包括:切口无须缝合;节省手术时间,术后恢复快,炎症反应轻;机械硬度高,管径更大,照明更亮,眼内操作类似 20G,因此适应证更广泛。23G 可适用于黄斑部病变、增殖性糖尿病视网膜病变、孔源性视网膜脱离、视网膜中央静脉阻塞、玻璃体积血等。23G 术后球结膜出血较 25G 多,但一般无须烧灼止血,术后几天可以吸收。倾斜穿刺切口可以减少术后渗漏的机会。

（四）手术操作

微套管系统的插入:将微套管通过套管针经结膜插入眼内,插入部位为睫状体平坦部(角膜缘后 3～4mm)。在穿过眼球壁插入后即刻退出套管针,此时可夹住垫圈稳定套管。此步骤操作时为加强术毕切口的自闭性,一是套管针针尖可斜形经过巩膜再垂直插入,二是在套管插入眼内即刻可用棉签轻轻推移结膜,使手术结束退出套管时结膜和巩膜切口之间不重合。在此强调固定结膜很重要,利用对抗压力避免眼球旋转,插管的过程中力度和速度要均匀。然后根据具体情况可选用三通道或两通道玻璃体切除术。因 27G 的穿刺口大小为 0.4mm,故套管针针尖可垂直经巩膜插入,术后切口自闭性亦很好。

观察系统:理想的微创玻璃体手术观察系统应

该是不需要缝线固定的,因此目前多可采用非接触照明系统或可以自我稳定的接触镜片。

切割参数:一般 25G 采取负压 450~550mmHg,1500r/min 切割速率的高速切割模式。23G 微创系统的最大切割率为 1200r/min,最大吸率为 500mmHg。

气体填塞的应用:在适当的病例也可以使用气体填塞,术后多无明显的渗漏,如果有明显渗漏的病例需要缝线关闭切口。

拔出套管:在手术结束时,只需用镊子抓住微套管的垫圈向外拔出即可。值得一提的是,微套管应该和灌注一同取出,不要先从微套管中拔出灌注管。在拔出套管后可以用棉签移动结膜使巩膜和结膜切口不重合,如果有巩膜切口渗漏,在结膜下将会出现一个小泡。

（五）并发症

1. 伤口漏及低眼压 这是微创玻璃体手术最常见的并发症。文献报道 25G 手术如果采用垂直穿刺切口,术后早期的低眼压的发生率在 10%~26.12%,如果采用成角穿刺切口可以明显降低其发生率。也有报道 25G 术后低眼压的发生率为 3.8%~20%。而 23G 术后低眼压的发生率为 2.6%。术后低眼压通常发生很早期(2~5 小时),术后一天后出现低眼压少见。而有文献报道在气体填充后低眼压常发生于术后两小时,原因可能是因为此时气体开始从切口渗漏。而近视眼可于术后一天才出现低眼压,这可能与近视眼患者的巩膜解剖结构异常有关。另外患者年龄相对较小(低于 50 岁)以及玻璃体基底部切除也是术后低眼压的两个危险因素。因为大多数患者的低眼压发生于术后 2~5 小时内,因此建议术后早期对患者进行眼压监测。对于伤口渗漏明显的患者需要缝合切口,对于大多数渗漏的病例通常在术后一周内可以重建正常眼压。

2. 眼内炎 眼内炎在玻璃体手术后并不常见,有报道 20G 术后眼内炎的发生率在 0.039%~0.07%。而微创玻璃体手术术后眼内炎的发生率较高,有报道免缝合的玻璃体手术术后眼内炎的发生率为 0.23%。可能由于微创玻璃体手术后由于切口不缝合,留下的巩膜切口可在低眼压的状态下开放,导致细菌的进入。因此为了避免眼内炎的出现,围术期的预防及手术中的无菌操作是必须要强调的。但临床上微创玻璃体手术后的眼内炎并不常见,这可能由于在操作过程中,不断的灌注液的稀释或是冲出了进入眼内的微生物,围术期的抗生素的使用以及切口表面睑缘的严密覆盖都大大减少了细菌进入眼内的可能。

3. 玻璃体嵌顿、脉络膜脱离及视网膜脱离 由于术后低眼压可以继发脉络膜脱离、玻璃体嵌顿等,但理论上微创手术相比传统的玻璃体手术并不增加视网膜脱离的发生率。因为通过微套管进出眼内器械更能保护切口周围的玻璃体基底部,减少牵拉及视网膜裂孔的发生率。

4. 器械断裂、套管滑脱等 由于手术器械较细软、套管不适锁定在套管针上的所以可以出现上述情况。强调操作的细致轻柔是减少此类情况的方法。

微创玻璃体手术凭借自身的优势与传统的玻璃体手术相比,引入了新的概念,开辟了新的天地,显示了巨大的潜力,也必将是未来玻璃体手术的方向。在有选择的病例中,微创玻璃体手术显示了其在安全性、有效性以及实用性上的明显优势,随着新的手术仪器和设备及手术技术的发展,微创玻璃体手术在临床必将得到越来越广泛的应用。

（魏文斌 田蓓）

第五节 玻璃体手术并发症

一、手术中注意事项

（一）巩膜切口

1. 巩膜切口位置偏差 切口偏前可引起虹膜根部离断,伤及睫状突引起出血,操作中易碰伤晶状体;切口偏后可伤及锯齿缘和视网膜,引起视网膜裂孔和视网膜脱离。灌注头切口选择不当,若位于脉络膜脱离高点处会导致灌注头进入脉络膜上腔,若位于巨大裂孔处会导致灌注头进入视网膜下。上方两个巩膜切口太接近,不利于手术操作和手术视野的暴露。

2. 巩膜切口大小不当 切口太小,玻璃体切割刀进出受限,同时反复牵拉其周围的玻璃体易导致医源性裂孔,如锯齿缘离断;切口太大,灌注液大量溢出,眼压难以维持,气液交换时气体自切口外溢,不能进行完全的气液交换。

(二) 角膜透明度降低及相关处理技巧

1. 原因

(1) 手术视野消毒时,酒精进入眼内,灼伤角膜。

(2) 表面麻醉药使用过多。

(3) 角膜暴露时间过长,上皮干燥混浊。

(4) 手术器械划伤以及肌肉牵引线在眼球转动时损伤角膜。

(5) 长时间高眼压致角膜上皮水肿。

(6) 持续性低眼压角膜后弹力层发生皱褶。

(7) 晶状体粉碎、超声乳化及无晶状体眼反复气液交换,损伤角膜内皮。

2. 处理　术中小心操作,注意角膜点水保持角膜湿润。调整眼压至正常范围,角膜上皮水肿,可用棉棒水平方向轻碾或局部滴消毒甘油、高渗葡萄糖溶液,可暂缓角膜上皮水肿,必要时,用钝器小心刮除瞳孔区上皮,但需保留角膜缘一周的上皮以利修复。

(三) 瞳孔缩小

1. 原因

(1) 术中持续低眼压,如灌注瓶高度不足,巩膜切口太大眼内液外溢等。

(2) 晶状体切除或前部玻璃体切除时触及虹膜。

(3) 反复进出手术器械刺激睫状体。

2. 处理　立即纠正低眼压状况,局部快速扩瞳药或1:1000肾上腺素滴入结膜囊。如果瞳孔仍不能散开,对于无晶状体眼或人工晶状体眼可采取缝线开瞳或用虹膜拉钩开瞳。

(四) 玻璃体切除的并发症

1. 晶状体混浊

(1) 原因:眼内器械进出眼内时不慎碰伤晶状体或玻璃体切除过程中误伤晶状体。

(2) 预防:切口位置勿太靠前。前部玻璃体切除时要注意晶状体后囊,可注入一小气泡帮助辨别晶状体后囊;切割头对侧基底部玻璃体时,让助手协助压迫巩膜,眼球尽量向对侧倾斜,避免切割头杆部触及晶状体后囊;器械进入眼内时,要注意眼内器械

头的方向和角度。

(3) 处理:如果晶状体后囊局限性混浊,不影响继续手术,可不必处理;如果晶状体混浊影响眼底操作,需行晶状体切除或晶状体粉碎。

2. 虹膜损伤

(1) 原因

1) 切除晶状体或晶状体残膜时误伤虹膜。

2) 无晶状体眼行前部玻璃体切除时误切虹膜。

3) 做6点虹膜周切时,因瞳孔充分散大,位置和范围掌握不好切断虹膜。

(2) 预防:切除晶状体时切割头方向不要朝向瞳孔缘,虹膜后的晶状体囊膜可用眼内膜镊夹至瞳孔区切除或直接夹出膜外;6点虹膜周切时,可用膜镊轻轻夹住6点瞳孔缘牵向12点,暴露虹膜根部后再行切除。

3. 误伤视网膜导致出血和医源性裂孔

(1) 原因

1) 视网膜动度好,被吸进切割头内。

2) 剥膜时牵出裂孔。

3) 器械进出时,将视网膜带出而发生嵌顿。

(2) 预防

1) 靠近视网膜切除时要采取快切低吸,切割头的动度要小,方向尽量平行于视网膜,可用光导纤维适当压住活动的视网膜帮助切除,也可注入少量重水压住后部已恢复活动度的视网膜,这有利于周边部玻璃体的切除。

2) 剥膜时力度要适当,不要生拉硬扯,必要时用眼内剪将膜分割成数个小块再逐一切除。

(3) 处理:伤及视网膜血管时,要升高灌注压止血,电凝出血点;医源性裂孔最后要光凝或冷冻封闭。

4. 误伤脉络膜

(1) 原因

1) 做视网膜切开时伤及脉络膜。

2) 处理视网膜下膜时误伤脉络膜。

(2) 预防:做视网膜切开或处理视网膜下膜时,眼内器械不要进入过深。若视网膜切开范围大于90°,应将视网膜翻开直视下操作;若局部切开视网膜下膜,器械应紧贴视网膜内面行进。

(3) 处理:立即升高灌注压或视网膜前注入重水进行止血,待出血停止后夹出凝血膜后继续手术。

5. 过氟化碳应用的并发症

（1）原因

1）重水注入过快，眼压骤然升高，可引起视网膜动脉阻塞。

2）注射针头长而尖锐触及视网膜而引起视网膜出血和裂孔。

3）重水进入视网膜下。

4）重水注入过多，液面超过灌注头，灌注液吹出许多重水小滴。

5）由于屈光间质混浊或手术经验不足导致重水残留。

（2）预防：注入重水前要充分剥除视网膜前膜和下膜，尤其是裂孔周围的牵拉膜。选用长而钝的注射针头，在视盘前先注入一滴，然后将针头伸入重水内缓缓注入，界面不要超过灌注头高度。在气重水交换或硅油重水交换时，笛针应先放在灌注液内，吸净眼内液后再伸入重水内吸出重水。

（3）处理：进入视网膜下的重水要用笛针取出，若裂孔靠周边，需在后极部鼻上方造孔将重水吸出。重水残留常出现在重水交换时屈光间质混浊，如果残留少许，可不必处理，待取硅油时一起取出。无晶状体眼可术后坐位前房穿刺取出；如果残留较多，液面达视盘外3PD，需做硅油灌注，用笛针取出。

6. 眼内填充的并发症

（1）气体填充的并发症

1）原因：①注射针头注射的部位和方向偏差而误伤晶状体。②注射针头尚未进入玻璃体腔内而注气导致气体进入脉络膜上腔或视网膜下。③注气时眼压维持在较高水平，注射的膨胀气体量过多而导致急进性高眼压。④突然停电、误关切割机注气泵以及结扎灌注口时缝线断裂等情况下均会导致低眼压而发生玻璃体视网膜出血，严重者可引起脉络膜大出血。

2）预防：注射针头要朝向球心，垂直于巩膜面进针，从瞳孔区查看，确定针头在玻璃体腔后再注气体；注气前先将眼压降至 10～15mmHg，气体注射完毕后再将眼压升至 20mmHg 左右，膨胀气体注入的量要依据眼球大小和气体种类的不同而不同。一般 20% SF_6、16% C_2F_6、14% C_3F_8 为不膨胀气体。

3）处理：气体进入脉络膜上腔或视网膜下，从瞳孔区可见高度隆起的脉络膜或视网膜，应立即在相应的部位做巩膜穿刺或切开，同时向玻璃体腔内注气，靠压力差排出气体。眼压骤然升高可通过切割机上的注气泵来调节。突然的低眼压发生时要沉着冷静，迅速查明原因，恢复玻璃体切割机的注气功能，或用注射器向眼内注射消毒空气，必要时旋转三通开关改为注液维持眼压。

（2）硅油填充的并发症

1）原因：①由于晶状体悬韧带断裂或人工晶状体术后晶状体后囊破裂导致硅油进入前房；②裂孔大而且受牵拉，视网膜未复位、灌注头外移到视网膜下等情况可发生硅油进入视网膜下；③在眼压较高的情况下，快速注入硅油导致急性高眼压，严重者发生视网膜中央动脉阻塞；④由于屈光间质不清或手术经验不足导致硅油置换不完全，气体或重水残留较多。

2）预防：前房注入 Helon 可防止晶状体悬韧带断裂或后囊不完整的患者硅油进入前房；裂孔周围的玻璃体及增殖膜要切除彻底，要保证灌注头在玻璃体腔内；注油前先降低眼压，注油中要观察眼压变化，避免过高眼压。

3）处理：进入前房的硅油若为一小滴，可不必处理，二次取油时一同取出。若形成液面，可用黏弹剂将油赶出，前房注入 Helon 或空气，术后保持俯卧位。进入视网膜下的硅油，通过重水或气体，采取适当体位自原裂孔处排出硅油，必要时做视网膜切开排出硅油。注硅油中若发现眼压升高，光感消失，要立即停止注硅油，迅速降低眼压，全身应用血管扩张剂直至光感恢复，保证手术结束前眼压在正常范围内。

7. 眼内光凝的并发症

（1）原因

1）视网膜未完全贴附，激光能量又过强，导致视网膜坏死，筛状小孔形成。

2）激光直接光凝视网膜血管或视网膜新生血管，引起视网膜出血。

3）激光位置不明确，误伤黄斑或视盘。

4）术中一次激光点数过多导致脉络膜脱离。

（2）预防：必须在视网膜完全贴附的情况下予以激光。激光能量应从小剂量开始根据视网膜的反应加以调整。封闭裂孔，应紧贴裂孔边缘包绕 2～3 排。做全视网膜光凝，应先明确黄斑、视盘的位置，在其外围 2PD 处开始向周边进行播散性光凝。激光时避开视网膜血管和新生血管,一次激光数量不宜超过 800 点。

二、术后并发症

(一) 结膜的并发症

1. 原因

(1) 术中长时间机械刺激、过度冷冻导致术后结膜水肿、脱垂,严重者裸露组织发生坏死。

(2) 缝线刺激、结膜长期慢性充血,肉芽肿形成。

(3) 手术结束时未冲洗净结膜下残存的硅油或因巩膜切口裂开硅油进入结膜下,结膜囊样变性。

2. 处理 局部冷敷,点润滑剂、抗生素和糖皮质激素,一般结膜水肿、脱垂的症状可于一周左右逐渐消退。肉芽肿形成者可手术切除;结膜囊样变性者,若无自觉症状者无须处理。

(二) 角膜的并发症

1. 原因

(1) 角膜水肿:术中、术后高眼压。

(2) 角膜混浊:术中机械损伤、长期高眼压角膜失代偿、无晶状体眼大量重水残留、硅油术后角膜带状变性。

(3) 上皮缺损或延迟愈合。

2. 处理 控制眼压,局部应用角膜营养剂。角膜混浊严重者,需行角膜移植术。

(三) 白内障

1. 原因

(1) 术中直接碰伤晶状体。

(2) 手术时间过长或灌注液引起。

(3) 膨胀气体填充术后不适当体位。

(4) 硅油填充术后晶状体代谢障碍。

2. 处理 明显影响视力和眼底观察者可行超声乳化术摘除晶状体,有硅油存留者,可待取硅油时联合晶状体摘除。

(四) 青光眼

1. 原因

(1) 注入过量的膨胀气体或硅油。

(2) 术中机械刺激,睫状体水肿,房水分泌增加。

(3) 术后扩瞳、俯卧位,诱发原发性青光眼发作。

(4) 环扎带过宽过前,使晶状体-虹膜隔前移。

(5) 长期滴用激素滴眼剂,发生激素性青光眼。

(6) 眼内出血引起瞳孔阻滞、血影细胞青光眼、溶血性青光眼。

(7) 下方 6 点虹膜周切口闭塞,前后房不交通。

(8) 硅油乳化滴阻塞小梁。

2. 处理 查找病因,解除原发病灶,同时用降眼压药物治疗。当药物治疗失败时,可考虑手术治疗,前房穿刺放房水或玻璃体腔穿刺放出过多的气体或硅油;大量玻璃体腔出血者,可考虑玻璃体腔灌洗术;无出血但眼压持续不降者,可行睫状体光凝术或小梁滤过手术。

(五) 玻璃体积血

1. 原因 术后早期出血,常见于术中止血不充分或残余在周边部的红细胞释放;后期出血多见于纤维增生,新生血管复发或虹膜新生血管。

2. 处理 口服或肌注止血药,双眼包盖,半卧位;查明出血原因,对出血病灶补充视网膜光凝或视网膜冷冻;若出血不止伴高眼压不退,可行玻璃体腔灌洗术。

(六) 视网膜脱离和视网膜再脱离

1. 原因

(1) 术前无视网膜脱离,术中切割头牵拉玻璃体或器械反复进出眼内,导致周边部视网膜小裂孔形成或锯齿缘离断,术中未能发现和处理,引起术后视网膜脱离。

(2) 术中遗漏裂孔、裂孔封闭不实、PVR 增生牵拉原裂孔张开或新裂孔形成,导致视网膜脱离术后复发。

2. 处理 根据视网膜脱离的范围,裂孔的大小、部位,视网膜增殖的情况,选择行巩膜扣带术或玻璃体切除术。

(七) 低眼压

1. 原因

(1) 广泛的前 PVR 使睫状体表面膜形成,膜收缩导致睫状体上皮破坏,房水生成减少。

(2) 术中视网膜大范围的切开、切除,脉络膜大面积裸露,房水排除增加。

（3）术中及术后睫状体脉络膜脱离。

（4）长时间手术以及晶状体切除等前部手术操作频繁，机械刺激睫状体，手术中过度光凝、冷凝累及睫状体上皮。

2. 处理　对于此种慢性低眼压无有效治疗方法。可局部及全身给予糖皮质激素；对于基底部增生膜牵拉睫状体，可行前部增生性玻璃体视网膜病变切除术；硅油填充术后低眼压者，延长硅油取出时间。

（八）眼内炎

1. 原因

（1）术前手术眼存在急慢性炎性病灶未治愈。

（2）术前结膜囊未充分清洁。

（3）术中手术器械、缝线、灌注液、手术室环境等受污染。

2. 处理　立即全身和局部使用广谱抗生素，及时行前房和玻璃体腔穿刺取样做细菌学检查及细菌、真菌培养和药物敏感试验，同时向玻璃体腔内注药，依据化验结果，选用敏感药物，真菌感染要停用糖皮质激素和抗生素，病情加重无好转者，应及时行玻璃体切除手术。

（魏文斌　田蓓）

第六节　增生性玻璃体视网膜病变的玻璃体手术

严重增生性玻璃体视网膜病变（PVR）的主要发病机制是视网膜表面和玻璃体后面广泛纤维增殖膜收缩、牵拉而引起视网膜脱离。PVR 可发生在任何部位，沿着视网膜内、外表面形成局灶性或弥漫性增殖膜收缩；亦可发生在玻璃体基底部、前部玻璃体、睫状体、晶状体及虹膜后表面。这些纤维增殖膜的收缩作用是阻止视网膜复位的主要障碍。鉴于临床特点、手术处理及其预后等方面存在差别，又将其分为前部增生性玻璃体视网膜病变（aPVR）和后部增生性玻璃体视网膜病变（pPVR）。

一、PVR 分级

1991 年美国视网膜学会分级标准，详述如下：

A 级，为轻度 PVR，临床表现为玻璃体混浊，呈烟灰状或成串，下方视网膜表面色素簇集。

B 级，为中度 PVR，临床表现为视网膜表面皱缩、变硬，血管扭曲，裂孔卷边或盖前牵拉。

C 级病变以赤道为界，赤道前为 C_A 级病变，赤道后为 C_p 级病变。

同时将增殖膜收缩分为五种类型：

1 型：局限性收缩。

2 型：弥漫性收缩。

3 型：视网膜下增生。

上述三型均属于后部增生性玻璃体视网膜病变。

4 型：环行收缩，玻璃体基底部后缘至赤道部以前的环行收缩，使视网膜向中央移位。

5 型：前移位。基底部增生性组织收缩，牵拉周边部视网膜向前，可前移至睫状体平坦部、冠状部或虹膜后表面，甚至瞳孔缘。

各种类型病变可同时累及一眼，受累范围以时钟钟点表示，即分为 C_A1-12 和 C_p1-12。

此种分类法可全面表示病变严重程度，但过于烦琐，且未能表示裂孔的大小和数目。

目前国内仍以 1983 年美国视网膜学会公布的增生性玻璃体视网膜病变分级标准为主。

A 级，为轻度 PVR，临床表现为玻璃体混浊，呈烟灰状或成串，下方视网膜表面色素簇集。

B 级，为中度 PVR，临床表现为视网膜表面皱缩、变硬，血管扭曲，裂孔卷边或盖前牵拉。

C 级，为重度 PVR，临床表现为视网膜全层皱襞，呈星状、不规则或弥漫状。根据病变占眼底 1、2、3 个象限，分别称 C_1、C_2、C_3。

D 级，为极重度 PVR，临床表现为赤道以后的视网膜全层固定皱襞，呈漏斗状脱离。根据收缩的严重程度，进一步分为：D_1 宽漏斗、D_2 窄漏斗、D_3 闭合漏斗。

对于有显著 PVR 的视网膜脱离的手术，应以尽可能去除存在的视网膜牵引，完全恢复视网膜的活动度，最大限度地减少手术创伤、降低术后 PVR 复发为原则。注意减轻手术反应对于降低术后 PVR 复发甚为重要。

二、手术操作

主要包括巩膜环扎、晶状体切除、全玻璃体切除、松解视网膜牵引、引流视网膜下液、眼内激光及眼内填充(具体技术见本章第四节玻璃体手术操作技术)等步骤。

1. 巩膜环扎　巩膜环扎是松解牵拉操作中对组织损伤最小的步骤。环扎的目的在于封闭周边裂孔及操作中牵拉可能所致锯齿缘离断,缓解术后基底部玻璃体收缩对周边部视网膜及睫状上皮的牵引,防止视网膜脱离及低眼压的发生。彻底的玻璃体切除已经很少需要联合巩膜环扎术,但一些儿童及青少年玻璃体难以彻底切除、PVR复发可能性大的患者,玻璃体切除联合巩膜环扎是必要的。

2. 晶状体切除　晶状体的保留在一定程度上影响基底部玻璃体的彻底切除,切除晶状体可以减少aPVR的发生。而对于已存在aPVR的病例,需要处理周边视网膜环形收缩及前移位时,尤其是前移位达到睫状突、晶状体小带及后囊时,则晶状体切除或后房型人工晶状体的取出是必要的。

对于初次手术的pPVR的病例,可尽量保留清亮晶状体。为了避免在进行基底部玻璃体切除时损伤晶状体,除了通过巩膜压陷充分暴露基底部玻璃体外,还可采取双手交换器械切除同侧的玻璃体,减少眼内器械柄部损伤晶状体后囊。

3. 全玻璃体切除　进行全玻璃体切除,尤其基底部玻璃体应尽量充分的切除,对减少术后aPVR发展至关重要。前部玻璃体的充分处理,完全松解牵引,可以提高视网膜复位率,降低术后低眼压和眼球萎缩的发生。在合并PVR的病例中,应先行前部玻璃体切除,再切除后部玻璃体,这样后部视网膜较为固定,有利于前玻璃体切除及aPVR的处理。

三、手术要点

1. pPVR的处理

(1) 处理原则:发生在赤道以后的增殖为pPVR,可分为视网膜前膜和视网膜下膜。

1) 完全、充分的剥除视网膜前膜,以达到恢复视网膜的活动度。

2) 裂孔周围的增殖膜更需要彻底切除,完全松解对裂孔的牵引是手术成功的重要环节。

(2) 增殖膜剥除手术时机:影响膜的充分剥除的因素与病程的长短有关。PVR发病时间短,增殖膜尚未形成成熟的纤维膜组织,其组织脆弱,而且与视网

膜粘连紧密,不易分离及彻底剥除。因而残留膜组织将成为术后再增殖、产生牵引网脱复发的基础。手术时间应于增殖发生后4~6周为宜,可完整切除膜组织。

(3) 手术方式:依其部位不同而各异。

1) 视网膜前增殖:视网膜前膜的剥膜顺序应首先从后极部开始。因为后极部视网膜较周边部的组织结构厚,更能承受剥膜的牵引力,比较安全。且后极部增殖膜亦较前部的致密,更易于寻找后极部增殖膜的边缘。

方法:先以膜钩沿视网膜皱褶内自后向前进行移动,挑出前膜的边缘,再用膜镊将其剥离(图33-6-1、图33-6-2)。也可通过带钩的光导纤维和膜镊协助剥离(图33-6-3、图33-6-4)。

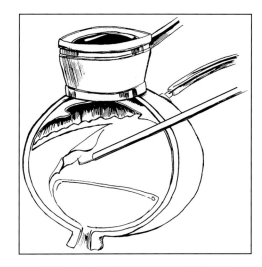

图 33-6-1　膜钩钩起视网膜前膜边缘

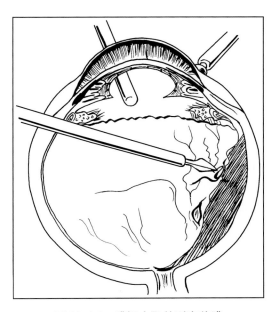

图 33-6-2　膜镊夹取并剥离前膜

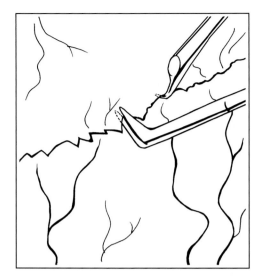

图 33-6-3　带钩光纤钩取边缘

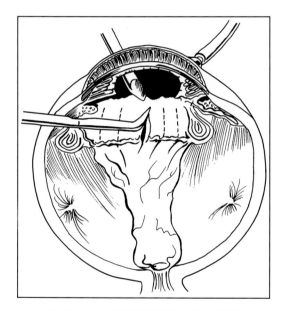

图 33-6-4　与膜镊双手联合操作剥膜

2）视网膜下增殖：多见于病程较久的病例。轻微的增殖如视网膜下条索，多数不需要处理。但呈"晾衣竿"样，使视网膜呈帐篷状脱离，应予手术处理。视网膜切开的部位、切口的形式和切开的范围，应以最接近、最容易处理视网膜下膜处，同时，以最小的手术创伤为宜。如果下膜位于后极部，视网膜切口应该小，并且垂直接近膜组织，沿视神经纤维方向切开，以减少视野缺损的损害。经切口取出或切断条索，常可成功地松解视网膜下的条索牵引。

3）后部重度增殖：可位于视盘周围呈"餐巾环"状，或弥漫于整个视网膜后表面。此时的视网膜

变得僵硬，而且视网膜组织表现厚薄不均匀。此时需要在眼底周边部作大范围的视网膜切开，甚至360°的环形切开，方可能较充分剥除视网膜下膜，完全恢复视网膜的活动度及透明度。再以处理巨大裂孔的方式处理切口。

2. aPVR 的处理　与 pPVR 相比，aPVR 的处理在操作上难度更大。其中以下几个方面是手术中的要点：

（1）晶状体及人工晶状体的处理：在 aPVR 中晶状体切除是必要的，有助于 aPVR 的观察和处理。后房型人工晶状体是否摘除，需根据具体情况而定，若妨碍充分暴露和处理前 PVR，则予以取出。

（2）前移位的处理

1）原发性 aPVR 很少见，其病理改变以玻璃体收缩为主，前移位很少超过睫状体平坦部。手术处理主要通过切割头进行充分的基底部玻璃体切除，周边部视网膜便可复位。

2）继发性 aPVR，常见于无晶状体眼、人工晶状体眼、眼外伤及失败的玻璃体切除手术的病例。继发性 aPVR 以膜增殖为主，其前后收缩可将玻璃体基底部的后附着拉向睫状体或虹膜的后表面，形成程度不等的视网膜沟槽。

处理时需要用膜剪或尖刀沿环形槽切开表面的膜组织，然后切除槽内的玻璃体皮质，直到完全暴露基底部玻璃体与视网膜的后附着及与睫状体平坦部的前附着，其间的正常距离为 4~5mm 宽。

（3）环形收缩的处理：此种环形收缩常见于失败的玻璃体切除手术。此增殖膜与视网膜粘连较 pPVR 更紧密，而且周边部视网膜较薄，因此膜剥离极为困难，常难以做到充分的剥膜，此时则需行视网膜切开术。环形收缩松解的程度应以解除子午线方向的视网膜皱褶为标准，可通过气液交换加以识别。

3. 裂孔的封闭　术中完全封闭裂孔是手术成功的关键，注意不遗漏任何一个裂孔。

（1）对于微小的裂孔可通过水下电凝进行标记，以便处理。

（2）在裂孔封闭视网膜凝固方式的选择上，应选择对眼部损伤最小的术式。各种凝固方法都在不同程度上引起血-视网膜屏障的破坏，冷冻的副作用较激光更为严重。激光损伤范围小、封闭位置精确，

并且可迅速产生组织粘连,用于术中封闭视网膜裂孔及视网膜切开效果最佳。

（3）合并 aPVR 的病例,眼内激光时应于环扎嵴上作 360°的光凝。

4. 眼内填充物的选择　合并严重增生性玻璃体视网膜病变的病例,术中眼内填充物的选择很重要。应根据眼底的具体情况而定,并无固定模式。但要求在眼内填充相对持久、较少刺激增殖的填充物。惰性气体如 C_2F_6、C_3F_8 适于顶压 8 点至 4 点范围的裂孔。硅油具有近乎完全的填充作用,所以下方裂孔、多发性裂孔及广泛的视网膜切开应选择硅油作为更可靠的眼内填充物。此外,硅油是清晰、透明的眼内介质,有利于手术后做补充眼底光凝的治疗。

四、心得体会

1. 严重 PVR 眼首次玻璃体视网膜手术后视网膜复位率为 90%。后极部视网膜复位眼,85%的患者有行走视力(0.02)。

2. 复发的严重 PVR 眼再次玻璃体视网膜手术后视网膜复位率为 73%。后极部视网膜复位眼,59%的患者有行走视力(0.02)。

五、并发症及其处理

1. 医源性视网膜裂孔　在严重增生性玻璃体视网膜病变的手术中,医源性裂孔的发生率较高。相关因素主要有:

（1）基底部玻璃体切除时容易发生,主要与此部位的玻璃体视网膜间附着紧密有关。通过巩膜压陷降低视网膜的活动度,同时器械紧邻但不触及视网膜予以预防。

（2）当增殖的病理过程尚未成熟,增殖膜组织未完全纤维化时,膜组织与视网膜粘连最紧密,剥离膜时易于发生医源性裂孔。因此,正确选择手术时机很重要。

（3）由于周边部视网膜比较薄弱,处理 aPVR 时,该膜组织与视网膜紧密粘连,是裂孔发生的基础。

（4）当视网膜牵引松解不够充分,进行气液交换、眼内激光时,常不可避免的发生医源性裂孔。

（5）由于术后新的及复发性 aPVR 牵拉,可于睫状上皮或周边部视网膜产生多发裂孔。

2. 脉络膜出血　切除视网膜下膜时,视网膜下操作器械损伤脉络膜而引起出血。此种出血由于出血点很难辨认,无法通过水下电凝止血。只有提高灌注压进行止血。

3. aPVR 复发　术后 aPVR 的发生与玻璃体切除手术密切相关。相关因素有:

（1）生理性创伤愈合过程对孔源性视网膜脱离的过强反应。

（2）手术创伤引起的血-眼屏障破坏。

（3）基底部玻璃体切除不充分,残余的基底部玻璃体成为细胞增殖的基础。

4. 低眼压

（1）临床特点:术后持续性的低眼压,一般<5mmHg。眼前节轻度塌陷,角膜后弹力层皱褶,瞳孔强直性极度散大,虹膜被向后牵拉。眼底脉络膜出现皱褶,部分存在浆液性渗出性视网膜脱离。少数于术后数周或数月眼压自发地回升。持续低眼压可导致视功能的严重损害,以至于失明、眼球萎缩。

（2）处理方法:对于增殖引起的低眼压可行手术处理。早期手术松解前部增殖对周边部视网膜和睫状突的牵引,有利于提高眼压、稳定视力和减少眼球萎缩的可能性。采取常规的三切口式玻璃体切除方法。

巩膜切口位于角膜缘后 3mm 处。通过降低灌注液的高度以降低眼压,在经巩膜压陷及手术显微镜的同轴照明下,可充分暴露睫状体区域。完全切除基底部残留的玻璃体,完全切除残留的晶状体囊膜及牵引睫状突的晶状体小带。通过玻璃体膜钩、膜镊及膜剪分离切除覆盖在睫状体的环形纤维组织。直到全部的牵拉被切除,每个睫状突都得到松解。

（3）预防措施

1）在进行晶状体及玻璃体切除时,完全切除晶状体周边部皮质及其囊膜组织。

2）在首次的玻璃体切除手术中,应最大限度地切除基底部玻璃体。

3）避免对周边部脉络膜进行广泛、过度的凝固,避免对眼球的过度环扎引起眼前部缺血。

4）最大限度地减少手术创伤,以减轻术后致细胞迁移、增殖和收缩的炎症反应。

5）术后药物治疗,以降低病理性细胞的增殖活性。

（魏文斌　田蓓）

第七节　增生型糖尿病视网膜病变的玻璃体手术

一、糖尿病视网膜病变的分期

糖尿病视网膜病变是糖尿病严重的并发症之一,临床上推荐应用 2003 年国际眼科学会分期标准。

DR-0:无眼底病变

DR-Ⅰ:轻度 NPDR,眼底仅有微血管瘤

DR-Ⅱ:中度 NPDR,病变介于轻度和重度 NPDR 之间

DR-Ⅲ:重度 NPDR,眼底病变满足下列条件之一者

4 个象限中纬部视网膜较多视网膜出血

2 个象限发现视网膜静脉呈串珠样改变

1 个象限发现视网膜内微血管异常(IRMA)

DR-Ⅳ:PDR

出现 NVD/NVE/玻璃体积血/视网膜前出血

二、增生型糖尿病视网膜病变的玻璃体特点

1. 玻璃体部分后脱离　由于新生血管和纤维组织增生沿后玻璃体表面生长,糖尿病视网膜病变的玻璃体后脱离发生早但进展缓慢,很少有形成完全的玻璃体后脱离,这也是增生型糖尿病视网膜病变一个非常重要的特点,对于手术有很大的指导意义。在玻璃体部分后脱离的眼,玻璃体后界膜常很致密,常含有颗粒、褪色的血块甚至新鲜出血。

2. 玻璃体视网膜粘连　在糖尿病眼,对缺血的反应是血管新生。这些增殖发生于视网膜表面,迂回在视网膜内表面和玻璃体后界膜之间。继之是纤维细胞的聚集和增殖。增殖逐渐由血管性变为纤维血管性、纤维性。最后,增殖性纤维膜将视网膜与玻璃体后界膜连在一起,构成了视网膜与玻璃体之间不同强度的点状和片状粘连,并由于粘连的性质和

时间的不同,而导致不同的并发症。

三、手术适应证

手术目的是为了清除玻璃体的混浊和积血,为全视网膜光凝创造条件;解除机化膜对视网膜组织的牵拉,使组织达到解剖复位,保存和提高视力。如合并视网膜裂孔,应采取适当的措施,封闭裂孔并处理其引起的视网膜脱离。以下状况应考虑行玻璃体手术:

1. 严重的不易吸收的玻璃体积血　对于 1 型糖尿病患者,应早作玻璃体切除。美国"糖尿病视网膜病变玻璃体切除手术研究组"(diabetic retinopathy vitrectomy study,DRVS)认为:1 型糖尿病患者玻璃体致密出血 6 个月内手术的效果要好于手术推迟 1 年以上的。目前认为 1 型糖尿病患者最好在出血 3 个月内不吸收就行玻璃体切除术。但最好勿早于 1 个月,因为 1 个月内,出血状态尚不稳定,玻璃体液化程度不够,此时手术出血不易切净,且有再出血的可能。2 型糖尿病患者应根据具体病情,选择手术时机。总的来讲,何时进行玻璃体切除术要考虑如下因素:

（1）视网膜病变的情况:活跃的血管纤维性增殖,威胁或累及黄斑的牵拉性视网膜脱离。

（2）积血的多少、影响视力的程度仍是手术的重要因素。不严重影响视力的玻璃体积血不是手术适应证。

（3）视网膜光凝质量:如果出血仍在进行,说明全视网膜光凝量不够,血管性增殖没有得到完全的控制。此时,有必要手术清除积血,完成全视网膜光凝。

（4）出血的频率:频发的少量或中量的出血,常使玻璃体积血迁延数月,影响患者的视力。因此,频发的少量出血被认为是手术适应证之一。

（5）虹膜新生血管:如果认为进一步的视网膜

光凝不能控制虹膜新生血管,则可考虑玻璃体切除术。但严重的虹膜新生血管提示预后较差。

(6) 对侧眼的视力:如果对侧眼视力很差,则应考虑手术。

(7) 对侧眼对玻璃体手术的反应:如果一眼术后反应很重,例如发生纤维素渗出综合征,则另一只眼也存在同样问题。

(8) 全身情况:全身疾病的严重情况、患者的生存时间、麻醉的危险等都是决定是否手术的因素。

2. 牵拉性视网膜脱离合并视盘、黄斑牵拉　纤维血管组织的收缩,可对视网膜产生前后及切线方向的牵拉,引起牵拉性视网膜脱离。增生膜常位于视盘的鼻侧,视盘受牵拉后神经纤维变长,轴浆流下降。颞侧上下血管弓的增生膜可牵拉黄斑变形或轻度的移位,患者有视物变形,视力下降。0.3 以下可考虑手术治疗。但应具体问题具体分析,因为黄斑区脱离超过 3 个月,即使手术复位,视力也难得到改善。

3. 致密的黄斑前出血　若无完全的玻璃体后脱离,致密的黄斑前出血"包裹"在视网膜的内界膜和玻璃体后皮质之间,长时间不能吸收,对视力影响极大,要早行玻璃体切除手术。

4. 合并视网膜裂孔　特点是裂孔比较细小,不容易发现。常位于增生膜的底部和旁边。多位于后极部,合并裂孔的牵拉性视网膜脱离常由伞状变成球样脱离。

5. 迅速进行性纤维血管增生　在 PDR 患者周边部的纤维血管增生,即使做完 PRP 后也往往不能消退,还可引起玻璃体积血。多见于 1 型糖尿病患者,可考虑手术,视力预后要好。

6. 糖尿病性黄斑水肿和黄斑牵引、黄斑前增生　正如糖尿病视网膜病变早期治疗研究(ETDRS)中推荐的,局部光凝可使黄斑水肿消退。同时,非甾体抗炎类药物和抗 VEGF 药物也可对黄斑水肿有明显效果。但有一类病例对上述治疗并不敏感。因为,黄斑水肿的成因是多方面的,玻璃体或参与了黄斑水肿的形成,并加重了黄斑水肿进展。这类患者的玻璃体后皮质坚硬且有光泽。此时,如黄斑水肿在局部光凝后仍不改善,玻璃体切除分离玻璃体后皮质则为首选。玻璃体后皮质的纤维性增殖会牵引黄斑,导致黄斑脱离或中心凹移位,此时行玻璃体手术分离玻璃体后皮质、清除纤维组织可达到改善视力的目的。

四、手术操作及心得体会

一般选用平坦部三切口闭合式玻璃体切除术,除非玻璃体增生牵拉较重,一般不做巩膜环扎。外加压也仅用于有视网膜裂孔或医源性裂孔时。术中是否注入惰性气体或硅油视情况而定,同时要结合术者自身的经验,但硅油有防止术后再出血的作用。操作上,糖尿病视网膜病变的玻璃体视网膜手术有一些区别于其他病变玻璃体视网膜手术的特点及处理方法:

1. 术中角膜更易水肿　如影响操作时,可以将角膜上皮刮除,但过早刮除可能引起角膜基质的水肿。

2. 瞳孔不易散大　这是由于因长期的糖尿病,瞳孔括约肌和开大肌或其支配的神经受到损害所致。术中瞳孔缩小可采取以下方法:

(1) 查看是否巩膜切口过大,立即升高灌注液,维持眼压。

(2) 频点散瞳药,或角膜缘结膜下注射少量的肾上腺素,后者高血压患者慎用。

(3) 虹膜阶段切除,注意勿伤晶状体。

3. 术中易反复出血　常发生于以下情况:切除牵拉视网膜新生血管、剥膜时损伤视网膜的血管和出现医源性裂孔。处理办法:

(1) 提高眼内灌注压:如提高灌注瓶高度,使用加压灌注系统等。

(2) 如明确可见出血点,可电凝止血。

(3) 用笛针或切割头进行玻璃体腔液的置换;对视网膜前的出血,一定要用带软硅胶头的笛针吸取。

4. 易出医源性裂孔　因玻璃体后脱离常不完全,纤维膜与视网膜组织粘连紧,视网膜组织萎缩变薄,膜组织与视网膜组织有时不易区分。预防措施:

(1) 先清除中轴部的混浊出血,然后切除周边部的混浊,助手可以从巩膜外压迫,帮助术者尽量切净周边的玻璃体,勿伤及顶起的视网膜。

(2) 小心处理纤维增殖膜,增殖膜在视盘处粘连相对较松,而在上下血管弓处粘连较紧。处理膜时先从松的地方开始,要仔细寻找膜组织处玻璃体与视网膜无粘连的"孔隙",用切割头将膜"咬断",或用气动网膜剪剪断增生膜,使其成为一个个的"孤岛",然后用切割头将"孤岛"缩小或全部"吃掉",注意要用高速切割头(大于 600 次/分),负压吸引要小。对于增生膜,没有必要全处理干净,只要达到解除对网膜组织的牵拉即可。

(3)处理裂孔应解除裂孔周围所有牵拉,孔周围网膜不能展平服帖时,可作局部的网膜切除。对出现的医源性裂孔要及时处理,因为一旦出现裂孔,视网膜将很快脱离,最好在脱离前尽量行全视网膜光凝。医源性裂孔最常出现的部位为锯齿缘和机化膜组织分离处。

5. 黄斑区常有大片的前出血,往往有机化膜包裹,只有刺破该膜,才能将"血池"吸除干净。

6. 合并白内障时的手术方式　对于糖尿病合并的白内障,原则上尽量保守治疗。如晶状体混浊的程度不至于影响玻璃体手术的操作,则先行玻璃体手术,术前或术中尽量完成 PRP。如必须行白内障手术,无论采取何种手术方式,原则只有一条,即必须保持后囊的完整性。术中要尽量减少后发障形成的因素,避免 YAG 激光后囊打孔,减少新生血管青光眼的发生概率。

7. 术前联合眼内注射抗 VEGF 类药物,可以提高手术安全性,缩短手术时间,减少术后再出血的概率。

五、并发症及其处理

1. 玻璃体再出血　多发生在术后 1～2 天,多为没有注入硅油者。如没有眼压升高,视网膜脱离等并发症,不必马上处理,因为玻璃体手术后的出血比较容易吸收,我们观察最长的患者 3 个月,玻璃体积血全部吸收。

2. 晶状体混浊加速加重　近 90% 的患者术后有晶状体后囊不同程度的混浊,注入硅油的患者晶状体核常呈棕色。

3. 眼压升高　应具体分析。

(1)术后轻度的眼压升高可能与手术的炎症有关,可抗感染治疗合并应用降眼压的药物。

(2)中度升高,大于 40mmHg,药物治疗无效,应考虑手术,如硅油或气体多引起,可放出少量的硅油或气体。如考虑为环扎带过紧或压迫涡静脉,应调整环扎带。

(3)术中、术后有玻璃体积血者,应考虑有血影细胞青光眼的可能,前房穿刺血影细胞检查有助于诊断。治疗可在穿刺口间断放房水,必要时进行前房冲洗。

4. 角膜上皮缺损或延迟愈合,晚期可发生角膜变性。可用促进角膜上皮修复的药物,症状重的患者,可佩戴软性接触镜。

5. 眼内炎眼球萎缩,随着手术技术的改进,此并发症已经少见,如出现应积极抗感染治疗。

6. 新生血管性青光眼　手术本身,特别是晶状体手术后囊破损,可刺激虹膜新生血管的形成,发展成新生血管性青光眼,治疗:如能修补则激光尽量修补或行视网膜冷冻。目前,抗 VEGF 药物成为治疗新生血管的利器,雷珠单抗对抑制新生血管有明显疗效,可在术前 3～5 日应用。

7. 术后光感突然消失,多发生于严重的 5、6 期的患者,由于本身条件和手术的刺激导致血管痉挛,发生视网膜动脉闭塞使视力突然消失。可予扩血管等相应治疗,但预后较差。

(魏文斌　田蓓)

第八节　巨大裂孔性视网膜脱离的手术

视网膜裂孔范围达到或超过 90° 的称为巨大裂孔。巨大裂孔多发生在基底部,此与基底部玻璃体和周边视网膜存在紧密附着有关。巨大裂孔一般分为两型,第一型称巨大视网膜撕裂(giant retinal tears,GRTs),可自发性产生或由外伤引起,发病率高,约占 70%。病因是广泛急剧的玻璃体变性、收缩,牵拉视网膜,撕裂形成裂孔,所以裂孔为撕裂孔,孔的一角或两角向后撕裂,孔后缘根据病情进展出现卷边、翻转,致使大面积的脉络膜裸露于玻璃体,大量色素上皮细胞脱落和游离于视网膜前和视网膜下形成广泛增生,所以此型巨大裂孔视网膜脱离发病急,进展快,治疗难度大,预后也较差。第二型称锯齿缘离断,多因眼球受到明显钝挫伤时,力的传导使锯齿缘处的视网膜发生离断。离断的两端很少向后撕裂,后瓣固定无翻转,故有较少的葡萄膜外露,又缺乏玻璃体液化,所以病情进展缓慢,PVR 发生率低,手术预后也较好。

一、手术操作方法

目前治疗巨大裂孔视网膜脱离的手术分为两种:巩膜扣带术和玻璃体切除术。

1. 巩膜扣带术(详见第三十二章)

（1）适应证

1）不伴 PVR 的锯齿缘离断。

2）裂孔小于180°,后瓣无卷曲翻转,视网膜活动度好。

（2）手术方法

1）球后及球周麻醉后,360°剪开球结膜,缝线牵引四条直肌。

2）直视下冷冻裂孔前后缘及两端并标记好裂孔位置。锯齿缘离断者只需冷冻孔后缘及两端。

3）依据裂孔大小,放置环扎带和宽度不同的外加压带。

4）在视网膜脱离最高处放视网膜下液,放液口尽量远离裂孔和血管。

5）收紧环扎带至合适的长度。

6）察看眼底使裂孔位于扣带之上,裂孔封闭。

7）若裂孔位于 4 点、8 点位以上者,可注入膨胀气体,促使裂孔后缘贴附。

8）前房穿刺放液至眼压正常。

9）缝合球结膜。

2. 玻璃体切除术

（1）适应证

1）裂孔大于180°。

2）裂孔一角或两角向后撕裂。

3）裂孔后瓣卷曲或翻转。

4）合并 PVR。

5）合并玻璃体积血。

（2）手术方法(图 33-8-1 ~ 图 33-8-5)

1）球后及球周麻醉后,打开球结膜,若不放置环扎带,只需剪开巩膜切口部的球结膜。

2）环扎带放置:一般不需放置,若周边玻璃体

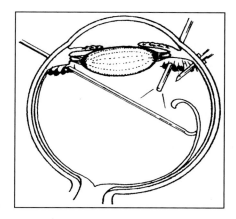

图 33-8-1　巨大视网膜撕裂

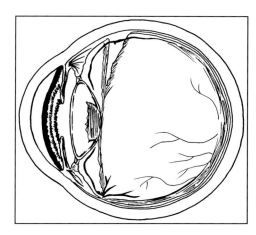

图 33-8-2　锯齿缘离断

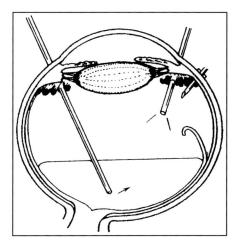

图 33-8-3　展开巨大裂孔后瓣

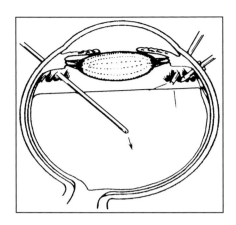

图 33-8-4　注入全氟化碳液体

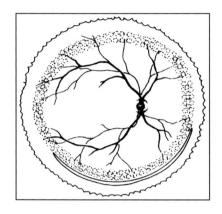

图 33-8-5　后瓣完全复位后行视网膜光凝

残存较多,为促进裂孔贴附,缓解术后 PVR 复发牵拉视网膜,可放置宽度适当的环扎带;也可在完成硅油填充后,直视下定位放置。

3）灌注头的放置:位于水平直肌下缘,角膜缘后 3.5～4mm 处,避开裂孔区域,以免液流进入视网膜下,引起更高的脱离而影响手术操作。

4）巩膜切口:位置应尽量靠近水平直肌,可方便操作,增加眼球活动度,更多暴露眼内周边视野。

5）玻璃体切除:先切中轴部玻璃体,再从后部开始逐渐向周边进行剥膜,分离粘连,切除视网膜前的玻璃体。在切除过程中,可先注入少量重水,压住后部已恢复活动度的视网膜,有利于周边部玻璃体的切除。要尽可能切净基底部的玻璃体,尤其是裂孔缘周围,是手术处理的关键部位,可利用全视网膜镜或巩膜压陷法来扩大基底部玻璃体的可见范围。若晶状体影响周边部的操作,必要时可切除。无晶状体眼且需硅油填充者,下方 6 点做虹膜周切。

6）展平视网膜:从后极部视盘前开始,缓慢向眼内注入过氟化碳液体。注入时要缓慢,以免眼压

突然升高,注入针头应始终放在过氟化碳液面以下。随着液面的升高,已恢复活动度的视网膜逐渐展平,孔后瓣展开铺平,视网膜下液从裂孔处溢出。

7）眼内光凝:沿裂孔边缘光凝 3～5 排,裂孔前缘光凝不到的部分,可通过眼外冷冻补充。为防止巨大裂孔两角处漏液,一般 360° 激光包绕。

8）眼内填充:包括惰性气体填充和硅油填充。对裂孔位于 4 点～8 点位以上、视网膜动度好、术后能严格俯卧位者,可选择惰性气体填充,先行气重水交换,再注入 14%～16% 的 C_3F_8 或 16%～20% 的 C_2F_6,眼压维持在 15～20mmHg。对裂孔位置偏下,视网膜僵硬,PVR 严重,术后不能严格俯卧位的老年和儿童患者,可选择硅油填充。硅油自灌注口注入,眼内液体和重水用笛针吸出,注意笛针头应先置于液面内,待眼内液体吸完后,再吸出重水。

9）关闭切口:6-0 可吸收缝线缝合巩膜切口,拔出灌注头,关闭切口并使眼压维持在正常范围。缝合球结膜。

二、心得体会

随着玻璃体视网膜显微手术的不断完善以及术中过氟化碳的应用,巨大裂孔性视网膜脱离的手术复位率已大大提高,文献报道为 77%～99%,儿童同类疾病的手术复位率较成人低,为 66.7%。影响手术成功率的因素是:

1. 年龄　14 岁以下的儿童成功率低。

2. 术前视网膜增殖程度　合并严重 PVR 者,成功率低。

3. 是否合并脉络膜脱离等其他疾病。

4. 术中玻璃体切除情况。尤其是裂孔缘周围的玻璃体及基底部的玻璃体是否残存较多。

在巨大裂孔视网膜脱离的玻璃体手术中,巩膜切口应取在接近内外直肌止点的上下缘,这样可保证眼球最大限度地上下运动,避免在眼球上下转动时灌注头接触或损伤睫状上皮及晶状体。灌注头不宜过短,过短易进入睫状上皮下间隙。灌注头过长,易损伤晶状体,并形成液流,冲击全氟化碳液体形成小液滴影响视野。同时要注意放置灌注头避开裂孔区域,否则会使液流进入视网膜下,导致视网膜脱离更高增加手术难度。

第九节　特发性黄斑裂孔的手术

特发性黄斑裂孔是指无明显可查的病因,排除眼底病本身的疾患而出现的黄斑裂孔。目前已认识到玻璃体对黄斑区视网膜的纵向牵拉是黄斑裂孔的主要发病原因。特发性黄斑裂孔 Gass 经典分期为:

ⅠA 期:黄斑中心凹消失,并出现黄色斑点。

ⅠB 期:黄斑出现黄色晕环。Ⅰ期孔视力多在 0.3~0.8。荧光素眼底血管造影(FFA)多为正常或中心弱荧光。

Ⅱ期:黄斑中心凹全层缺损,直径小于 $400\mu m$。早期裂孔多呈月牙形,逐渐向一侧延伸,最后发展为完整的全层裂孔。视力 0.1~0.6 荧光素眼底血管造影(FFA)圆环状透见荧光或正常。

Ⅲ期:黄斑中心凹全层缺损,直径大于 $400\mu m$,但没有玻璃体黄斑分离,无 Weiss 环。此期全层裂孔形成,裂孔直径约 $500\mu m$,呈圆形内陷,有凿孔样边缘,周围有一周视网膜下积液。视力多为 0.02~0.5。荧光素眼底血管造影(FFA)示与黄斑裂孔相一致的透见荧光。

Ⅳ期:黄斑中心全层缺损伴有玻璃体黄斑分离,可有 Weiss 环。黄斑裂孔合并有玻璃体后脱离。荧光素眼底血管造影(FFA)示与黄斑裂孔相一致的透见荧光。

一、基本适应证和禁忌证

手术目的为松解视网膜玻璃体牵引,帮助黄斑中心小凹及孔周视网膜浅脱离解剖复位,闭合裂孔。

1. 手术适应证　以下情况可以获得更好的视力和黄斑裂孔的完全闭合。

(1) 术前矫正视力大于 0.2。

(2) 视物变形等临床症状出现小于 1 年。

(3) 黄斑裂孔最小径小于 $450\mu m$。

(4) 特发性黄斑裂孔的 Ⅱ期、Ⅲ期。

2. 相对禁忌证

(1) Ⅰ期的黄斑裂孔患者。

(2) 术前矫正视力大于 0.4 的患者。

(3) 无明确视物变形等临床症状。

(4) 对手术风险不能承受的患者。

二、手术操作方法

1. 玻璃体切除技术　睫状体平坦部三切口闭合式玻璃体切除术。切除中央部玻璃体,重点去除玻璃体后皮质和视网膜前膜,解除黄斑部玻璃体视网膜切线方向的牵引。

2. 人工玻璃体后脱离技术

(1) 玻璃体内眼钩剥离法:用内眼钩在视盘前方钩起后界膜的边缘,并用光导纤维托起其边缘,轻轻分离。

(2) 玻璃体切割头直接吸引法:玻璃体切除机负压设定 300mmHg,紧贴视盘吸引。用玻璃体切割头在轻度吸力下分离,轻轻吸住后部玻璃体,用光导纤维协助分离后部玻璃体凝胶,直至看到环形玻璃体后脱离。当其与视网膜表面分离后,向周围分离扩大玻璃体的后脱离并切除。此方法速度快,但易发生赤道部裂孔。TA 标记更便于手术操作。

(3) 水下电凝法+内眼钩法:低能量的眼内电凝可使玻璃体凝胶皱缩,便于分离。水下电凝视盘前玻璃体后皮质,使其浓缩,然后用内眼钩剥离。

三、心得体会

对于 Ⅱ~Ⅲ期黄斑孔,玻璃体腔后的 1/3 腔隙,常易误为完全 PVD,此时应注意视网膜表面尚存留一层玻璃体后皮质。中央玻璃体要切除干净,视网膜表面有残余玻璃体皮质时,抽吸时可见到硅胶管头向下弯曲,为残存皮质的重要征象。尽量完成人工玻璃体后脱离,可用带硅胶软头笛针或玻璃体切除机抽吸,负压 150~250mmHg,沿视网膜前 1mm 向黄斑扫动。做连续抽吸,切勿分离到赤道部,否则易出裂孔。注意避免抽吸黄斑孔。

(魏文斌　田蓓)

第十节　黄斑裂孔性视网膜脱离的手术

由于黄斑部特定的组织解剖结构,黄斑水肿形成囊样变性,进而内界膜破裂形成板层裂孔。如外壁破损则成为黄斑全层裂孔,如玻璃体液化则可经此孔到视网膜下导致视网膜脱离。

国内发病率为5.4%~14.4%,男女比例1:3。发病年龄40~60岁。高度近视眼、眼外伤史、无晶状体眼为易发因素。

黄斑裂孔可分为单纯性黄斑裂孔视网膜脱离和并发性黄斑裂孔视网膜脱离。前者常有各种程度的玻璃体变性,黄斑区可见暗红圆孔,孔缘锐利,孔周灰色视网膜脱离。可有视盘颞侧近视弧、后巩膜葡萄肿、视网膜萎缩、脉络膜萎缩等高度近视眼等眼底改变。视野检查可见与视网膜脱离范围相应的中心暗区。而并发性黄斑裂孔视网膜脱离常有眼部外伤史或非黄斑裂孔视网膜脱离时间较久或脱离范围较大的病史。视野缺损范围较大。眼底除黄斑裂孔外还有其他位置的裂孔。可有脉络膜破裂或脉络膜萎缩。

一、手术操作方法

1. 单纯玻璃体腔注气术

(1) 适应证:单纯黄斑裂孔,发病时间短,视网膜脱离范围较小,PVR C1级以下,无黄斑中心凹玻璃体切线牵引,或有玻璃体后脱离的患者。

(2) 气体选择:SF_6。

(3) 手术步骤:于角膜缘内0.5mm行前房穿刺,放出房水,降低眼压。于角膜缘后3.5~4mm处,以30号针头通过结膜、巩膜和睫状体平坦部穿刺注入纯SF_6 0.3ml。膨胀后可覆盖90°范围眼底。

(4) 手术技巧及注意事项

1) 注气时推入应迅速,以形成完整气泡。

2) 注意眼压变化。

3) 手术后俯卧位或面向下体位3天,以后每天16小时,保持1周。

4) 手术后24~48小时视网膜复位后可于黄斑裂孔颞侧做"C"形激光光凝封闭,注意避开视盘黄斑束。

5) 对黄斑裂孔合并周边视网膜裂孔,PVR C级

以下的患者,可采用注气同时联合巩膜扣带术和巩膜外冷凝术。

2. 玻璃体切除术

(1) 适应证

1) 明显的玻璃体黄斑牵拉,并通过裂隙灯生物显微镜或OCT检查证实。

2) 黄斑裂孔周围的增生性视网膜病变或单纯黄斑裂孔,有明显的玻璃体切线牵引,PVR C1级以上,或黄斑有前膜者。

3) 手术后复发性黄斑裂孔性视网膜脱离。

(2) 手术步骤

1) 玻璃体切除。常规睫状体平坦部三通道闭合式玻璃体切除术。病理性近视患者往往视网膜表面玻璃体皮质残留,TA标记后尽可能去除后皮质。

2) 用膜钩充分分离玻璃体后界膜、视网膜前膜、视网膜下膜;将增生膜充分剥除,完全恢复视网膜的活动度。

3) 气液交换。将笛针置于黄斑裂孔前,引流视网膜下积液,用气体置换玻璃体和视网膜下液体,使视网膜复位(图33-10-1)。

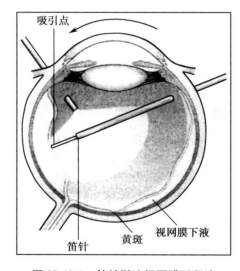

图33-10-1　笛针引流视网膜下积液

4) 长效气体注入。SF_6(0.6ml)或C_3F_8(0.4ml)注入。也可用适当百分比混合气体注入。

5) 术后俯卧体位或面向下头位,每天至少维持16小时,坚持1周。

二、心得体会

1. 笛针引流视网膜下积液要置于黄斑裂孔前，不可插入裂孔下。

2. 长效气体注入后眼压应维持在正常或偏低水平。

3. 治疗黄斑裂孔视网膜脱离眼内填充物的选择，应根据视网膜增殖及黄斑裂孔合并周围裂孔的情况。有高度近视，尤其是黄斑有"白孔"的视网膜脱离或复发性黄斑裂孔性视网膜脱离，可选择硅油填充，其他情况应尽量选择长效气体。

4. 有晶状体混浊影响手术操作可联合晶状体切除，如合并周边视网膜裂孔，必要时可联合巩膜外加压及冷冻或光凝术。

5. 术前有严重的 PVR 或有严重的黄斑前膜者，若术中未能彻底的剥除前膜，松解固定皱褶，易造成视网膜脱离的复发。故膜剥离要完全，充分恢复视网膜的活动度。

6. 黄斑裂孔光凝的病例选择

（1）新近发生的黄斑裂孔性视网膜脱离，初次手术不选光凝。

（2）复发性黄斑裂孔性视网膜脱离，复发本身说明色素上皮功能差，失去泵的作用，需要光凝促使裂孔愈合。

（3）黄斑裂孔性视网膜脱离如黄斑区有增殖，则感光细胞功能很差，手术目的是解剖复位，因此可联合光凝。

三、并发症及其处理

1. 视网膜裂孔 手术中后极部裂孔的发生率明显低于周边部裂孔的发生率。周边部裂孔常见于既往有视网膜脱离的患者，与其存在视网膜变性有关。部分裂孔属于原裂孔重新张开，因此引起视网膜再脱离。手术中行中轴部玻璃体切除时，应降低吸引压力，减轻对周边部视网膜的牵拉，以预防裂孔的发生。手术结束前应仔细检查周边部眼底，及时发现和处理。对后极部裂孔，可行眼内注气、光凝封闭治疗。对周边部裂孔，可采用巩膜外加压、眼内光凝或巩膜冷冻，联合眼内注气的方法治疗。

2. 视网膜内界膜出血 常见于前膜与内界膜粘连紧密的患者，在剥膜时发生毛细血管破裂出血。出血一般比较轻微，呈小片状出血，手术中暂时提高灌注压便可迅速止血。

（魏文斌 田蓓）

第十一节 黄斑前膜的玻璃体手术

黄斑前膜是黄斑部视网膜前膜的简称，是由于某种原因引起眼内某些细胞沿着视网膜内表面生长的纤维增殖膜。可引起视力减退，视物变形，黄斑水肿，黄斑囊样变性，黄斑裂孔等，严重影响视功能。

特发性黄斑前膜是很难找出明确病因的，持续的视力下降、视物变形，检眼镜下锡纸样反光、荧光眼底血管造影以及光学相干断层成像（OCT）的辅助检查可以帮助我们充分明确这层薄膜的存在。而继发性黄斑前膜往往发生于视网膜脱离术后或继发于眼底血管性疾病，眼外伤，眼内手术等。这类前膜面积大小各异，组织致密而肥厚。

明显改善，但很少会恢复大于 0.8，故选择视力小于 0.3 者会得到满意效果。但如果明确视力下降为黄斑前膜引起，视力有进行性下降趋势，或视物变形症状重，即使视力很好，也应实施手术。对于继发性黄斑前膜，两次手术间隔时间长短与预后相关。由于组织修复过程中，增殖膜于 6~8 周才纤维化，形成坚韧的组织。而增殖膜在眼内长期存留，组织收缩又会引起牵拉性视网膜脱离。所以手术时机选择应不早于原手术后 4~6 周较为安全。黄斑前膜治疗可采用常规的玻璃体手术的方法，更适合采用微创玻璃体手术。

一、手术适应证

对于特发性黄斑前膜，由于术后视力会较术前

二、手术方法

1. 玻璃体切除 玻璃体切除范围与一般玻璃

体手术相同。在有透明晶状体存在时,可行大部分玻璃体切除,晶状体后保留少许前部玻璃体,以免损伤晶状体及防止手术后晶状体核硬化。特发性前膜及继发于视网膜脱离术后的前膜,常伴不同程度的玻璃体后脱离、液化等改变,玻璃体比较容易切除。而在眼外伤、视网膜血管炎等的患者,玻璃体无明显变性,与视网膜附着紧密,不容易切除干净。TA 标记下玻璃体切除更方便。

玻璃体切除顺序按先中轴、后周边进行。黄斑前膜发生于视网膜脱离术后的患者,进行中轴玻璃体切除时,如吸引压力过大,造成对周边部视网膜的牵拉,致使原裂孔重新张开。

2. 黄斑前膜剥除　由于发病原因不同,黄斑前膜临床表现各异,剥除方式亦不尽相同。黄斑前膜与视网膜贴附紧密,常常缺乏清晰的边缘,因此寻找前膜的游离缘是手术成功的关键。

（1）特发性黄斑前膜:薄而透明,没有明显的边界,视网膜皱褶亦较细微。用裂隙灯显微镜、三面镜以及手术显微镜均难以辨认其边缘。部分可见前膜与不完全脱离的玻璃体后界膜相融合,提起后界膜,黄斑前膜便很容易从视网膜上分离。较难分离的黄斑前膜没有玻璃体牵拉,看不到前膜的边缘,眼内膜钩及膜镊均不能发挥作用,而且硬的器械会损伤视网膜。根据前膜细胞在视网膜内界膜上贴壁生长的特点,使用带软硅胶管的笛形针在前膜的表面作向心性的摩擦运动,能有效地分离并抬起其游离缘。若存在清晰的前膜边缘,可以用膜钩分离。用膜镊夹住游离缘,并沿视网膜切线方向剥离。

（2）继发性黄斑前膜:特别是发生于视网膜脱离术后或继发于血管病变的前膜,组织混浊、肥厚、致密,与视网膜粘连紧密,尤其与血管粘连牢固,剥膜具有一定危险性。前膜面积大小各异。面积小的前膜可呈桥形局限于黄斑部,较易切除。面积大的前膜可远远超过黄斑区,甚至覆盖整个视网膜的内面,常见于视网膜脱离术后。这种广泛的前膜,常在剥膜时才能发现。这类膜切除不需要特别充分。达到上下血管弓以外即可。部分患者完整剥离前膜后,黄斑区仍呈灰白色,要确定是否存在另一层前膜并继续剥离,需慎重对待。前膜切除后的灰白外观多系视网膜长期病变所致,大多数眼不存在第二层前膜组织,手术后黄斑部视网膜可逐渐恢复正常色泽。

可用膜钩沿视网膜皱褶剥离出前膜的游离缘。若前膜与黄斑部视网膜粘连紧密,为了减少黄斑裂孔的发生,在适当部位进行膜的节段切开,分别剥离。用膜镊夹住切断的边缘,自中心向周边剥离,可以减轻对薄弱的黄斑部视网膜的牵拉。

继发于血管病变的前膜常与视网膜血管牢固粘连,并含有新生血管。手术时注意预防出血,操作要轻,对前膜上的新生血管应予以眼内电凝。与血管粘连紧密处不能强求剥净,可以用水平膜剪将其自根部剪除,残留岛状膜组织。

3. 内界膜剥除　剥除内界膜可以减少黄斑前膜术后复发,促进黄斑水肿的消退。ICG 或亮蓝染色可以提高内界膜的可视度,方便剥除。

4. 眼内填充　对于特发性黄斑前膜患者,手术中无并发症发生,玻璃体腔填充灌注液即可。如黄斑部视网膜水肿,牵拉性视网膜脱离,存在医源性视网膜裂孔者,应选择长效气体或空气眼内填充。手术后保持俯卧位,直至眼内气体吸收。

三、手术并发症

1. 视网膜裂孔和视网膜脱离　是最严重的手术中并发症。手术中后极部裂孔的发生率明显低于周边部裂孔的发生率,两者分别为 1% 和 4% ~6%。而且周边部裂孔常见于既往有视网膜脱离的患者,与其存在视网膜变性有关。部分裂孔属于原裂孔重新张开,因此引起视网膜再脱离。所以,手术结束前应仔细检查周边部眼底,及时发现和处理。对后极部裂孔,可行眼内注气、光凝封闭治疗。对周边部裂孔,采用巩膜外加压、眼内光凝或巩膜冷冻,联合眼内注气的方法治疗。手术中行中轴部玻璃体切除时,应降低吸引压力,减轻对周边部视网膜的牵拉,以预防裂孔的发生。

2. 视网膜内界膜出血　常见于前膜与内界膜粘连紧密的患者,在剥膜时发生毛细血管破裂出血。出血一般比较轻微,呈小片状出血。手术中暂时提高灌注压便可迅速止血。

3. 晶状体核硬化　发生率较高。可能与玻璃体手术影响晶状体代谢有关。手术时适当保留前玻璃体,或避免气体与晶状体后囊接触,可能会减少晶状体核硬化和混浊的发生。

4. 黄斑前膜复发　复发率较低,约4%,但视网膜血管性疾病和炎症性疾病复发率较高。

四、手术预后

手术后 1~3 个月视力进步,视物变形改善,约 80% 患者视力提高 2 行以上。术后视力提高的程度与术前视力,手术时机的选择,有无手术并发症等有关。术前黄斑部长期受前膜的牵引而水肿或形成黄斑部囊样变性,牵拉性视网膜脱离,黄斑裂孔者,手术后视力恢复不佳。

(魏文斌　田蓓)

第十二节　扁平部晶状体切除术

玻璃体切除术是通过眼前段屈光间质,利用光导纤维进行眼内照明来完成眼后段操作,为了更好地暴露手术野,应切除晶状体,以更好地完成玻璃体手术。

一、基本适应证

1. 晶状体混浊　同时伴有白内障的眼底病变如视网膜脱离、外伤或眼底血管病变等引起的玻璃体积血、玻璃体混浊机化等是联合手术的适应证。其优点是去除晶状体后,提高眼后节手术的清晰度,便于玻璃体手术操作,扩大手术操作空间,避免因术中器械机械损伤或灌注液加重晶状体混浊,影响术后视力的恢复。同时,两步手术合而为一,显著提高患者术后视力。

2. 晶状体半脱位或全脱位　常见于眼外伤,先天性晶状体半脱位或全脱位,如 Marfan 综合征,白内障术中晶状体核脱位等。

3. 前部 PVR　如果不切除晶状体,不可能充分处理此处的增生病变,而导致术后视网膜脱离复发。而且处理时常造成晶状体后囊的机械损伤,而导致术后早期发生白内障,影响患者视力。

4. 广泛虹膜后粘连或瞳孔膜闭　见于合并脉络膜脱离或慢性葡萄膜炎的视网膜脱离,或慢性葡萄膜炎合并严重的玻璃体混浊。此时,瞳孔缘后粘连导致的小瞳孔、不规则瞳孔或晶状体表面膜形成均影响眼后节的操作,可在玻璃体切除术中一并切除晶状体,同时分离虹膜后粘连,去除晶状体前膜。

5. 严重的眼前部巩膜穿孔伤　此类外伤一般位于玻璃体赤道部及睫状体,造成该处出血,玻璃体混浊机化或异物存留,不充分处理易导致牵拉性视网膜脱离的形成,因此,为提高手术成功率,应考虑去除晶状体。

6. 睫状体肿瘤　内路局部切除睫状体良、恶性肿瘤时,须一并去除晶状体。

7. 巨大裂孔视网膜脱离　巨大裂孔好发于玻璃体基底部后缘,它常伴有进展性 PVR,术中需进行充分的玻璃体基底部切除或裂孔后缘松解,才能获得视网膜复位。

8. 小儿眼病的玻璃体视网膜手术要充分切除前部 PVR,须一并切除晶状体。

二、手术方式

1. 晶状体切除术　用同一切口进行晶状体切除和玻璃体视网膜手术,操作简单。切除晶状体时,由于不介入前房,所以术中对瞳孔的刺激小,瞳孔保持散大状态,有利于后段的操作。另外,由于对眼前段组织损伤轻,术后角膜水肿轻,前房反应亦轻微,利于眼前段的早期恢复。另一方面,可保留晶状体前囊膜,以利于植入人工晶状体。

(1) 适应证:晶状体核硬度为 Ⅰ~Ⅱ 级。

(2) 手术操作步骤

1) 球后阻滞麻醉。

2) 选择巩膜切口:成人位于角膜缘后 3.5mm,儿童在角膜缘 2.5~3mm 处,婴儿在睫状体冠部,并放置灌注头。

3) 用巩膜穿刺刀垂直刺入眼内,然后稍向后撤,刀尖向前于晶状体赤道部进入晶状体囊袋内,向两侧缓慢摆动切碎晶状体核。灌注针头刺入晶状体囊内作持续灌注,用切割头呈扇形移动切除晶状体皮质及核,呈"掘煤法"方式将核切除,切割频率 300~400 次/分,吸引压力为 6.6kPa(200mmHg)。

4) 压迫睫状体平坦部巩膜,用玻璃体切割头切除隐匿在虹膜后残存的囊膜及皮质。周边部残存的囊膜也可用眼内镊子去除。

5）玻璃体切除方法参见玻璃体手术部分。

（3）注意事项

1）必须持续灌注，防止产生眼前段负压，使角膜塌陷而损伤角膜内皮。

2）术中用灌注针头固定晶状体核及皮质，以防晶状体核碎块掉入玻璃体腔，尤其是晶状体脱位患者。

3）术中需保留前囊植入人工晶状体者，因前囊周边部与残留的后囊相贴区发生与 Soemmering 环形态相似的混浊环，因此，建议手术时对后囊切除范围尽量大些为好。

2. 晶状体超声粉碎术　前后节联合手术在同一切口进行，用超声粉碎头可处理脱位于玻璃体腔的晶状体核。适合于中等硬度的晶状体核。

（1）适应证

1）晶状体核硬度为Ⅱ～Ⅲ级，不须保留晶状体

后囊膜者。

2）可处理脱位于玻璃体腔和视网膜前晶状体核，可用重水将核浮起后在玻璃体腔超声粉碎。

（2）手术操作步骤：超声粉碎晶状体核时，呈"进-退-进"的往复运动方式将核切除。剩余的囊膜及皮质用切割头切除。除粉碎外，余步骤同切除术。

（3）注意事项

1）必须保持持续灌注。

2）术中必须先暂时保留晶状体囊膜，一方面可避免超声能量损伤角膜内皮，另一方面可避免晶状体核脱位于玻璃体腔。

3）因粉碎头功率大、产热多，可灼伤切口处巩膜，因此助手须频滴水于巩膜入口处，减少损伤机会。

3. 白内障超声乳化吸除联合玻璃体手术　详见第十六章第三节。

（魏文斌　田蓓）

第十三节　玻璃体积血切除术

一、基本适应证和禁忌证

一般认为，无论何原因引起的玻璃体积血，经 3～6 个月治疗无吸收希望或有发展为增殖性玻璃体病变者，均为本手术适应证。视网膜裂孔引起的玻璃体积血宜尽快手术。手术的目的是清除积血、防止增殖性玻璃体病变等因玻璃体长期积血导致的并发症，恢复和保护视功能。单眼或双眼患者生活不能自理，或儿童患者长期的一眼屈光间质混浊，有可能导致发生弱视时应考虑将手术时间提前。

随着 23G 和 25G 微创玻璃体切除技术的问世和手术设备的更新发展，玻璃体切除技术日益安全成熟，因此玻璃体积血切除术并无明确相对禁忌证。

二、手术操作技巧及注意事项

1. 玻璃体后脱离的处理　正确认识后部玻璃体劈裂腔的层次结构，可有效避免术中仅切除内壁而留下外壁。

（1）完全性玻璃体后脱离：这是类型最好的一

种，常无新生血管，拨开血膜后就会见到视盘，视网膜一般在位。术后患者视力较满意。

（2）不完全玻璃体后脱离：此种后脱离最易造成牵拉性视网膜脱离和孔源性视网膜脱离。其中 V 型和 L 型玻璃体后脱离形态单一，而粘连各异。增生型糖尿病视网膜病变多粘连于视盘周围和血管弓处。视网膜静脉阻塞多在视盘与后部血管闭塞处粘连。视网膜血管炎多在病变血管区粘连。

（3）无玻璃体后脱离：如 AMD、PCV 或静脉阻塞等血管性疾病引起的玻璃体积血可能无玻璃体后脱离并伴有视网膜下的出血。此时，小心切除玻璃体，避免出现视网膜裂孔是手术成功的关键。手术不必过分追求将基底部玻璃体切除彻底，只需切除大部玻璃体将后极部露出即可。

无论是何种的玻璃体后脱离，恰当的应用各种眼内器械，从桥状间隙提起劈裂外壁，将增厚的纤维血管膜及延续的玻璃体后界膜自视网膜表面分离是手术的关键技巧。

2. 血池的处理

（1）从中轴至周边系统切除混浊玻璃体，注意增生条带内新生血管的眼内电凝。如遇陈旧积血烟

雾样遮盖视野,立刻停止切除和眼内器械的移动,单独吸引,耐心等待视野清晰后再行操作。

（2）完全暴露血池后,可抬升灌注瓶,以加大眼内灌注压,对相对稀薄的血池单纯用笛针吸除。

（3）对于稠厚或有膜样组织增生的血池,可用切割头进行清除,操作应轻吸快切,间断切割。

（4）黄斑处残留血液可按压笛针侧孔进行吹吸,使血细胞吹离视网膜表面,引流置换至玻璃体腔中充满清澈的灌注液。如血液黏稠不宜强行吸除,可待其自然吸收。

3. 原发病的处理　引发玻璃体积血的病因往往很复杂,包括增生型糖尿病视网膜病变、视网膜血管炎、视网膜静脉阻塞、AMD、PCV 等。治疗原发病是从根本上解除引起玻璃体积血的病因。应正确观察眼底情况,寻找病因,进行激光治疗。必要时,待手术后行荧光素眼底血管造影进一步寻找病因。

（魏文斌　田蓓）

第十四节　诊断性玻璃体切除术

诊断性玻璃体切除术是对一些病因不明、治疗无效的眼内炎性疾病或恶性肿瘤等进行玻璃体手术,从而获得玻璃体和视网膜或脉络膜标本,运用现代分子生物学技术以及实验室技术来明确诊断的一种技术。

一、适应证

（一）原因不明,传统治疗无效的不典型葡萄膜炎

诊断性玻璃体手术可去除混浊的玻璃体,术中直接观察眼底改变,提供充足的玻璃体及视网膜、脉络膜标本;联合恰当的细胞学、流式细胞学、抗体定量、细胞因子检测、PCR 和微生物学培养等检测方法得到病原学诊断,进行有针对性的治疗。即使检测结果为阴性,排除感染和恶性肿瘤的因素也有助于临床医生调整治疗方案。

（二）疑似感染性眼内炎

免疫抑制患者的眼部炎症性疾病的表现往往变异很大且不典型,其可能病原体多种多样,且血清学检查常无法明确诊断。白内障术后少数囊袋内可能蓄积一些正常低致病性隐匿微生物,如念珠菌或痤疮丙酸杆菌等,其增殖可致慢性轻度眼内炎。对于无法通过血清学检查确诊的眼内炎,诊断性玻璃体切除术不仅可以明确诊断从而指导治疗,还能于手术中清除眼内的感染组织,清除玻璃体混浊和术后瘢痕性增殖的支架、松解牵引、提高眼内抗生素的有效浓度。

（三）临床表现不典型、对传统治疗方法无反应的进行性视网膜、脉络膜以及色素上皮病变

诊断性玻璃体手术通过获得充足的玻璃体以及视网膜、脉络膜标本而有助于诊断原因不明的慢性非感染性葡萄膜炎;通过清除眼内混浊屈光间质来更好地对眼内进行检查。玻璃体切除可减少眼内的炎症细胞及相关的生物活化物质及碎片,并能有效去除一些可能致病的组织如残存晶状体组织、血液等。另外通过诊断性监测的阳性结果可以调整治疗方案并对可能的全身和眼部并发症进行预见性治疗。

（四）伪装综合征

伪装综合征是一类临床表现与葡萄膜炎无异,实际病因却为恶性肿瘤的疾病,如淋巴瘤、转移癌、白血病、视网膜母细胞瘤等。除视网膜母细胞瘤外,这类疾病,尤其眼内淋巴瘤常常需做玻璃体和（或）视网膜、脉络膜活检来证实。原发性眼内淋巴瘤（primary intraocular lymphoma, PIOL）临床表现为眼部受累,累及玻璃体或视网膜下色素上皮,可同时伴有或不伴有中枢神经系统受累。眼内淋巴瘤的出现可以早于中枢神经系统数年,常表现为老年患者双侧特发性的,对糖皮质激素不敏感的慢性葡萄膜炎,早期诊断十分困难。诊断性玻璃体活检术的细胞学检查可明确诊断 PIOL。对标本进行多聚酶联反应（PCR）技术能够特异性鉴定出鉴定眼内恶性淋巴瘤的增殖单克隆 B 淋巴细胞。

（五）疑为恶性肿瘤的眼内出血

一些病例如息肉状脉络膜血管病变、渗出性老年性黄斑变性等视网膜或脉络膜新生血管性病变可以发生突然、大量的出血,进入视网膜下或玻璃体腔形成类实性占位病变,与眼内恶性肿瘤尤其是脉络膜恶性黑色素瘤相混淆。其临床表现为玻璃体积

255

血,超声以及 MRI 等检查提示眼内占位病变。对于此类病例应进行诊断性玻璃体切除,可以在清除玻璃体内的积血的同时明确病变性质(图 33-14-1 ~ 图 33-14-3)。

(六) 其他

玻璃体切除术联合活组织病理学检查,还对多种其他疾病具有重要的诊断意义。包括线虫感染性眼内炎、虹膜及睫状体炎性假瘤、平坦部炎症、晶状体过敏症、白血病、转移黑色素瘤、转移癌、睫状体髓上皮瘤、继发性青光眼、上皮植入、增生性玻璃体视网膜病变以及伴有玻璃体混浊的各种混杂性情况,例如急性视网膜坏死、眼弓蛔虫病、Whipple 病、淀粉样病变(图 33-14-4)及星状玻璃体变性等。

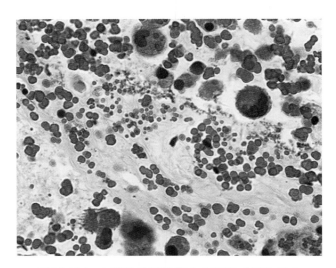

图 33-14-1　1 例伴玻璃体积血病例的玻璃体标本活检可见肿瘤细胞　HE 染色×40

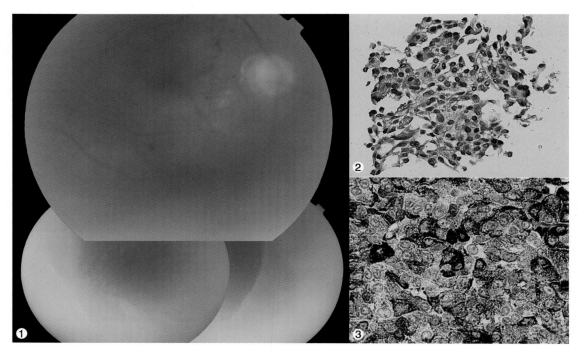

图 33-14-2　1 例脉络膜黑色素瘤患者图片:①为彩色眼底相,示右眼底下方可见脉络膜肿瘤,玻璃体内大量色素、混浊;②活检组织病理切片显示肿瘤细胞　HE 染色×20;③局部切除肿瘤组织病理切片示肿瘤细胞　HE 染色×40

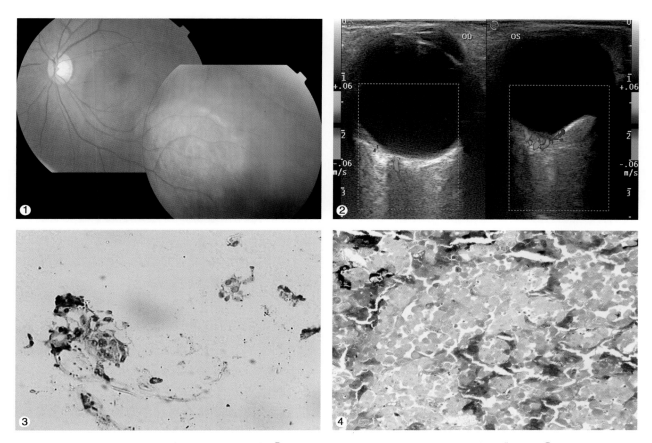

图 33-14-3　1 例脉络膜黑色素细胞瘤患者图片：①为彩色眼底相,示右眼底颞下方可见脉络膜肿瘤；②CDI 检查示脉络膜占位；③活检组织病理切片示肿瘤细胞,HE 染色×20；④局部切除肿瘤组织病理切片脱色素后显示肿瘤细胞　HE 染色×40

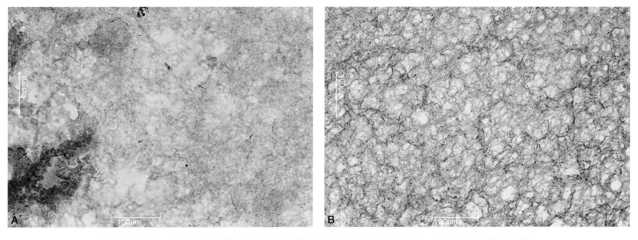

图 33-14-4　A. HE×10 镜下见粉染无结构物质；B. 刚果红染色×10 刚果红染色阳性

二、手术方法

临床上可以采用经典的 20G 玻璃体手术系统,越来越多的在使用微创(25G、23G 或 27G)手术系统。根据取材部位可以将玻璃体手术活检大致分为玻璃体活检及视网膜脉络膜活检：

（一）玻璃体组织活检

在一些视网膜炎及脉络膜炎,特别是伴有明显的玻璃体炎时,仅从玻璃体标本即可得到诊断。

1. 手术操作　采用标准 3 切口玻璃体切割系统获取未稀释的标本,直视下操作。关闭灌注,使用带 Luer 套口的注射器经三通与抽吸端相连,从受累最为严重的地方手动抽吸采集未稀释的标本,通常是后部、下方视网膜和(或)视网膜炎/脉络膜炎病灶表面。在眼球塌陷之前打开灌注。玻璃体标本抽吸入注射器。这样至少可获得 1.5ml 未稀释的玻璃体。低眼压的并发症如脉络膜上腔出血可能限制获得的玻璃体标本的数量,此时可采用重水-灌注玻璃体切除术,即在吸玻璃体时用重水代替平衡盐溶液,这种方法可以获得平均 2.24ml 的未稀释玻璃体。然后完成玻璃体切除。手术结束时,将集液盒中已稀释的玻璃体亦收集送病理室,标本经微孔滤过器过滤浓缩或者进行细胞离心涂片。有时需要获取囊袋标本,例如怀疑痤疮丙酸杆菌感染,此时,采用显微剪或刀切开囊袋,再用显微镊将之取出。

2. 组织学检查技术及准备　对某一标本可进行检查的种类取决于所获取组织的数量。理想情况下,未稀释的玻璃体标本将进行有氧菌、厌氧菌,真菌及病毒(有时)培养。取部分标本进行快速 Gram 染色,过碘酸-希夫氏染色(periodic acid-Schiff 染色),和 Giemsa 染色做细胞学检查,另取部分用于 PCR 分析,细胞因子或抗体测定。剩余标本用来进行光镜和电镜/免疫组织化学分析。集液盒中收集的稀释的标本可用于流式细胞仪检查。

(二)　视网膜脉络膜活检

对于主要局限于视网膜和(或)脉络膜的眼内病变,需要从视网膜下或者 RPE 下获取细胞。如果第一次玻璃体活检标本细胞学质量很差,也需要再次进行玻璃体切除,但由于在玻璃体切除术后眼内的细胞数量会减少,因此有必要联合脉络膜视网膜活检。

1. 手术方法　采用标准 3 切口经睫状体玻璃体手术,切除玻璃体皮质。取材部位最好选取上方和鼻侧视网膜,受累与未受累视网膜交界处,且尽可能周边而相对无血管处。标本应包括炎症进展的边缘,因为此处最可能找到病原微生物,而病灶的中央可能仅有坏死组织。眼内肿瘤活检时,应选取后极部肿瘤最厚处,并尽量靠血管弓周边;当伴发渗出性视网膜脱离时,于未脱离处取材,并避开肿瘤出血及纤维化区域。

取材前应升高灌注压达 90mmHg,电凝切开视网膜脉络膜组织,若活检处有大血管经过亦需要电凝止血。采用水平或垂直剪剪下组织,用镊子小心钳夹自眼内取出,根据所取组织大小必要时可扩大巩膜切口,尽可能勿损伤标本组织。一旦出血得到控制,需尽快恢复正常灌注压。活检部位的炎症累及侧不需激光,但在正常视网膜侧需要进行激光光凝。气液交换后通常充填长效气体。

2. 组织学检查技术及准备　组织标本自眼内取出后,根据检查目的应当迅速置于合适的组织保存液,常规采用戊二醛/甲醛固定液。需要明确标本方向时,应将标本置于一片过滤纸或其他材料并在纸上表明正确的位置。根据标本的大小,常规进行光镜、电镜和免疫组织化学分析。

三、影响诊断玻璃体切除术阳性率的因素

眼内活检的有效性不仅取决于手术者取材的手术技能,更取决于随后对标本的处理分析,因此病理与微生物实验室的经验与能力同样是很关键的因素。

1. 手术时机　活检手术是择期手术,或者最多为半急症手术,因此术前应当适当选择手术时机,合理设计手术方案,仔细制定标本的取材、处理计划。例如由于淋巴瘤细胞在激素治疗后变性,因此在玻璃体手术活检之前应停用全身和局部激素,以增加活性细胞的数量。

2. 玻璃体切割速度　目前并不确定 23G 或 25G 玻璃体切割相对于 20G 传统玻璃体切割是否会影响诊断能力。与单纯的抽吸相比,切割头并不会造成更多的细胞变性,因此玻璃体切割速度并不影响诊断能力。

3. 标本处理　实验室在收到标本后应尽快对之进行细菌、真菌和病毒的培养及识别。标本应当置于各种特定的培养基且保存于合适的环境(有氧、无氧、温度等)。培养皿需要进行特殊处理,或者保留更长的时间以发现一些对环境苛求的微生物。目前主张立即由手术者将标本接种于肉汤培养基以最大限度恢复微生物的活性。慢性术后眼内炎的许多微生物都生长缓慢。例如丙酸痤疮杆菌的平均生长时间为 10 天,因此微生物实验室应当被特别告知持

续培养至少 14 天以发现那些惰性微生物。真菌培养应当至少培养 1 个月。对于有时可能是很罕见的或正常不致病的微生物需要经验丰富的专家来识别,并对其做药敏分析。

标本的妥善处理及正确检查对于眼内原发性淋巴瘤的活检诊断至关重要。为了避免淋巴瘤细胞变性,推荐将玻璃体标本置于含 RPMI(Roswell Park Memorial Institute)的管中或立即将标本置于生理盐水中。酒精固定会影响玻璃体标本的眼内原发性淋巴瘤细胞鉴定,故不建议将标本固定处理。

4. 团队合作 病理检查包括:光镜、电镜、免疫组织化学以及聚合酶链反应(PCR)等。病理检查团队需要熟悉眼科疾病的发展过程,了解临床考虑的可能诊断,且从一开始就参与计划标本取出那一刻起将如何处理,这无疑是活检成功的关键之一。

玻璃体手术活检是一个团队合作过程,手术医师与实验室检查者的充分合作是提高活检诊断率的保障。尽管实验室技术的进步已经大大扩展了目前的检测手段如 PCR、流式细胞仪等,但是显然不是所有的病例都要进行所有的检测,手术者应当根据术前所怀疑的诊断拟定进行个体化的检测方案。

此外,尽管目前许多医院都有条件开展诊断性玻璃体手术,却并不都有条件开展合适的标本检测,且可能缺乏经验丰富的病理学专家来可靠的评价这些标本。因此,标本应当被送往有能力正确处置标本解读结果的中心去。对所有的病例而言,必须保证玻璃体手术获取的标本得到合理处置并得以及时送往实验室。

四、手术并发症

诊断性玻璃体手术的风险即通常的玻璃体视网膜手术并发症。现有报道并发症发生率不一,发生率与原有病变程度、活检方式及术者手术经验等相关。

1. 眼压升高 术后出现一过性、药物可控的眼压升高,原因在于玻璃体切除术中机械刺激,致睫状体水肿,房水分泌增加;或因长期滴用激素滴眼液引起。

2. 加快白内障发展 眼内器械进出时直接碰伤晶状体或玻璃体切除过程中误伤晶状体可直接诱发白内障;手术时间过长或灌注液也可引发晶状体混浊。

3. 玻璃体积血 术后早期出血,常见于术中止血不充分或残余在周边部的红细胞释放;后期多与原发病灶相关,出血多见于纤维增生,新生血管复发或虹膜新生血管出血。

视网膜裂孔、视网膜脱离。

术前无视网膜脱离,术中切割头牵拉或器械反复进出眼内,导致周边部视网膜小裂孔形成或锯齿缘离断,术中未能发现和处理,引起术后视网膜脱离;术中遗漏裂孔、裂孔封闭不实,原发病灶 PVR 增生牵拉可致裂孔形成。

4. 眼内炎 术前存在的急慢性炎性病灶未治愈或手术机械刺激原有炎症病变加重,可引起眼内炎。

5. 眼外转移 对于恶性肿瘤性疾病,可能有眼外转移的风险,特别是于视网膜母细胞瘤而言。

(魏文斌)

第十五节 眼内肿瘤的局部切除

一、虹膜睫状体切除术

(一) 适应证

包括:①睫状体或虹膜睫状体的良性肿瘤。②睫状体或虹膜恶性肿瘤,大小不超过 4 ~ 6 个钟点,无眼部及全身转移表现,亦无其他系统的恶性肿瘤。③术眼仍有一定视力。

(二) 手术技巧

1. 局部或全身麻醉,上下睑缝线开睑。

2. 360°角膜缘结膜切口,四直肌牵引线,暴露肿瘤部位的角巩膜及巩膜。

3. 从角膜缘切口至肿瘤外 2 ~ 3mm,做以穹隆为基底的板层巩膜瓣,厚达巩膜厚度的 2/3 ~ 4/5,并做 2 ~ 3 对预置缝线。亦有作者做全层巩膜瓣或者采用 T 形巩膜切口等(图 33-15-1)。放射状巩膜切口不影响直肌者无须断直肌止端。

4. 透照试验明确肿瘤界限,沿肿瘤周围电凝一周(图 33-15-2)。

5. 沿肿瘤边缘约 1mm 切穿巩膜,轻提巩膜瓣即可见肿物。睫状体黑色素瘤颜色较黑,正常睫状体呈棕黑色,表面光滑。剪除板层巩膜、睫状体肿瘤及

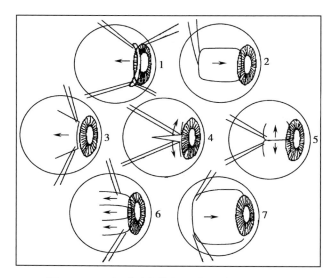

图 33-15-1　虹膜睫状体切除术巩膜切口示意图

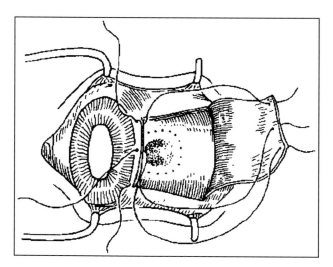

图 33-15-2　透照试验明确肿瘤界限，沿肿瘤周围电凝

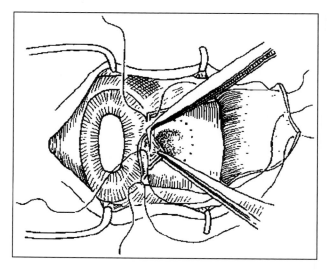

图 33-15-3　切除肿瘤

部分虹膜，虹膜未被肿瘤侵犯者，可仅行周边虹膜切除（图 33-15-3）。

6. 迅速覆盖巩膜瓣，结扎预置缝线，整理切口，间断缝合密闭切口（图 33-15-4）。

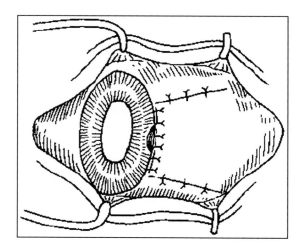

图 33-15-4　肿瘤切除后间断密闭切口

7. 间接检眼镜下查眼底，如肿瘤较大侵及锯齿缘或脉络膜视网膜，应行巩膜外冷凝结合巩膜扣带术。合并有大量玻璃体积血或严重玻璃体脱出者应行闭合式玻璃体切除，膨胀气体眼内填充。

二、虹膜睫状体小梁切除术

（一）适应证

适应证为：①与虹膜睫状体切除术适应证相同；②肿瘤侵犯虹膜睫状体及小梁网者。

（二）手术技巧

1. 沿角膜缘做 180°结膜切口，两端做放射状松解切口，亦可做 360°结膜切口。四直肌牵引线。

2. 透照试验确定肿瘤位置，在肿瘤外 2～3mm 至角膜缘做一方形或长方形、半圆形巩膜瓣，厚度达巩膜厚度的 2/3～4/5，分离巩膜瓣至角膜缘内暴露小梁网部分。（图 33-15-5，图 33-15-6）

3. 肿瘤周围行电凝。角膜缘内巩膜瓣基底部全层切穿，沿肿瘤边缘外约 1mm 剪除板层巩膜、小梁网和虹膜睫状体肿物（图 33-15-7，图 33-15-8）。

4. 迅速覆盖巩膜瓣，恢复虹膜，巩膜瓣间断缝合，密闭切口。如有大量玻璃体积血或脱出者应行玻璃体手术（图 33-15-9）。

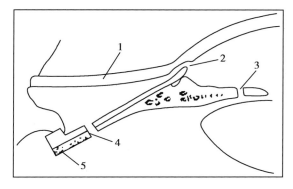

图 33-15-5 虹膜睫状体小梁切除术示意图

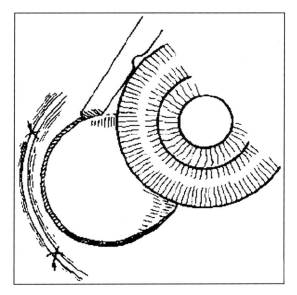

图 33-15-6 肿瘤定位,板层切开巩膜,分离巩膜瓣至角膜缘内

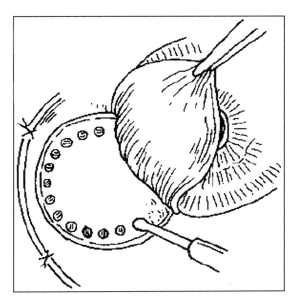

图 33-15-7 肿瘤周围电凝

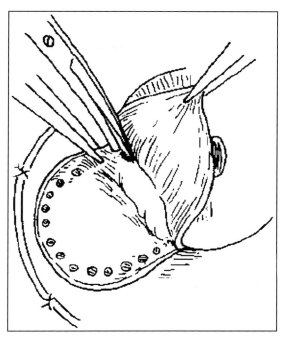

图 33-15-8 切除肿瘤

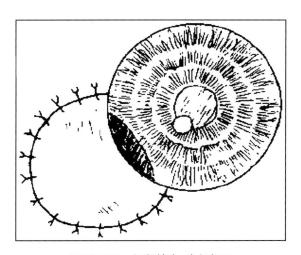

图 33-15-9 间断缝合、密闭切口

三、局部板层巩膜脉络膜切除术

(一) 适应证

包括:①肿瘤最大直径<16mm 的脉络膜黑色素瘤及其他眼内肿瘤,且中心部位在赤道附近或赤道前;②无视网膜或玻璃体肿瘤种植,无全身转移表现,全身情况较好;③患者拒绝眼球摘除或独眼患者;④尚有一定视力。

(二) 手术技巧

术前 2～4 周行激光光凝肿瘤基底部周围,使脉络膜视网膜粘连。

1. 局麻或全麻,采用低压全身麻醉,使血压下降,可减少术中驱逐性出血和玻璃体积血。

2. 沿角膜缘做360°结膜切口,四直肌牵引线。

3. 用透照法确定肿瘤边界并做标记。亦可在间接检眼镜直视下定位。选择合适的 Peyman 眼篮并牢固地缝置巩膜上,眼篮的大环置于各直肌止端下,小环置于肿瘤表面的巩膜处,使肿瘤完全置于小环区域内。缝置眼篮对眼球起支撑作用,防止眼球塌陷玻璃体外溢(图 33-15-10,图 33-15-11)。

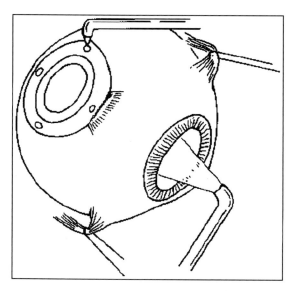

图 33-15-10　透照法肿瘤定位

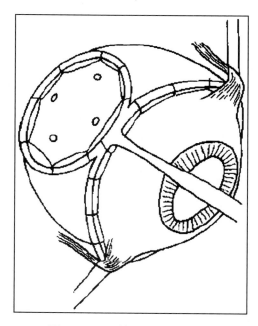

图 33-15-11　缝制 Peyman 眼篮

4. 在肿瘤外缘作大半圆形或八角形基底向后极的板层巩膜瓣,厚度达全层巩膜的 3/4 ~ 4/5(图 33-15-12,图 33-15-13)。

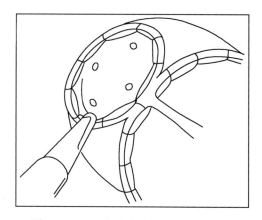

图 33-15-12　在肿瘤外缘作板层巩膜瓣

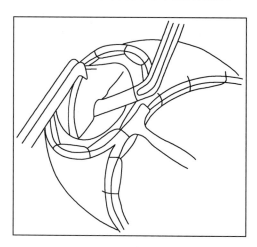

图 33-15-13　分离板层巩膜瓣

5. 再次确定肿瘤边界,沿肿瘤边缘作电凝,以防止术中肿瘤细胞扩散及脉络膜出血(图 33-15-14)。

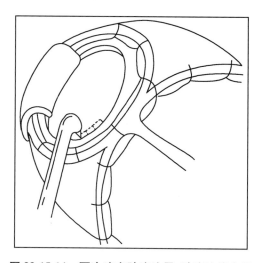

图 33-15-14　再次确定肿瘤边界,肿瘤边缘电凝

6. 闭合式玻璃体切除系统准备,放好灌注管,但暂不灌注,做好平坦部巩膜切口,保持眼压偏低,以减少术中玻璃体脱出,降低驱逐性出血的危险性(图 33-15-15)。

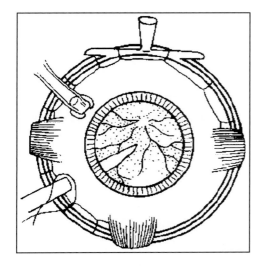

图 33-15-15　闭合式玻璃体切除系统准备,放置灌注管,作巩膜切口

7. 沿肿瘤边缘切穿巩膜,轻提巩膜内层,沿肿瘤边缘剪除板层巩膜、脉络膜肿瘤及附着于肿瘤上的视网膜。迅速覆盖巩膜瓣,整理切口,间断或连续缝合密闭切口(图 33-15-16,图 33-15-17)。

8. 行闭合式玻璃体切除,沿肿瘤周围的视网膜行眼内光凝,用膨胀气体或硅油眼内充填,必要时联合巩膜扣带术(图 33-15-18,图 33-15-19)。

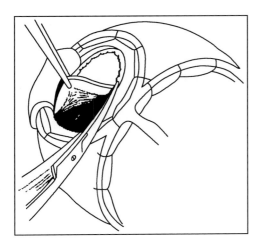

图 33-15-16　切除肿瘤

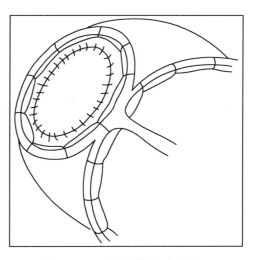

图 33-15-17　间断缝合,密闭切口

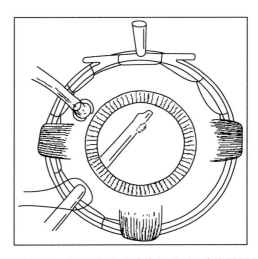

图 33-15-18　行闭合式玻璃体切除,沿肿瘤周围行眼内电凝

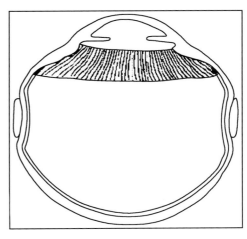

图 33-15-19　切除肿瘤后必要时行巩膜扣带术

四、眼内脉络膜视网膜局部切除术

（一）眼内视网膜脉络膜切除术

1. **适应证**　后极部距视乳头 2DD 范围内,直径 <2DD 的脉络膜黑色素瘤及其他眼内肿瘤,无视神经及眼外侵犯,无全身转移证据,全身状况好者。

2. **手术技巧**　术前数周在肿瘤表面及周围进行激光光凝。

（二）眼内视网膜脉络膜切除术

采用闭合式玻璃体切除手术。在肿瘤边缘切开视网膜,使肿瘤与周围脉络膜及其下巩膜分离,但留下一侧边缘暂不分离。眼内激光光凝瘤体周围及表面。用玻璃体切除系统切除肿瘤。再进行完全性玻璃体切除和气液交换,膨胀气体或硅油眼内充填(图 33-15-20 ～图 33-15-24)。

（三）眼内视网膜瓣下脉络膜切除术

主要适用于离黄斑中央凹较近的小的脉络膜肿瘤。

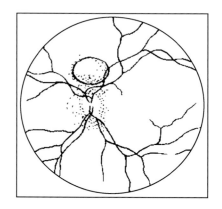

图 33-15-20　位于视乳头上方的肿瘤

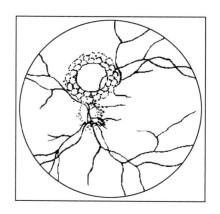

图 33-15-21　眼内激光光凝瘤体周围及表面

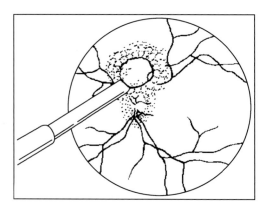

图 33-15-22　在肿瘤边缘切口与分离肿瘤

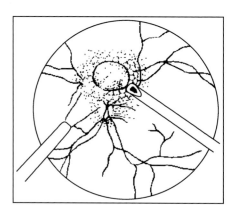

图 33-15-23　眼内激光光凝瘤体

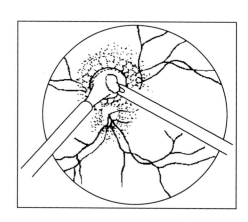

图 33-15-24　用玻璃体切除系统切除肿瘤

采用闭合式玻璃体切除术,在距肿瘤边缘 1PD 处做 180°视网膜电凝,行视网膜切开,掀开视网膜瓣,暴露脉络膜肿瘤。肿瘤表面及周围眼内光凝。分离肿瘤与周围脉络膜及其下的巩膜,切除肿瘤。行完全性玻璃体切除和气液交换,视网膜切开处行眼内光凝,膨胀气体或硅油眼内充填(图 33-15-25 ～图 33-15-28)。

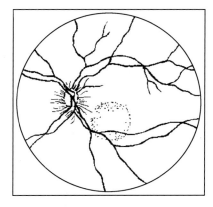

图 33-15-25　位于后极部之肿瘤

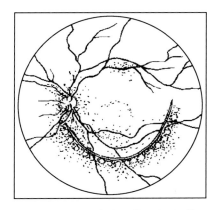

图 33-15-26　在距肿瘤边缘 1PD 处做 180°
视网膜电凝,行视网膜切开

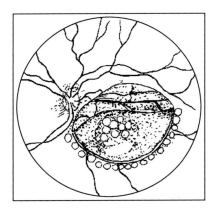

图 33-15-27　暴露肿瘤,肿瘤表面及周围眼
内光凝后分离切除肿瘤

(四) 眼内肿瘤切除联合玻璃体手术

1 适应证　赤道及赤道后肿瘤,基底较窄,肿瘤高度大于基底直径者。

2 手术技巧　采用闭合式玻璃体手术,行晶状体玻璃体切除,注入"重水",电凝肿瘤周围的视网膜和脉络膜,行视网膜脉络膜切开是瘤体与周围视网膜脉络膜组织完全分开,推动瘤体是其与局部巩

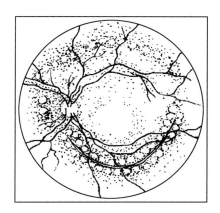

图 33-15-28　肿瘤切除后视网膜切开处行眼
内光凝

膜分离,让瘤体完全游离悬浮于重水中。补充重水使瘤体悬浮至瞳孔区。做角巩膜切口娩出瘤体。关闭切口,眼内光凝,硅油充填。

五、并发症

(一) 玻璃体积血

玻璃体积血是最常见的并发症,约 60% ~ 79%。术前瘤体周围激光光凝或冷凝治疗,可以减少瘤体的血流,术中电凝烧灼瘤体周围的葡萄膜,采用低压灌注麻醉等有助于减少术中及术后玻璃体积血。轻度玻璃体积血,术后 2 ~ 4 周可吸收,严重玻璃体积血需行玻璃体切除术。

(二) 视网膜脱离

视网膜脱离是常见并发症之一(8% ~ 17%)。手术中累及玻璃体、视网膜,术后玻璃体增生可发生牵拉性视网膜脱离,需行玻璃体切除联合巩膜扣带术。术前瘤体周围激光光凝,术中行全玻璃体切除,可减少玻璃体增生牵拉,减少术后视网膜脱离的风险。

(三) 晶状体混浊

睫状体肿瘤接触或推压晶状体,可致晶状体混浊或脱位,术中可联合晶状体摘除,亦可待术后晶状体混浊加重后再次手术。术中晶状体损伤,气体或硅油充填术后常可使晶状体混浊加重,可二期行白内障摘除术。

此外,前房积血、浆液性脉络膜脱离、术后感染、黄斑前膜、黄斑囊样水肿、葡萄膜炎、继发青光眼、交感性眼炎、低眼压等并发症亦可发生,及时发现,积极治疗,可能收到好的结果。

六、预后

(一) 睫状体肿瘤

一般认为切除 2~5 个钟点的睫状体肿瘤,手术是安全的,肿瘤过大者手术并发症亦增加。Barrada 观察切除 6 个钟点的睫状体肿瘤,术后 1 个月眼压正常,切除 7~8 个钟点的睫状体肿瘤,术后 5 个月仍持续低眼压。Shields 报道累及 <1/3 象限的睫状体肿瘤伴虹膜侵犯者中,40% 术后最终视力≥0.6,16%~19% 的睫状体肿瘤伴脉络膜侵犯者,最终视力≥0.6。笔者曾报道 22 例睫状体肿瘤局部切除术,肿瘤基底直径 6~16mm,高度 4~14mm。术后随访 4~15 个月,1 例术后 5 年发现肿瘤复发。末次随访时视力:2 例视力 0.05~0.3,15 例矫正视力 0.3~1.0。病理诊断为睫状体黑色素瘤 9 例,黑色素细胞瘤 4 例,无色素上皮腺瘤 6 例,神经纤维瘤 2 例,神经鞘瘤 1 例。

(二) 脉络膜黑色素瘤

1. 治疗后患者存活率　Shields 手术治疗 81 例,平均随访 4 年,6% 发生肿瘤转移和死亡。如果把下列因素视为危险因素:年龄>60 岁,肿瘤基底直径较大;肿瘤为上皮样细胞型或混合型;无辅助性治疗;较大肿瘤复发或残存而行眼球摘除;扩散到眼球外的小的残存瘤或小复发瘤而行眼球摘除。当危险因素为 2 个以下时,15 年存活率为 92%,当危险因素为 3 个以上时,3.5 年的存活率为 30%。笔者所治疗的 150 多例长达 10 年的观察,其死亡率和同期眼球摘除者并无差异。多数作者研究认为,局部板层巩膜脉络膜切除术与脉络膜恶性黑色素瘤其他治疗方法相比,治疗后 5 年存活率无显著性差异。

2. 肿瘤复发率　不存在危险因素(危险因素包括上皮样细胞型、大的肿瘤、距黄斑及视乳头小于 1PD)时,4 年肿瘤复发率为 6%,存在 2 个以上危险因素时,4 年复发率为 57%。Shields 报道 81 例局部板层巩膜脉络膜切除的患者,11% 肿瘤完全切除后复发,而复发者与上皮样细胞型肿瘤有关。因此认为只要完整切除肿瘤,该手术方法并未增加肿瘤复发及转移的机会。笔者回顾分析 45 例经组织病理学检查证实为葡萄膜黑色素瘤的患者行局部切除手术治疗的临床资料。分析患者年龄、性别、肿瘤最大直径、肿瘤部位、有无视网膜脱离、手术前后眼压、视力等基线资料以及手术方法、是否联合治疗等干预手段与生存预后的相互关系。将各因素作为协变量与肿瘤转移复发预后建立 COX 回归模型。结果显示各因素中,肿瘤最大直径和高度($P=0.04$)、手术后眼压($P=0.03$)、病理分型($P=0.04$)、巩膜有无浸润($P=0.03$)、肿瘤部位($P=0.01$)、切除完整与否($P=0.00$)与转移和复发有显著相关意义。20~40 个月为肿瘤复发转移高发期。

3. 视力　局部板层巩膜脉络膜切除术不仅可以保存眼球,更重要的可以保留有用视力。有报道治疗后 5~7 年,患眼视力与同期局部放射治疗的患眼基本相同,24% 术后 5 年获得手术前相同或更好的视力。Lee 报道 23 例距视乳头或中央凹 1~2PD 范围内的小脉络膜黑色素瘤,行眼内局部脉络膜视网膜切除术,术后随访 7 个月至 7 年(57% 随访 4 年以上),最终视力为无光感至 0.5,43% ≥0.05。Peyman 的 20 例手术,平均随访 19 个月,尚未发现肿瘤复发与转移,50% 视力≥0.05,但亦有发生增生性玻璃体视网膜病变和视网膜脱离者,该方法对一定范围内的脉络膜黑色素瘤的治疗不失为一种有益尝试,但疗效尚有待进一步观察。

(魏文斌)

第十六节　眼内镜引导下的玻璃体手术

临床实践中,依靠良好的成像系统以获得尽可能清晰的影像是顺利完成玻璃体手术的关键因素。但是在角膜混浊、小瞳孔、晶状体囊膜混浊等异常情况下,或者需要观察虹膜后、睫状体以及周边视网膜的病变时,传统的手术显微镜成像系统就无法满足手术的需要。而此时通过使用眼内镜可以绕过障碍在监视器上呈现需要观察或处理部位的图像,使相关手术得以进行。随着眼内镜的不断改进,其成像质量和易用性已基本符合临床应用的要求,使用范围逐渐扩展,已涉及眼科的多个重要领域,特别是在引导玻璃体手术中可以发挥巨大的作用。

一、眼内镜简介

（一）眼内镜的历史

世界上第一个内镜是1853年法国医生德索米奥创制的，被应用于直肠检查。眼内镜学的历史不是很长。自从1934年Thorpe发表了使用内镜摘取眼内异物的报道后，眼内镜得到了不断的改进和应用。1981年Norris等发表了在镜头直径为1.7mm的硬式内镜下完成了玻璃体切除、眼内异物取出和视网膜复位等操作，手术成功率达94%，但非常烦琐耗时。随着技术及精密加工工艺的发展，直到20世纪90年代，Endo Optiks Inc.（美国新泽西州）推出第一套探头直径更小，使用更方便、图像分辨率更高的眼科内镜，并逐步应用于眼科手术多个领域，并日益显示出其不可替代的应用价值。

（二）眼内镜的原理和构造

1. 内镜分类

（1）按其发展及成像构造分类大体分为：硬管式内镜、光学纤维（软管式）内镜和电子内镜。

（2）电子内镜：以光敏集成电路摄像系统取代光纤传像，不但影像质量好，光亮度强，图像大，可以检查出更细小的病变。电子内镜的外径更细，图像更加清晰和直观，操作方便。目前广泛应用于临床的为电子内镜。

2. 电子纤维眼内镜的原理

由光导纤维引入光源照明，接物镜捕捉到光学画面通过光纤传导至主机的电荷耦合成像器（CCD）将其转化成电子信号，再通过影像处理系统经监视器放映成像。同时可外接激光装置及计算机外设，实现眼内光凝和动态图像分析测量。

3. 电子纤维眼内镜的构造

（1）主机：目前应用于临床的Endo Optiks Inc. E2眼内镜含光源一体型摄像系统，画面处理电路，810nm固体激光（1.2W输出功率），电视监视器和视频记录图等多种设备组成（图33-16-1）。

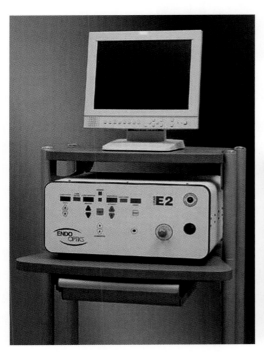
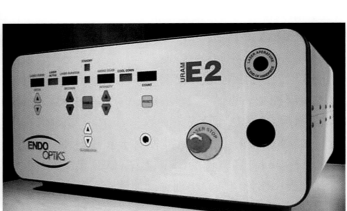

图33-16-1　电子眼内镜主机

（2）内镜眼内探头（图33-16-2）

1）目前应用于临床的内镜探头包含：照明，影像和激光三种光纤，分直头和弯头；

2）探针直径：18～23G（0.6～1.2mm）；

3）影像分辨率：6000～17 000像素（Pixel）；

4）视野范围：110°～140°视野；

5）可高压消毒（有限次数重复使用）；

6）可与大部分532nm和810nm激光兼容；

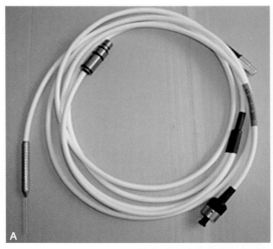
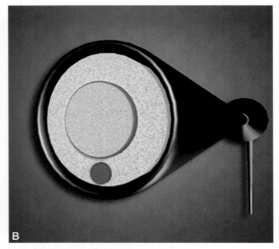
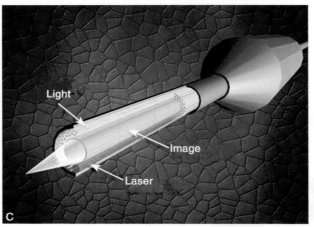

图 33-16-2
A. 内镜光纤；B、C. 探头结构

7）手柄与普通导光手柄基本相同。

（三）眼内镜的使用方法及维护

1. 眼内镜的使用方法

（1）调试：首次调试应由专业工程师完成。此后每次使用时，在开启主机、光源和监视器电源后将内镜镜头对准校对卡的十字，旋转接入 CCD 处的光纤至监视器中图像方位与校对卡一致，固定 CCD 接口处光纤；继续保持内镜镜头对准校对卡和相对距离（通常为 2～3mm）和方位的固定，旋转 CCD 前调焦环至监视器中图像清晰并出现细微而清晰的蜂窝状网纹。如配有录像机、光盘刻录机或图像处理系统也应做相应的调试。术中如出现内镜方向和焦距错误应在术中即使调整，以避免影响手术操作的准确性。

（2）使用：这里需要注意的是内镜作为一种引导工具，在其引导下的玻璃体手术主要操作注意事项与常规玻璃体/视网膜手术相同。手柄较水平于角膜缘平面时眼内部靠前的结构（内镜入口的对侧）在监视器中也在上方，虹膜、睫状体和锯齿缘呈水平位（图 33-16-3）。手柄较垂直于角膜缘平面时眼内部 6 点方向的结构在监视器中的上方，后极在中央（图 33-16-4），9 点方向在右侧，3 点方向在左侧，而 12 点方向的组织结构在屏幕的下方（与显微镜下类似）。在未切除上方前部玻璃体之前勿将内镜镜头插入过深，以免牵拉周边视网膜。内镜手柄的运动方式主要有 3 种：沿手柄纵轴直线运动（决定插入的深浅）、以过巩膜穿刺口平行于邻近角膜缘的直线为轴的前后运动（决定观察范围是周边部或后极部视网膜）以及在水平面上的左右运动（决定观察范围的时钟方位）。特别需要注意的是当手柄插入眼内后，不可再作以手柄纵轴为轴的旋转，这样会使显示器上呈现的图像方向混乱，影响手术部位的判断和手术操作的顺利进行。

内镜引导下的玻璃体手术，关键就是手术目标

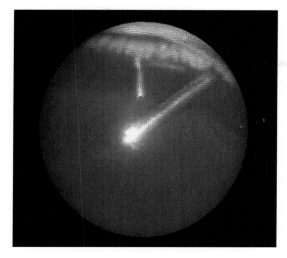

图 33-16-3　内镜下所见睫状体及锯齿缘,灌注头及切割头

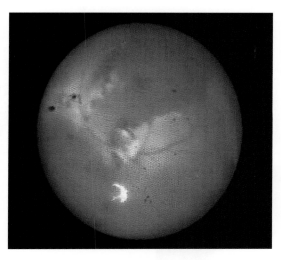

图 33-16-4　内镜下所见后极部

部位的寻找和确认,并使其正确地呈现在显示器上,并逐步熟练掌握在没有立体感且图像欠清晰的显示器下手术的技巧。而内镜引导下的玻璃体手术原则和显微镜成像系统下的玻璃体手术基本相同。

2. 眼内镜的维护

(1) 内镜头的维护和保养:内镜光纤不可过分弯曲;手术中临时固定光纤处加硅胶套;手术中擦拭镜头时要用软布轻擦;手术完成后要用蒸馏水充分冲洗并吹干,灭菌后单独包装。内镜手柄可以高压蒸汽灭菌 134℃ 18 分钟,但用环氧乙烷(ETO)消毒可以一定程度上延长内镜手柄的使用寿命。

(2) 主机的维护与保养:保持主机清洁、干燥,及其与各部件的连接正确、确实;注意观察主光源灯泡使用时间和预计剩余寿命,及时准备和更换灯泡;

手术中保持主机散热口通畅,未使用内镜时及时关闭光源;手术结束后及时封闭主机的光源和 CCD 接口通道,避免污物进入。

二、眼内镜下的玻璃体手术

临床工作中经常遇到角膜混浊、小瞳孔、人工晶状体囊膜混浊等情况下合并视网膜脱离、眼内炎、眼内异物等必须及时进行玻璃体手术的病例。然而采用显微镜成像系统往往无法看清眼内结构,而使手术无法顺利进行。在内镜技术应用以前我们只能采用临时人工角膜联合角膜移植或虹膜拉钩或人工晶状体取出等方法使玻璃体手术可以进行。但往往效果并不理想或损伤较大,而且受角膜材料来源限制有相当一部分患者不能及时进行玻璃体手术丧失手术时机。内镜的使用让我们可以绕过这些障碍,通过在监视器上产生图像,可以看到玻璃体视网膜病变的全貌,而且能够观察到传统方法不能或很难看到的虹膜后、睫状体以及周边视网膜的病变。眼内镜的出现使及时完成这些手术成为现实。

(一) 眼内镜下玻璃体手术的适应证

眼内镜目前已经用于眼科多个领域,如前房角手术(包括:房角切开、房角分离、睫状体断离的复位和前房角异物的取出等)、经角膜或巩膜睫状突光凝治疗青光眼(联合或不联合晶状体摘除)及泪道手术等。在玻璃体手术中主要应用于以下几个方面。

1. 屈光间质混浊致显微镜成像系统观察障碍而需要进行玻璃体手术。

2. 角膜裂伤、瘢痕、混浊、水肿或血染;晶状体、人工晶状体混浊或后发障;虹膜粘连或瞳孔无法散大;气液交换时在临时人工角膜、人工晶状体或晶状体后表面形成水雾等。

3. 玻璃体手术中需要对极周边操作或观察。

4. 需要进行经角膜或睫状体平坦部眼内睫状突光凝;人工晶状体睫状沟固定术中观察晶状体袢位置;aPVR 的解除;睫状体/虹膜背面异物/肿物的寻找和处理;极周边视网膜微孔的寻找和观察等。

5. 需要进行视网膜下操作　由于内镜探头可以"钻入"视网膜下,对于有视网膜下病变需要处理时,不需要做大范围的视网膜切开或偏后极的视网膜切开,且观察更明确更清晰处理更方便。对于视网膜下积血、过氟化碳、硅油的吸取;视网膜下异物的摘除;视网膜下牵拉条索、机化膜或血管膜的取出;视网膜下注药(如 tPA)等有独特优势。

（二）眼内镜在玻璃体手术中的应用

1. 睫状突光凝（endoscopic cyclophotocoagulation,ECP）　可用于治疗各种类型的青光眼,特别是多次抗青光眼手术后或眼外伤后顽固性难治青光眼。由于只对睫状突内面进行光凝,对睫状体外层或巩膜几乎没有影响,术后炎症程度和眼球萎缩的发生率都很低。从透明角膜或角膜缘入路可以在黏弹剂的帮助下对有晶状体眼或假晶状体眼进行有效治疗(图 33-16-5A)。从睫状体平部入路的 ECP 可以对整个目标睫状突有效地进行光凝(图 33-16-5B),但通常要切除晶状体同时进行周边部或玻璃体切除。术中可以清楚地看见整个睫状突变白和收缩,光凝效果可以明确观察(图 33-16-5C)。具体光凝范围需要结合术前眼压、房角功能状况、晶状体和手术中观察到的睫状突形态等来决定,目前尚难以准确预测术后眼压或手术降压幅度。通常的第一次光凝范围为 90°～180°或更大。经过大量临床观察手术后眼压大多数在 2～4 周稳定,并长期保持,手术效果明确。如果眼压再次失控,可以进行再次手术扩大光凝范围。再此手术根据患者情况可以选择内镜下睫状突光凝或眼外经巩膜的睫状体光凝术。

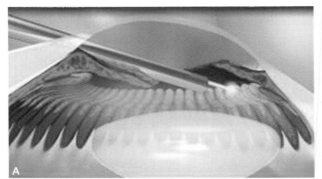 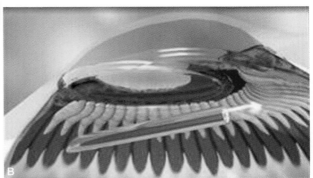

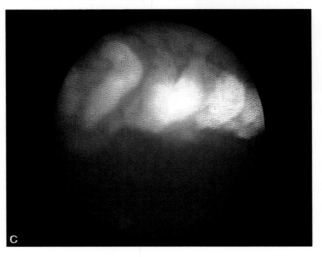

图 33-16-5
A. 从透明角膜或角膜缘入路 ECP;B. 睫状体平部入路的 ECP;C. 光凝后睫状突变白和收缩

2. 玻璃体切除

（1）基本操作:像腹腔镜手术需要建立气腹一样,眼内镜使用时同样需要在探头前建立一个基本腔隙才能观察事物。内镜探头前不能有遮挡才能看到目标,而这种遮挡常常就是混浊的玻璃体本身。对于玻璃体混浊不严重的病人,内镜进入后可以直接观察眼内结构,一般先处理内镜周围和切割头周围玻璃体以减少器械牵拉并确认灌注位置,然后和显微镜下玻璃体手术一样逐步进行相关操作。然而对于玻璃体混浊严重的病人(如大量玻璃体积血,眼内炎),内镜进入后会是一片"白茫茫"或"血红红"(图 33-16-6A)。这时不能盲目操作,要先清理遮挡探头前的玻璃体,才能逐步看清眼内结构,完成这最初的步骤后,才能在内镜下继续将玻璃体切除手术进行下去(图33-16-6B)。虽然在多数应用眼内镜的玻璃体手术中,角膜等屈光间质都有不同程度的混浊,但是经过瞳孔区一般都能够观察到内镜光照到切割头上的明亮反光,从而明确其位置切除其前

面遮挡物。在切除了上方和中部玻璃体后,视野将大为改善。个别玻璃体混浊极重又无明显PVD的情况下,可在混浊较轻的方向(多为上方)上多深入些,切出机化膜小孔后将内镜头从小孔"钻"入后部观察,见到后面的视网膜或又一层机化膜后继续手术,如此操作可以减少误切视网膜的情况发生。

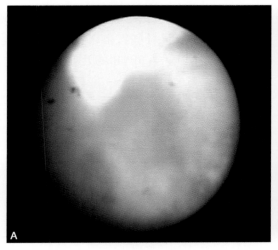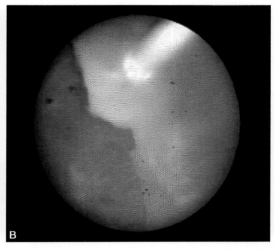

图 33-16-6
A. 切除探头前致密混浊玻璃体;B. 探头前清理后逐步玻璃体切除

(2)内镜下玻璃体切除方位判断:内镜下手术,正确判断手术目标的实际位置很重要,这是通过本体感觉使手术器械准确到达目标的前提。在前面内镜的使用中我们已经描述探头的运动方式,切忌旋转探头,这样才能根据探头指向判断位置。同时也可以通过视盘,血管弓,灌注头等判断目标的大概钟点位置。

(3)锯齿缘断离的观察和处理:因为内镜下能够非常清晰地观察锯齿缘,所以在手术中可能观察到由于手术器械的出入或取异物导致的锯齿缘断离(图33-16-7),还可以观察到断离产生的过程,而常规显微镜下很难判断锯齿缘断离是否是医源性的。同时,由于观察的便捷,处理也可以非常及时和彻底。处理步骤包括切除周围玻璃体、剥除牵拉的机化膜、气液交换、视网膜光凝/冷冻和惰性气体填充,通常不超过一个象限的裂口并不需要使用过氟化碳液体和硅油。睫状上皮孔导致的无晶状体眼视网膜脱离,寻找和处理裂孔困难时,内镜下更容易发现裂孔,手术也更便捷。

(4)玻璃体异物取出:和显微镜下取异物一样,在内镜下取异物也需要先处理玻璃体和视网膜病变,并分离异物。由于内镜下缺乏立体视,我们可

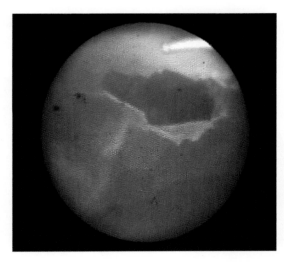

图 33-16-7 异物取出后造成的锯齿缘断离

以在取异物前在视网膜前注入黏弹剂保护视网膜、托起异物(大金属异物除外)和避免异物的飘动,也便于我们将异物调整到易于抓取的位置,同时,在取异物的过程中可以全程观察异物取出对视网膜有无牵拉、异物出口有无玻璃体嵌顿和锯齿缘有无损伤等,对出口的处理也可以更全面。而在显微镜常规手术时,异物和器械经常妨碍我们对落点视网膜的

观察。在内镜下,即使异物在出口处脱手,异物新的位置也观察得非常清楚,再次抓取仍可以很准确。处理恰当时,可以大大降低异物特别是巨大异物取出的并发症(图 33-16-8)。

(5) 前 PVR(aPVR)及外伤性 PVR(tPVR)的表现和处理。

1) 在眼内镜下,aPVR 的表现(图 33-16-9)非常清楚和典型,包括:周边视网膜缩短、前移和放射状裙褶样视网膜隆起,或叠向睫状体平坦部、冠状部甚至到达虹膜后表面并与晶状体相连。有时可以形

成不同程度的环形沟槽,或紧密相连几乎没有缝隙,但与睫状体相连处视网膜血管仍然粗大。剧烈的环形收缩还可导致全周睫状体脱离,不解除环形收缩无法使之复位。tPVR 常伴有 aPVR,同时还可能出现与伤道、眼内异物、巩膜裂伤和玻璃体积血等密切相关的增生性病变,其中大多数在显微镜下容易观察,但内镜还可以从不同的角度进行更详细的观察,如将镜头伸至其机化条块后方观察其后视网膜与机化条块的关系等。同时,由于内镜几乎不受角膜等屈光间质的影响,在 tPVR 的处理更显优势。

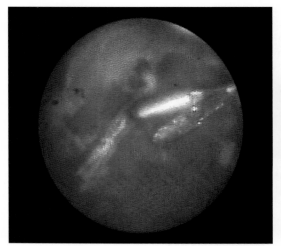
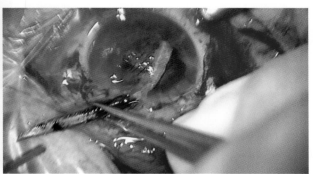

图 33-16-8 巨大异物取出

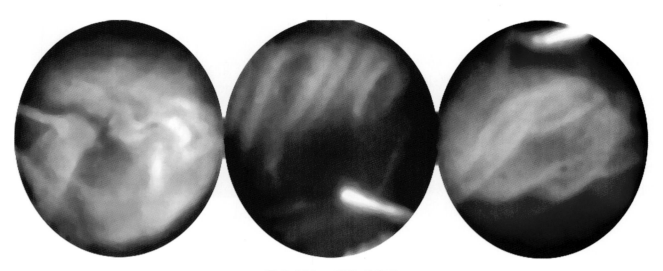

图 33-16-9 aPVR 的表现

A. 周边部视网膜被向前(纵向)和向玻璃体中央(环形)牵拉;B. 剪断睫状体与周边视网膜间的机化膜;C. 去除周边视网膜的环形机化条

2) 内镜下对 aPVR 和 tPVR 的处理原则与在显微镜下是一致的,都需要解除牵拉,恢复视网膜解剖位置和封闭裂孔。在内镜下清晰的观察使手术中可

以方便地将牵拉视网膜的机化膜从睫状体上钩离,有时能将重叠的视网膜抚平。但机化、变性严重的视网膜常在锯齿缘断离,可按锯齿缘断离处理。个

别机化极重的,仍需行视网膜切开或切除。

(6)PDR 视网膜前血管膜的处理:眼内镜(弯头)从侧面观察视网膜前血管膜可以显示出非常明显的层次,在进行血管膜下锐性分离时较显微镜下更有把握,在有多层机化膜时也更容易直接从视网膜前的最底层开始分离,避免从前向后一层又一层地分离。但是由于内镜没有立体感分辨率也低,需要熟练的操作技巧。

(7)视网膜下的操作:由于内镜探头可以"钻入"视网膜下,所以使用内镜可以不用做大的视网膜切开翻转视网膜就可以进行视网膜下操作。对于偏后极的视网膜下线条,也可以从更周边的部位造孔,深入视网膜下取膜。有时为了获得视网膜下操作的空间,需要在视网膜下注入平衡液或黏弹剂,配合特制的视网膜下器械,可以进行视网膜下异物、积血和过氟化碳液体的取出、光凝、注药、机化膜剥除等在显微镜下很难的操作。

(8)视网膜机化膜的处理:虽然眼内镜分辨率不高,从监视器上直接观察菲薄的机化膜比较困难,但是从视网膜形态和动度通常可以比较准确地判断机化膜的部位,经反复试钩掀起边缘或直接从中央抓取。只是实践操作中要更缓慢小心。与脱离的周边视网膜粘连紧密的机化膜在注入过氟化碳液体固定视网膜后剥离。个别粘连极严重的有时只好连僵硬的视网膜一道切除。

(9)气/液交换:在显微镜下气/液交换,不论是在晶状体、人工晶状体或角膜和人工角膜后都可能突然出现雾状混浊,虽是暂时的,但对手术操作影响严重。但在内镜下气/液交换时内镜镜头前的水雾较易去除,可以保证手术顺利进行。这是眼内镜在玻璃体手术中又一个具有明显优势的部分(图33-16-10)。

(10)脉络膜脱离伴大裂伤的处理:严重眼外伤常导致严重的脉络膜损伤,如脉络膜脱离合并脉络膜的大裂伤。这种情况通常合并脉络膜下的大量积血或机化的血块。由于脉络膜下积血清除后,即使使用重水也不能使脱离的脉络膜复位,在常规手术中选择放弃往往不可避免。在内镜下,一方面可以彻底清除脉络膜下的积血和机化膜,另一方面可以很清楚地观察脉络膜裂伤的范围和程度,有时甚至可以用 10-0 聚丙烯缝线以缝纫机法将脉络膜缝

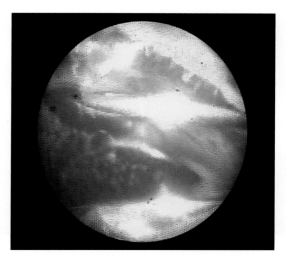

图 33-16-10　气/液交换时笛针可以准确找到边缘裂孔

回巩膜。当然,如果裂伤位置很靠后,就只能做脉络膜的放射状切开来缓解张力使之复位。

(11)严重的外伤性眼内炎:严重眼内炎通常伴有严重的角膜混浊,外伤性眼内炎大多还伴有角膜裂伤,均影响常规的玻璃体切除手术的顺利进行。以前的处理方法通常是全身和局部用药物及玻璃体注药,待炎症部分控制,角膜基本恢复透明后再行玻璃体切除手术。在药物治疗过程中,部分患者由于感染未控制或角膜未能恢复放弃治疗。个别情况下也有在临时人工角膜下手术,但这种手术常常受到角膜材料的限制。内镜下的玻璃体切除手术可以在需要时及时进行,术后如炎症控制大多数角膜可以恢复到能够看清眼底,大大避免了手术治疗的延误和不必要的角膜移植。由于内镜对周边观察的独特优势,手术中对锯齿缘的清晰观察(图33-16-11),使基底部混浊玻璃体及病原微生物的清除更彻底,可以减少并发症,对并发症的观察和处理也更准确。

(12)濒危眼球的治疗:濒危眼球通常指严重外伤无光感或光感很差,眼压很低,甚至早期萎缩的眼球。这些眼球通常伴有严重的前段和后段损伤。以往部分患者在临时人工角膜下完成玻璃体切除后行穿透性角膜移植术,部分放弃手术。由于其中部分患眼手术后仍然眼球萎缩,导致宝贵角膜材料的浪费。我们回顾了在内镜下完成的 34 例无光感或可疑光感的患者,91% 的患眼角膜不透明,术后56% 获得了手动或以上的视力,最好裸眼视力达到0.3,说明内镜在处理复杂眼外伤中具有非常重要的

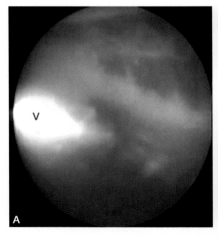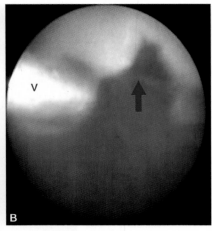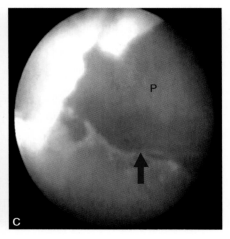

图 33-16-11　眼内炎的锯齿缘的清晰观察和彻底清除基底部玻璃体
A. 见周边部混浊的玻璃体；B. 切除部分周边玻璃体后见锯齿缘；C. 见周边玻璃体与睫状体平部间的间隙，伴有睫状
上皮脱离。图中 V：切割头；P：睫状体平部；箭头所指为锯齿缘

作用。另一方面，在这组患者中，术前 67.6% 的患眼眼压低，术后仍然有 50% 的眼压低，说明恢复术后眼压的方法还需要进一步探索。可喜的是，这组患者中进行了 aPVR 解除或睫状体膜去除（图 33-16-12）的部分患者，眼压恢复律较未进行这些操作的显著增加，提示 aPVR 解除或睫状体膜去除在恢复眼压方面的潜在作用。当然，深入的、前瞻性的随机临床研究才能够更充分地揭示其作用。

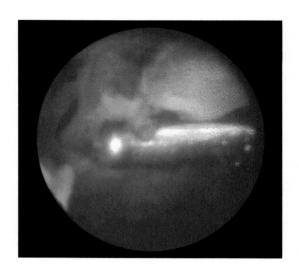

图 33-16-12　切除 aPVR 暴露睫状体

（13）其他有关情况的处理：眼内出血会影响视野的清晰度，甚至使手术难以继续进行。内镜下手术也存在同样的问题，但是可以向眼内注入过氟化碳液体并将内镜镜头伸至过氟化碳液体下的出血点，用电凝止血。极周边部的出血可以行部分气液交换后在气中止血。

极周边部的巩膜下小异物因未穿透视网膜，从眼内不易确定。在内镜下，可以将镜头对准可疑部位，同时在显微镜下观察相应巩膜部位，如有异物就会在巩膜上产生阴影。根据具体情况再决定外路或内路取出。

（三）眼内镜下玻璃体手术的并发症

1. 内镜作为一个窥入工具，只是为玻璃体手术创造可视条件，使用内镜下玻璃体手术同显微镜下玻璃体手术的并发症基本相同。在经验不丰富时由于无立体感而造成对距离判断的不准确，由于器械的误触可能会造成不必要的医源性裂孔。

2. 更易出现或仅出现于眼内镜下玻璃体手术中的并发症。由于内镜操作不熟练，目标位置判断失误，容易造成意外虹膜严重损伤（虹膜被切除）；睫状体爆裂（光凝能量过大时）；内镜触伤视网膜；视网膜下操作时造成局部 RPE 缺失或脉络膜/睫状体出血等。

（四）眼内镜下玻璃体手术中的常见问题

1. 玻璃体手术开始时视野不清　可能是镜头前有污物需要擦拭，或需要先处理探头前区域严重混浊玻璃体和出血。

2. 看不到灌注头　手术前要先明确灌注头是否在玻璃体腔内。有时可能只是没有找到，有时就需要重新放置灌注头直到明确灌注头进入玻璃体腔，对于严重脉络膜脱离患者灌注穿刺位置可以迁移，必要时可以选择角膜灌注。

3. 术中失去手术器械影像　这种情况经常发生,此时必须停下手术,调整内镜探头,适当回退手术器械后,将镜头指向对侧巩膜穿刺口,从手术器械的根部找到其前端。务必确保手术操作在窥镜监视下进行。

4. 器械反光导致观察困难　很难避免,通过轻微改变窥镜方向使器械处于画面边缘可以减小反光。使用亚光器械和丰富的手术经验可以减小器械反光对手术的影响。

5. 术中方向混乱　常常因为不自觉的沿纵轴旋转探头所致。需要重新校对窥镜后手术才能进行。方向错误会造成本体感觉丧失,器械无法准确到达手术目标区域。

6. 突然出血后视野模糊　陈旧或新鲜的出血是内镜下手术视野模糊的最主要因素,充分止血并吸出玻璃体腔出血后,视野可以得到恢复。尽量不要在有出血视野模糊的状态下手术。

7. 术中距离感判断困难　内镜无立体感,熟练的操作建立起本体感觉是最终克服这一问题的方法。初次使用或不熟练者可以是探头更接近目标获得放大影像下操作,并反复缓慢轻柔的接触目标位。

8. 气/液交换时早期视野模糊　器械(笛针)反复清楚探头取出探头前水雾,往往就可以获得清晰影像。有时只要稍微停顿,探头前水雾就会消失。

9. 局部盲区　交换内镜和器械位置即可看到另一侧盲区,为保证上方观察效果,两个切口不能太近,尽量靠近3点和9点位置。要求术者有较强的双手操作能力。

10. 手术切口眼内容物嵌顿　内镜探头直径较粗,切口大,容易造成玻璃体嵌顿牵拉,甚至视网膜嵌顿。只要先彻底处理出入口区域玻璃体,器械出入缓慢,就能避免这种情况发生。

11. 气/液交换时切口漏气　因内镜探头比手术器械粗很多,很容易造成漏气,使眼内液体吸不出。可以在交换前适当缝合一侧切口或适当提高气体压力,也可以把笛针与玻璃体切除吸引管道相接主动吸引。

内镜作为一个玻璃体手术的辅助成像工具,更多的需要使用者经过反复操作得以适应。通过不断的训练,内镜下玻璃体手术所面临的困难都可以解决。

(五) 眼内镜的局限性、发展方向和应用前景

1. 眼内镜的局限性

(1) 分辨率不甚高:Endo Optiks Inc. E2 眼内镜有 6000~17 000 像素和,临床常用的为 10 000 像素的镜头。其他公司的内镜有 30 000 像素镜头,但总体分辨率不高。10 000 像素图像的清晰度大约相当于 113 线(普通 VCD 大约 250 线,超级 VCD 约 350 线,DVD 约 540 线);30 000 像素大约相当于 195 线。对眼内进行精细操作时(如剥离视网膜前膜)往往困难很大,需要手术者有娴熟的技巧和丰富的经验。

(2) 内镜探头较粗:目前我们使用的 Endo Optiks Inc. E2 眼内镜探头直接由 19G 至 23G(0.6~1.2mm),与现在越来越广泛应用的微创玻璃体切割器械相差较大,而且往往分辨率越高探头越粗(图 33-16-13),23G 探头只有 6000 像素。随着微创手术的日益发展,内镜在这方面需要不断完善,与常规玻璃体手术器械接轨。

(3) 术中手术器械反光:常规成像系统下的玻璃体手术,器械反光有时都会造成手术困难,但很容易通过改变照射角度克服。但内镜下手术有时必须直接照射否则无法观察,同时由于分辨率低且要呈现在显示器上,这种反光会使目标区域极为模糊。虽然也可以通过照射角度客服,但更要求术者有娴熟的技术。通过提高内镜 CCD 的宽容度和亚光手术器械的使用可能才能更好地解决这一问题。

(4) 无立体视:无立体视是所有内镜使用者必须克服的困难,也往往是内镜初学者最不适应之所在。它导致了手术中对距离判断的困难。虽然立体视内镜已经在其他领域开始运用,但由于眼内镜探头过细实现这一目标可能还要假以时日。所以术者需要经过一段时间的适应和反复的实践后,结合视野中不同物体的相对大小、阴影和相对运动等动态信息,建立判断距离的方法。针对这一问题,作为术者更为重要的是在反复的操作中,使自身的本体感觉逐渐变得敏感而准确,让重复的操作基本上不再单独依靠视觉判断距离,同时本体感觉还是术者的方向感的最主要来源和基础。能否正确运用本体感觉可能是决定眼内镜下玻璃体手术学习曲线斜率的关键因素。

(5) 相对盲区:由于现有眼内镜镜头尚不能随意弯曲,在靠近镜头入口的附近区域存在相对盲区,

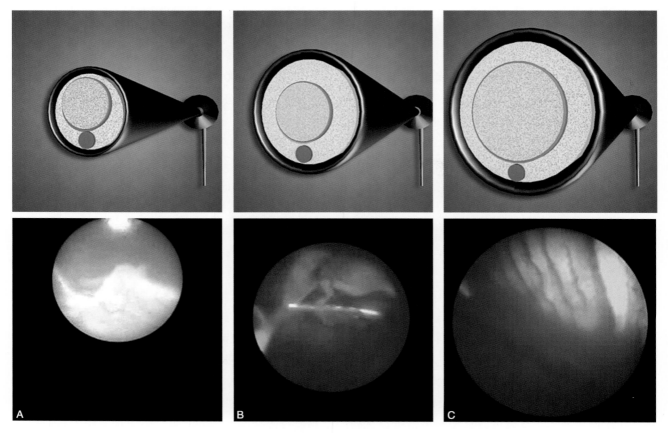

图 33-16-13　Endo Optiks Inc. E2 眼内镜不同探头及成像水平

但这可以通过改变镜头入路(对侧入路)解决,只是对术者的双手操作能力要求更高。但是在有透明晶状体且不想在手术中损伤它时,由于晶状体遮挡造成探头对侧睫状体部仍不能完全消灭盲区。此时如玻璃体手术需要就必须切除晶状体。侧视或前侧视镜头将有可能消除盲区,但操作可能较困难。

2. 眼内镜的发展方向　随着光学、微电子、精密机械和计算机技术的发展,实用眼内镜应当提供更高的清晰度、更大的操作灵活性和更多的辅助功能。立体眼内镜由于其结构的复杂和与其他技术指标的矛盾可能会稍晚一些推广使用。专门用于内镜下手术的特制玻璃体手术器械也将提高手术的效率和充分发挥其优势。

眼内镜的应用前景:眼内镜的逐渐推广使用和工程技术的不断发展将给眼内手术带来巨大变化和无限的可能性。根据我们的体会,眼内镜在各种眼部条件下,对 aPVR 的观察和处理同普通手术显微镜下都有非常大的区别,有可能导致新的手术方式;

对前房角清晰的观察使从眼内(如房角切开)或眼外操作(如睫状体复位)处理房角部病变便于推广;视网膜下的观察可能使我们对有关疾病产生新的认识并发展新的治疗方法,甚至可能从外路处理视网膜下病变而不扰动玻璃体;不损伤视网膜的脉络膜手术(如大量的脉络膜上腔积血和机化物的清除)、精细的内路睫状体手术、虹膜背面手术等也成为可能。

半个多世纪以来,一批批眼科医生和内镜工程技术人员密切合作,经过无数次的失败,逐渐开发出了具有实际临床使用价值的眼内镜,开启了我们的"第三只眼",使我们的视野更加开阔,也使更多的患者能够得到更好的治疗。眼内镜已经显示出了独特的作用,但它在眼科临床和研究中的潜力还远远没有发挥出来。我们有理由相信并期待,有关疾病理论和手术技术必将随着眼内镜的发展和推广使用而逐渐完善。

(庞秀琴　李琦琰　王海燕)

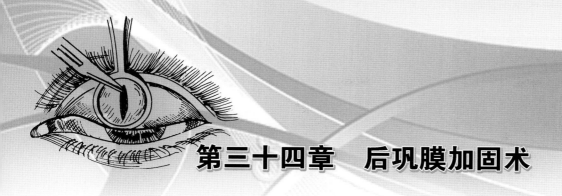

第三十四章 后巩膜加固术

高度近视眼因眼轴病理性延长导致眼球壁组织如巩膜、脉络膜、视网膜扩张,继而发生组织病理性变化,加重脉络膜血液循环障碍,构成发生脉络膜萎缩和漆裂纹的基础,出血渗出瘢痕机化造成不可视功能损害。后巩膜加固术主要是从阻止眼轴进一步变长的角度来达到使近视得到控制的目的。一方面通过植入条带机械性地加固眼球后部巩膜,通过二者的相互融合,增加融合处的巩膜张力;另一方面植入条带诱发炎性增殖反应,刺激新生血管形成,改善眼球后极部血液循环,以延缓眼轴进一步延长。

1930 年 Shevelev 首先提出应用阔筋膜加固眼球后极部巩膜的方法控制眼轴进行性延长,预防高度近视眼的眼底恶化和视力减退。1954 年 Malbran 最早将该手术应用于临床。几十年来,这种术式不断更新改良,后巩膜加固材料也层出不穷。

手术方式有单条兜带术,Y 型或 X 型后巩膜加固术,黄斑加压型后巩膜加固术、安藤式巩膜加固术、鼻侧巩膜加固术、注射式聚合巩膜加固术等。手术采用的加固材料有异体巩膜、阔筋膜、心包补片、细胞异体真皮、硬脑膜等。生物材料可通过眼后段机械性加固和此位置上血供增加以及植入物的生物刺激而发挥作用。但也有部分学者认为生物材料加固巩膜定量困难,可降解,加固巩膜稳定性不够。近年来,新兴的硅胶材料亦已应用于临床,这种材料可定量,不降解。注射法巩膜加固术在近几年也成为研究的热点,其原理是将聚合物或生物组织悬液注射至球后筋膜下,使其在巩膜后外侧形成弹性壳膜增强巩膜的厚度和强度,阻止后巩膜膨隆,增加血管形成,增加巩膜和脉络膜血供,以改善眼组织的代谢。

一、手术适应证

1. 青少年近视每年发展超过 1.0D ~ 2.0D。
2. 成人 -8.0D 以上的发展性近视。
3. 有明确遗传倾向的病理性近视。
4. 玻璃体或视网膜营养不良进行性进展。
5. 后巩膜葡萄肿。
6. 高度近视眼伴黄斑病变。

二、手术禁忌证

1. 眼球及周围组织有急性慢性炎症或肿瘤。
2. 视网膜有多个干性裂孔或广泛的格子样变性,应在术前或术中对变性区或干性裂孔进行激光或冷凝,必要时要进行巩膜环扎术。
3. 非轴性近视眼,因近视与眼轴长度无关。
4. 高度近视眼底大片萎缩瘢痕。
5. 未控制的鼻窦炎、扁桃体炎、突眼症,及全身代谢性疾病(如糖尿病)、消耗性疾病。

三、术前检查

1. 视力 包括裸眼远近视力和最佳矫正视力。
2. 屈光状态 电脑验光及检影验光结果。
3. 眼压、视野 高度近视眼有时会伴有开角型青光眼,会伴有视野异常,眼压异常,要引起重视,注意追踪随访。

4. 暗适应 高度近视患者往往伴有暗视力下降,这项检查有助于了解患者视功能损害情况,并可作为随访手术效果的指标。

5. 超声检查 A 型超声常规测量眼轴长度,B 超确定眼球形状及葡萄肿情况。

6. 眼前节及眼后节检查 应用裂隙灯、前置镜、双目间接检眼镜、接触式全视网膜镜、眼底照相、荧光素血管造影等全面检查患者,发现晶状体、眼底等眼球解剖结构的异常。

除此以外,眼球 MRI 可以发现并评价后巩膜葡萄肿,视觉电生理检查以评价患者视功能。

四、常用术式

后巩膜加固术的术式几十年来不断推陈出新,本章仅对近年来被认可的三种术式做一介绍。

1. 单条兜带术(改良的 Synder-Thompson 法)

(1)材料:植片材料为长条形,长 60mm,宽 6 ~ 10mm。

(2)手术方法:以颞下为中心沿角膜缘剪开球结膜 180°,缝线牵引外直肌、下直机,钩取并分离下斜肌,将裁剪好的加固条带从下斜肌肌腹下穿过,再分别穿过外直肌和下直肌,条带铺平展开呈 U 形,包兜眼球后极部和巩膜葡萄肿区,展平收紧条带,使其与巩膜壁相贴,游离的两端分别缝合固定于内直肌止端下方(距角膜缘 7mm)和上直肌止端颞侧巩膜壁(距角膜缘 9mm)。测量剪除多余异体巩膜长度,以计算实际使用的异体巩膜长度值。缝合球结膜,结膜下注射地塞米松 2.5mg,结膜囊内涂抗生素眼膏,包扎术眼(图 34-0-1)。

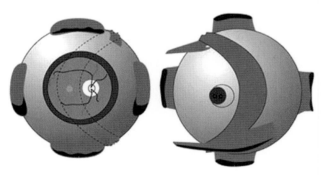

图 34-0-1 单条兜带术(改良的 Synder-Thompson 法)

2. 黄斑加压型后巩膜加固术

(1)材料:硅胶复合材料(图 34-0-2)。

(2)手术方法:与后巩膜兜带术相同,加压处顶压在黄斑处。另有一条条带穿过上斜肌缝合固定于内直肌及上直肌之间以防止加固条带移位。支撑带设计很好地固定了加固条带,避免了传统黄斑加压型后兜带术和 Y 型加固术对视神经的压迫,而引流阀的设计又融合了注射式聚合后巩膜加固术的优点,使巩膜黄斑区后加压高度可控。

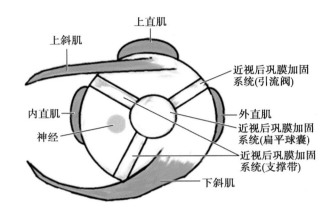

上斜肌
上直肌
内直肌
神经
近视后巩膜加固系统(引流阀)
外直肌
近视后巩膜加固系统(扁平球囊)
近视后巩膜加固系统(支撑带)
下斜肌

图 34-0-2 黄斑加压型后巩膜加固术

3. 注射式片状聚合巩膜加固术 此种手术方法将传统的片状巩膜加固术和球后注射加固材料予以改良。

(1)材料:特殊设计的片状硅胶材料和注射加固材料悬液(图 34-0-3)。

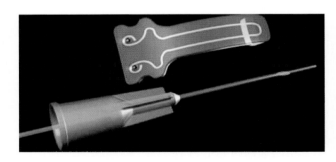

图 34-0-3 注射式聚合巩膜加固材料

(2)手术方法:于巩膜葡萄肿象限(多为颞侧)距角膜缘 4 ~ 6mm 做长 4 ~ 7mm 平行于角膜缘的结膜切口,分离筋膜,暴露巩膜。植入前用套管针将植入材料中空管道留置软管。在显微镜下自结膜筋膜切口将特殊设计的片状硅胶材料插入巩膜与筋膜间直至后极。自留置软管处注入加固材料悬液。检查眼底黄斑处巩膜葡萄肿情况。缝合固定片状加压物,逐层关闭筋膜、结膜(图 34-0-4)。

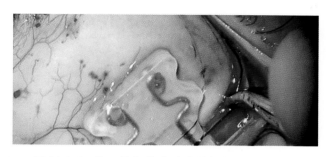

图 34-0-4 将已植入并头端注射好加固物的片状硅胶带缝合固定

五、手术并发症

1. 视网膜脱离 术前眼底检查要充分,格子样变性和视网膜裂孔要进行术前激光或术中冷冻。

2. 玻璃体积血 往往由于术中过度牵引眼球所致。如为牵拉出视网膜裂孔造成则需待出血吸收后行激光治疗,严重者需玻璃体切除手术。

3. 视神经萎缩 通常为加压条带移位,压迫视神经所致。单条兜带术多见,而黄斑加压型后巩膜加固术则因有分散着力的支撑带可以很好的处理这个问题。术中要妥善固定加压条带,避免移位和压迫神经。

4. 新生血管性青光眼 单条兜带术多见,往往为兜带过紧,多条眼外肌受损而造成眼前节缺血。此为严重并发症。需及时发现,必要时取出加压物。

5. 复视 由于加压固定条带压迫肌肉所致,通常经口服神经营养药得到改善,严重影响生活者可去除外加压固定条带。

6. 眼球运动障碍 由于加压固定条带压迫肌肉所致。大多数患者经过一段时间组织水肿消失后可以改善。

7. 加固条带脱出 缝合时应注意固定条带牢靠。

(田蓓 魏文斌)

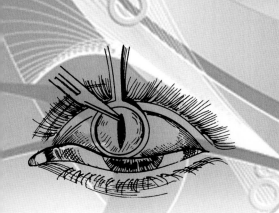

第七篇　眼外伤手术

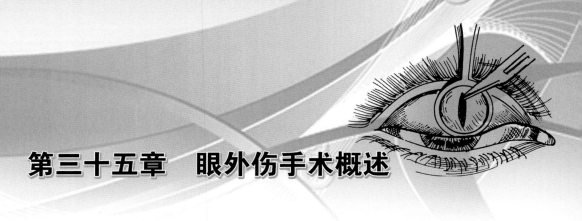

第三十五章 眼外伤手术概述

第一节 眼部外伤的常见类型及基本处理原则

眼外伤是严重的致盲性眼病。根据国际眼外伤协会的统计,视觉永久性致残与全身致残以几乎相等的发生率普遍存在。单眼视力的全部丧失占视觉系统致残的25%,占全部男性患者致残的24%。

一、眼外伤的常见类型

一般眼外伤常见类型包括眼穿孔伤、钝挫伤和化学烧伤等。眼穿孔伤主要包括角、巩膜裂伤和眼内异物;钝挫伤主要包括眼睑损伤、眼球钝挫伤及眼眶钝挫伤等。根据眼部解剖部位分类,眼外伤可以分为眼球外伤(包括眼前段伤、眼后段外伤),眼附属器外伤(包括眼睑、结膜、泪器、眼外肌、眼眶、神经等外伤)以及视路外伤。根据致伤原因分类,眼外伤可以分为机械性眼外伤、异物伤、化学性眼外伤、热烧伤、辐射性眼外伤等特种眼外伤等。不同种类的眼外伤有其各自不同的特点,治疗的原则方法也各有不同。我们将在以下章节进行详细阐述。

二、眼外伤的基本处理原则

在眼科急诊患者中很多是眼外伤患者。而眼外伤患者多合并有其他部位的损伤。因此如何对眼外伤患者进行综合诊治尤为重要。眼外伤急诊一期手术治疗无论对于日后患者眼部外观美容、眼附属器功能重建、视觉功能恢复,还是为以后二期手术治疗创造条件,都是十分重要的。例如角膜破裂伤患者,

急诊一期角膜缝合手术的质量,包括创口愈合等级、角膜瘢痕形成、角膜散光、术中对虹膜及晶状体的损害程度等,将会对患眼视力恢复产生明显影响。同时急症手术的效果亦将关系到日后可能进行的白内障手术或玻璃体视网膜手术的质量。

对于单纯性眼外伤患者,根据外伤类型决定是否进行急诊一期手术治疗。

1. 需急诊一期手术的眼外伤

(1) 眼睑皮肤撕裂伤和(或)睑板裂伤应急诊缝合,但对动物咬伤所致皮肤创口应先进行注射狂犬病疫苗等处理,择期再行缝合手术。

(2) 下泪小管断裂伤、眼外肌断裂伤等应尽可能一期吻合及缝合。

(3) 不能自行愈合、较大的结膜裂伤。

(4) 眼球破裂伤伴有眼内容物脱出应急诊缝合,怀疑有巩膜裂伤时,需进行巩膜创口探查。

(5) 前房积血有角膜血染危险者,应急诊行前房穿刺冲洗。

(6) 继发性青光眼药物控制不满意,可行前房穿刺放液或冲洗控制眼压。

(7) 外伤性白内障晶状体囊膜破裂造成瞳孔阻滞、晶状体脱位继发青光眼者,应急诊行白内障摘除。

(8) 角膜、前房异物,晶状体内异物伴前囊膜破裂,眼前段磁性异物可急诊行异物取出手术。

(9) 眼内炎患者如无条件进行玻璃体切除手术时,可急诊先行前房冲洗及玻璃体注药。

（10）眼部化学烧伤、热烧伤必须争分夺秒地进行眼科急诊处理,对后期睑球粘连、角膜混浊等可择期进行羊膜移植、角膜移植、眼睑整形等手术治疗。

2. 可择期进行手术的眼外伤

（1）外伤性白内障尚无晶状体皮质溢出,眼压可控制但有形成瞳孔阻滞危险者可择期进行白内障摘除手术。

（2）睫状体脱离范围较大,考虑药物治疗无效者可择期进行睫状体复位手术。

（3）眼内非磁性金属异物,位于后部玻璃体或视网膜的磁性异物在密切注意眼内炎症的同时可择期进行玻璃体切除联合眼内异物取出术。

（4）玻璃体积血伴视网膜脱离可择期进行玻璃体切除视网膜复位手术。

（5）孔源性视网膜脱离可择期进行视网膜复位手术。

（6）眶骨骨折,并有眼外肌、眶内容物嵌顿者可择期进行眶壁骨折整复手术。

（7）眶内金属异物可根据眼部条件决定是否行手术取出。

（8）眶内血肿造成进行性眼球突出、压迫视神经者可行手术治疗缓解眶内压力。

（9）视神经管骨折可行视神经管减压手术。

当然急诊手术与择期手术只是相对而言。择期手术也并不意味着可以无限期延迟,部分择期手术也有很明确的时间限制,如视神经管减压手术等。

三、复合伤的处理原则

眼外伤具有致伤因素的多样化、常伴有多种眼部组织损伤并有多器官复合伤、伤后并发症发生率高、多需再次手术治疗等临床特征。

眼外伤患者如合并其他重要脏器损伤,如颅脑闭合伤、内脏损伤、大面积皮肤烧伤时,应首先治疗全身系统性损伤,眼部损伤暂时进行包扎,待生命体征稳定后,再进行眼科急症处理。如眼部外伤及全身伤情均较严重时,在外科全身抢救的同时或其后,进行眼科手术治疗;若全身伤情较轻且生命体征稳定,眼部损伤较重,则应先行眼科手术;眼部外伤合并耳鼻喉科、口腔科外伤,可联合相关科室进行急症手术。

第二节 术 前 检 查

眼外伤可涉及眼部的各个结构,眼外伤的处理更具有其复杂性、综合性、特殊性的特点。术前检查、术前准备和术后处理对手术的顺利进行和手术的预后至关重要。正确处理眼外伤,准确把握手术时机,直接关系到受伤眼的预后情况。初诊时应详细掌握第一手资料,应注意从前至后,逐一检查,进行必要的辅助检查,不必要的检查应省略。

一、眼外伤的病史采集

1. 受伤时间 应仔细了解受伤的具体时间,受伤时进行何种操作、活动。这对于了解受伤的程度,眼内感染的情况有重要意义。

2. 致伤原因 应充分了解致伤物性质、大小、形状、数量、作用方向及力量、致伤物体与伤者的距离等为分析病情提供重要资料。

3. 受伤环境和特性 受伤时环境或致伤物污染时,伤口感染的概率大,反之则较少。了解受伤经过还可判断致伤物的性质,如铁锤打铁时被碎屑崩伤,致伤物多为磁性异物。

4. 受伤后的诊治情况 受伤后是否进行过及时的冲洗,伤口缝合,抗菌治疗,以及异物摘除等治疗情况,对选择有效的治疗方案提供依据。

5. 既往史 受伤患者以往的眼部情况,有无眼部疾病,如有无原发性青光眼、屈光不正等对预后的判断有很大帮助。了解有无屈光手术史（如放射状角膜切开等）可帮助判断外伤的程度。了解全身疾病情况如糖尿病等对术中术后并发症的估计处理有帮助。

二、眼外伤的临床检查

1. 视力 应检查双眼视力。视力减退的原因有:角膜损伤、前房及玻璃体积血、外伤性白内障、高眼压或低眼压、视网膜水肿和出血、视网膜脱离、视神经损伤、癔症、伪盲等。同时应注意有无复视、视物变形变色、视野缺损、远近视力的改变等。

2. 眼压　可用眼压计测量。伤势较重，眼睑肿胀严重等无法测量者可指测眼压。

3. 眼睑检查　注意眼睑外观、位置及运动度。如有破裂伤，应检查其范围和深度。注意有无泪小管断裂。眼睑瘀斑和出血多见于眼挫伤。眶壁骨折可有捻发音，颅底骨折可伴眼周淤血，呈熊猫眼征。对颈内动脉-海绵窦瘘者应听诊眼部和颞部，可闻及吹风样杂音。

4. 裂隙灯检查　由前向后检查结膜、角膜、前房、虹膜与瞳孔、晶状体。注意并记录是否存在角膜穿孔伤、水肿、撕裂、异物等。检查前房是否有积血、积脓及晶状体皮质、玻璃体等异常内容物，房水闪光，瞳孔对光反射，晶状体位置、透明度及囊的完整性。

5. 眼底检查　注意玻璃体是否有积血、机化物及异物。检查视网膜是否存在出血、裂孔、脱离等改变。检查视盘颜色、边界、有无水肿、出血，C/D比值是否增大。

6. 眼球运动和眼眶检查　在排除眼球无破裂伤后，检查是否存在复视和眼球运动障碍。是否内陷或突出、偏移，眶缘有无缺损，眶内有无异物等。

三、眼外伤的影像学检查

1. X线检查　眼球有穿孔伤时应拍摄X线片排除眼内异物存留的可能，必要时拍定位片明确异物位置。注意眼眶形状和大小，是否有眶壁骨折，眶内是否有显影异物。

2. CT检查　怀疑眼内、眶内存有异物或眼球运动障碍时，应做CT检查。明确异物与眼球位置关系及异物大小形状，是否存在眶壁骨折及骨折与眼外肌的关系。怀疑后巩膜破裂伤也可以通过CT观察眼环是否完整等。

3. 超声检查　眼前部伤口处理后，酌情进行B超、UBM、CDI等辅助检查，了解玻璃体积血和机化程度及晶状体脱位情况；眼内异物位置和大小形状；视网膜脉络膜脱离情况；除外后巩膜破裂伤或眼球萎缩。

4. 眼部电生理检查　常用的有视网膜电流图（ERG），在伤后2周，准备行白内障或玻璃体视网膜手术前，进行此项检查，对预后有参考价值。视觉诱发电位（VEP）是评价视网膜及视路传导系统功能是否正常的客观指标，是估计视力预后的参考。

第三节　术前准备

一、术前用药

1. 抗生素　为抑制或杀灭结膜囊内的细菌，减少手术感染的机会，急诊手术的患者，术前尽可能于结膜囊内频滴抗生素眼水数次。择期手术者术前应结膜囊内滴广谱抗生素眼水3天，3~4次/日，一般不必全身使用抗生素。对于感染或有感染倾向的患者可根据全身及眼部情况，必要时于术前2~3天口服或静滴抗生素，一直用到术后1周。

2. 散瞳剂　除急诊外，大多数的眼外伤手术需要术前充分散大瞳孔以便手术。常用的散瞳剂包括1%阿托品、5%去氧肾上腺素及复方托吡卡胺等混合制剂。眼后段手术在术前使用阿托品散大瞳孔，术前1小时用两种不同药物（如1%阿托品和复方托吡卡胺眼水）交替点眼3次，至瞳孔充分散大，即可达到手术要求。白内障等眼前段手术者，仅点复方托吡卡胺眼水即可。合并虹膜后粘连瞳孔不易散大的患者，可于球结膜下注射混合散瞳剂。术中为持续散大瞳孔，可将快速散瞳剂浸湿的无菌棉片置于结膜囊下穹隆内，手术结束前注意取出。

3. 缩瞳剂　摘除角膜深层异物及睫状体离断复位手术前需要缩瞳剂。常用的是1%~2%的毛果芸香碱眼水。一般在术前半小时至1小时点药数次，至瞳孔缩小。

4. 镇静剂　对于精神紧张的局麻手术患者，可于术前1日晚口服镇静剂，如艾司唑仑片1~2mg。必要时术前可肌注地西泮、氯丙嗪、异丙嗪或哌替啶等。

5. 止血药　术前常规应用止血剂，如血凝酶、卡巴克络等止血药物。

6. 降眼压药物　对于眼压高的原发性或继发

性青光眼患者,在积极控制眼压的同时,可于术前给予口服碳酸酐酶抑制剂(如乙酰唑胺),静滴高渗剂(如甘露醇)降低眼压。一般不选择口服甘油降眼压,有些患者服药后会感觉咽部不适,引起咳嗽,影响手术。

7. 皮质类固醇 对于眼内炎性反应重的患者,手术前应用皮质类固醇有利于减轻炎性反应,减少手术并发症,促进术后恢复。可根据患者情况局部点药或口服泼尼松等。注意对糖尿病、高血压等全身疾病患者要慎用或不用。

8. 非甾体抗炎药 可有效减轻与前列腺素释放有关的炎性反应。可根据患者情况局部点药如双氯芬酸钠眼药水,或口服布洛芬、吲哚美辛等。

9. 全身用药 对于患有高血压、糖尿病、冠心病、气管炎等全身疾病的患者,术前应坚持用药,积极控制病情。必要时可请相关科室协助诊治。

二、眼外伤手术器械及设备

1. 手术器械 眼外伤手术涵盖了大部分眼科显微手术,需要几乎所有的眼科显微手术器械。除显微手术器械外,部分整形及眼眶手术还需要普通外科手术器械。特殊手术还需专用的手术器械。在具体手术章节中有相关的描述。

2. 手术设备 主要包括手术显微镜、超声乳化机、玻璃体切割机、冷凝器、激光机、双目间接检眼镜、显微眼内镜等。术者可根据具体情况,选择使用符合手术参数要求的设备。

3. 其他 包括手术缝针缝线、人工晶状体、黏弹剂、眼内填充物(如惰性气体、硅油等)、羟基磷灰石义眼台、羟基磷灰石片、异体巩膜等。

三、眼部术前准备

1. 冲洗泪道 术前应用生理盐水冲洗泪道。

特别是对泪道不通的患者,要充分冲洗,观察有无分泌物。对于有脓性分泌物的慢性泪囊炎患者应先处理泪囊炎,再考虑内眼手术。无脓性分泌物的单纯泪道阻塞患者可在术前封闭上下泪小点。冲洗泪道有利于清除泪道内残存的细菌等微生物,减少手术感染的机会。

2. 剪除睫毛 为便于手术,减少感染机会,术前应常规剪除睫毛。一般在弯剪刀刃上涂上抗生素眼膏,沿睫毛根部剪除睫毛,再冲洗结膜囊。不要将剪断的睫毛留在结膜囊内。对于时间短的简单手术,也可不剪睫毛,术中用手术贴膜将睫毛贴在眼睑皮肤上,使睫毛不要暴露在手术野中。

3. 冲洗结膜囊 术前应用生理盐水及抗生素眼药水充分冲洗结膜囊,清除结膜囊内的分泌物及细菌等微生物。必要时可在手术剪开结膜前用妥布霉素注射液冲洗结膜囊。

4. 标记 儿童或成人全麻以及意识不清的患者,必要时可在术眼旁的皮肤上用甲紫做好标记,以便麻醉后明确手术眼别。同时也可对手术区域进行标记。

5. 结膜囊细菌培养 对于合并全身感染疾患、慢性疾病如糖尿病、肾移植患者,年老体弱的患者必要时可作结膜囊细菌培养。一般连续3天作3次培养,如有致病菌,可用敏感抗生素眼药水点眼1周,连续培养2次阴性,再行手术。但结膜囊细菌培养不作为必须的术前检查。

6. 消毒 患者戴手术帽,注意将头发全部放在帽中,脑后不要戴发夹,手术帽外再包裹手术巾。碘剂(如安尔碘、碘伏等)或75%酒精消毒手术野3遍。消毒区域一般为上至眉弓上方,下到鼻翼水平,内越鼻中线,外到颧弓。特别注意睑缘睫毛根部的消毒。对于眼睑皮肤松弛的老年患者要用棉签暴露睑缘消毒。有些特殊手术,有其相应的消毒范围,相关章节有具体描述。

7. 麻醉 眼外伤手术常用的麻醉方法包括全身麻醉和局部麻醉。

第四节 术 后 处 理

一、术后用药

1. 抗生素 术后结膜囊内滴抗生素眼药水,每

天至少4~6次。一般选择广谱抗生素眼药水,合并感染者可酌情局部结膜下或半球后注射抗生素,常用妥布霉素2万单位,必要时加用地塞米松2.5mg等,每天1~2次。手术小,反应轻的患者单纯口服

抗生素以预防感染。对于严重外伤,手术创伤大,感染或有感染倾向的患者术后可根据全身及眼部情况,静滴抗生素。应根据炎症控制情况,及时调整用药。

2. 散瞳剂　为活动瞳孔,减少粘连,松弛睫状肌,减轻疼痛,方便检查眼底,术后可给予散瞳剂。如1%阿托品眼药水或复方托吡卡胺眼药水点眼,每日2次。对于虹膜后粘连的患者,可于球结膜下注射混合散瞳剂。

3. 皮质类固醇　术后结膜囊内滴皮质类固醇眼药水,可减轻炎性反应,促进术后恢复,可与抗生素眼药水联合使用。若患者眼内炎性反应重,可口服泼尼松1mg/kg体重,每日一次,晨起顿服。必要时静滴地塞米松5~10mg,每日1次。根据眼部情况,及时减量停药。对糖尿病、高血压等全身疾病患者要慎用或不用。同时注意使用皮质类固醇可能引起的并发症。

4. 非甾体抗炎药　可根据患者情况局部应用或口服,以减轻眼内炎性反应。

5. 止血药　对于有出血或出血倾向的患者,可口服止血药,如卡巴克络5mg,每日3次。出血量大者应仔细查找出血原因,必要时肌注血凝酶(立止血)等止血药物。

6. 降眼压药物　对于术后眼压高的患者,应查找原因,局部或全身应用降眼压药物,药物控制眼压2周左右仍不满意者,应考虑抗青光眼手术。

7. 角膜营养药　角膜上皮剥脱的患者可应用促进角膜上皮修复的药物。角膜水肿严重者,可局部点高渗剂,如3%氯化钠或50%葡萄糖,必要时静脉推注50%葡萄糖40ml加维生素C 2g,每日一次。糖尿病患者禁用。

8. 镇静剂及止痛剂　为减轻或解除疼痛,使患者安静休息,对于精神紧张、疼痛感明显,甚至不能耐受的患者,可给予镇静剂及止痛剂,如布桂嗪等。

9. 全身疾病用药　对于患有全身疾病的患者,在眼部及全身用药的同时,术后注意保持水、电解质平衡,血压、血糖平稳。保持大便通畅,防止便秘。

二、术后体位

眼眶手术有引流条,应向引流方向侧卧。内眼手术一般选择仰卧位。玻璃体腔内注气或硅油填充患者需俯卧位,以利气体或硅油顶压视网膜裂孔。由于长时间俯卧位,一般人较难适应,可协助患者调整卧姿,坐姿,只要保持头低位,视网膜裂孔位于最高点即可达到治疗要求。

三、术后观察及处理

术后注意观察患者的视力情况;测量眼压;裂隙灯下观察伤口愈合情况,角膜有无水肿、上皮剥脱,有无KP及炎性反应,前房深度,瞳孔,晶状体(或人工晶状体)位置、透明度,无晶状体眼硅油界面,虹膜周切孔是否通畅等;检眼镜下检查玻璃体是否混浊、填充物的情况,视网膜复位及裂孔周围激光斑色素反应情况等。整形及眼眶手术要注意眼部外观、眼球运动、视力等情况。必要时可行B超、UBM、CT等辅助检查以明确之。同时应注意患者的全身情况。出现并发症时要仔细查找原因作相应的处理。在相应手术章节中有具体的描述,在此不作赘述。

(王海燕)

第三十六章　眼外伤急诊手术

第一节　眼睑外伤修补术

（见第八篇眼整形相关章节）

第二节　泪器外伤的手术

泪器外伤包括泪道外伤和泪腺外伤。其中泪腺外伤较为少见，泪道外伤中泪小管损伤最常见。对泪小管特别是下泪小管断裂如不采取适当的治疗，会引起永久性溢泪。手术目的是恢复泪液引流系统的解剖结构和生理功能，同时外观改善也很重要。在颜面部复合伤时，也要特别注意泪小管断裂。新鲜的眼睑皮肤裂伤合并泪小管断裂，应在伤后24小时内积极行吻合手术，力求在解剖学及生理功能上同时达到一期修复。损伤的泪小管若未能及时吻合或在急诊手术时吻合失败时，最好在7日内行二次吻合。个别患者由于车祸等严重创伤，可以将伤口暂时缝合，二期酌情行泪小管吻合术。眶壁骨折及鼻骨骨折可造成泪囊及鼻泪管损伤，鼻泪管阻塞进而形成慢性泪囊炎。

一、泪小管断裂吻合术

（一）泪道解剖

泪小点为圆形或卵圆形，直径0.2~0.3mm，上泪点与内眦相距6mm，下泪点与内眦相距6.5mm。泪小管的管径为0.5~0.8mm，可扩大3倍。长度垂直部2mm，水平部8mm，位于浅层结膜下部分4~5mm，然后向深部穿过何氏肌，走行于内眦韧带后

方，上下泪小管汇合或分别进入泪囊。泪囊平均长12mm，前后宽4~8mm、左右宽2~3mm，容积约20mm^3。泪囊区的血管分布有鼻侧的眼睑动脉和内眦动静脉（距内眦角约8mm处）。

（二）寻找泪小管断端的方法

泪小管断裂吻合手术失败的主要原因是无法找到鼻侧泪小管断端。伤后7日内断端较易寻找，但伤口淤血肿胀或组织缺损大以及瘢痕形成的陈旧病例，则寻找困难，并容易导致吻合不完全。

1. 直视寻找法　为首选方法。适用于新鲜（图36-2-1）及陈旧病例（图36-2-2）。在显微镜下彻底止血，自泪小点插入探针，首先明确泪小管断裂位置（图

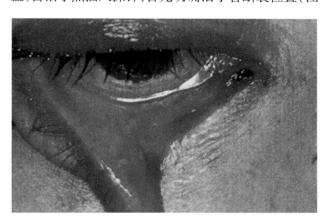

图36-2-1　新鲜泪小管断裂

287

36-2-3）。因泪小管四周有部分眼轮匝肌,鼻侧断端会退缩。可在显微镜下将颞侧断端推向鼻侧,观察泪小点至断端的距离,寻找鼻侧断端位置。在陈旧瘢痕病例中,首先需逐层剪除瘢痕,再寻找泪小管断端。

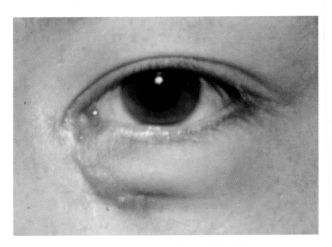

图 36-2-2　陈旧性泪小管断裂

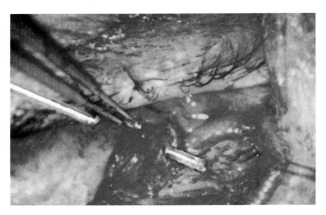

图 36-2-3　探查泪小管断裂位置

2. 注水寻找法　对于新鲜及单纯下泪小管断裂的病例,自上泪小点一次大量注入生理盐水,观察下泪小管断端出水的位置,寻找泪小管断端。也有选择注入空气,观察气泡出现的位置。

3. 探针寻找法　猪尾针(图 36-2-4)或 14 号圆

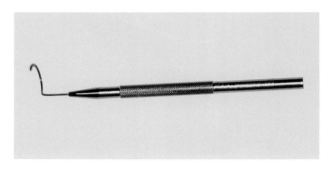

图 36-2-4　猪尾针

针,自上泪点插入经泪总管、下泪管,经过断端(图36-2-5)穿出,同时可将硅胶管带入泪管内。新鲜及陈旧病例均可使用,注意有时容易出现假道。

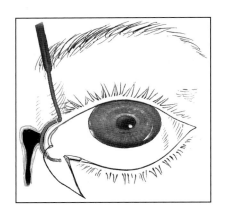

图 36-2-5　猪尾针自上泪小点插入,查找断裂位置

4. 泪囊切开法　上述方法均无效时,可按照泪囊摘除手术的方法,经皮肤切口,切开泪囊前壁,自泪总管开口处用探针逆行寻找断端。

（三）吻合材料

1. 留置物　目前常用的有硬膜外麻醉管和硅胶管(图 36-2-6)。

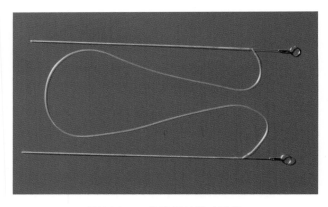

图 36-2-6　衔接探针的硅胶管

（1）硬膜外麻醉管:外径 1~1.5mm,顶端为盲端,来源方便。缺点为质硬,一端需留置睑缘外,有碍外观。

（2）硅胶管:硅胶管是由乙烯树脂制造,安全可靠。外径 1.2mm,质软、无刺激,留置泪小管中,外观及效果均较理想。

2. 留置时间　多数人主张留置 3 个月。

（四）手术方法

以单纯下泪小管断裂为例:

1. 麻醉 表面麻醉或配制 2% 利多卡因 5ml 加入 3~5 滴肾上腺素,麻醉药在伤口局部注入少量,以眼睑不肿胀为宜,否则组织臃肿会增加泪小管寻找难度。

2. 止血 充分止血,可用止血钳或肾上腺素棉片。

3. 寻找泪小管断端 确定断裂处距离下泪小点的长度非常重要,首先自下泪小点插入探针,即可发现颞侧断口。小于 4mm 的断裂,按泪小管的解剖位置,另一端要在睑缘结膜下寻找,5mm 以上的断裂,应在泪阜及内眦韧带附近寻找。

4. 支撑管的插入 找到鼻侧断端后,向断口内注入生理盐水加以证实。直接插入带有盲端的硬膜外麻醉管或硅胶管,管内可插入管芯作为支撑,牙科针或针灸针均可,便于顺利插入鼻泪管留置,另一端再逆行插入颞侧断端自下泪小点穿出,这样可以减小支撑管走行的角度,便于操作。若环形插入硅胶管,可使用猪尾针或外科用 14 号圆针,利用其尾部的针孔,由上泪小点插入,自断端暴露,将硅胶管穿入针孔,带入上泪小管引出,另一端同前述方法逆行插入颞侧断端自下泪小点穿出。

5. 断端吻合 吻合成功的关键是断端确实吻合 2~3 针,原则上板层缝合,不损伤黏膜,管周围缝合 1~2 针。目前使用 6-0 可吸收线吻合损伤小,在黏膜薄而少的情况下,特别是靠近睑缘的断裂,为吻合成功,必要时全层缝合。

6. 缝合 皮下组织,间断缝合皮肤。注意睑缘位置的对合。

7. 固定义管 硬膜外麻醉管游离端缝合固定在下睑缘皮肤上(图 36-2-7);硅胶管两端结扎留置

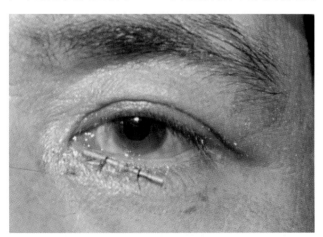

图 36-2-7 硬膜外麻醉管直接插入吻合法

在内眦角。为防止硅胶管脱落,可将两端加固一针缝线(图 36-2-8)。

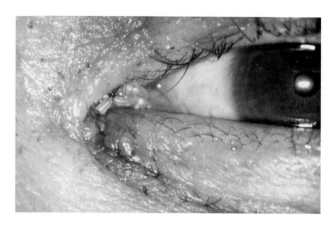

图 36-2-8 硅胶管环形插入吻合法

8. 术毕可自硬膜外麻醉管冲洗泪道,硅胶管较细,不必冲洗泪道。

（五）术后处理

1. 术后隔日换药、冲洗泪道,若麻醉管冲洗不通畅可由于淤血阻塞,不必处理。硅胶管植入者于 1 周后,自下泪点冲洗泪道。也有人不主张冲洗直至拔管。

2. 术后 1 周拆除皮肤缝线。3 个月拔除义管。

（六）手术并发症及处理

1. 泪小点扩大或龟裂 由于硬膜外麻醉管质地较硬,长期留置容易使泪小点处于扩张状态。靠近泪小点处的断裂伤,吻合口位置表浅,麻醉管的活动及牵引会导致泪小点发生龟裂。无须特殊处理。

2. 肉芽组织增生 使用环行留置的硅胶管并在内眦部结扎缝线者,伤口处摩擦可导致个别患者内眦部肉芽组织生长,发现后局部切除即可。硅胶管保留稍长或与内眦皮肤缝合固定,可避免硅胶管与结膜组织接触。

3. 拔管后泪道不通 吻合口处肉芽组织增生、泪道短缩均可导致拔管后泪道狭窄或闭锁。3 个月左右拔管后,每日或隔日应用抗生素滴眼液冲洗泪道十分重要。确实不通者,根据损伤的情况,选择再次吻合或人工泪管植入。

（七）心得体会

1. 手术应在显微镜或放大镜下进行,单纯新鲜的下泪小管断裂,在显微镜下仔细寻找断端并不十分困难,断口呈灰白圆形,较泪小点大 2~3 倍。

2. 陈旧性泪小管断端的寻找　首先将探针自泪小点插入,顶到有阻力处切开睑缘皮肤或自皮肤瘘处切开,以避免对泪小管产生二次损伤。切开后即可发现颞侧断端,逐层剪除瘢痕,根据断端的长度,耐心寻找另一断端。确实找不到时,将内眦韧带或组织深层缝合,使内眦角形成较好的外观。

3. 复杂皮肤裂伤伴上下泪小管断裂　首先止血,在可能的情况下,将下泪小管吻合。若为深部损伤或皮肤缺损,只能尽快将皮肤裂伤缝合,减少出血,泪小管吻合二期手术或 3~6 个月行眼睑整形手术。

二、外伤性泪囊炎手术

（一）鼻腔泪囊吻合术

外伤后眶内壁骨折及鼻骨骨折致鼻泪管阻塞,患者流泪,冲洗泪道或挤压泪囊可见有大量脓性分泌物自下泪点溢出或虽无分泌物,但泪道冲洗不通。

1. 适应证

（1）外伤性慢性泪囊炎。

（2）鼻骨骨折致鼻泪管阻塞。

2. 相对禁忌证

（1）鼻黏膜萎缩。

（2）鼻骨骨折造成鼻中隔向患侧极度偏曲者。

（3）高龄患者。

3. 术前准备

（1）有条件的医院,手术前最好先行泪囊碘油造影,因外伤后骨折造成泪囊组织移位等变异情况,术前应充分了解,也是术者把握手术预后的第一手材料。

（2）术前请鼻科会诊,充分了解鼻腔情况,鼻中隔向患侧偏曲及塌陷者,应先行鼻科手术。

（3）术前 3 天术眼滴用抗生素滴眼液及鼻腔用氯霉素和麻黄碱滴鼻液。

（4）女性患者手术应避开月经期。

4. 手术步骤

（1）鼻黏膜喷入表面麻醉剂:将 2% 利多卡因或 1% 丁卡因 1ml+肾上腺素 0.5ml 左右浸湿的棉纱条塞入中鼻道。

（2）麻醉:2% 利多卡因 5ml+3 滴肾上腺素,筛前及眶下神经阻滞麻醉,局部浸润麻醉。

（3）皮肤切口:距内眦角 5mm,向下沿眼轮匝肌走行,半弧形切口,全长 1.5cm。

（4）分离皮下组织,剥离至泪前嵴,暴露骨膜,在泪前嵴上方 1~2mm 处切开骨膜,向深处泪囊窝剥离,此时连同内眦韧带一起剥断或自内眦韧带与骨壁的附着处切开。

（5）剥离至泪囊窝底部,在泪骨与筛骨交界处打开骨壁,此处骨壁极薄,并向上方扩大骨窗至 1~1.5cm 大小。若内壁有骨折,将碎骨一并去除。

（6）若为眶内下壁骨折整复术后发生的鼻泪管阻塞,其原因可能由于垫压的人工骨片挤压泪囊窝骨壁导致慢性泪囊炎形成,此时需去除泪囊窝周围垫压的部分人造骨片,再制作骨窗。

（7）探针自下泪点插入泪囊,"工"字形切开泪囊及鼻黏膜,上下唇分别吻合或只吻合上唇。

（8）缝合骨膜,复位内眦韧带,缝合皮肤。

（9）冲洗泪道,涂眼膏加压包扎。

5. 吻合失败原因及再次手术方法　处理好骨窗及黏膜端端吻合是手术的关键,也是出问题最多的地方。多由于泪囊小、鼻黏膜缺损、出血等原因致使组织结构不清或因鼻骨及眶骨骨折,泪囊移位,使泪囊与鼻黏膜相距太远、错位,勉强吻合,日后肉芽组织增生,阻塞吻合口。

（1）再次手术若发现骨窗小,可向鼻梁方向扩大骨窗,以取得更多的鼻黏膜组织。

（2）泪囊没有彻底打开或泪囊小时,再次切开只保留前唇吻合。

（3）伴有下泪小管阻塞的情况下,行鼻腔泪囊吻合术同时,探查下泪管,插入硬膜外麻醉管于吻合口内,游离端保留在下睑缘,1~3 个月拔除。

（4）泪囊及鼻黏膜组织缺损时,也可使用泪囊筋膜代替上唇,骨窗通道内置入橡皮引流条。

（二）鼻内镜下鼻腔泪囊吻合术

1. 适应证

（1）急性泪囊炎,经皮肤入路的鼻腔泪囊吻合术禁用,在鼻内镜下在鼻腔外侧壁造引流口,可以迅速引流出泪囊中脓液,达到控制炎症、消除局部肿胀的目的。

（2）慢性泪囊炎,由于鼻内镜下手术皮肤不留瘢痕,越来越多的老龄泪囊炎患者因为白内障、玻璃体视网膜手术的前期清除局部感染病灶的需要,也采用了此类手术。

（3）鼻泪管阻塞，对造影剂显示的上下段鼻泪管阻塞，鼻内镜下鼻腔泪囊吻合术显示出比经皮肤鼻腔泪囊吻合术更广泛的适应证。

（4）泪道插管术后、鼻腔泪囊吻合术后效果不理想、复发患者。

（5）小泪囊、外伤性泪囊炎、伴有局部组织结构异常的泪囊炎、泪囊肿瘤、鼻中隔偏曲、鼻窦炎、鼻腔息肉、肿瘤、萎缩性鼻炎等复杂病情应根据具体情况，有时需要和鼻科联合处置。

2. 手术要点

（1）术前准备

1）泪道阻塞部位确定：术前用 0.9% 生理盐水经上、下泪小点冲洗，观察冲洗液返流情况，有无脓性分泌物；必要时进行泪道探通，以判断泪道阻塞部位，排除上泪道阻塞可能，由泪囊前的上泪道病变引起的溢泪患者不适合此类手术；有条件医院可采用碘海醇、泛影葡胺或碘油等作为造影剂，行眼眶泪囊CT造影。造影不但有助于判断泪道阻塞部位，且对泪囊大小、骨壁增生程度、泪囊位置有一个大致的了解，特别是对鼻眶骨外伤造成的慢性泪囊炎尤为重要。认真阅读眼眶泪囊CT可以发现鼻腔鼻窦眼眶的先天异常或病变。有利于术前的综合评价。

2）术前除了泪道检查外，还需要对鼻腔鼻窦进行检查，排除鼻部疾患并存或诱发泪道阻塞。

3）鼻腔滴收缩鼻黏膜药物及抗炎药物 3 天，泪道冲洗 3 天。术前凝血功能检查，排除血液疾病。

4）手术日患侧鼻孔鼻前庭备皮，用剃鼻毛器剃除鼻毛以便暴露术腔。术前半小时止血药物应用。

（2）手术方法

1）麻醉：有条件者全麻，年龄较小、精神紧张、精神病患者、表面麻醉药物过敏者，均可选用全身麻醉。局麻采用眼部表面麻醉、鼻腔黏膜表面麻醉结合钩突前切口部位鼻黏膜下浸润麻醉、眶下神经、滑车下神经及筛前神经局部神经阻滞麻醉，效果较理想。鼻腔黏膜表面麻醉方法：有喷鼻法及棉片填塞法，临床上多采用两者结合的方法。一般先喷麻药后有了基础的麻醉效果后再结合棉片填塞表面麻醉，患者比较容易接受。

2）自患侧前鼻孔、总鼻道送入一带线高膨胀海绵，送达鼻咽部，前端线固定于无菌巾，起到阻塞后鼻孔，防止积血积液血痂碎骨片进入鼻咽部。

3）暴露泪囊区骨质：平中鼻甲前端附着处，钩突为后界的鼻黏骨膜下浸润麻醉后，以镰状刀做一直径约为 1.5cm 的弧形切口至骨膜面，钝性分离局部鼻黏膜，暴露上颌骨额突、泪骨及泪颌缝，鼻腔黏膜瓣有两种，一种是根部在上方，一种是根部在后方，根据术者的不同习惯而定。

4）造骨孔：用金刚磨钻、咬骨钳去除上颌骨额突部分，分离并去除前部泪骨，形成一直径约为 1cm 的骨窗，暴露泪囊内后壁。骨窗需要规则平整，减少术后黏膜床不平滑。后界不可超过钩突，否则有进入眼眶的风险。泪道探针导入泪囊以准确定位泪囊及鼻泪管。

5）泪囊造孔：用 20G 巩膜穿刺刀（玻璃体切除手术用）沿骨孔前上缘骨壁弧形、全层切开泪囊，利用泪道探针撑起泪囊内侧壁黏膜并调整其不同角度，有助于完成对泪囊黏膜瓣的切开，形成一翻转向后的泪囊黏膜瓣，将钩突前缘鼻黏膜与之相贴，或去除部分鼻黏膜，鼻腔黏膜瓣与切开的泪囊黏膜瓣相接触，适当修剪后相贴合且无张力，除骨窗外尽可能少暴露骨质。冲洗泪囊，如冲洗通畅，无返流，无须植入人工泪小管；如冲洗欠通畅，返流明显，进行泪道探通、激光或高频电浚通，然后从上下泪小点导入人工硅胶管，自鼻内泪囊造孔处引出，结扎并固定于鼻腔。用美乐胶将两层黏膜瓣贴合。

6）清点棉片，清理鼻腔，取出鼻咽部高膨胀海绵，如无明显出血，无须填塞鼻腔。

（3）注意要点

1）泪囊定位：泪囊在鼻腔外侧壁的投影基本恒定，即中鼻道前端平中鼻甲水平。泪囊内壁与鼻腔相隔两层结构：上颌骨额突+泪骨前部和鼻黏膜。因此，以泪颌缝为标志，凿除上颌骨额突+泪骨前部骨质即能暴露泪囊内壁。钩突为泪囊后界，向后即进入筛迷路，向外可入眶，故钩突前界应视为泪囊手术的安全后界。

2）骨窗大小及形态：在暴露泪囊内侧壁时应尽可能地将骨窗做大以便制造较大的泪囊鼻腔吻合口，有利于提高手术疗效。

3. 术后处理

（1）术后观察

1）泪道冲洗术后第 1 天经下泪小点以"妥布霉

素注射液+地塞米松注射液"冲洗泪道,1次/日,连续1周后改为每2~3日一次,连续2~3周后停药;

2)鼻腔处理告诉病人避免擤鼻、打喷嚏、剧烈活动等。术后一般无须清洁处理鼻腔;如渗血较明显、鼻黏膜分泌物较多,术后3~4日可在鼻内镜下清除鼻腔内的积血或血痂、分泌物、及肉芽等,美乐胶一般术后3~5天自行溶解脱落。换药时注意引流口情况以及植入人工泪管位置、有无松脱;

3)鼻腔用药使用氯麻滴鼻剂、或曲安奈德鼻喷雾剂,全身及眼局部应用抗生素1-2周,可口服泼尼松[0.5~1mg/(kg·d),晨7~8时顿服],以减少吻合口黏膜瘢痕形成;

4)人工泪管拔除人工泪管一般术后3~6个月取出;如果引流口周围黏膜尚未完全上皮化,或局部肉芽增生,可延长人工泪管留置时间,同时鼻内镜下清除肉芽组织。

(2)术后并发症的处理

1)鼻出血:一般少量渗血比较常见,多不用处理,可自行停止。若出血量大,患者频繁吞咽或诉有液体自鼻咽部流下,确认后需要在前鼻镜或鼻内镜下进行鼻腔出血点的查找,一般黏膜的出血经过棉片压迫并收缩黏膜后可以停止出血。若比较严重的出血,应马上到手术室,电凝或填塞鼻腔止血。注意术后全身情况,测血压及观察患者的神态面容等可以提前预估,必要时需要鼻科急会诊紧急处理。

2)眶内血肿或气肿:手术损伤太大,损伤了眶纸板或眶骨膜,血液或气体进入眶内所致,临床表现为眼睑或球结膜下积血或积气。一般情况下,鼻内镜手术所致眶内血肿或气肿具有一定自限性。如眶内积血太多,或出血凶猛,将导致眶内压急剧增高,表现为进行性眼睑青紫肿胀,球结膜下出血水肿,眼球前突伴活动障碍,严重者视力急剧下降,瞳孔散大及Marcus-Gunn征阳性,眼底检查发现视网膜中央动脉或静脉阻塞征象。此时,应立即抽出术腔内全部填塞物,给予止血、甘露醇等药物治疗,按摩眼球使球后积血重新分布以缓解血肿对视网膜中央动脉及视神经的压迫。必要时果断行外眦切开术、或眶减压术等。

4. 经验体会

(1)细致处理骨窗及吻合口:黏膜骨面与黏膜瓣平整,术后能够达到良好的引流效果。如果膨大的筛窦气房可能影响术后泪液引流时根据需要可以进行前组筛窦开窗术,注意操作轻柔,开窗效果要达到术后引流筛窦积液容易,不要造成术后残留筛窦炎或上颌窦炎,技术不熟练者可以请鼻科医生同台手术,避免给患者带来新的痛苦以及不必要的医疗纠纷。眼鼻相关专业是个需要多个科室合作的平台,所以科室联合非常重要。

(2)术后人工泪管植入的必要性:对于单纯慢性泪囊炎,如果术中上泪道未见狭窄或阻塞,最好不放人工泪管。但如发现合并上泪道狭窄或阻塞,或小泪囊、泪囊纤维化、泪囊黏液性囊肿及复发性泪囊炎,或骨壁非常厚而坚硬患者,笔者主张Ⅰ期植入人工泪管,并保留3~6个月,可有效防止引流口瘢痕增生以提高疗效。目前泪道置管方法较多,多采用的是:将直径0.65mm左右的硅胶管的两端分别经上下泪小点导入,从鼻腔吻合口引出,在鼻腔内打结或缝扎固定于鼻前庭外侧壁皮肤。其优点是不影响外观与日常生活,术后很少溢泪,且人工泪管随眼睑活动而上下相对滑动,有利于泪液引流与新引流通道的上皮化。

(3)复发性泪囊炎的处理:复发性慢性泪囊炎主要是鼻腔引流口阻塞,因此,仅去除封闭鼻腔引流口处的瘢痕组织即可,而不必进行泪囊内侧壁骨质开窗;如考虑鼻中隔偏曲、鼻息肉、鼻甲肥大及鼻窦炎等为复发的主要原因,应予以矫治。鼻内镜下复发性慢性泪囊炎手术的主要操作是:

1)体位和麻醉方式同常规鼻内镜下泪囊鼻腔吻合术,如存鼻中隔偏曲、鼻息肉、鼻甲肥大、鼻窦炎及引流口周围瘢痕粘连或肉芽增生,应首先在鼻内镜下进行手术清除;

2)以泪道探针自上下泪小点探入,同时鼻内镜下观察中鼻甲前端原骨窗处隆起的鼻黏膜,用镰状刀或20G巩膜穿刺刀切开,清除肉芽,并用筛窦钳咬除或扩大原来骨窗,并尽可能地开放骨性鼻泪管;

3)按上述方法常规植入0.65mm直径的人工硅胶管,3~6月后酌情取出。

(三)泪囊摘除术

因鼻骨及眶骨重度骨折,导致鼻梁塌陷、内眦增宽等严重畸形情况,泪囊造影显示:泪囊明显向颞侧移位,多数至下睑内1/3处,挤压该处可见有脓性分泌物溢出。因泪囊距鼻黏膜甚远,吻合手术往往失败,故在内眦整形手术之前或整形同时行泪囊摘除术。也有患者曾行鼻腔泪囊吻合,术后失败,反复急性炎症自皮肤面穿孔,再次吻合成功率极低,在控制炎症的基础上将泪囊摘除。

1. 手术方法　因内眦畸形已无正常解剖标志,局部浸润麻醉后,自下泪小点插入探针,提示泪囊位置,切开皮肤或自皮肤破溃引流口处切开,分离皮下组织,剥离并尽量寻找内眦韧带,会发现泪囊向下睑方向严重偏位。曾行鼻腔泪囊吻合术者,泪囊位置偏深,在探针指引下将泪囊黏膜全部清除干净,5%

碘酊烧灼泪囊窝,缝合皮下及皮肤组织并将上下泪小点封闭。

2. 手术体会　此手术有时会发生泪囊区再次出现脓性分泌物,这是因为泪囊没有摘除干净,之所以出现这种情况,其原因可能为:

(1) 黏膜未完全摘除:由于外伤及多次手术,泪囊及鼻黏膜均已变异,手术必须在显微镜下操作,彻底将黏膜组织全部清除。

(2) 管腔封闭不严:泪囊窝及鼻泪管组织经过彻底清理干净后用5%碘酊烧灼,周围组织需密闭缝合,并将泪小点周围黏膜组织完全破坏。

第三节　前房穿刺冲洗术

一、眼化学伤及热烧伤的早期手术——前房穿刺冲洗术

前房穿刺冲洗术不仅可以清除房水中的有害物质,减少其对眼内结构的进一步损害,而且新生房水有消炎和营养作用,有利于组织损伤的修复。

1. 适应证
(1) 多用于碱烧伤。
(2) 宜在受伤后2小时内进行。
2. 手术要点
(1) 术前准备:眼化学伤应先紧急处理,充分彻底的冲洗结膜囊。随后可根据眼部情况选择进行前房穿刺冲洗术。一般应在伤后1~2小时进行。
(2) 手术方法:①球后或表面麻醉,开睑器开睑;②于颞下或鼻下方角膜缘内,用尖刀斜行穿刺,内口约1mm,缓慢放出房水,可见前房变浅,等待其加深,再放出少量房水。如此可反复数次。也可用pH试纸测定房水pH,直至达到7.0为止;③同时可行球结膜切开术。在水肿区域的球结膜,自角膜缘做放射状切开,长5mm。同时冲洗结膜下,可促进排除结膜下的化学物质,改善角膜供血;④术毕涂1%阿托品眼膏、抗生素眼膏,敷眼垫遮盖术眼。一般伤口不需缝合。
(3) 注意要点:手术宜早进行,手术切口宜小。手术结束时,勿使眼压升高,以利于新鲜房水生成。
3. 术后处理　急诊处理后,进入酸碱灼伤的一

般治疗,即散瞳、抗炎、预防感染和促进灼伤组织的修复,防止及尽量减轻并发症发生。

二、外伤性前房积血的手术——前房积血穿刺冲洗术、注吸术

前房积血在眼挫伤中最常见。虹膜睫状体血运丰富,眼挫伤时,可直接或间接刺激虹膜睫状体,引起虹膜睫状体血管破裂或血管渗透性异常,导致前房积血。大量出血充满前房,红细胞堆积阻塞小梁,房水排出受阻。如果积血长时间不吸收,机化后造成房角粘连,又可引发闭角型青光眼。玻璃体积血后1~4周,还可发生血影细胞性青光眼。大部分前房积血能够完全吸收,部分患者需要行前房积血穿刺冲洗术。

1. 适应证　综合考虑前房积血量、时间、并发症产生等因素。伤后24小时内不宜手术,有继发性出血者更应慎重。
(1) 前房积血量较大、较致密,遮挡瞳孔区,影响视力。
(2) 前房积血时间长,形成凝血块,不易吸收。
(3) 眼压升高,药物控制不理想。
(4) 角膜血染或有出现角膜血染的风险。
2. 手术要点
(1) 术前准备
1) 详细进行眼部检查,除外眼球破裂伤。眼超声波检查了解眼后段情况。

2）反复出血者,除外全身凝血障碍因素。

3）每日测眼压,眼压高者,术前应采取药物降压治疗。

4）瞳孔大者可缩瞳。

（2）手术方法

1）眼表面或球后麻醉,在手术显微镜下操作。

2）在角膜缘颞下方,于角膜缘内界以尖刀朝向中央斜行穿刺,内口 1~2mm。

3）用虹膜复位器轻压切口后唇,缓慢放出前房积血,达到降低眼压的效果即可。

4）用弯针头向前房内注入生理盐水,使眼压略饱满,然后再用虹膜复位器轻压切口后唇,缓慢放出前房液,可重复操作 2~3 次,达到前房液基本清亮、降低眼压的效果。

5）如前房内有较大纤维血块,可于 12 点角膜缘后界做 3mm 的切口,用白内障注吸针头伸入前房,用平衡盐溶液予以灌洗置换,直接吸取前房纤维血块。遇有前房活动出血时,还可升高灌注压止血。对于前房内较大、时间较长的纤维凝血块,可配制尿激酶液进行前房冲洗。即生理盐水 5ml,加入尿激酶 5000~10 000U,用弯针头注入前房,每次 0.2~0.3ml,静置 2~3 分钟,再用生理盐水或平衡盐溶液将之冲洗出,可反复 2~3 次。往往活动的小血块,可顺着冲洗液引流至切口,或嵌塞于切口,可用显微平镊将其夹出。

6）一般切口自闭不予缝合,术后根据眼部情况再次放出前房积血。必要时可以 10-0 尼龙线缝合伤口。前房内注入生理盐水或空气,恢复前房深度。

7）术毕结膜下注射妥布霉素 2 万 U、地塞米松 2mg,涂 1% 阿托品眼膏、抗生素眼膏,敷眼垫遮盖及绷带包扎术眼。

（3）注意要点

1）角膜欲被切穿时,应缓慢,以免房水快速涌出,眼压急速下降。对于术前眼压高者,勿使眼压急速下降,以免发生新的出血。

2）冲洗针头勿到达瞳孔区,最好在虹膜表面操作,以免晶状体受损。在使用白内障注吸针头时,要注意保护角膜内皮。

3）有活动出血时,勿使用尿激酶液冲洗,并在手术结束时,保持眼压正常或稍高。

（4）术中并发症的处理

1）术中出现活动性出血,可升高灌注液瓶,适当提高眼压,观察出血情况。若出血继续,则在尽可能清除前房纤维血块后结束手术。在手术结束时,勿使眼压降低。若出血停止,可继续行必要的操作。对于术前眼超声波检查疑有玻璃体积血者,不应追求前房液置换清亮,清除血块,缓解高眼压即可。注意勿使用尿激酶。

2）对于与虹膜粘连的纤维凝血块,不必强求清除干净。特别是在用白内障注吸针头注吸时,用力牵拉或剥离血块,可能造成或加重虹膜根部离断。

3）虹膜脱出,应用虹膜复位器或弯针头进行还纳。缝合伤口。必要时前房内注入生理盐水或空气,防止虹膜粘连于切口内面。

3. 术后处理

（1）术后常规处理

1）全身应用抗生素、皮质类固醇和止血剂。

2）注意休息减少活动,半卧位。

3）可点抗生素及皮质类固醇眼药水。可用短效散瞳剂活动瞳孔,防止虹膜粘连。

（2）术后注意眼内出血情况,感染征象,切口闭合情况,眼压变化,晶状体、虹膜是否异常。

（3）术后并发症的处理

1）前房反复出血:检查全身凝血机制。

2）晶状体受损,病情稳定后按外伤性白内障处理。

3）眼压再度或持续升高,考虑血影细胞性青光眼,可再行前房穿刺冲洗,可取房水进行血影细胞检查。

4. 心得体会　前房积血穿刺术的手术时机甚不统一。只要严格进行无菌操作,将感染机会降至最低,手术尽可灵活掌握,并可多次进行。手术主要以缓解眼压,减少发生角膜血染并发症为目的,同时去除眼内大量积血,特别是瞳孔区遮挡物,以恢复视力。术前最好行眼部超声波检查,了解眼后段情况,考虑术中冲洗前房的程度。

第四节　角巩膜穿透伤修补术

一、角膜裂伤缝合术

角膜位于眼球暴露部分的最前部,很容易受到创伤。一期角膜伤口的处理对预防术后白内障的发生以及减少角膜散光至关重要。

（一）适应证

1. 角膜伤口较大,创缘对合欠佳,前房不能形成。

2. 整齐而较小的伤口经包扎及使用角膜接触镜观察1~2日,伤口荧光染色仍有"溪流"征。

3. 虽然伤口较小,但对于儿童患者,容易揉眼引起伤口裂开者也应缝合。

4. 虹膜等眼内组织嵌塞于角膜伤口或有角膜组织缺损。

5. 角膜板层裂伤,但伤口较深、范围较大,特别是前板层呈游离瓣状。

（二）手术方法

1. 手术步骤

（1）麻醉方法:采取球后麻醉方式,儿童及不合作者应全身麻醉。伤口小且非常合作患者,可仅用表面麻醉。手术应在手术显微镜下进行。

（2）开睑:一般开睑器开睑,若开睑器增加眼球压力,造成伤口处眼内容物进一步流失,则用眼睑缝线牵拉开睑。

（3）修整创缘:可用稀释的妥布霉素溶液冲洗清洁角膜伤口,清洁眼球表面。用显微镊和尖刀刮除渗出物及粘连的色素组织、糜烂的上皮,清洁伤口创缘,使角膜实质创面清晰、光洁。

（4）角膜伤口的缝合:一般以10-0尼龙线缝合伤口。缝合顺序依伤口情况而定,大的伤口可先将角膜缘对合;对于有角度的伤口先将尖端对位缝合;瞳孔区尽量减少缝线及减小缝线跨度,减少角膜中心区散光;周边直线伤口,可连续缝合;缝合时要达到角膜实质深层,以全层角膜厚度的2/3~4/5为宜;避免虹膜嵌塞或缝合于伤口内;伤口密闭应达到水密或确实的气密程度。缝合方法包括间断缝合、连续缝合、8字缝合以及荷包缝合等。

1）间断缝合:为最常用的角膜裂伤缝合方法,适用于绝大多数角膜裂伤口的缝合。操作相对容易,但需要注意保持各缝线间张力的均匀分布,尤其对于不规则创口的缝合,容易出现后续缝合导致前次缝针张力松弛的现象。其进出针位置应距创缘1.5~2mm,缝线垂直跨越创缘,如跨度过大缝线张力不易控制并易增加瘢痕形成,跨度较小时结扎线结不易导入基质层内而造成术后的异物感。在周边角膜进针深度可深达全层角膜厚度的4/5,在瞳孔区角膜缝合深度应适当变浅,常为角膜厚度的1/2~2/3。缝合过浅时可引起创口后部哆开,导致虹膜组织夹持于缝合后的角膜伤口中,如穿过角膜全层将引起针孔房水渗漏和感染通道形成。

2）连续缝合及8字缝合:较适用于不在瞳孔区较小的角膜创口,优点可使缝线张力均匀分布,创口对合整齐,并能减少线结的刺激。但两种方法操作时相对困难,尤其在连续缝合时如不慎发生缝线断裂,除可能导致整个缝合过程失败及延长手术时间外,再次缝合操作将增加角膜瘢痕形成的机会。此外对于水肿角膜的连续缝合,在术后可能随着角膜水肿的消退,发生连续缝合线的松解,而导致角膜瘘的发生。连续缝合及8字缝合进针方法和深度与间断缝合相似,但其进针起点可选在一侧创缘的基质层内,最后出针由另一侧创缘基质层穿出,线结埋入创口内。

3）荷包缝合:适用于T形、星形或瓣状伤口的缝合,其操作方法既在创口部各游离角膜瓣上用刀片做一以创口中心为向心的小的弧形板层角膜切口,以其中一小切口基质层为进针起点,经由各游离角膜瓣切口内深基质层,做一连续类圆形缝合,回到进针起点并结扎,使各角膜瓣向创口中心聚拢而密闭创口,线结埋入基质层中。

（5）特殊类型角膜伤口缝合

1）累及角巩膜缘创口及类Z形角膜创口:应先准确对合角巩膜缘处创缘,以恢复角膜基本的形态,再进行其他部位的角膜缝合。如角巩膜缘处创口张力较大,10-0尼龙线无法严密对合时,可在角巩膜缘的巩膜侧采用6-0可吸收线进行缝合,再用10-0

线缝合角膜侧创口。类 Z 形创口,应先对位转折处创口,并间断缝合一针,后对各线段伤口进行间断或连续缝合。

2)斜形创口:采用间断缝合,斜形创口上瓣缝线跨度适当加大,以达到深层组织对合。如角膜创口既存在垂直伤口,又存在斜形伤口,先对垂直伤口进行缝合,后再处理斜形创口。

3)三角形创口:先对三角形瓣尖端进行间断缝合,然后对三角形两边进行缝合,并缝线向尖端倾斜以达到创口密闭。如三角瓣尖端有组织缺损,尖端部直接进行缝合,势必加大缝合张力,增加散光。此类伤口可做角膜层间缝合,即在三角瓣尖端前方角膜做一板层角膜切口,在此切口基质层内进针,跨越三角瓣基质层,再从切口基质层出针,结扎线结埋于该切口基质层内,三角瓣两侧同样做间断缝合。

4)T 形、星形或花瓣状伤口的缝合:缝合方法除上述的荷包式缝合外,尚可采用多重间断缝合和桥式缝合,但后者缝合方法前房密闭程度要差于荷包式缝合,且易出现虹膜嵌顿。

5)组织缺损创口的缝合:小的组织缺损的创口,可通过多重间断缝合方法达到前房密闭,但术后角膜白斑和大的不规则散光形成不可避免。该类创口也可通过移行角膜瓣进行修补,其方法是在创缘一侧或两侧做一长度稍长于创口的板层切口作为松解切口,10-0 尼龙线自松解切口基质层进针,跨越创缘,从对侧角膜或对侧松解切口基质层出针,结扎缝线后松解切口侧表面组织移向创口,从而达到封闭创口的目的。但移行角膜瓣上皮需刮除。对于缺损较大的角膜创口,在急症手术时往往缺乏角膜材料,而不能进行一期角膜移植修补术,此时可采用创口近侧的球结膜覆盖角膜缺损处,二期进行前房成形和角膜移植术。

2. 注意要点

(1)缝合角膜时,缝线穿过角膜组织应与伤口方向垂直,角膜伤口两侧缝合深度一致。

(2)斜行伤口的缝合,钝角侧进针部位距离创缘要近些(图 36-4-1)。复杂角膜伤口,如 T 形、星形伤口的缝合,可采用 8 字缝合、荷包缝合(图 36-4-2、图 36-4-3)。

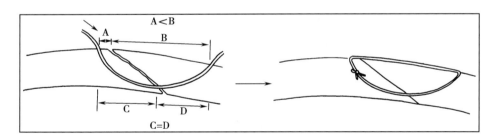

图 36-4-1 角膜斜行伤口缝合,钝角侧进针距创缘近(A<B)

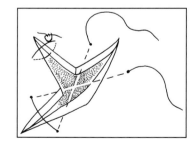

图 36-4-2 T 形角膜裂伤间断结合 8 字缝合

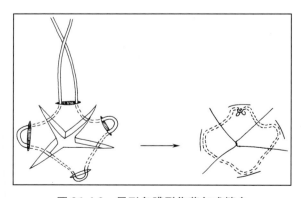

图 36-4-3 星形角膜裂伤荷包式缝合

(3)缝合结束时,为检查伤口密闭情况及促成前房形成,可从接近角膜缘的伤口一端,深入钝性弯针头,在虹膜表面边注入无菌生理盐水或纯净空气,边抽出针头,前房即可形成。有时需要注入少量黏弹剂。以上操作均应注意勿损伤晶状体和角膜内

皮。注入无菌生理盐水或纯净空气时勿使眼压升高。注入的黏弹剂,手术结束时应尽量去除,以免术

后高眼压。

（4）对于角膜糜烂或角膜有少部分缺损的伤口,可在缝合角膜伤口后行结膜瓣遮盖,以保护角膜伤口并促进其愈合。结膜瓣可直接分离角膜缘附近的球结膜,也可游离球结膜做桥式遮盖(图 36-4-4)。

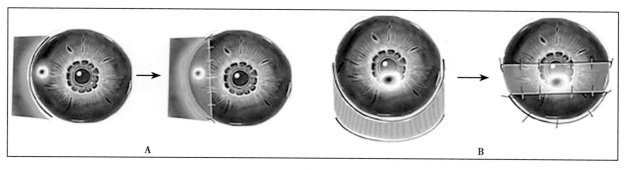

图 36-4-4　结膜瓣遮盖角膜伤口
A. 距角膜伤口较近侧球结膜分离后直接牵拉遮盖;B. 游离桥状球结膜进行角膜伤口遮盖

（5）手术结束时,应尽量将线结导入角膜实质内,以避免线结暴露,磨痛患者,并引起长期眼部刺激症状。

3. 术中并发症的处理

（1）虹膜脱出的处理:对于伤后时间较短,组织新鲜、色泽纹理清晰的虹膜,去除表面渗出物、彻底冲洗后还纳于眼内。对于脱出时间较长、表面污秽、渗出物不易去除的虹膜则需剪除。还纳虹膜较困难时,可在角膜伤口缝合后,从远离虹膜脱出的伤口一端,或在对侧角膜缘另行切口,深入虹膜复位器或钝性弯针头,于虹膜表面从周边向中心分离,将虹膜从伤口中拉向眼内。注意动作缓慢轻柔,避免虹膜根部离断。

（2）向前房内注入纯净空气时,气体进入后房,前房不能形成。此时不必勉强形成前房,特别是导致眼压升高时,说明伤口已密闭,宜放出部分气体使眼压恢复正常,或注入少量黏弹剂或包扎观察。

（3）有时无论怎样处理,都不能避免虹膜前粘于伤口内面,只要不在瞳孔区,不在伤口处形成嵌顿、脱出,可不处理。

（三）术后处理

1. 术后常规处理

（1）全身应用抗生素,皮质类固醇和非甾体抗炎药 3~5 天,以抑制眼内炎性反应。

（2）术后每日换药至 1 周,前房有炎性反应时,可行结膜下注射妥布霉素 2 万 U、地塞米松 2mg。

（3）复杂伤口或行结膜瓣遮盖者应连续包扎患眼数日。经数日,结膜瓣多自行退回原位。未完全退回的,可在角膜瘢痕形成后,手术切除。

（4）角膜伤口密闭平整术后第 2 天即可改为眼垫遮盖。患者日间可滴抗生素和皮质类固醇(或混合液)眼液 4~6 次,晚间涂 1% 阿托品眼膏、抗生素眼膏。阿托品眼药应用一般到术后 2 周。以后可改为短效散瞳剂活动瞳孔。

（5）术后 1 个月以后视伤口愈合情况拆除缝线。

2. 术后观察

（1）角膜伤口是否密闭,是否有眼内组织嵌塞或脱出;角膜水肿是否逐渐减轻。

（2）前房形成情况,是否与对侧眼等深。

（3）眼内炎症情况,前房渗出是否加重;是否有感染,甚至眼内炎征象等。

（4）是否有眼压高、晶状体异常等并发症。

3. 角膜伤口拆线时间　现多用 10-0 无损伤尼龙线缝合,1 个月以上多可拆除,也有主张 3 个月拆除缝线的。

（1）缝线已松弛,对角膜伤口已不起任何支撑作用,常粘连分泌物,引起患眼异物感,应予拆除。此时即使伤口未愈合,也应拆线后重新缝合。

（2）角膜瘢痕处有新生血管长入时,应拆除该处缝线。

（3）为减少眼部刺激症状、减轻瘢痕形成,又担心伤口愈合不佳时,术后 1 个月可拆除部分缝线,如间断拆除缝线,拆除瞳孔区缝线,拆除伤口直线部分的缝线,拐角处缝线延迟拆除等。

4. 术后并发症的处理

（1）前房浅或前房未形成：在伴有低眼压时，应首先检查角膜伤口，行荧光染色，看伤口是否渗漏。若渗漏轻微，可行术眼加压包扎 1~2 日。若伤口渗漏较重，或包扎 1~2 日后伤口仍渗漏，则需行伤口修补术。术前在裂隙灯下一定要看清伤口渗漏部位，手术方法同前。

（2）继发青光眼：可有多种原因。

1）术中前房注入黏弹剂，术毕时未清除净，则需观察 1~2 日，待其吸收，同时应用降眼压药；药物控制不佳者可行手术清除。

2）瞳孔后粘连造成瞳孔阻滞的，早期散瞳，加强抗炎药物应用；晚期手术治疗。

3）周边虹膜前粘连，甚至前房未形成，需解除后房压力高的因素，如晶状体膨胀等。

4）植入性虹膜囊肿多于手术数年后发生，手术切除较激光治疗复发率低。

（3）眼内炎：若术后眼痛加重、视力下降，并伴有睫状充血，前房炎性反应加重，前房渗出增加，瞳孔区出现渗出膜，甚至出现前房积脓，玻璃体混浊，应立即行眼部 B 超检查。证实后按眼内炎处理。

（四）心得体会

1. 角膜裂伤缝合术旨在尽快恢复眼球密闭状态，防止感染发生。在此基础上才能恢复视功能。所以首先要使伤口密闭不渗漏，然后重建眼前节结构。

2. 术前应在裂隙灯下详细观察角膜伤口形态，缝合时尽量一次到位，避免同一部位反复缝合，加重角膜损伤，反而使缝合更加困难，瘢痕形成更加明显。

3. 术毕时尽量使前房形成。一方面证实角膜伤口的密闭，另一方面有利于眼前节结构的尽早恢复，维持眼压，保护晶状体、角膜内皮。

二、巩膜裂伤缝合术

（一）适应证

1. 可见裂开的巩膜伤口及脱出的葡萄膜组织。

2. 可见嵌于巩膜伤口内的透明玻璃体。

3. 较严重的局限一侧的黑紫色结膜下出血，伴有低眼压、瞳孔变形移位。

（二）手术方法

1. 麻醉 多采取球后麻醉方式，儿童及不合作者应全身麻醉。

2. 开睑 若开睑器增加眼球压力造成伤口处眼内容物进一步流失，则用眼睑缝线牵拉开睑。眶压高影响眼球暴露者，可行外眦切开。

3. 暴露伤口 手术宜在手术显微镜下进行。应将伤口周围的球结膜完全打开。若巩膜伤口张力较大，可从伤口近角膜缘端开始，边缝合边向后分离筋膜组织，进一步暴露巩膜伤口。

4. 巩膜缝合 用 5-0~8-0 缝线作对位间断缝合，缝针深度应达到 1/2 巩膜厚度。用虹膜复位器向眼内按压脉络膜，缝线不可穿过脉络膜。

5. 脱出物的处理

（1）若有玻璃体脱出，用棉棍将玻璃体粘起，剪刀紧贴巩膜面将其剪除。

（2）对脱出的葡萄膜，剪除要慎重，一般有结膜保护，污染不严重的葡萄膜均应还纳眼内。

6. 巩膜伤口若达到锯齿缘部以后，应行锯齿缘以后伤口周围冷冻、硅胶外加压，预防视网膜脱离。较小的伤口可仅作冷冻。

7. 缝合球结膜。结膜下注射妥布霉素 2 万 U、地塞米松 2mg，涂 1% 阿托品眼膏、抗生素眼膏，绷带包扎术眼。

（三）注意要点

1. 做球结膜切口时，球结膜切口应与巩膜伤口错开，以便术后巩膜切口完全为球结膜覆盖。

2. 缝合及分离巩膜伤口时，尽量避免对眼球牵拉和挤压，以免眼内容物进一步流失。

3. 必要时探查 360°巩膜，以免遗漏隐匿的巩膜裂伤。多个巩膜裂伤，逐一缝合，缝合完一个，探查一个。

4. 角膜裂伤延伸至巩膜裂伤时，应先缝合角膜缘一针，然后再分别缝合角膜伤口和巩膜伤口。

5. 显微镜下仔细辨别伤口内脱出的组织，勿将视网膜当做玻璃体一道剪除。

（四）术中并发症的处理

1. 伤口处若持续出血，应尽快缝合。

2. 若玻璃体流失较多，巩膜裂伤缝合后，眼球塌陷严重，可在伤口对侧睫状体平坦部穿刺，向玻璃体腔内注入平衡液。

（五）术后处理

1. 术后常规处理

（1）全身应用抗生素,以预防感染。应用皮质类固醇和非甾体抗炎药,以抑制眼内炎性反应。

（2）如伴有眼内出血,术后应卧床休息,头高位,服用止血药物。

2. 术后观察

（1）视功能恢复情况。有无光感、光定位如何。

（2）眼压恢复情况。术后眼压好转,是眼球状况向良好方向恢复的重要体征。

（3）球结膜出血是否减轻或吸收;眼内出血是否减少。

（4）感染征象。如球结膜充血水肿是否加重,是否出现前房渗出,甚至积脓。

（5）术后1周可行眼部超声波检查,指导进一步治疗。

3. 术后并发症的处理

（1）玻璃体积血:术后给予止血药物。大量出血者,伤后1~2周根据眼超声波检查情况考虑是否行玻璃体切除术。

（2）脉络膜脱离:早期给予皮质类固醇激素、脱水剂治疗。

（3）视网膜脱离:一般为牵拉所致,尽快考虑手术治疗。

（六）心得体会

巩膜裂伤宜尽快处理,术中既要使术野暴露清晰,又要避免眼内容物进一步溢出,故手法须轻巧。勿求暴露整个伤口再行缝合,否则眼内容物进一步流失。只要看清创口对应的两侧,即可开始缝合。应先缝合前端即角膜缘侧,或伤口拐弯处。边清理出血及眼内组织边缝合,应用6-0可吸收线或锐利纤细缝针缝合巩膜。

第五节　虹膜外伤手术

一、虹膜囊肿切除术

（一）概述

虹膜囊肿可分为原发性虹膜囊肿与继发性虹膜囊肿。在继发性虹膜囊肿中,外伤植入性虹膜囊肿最为常见。外伤植入性虹膜囊肿常见于角膜或角膜缘穿孔伤或内眼手术后前房恢复延缓者,结膜或角膜的上皮细胞沿着对合不良的伤口或嵌顿在伤口处的组织伸延入前房,在虹膜处增生形成囊肿。另外,睫毛等异物因外伤或手术时被带入前房,睫毛毛囊根部的上皮细胞植入虹膜内,逐渐增生形成囊肿。

多数患者因眼科检查意外发现,或因囊肿增大遮挡瞳孔影响视力,或继发青光眼出现症状就诊发现。此类囊肿多位于虹膜实质的周边部。当其前壁向前延伸时,常与角膜后壁相贴,引起前房变浅或无前房;如果囊腔向后房伸展,则在瞳孔区可见到虹膜后有一黑色隆起肿物,易被误诊为黑色素瘤。囊肿大小不一,直径1~6mm。偶见巨大虹膜囊肿,波及睫状体或角巩膜处,引起眼压升高,形成角巩膜葡萄肿。

超声生物显微镜（UBM）对虹膜囊肿的诊断有很大帮助。虹膜囊肿的UBM检查有以下特点(图36-5-1):囊肿边界清晰,常呈圆形或椭圆形;病变内

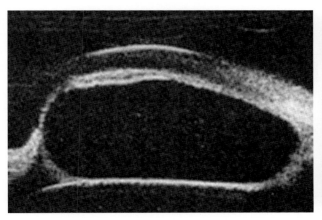
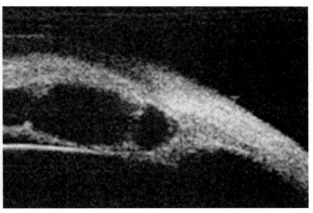

图36-5-1　虹膜囊肿的 UBM 表现

部为无回声区,外围为与虹膜回声强度基本相同的中高回声。部分病例内部有条状中高回声将其分割,呈"蜂窝"样结构。病变与虹膜紧密相连,部分为虹膜组织层间分离,外壁薄。

(二) 手术治疗

治疗虹膜囊肿的方法很多,本文重点描述虹膜囊肿切除术。

1. 适应证

(1) 囊肿直径超过5mm以上者。

(2) 经多次激光治疗后复发的虹膜囊肿。

(3) 伴有眼压升高,继发青光眼者。

(4) 虹膜囊肿与角膜内皮相贴,浅前房者(图36-5-2)。

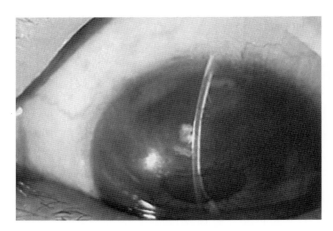

图 36-5-2　虹膜囊肿与角膜内皮相贴

2. 手术方法

(1) 球后麻醉,开睑器开睑。

(2) 在虹膜囊肿生长处,以穹隆为基底剪开球结膜,角膜缘后界2mm做平行于角膜缘的小切口(图36-5-3)。

(3) 在虹膜囊肿对侧角膜缘内1mm用15°刀

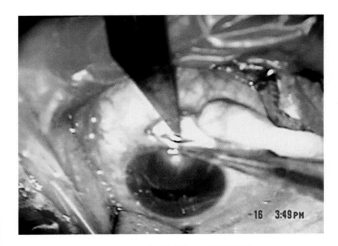

图 36-5-3　角膜缘切口暴露囊肿

穿刺入前房,放出少许房水。将前房冲洗针伸入前房,注入黏弹剂,使其充满前房,将虹膜囊肿与角膜内皮缓慢分离(图36-5-4)。或从虹膜囊肿的一侧边缘向前房周边部方向注入黏弹剂,将虹膜囊肿与角膜后壁分离。

(4) 在完成分离后,将角膜缘切口向囊肿方向扩大至距虹膜囊肿另一侧边缘外2mm处,将囊肿夹住向外轻轻提起至角膜缘切口处并切除(图36-5-5)。

(5) 囊肿较大而不能窥见囊肿边缘者,用针头刺入囊肿,将囊液吸出使其缩小,再将囊肿完整切除。

(6) 囊肿切除后间断缝合切口,用带有平衡液的双管针头注吸前房内的黏弹剂。维持前房深度,保持眼压正常。

(7) 术后局部、全身应用抗生素及激素,预防感染,减轻组织反应。

3. 术中注意要点

(1) 切开角膜缘时易将囊肿刺破,液体溢出,

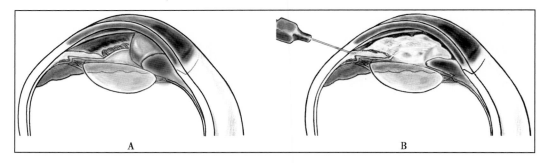

图 36-5-4

A. 虹膜囊肿,局部前房很浅;B. 自下方向前房内注入黏弹剂,将囊肿与角膜内皮分离,恢复前房

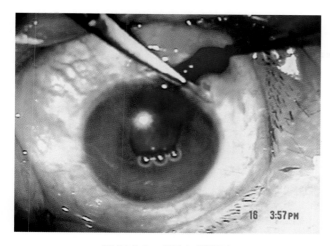

图 36-5-5　剪除虹膜囊肿

此时夹住囊肿外壁缓慢取出即可。

（2）夹取虹膜囊肿外壁时，易将虹膜拉出，造成前房积血。可用注吸针头冲洗前房至清亮为止。

4. 联合手术治疗

（1）联合异体巩膜移植：如虹膜囊肿波及巩膜时，使巩膜组织变得极薄，容易破溃。在剥离囊肿后，进行异体巩膜修复术。

（2）联合白内障摘除人工晶状体植入术：对同时合并晶状体混浊者，可行白内障囊外摘除术或超声乳化术。眼底检查正常时，可同期行人工晶状体植入术。

（3）联合玻璃体切除术：对合并玻璃体混浊、视网膜脱离者可同期行玻璃体切除视网膜复位术。

二、虹膜根部离断复位术

（一）概述

1. 基本原理　虹膜表面凹凸不平，各部分组织厚薄也不一样，最薄处位于虹膜根部，即虹膜从睫状体前缘中部的起点处，这里可以薄到只有一层色素上皮。

当眼球挫伤受压，角巩膜环扩大，虹膜因睫状肌收缩被拉伸变薄，眼前节压力通过房水使虹膜根部后退，而此处背部又缺少晶状体支持，前房内的压力就向房角扩散，以致虹膜根部发生离断，同时可合并晶状体脱位、房角损伤后退，以及睫状体脱离。离断的长度与直接受作用力的大小和方向有关。作用力位于角膜时，容易产生虹膜根部离断。内眼手术所致的医源性损伤则多见于白内障手术中扩大角巩膜

切口时不慎损伤虹膜根部使其离断。穿孔性眼外伤可直接刺穿根部虹膜使其离断。

2. 临床表现　虹膜根部离断范围、大小不定（图 36-5-6），亦可同时数处离断，甚至整个虹膜根部全部离断，形成外伤性无虹膜。同时可合并其他眼部症状，如前房积血、外伤性白内障（图 36-5-7）、睫状体脱离、继发青光眼、玻璃体混浊、视网膜脱离、眶壁骨折等。

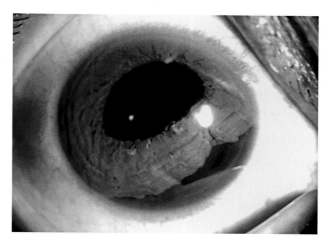

图 36-5-6　左眼颞下虹膜根部离断

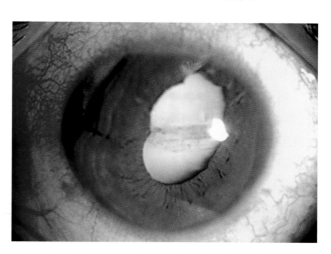

图 36-5-7　左眼鼻侧虹膜根部离断合并外伤性白内障

3. 眼部检查　应用裂隙灯显微镜可以清晰地观察到虹膜以及虹膜结构是否完整。若同时合并前房积血、角膜水肿等屈光间质欠清晰的情况，则无法观察到有无虹膜根部离断的存在以及其他并发症，如房角后退、晶状体不全脱位等。小的离断裂缝，需在房角镜下检查才能看见，虹膜周边呈现一个新月形黑色裂隙，通过断裂处能看到晶状体周边部和睫状突，甚至有玻璃体疝出。大的裂隙用一般斜照法

即可看到周边部的黑色空隙。UBM 检查可以探查到虹膜与睫状体、巩膜突之间的位置关系发生改变。一般表现为虹膜与巩膜突、睫状体完全分离，而睫状体与巩膜则完全粘连在一起。离断的虹膜由于有晶状体的支撑，仍保持正常形态。如果为完全的虹膜缺失，UBM 检查在整个前房内均无法探查到虹膜回声，仅见类三角形的睫状体与巩膜相贴。部分病例由于钝挫伤的原因，可以同时合并晶状体不全和（或）完全脱位、睫状体脱离等。UBM 通过高频超声获取图像，在角膜混浊和前房积血的情况下，也能够了解虹膜及其后的病理变化。如虹膜根部离断范围大，需早一些处理前房积血，及早手术将离断区修复，以免时间久后虹膜萎缩。另外，需要做前房穿刺时，根据 UBM 提示，可以避开虹膜根部离断区，以避免损伤晶状体。

4. 治疗时机

（1）若离断范围小，位于 12 点～1 点位附近，且被上睑所遮挡，不影响视力，则无须手术处理。若离断范围略大，未出现双瞳，且患者视力不受影响，晶状体无明显混浊，也无其他不适反应，可观察治疗。

（2）外伤后初期均有不同程度的虹膜睫状体炎，并多伴有前房积血及玻璃体积血。应积极应用皮质类固醇激素、止血及促进吸收的药物治疗。观察一周左右，同时注意眼压情况。前房积血超过 7 天，伴有眼压升高时，可行前房冲洗术，以防止角膜血染形成。

（3）若保守治疗时间过长（大于 1 个月），受损的虹膜将失去弹性，并与晶状体、虹膜或角膜发生粘连，给手术增加难度并影响手术预后，使虹膜不易复位。

（4）一般在伤后 2～3 周左右手术为宜。此时眼内出血吸收，炎症反应控制并稳定，在查明损伤情况后可考虑手术治疗。若过早手术，前房内尚有出血及炎症反应，不宜查明损伤情况，易形成新的出血，而且术后反应较重，影响手术预后。

（二）手术治疗

1. 适应证

（1）虹膜离断范围>1/4 象限，遮挡视野者。

（2）伴有双瞳、单眼复视。

（3）畏光及影响外观者。

（4）同时伴有多种眼部损伤者，可考虑多种手术的联合治疗。如联合行白内障摘除或人工晶状体植入、小梁切除、睫状体复位、玻璃体切除、视网膜脱离复位术等。

2. 术前准备

（1）伤后应卧床休息 1～2 周，待前房积血吸收，便于检查损伤情况。

（2）裂隙灯、房角镜、UBM、B 超/彩超等检查，查明虹膜根部离断及眼底情况，以便设计手术方案。

（3）术前结膜囊内滴入抗生素及皮质类固醇溶液，预防感染，控制炎症。

（4）根据患者病情，使用缩瞳或散瞳剂；如保留清亮晶状体、联合睫状体复位、小梁切除时使用缩瞳剂；联合白内障、玻璃体切除、视网膜脱离手术时使用散瞳剂。

（5）术前伴有继发性青光眼，眼压升高者，术前积极控制眼压，必要时术前 1 小时静脉滴注 20% 甘露醇 250～500ml。

3. 手术方法

（1）虹膜间断缝合法

1）晶状体清亮者术前使用 2% 毛果芸香碱缩瞳，缩至 1mm 大小为宜。

2）球后麻醉及眶上神经阻滞麻醉。

3）在虹膜根部离断对侧角膜缘穿刺入前房，注入黏弹剂。将虹膜推向离断处角膜缘。

4）于虹膜离断部位角膜缘做以穹隆为基底的结膜瓣，角膜缘后 1mm 相应处做 1/2 巩膜厚度的巩膜瓣。45°斜行穿刺入前房，用眼内膜镊夹住少许虹膜根部，10-0 聚丙烯缝线进针约 0.5mm，再将缝线自巩膜缘切口后唇由内向外出针于巩膜层间，恢复虹膜至眼内，结扎缝线。10-0 尼龙线闭合巩膜瓣切口。

5）根据虹膜离断大小，增加缝针数目，直至瞳孔复圆为止。

6）前房穿刺口进入注吸针头，吸出前房内黏弹剂。

7）间断缝合球结膜，结膜下注射地塞米松 2mg，妥布霉素 2 万单位。

（2）双直针直接缝合法

1）在虹膜根部离断部位，以穹隆部为基底，沿角巩膜缘剪开球结膜，距离角膜缘 1mm 做 2mm×

2mm 的三角形板层巩膜瓣。

2）15°前房穿刺刀在虹膜根部离断部位的对侧角巩膜缘处做一穿刺口,前房内注入黏弹剂,将离断的虹膜推向房角并展平。

3）应用两端带有双直针的 10-0 聚丙烯线,一针沿穿刺口进入前房,行走于角膜与虹膜间或虹膜与晶状体间,距离断虹膜根部 0.5～1mm 处进针,于相应的三角形巩膜瓣部位的角膜缘后 1mm 出针。另一直针重复上述操作,两针相距 2mm,两根缝线打结,线结埋藏于巩膜瓣下(图 36-5-8)。

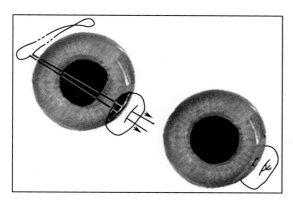

图 36-5-8　双直针直接缝合法

4）根据虹膜根部离断范围的大小,可重复上述操作。每组针间隔 1～1.5 个钟点的距离,以虹膜复位、瞳孔复圆为度。

（3）单针连续褥式缝合法

1）于虹膜离断侧做以穹隆部为基底的结膜瓣,暴露角巩膜缘。

2）于虹膜根部离断中心点对侧的角膜缘内 1mm 处做可进入 TB 针头的全层角膜切口,前房注入黏弹剂。在离断处注入黏弹剂将虹膜根部轻微翘起,便于针头穿过(图 36-5-9)。

3）将 10-0 聚丙烯线或 10-0 尼龙线穿入 TB 针内约 3cm,暴露两侧线头,经角膜缘内切口进入前房,距离断虹膜根部 0.5～1mm 处穿入,自角巩膜缘后 0.5mm 处穿出,将缝线一头取出约 3cm,针头退回前房,尖部达虹膜离断处外移 2mm,穿过虹膜离断缘后,轻度翘起,自角巩膜缘穿出,牵拉尼龙线。如离断范围较小,则退出针头,打结即可修复离断。如离断范围较大,则在带线状态下,针头如上述方法多次进出前房(图 36-5-10)。每次均穿过虹膜离断缘,间距在 2mm 左右,在巩膜与前房内形成 W 或 WV

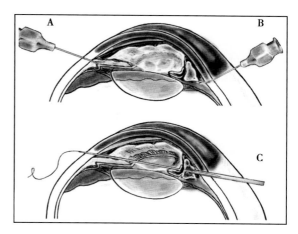

图 36-5-9　虹膜根部穿针

A. 自角膜缘内向前房注入黏弹剂;B. 自角巩膜缘向虹膜后注入黏弹剂,将虹膜翘起;C. 聚丙烯线长针入内,TB 针头接力引出

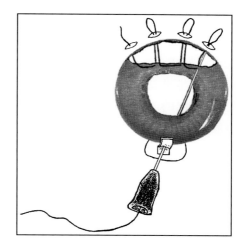

图 36-5-10　连续褥式缝合法

形走线。

4）剪断巩膜表面缝线,形成 2 个或 3 个 V 形线段分别打结,即形成间断褥式缝合离断虹膜 2 或 3 针,完成对虹膜根部离断的修复。

5）针头退出后,扩大角膜切口至 1mm,使用注吸针头清除前房内黏弹剂。

4. 术后处理

（1）结膜下注射抗生素、皮质类固醇及抗生素预防感染及抗感染治疗。

（2）滴用扩瞳剂放松睫状肌。

（3）口服止血药物。

（4）观察眼压,对症处理。

（5）术后 6 天拆除结膜缝线。

5. 术中注意要点

（1）从虹膜离断相应部位的切口进入前房时,

操作应十分小心,不要损伤晶状体或晶状体悬韧带,以免导致医源性白内障或玻璃体脱出。

(2)结膜瓣要大,能遮盖住角膜缘切口及角巩膜缝线,结膜瓣的缝线应当固定在巩膜的浅层,以免滑脱及移位,达不到遮盖的目的。

(3)钩出虹膜离断边缘时,不要将虹膜过分牵拉,造成瞳孔变形或撕裂。

(4)缝针穿出虹膜时,针尖向上,以免损伤晶状体。

(5)术中合理使用黏弹剂,可压迫玻璃体使之回纳玻璃体腔,同时创造手术空间并可使离断的虹膜根部按术者的意愿翻卷,便于术中操作。

6. 主要并发症

(1)玻璃体脱出:较大的虹膜根部离断,可能合并有晶状体悬韧带损伤及玻璃体前界膜损伤,玻璃体可以疝入离断区进入前房。手术时,必须设法防止其加重。如缝合完毕,仍有少量玻璃体脱出时,可剪断玻璃体,生理盐水冲洗,一般可以复位;如果在切口处,有脱出的玻璃体形成的小球,可用虹膜剪平行于巩膜面剪除或用三角海绵蘸着,轻轻上提剪除之。

(2)医源性白内障:易于出现在夹或钩住虹膜离断端时,误伤晶状体所致。可改用鸭嘴平镊,先是闭着伸入,到达断端时,再张口进入约1mm,夹住虹膜,这样可以避免晶状体损伤。前房内注入黏弹剂,加深前房,也可防止白内障的发生。

(3)前房积血:损伤虹膜根部虹膜动脉大环或其分支引起,小的前房积血约3天即可吸收。

三、虹膜缺损、瞳孔散大的手术治疗

(一)概述

虹膜缺损的原因多样,临床中眼球穿孔伤是造成虹膜缺损的主要原因。外伤可直接损伤虹膜,致使损伤部位虹膜撕裂、萎缩、缺损等;角膜穿孔伤,特别是伤口位于角膜缘处,虹膜易脱出伤口。虹膜脱出时间较长,表面污秽者往往无法还纳,不得不予以剪除,致使虹膜缺损。虹膜囊肿、粘连性角膜白斑、伴有虹膜萎缩的虹膜后粘连等病患,在手术治疗时亦不可避免地对虹膜造成进一步损伤,造成虹膜缺损、瞳孔散大、变形等。

先天性脉络膜缺损往往同时合并虹膜缺损,多表现为下部虹膜缺损。

瞳孔散大多见于眼钝挫伤。眼球受压、形变,可致瞳孔括约肌损伤,致使瞳孔散大。

单纯瞳孔散大的患者多无症状,或仅表现为轻度畏光。一般应用保守治疗,可局部应用1%~2%毛果芸香碱眼水缩瞳。药物疗效不佳者可佩戴墨镜或有色角膜接触镜以减轻畏光症状。由于手术治疗有可能损伤清亮晶状体,通常不予考虑。

部分患者存在晶状体疾病——外伤性白内障、晶状体脱位等,同时合并虹膜缺损和(或)瞳孔散大。我们在处理晶状体疾病、植入人工晶状体改善视力的同时须考虑处理虹膜缺损和(或)瞳孔散大。

目前在植入人工晶状体时,无论是植入囊袋内、睫状沟,还是行人工晶状体悬吊术,为了简化操作、减少手术切口并发症,多数情况下选择小切口植入折叠晶状体。此类人工晶状体光学部直径多为5.5~6.0mm,对于存在虹膜缺损和(或)瞳孔散大的患者,由于虹膜(瞳孔)无法完全遮挡人工晶状体边缘,患者除了畏光外还可能出现眩光、单眼复视等症状。对于此类患者,需同时处理虹膜、瞳孔异常,使瞳孔再成形以完全遮挡人工晶状体边缘,从而减轻患者畏光、眩光、单眼复视等症状。

(二)适应证

虹膜缺损和(或)瞳孔散大合并需手术治疗的晶状体病变。

有提高视力可能,需植入人工晶状体者。

虹膜缺损和(或)瞳孔散大无法完全遮挡人工晶状体边缘。

瞳孔散大者予以毛果芸香碱点眼,直径仍>6mm。

由于瞳孔成形后无法散瞳,会影响眼底观察,因此行此操作前应详细检查眼底。对于眼底,特别是周边视网膜病灶如视网膜变性、裂孔、瘢痕、无灌注区等应先行激光治疗,待确认病灶稳定后再行瞳孔成形。

对于散大的瞳孔通过手术将瞳孔直径缩至4~5mm为宜。术后瞳孔大于5mm,仍易出现畏光症状,且不易完全遮挡晶状体边缘。术后瞳孔小于4mm则不利于日后眼底观察。

(三)手术时机

处于创伤后急性期、亚急性期(伤后一个月内)

者,虹膜基质充血、水肿,组织脆性大。此时手术易发生出血、组织撕裂等。

伤后时间过长,虹膜可能与晶状体囊紧密粘连,分离困难易造成虹膜进一步损伤。一些患者,玻璃体及晶状体残囊与虹膜粘连、收缩,致使虹膜向后翻卷、皱缩,瞳孔进一步散大。从而增大手术难度,减低手术效果。不难想象,同样是将瞳孔缩至4mm,对于直径6mm左右的瞳孔相对容易,将直径8mm的瞳孔缩小的手术过程中虹膜组织变形及张力增大,更易出现出血、组织撕裂等。

综上所述,仅就瞳孔成形术而言,手术于外伤后1～3个月进行为宜。

如部分患者存在晶状体膨胀、大量晶状体皮质外溢、晶状体脱位入前房等需紧急处理的晶状体病变时,可先急诊手术摘除晶状体,二期行人工晶状体植入联合瞳孔成形,手术时间可相应顺延。

（四）手术步骤

瞳孔成形操作适用于术中植入人工晶状体后进行。可前房内注入稀释的毛果芸香碱或卡巴胆碱缩瞳,以便于操作。需要指出应用此类药物有致术后并发严重虹膜睫状体炎的报道。对于瞳孔散大,术前眼表应用缩瞳剂无效者手术中则不必行此操作。前房注入黏弹剂维持前房。玻璃体切除术后水眼患者需放置眼内灌注,持续灌注以维持眼压平稳。

常用缝合方法有McCannel法和Siepser滑动结法。

1. McCannel法 以10-0聚丙烯线直针依次穿过虹膜缺损虹膜两端。自手术切口将虹膜上缝线钩出眼外。与眼外打结,将线结推入眼内打紧,如此再打一结(图36-5-11A、B)。

特点:操作简单、直观,易于掌握。

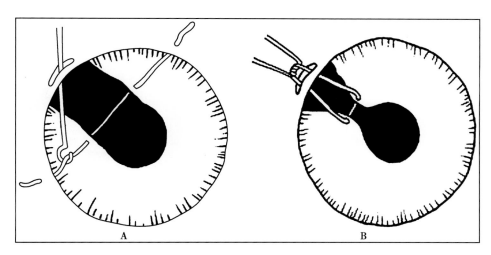

图 36-5-11

A. 10-0聚丙烯线直针依次穿过虹膜缺损虹膜两端。自手术切口将虹膜上缝线钩出眼外;B. 于眼外打结,将线结推入眼内打紧

不足:

(1) 打结时对虹膜牵拉较大。易出现虹膜脱出切口,回纳时可能损伤虹膜致组织萎缩、脱色素等。

(2) 打结时前房处于开放状态,特别是水眼状况下眼压波动大。

(3) 处理下方虹膜缺损时打结较为不便。

鉴于此方法不足之处,目前我们较多地采用Siepser滑动结法。

2. Siepser滑动结法

特点:打结时对虹膜牵拉较小,且前房处于密闭状态。

以9点位虹膜裂隙状缺损为例图解Siepser滑动结法,采用10-0聚丙烯线直针进行缝合。

(1) 利用上方人工晶状体植入口进针,直针自上至下穿过虹膜缺损上(前)缘。穿入点距缺损缘至少1mm,以防缝线撕脱。由于虹膜缺损后张力减低,为便于穿透虹膜可于下方角膜缘穿入1ml针头辅助、接力10-0直针穿过虹膜(图36-5-12A、B)。

(2) 直针自下而上穿过虹膜缺损下(后)缘。并自下方角膜缘穿出至眼外。此时10-0聚丙烯线穿过眼内,直针于下方眼外,线尾于上方切口外(图

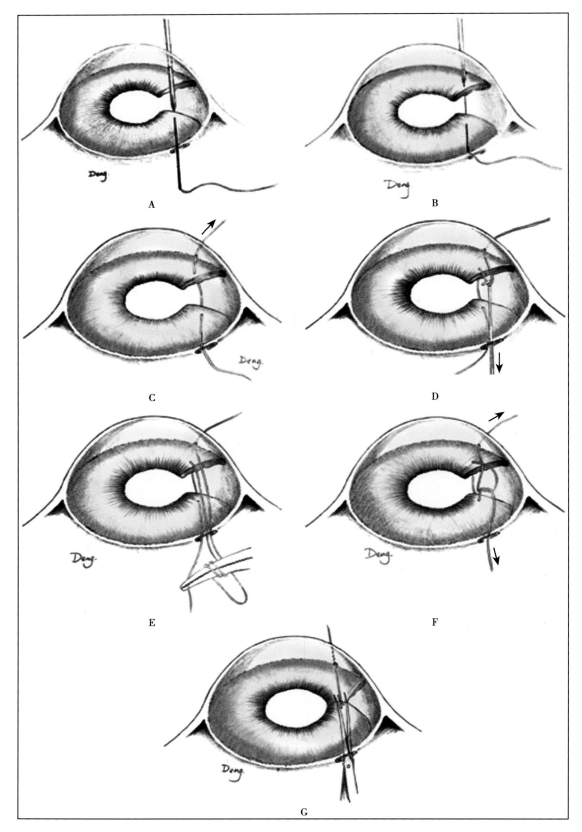

图 36-5-12

A. 直针自上至下穿过虹膜缺损上(前)缘;B. 1ml 针头自下而上穿过虹膜缺损下(后)缘,并自下方角膜缘穿出至眼外;C. 缝线两端均保持在眼外;D. 段虹膜表面线段自切口钩出,形成一线襻;E. 将钩出的线襻与保留在眼外的线尾打结;F. 于眼外牵拉缝线两端使线结滑入眼内,扎紧;G. 剪断线结

36-5-12C)。

(3) 自上方切口入晶状体劈核钩,于虹膜缺损下(后)缘缝线穿出点与下方角膜缘之间钩起缝线,从上方切口钩出眼外形成一线袢(图 36-5-12D)。切记保持直针于下方眼外,线尾于上方切口外,避免将它们拉入眼内。

(4) 于上方切口外,用钩出的线袢与保留在眼外的线尾打结(图 36-5-12E)。

(5) 于眼外牵引缝线针端及尾端,则线结逐渐收紧并滑入眼内,最终对合虹膜裂隙(图 36-5-12F)。重复上述步骤,形成双结。

(6) 入囊膜剪剪断线结(图 36-5-12G)。

需要说明此方法形成的为滑结。由于虹膜组织松弛、张力小,且 10-0 聚丙烯线硬、涩,因而不必担心线结滑脱。

(五) 手术方案设计

我们将临床常见的病例分为三个类型,分别采用不同的处理方式

1. 瞳孔均匀散大 瞳孔散大直径>6mm 时需手术治疗,将其缩小至 4～5mm 并完全遮挡人工晶状体边缘。我们在实际工作中采用 Siepser 滑动结法分段缝合瞳孔缘取得较好效果。

缝合总量依散大瞳孔的直径而定。圆的周长与直径成正比。因而,将直径 6mm 的瞳孔缩小至 4mm 需将瞳孔周长缩小 1/3,即需总共缝合瞳孔缘范围约 4 个钟点;将直径 8mm 的瞳孔缩小至 4mm 需将瞳孔周长缩小 1/2,即需总共缝合瞳孔缘范围约 6 个钟点。

当一节段缝合范围超过 3 个钟点时会出现副瞳及明显的瞳孔移位。因此,当缝合总量较大时可采用对称、分节段缝合。缝合总量为 4 个钟点时分 2 个阶段缝合;缝合总量为 6 个钟点时分 3 个阶段缝合,每个阶段缝合 2 个钟点范围(图 36-5-13A～D)。均匀散大的瞳孔分阶段依次对合,每阶段跨度 2 个钟点为宜,如此处理可避免出现副瞳,且瞳孔移位不明显。

2. 局限虹膜缺损或窄基底的虹膜缺损(缺损区<1/2 象限) 对于此类患者可予以直接缝合缺损区,形成瞳孔缘。采用基本缝合法,于瞳孔缘处对合一针形成孔缘(图 36-5-14A、B)。如残留裂隙较大

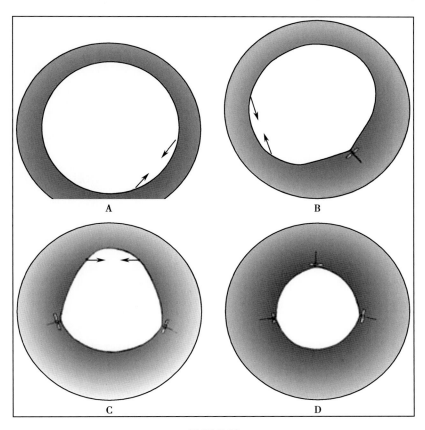

图 36-5-13
A. 缝合 10 点位;B. 缝合 2 点位;C. 缝合 6 点位;D. 缝合术后

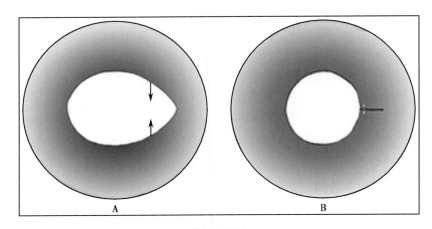

图 36-5-14
A. 局限虹膜缺损或窄基底的虹膜缺损于瞳孔缘处对合一针形成孔缘；B. 缝合后状态

可再于裂隙的外 1/3 至 1/4 处对合一针。残留的副瞳多<1mm，且多为角膜缘灰白色过渡区遮挡，不至引起主观症状。

3. 宽基底的虹膜节段缺损　当虹膜缺损较大时，直接对合后会残留较大的副瞳，呈现类似虹膜根部离断样外观。对此可参照虹膜离断修复法关闭副瞳。但由于缺损区较大，先行对合后的虹膜张力较大。此时，于张力较大的虹膜组织上操作易发生组织撕裂，一旦出现组织撕裂则难以修复。为此我们设计一种缝合方式：第一步先行虹膜根部成形，将宽基底缺损变为窄基底缺损；第二步再对合形成新的瞳孔缘。虹膜缺损较大行瞳孔成形后，新成形的瞳孔往往较小且呈梨形。因此，多数情况下需第三步，对再造瞳孔进行修整。

以 7 ~ 11 点 120°虹膜缺损为例分解手术步骤如下：

（1）15°穿刺刀制作上、下缘内切口，上方亦可利用人工晶状体植入口。先将 10-0 双直针聚丙烯线的一直针自两切口穿过，即纵贯前房（图 36-5-15A）。

（2）于虹膜缺损区中点角膜缘后 1mm 巩膜处向角膜缘方向制一浅槽。将下方直针自下切口入前房，穿过虹膜缺损下缘后自预制巩膜槽中穿出（图 36-5-15B）。

（3）同样将上方直针自上切口入前房，穿过虹膜缺损上缘并自巩膜槽穿出（图 36-5-15C）。上、下两针巩膜槽穿出点不能为同一点。

（4）将上、下两针于巩膜槽处拉紧打结，线结埋于巩膜槽内。如此将宽基底的虹膜节段缺损转换

为窄裂隙虹膜缺损（图 36-5-15D、E）。

（5）依照窄基底虹膜缺损修复的操作对合瞳孔缘（图 36-5-15F、G）。

（6）此时形成的瞳孔较小且欠圆，可于新形成的瞳孔尖部制减张口（图 36-5-15H）。有条件时可用切割头修圆瞳孔（图 36-5-15I）。

操作中注意直针穿过角膜切口时应顺畅，一旦误穿角膜组织则会造成线襻无法滑入眼内。由于直针较软，不易穿透组织，为便于操作可利用 1ml 注射器针头接引辅助。

对于虹膜弹性较好的患者，较宽的缺损亦可采用缝合法对合。但一般而言当缺损区超过 120°虹膜的弹性往往无法适应如此大的形变，进而出现组织撕裂。对于此类患者可采用人工虹膜或虹膜型人工晶状体修复。

（六）术中、术后并发症及处理

（1）虹膜撕裂、出血：虹膜组织撕裂常发生于缝线穿过虹膜处，向瞳孔缘或虹膜缺损缘撕脱。部分患者可见于牵拉虹膜时对应虹膜根部出现撕裂、离断。虹膜基质萎缩时更易出现组织撕裂。对此，选择虹膜缝线穿入点应距离边缘至少 1mm，且无明显萎缩处。手术操作应轻柔，缓慢。当虹膜张力较大时不必将虹膜完全牵引到位。过犹不及，一旦发生撕脱则难以修复。

对于明确的出血点可电凝止血；有眼内持续灌注者可通过提高灌注压止血。前房残存积血可注吸予以去除。出血至玻璃体腔量较大时，如联合玻璃体手术可术中行玻璃体腔灌洗。如未联合后段手术则先闭合切口，术后观察 2 ~ 4 周，如出血无明显吸

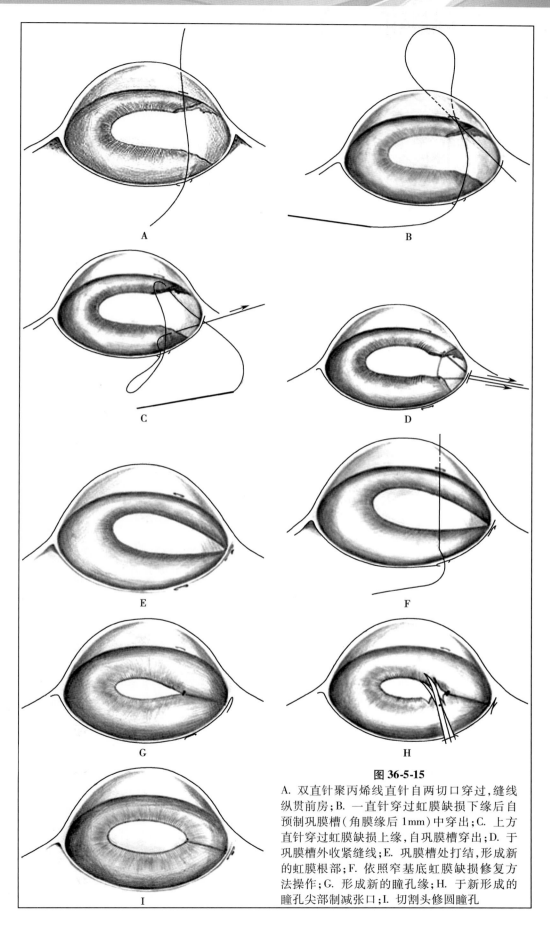

图 36-5-15

A. 双直针聚丙烯线直针自两切口穿过，缝线纵贯前房；B. 一直针穿过虹膜缺损下缘后自预制巩膜槽（角膜缘后 1mm）中穿出；C. 上方直针穿过虹膜缺损上缘，自巩膜槽穿出；D. 于巩膜槽外收紧缝线；E. 巩膜槽处打结，形成新的虹膜根部；F. 依照窄基底虹膜缺损修复方法操作；G. 形成新的瞳孔缘；H. 于新形成的瞳孔尖部制减张口；I. 切割头修圆瞳孔

收则需玻璃体切除术治疗;期间应注意眼压、眼底变化。

（2）葡萄膜炎:术中牵拉、穿刺、缝合虹膜会引起葡萄膜炎。可予以局部频点或注射激素类药物治疗。因瞳孔缝合,不宜阿托品散瞳治疗。

（3）手术后低眼压:常见于联合晶状体、玻璃体手术者。手术切口多,易发生切口渗漏。即便使用折叠型人工晶状体,但对于联合玻璃体切除的患者仍建议缝合人工晶状体植入口。手术后出现低眼压时予以眼表荧光素染色。溪流征阳性者可先予以包扎并局部及全身激素治疗,持续渗漏的需手术修补切口。发生脉络膜、睫状体脱离的患者可予以脱水剂、局部及全身激素治疗。

（4）手术后高眼压:手术后早期出现的高眼压可能与黏弹剂存留、眼内出血、前段炎症反应等相关。多予以脱水剂、口服碳酸酐酶抑制剂联合局部抗青光眼类药物治疗,多可缓解。眼压持续较高者可予以前房穿刺。外伤特别是钝挫伤至瞳孔散大同时合并晶状体脱位、房角后退、虹膜根部离断等并发症者是外伤继发青光眼的高危人群。与前房角相关的损伤多预示着小梁的损伤,故此类患者应常年监测眼压。一旦眼压升高,则予以相应的药物、手术治疗。

第六节　巩膜层间囊肿切除术

一、概述

巩膜层间囊肿是眼内上皮植入性囊肿的一种类型,临床上并不多见。植入的上皮主要是结膜上皮或角膜上皮。

可分为先天性和外伤性,后者其致病原因多为外伤时将眼睑皮肤或角膜、结膜上皮植入到巩膜内的结果。也可发生在斜视矫正、白内障囊外摘除术、巩膜扣带术等眼科手术后。

二、发病机制

角巩膜裂伤是发生囊肿的解剖学基础。巩膜由致密纤维结缔组织构成,不含血管。巩膜纤维被切断后,伤口愈合过程中瘢痕纤维细小而致密,并且容易收缩,缺少正常巩膜纤维束的排列,其过程缓慢。因此,巩膜裂伤处是眼球的薄弱部位,况且伤口处有可能在愈合过程中留有间隙,从而为巩膜层间囊肿的发生提供解剖学基础。

巩膜层间囊肿发生的必要条件是上皮侵入。植入巩膜层间的上皮可为眼睑皮肤上皮或角膜、结膜上皮。植入时间可以发生在受伤当时,也可以发生在角巩膜裂伤缝合手术或行内眼手术后。主要由于创口愈合不佳或眼内容物脱出嵌顿,角膜、结膜上皮细胞或眼睑表皮甚至睫毛根部毛囊上皮在外伤、手术时被植入眼内,吸收营养,表面细胞繁殖而中心部位细胞因营养缺乏而坏死,逐渐形成囊肿。角膜缘处血管,淋巴管丰富,囊肿常发生在此。囊肿的形成过程可分为两种:上皮植入和上皮内生。

上皮植入是指外伤或滤过术后,上皮组织直接在角膜缘处经伤口植入巩膜层间形成上皮囊肿。上皮内生是上皮细胞经伤口以上皮内生的形式进入前房,多以薄板样在眼内生长,并开始形成虹膜囊肿,手术切除囊肿不彻底后转变为上皮内生。上皮细胞覆盖角膜后、虹膜面生长,最终堵塞房角引起继发性青光眼。在压力的作用下虹膜向滤过口或角膜缘伤口的薄弱处膨出,虹膜表面的植入性上皮细胞进入巩膜基质层间形成囊肿。内眼手术极可能在手术的同时将上皮植入,也会增加上皮内生的风险。

三、临床表现

外伤性巩膜层间囊肿发生前均有明确的角巩膜穿孔伤病史及多次手术史。发病时间为受伤后数月至数年不等。临床表现与囊肿大小及部位密切相关。囊肿多发生于靠近角膜缘的前部巩膜,围绕角膜缘,也可侵及角膜板层形成角巩膜囊肿(图36-6-1)。

患者可因进行性视力减退、眼部异物感或角膜混浊就诊,部分患者因合并继发青光眼同时伴有眼胀痛流泪等不适。裂隙灯检查时发现前部巩膜表面结膜下有类圆形、半透明隆起囊性小泡。囊壁表面充血,有明显囊样感,后壁以深层巩膜或葡萄膜为背

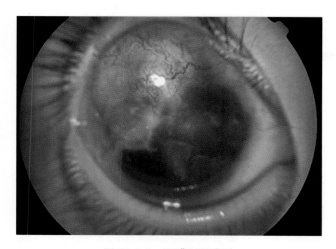

图 36-6-1 巩膜层间囊肿

景,色棕或灰但在巩膜表面不能移动,是在临床上与结膜囊肿的鉴别点。

囊肿前缘通常较局限,往往止于角膜缘,后缘则较为弥散。囊肿可为单房或多房,由于巩膜基质层的致密排列,囊肿生长的速度缓慢,在伴有继发性青光眼时,囊肿则增长较快,当囊肿与前房相沟通时尤为明显。

四、辅助检查

超声生物显微镜(ultrasound biomicroscope,UBM)检查不仅可以直接观察到囊肿位于巩膜层间的位置和深度,而且可以观察到囊肿是否与前房沟通,与眼内其他组织结构的关系,囊肿后壁是否薄弱。为巩膜层间囊肿早期诊断和鉴别诊断上起重要作用,并为手术治疗提供有价值的参考信息。囊腔内的浆液性物质常常表现为点状中密度反射影,角膜缘处有时可见部分虹膜组织向囊腔内突入。

组织病理学检查一般只能看到囊壁及周围巩膜组织的结构情况:巩膜组织间往往有慢性炎症细胞伴有纤维结缔组织增生。可见囊肿内壁为植入上皮组织:可以是单层柱状上皮或复层非角化鳞状上皮细胞。

也有学者应用活体共聚焦显微镜检查(in vivo confocal microscopy,IVCM)用于探查角巩膜囊肿,囊肿内反射呈轻度混浊,侵入的上皮组织反射可显示明确的囊壁边界,用于实时准确的测量囊肿后壁与角巩膜内层的距离,对手术切除提供治疗依据。

五、治疗

直接对囊肿行 Nd:YAG 激光击开囊壁可使囊肿消退,但不容易彻底破坏囊壁上皮细胞,囊肿容易复发。较为有效的方式多选择手术治疗,可同时对合并继发青光眼患者行抗青光眼手术。

1. 手术步骤

(1) 球后麻醉,开睑器开睑。

(2) 从巩膜囊肿生长处前缘的一侧端约 1 ～ 2mm 外,以穹隆为基底剪开球结膜,将囊肿表面结膜组织打开,范围尽量略大于囊肿范围。同时钝性分离囊肿表面的结膜下组织。将巩膜层间囊肿完整暴露。

(3) 囊肿周围巩膜表面血管烧灼止血。

(4) 自囊肿前缘的一侧端全层切开,并沿囊肿边缘逐渐切下囊肿。

(5) 尖刀片反复搔刮囊肿前后及两侧切缘处及囊肿下可能残余的上皮组织。

(6) 5% 碘酊细棉签小心烧灼囊肿前后及两侧切缘处,尽可能清除囊壁上皮组织,随即生理盐水反复冲洗。

(7) 10-0 尼龙缝线间断缝合前后切缘(巩膜或角膜)内板层组织,当两侧组织张力大时可用 7-0 可吸收缝线间断缝合以减小张力。

(8) 当囊肿偏大,巩膜组织菲薄有破溃风险时,需联合板层异体巩膜移植(见下文联合手术治疗)。

(9) 将打开的球结膜复位缝合。

2. 术中注意要点

(1) 打开球结膜时,尽量保留完整结膜,以利于切除后将结膜完整缝合复位。

(2) 钝性分离囊肿表面结膜组织时,不要将囊壁穿破,以免囊壁上皮组织于结膜下残留,增加术后复发几率。

(3) 全层切开并切除囊肿组织时,轻缓降低眼压,避免眼内组织突然涌出。

(4) 当囊肿切除后,初始缝合两侧切缘组织时,由于张力往往偏大,开始不必强行缝合密闭两侧组织。随着缝线的增加,逐渐降低张力。

3. 联合手术治疗

（1）联合抗青光眼手术：当合并继发青光眼时往往属于难治性青光眼，常规滤过手术治疗效果多数不满意。往往需要联合经巩膜睫状体二极管光凝术或睫状体冷凝术。一般做结膜切口之前，选择结膜解剖结构相对清晰的部位（避开巩膜层间囊肿位置），行2~3个象限的二极管光凝或冷冻。

（2）联合异体巩膜移植：当需要联合异体巩膜移植时，取相应大小板层异体巩膜，覆盖于囊肿切除区域的表面，并与周围组织以10-0尼龙线间断缝合。缝合要尽量紧密，针间距约1~1.5mm，异体巩膜组织才不会因为卷曲、皱缩、不平整而影响与受体组织融合（图36-6-2囊肿切除异体巩膜移植术后）。

总之，巩膜层间囊肿应尽早诊断和治疗，对反复发生或体积较大囊肿手术治疗只是尽可能挽救患者视功能，保留眼球外观。而预防巩膜层间囊肿的发生重点是一期处理穿通性眼外伤或内眼手术时，需

手术显微镜下仔细清洁处理伤口，避免眼内容物嵌顿，细密缝合，使伤口闭合整齐。术后密切观察眼压变化，及时处理升高的眼压。

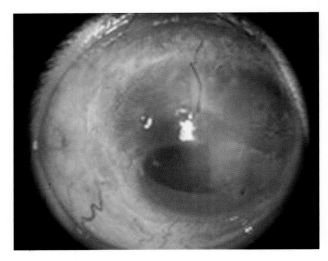

图36-6-2　囊肿切除异体巩膜移植术后

第七节　晶状体外伤的手术处理

各种眼外伤的致伤因素，常会导致晶状体的混浊、脱位，同时，还会引起晶状体相邻的眼组织损伤。其中穿孔伤所致者较为常见。致伤原因不同，外伤性白内障的表现也不同。晶状体本身的混浊不再是问题的主要方面，外伤导致的晶状体位置异常、囊膜破损以及并发的青光眼和眼后段病变，常成为设计手术方案时首要考虑的问题。因此，手术处理更具灵活性和技巧性。

一、外伤性白内障手术

眼球钝挫伤引起的白内障是由于外力间接通过房水传导作用而影响晶状体囊所致的晶状体混浊。眼球穿孔伤所致的白内障常同时伴有晶状体囊膜的破裂，房水进入晶状体囊内引起晶状体纤维的肿胀、分解和混浊。

术前检查：

（1）视功能检查：必要时应行VEP等检查，有助于术前全面掌握病情，估计预后。

（2）眼压检查：低眼压要排除外伤性睫状体断离及脱离、脉络膜脱离等。高眼压要注意外伤后眼压升高的时间、程度、使用药物情况，这对设计手术

方式有重要参考价值。

（3）泪道检查：如有泪道感染，应抗感染治疗，必要时先行泪道手术，再考虑白内障摘除。

（4）角膜内皮检查：对角膜损伤的患者应行角膜内皮检查。

（5）虹膜检查：注意有无虹膜萎缩、粘连或弹道，判断有无眼内异物；特别要注意虹膜根部离断情况，是否术中一并处理。

（6）瞳孔大小和形状的检查：若瞳孔能够散大，应注意观察散大后的瞳孔边缘有无玻璃体。有玻璃体疝时，则提示相应钟点位置存在晶状体悬韧带离断，需要在撕囊和吸出皮质的时候倍加小心。若瞳孔不能散大，要对后粘连程度做出估计，以便提前准备虹膜拉钩等器械。

（7）晶状体表面和颜色的检查：对于陈旧性外伤性白内障，要着重观察有无棕黄色外观。特别是散大瞳孔后，晶状体周边部有无上述体征，部分被漏诊的眼内异物往往由此发现。有铁质或铜质沉着症时，悬韧带脆弱，在手术操作的各个步骤均需小心。同时进行眼内异物的定位与摘除。

（8）超声波检查：若遇角膜伤口极度不规则，不能准确进行检查，测量对侧健眼的A超结果，对计

算外伤眼人工晶状体度数有重要参考价值。伤眼的彩色多普勒超声或 B 超检查可了解眼后段的情况,如有严重的玻璃体混浊或视网膜脱离,则需要联合玻璃体切除手术。

(9) X 线摄片检查:穿孔伤后的白内障,术前充分排除眼内异物存在的可能性。若发现异物,则需要做联合手术摘除异物。

(一) 白内障超声乳化摘除手术及人工晶状体植入术

1. 适应证　各种外伤性白内障,伴有晶状体皮质膨胀或瞳孔阻滞性青光眼,手术前估计后囊膜完整或后囊膜破裂小的患者。

2. 手术方法

(1) 手术步骤

1) 球后麻醉或表面麻醉。

2) 切口设计:可选择透明角膜切口或巩膜隧道切口。以巩膜隧道口为例:在颞上象限做长约5.0mm,以穹隆为基底的结膜瓣,止血,在 2 点~3 点位角膜缘内 1mm 以 15°尖刀作侧切口。

3) 上方角膜缘后 2mm,使用 Crescent 刀,做1/2厚度的巩膜板层隧道,外口 3~4mm 宽,内口同样大小或 4~6mm 宽。

4) Slit 3.2mm 穿刺刀开放巩膜隧道内口。

5) 前房内注入黏弹剂。

6) 连续环形撕囊,水分离。

7) 超声乳化吸出晶状体核。

8) 用灌/吸手柄吸除残留晶状体皮质,前房内再次注入适量黏弹剂。

9) 囊袋内(或睫状沟内)植入折叠式人工晶状体。或扩大切口植入 5.5~6mm 硬性人工晶状体。

10) 吸除残留黏弹剂。

11) 前房内注入 0.01% 卡米可林 0.3ml,或将毛果芸香碱注射液用生理盐水稀释 1 倍后冲洗前房、缩瞳。

12) 结膜烧灼复位。

13) 抗生素眼药膏涂结膜囊,单眼包扎。

(2) 注意要点:对于大多数年轻的外伤性白内障患者,晶状体核较软,加之外伤后,房水进入晶状体,即使原本较硬的核,也被浸泡后变软,所以超声乳化手术中,要尽量使用低负压、低流量、低能量,使用超声乳化的机会相对少,甚至可以直接接通 I/A

手柄,进行注吸操作。

后囊破裂时,人工晶状体的植入尽量要一步到位,过多操作极易使后囊破口迅速扩大,人工晶状体难以再按计划植入囊袋或前囊前方。前襻应准确被"插"到预定钟点位置,此后,将后襻的尾部嵌顿在切口处,暂不急于将后襻先送入前房,确认前襻抵达正确位置后,再植入后襻。

在吸出残留黏弹剂过程中,若有后囊破裂,注意使用低负压,低流量,此举也是为了减少人工晶状体在眼内的移动。将 I/A 针头轻轻抵在人工晶状体光学部中央,可以帮助维持人工晶状体的稳定,由脚踏低挡位开始,逐渐上升,见到黏弹剂能被吸出即可,不必追求更快速的吸出效率。人工晶状体后方残留的黏弹剂,不必刻意吸净,尤其要避免将 I/A 针头伸到人工晶状体后面进行注吸。

(3) 术中并发症的处理

1) 后囊破裂和玻璃体的处理:如果手术前就确认后囊破裂,玻璃体已经进入前房者,可有两种情况:对于硬核病例,难以单纯吸出,则需要及时改成白内障现代囊外摘除术或预先在睫状体平坦部插入灌注头按玻璃体切除准备;对于软核病例,注吸皮质时,尽量不要使用 I/A 头进行吸出操作,而改用抽吸负压相对小的手动注吸操作,对于和玻璃体混粘在一起的皮质,则不能勉强吸出,而应改行前部玻璃体切除。

若在核成功吸出后,后囊破裂,玻璃体大量进入前房,必须在术中彻底处理,原则上先不急于人工晶状体植入,有条件者最好及时改行玻璃体切除。以21G(0.8mm)针头制作弯针,接入灌注液,由侧切口进入前房,进行双通道的前部玻璃体切除,切割头可以从角膜切口进入前房(图 36-7-1),也可以在距角膜缘后 3.5mm 的睫状体平坦部另做切口(图 36-7-2)。其优点在于,切除是在虹膜后进行,以免过多玻璃体被吸到前房。若没有玻璃体切割机,可使用显微剪剪除玻璃体,先用干棉棒在切口处轻轻蘸起玻璃体,分次剪除,直至切口处不再有玻璃体嵌顿,然后深入前房内继续剪除瞳孔区和虹膜表面的玻璃体纤维。前房内玻璃体处理干净的标志是瞳孔恢复圆形,外观能缩小或没有成角畸形。若在术中能依照上述步骤处理好玻璃体,大多可以顺利完成人工晶状体植入。若术中未能仔细彻底清除玻璃体,而勉

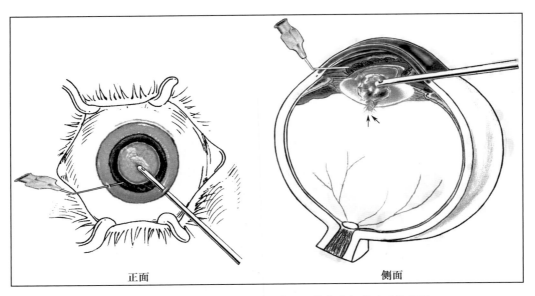

正面 　　　　　　　　　　　　　侧面

图 36-7-1　后囊破裂,切割头自角膜缘入前房进行前玻璃体切除

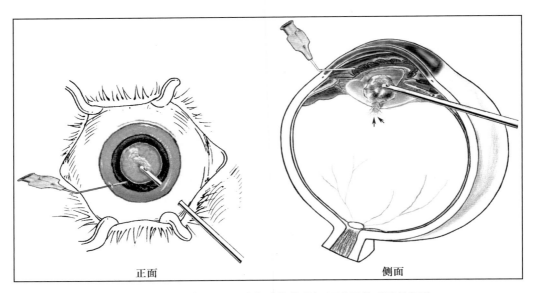

正面 　　　　　　　　　　　　　侧面

图 36-7-2　后囊破裂,切割头自睫状体平坦部进行前玻璃体切除

强植入人工晶状体,即使术中人工晶状体位正,术后大多会很快出现人工晶状体移位,甚至可在术后首日即出现"落日综合征"。

2)后弹力层脱离:当切口位置靠前、过大,手术器械进出切口损伤可引起后弹力层脱离,表现为手术中见一透明薄膜自切口返折于前房,随灌注液飘动。此时可缓慢注射黏弹剂或过滤空气推动脱离的后弹力层,使之复位。注意切不可将黏弹剂注射到后弹力层与角膜基质之间,影响后弹力层复位。一般不需缝合。

3)虹膜损伤:器械反复进出、切口位置靠后、过大,超声乳化头或 I/A 头、切割头吸住、误切虹膜等均可引起虹膜损伤。同时外伤后部分患者虹膜萎缩、弹性差,易脱出于伤口之外,也会导致虹膜损伤,甚至虹膜根部离断。术中尽量避免上述情况发生。如出现虹膜根部离断,可缝合。

清除干净皮质后,再植入人工晶状体,可以选择将人工晶状体植入到囊袋或睫状沟。后囊破裂口小于 5mm,可以选用折叠人工晶状体,但要尽量选用襻稍硬的三片式,为安全起见,最好植入到前囊前。后囊破裂口若大于 5mm,不要轻易植入折叠人工晶状体,而应选用 PMMA 人工晶状体;实施人工晶状体悬吊手术或前房型人工晶状体植入。

一旦做出后囊破裂的判断,应立即停止 Phaco

基本控制,角膜水肿、前方积血及玻璃体积血已基本吸收。而且过早手术,残留的囊膜尚未能形成足够结实的支撑,人工晶状体容易不稳定,术后反应也大。二期手术时,一般选择光学部直径为 6mm 大 C 襻的折叠人工晶状体或 7mm 的 PMMA 材料硬质人工晶状体,原因是囊膜大部分不完整时,植入光学部相对小的一片式折叠人工晶状体,很容易向玻璃体腔内脱位。

(8) 若后囊膜破裂较大,玻璃体呈大团状溢出,则可以发现虹膜边缘略向后方卷曲,活动度降低、僵硬,向虹膜后方注入黏弹剂困难,不易将虹膜向前顶起,此时,应及时改行前部玻璃体切除,直到该处虹膜能恢复活动,无成角畸形。此种情况下可行人工晶状体睫状沟固定术。

二、晶状体脱位手术

(一) 概述

晶状体脱位主要有外伤性和先天性两大类,依脱位程度可分为半脱位和全脱位两种。外伤性晶状体脱位(traumatic dislocation of the lens)系在外力作用下造成悬韧带部分或全部断裂而致晶状体位置异常,临床上晶状体脱位在闭合性眼外伤较开放性眼外伤中相对多见。因此,眼球钝挫伤是晶状体脱位的最常见原因。

晶状体不全脱位系悬韧带部分断裂而造成悬挂晶状体的力量不均衡,晶状体向悬韧带断裂的相对方向移位,晶状体轴偏离视轴,患者可有散光或单眼复视。散瞳检查时,在瞳孔区可见部分晶状体赤道部,有部分虹膜震颤。全脱位者晶状体可向前脱入前房,有时可嵌顿于瞳孔区,这两种情况,都易引起继发性青光眼和角膜内皮损伤。晶状体向后可脱入玻璃体腔,此时前房变深,虹膜震颤,出现高度远视。如果巩膜或角巩膜部破裂,晶状体也可脱位于球结膜下,甚至脱出眼球外。

外伤性晶状体脱位手术治疗的指征主要包括:①晶状体脱位严重损害视力,最佳矫正视力低于 0.3,尤其是伴有白内障者;②晶状体脱入前房;③晶状体溶解性青光眼;④晶状体过敏性葡萄膜炎;⑤瞳孔阻滞性青光眼,保守治疗或单纯青光眼手术不能降低眼压者;⑥晶状体混浊妨碍进行视网膜脱离的

检查和手术;⑦脱位晶状体为过熟期或成熟期白内障等;⑧晶状体脱位造成单眼复视者;⑨晶状体脱入玻璃体内未出现并发症者。

(二) 白内障摘除联合晶状体内张力环植入及人工晶状体植入术

1. 手术适应证

(1) 外伤后虹膜晶状体震颤,估计有可能存在晶状体脱位者,术前应准备张力环。

(2) 各种原因晶状体悬韧带断裂范围较小,一般不超过 180°。

(3) Marfan 综合征、Marchesani 综合征等先天性晶状体半脱位者。

(4) 对于有半脱位或悬韧带撕裂范围在 3 个钟点以上者,也可以选用特殊的带缝合孔的囊袋内张力环。

2. 手术禁忌证　前囊不完整或术中发现后囊有大破损者不宜使用张力环。

3. 手术方法

(1) 首先选择好植入张力环的直径,根据角膜直径大小,一般选用 11 ~ 12mm 为宜。

(2) 透明角膜切口及辅助切口同白内障超声乳化术。

(3) 前房内注入黏弹剂,将脱入前房的玻璃体压至后房,前囊环形撕囊需小心谨慎,前囊撕开范围以 5mm 大小为宜,太小对摘除晶状体及植入张力环不利,太大则影响张力环支撑的稳定性。

(4) 根据晶状体脱位的程度及超乳过程中晶状体的稳定性,决定张力环植入的时机。要有一个适当的空间方可顺利植入,如外伤后已存在悬韧带撕裂,囊袋内张力环的植入通常是在水分离之后进行。由于手术当中的悬韧带撕裂随时可能发生,因此,囊袋内张力环的植入也可以在手术的任何步骤插入。比如晶状体核部分吸除后,植入张力环增加囊袋的稳定性。

(5) 张力环植入前先使用黏弹剂扩张囊袋,一般逆时针旋转囊袋内张力环进入,前襻放在悬韧带薄弱之处,以防止悬韧带离断进一步扩大和玻璃体溢出,后襻用无齿镊子植入。也可以使用推注器植入。然后吸除皮质、植入人工晶状体。

4. 术中并发症及处理

(1) 张力环直径过大,在环的开口处可见有过

多的折叠,若无其他问题可不予处理。

（2）在张力环植入过程中若发现后囊破裂,应中止植入,取出囊袋内张力环,改换其他手术方式。

（3）术后若发现人工晶状体仍然偏位,可采取张力环连同人工晶状体睫状沟缝合固定术。

5. 心得体会

（1）检查晶状体脱位程度,一定要让患者在坐位和卧位两个体位下观察晶状体变化。坐位时在裂隙灯下看到晶状体位于瞳孔区,而当患者仰卧时发现晶状体已下垂于玻璃体腔,此时,应考虑晶状体切除或晶状体粉碎术。

（2）Marfan 综合征患者,晶状体脱位大多超过180°,在脱位处的晶状体悬韧带同样坚韧,张力环植入后,最好在同期或二期将张力环连同人工晶状体缝合固定在脱位方向睫状沟处,否则人工晶状体仍然处于偏心状态。

（3）囊袋的实际大小与角膜大小以及前房深度的比例关系并不是固定不变的。事先不能确切知道囊袋的大小,一般根据角膜大小选择相对大的张力环,环的两端即使有所重叠并不构成什么问题,但过大的环,显得缺乏柔韧性,植入过程中,难免再导致悬韧带发生问题。对于这一点,在植入囊袋内张力环时,应权衡利弊,不能起到张力环的作用时,需及时更改手术方式。

（三）晶状体切除或超声粉碎术联合前玻璃体切除及人工晶状体睫状沟缝合固定术

1. 手术适应证

（1）超声乳化白内障摘除术中,晶状体核脱落于玻璃体内。

（2）晶状体脱位于前房同时合并玻璃体混浊者。

（3）晶状体全脱位于玻璃体内合并玻璃体混浊者。

（4）单纯晶状体脱位且在眼内随体位改变而变化或局部有刺激症状者。

2. 相对手术禁忌证

（1）高龄、晶状体脱位时间久且位置基本不变者,可观察。

（2）单眼、晶状体脱位无不良反应者。

3. 手术方法

（1）一般采用睫状体平坦部三切口、闭合式玻璃体切除手术方法。

（2）在晶状体和（或）玻璃体混浊而看不到自睫状体平坦部插入的灌注头的情况下,可自上方 2 点位睫状体平坦部切口处插入 8 号输液器针头衔接灌注切除晶状体。若患者年龄较大,可行晶状体粉碎摘除,然后行闭合式玻璃体切除术。

（3）脱位于玻璃体内的晶状体,当核较硬时,需行超声粉碎晶状体摘除。优点在于:其一,避免了经角膜缘120°切口摘除晶状体所造成的散光及伤口愈合缓慢;其二,自睫状体平坦部入路切除前玻璃体,避免了玻璃体牵拉虹膜导致瞳孔上移。

术中切除后极部及中轴区玻璃体,若周边玻璃体混浊则一并切除。眼内注入过氟化碳液体（重水）1～2ml 即可（图36-7-7）,重水若超过赤道部,碎核移至周边,不易寻找。超声粉碎首先吸住晶状体核,通过脚踏板控制超声吸引能量,直至将核全部粉碎吸出,残存皮质可改用切割吸引方式取出。如晶状体核硬,粉碎困难,长时间反复操作会增加视网膜损伤的危险,应停止操作,继续向玻璃体腔内注入重水达虹膜后,使晶状体浮起（图36-7-8）,巩膜穿刺口塞入巩膜塞,切开角膜缘切口,用圈套器捞出,10-0 线缝合切口。

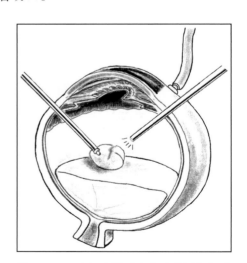

图 36-7-7　注入少量重水将碎核浮起粉碎

（4）完成晶状体操作后,在光导纤维照明下使用笛针将重水全部取出。

（5）详细检查眼底情况,估计术后能有一定的矫正视力,且不会发生视网膜脱离时,方可同期植入人工晶状体。此时人工晶状体植入多采取睫状沟缝合固定。睫状沟缝合固定人工晶状体一般选择特殊

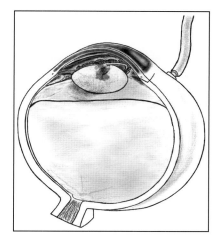

图 36-7-8　注满重水将晶状体核浮起，经角膜缘切口摘除

的悬吊式人工晶状体（图 36-7-9），其襻上有固定的缝线孔，缝合后与虹膜贴附好，且适合于外伤后瞳孔散大患者。人工晶状体缝合固定常用的缝线为聚丙烯缝线。人工晶状体缝合方法：

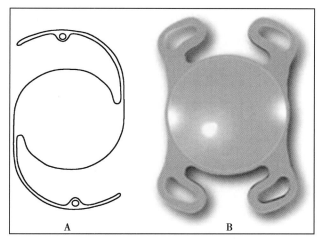

图 36-7-9　悬吊式人工晶状体
A. 7mm 直径硬性晶状体；B. 折叠晶状体

1）双针单线缝合法：在睑裂部的两侧角膜缘外（一般选择水平位即 3 点位、9 点位，也可根据需要取任何一对角线方位），各做一个以角膜缘为基底的巩膜瓣（3mm×3mm ~ 3mm×4mm），或直接在角膜缘外 1.5 ~ 2.0mm 处板层切开巩膜，将两侧分别带有一直一弯或双直针的 10-0 聚丙烯线直针一侧在 9 点位巩膜瓣下或板层巩膜内垂直巩膜面进入眼内，在虹膜后玻璃体腔内水平行进至瞳孔区。另一手将胰岛素注射器针头（或 TB 针头）以同样手法在对侧（3 点位）巩膜瓣下进入眼内，与长针对接（图 36-7-

10），退出眼外，同时带出长针，拉出部分缝线。使用 TB 针接力的目的在于准确把握人工晶状体缝合位置，避免因直针细长，至对侧后不易穿出或位置偏差导致人工晶状体倾斜。自 12 点位角膜缘切口拉出聚丙烯线的中部，剪断后分别系于人工晶状体襻上的小孔内，将右侧缝线固定于下襻，左侧缝线固定于上襻（图 36-7-11）。扩大角膜缘切口，缓慢将人工晶状体送入眼内，放至睫状沟内，特别是虹膜型人工晶状体，需小心夹持，其襻较脆易折断，边拉紧缝线边调整人工晶状体位置，将聚丙烯线分别在巩膜瓣下固定、打结，线结埋藏于巩膜瓣下或板层巩膜内。

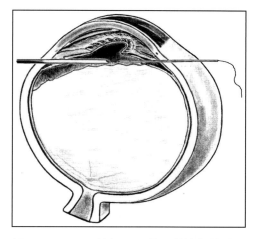

图 36-7-10　TB 针与 10-0 聚丙烯线长针对接

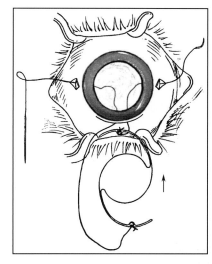

图 36-7-11　聚丙烯线分别固定在人工晶状体襻上

2）单针双线缝合法：缝针为长弯针，两根针尾部均衔接双线。与上述方法不同的是，先将缝线的盲端套在人工晶状体两个襻上的小孔内，再分别从角膜缘切口进针，3 点位及 9 点位睫状沟出针缝合固定。其优点在于：固定在晶状体一端的缝线是套上去而不是结扎上的，所以不会发生线结松动、滑脱的危险。缺点为两针缝线分别自 3 点位、9 点位进入眼内后出针，位置有不对称可能。

（6）10-0 尼龙线缝合巩膜瓣及角膜缘切口。

（7）拔出灌注、缝合巩膜结膜。

4. 手术并发症及处理

（1）出血：特别是 3 点位、9 点位缝合固定线进出针处，因该处有睫状血管的缘故。一般出血不予处理，液性玻璃体容易吸收。

（2）重水残留：极少量残留可以不处理。一般术后在头低位的情况下，重水存留在下方前房角处。取出方法：患者坐在裂隙灯下，术者使用 1ml 注射器针头，在角膜缘内 1mm 5 点位或 7 点位处刺入前房抽出重水。

（3）人工晶状体位置不正：多由于缝线两点位置选择不对称或缝线结扎力量不均匀所致。

（4）脉络膜脱离：术中眼内液外流，眼压下降易使脉络膜血管扩张，血管内压与眼压差使液体自脉络膜毛细血管渗漏至脉络膜上腔。一般应用激素及高渗脱水药物治疗，一周内眼压均可恢复正常。

（5）视网膜脱离：术中发现视网膜裂孔，行眼内激光、填充膨胀性气体或硅油，暂不植入人工晶状体。术后视网膜脱离多由于缝线处子午线相连的周边视网膜裂孔，由于周边玻璃体清除不彻底，与缝线粘连牵拉所致或原发视网膜裂孔。术中尽可能切除周边混浊玻璃体。

5. 心得体会

（1）晶状体软核可直接吸住切除，或经角巩膜缘切口取出晶状体。硬核脱落于后极部时，最好应用重水将其浮起行超声粉碎，以免损伤视网膜。

（2）注入重水前需将玻璃体后界膜完全脱离后切除，否则重水与残留的玻璃体混合在一起不易取净。

（3）完整的 V 级核或黑核脱落于玻璃体腔，不宜使用超声粉碎，粉碎困难且费时，并对视网膜创伤大，可将重水填满玻璃体腔，角膜缘切口摘除晶状体。

（4）对于晶状体脱位患者的手术方案，术前要有充分的计划及对预后的估计，无论是先天性或外伤性脱位，术中均有可能出现玻璃体视网膜的异常。

笔者曾遇 2 例外伤患者在切除脱位晶状体过程中发现锯齿缘离断。有报道 Marfan 综合征患者 40% 合并视网膜病变，因此，要有一定经验的玻璃体手术医生主刀或参与手术，随机应变，正确处理术中可能出现的情况。同时术前应向患者及家属充分交代手术预后问题。

（5）无玻璃体支撑眼务必插入灌注维持眼压，并根据术中眼压高低随时调整灌注量。

（6）缝线位置一定要准确选择对角线，否则人工晶状体会出现偏斜。

（7）缝线固定的人工晶状体，由于存在缝线引至眼外的因素，埋藏不严密时患者有异物感，误拆除后可导致人工晶状体脱位，也可能发生眼内炎，因此缝线线结的处理非常重要，一般埋藏在板层巩膜内最为安全。

（8）瞳孔直径小于 6mm 时，可使用博士伦折叠人工晶状体，因其有 4 个孔，缝合 2 个对角线的孔，可避免人工晶状体夹持。

（四）无缝线后房人工晶状体巩膜层间固定术

眼外伤后经常会遇到晶状体不全脱位、晶状体囊膜破损以及先天或后天性晶状体不全脱位等，以致术中无法将人工晶状体正常植入在囊袋或睫状沟内。以往多采取睫状沟缝合固定术。经过 20 余年的临床观察，由于各种原因包括外伤、误拆缝线、缝线与巩膜层间的机械性摩擦滑脱导致人工晶状体脱落于玻璃体腔，常需再次手术缝合固定。近年来国内外相继有报道，将后房型人工晶状体襻引出眼外，插入睫状沟巩膜层间固定，免于缝线。其固定方法有多种，以下就笔者医院采用的手术方法做一详细介绍。

1. 适应证

（1）由于外伤或其他因素引起悬韧带病变导致晶状体不同程度脱位，或白内障合并晶状体囊膜损伤，去除晶状体后，囊膜没有足够力量支撑人工晶状体。

（2）术后无晶状体眼，病情稳定，矫正视力好，残存的囊膜不足以支撑人工晶状体。

2. 相对禁忌证

（1）眼球穿孔伤或既往手术史导致 3 点、9 点方向两侧近角膜缘 1～3mm 区域明显巩膜瘢痕者。

（2）有巩膜炎病史，或高度近视眼巩膜变薄者。

（3）角膜内皮计数低于 1000/mm²，手术需慎重。

3. 手术步骤

（1）一般需在颞下方放置 23G 灌注，常规处理半脱位或囊膜破损之混浊晶状体，必要时经睫状体平坦部行标准三通道玻璃体或前部玻璃体切除。

（2）约 3、9 点方向沿角膜缘打开球结膜，各做一个以角膜缘为基底、1/2 巩膜厚度的三角形板层巩膜瓣（基底及高各约 3mm）（图 36-7-12）。

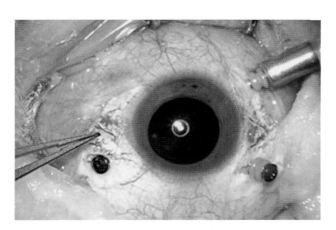

图 36-7-12　3 点、9 点方向角膜缘两侧板层巩膜瓣

（3）上方 12 点方向 Slit 3.2mm 刀做清亮角膜切口。

（4）将三片式"C"形襻折叠人工晶状体置入推注器，自上方角膜缘切口缓慢推入眼内（可由助手辅助推注），术者左手持 TB 针头自 3 点方向巩膜瓣下角膜缘后约 1.5~2mm 处穿刺进入眼内。人工晶状体前襻在眼内缓慢插入 TB 针头针孔内（图 36-7-13），针头退出眼外，同时带出人工晶状体前襻。同时，将全部人工晶状体自推注器推入眼内，并将后襻暂时放置于角膜缘切口处。

（5）术者将 TB 针头自 9 点方向巩膜瓣下角膜缘后约 1.5~2mm 处进入眼内，另一手将人工晶状体后襻送入眼内，同样插入 TB 针头针孔内（图 36-7-14），针头退出眼外，同时带出人工晶状体后襻（图 36-7-15）。

（6）尽量在瞳孔>6mm 的状态时，显微镜直视下将人工晶状体位置调整至正位，以确定术后两侧人工晶状体襻于巩膜层间的固定位置。然后用 TB 针头在两侧巩膜瓣下相应位置，深层巩膜边缘凹槽处做大致平行角膜缘的巩膜层间隧道，隧道长约 2~

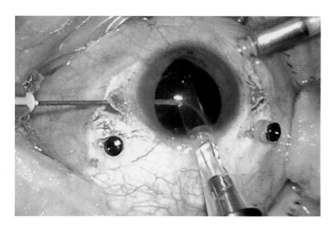

图 36-7-13　人工晶状体前襻在眼内插入 3 点方向 TB 针孔

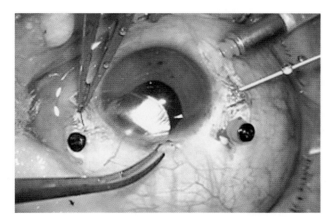

图 36-7-14　人工晶状体后襻在眼内插入 9 点方向 TB 针孔

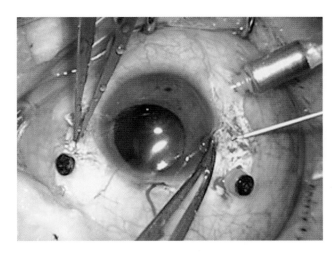

图 36-7-15　9 点方向 TB 针退出眼外时，带出人工晶状体后襻

3mm。

（7）将两侧人工晶状体襻分别插入两侧巩膜层间隧道内，使人工晶状体正位（图 36-7-16、图 36-7-17）。

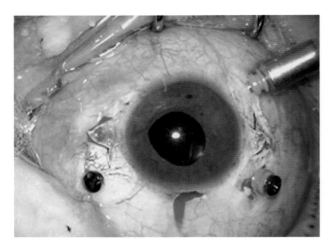

图 36-7-16　人工晶状体正位后,两侧襻拟插入巩膜层间的位置

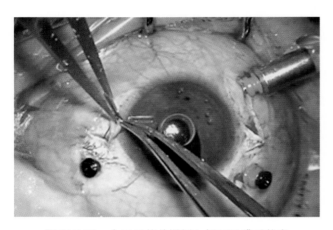

图 36-7-17　人工晶状前襻插入板层巩膜后状态

(8) 复位巩膜瓣,10-0 尼龙线或 7-0 可吸收缝线缝合巩膜瓣。必要时 10-0 线缝合角膜缘切口。

(9) 弃灌注,缝合球结膜。

4. 并发症及处理

(1) 出血:3 点、9 点方向进出人工晶状体襻的位置因睫状血管的缘故可导致出血,少量出血一般不予处理。

(2) 人工晶状体位置不正:人工晶状体偏位一般是由于两侧人工晶状体襻在巩膜层间固定位置不当引起,主要由巩膜层间隧道方向决定。也可因人工晶状体襻出眼内的位置自角膜缘后距离不等引起。如果人工晶状体襻自板层巩膜隧道滑出,会导致人工晶状体襻脱位至眼内,则需要打开板层巩膜瓣,重新用 TB 针将襻引导出眼外,将其再次固定于板层巩膜隧道间。

5. 经验体会

(1) 人工晶状体适宜选择三片式"C"形襻折叠人工晶状体,其直径不能小于 12.5mm,即患者两侧睫状沟距离。同时,软襻人工晶状体在眼内的灵活性大,更易弯曲进入 TB 针孔内。

(2) 当人工晶状体前襻自 3 点方向出眼内后,准备送人工晶状体后襻时,助手需注意固定人工晶状体前襻,防止其滑入眼内,坠入玻璃体腔,会给手术增添不必要的麻烦;如果此时先将人工晶状体前襻插入巩膜层间,有可能与后襻位置不对称,导致人工晶状体位置不正。

(3) 操作过程中,人工晶状体襻特别是后襻的变形程度较大,应注意防止襻断裂或与光学部分离。

(4) 上方角膜缘切口尽可能居中,不宜偏向后襻一侧,否则增加人工晶状体后襻插入 9 点方向 TB 针孔的难度。

(5) 人工晶状体襻引出眼外后,尤其应注意板层巩膜隧道制作位置及深浅,过浅、过短会因人工晶状体固定力度不足导致位置不正甚至脱位,两侧隧道距离过宽或也会使人工晶状体襻进入巩膜层间长度不够再次滑入玻璃体腔。

第八节　外伤性青光眼的手术治疗

外伤所导致的继发性青光眼是外伤眼病中常见的一种严重并发症。其特征均为眼压上升,并伴有视盘的典型青光眼凹陷萎缩及进行性视野缺损。如果治疗不及时,会使患者视功能减退,视力急剧下降,乃至失明。外伤性青光眼常有多种机制共同参与,这就给治疗方案的选择带来一定的困难。临床上,常见的外伤性青光眼的致病原因有:前房积血,尤其是再发性出血,血铁质沉着性、血影细胞性及溶血所致的高眼压,晶状体脱位,房角后退或粘连,上皮植入性囊肿等。

一、药物治疗

青光眼的治疗目标是降低眼压,保护视功能。

在大多数情况下,药物治疗是降低眼压的首选方法。药物治疗的基本原则是:应该使用最少种类、最低浓度、最轻副作用的药物来达到目标眼压,以确保视功能不发生进行性损害。药物治疗不仅要有充足的药源、具备定期复查的就诊条件,而且,患者的依从性也非常重要,否则更应该提倡早期手术治疗。外伤性青光眼的药物治疗常采用局部及全身药物同时治疗,旨在以最快的速度使眼压恢复到正常,缓解持续高眼压对视神经血管的压力,以保护视功能。

在眼压很高的情况下,应该在全身使用高渗透脱水剂加碳酸酐酶抑制剂;同时,在局部使用降眼压药物,并观察1~2小时。当眼压下降平稳后,先缓慢停止全身用药,仅保留眼局部用药,维持眼压在正常水平。若使用单一降眼压滴眼液不能控制眼压到预定值时,可以联合用药。

对于继发性青光眼,在药物治疗上一般不主张使用缩瞳剂,因为它会增加充血和炎症反应。应该在局部使用β受体阻滞剂,如0.5%噻吗洛尔、贝特舒、贝他根、美开朗等;或者使用α肾上腺素激动剂,如阿法根;碳酸酐酶抑制剂滴眼液,如派立明;前列腺素类药物,如适利达、苏为坦、卢美根等。

外伤所致的青光眼,在用降眼压药治疗的同时,还要针对其病因进行辅助治疗,如创伤性炎症反应、机械性刺激等作用于睫状体可引起房水分泌增加。随着刺激因素的消退,房水分泌恢复正常,眼压下降。使用消炎药,散瞳剂及皮质类固醇等药物,以减轻炎症反应、组织水肿和疼痛。

二、手术治疗

由于外伤性青光眼常由多种机制共同参与所致,在选择进行抗青光眼手术之前应充分排除可逆性致病因素的影响,以避免不必要的手术及相应并发症的发生,如房角阻滞。一类为血块、血影细胞、炎症细胞、晶状体皮质等造成的小梁阻塞,此类损害为机械性。另一类为创伤造成小梁水肿、硬化、撕裂,以及炎症所造成的虹膜周边前粘连,此为组织学改变。第一类损害多为可逆性,药物控制眼压为主要治疗措施,药物控制不良者可考虑前房冲洗以解除房角阻塞。一旦房角发生组织学改变则往往是不可逆的。损伤范围较小,可以代偿者,眼压正常;无法完全代偿者,眼压升高,需药物治疗;药物治疗仍无法控制者需行抗青光眼手术。无论何种原因所导致的青光眼,手术治疗的目的都是为了降低眼压、保护视功能,解除患者的痛苦。

降低眼压手术的机制主要是促进房水的排出或减少房水的生成。促进房水排出的手术主要有小梁切除术、改良滤过术、非穿透小梁切除术、硅管植入术等。减少房水生成的手术有睫状体光凝术、睫状体冷凝术。对于保守治疗药物不能控制的青光眼,应该尽快采用手术治疗来遏制高眼压。

抗青光眼手术方法很多,但是没有一种方法适用于所有的青光眼。所以在选择抗青光眼术式时,应该根据患者青光眼的类型、发病的不同机制、眼部条件等来选择不同的手术方法。目前,小梁切除联合抗代谢药物仍是治疗原发性青光眼的首选术式。但对于复杂的眼外伤、房角结构完全破坏、广泛的虹膜组织损伤、因外伤后已行多次手术者等,一般采用玻璃体切除联合硅管植入术。

具体手术方法详见青光眼手术章节。前房积血继发青光眼前房穿刺冲洗术见本章第三节。

第九节 外伤性低眼压——睫状体断离的手术治疗

钝挫伤可以引起眼组织细胞损伤。低眼压伴有炎症的一般特点,血管扩张,通透性增加,组织水肿,引起血-房水屏障破坏,血浆蛋白通过血-房水屏障进入前房,使房水蛋白含量增加,表现为闪光阳性,可出现一过性高眼压。随后睫状体及睫状突充血、水肿,房水分泌减少而出现低眼压,表现为疼痛及刺激征。经皮质激素治疗后轻者数周内眼压恢复正常。重者睫状体产生膜性增生,房水分泌降低,造成持续性低眼压,最终导致眼球痨,后果极为严重。因此,外伤后采取积极有效的治疗方法是极为重要的。

眼球钝挫伤后,除可因脉络膜脱离而引起暂时性低眼压外,还可以因睫状体断离而导致持续性低眼压,其原因是睫状体纵行肌附着在巩膜突上的肌腱断裂,睫状体与巩膜相分离,睫状体上腔与前房相通,形成房水引流旁路,导致低眼压。其后果常导致视力明显下降,同时伴有眼部一系列症状。

一、睫状体断离的发生机制

1. 当眼球受到不同种类的眼外伤刺激之后,眼内血管功能失调,外力也可直接导致睫状体水肿,发生循环障碍,使房水分泌功能低下。

2. 眼球受到钝性打击后,瞬间受压变形,房水向四周冲击房角。不同程度地损伤了房角结构,严重者可发生睫状体脱离,睫状体上皮分泌房水功能随之减弱,眼压降低。同时房水通过分离的睫状体进入脉络膜上腔,造成眼内引流,形成持续性低眼压。

3. 外伤后使 Schlemm 管内壁破裂,形成 Schlemm 管与前房之间的通路增加,经小梁房水外流增加,这种眼压持续低下,引起顽固性低眼压,可以认为过多的房水外流为睫状体脱离的主要原因。

二、术前检查

(一) 临床表现

1. 视力减退　睫状体断离之后,晶状体悬韧带松弛,引起晶状体凸度增加和位置前移,因而引起近视或使原有的近视增加,同时调节功能亦随之减弱。

2. 低眼压　眼压多低于 0.65kPa 以下,角膜内皮出现皱褶。

3. 前房变浅　由于房水排出过多和晶状体位置前移所致,检查时应与健眼相比较,以角膜厚度记录。

4. 瞳孔变形　多数患者出现瞳孔不圆,尖角形成,尖端多朝向睫状体断离相应的时钟方位(图 36-9-1)。可依据房角镜检查证实。

5. 虹膜睫状体炎　眼压一旦过低,葡萄膜血管通透性增加,房水蛋白含量增高,形成血浆样房水,裂隙灯检查闪光多呈阳性。

6. 晶状体混浊　长时间低眼压可致晶状体正常代谢障碍,出现晶状体不均匀混浊。

7. 眼底改变　眼球受到挫伤之后,视网膜血管引起痉挛性收缩,致组织细胞缺氧坏死,释放出组胺

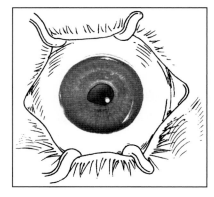

图 36-9-1　瞳孔向睫状体断离方向移位

类物质,进而又使血管形成麻痹性扩张,产生渗出、水肿及出血,在眼底出现视盘充血、水肿、视网膜静脉血管扩张,后极部视网膜水肿,黄斑区放射状皱褶形成(图 36-9-2),中心凹反光消失,有时周边部脉络膜浅脱离。吸收后遗留一些色素痕迹,往往造成中心视力减退。

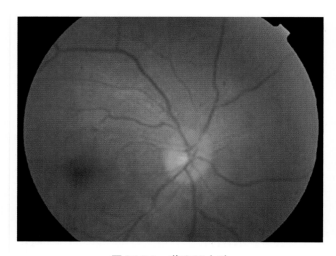

图 36-9-2　黄斑区水肿

8. 有时同时合并存在前房积血、瞳孔括约肌撕裂、虹膜根部离断、外伤性白内障、晶状体半脱位、玻璃体积血等病变。

(二) 辅助检查

1. 房角镜检查　检查前患眼滴 2% 毛果芸香碱眼药水,将瞳孔缩至 1～2mm 为宜。房角镜下可见睫状体从巩膜突处分离,露出瓷白色的巩膜内面。有时伴有色素沉着斑,脱离的睫状体与巩膜之间形成一 V 形裂隙,光切线中断,呈 I 型房角后退,巩膜突裸露游离,睫状体表面常有轻重不等之劈裂,宽度增加,表面呈灰褐色。

2. 超声生物显微镜检查（ultrasound biomicroscopy，UBM） UBM可以清楚地显示睫状体断离的范围，离断口以及脉络膜上腔积液等。UBM对于小的离断口也能够提供准确的位置，提高准确率，同时检查不受屈光间质条件的限制，在前房积血的情况下也可观察到离断口。

UBM检查睫状体断离的特征性表现：所有睫状体脱离均为360°全周脱离，而非某一象限的脱离。巩膜与睫状体之间存在无回声区，睫状突位置前移、前旋，睫状体平坦部向玻璃体中轴部移动，晶状体位置前移，前房变浅（图36-9-3）。部分患者可见睫状体平坦部呈层间分离，显示虹膜、睫状体与巩膜附着点完全离断，致使前房与睫状体上腔之间形成完全沟通的离断口（图36-9-4）。

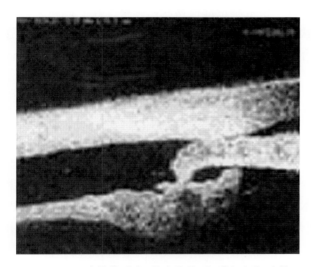

图36-9-3 睫状体脱离，前房变浅，虹膜根部与睫状体紧密相贴

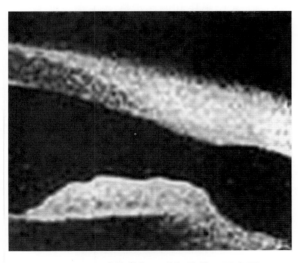

图36-9-4 睫状体与巩膜间隙状无回声区

三、手术方法

对于一过性低眼压或眼压轻度降低者，可采取保守治疗，用1%阿托品眼膏散瞳，以利于房角周边部的愈合，经观察2~3周后，部分患者眼压得以恢复，不需特殊治疗。对于持续性低眼压，经药物治疗无效者，需要手术治疗。有报道睫状体断离可行激光治疗，本文重点介绍睫状体断离的手术治疗。目前常用的手术方法是切开巩膜直视下缝合断离的睫状体，断离范围大时需分次手术。

1. 手术步骤

（1）术前常规使用2%毛果芸香碱缩瞳，缩至1mm大小为宜。

（2）局部麻醉后剪开相应球结膜，行直肌牵引线，止血后于角膜缘后3mm板层切开巩膜，向角膜缘处剥离，厚度为1/3~1/2。巩膜瓣范围应为房角镜检查的离断口范围向两侧延伸1~2个时限（图36-9-5）。

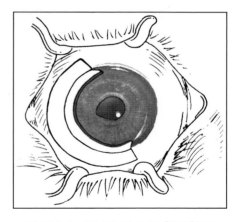

图36-9-5 11:30到5:30板层切开巩膜，分离至角巩膜缘

（3）在断离口处，角膜缘后1.5mm深层巩膜床上全层切穿巩膜。一次切穿范围不超过两个时限，切穿后即有透明的脉络膜上腔液体溢出，充分排净后，见睫状体组织暴露于切口之间，如突出明显可边缝合边还纳（图36-9-6）。

（4）用10-0尼龙线间断缝合，自巩膜前唇进针，穿过睫状体组织，自巩膜后唇穿出结扎，每针间距为1~1.5mm为宜。依次边切边缝合，范围应为房角镜检查的时钟方位向两侧延伸1~2个时限，直至看到睫状体与巩膜内面粘连无离断后结束缝合

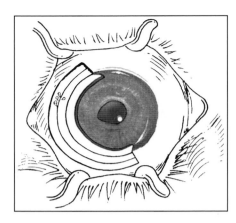

图 36-9-6 角膜缘后 1.5mm 全层切开巩膜,放出脉络膜上腔液体

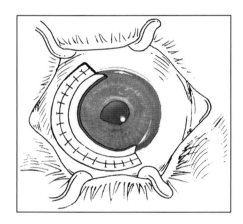

图 36-9-7 10-0 尼龙线间断缝合睫状体

(图 36-9-7)。

(5)清点缝合针数后间断缝合巩膜瓣及球结膜(图 36-9-8)。

(6)术毕结膜下注射地塞米松 2mg。

2. 注意要点

(1)正确的手术操作可以收到良好的治疗效果,术中注意睫状体组织不能缝合太多、太深,以免造成睫状体出血或虹膜根部嵌顿于巩膜两唇中,从而引起瞳孔变形。

(2)有极少数术者在行复位手术时,直接切开巩膜,将前唇、睫状体、后唇缝合,未行板层巩膜剥离及巩膜瓣覆盖,可能使睫状体色素组织直接与结膜相接触,组织间相互摩擦会导致缝线松弛、脱落、炎症反应。

(3)缝合睫状体的位置过于偏后如选择 3 ~ 4mm 处缝合,或缝线稀疏,容易导致手术失败。

(4)巩膜烧灼止血不宜过多,否则易造成缺血、坏死、角膜溃疡。

(5)外伤后瞳孔散大者,术前瞳孔不易缩小,缝合术中虹膜根部极易脱出影响操作。此时缝合睫状体的位置可稍偏后,于角膜缘后 1.5mm 处切开缝合,一次切开范围不易过大,间断缝合为宜。

四、术后观察

1. 视力 眼压恢复正常后,视力会有不同程度的提高。

2. 眼压 眼压升高常出现于术后 8 小时,是手术成功的标志。可采用对症治疗,眼压高于 6kPa(45mmHg)以上,静滴 20% 甘露醇 250ml 或口服 50% 甘油 1 ~ 1.5g/kg 或乙酰唑胺等药物。降压药物治疗后眼压常于一周左右恢复正常。若眼压持续不降,前房极浅,瞳孔发生阻滞,可行虹膜周切加前房注气术,术后眼压和前房可恢复正常。低眼压:常

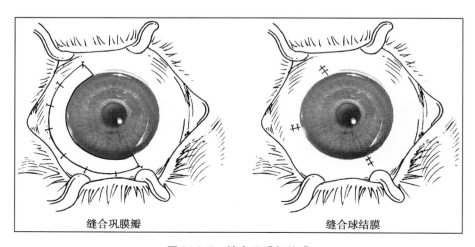

缝合巩膜瓣 缝合球结膜

图 36-9-8 缝合巩膜与结膜

见于前房角360°损害的睫状体断离患者,首次手术行1/3～1/2范围,不宜全周缝合,以防术后眼压持续升高。若观察2～3周后眼压仍持续降低者,可以再次手术。

3. 前房　若眼压恢复正常,前房亦随之加深,双侧前房对等。另外,偶有前房内出血者可采用对症治疗,数日内可恢复。

4. 眼底　眼压恢复正常后,视盘及眼底黄斑区水肿相应消失。

5. 术后 UBM 检查早期睫状体水肿(图 36-9-9),两周后脱离的睫状体恢复正常(图 36-9-10)。

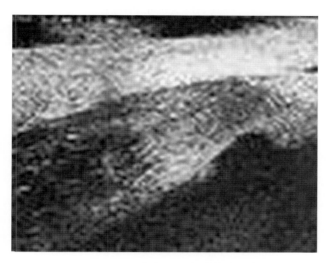

图 36-9-9　早期复位后水肿的睫状体

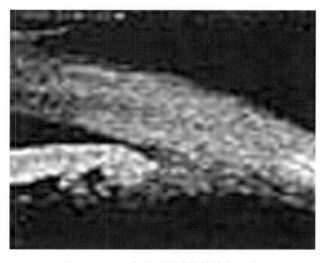

图 36-9-10　术后两周睫状体恢复正常

五、心得体会

睫状体断离缝合复位手术失败的原因主要有以下几个方面:

1. 术房角镜检查不确切、睫状体脱离口未查到或遗漏　由于患者角膜条件差、重度浅前房或离断口被周围膨隆的虹膜遮挡,行房角镜检查有一定困难,要求检查者有娴熟的技巧和判断力,否则可造成未查到到或遗漏离断口,导致手术失败。在确定离断范围上,单纯应用房角镜检查受到许多因素的影响,有条件的单位可以结合 UBM 检查。

2. 术中未能排净脉络膜上腔液体　在手术过程中,全层切开巩膜后即有清亮的液体溢出,应尽可能排净。

3. 深层巩膜切口过前或过后未能将睫状体缝合以及睫状体漏缝合　缝合睫状体组织时不宜过深,也不宜过浅。由于未切实缝合睫状体或缝合过浅,缝线易脱落,术后仍然眼压低,前房浅。房角镜及 UBM 检查,在手术区仍可发现狭小的裂隙及睫状体断离,应积极进行再次有效的手术缝合。

4. 手术范围估计不足　单纯靠房角镜检查,有时由于判断的失误造成对手术范围的估计不足。术后发现在手术区的一端或两端仍有睫状体断离及裂隙,也是造成手术失败的原因之一。一般手术范围在离断口两端以外再扩大缝合 1.0～1.5 个时限,结合 UBM 检查可以帮助精确手术部位,缩小手术范围。

5. 针距过大　一般我们在一个时限缝合 3 针,每 1～1.5mm 一针。针距大于 2mm,甚至一个时限缝合一针,势必导致手术的失败。再次手术探查原手术区时,拆除原缝线,边拆边重新缝合,针距应为 1mm。

6. 3 点位或 9 点位的睫状体断离未予缝合　有的学者认为缝合 3 点位或 9 点位处的睫状体会损伤睫状后长动脉和神经,导致大量出血,故在手术中应避开此处。我们经过大量的临床观察发现,3 点位和 9 点位缝合断离的睫状体并未造成明显的手术并发症,因此建议若有 3 点位和 9 点位的睫状体断离仍应进行缝合复位。

第十节　后巩膜伤口修补术

在眼球挫伤时,眼压突然升高,往往造成隐匿性的巩膜裂伤,特别是后巩膜裂伤诊断有一定困难。在以下情况下,应怀疑有后巩膜裂伤并进行巩膜探查术,如发现后巩膜伤口应行后巩膜伤口修补术。

一、适应证

1. 视功能严重损害,常为数指或手动,或仅为光感,甚至无光感。
2. 广泛而严重的紫黑色结膜下出血。
3. 前房大量出血。前房积血轻时可见瞳孔变形。
4. 低眼压,角膜皱褶,伴有前房加深。
5. 葡萄膜组织脱出或晶状体脱出于结膜下。
6. 伤眼疼痛,眼球运动在某一方向受限。
7. 眼部超声波检查可提示后巩膜裂伤部位。

二、手术要点

(一)术前准备
1. 详细询问病史,仔细检查眼部,手法轻柔,勿施压于眼球,避免眼内容物进一步流失。
2. 若屈光间质尚透明,可散大瞳孔进行眼底检查。
3. 眼内出血较多者,于术前给予止血剂肌内注射。
4. 个别患者,眶压较高,开睑暴露后巩膜困难,可全身应用脱水剂、抗生素和皮质类固醇,并行眼部包扎24小时后再行手术探查。

(二)手术方法
1. 手术步骤
(1) 麻醉、开睑:同巩膜裂伤缝合。
(2) 暴露伤口:手术宜在手术显微镜下进行。选择可疑方向,沿角膜缘打开部分球结膜,或打开360°球结膜。有暗红色血流出方向,往往是巩膜裂伤部位所在。充分暴露赤道后的巩膜裂伤,有时需要预置直肌缝线,切断直肌来缝合肌肉下面的伤口,待巩膜伤口缝合后再缝合复位直肌。

(3) 巩膜缝合:用5-0～8-0缝线做对位间断缝合,缝针深度应达到1/2巩膜厚度。用虹膜复位器向眼内按压脉络膜,缝线不可穿过脉络膜。若伤口张力较大,可从伤口近角膜缘端开始,边缝合边向后分离筋膜组织,暴露巩膜伤口。并暂时保留缝线约10mm,作为牵引线,用于暴露后面的巩膜伤口。
(4) 脱出物的处理
1) 若有玻璃体脱出,用棉棍将玻璃体蘸起,剪刀紧贴巩膜面将其剪除,勿向外牵拉。
2) 脱出的脉络膜,一般应冲洗还纳眼内。对脱出的视网膜尤应注意不要损伤还纳眼内。
(5) 预防视网膜脱离:应行巩膜伤口周围冷冻、硅胶外加压。较小的伤口可仅作冷冻。伤口深达后极,不必行硅胶外加压。
(6) 清洁筋膜囊,尽量清除色素组织,然后复位离断的直肌,最后缝合球结膜。

2. 注意要点
(1) 缝合及分离巩膜伤口时,尽量避免对眼球牵拉和挤压,以免眼内容物进一步流失。
(2) 隐匿的巩膜裂伤,多发生在巩膜薄弱处,特别要注意直肌附着点后方。巩膜裂伤多为一个伤口,但也有可能多发。对于多个巩膜裂伤,应逐一缝合。如贯穿伤(双穿孔伤),应先处理前部伤口,在可能的情况下剪开球结膜探查后部伤口。小于3mm的异物贯穿伤,后部伤口可不予处理。
(3) 巩膜伤口可能向后延伸很长,应逐步暴露缝合。由于越往眼球后部,越需要用力牵拉挤压眼球,可能使眼内容物进一步流失。故对于后极部难以到达的伤口部分,可予以旷置,待其自行愈合。
(4) 显微镜下仔细辨别伤口内脱出的组织,勿将视网膜当做玻璃体一道剪除。
(5) 需要暂时剪断肌肉时,直肌断端应预置缝线,肌肉附着点宜保留少部分组织,以便于直肌复位缝合。
(6) 随术中探查的深入,对于眼球破裂严重,眼内容物流失过多,眼球塌陷严重,术前已无光感者,为防交感性眼炎的发生,可考虑摘除眼球。最好术前已有交代签字,术中仍须再次向患者及家属解释病情并签字。若保留眼球,也要仔细缝合,精心修复。

三、术后并发症的处理

1. 玻璃体积血 术后给予止血药物。大量出血,伤后 1～2 周根据眼部超声波检查情况考虑是否行玻璃体切除术。

2. 视网膜脉络膜脱离 一般为牵拉所致,择期行玻璃体视网膜手术。

3. 眼球萎缩 视力恢复无望,眼球塌陷明显,可考虑二期眼球摘除术。

四、心得体会

后巩膜裂伤对眼后段损伤较严重,仔细慎重处理脱出的玻璃体、脉络膜,这对视网膜的保护十分重要。一旦视网膜嵌顿、玻璃体大量脱失,将会大大增加后期玻璃体手术的难度,甚至需要大范围的视网膜切开。

(庞秀芹 王海燕 张兰 何雷 刘毅)

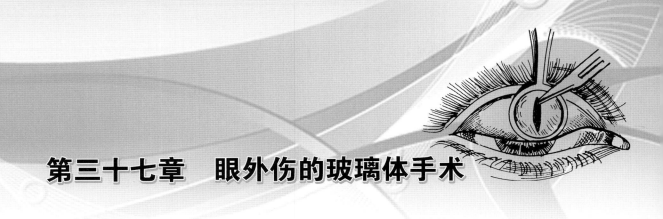

第三十七章　眼外伤的玻璃体手术

就器官而言,眼球直接暴露于外界,易受伤害,特别是机械性眼外伤,可造成眼球内的损伤。严重眼外伤导致的眼内各组织损伤,后果往往很严重,包括虹膜粘连,角巩膜创口组织嵌顿牵拉,玻璃体积血,合并眼内异物,眼内感染等,日久机化,纤维增生,引起视网膜脱离、皱缩等。外伤手术的目的在于清除眼内积血及混浊物,治疗白内障,除去异物或感染物,治疗外伤引起的并发症,如视网膜脱离等,达到恢复视路透光性,修复及健全组织,治疗炎症,保存一定的视力或眼球。因此,玻璃体切除术对眼外伤的治疗具有至关重要的作用,且有其自身的特点。

第一节　玻璃体手术的适应证及相对禁忌证

一、玻璃体手术的适应证

1. 眼球穿孔伤　清创修复角膜或巩膜裂伤时伴有玻璃体脱出者;前后囊破裂的外伤性白内障、晶状体脱位;无吸收趋势的玻璃体积血、机化;穿孔伤引起的并发症,如与玻璃体粘连的后发障;瞳孔区机化膜、浅前房或无前房、瞳孔阻滞、继发青光眼;视网膜脱离等。

2. 眼内异物　非磁性异物,睫状体平坦部以后的磁性异物,异物伴有玻璃体积血、混浊。某些化学性质稳定、体积小、不影响视力的非金属异物,若不伴有玻璃体积血、混浊,可不予取出,随诊观察。

3. 眼球钝挫伤　晶状体混浊、破裂、脱位,玻璃体积血、有明显影响视力的机化团块,玻璃体积血合并视网膜裂孔及脱离等。钝挫伤导致玻璃体脱入前房继发青光眼等。

4. 眼内炎　细菌性和真菌性眼内炎,经药物治疗无明显控制趋势,前房积脓,眼底无红光反射,超声波检查显示玻璃体明显混浊者,内源性转移性眼内炎及其他非感染性眼内炎,玻璃体混浊显著者。

二、玻璃体手术的相对禁忌证

手术的禁忌证是相对的,随着新手术工具的不断问世,新技术的不断发展,在实践中我们发现一些看似无望的伤眼,经手术后获得了一定程度恢复的机会。为了保证手术效果,要慎重选择适应证,但也不能轻易放弃任何一只伤眼的治疗机会。相对的禁忌证如下:

1. 角膜显著混浊水肿,多发细小异物,密集成簇布满角膜,无法看清眼内情况。有条件应用内镜或临时性人工角膜可克服这一难题。

2. 视网膜大量增生性改变,视网膜脱离难以复位者。

3. 无光感或视功能极差,眼压低,眼轴短,明确的眼球萎缩,保留眼球外观困难者。

4. 高龄、严重的糖尿病、高血压、心功能欠佳等体弱不能承受手术或不能保持术后俯卧体位者。

第二节　眼外伤玻璃体手术时机的选择和影响预后的因素

一、玻璃体手术时机的选择

手术时间一般在伤后两周左右,但有些情况必须尽早手术,如眼内炎、穿孔伤、有反应的铁质异物、晶状体与玻璃体混合在一起、玻璃体混浊合并视网膜脱离,大范围的巩膜裂伤合并玻璃体丧失,致密的玻璃体积血等。手术时机与损伤的轻重、部位、玻璃体积血的多少等因素密切相关,很难用单一明确的时间来限定。例如年轻患者玻璃体健康,出血量又大,也许伤后一周即可发生严重的玻璃体机化。因此目前认为用玻璃体机化程度来决定手术时机也许相对更客观一些,即应选择在增生性玻璃体视网膜病变(PVR)发生之前进行手术。

1. 钝挫伤玻璃体积血　无视网膜脱离,观察1～3个月不吸收,显著影响视力则应考虑手术治疗。观察过程中如有玻璃体机化趋势或眼部超声波检查显示视网膜脱离应及时手术。

2. 穿孔性眼外伤玻璃体积血　大量的临床实践表明,穿孔性眼外伤出血患者在炎症稳定、角膜条件允许时应尽早手术,一般在伤后2～4周。拖延手术可引起多种并发症,如纤维增生、条索牵引、视网膜脱离皱缩、异物包裹等,严重影响预后。

3. 穿孔性眼外伤伴眼内异物铜、铁等金属异物及有机异物　可导致眼内炎症或其他并发症,如铁质沉着症、铜质沉着症、增生性玻璃体视网膜病变、视网膜脱离等,有时因诱发交感性眼炎危及健眼,应及早手术取出。其他性质的异物如石块、玻璃、塑料等,若异物不大,玻璃体混浊不明显,不必手术;若异物较大,且活动度大,或伴有中重度玻璃体混浊不吸收,应适时手术,切除混浊玻璃体,取出异物。

4. 眼内炎　眼内炎可根据穿孔伤的程度选择手术时机。若炎症来势凶猛,发病12～48小时即出现前房积脓、玻璃体混浊,经局部和全身用药、前房冲洗、玻璃体注药等,炎症仍无明显减轻很快反复,前房积脓再次出现,眼底无红光反射,玻璃体高度混浊,无动度,瞳孔可呈灰蓝色反光,应及早行玻璃体或晶状体玻璃体切除,必要时填充硅油。若角膜水肿明显影响能见度,可先行玻璃体注药,适当延迟玻璃体手术,或在内镜下手术。如果眼内炎症经治疗24～48小时前房积脓吸收,玻璃体混浊物变得松散呈絮状,动度好,可以待炎症稳定后再行玻璃体手术。

二、影响手术预后的因素

伤眼的状况、伤势程度,医源性因素,术后处理,患者的配合等都会影响手术预后。

1. 伤眼因素　损伤类型,所累及部位,破裂伤、穿孔伤,伤口部位,眼内炎症,异物存在,玻璃体积血情况,增生活跃程度,伤后视力视功能情况,都直接影响预后。眼前部损伤一般预后较好;角膜裂伤或前巩膜裂伤,若有玻璃体外溢,视网膜嵌塞脱离或合并大量脉络膜上腔出血,眼压很低,无光感,预后往往较差。伤口大且靠后,贯通伤等预后均不理想;单纯玻璃体积血预后较好,合并视网膜出血,视力预后欠佳。异物损伤时,异物的性质、大小、入路部位、落点位置,着落过程中损伤的部位,是否为贯通伤,是否感染炎症,都直接影响眼球的命运。眼内炎者,细菌性眼内炎适时进行玻璃体切除手术,配合药物治疗,多数可以有效控制炎症,保留眼球,保存不同程度的视力;真菌性眼内炎预后远不如细菌性眼内炎,外伤眼存在视网膜脱离与伤眼的最终结局有密切关系。玻璃体视网膜增生活跃或眼内长期存在慢性炎症,也可使得手术治疗后比较好的眼球出现恶性逆转。

2. 医源性因素　包括手术时机、手术方式的选择,手术规模及异物摘除的设计等。手术时机的选择是否适当,对预后影响很大。

3. 其他　术后观察处理,术后护理,患者的配合对预后均有重要的影响。医生对病情观察仔细,及时发现并正确处理术后并发症,对术眼预后具有关键性的作用。相反,如不能及时发现及处理并发症,可能使本来预后较好的术眼恢复不佳,达不到预计的效果。患者的良好配合也是不可忽视的,如术后活动过大、过于剧烈,会引起出血,视网膜复位术后不能按照要求保持体位,很可能达不到预期的结　　　果。

第三节　玻璃体手术的基本方法

一、前部玻璃体切除

主要用于后发障切除、瞳孔再造,前房重建,外伤性白内障及晶状体脱位的治疗。

(一) 前部玻璃体切除的基本步骤

1. 局部或全身麻醉。

2. 开睑器,根据需要选择角膜缘切口或巩膜切口。

3. 操作的要点是:术者一手进行前玻璃体切除,另一手使用铲形针,同时向前房内进行灌注。必要时在睫状体部插入灌注头。

4. 缝合切口。结膜下或半球后注射抗生素及地塞米松抗炎处理。

(二) 前部玻璃体切除的基本操作

1. 瞳孔再造与前房重建　眼外伤常发生瞳孔和前房异常。瞳孔异常包括瞳孔变形、移位、膜闭或闭锁,玻璃体脱入前房致瞳孔阻滞。前房异常主要包括:虹膜前粘连引起的前房变浅或消失,瞳孔再造与前房重建是密切相关的。

手术时在前房内注入黏弹剂,先将不紧密的粘连钝性分离,再用虹膜复位器进一步分离。粘连紧密不易分离时,可用囊膜剪剪断粘连组织,用切割头切除脱出粘连的玻璃体和残留的晶状体囊膜,充分松解虹膜,尽可能多地保留虹膜组织。一些瞳孔移位是由于一侧虹膜组织后退粘连于角巩膜缘所致,此时分离粘连,松解还原虹膜,有助于瞳孔的恢复。对于一些偏位严重的瞳孔,必要时切除部分瞳孔缘,再造瞳孔。

2. 后发障切除　外伤后残留的晶状体囊膜机化增厚或瞳孔区玻璃体粘连机化,慢性炎症或儿童白内障术后渗出膜形成,瞳孔缘后粘连。可使用黏弹剂钝性分离虹膜后粘连,用截囊针将机化膜或机化的晶状体囊膜中央划开成条片状,再用切割头切除瞳孔区囊膜,将边缘切除整齐,同时切除前部玻璃体。若瞳孔强直过小,可适当剪开瞳孔缘加以扩大。切除机化膜和玻璃体时要同时加前灌注,切除机化

膜时宜降低切速,增大负压。在前房内操作时,切割口宜侧向,尽量减少对角膜内皮及虹膜的冲击损伤。

3. 外伤性白内障及晶状体脱位　对于前或后囊膜破裂的外伤性白内障,可选晶状体切除。因多伴有晶状体皮质落入玻璃体腔,故一般采取睫状体平坦部闭合三切口式切除法切除瞳孔区及落入玻璃体内的晶状体,尽量保留前囊或足够宽的周边后囊膜,同期或二期植入人工晶状体,必要时前囊中央造孔。轻度晶状体脱位可采用超声乳化或囊外摘除法,于囊袋内植入张力环,同期植入人工晶状体。若无张力环,需植入襻径较大(如 12.75mm 或 13.5mm)的人工晶状体。脱入玻璃体腔且晶状体核较硬时,可采用超声粉碎的方法吸出,同时处理好玻璃体。晶状体脱位到前房时,首先使用 2% 毛果芸香碱缩瞳,防止晶状体落入玻璃体腔,将针形灌注头刺入晶状体囊袋内,切除晶状体或采用大切口的囊内摘除方法,同时切除瞳孔区玻璃体。

二、后部玻璃体切除

严重眼外伤是难治性眼病之一,玻璃体切除主要应用于眼内异物,玻璃体积血混浊,视网膜脱离,眼内炎及复杂眼外伤的联合治疗。可以消除玻璃体内的积血和机化组织,使屈光间质透明,在直视下取出异物,松解玻璃体牵拉,减少牵拉性视网膜脱离等并发症的发生,若合并视网膜脱离可同时做视网膜复位手术,实施外伤性白内障,晶状体脱位伴严重玻璃体混浊等多联手术。外伤眼多合并角膜裂伤,伴有角膜水肿,爆炸伤还有多发异物和瘢痕,其眼底能见度低,无法在直视下进行手术,这时可以考虑使用临时人工角膜-眼后段手术-角膜移植联合手术的方式,这种手术方式可及时进行眼底病变治疗,也可起到增视作用,减少二次手术,但合并高眼压时应先控制眼压。儿童患者或角膜伤口愈合欠佳,角膜严重水肿的患者,人工角膜要慎重使用,在内镜下手术较为理想。另外角膜血染在 1～2 年后可以吸收,所以最好先选择在内镜下手术。

（一）后部玻璃体切除的基本步骤

1. 麻醉　手术合作的成人选择局麻或局麻联合地西泮镇痛，儿童或不能合作的成人选择全麻。

2. 开睑　开睑器或眼睑牵引缝线张开眼睑。

3. 闭合式三切口玻璃体切除手术　包括切除玻璃体，取异物，剥膜，视网膜复位，眼内激光光凝，冷冻，气液交换，硅油或惰性气体填充等。

（二）后部玻璃体切除的基本方法

1. 单纯的玻璃体积血混浊　单纯的玻璃体积血混浊无机化牵拉形成，为增视目的进行手术治疗时，可仅切除中轴和周边部的玻璃体，尽量不骚扰基底部的玻璃体。因为在基底部玻璃体与锯齿缘部视网膜附着紧密，不必要的切除可能会造成锯齿缘部视网膜被牵拉出小裂隙状离断，未被及时发现者，术后可发生视网膜脱离。玻璃体切除后，玻璃体的结构和成分都有改变，炎性毒素和代谢产物被灌注液置换，周边部少量混浊玻璃体，术后通过药物治疗，可渐被吸收，对视力无明显影响。

2. 玻璃体混浊合并视网膜脱离的治疗　视网膜脱离是严重眼外伤常见的并发症之一。视网膜能否复位，直接影响视力预后。外伤造成的视网膜脱离较原发性视网膜脱离复杂得多，角膜受损水肿、多发异物、混浊等可导致眼内能见度低，大大增加了手术的难度。虽可在内镜下手术，因其缺乏立体视，要有适应过程。

外伤后牵拉性视网膜脱离表现各异，如角巩膜裂伤，玻璃体脱出时，视网膜被牵拉粘连至伤口处。有时视网膜重叠在一起，或集结成柱状，这种情况 B 超常不显示视网膜脱离，彩色多普勒超声检查则有利于诊断。前玻璃体增生膜可牵引视网膜前移位，

周边视网膜可向前折叠，粘连于睫状体表面，甚至在晶状体赤道部。有的视网膜被瘢痕牵引，形成僵硬的固定皱褶。有的伴有视网膜下出血，积血机化呈团块状。陈旧性视网膜脱离可见较多的增生条索或增生膜呈晾衣绳或餐巾环样改变，玻璃体视网膜联合手术是其唯一的选择。眼外伤玻璃体切除手术有其自身的特点。

在陈旧性角巩膜裂伤的病例，切除瞳孔区机化膜或后发障时，要小心分层进行，发现有视网膜前粘于瞳孔区机化膜上时，应钝性分离，将视网膜由机化膜上游离下来，同时辨别粘连视网膜的原方位及在玻璃体腔的位置，直至视网膜完全松解。

若视网膜集结成柱状，这与原发视网膜脱离形成的闭合漏斗有所不同。外伤后的闭合漏斗是锯齿缘大部分或全部离断，视网膜集结于角巩膜伤口处，玻璃体腔完全消失。需要先剥除视网膜下膜，从漏斗前端分离切开视网膜，剥除视网膜前膜，在分离开的间隙内注入重水，展开视网膜。

由于异物损伤或巩膜伤口玻璃体机化牵连，脱离的视网膜集结形成固定皱褶，甚至结成团块。团块表面常附着有放射状或漏斗状的玻璃体机化膜，应予以去除，必要时做视网膜切开，松解展平视网膜。

外伤性视网膜脱离常有视网膜下增生，应尽量去除，但要避免过多损伤视网膜。

大量的视网膜下出血可在视网膜下遗留厚实的机化物。无视网膜裂孔时可以不做处理，待其自行吸收。若有较大的裂孔时应尽量取出视网膜下积血，否则视网膜难以复位，可用切割头切吸交替进行，最后激光光凝封闭裂孔，注入膨胀性气体或填充硅油。

第四节　手术操作注意要点及相关问题处理原则

眼外伤玻璃体手术精细、复杂、涉及面广，术中情况多变，需要灵活应变，其中有许多要点需要把握。

一、放置灌注头的要求

灌注头放置顺畅是手术成功的基础，灌注不畅可造成严重的手术并发症，如果处理不当可严重影响手术效果。由于外伤眼部情况各异，需要根据患眼具体情况进行针对性处理。

1. 位置选择　多选择在颞下放置灌注。如果颞下不适合可选在其他操作方便的位置放置灌注，注意避开瘢痕。无晶状体眼或准备切除晶状体者一般选择在角膜缘后 3～3.5mm 处，有晶状体眼在角膜缘后 3.5～4mm 处为宜。7 岁以下儿童因睫状体短，放置灌注的位置要稍偏前。

2. 灌注头的选择　根据眼部情况选择合适的灌注头,注意灌注头的通畅性,最好用注射器加压冲洗灌注头,确认通畅。

（1）一般选用 3.5~4mm 长度的灌注头。

（2）无晶状体眼有睫状膜形成,前部玻璃体显著混浊机化或有睫状体脉络膜脱离者宜选用 5~6mm 长的灌注头。

（3）拟用油液交换的方法填充硅油者,需要选择较粗的灌注头。

3. 插入灌注头及开启灌注

（1）眼压低时,可用注射器自穿刺口注入平衡液至眼压正常或稍高后再插入灌注头,灌注头斜面应朝前与巩膜口平行。注射平衡液的针头一定要锐利,垂直进入玻璃体腔。

（2）晶状体透明或无晶状体眼在斜面镜下,检查确定灌注头在玻璃体腔内,方可开放灌注。

（3）需要去除晶状体时,可选用针形灌注切除晶状体,确定灌注头在玻璃体腔内再开放灌注。

（4）玻璃体混浊浓厚时,可在斜面镜下先切除灌注头位置的混浊物或是以长针头注入灌注液,将灌注口处混浊物冲开。

（5）灌注头表面有机化膜可用锥针或切割头切开。如果视网膜脱离比较高,灌注头表面膜不要轻率切除,以免损伤脱离的视网膜。此时可更换灌注头位置或拆除灌注头,于前玻璃体腔注入气体推回隆起的视网膜,重新穿刺后再放置灌注头。

二、巩膜切口位置

同常规闭合式三切口玻璃体手术。由于外伤眼常合并很高的脉络膜脱离视网膜脱离,需要注意光导纤维和切割头在眼内的位置。

三、玻璃体切除的眼内操作要点

1. 玻璃体"烟雾"状出血的处理　在切除过程中有时会有大量血细胞或灰蓝色烟雾样物升起,这是大量非凝固血或含铁血黄素物质沉积在视网膜前,由于切吸和灌注液的动力作用形成涡流所致。此时视野模糊,应停止切除,单纯吸引,待视野清晰后再做切除。血池或含铁血黄素沉积物形成"泥浆池",浓厚并有膜性组织时,可用切割头切除膜样组织后,单纯吸引吸除大部分,剩余部分可用笛针吸除。贴在视网膜表面的薄层可用笛针轻轻吹起,使其离开视网膜浮起再吸除。

2. 视网膜下出血的处理　严重的眼外伤常伴有大量视网膜下及脉络膜上腔出血。脉络膜上腔出血可自巩膜穿刺口排出;对于大量视网膜下出血影响视网膜复位时,如果靠近视网膜原有裂孔,应尽量从裂孔处吸出或在邻近的锯齿缘处切开。在准备切开处电凝,即出现白色点状电凝斑,用锥针稍加切开,或用眼内膜剪剪开小孔,或用切割头切开均可,翻卷视网膜后吸出。残留少量血膜不影响复位时不必处理。

3. 后巩膜穿孔伤口的处理　眼球穿孔伤或合并眶内异物时,玻璃体可有大量积血,穿孔伤未合并视网膜脱离时,往往在后巩膜穿孔处形成一积血团。此时切断玻璃体内积血条索后,在视网膜贯通口上保留少量血团,形成一个"塞子",将其周围视网膜光凝。若合并视网膜脱离,多在后巩膜伤口处形成视网膜嵌塞,需将其周围视网膜电凝后切开行复位术。眶内异物酌情取出。

第五节　手术后处理

不论任何手术,术后的观察和处理都是十分重要的,应当把术后的观察和处理看作是治疗的重要步骤。外伤玻璃体手术术后处理主要包括以下几方面。

一、手术后体位

未填充气体和硅油的患者无特殊体位要求,但要尽量安静休息,避免再出血,或伤口裂开。填充气体的患者多数需保持俯卧位,可根据裂孔或需顶压的位置以及气体的多少,相应改变头位,使裂孔或需顶压的部位位于最高位置。保持体位的时间视气体吸收情况而定。切忌仰卧,避免气体接触晶状体或角膜内皮,要安静,减少活动,避免气体滚动牵拉产生新裂孔。硅油填充者应保持俯卧位至少一周,以后根据硅油前界面的情况和眼底情况,决定低头或俯卧位的时间,直到取出硅油前不能取仰卧位休息,但可以侧卧位。

二、术后用药

1. 根据患眼炎症反应情况,给予口服抗生素和皮质类固醇,必要时静脉给药。

2. 局部用药,主要包括抗生素类、激素类和散瞳剂等药物。必要时可结膜下或半球后注射抗生素和皮质类固醇。

3. 填充硅油的无晶状体眼因虹膜弹性差或瞳孔括约肌不健康,一般不用阿托品散瞳,以防虹膜周切孔关闭。

三、手术后观察

1. 全麻患者应护理至清醒,填充气体或硅油的患者在清醒前应按麻醉医师的要求保持体位。

2. 注意观察视力、视功能、眼压,尤甚是填充气体和硅油的患者。注意观察眼前节反应、眼底情况,术中用过重水的患者需注意有无重水残留,无晶状体眼重水进入前房可行前房穿刺取出。

3. 填充气体的患者应观察气体吸收的情况,根据气体在眼内的含量调整体位和头位。填充硅油的无晶状体眼应注意下方虹膜周切孔是否开放,硅油前界面的位置,长时间后有无硅油乳化现象等。

4. 联合角膜移植者应注意植片情况,有无排斥现象。

四、玻璃体手术并发症及处理

详见第六篇。

（王海燕　张荷珍）

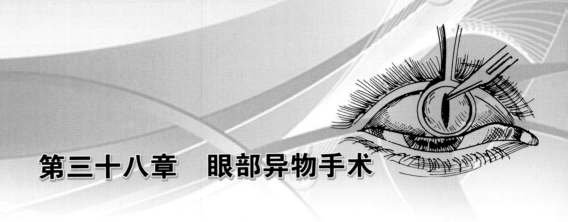

第三十八章　眼部异物手术

异物进入眼球所造成的眼内异物伤是一种常见的眼部创伤,临床上习惯把这类眼外伤称为眼内异物。由于社会经济等原因,我国是眼外伤的多发国家,其中眼内异物多见于青年男性,是常见的致盲眼病之一,约占眼外伤的6%。

眼内异物中磁性异物占82%～90%。非磁性异物中以铜异物居多,其次为石头、玻璃等。眼内异物是眼外伤中常见的一种急症,较单纯穿孔伤更为严重,不仅造成机械性损伤,还可以带入病原微生物,引起感染。眼内异物并发症多,失明率高,特别是金属异物,在眼内存留时间越长,对眼组织损伤越大,手术预后越差。不同性质不同部位以及不同大小的异物引起的眼组织损伤及反应各不相同。一般说来,位于眼前段的异物预后相对较好,眼后段异物合并玻璃体机化造成牵拉性视网膜脱离者预后不佳。若延误诊断和处理,常会导致眼内炎,眼内铜、铁质沉着症,甚至眼球萎缩。因此,及时诊断、正确处理、尽早顺利摘除异物,减少并发症,是非常重要的。

眼内异物的摘除途径有直接摘除、经玻璃体手术摘除、经前房角膜缘切口摘除及摘除异物联合穿透性角膜移植。伤口可见异物及前段磁性异物可采取直接摘除方法;对于屈光间质混浊的睫状体部微小异物、玻璃体内异物、视网膜表面异物、异物存留同时合并视网膜脱离者,均应采取玻璃体手术摘除。眼内异物的摘除又分为急诊摘除与择期摘除,前段异物及合并眼内炎者应及时摘除异物,而出血较多以及非金属异物则待病情稳定两周左右择期摘除。

由于异物快速进入眼内,个别患者可无任何症状,甚至保持良好的视力;而多数进入眼内的异物经睫状体部或击伤视网膜后可导致玻璃体积血、机化条索牵拉视网膜脱离。若异物小,未被及时发现可导致眼铁质沉着症及增生性玻璃体视网膜病变,这两者是眼外伤中最严重的并发症。若治疗不及时,最终因增生性玻璃体视网膜病变或铁质沉着症致眼球萎缩或失明。因此,凡进入眼内的异物原则上均应取出,视力预后与异物大小、所在位置、出血程度、视网膜有无脱离密切相关。眼内异物应根据临床及影像学准确诊断,除了处理机械性损伤外,处理并发症,尤其是及时正确的摘除异物是治疗的关键。

第一节　角膜深层异物取出术

角膜在组织学上只分5层,并无深浅之分,临床上角膜异物经常有深层和浅层的说法,主要是基于两者在手术操作上有所不同,其实在组织学上并无确切的界定。较之于门诊常见的角膜表面或浅层异物,角膜深层异物通常是指嵌顿在角膜的深基质层组织,但尚未进入前房的异物。

角膜浅层或表面的异物,取出方法简单,在此不加赘述,角膜深层异物手术取出则相对复杂。如果异物具有明显的磁性,可以先通过磁铁试着吸取;若不具备磁性,则只能采用不同的手法操作,将异物与角膜组织分离取出。临床上,各种取深层异物操作方法的选择和技巧的发挥,也与手术前对异物性质、形状以及异物嵌入深度、周围组织包裹程度等的认识有关联,手术前需要考虑周全,手术过程中尤其要避免反复无效的操作,以免异物坠入前房。

(一)适应证和禁忌证

1. 适应证　嵌顿在角膜深基质层组织中的金属、非金属异物。

2. 禁忌证　角结膜有急性感染者。

(二)手术操作方法

1. 磁性异物　可以在异物所在位置,从角膜上皮面使用磁铁吸出。由于异物嵌入比较深,周围角膜组织对其有阻力,有时需要磁铁持续吸引才可奏效。若反复试吸未果,则可进一步使用尖刀或一次性注射器针头扩大切口,解除角膜组织嵌顿后再用磁铁持续吸引。若异物比较大、不规则,在磁铁吸引的时候,可以双手操作,一只手握持磁铁稳定异物,另一只手使用尖刀扩大切口,双手协助配合,也能顺利取出。

2. 非磁性异物　只能采用手法取出。常使用的器械是一次性注射器针头、尖刀片等。在取出之前,特别要注意观察一下异物的位置深度、形状、周围角膜组织的嵌顿情况,以便对取出的难度有所估计和判断。如果异物位置接近角膜内皮或大部分暴露在前房,估计从角膜上皮面进行眼外操作难以成功,就应果断改行眼内操作,并准备内眼手术所需要的器械、黏弹剂。还要在手术前 30 分钟开始,使用卡米可林或毛果芸香碱缩小瞳孔,缩瞳的目的是保护晶状体,以免异物坠落前房时损伤晶状体。

(1)由角膜上皮面的外路取出法。通常由于异物嵌入比较深,其前表面被角膜组织包裹或覆盖,在取出之前,需要先清理和去除上述组织,以减少在异物取出过程中受到的阻力。临床上常用和方便选取的是一次性注射器针头,可以根据需要,选用不同孔径的一次性注射器针头,经常使用的是孔径为0.45mm 的 27G 针头。将针头深入到异物的后方,犹如撬杠撬石块的动作,小心撬起;也可将针尖部弯成直角,由侧面接近异物,将异物钩出。总之,不论针头的形状如何,操作时都要避免向前房方向的压力,用力的方向始终都是由内皮面向上皮面,即使由侧面钩取异物的时候也是如此,这主要是为了避免异物的坠落。

(2)由前房内取出法。术前尽量缩小瞳孔,在

角膜缘内侧做穿刺口,注入黏弹剂维持前房深度,然后由切口伸入眼内镊将异物直接夹取出来。这种方法特别适合条形异物,且暴露在前房内部分比较多的情形。一般基层医院若没有眼内镊,可采用经过弯曲的针头或人工晶状体调位钩,由角膜内皮面向角膜上皮面顶推异物,将其向眼球表面移位后再取出。另外的方法是先将异物人为坠落前房,改用前房异物的取出方法再继续进行。

(三)并发症和处理

1. 角膜伤口漏　整齐的角膜伤口,若能自行呈水密闭合,可以不必缝合。若伤口漏水,手术当中10-0 尼龙线进行水密缝合。不规则的角膜伤口,强行缝合时可能产生过大的角膜散光,必要时可以片取邻近的角膜板层组织进行自体角膜板层修复。

2. 伤口周围铁锈　异物取出后,伤口周围的浅层铁锈应尽量清理干净;深层铁锈不必勉强,若估计过分刮除有角膜穿孔的危险,则可暂时留置,术后加强抗感染治疗,择期再酌情处理。

3. 异物坠落前房　这是比较严重的术中并发症,因为坠落前房可以导致白内障的发生,更为不利的是异物有可能滑入虹膜后方,给取出造成更大的困难。

4. 角膜瘢痕　瘢痕的形成与异物本身造成的损伤和手法操作不当都有关系,为了有效避免后者发生,应该减少反复无效的操作,特别是靠近角膜中央区的异物,取出时应使用相对锐利器械扩大切口,切除的深度要尽量一次到位。不论是角膜中央还是周边的异物,都要避免针头在异物周边反复挑除的操作。

(四)经验体会

1. 在进行手法操作之前,最好先使用磁铁试吸一下,以便探明异物的性质,若是磁性异物,可能被单纯吸出,使得手术变得相对简单。

2. 异物周边反复挑除的操作,很容易造成异物周边角膜基质的混浊,这种混浊一方面会掩盖异物的轮廓,另一方面容易造成手术后的角膜白斑。实际操作时,尽量使针头的侧刃垂直于角膜平面,或使两者斜成一定的角度,这样,侧刃在挑除异物时,侧刃犹如刀样锐利,角膜组织能被轻易"切"开,周边的角膜组织不容易形成灰白的混浊。反之,若针头侧刃平行于角膜平面,则在挑除异物时,针头的侧刃

起不到作用,而是体现为强行"挑"开角膜基质,容易造成更多的周边角膜混浊。

3. 前房注入黏弹剂的时候,要注意注入的方法与白内障手术时有所不同,不能注入过多。压力太大,容易导致已经缩小的瞳孔扩大,不利于操作过程中对晶状体的保护。

4. 将角膜异物人为变成前房异物的操作并不能作为一种优先的选择,从异物取出的逻辑上讲,异物坠入前房增加了取出的难度,更加复杂和危险,所以,这个方法应该是一种最后的选择。

5. 当遇到较大的角膜异物时,取出后需要注意角膜感染的处理,否则,异物虽然成功取出,但是没有控制的严重角膜感染同样会导致视力下降。

第二节　前房异物取出术

前房异物的特点是位于前房角比较多见。前房角的解剖特点是隐蔽,单纯使用裂隙灯沿矢状轴照射,不能看清楚房角的全部结构。此外,常有伴随出现的前房积脓或出血,异物表面经常被积脓遮盖和包裹,容易被漏诊。因此,术前对眼内异物相关体征的仔细寻找,包括异物定位、性质的判断等更显得重要。前房异物的检查手段,除了基本的裂隙灯检查以外,还往往需要借助房角镜、UBM 等辅助检查。手术操作时,对于一次成功的要求相对高。

(一) 适应证

1. 单纯前房异物　金属异物,植物性异物,可在前房内游走的化学性质稳定的异物,如石子、玻璃。

2. 虹膜表面异物　金属异物,植物性异物。

3. 无眼后段损伤,不需联合晶状体、玻璃体手术。

4. 角膜深层异物坠入前房。

(二) 手术操作方法

1. 球后麻醉,开睑器开睑,磁性异物可用睑缘牵引线开睑。手术应在手术显微镜下进行。原角膜伤口若有渗漏,应先予以缝合。

2. 磁性异物

(1) 虹膜表面异物:在异物近侧作角膜缘切口,切口应略大于异物长径。以手持恒磁铁,缓慢接近切口,注意磁力线方向(磁头长轴)与切口和异物连线一致。异物即会向切口移动,此时应调整磁铁移动方向和速度,使异物缓慢离开原位,准确移至切口。若异物与虹膜粘连或前房不易维持,可在切口至异物周围注入少许黏弹剂,用弯针头将异物略作分离。若异物连同虹膜组织一起被吸出,则说明异物部分埋于虹膜组织中,或有机化组织粘连包裹,宜用显微镊轻轻分离之,取出异物后再用虹膜复位器将虹膜还纳送回前房,恢复瞳孔形态。

(2) 前房角异物:若于角膜缘前界附近做切口,内口方向应朝向前房周边房角;也可于角膜缘后界做切口,吸取异物方法同上。注意还纳脱出的周边虹膜,尽量使瞳孔复圆。

3. 非磁性异物

(1) 虹膜表面异物:因需要用显微镊将异物夹取出来,故角膜缘切口应稍大些,也可以先注入少许黏弹剂,用弯针头将异物略作分离,并向切口方向移动,以利于显微镊将其夹出。

(2) 前房角异物:宜在偏离异物方向做切口,以免在夹取异物时,顶压异物,使之向后房陷没。应先在异物所在区域注入少许黏弹剂,既维持前房,又对异物起一定固定作用,便于分离夹取异物,同时,黏弹剂还能够对切口附近的虹膜脱出起到阻挡作用。

4. 手术结束时,应尽量冲洗净黏弹剂,防止术后的高眼压,同时使用注吸针头沿虹膜表面操作,恢复圆形瞳孔。角膜缘切口小的,自闭不渗漏的,可不予缝合,不能水密合的,则予以 10-0 尼龙线缝合。

(三) 手术技巧和注意事项

1. 前房角异物往往具有一定的隐蔽性,手术对一次成功的要求相对较高,手术前的准确定位就显得更加重要。若裂隙灯直视下难以看清,术前应进行 UBM 检查,充分估计异物的位置。对于异物性质也应该进行磁石试验加以确认,特别在磁石试验时,注意勿使磁铁向瞳孔中心方向移动,造成异物位置改变,甚或滑入虹膜后方。

2. 角膜欲被切穿时,应缓慢,以免房水快速涌出,眼压急速下降,虹膜脱出,脱出的虹膜容易使异物位置发生变化。

3. 角膜缘切口不宜做成较长隧道样切口。特别是前房角异物，不要在异物径线做切口，以免使异物嵌于切口后唇后，不易取出。

4. 一旦手术中虹膜发生脱出，并且裹带有异物，先不要轻易切开虹膜，以免异物通过虹膜的切口处落入后房，取出更加困难。

5. 术后常规处理，术后每日换药，持续 1 周。局部给予抗生素及皮质类固醇点眼，注意活动瞳孔，防止虹膜后粘连。

（四）术中并发症的处理

1. 虹膜脱出 因取异物的切口多较垂直，所以较易发生虹膜脱出，特别是在切透角膜的瞬间，为避免上述情形发生，可以另做一角膜穿刺口，先向前房内注入少许黏弹剂，尤其是切口附近。

2. 异物移向瞳孔区 使用黏弹剂，同时用弯针头使之移向周边虹膜表面。

3. 术中前房积血 使用黏弹剂或弯针头，充分分离异物表面的积脓或包裹，以免在磁吸和夹取异物的时候对虹膜根部造成撕扯和牵拉。对已经出现

的积血，也可注入黏弹剂，将积血推开。

（五）经验体会

1. 磁性异物取出时，磁铁的移动方向应尽量避免由角膜缘前向角膜缘后，以免使异物移向更加隐蔽的房角深处，增加了盲目取出的机会。

2. 玻璃异物无论在眼内何处，都是很难夹取的，应尽量一次取出。这需要在夹取前精确定位，很好地设计手术方案，选择所需的器械，创造好夹取异物的通路。若玻璃异物滑脱，有时很难再次夹取，特别是在前房角，锐利的玻璃边缘，使它很容易向房角深处移位、陷没，甚至消失。

3. 使用黏弹剂是很好的辅助手段。黏弹剂不仅支撑前房，保护晶状体、角膜内皮，对异物也有一定的稳定作用。

4. 若异物在下方房角，由于存在比较宽的老年环，从异物就近的切口恐难以一次成功，也可另选切口，从对角线的方向进入前房，夹取异物。

5. 巨大的前房异物取出以后，一定要积极进行预防性抗感染治疗，必要时可联合前房注药，预防眼内炎的发生，同时，取出的异物送培养。

第三节 晶状体异物取出术

晶状体异物伤是眼球穿孔伤的一种特殊形式，合并有晶状体囊膜的破损。晶状体内存留有细小异物而囊膜闭合良好者，可仅形成局限的晶状体混浊并可能长期维持。但大多数晶状体异物伤由于晶状体囊膜损伤，房水进入晶状体内，引起晶状体纤维肿胀、分解和混浊，可以形成外伤性白内障。囊膜破损大者，晶状体皮质膨胀，并可突入前房和后房，引起继发性青光眼和葡萄膜炎。另外，异物的存留可增加眼内感染的风险。因此，晶状体异物大多需尽早取出，在异物取出的同时行外伤性白内障手术，如条件允许，尽可能同期植入人工晶状体，避免多次手术，减少手术并发症，减轻经济负担，早期恢复患者的视力。

（一）适应证

1. 异物位于晶状体或部分位于晶状体内，同时合并有外伤性白内障，无明显眼内感染者。

2. 角、巩膜穿孔口已处理或穿孔口小、闭合好不需处理，不影响人工晶状体度数的测量。

（二）手术方法

1. 开睑器开睑，并可做上直肌牵引线固定眼球。

2. 切口 对异物小、晶状体后囊完整者可采用透明角膜切口，也可根据眼部情况采用传统的角膜缘切口或巩膜隧道切口。异物较大者巩膜隧道不宜过长，以免造成异物取出困难。角膜缘或巩膜隧道切口板层切开巩膜后分离至透明角膜，切穿后进入前房，前房内注入黏弹剂以维持前房深度，如有虹膜粘连者需同时分离。

3. 前囊切开 尽量采用连续环行撕囊方法以保留周边前囊，以利于人工晶状体植入。如前囊破损区位于撕囊区中央或前囊的周边处，可做常规的连续环行撕囊；破口较大或位于前囊旁中央区影响撕囊者，此时可用囊膜剪在裂口的边缘部位向需撕囊的方向做一个小的开口，以此为起点，再继续用撕囊镊完成连续环形撕囊。撕囊完成后不进行水分离，以免造成可能的后囊破口加大或异物移位，这一

点对于晶状体内存有异物时的操作是特别要注意的。

4. 异物的取出　在切开角、巩膜或撕囊后，有的异物可随软化的皮质涌入前房，则于前房内注入黏弹剂后用镊子将异物夹出。如异物未涌出，则磁性异物可用眼内磁石直接吸取，或用 MVR 刀、磁棒等采用磁石接力法将异物取出。将眼内磁石或 MVR 刀放置于前房内撕囊区近异物处，再将眼内磁石头推出或将磁铁贴附在 MVR 刀的眼球外端，多数异物可吸入前房，再自切口取出。对于异物小或磁性较弱未能吸出者，可将眼内磁石或锥针插入晶状体内尽量接近异物，持续磁化吸引即可将异物吸出（图 38-3-1）。

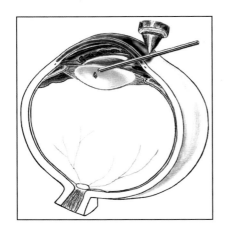

图 38-3-1　晶状体磁性异物摘除

晶状体内的非磁性异物，可先用眼内异物镊将异物夹出，再进一步行晶状体摘除。若晶状体混浊明显，不能直视异物者，需用较低的吸力逐渐吸出皮质，细小的异物可被注吸器吸出；对于较大的异物，

待异物逐渐暴露时，再用异物镊夹出，注意术中应尽量防止异物坠入玻璃体内。

5. 晶状体的摘除　手术步骤同外伤性白内障。

异物伤所致的外伤性白内障患者大部分为儿童及青壮年，晶状体核比较软，加之伤后房水进入造成晶状体蛋白溶解，因此，采用低能量超声即可完成，有时只需单纯注吸即可完成白内障手术。

对于合并有后囊破口的外伤性白内障，注吸时应适当降低灌注水平，以免造成后囊破口扩大。吸出皮质时要轻柔，先吸远离后囊破口处皮质，后吸破口附近皮质，避免吸引玻璃体，以免造成破口扩大及更多的玻璃体脱出。对于后囊破口不大，有少量玻璃体脱出者，可用剪刀于切口及后囊破口附近剪除玻璃体，并向前房内注入消毒空气，如空气泡圆且充满前房，则说明前房内已无玻璃体，如气泡不能存留或部分存留，则说明前房内仍有玻璃体，需进一步处理。

对于后囊破损大，皮质与玻璃体甚至出血混合不易吸出者，可改用前路或平坦部晶状体切除术（图 38-3-2）。做前路晶状体切除术时，切割头应尽量保留在瞳孔中央，以避免将晶状体囊膜切除太多。除了可明确吸引晶状体皮质时，尽量不单独用吸引，以避免对周边玻璃体过度牵引。平坦部晶状体切除时，应先切除残留的晶状体核，再切除皮质，最后切除后囊，以避免晶状体碎屑掉入玻璃体中，并尽量保留前囊。切除残留周边晶状体皮质时，可用压陷法将周边部的晶状体皮质顶到瞳孔区以利于直视下切除。

6. 人工晶状体植入　手术可根据情况同期植入人工晶状体，只要后囊破损不大，可植入囊袋内后

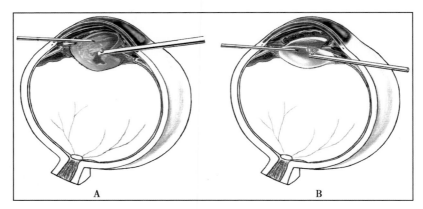

图 38-3-2
A. 前路晶状体切除；B. 平坦部晶状体切除

房型人工晶状体。如后囊缺损较多而前囊保留较完整，也可将人工晶状体植入睫状沟内。植入囊袋内的人工晶状体可选用光学部直径 5.5～6mm 的人工晶状体，植入睫状沟内的最好选用较大直径的人工晶状体。如前后囊均破损严重，则需改行人工晶状体悬吊术。

7. 闭合切口　切口能够自行闭合且前房形成良好者不需缝合，否则需用 10-0 尼龙线缝合切口。

（三）注意要点

1. 做球周、球后麻醉勿常规压迫眼球，以免造成有新鲜伤口者眼内容物脱出、后囊破口加大及异物位置改变。

2. 合理使用黏弹剂，在取异物、撕囊时以保持前房的深度，防止角膜内皮的损伤。

3. 尽量采用连续环行撕囊以保持较完整的囊袋，以利于人工晶状体的植入。在撕囊后不进行水分离，以免造成后囊破口加大或异物移位进入玻璃体腔。取异物时，如异物位于前囊附近，可先用镊子或磁石取异物，以免撕囊时异物位置改变，如异物位于晶状体核内或后皮质，则先撕囊后取异物。

4. 前路晶状体切除术由于切口大，容易漏水造成低眼压、浅前房，并易造成角膜内皮和虹膜损伤，一定要在前房有一定深度的情况下再切除。此外，由于前路晶状体切除术切割头活动的范围受限，切口部位虹膜后及前部玻璃体切除受限，对于残留皮质多、玻璃体脱出多、有皮质掉入玻璃体者，应采用平坦部入路行晶状体切除术。平坦部入路晶状体切除术巩膜穿刺口可适当靠前，晶状体切除时，应先在瞳孔区切除，待有一个清楚的视野后再向周边切除，不要过分靠近视网膜，以免视网膜损伤造成视网膜脱离。

（四）并发症处理

1. 术中并发症的处理　对于部分位于晶状体、部分位于玻璃体的异物，如异物不慎坠入前部玻璃体内，则可在晶状体大部摘除之后，将磁铁置于异物与后囊破口连线的角膜上，将异物吸入前房后再取出。注意此时不要在角巩膜切口处吸取异物，以免将异物吸至虹膜后或睫状体附近，造成异物取出困难。非磁性异物则需在视野清晰情况下用眼内镊夹出。如异物坠入玻璃体后部，则需改用平坦部入路

玻璃体切除术同时联合异物取出。

2. 术后并发症及处理

（1）人工晶状体脱位：人工晶状体脱位多由于植入时位置不正确、动作粗暴造成囊膜破裂或破裂进一步加大，判断失误使残留的囊膜不足以支撑人工晶状体。应尽早取出，植入前房型或悬吊式人工晶状体。

（2）皮质残留：由于残留的皮质碎屑堵塞房角以及晶状体过敏可引起继发性青光眼，术中应尽量去除干净皮质，术后可用降眼压药物及皮质激素治疗，如残留皮质过多，应再次手术去除。

（五）经验体会

1. 一般若异物位置能清晰可见（图 38-3-3），则手术中应先取异物，然后再进行白内障操作。若异物埋藏在混浊的晶状体深部，就只能先进行白内障操作，一旦异物显现，立即进行异物取出操作，以免异物移位，造成取出困难。

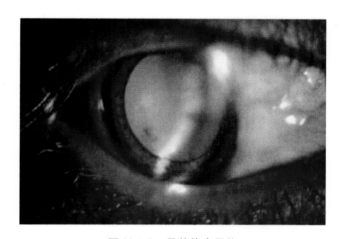

图 38-3-3　晶状体内异物

2. 术前应该参照 CT 片和（或）UBM，对异物位置有大致的估计，手术中可以有的放矢，有利于异物的尽快取出。

3. 年轻患者的晶状体皮质若呈乳化状，则晶状体内的异物可具有一定的活动性，也容易在前囊膜破裂的瞬间随乳化皮质溢出囊袋，改变位置。为避免上述情况发生，在撕囊或截囊之前，要注入足够量的黏弹剂，减轻乳化皮质的外溢。同时，对于磁性异物，可先伸入磁化的 MVR 刀或眼内磁石，及早将异物引出眼外。

第四节　眼后节异物取出术

眼后节异物是眼内异物中最多见的一种情况，异物造成的损伤和并发症也更复杂多样，因此对于手术的操作和技巧要求更高。眼后节异物多主张经玻璃体手术取出，玻璃体手术技术的发展，不但提高了眼内异物取出的成功率，并且能快速恢复有效视功能。通过清除玻璃体内混浊物，显微镜下可清晰观察到异物所在位置、形状以及大小，无论磁性与非磁性异物均可应用异物钳直接夹出，提高了手术取出的成功率。对于较小的磁性异物，在不损伤其他组织的情况下，也能使用接力法安全地吸出。取出异物使用的主要器械包括恒磁铁和各种眼内异物钳。目前，常用的眼内异物钳有碗状钳、两爪钳及三爪钳三种（图38-4-1），根据异物的形状、大小选择合适的异物钳非常重要。

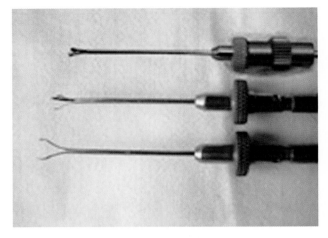

图38-4-1　各种异物钳

（一）经睫状体平坦部眼内异物取出术

后极部异物的取出：睫状体平坦部三切口闭合式玻璃体切除术，切除混浊的玻璃体，寻找到异物后，将其游离，若为磁性异物，自睫状体平坦部换入MVR锥针，恒磁铁吸附在针柄上，直至异物自巩膜切口处吸出或使用异物钳夹出。嵌于视网膜内的异物，在术中先行眼内激光，再取异物，以减少视网膜脱离的发生。夹取异物时，需充分扩大巩膜切口，以免异物滑脱，增加手术难度。

1. 手术适应证　长径3mm以下的各种异物。

2. 相对禁忌证　单眼或不影响视力且包裹于视网膜上的非磁性异物慎取。

3. 手术步骤

（1）置开睑器，剪开结膜，根据异物大小、位置、玻璃体混浊程度以及视网膜增殖的情况，选择是否同时行巩膜环扎术。

（2）一般选择颞下睫状体平坦部放置玻璃体腔灌注，若该处为伤口瘢痕，则可将灌注改放在鼻下象限。

（3）切除混浊的晶状体，保留前囊或行超声乳化白内障摘除保留后囊，前后囊均不能保留时则予以切除。

（4）缝合固定角膜接触镜架。

（5）切除混浊玻璃体，寻找异物，去除包裹，将其游离。视网膜内异物，若无脱离，可在异物周围先行氩离子光凝（图38-4-2）。

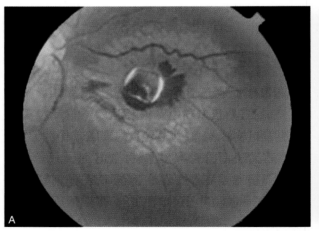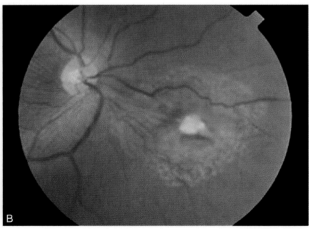

图38-4-2
A. 异物取出前视网膜光凝；B. 异物取出术后

（6）异物钳夹取（图38-4-3）或磁石吸取异物至睫状体平坦部，然后取出（图38-4-4）。

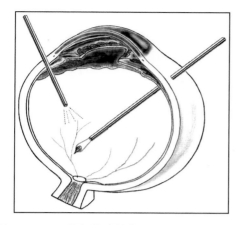

图38-4-3 异物钳自睫状体平坦部夹取眼内异物

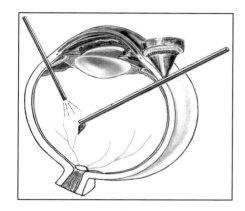

图38-4-4 恒磁自睫状体平坦部接力吸取眼内异物

（7）继续切除混浊玻璃体，检查眼底周边部视网膜，特别是异物出口处锯齿缘有无离断口，必要时行眼外冷冻术及眼内气体填充。

（8）拆角膜接触镜架，缝合关闭切口。

4. 手术体会及术中注意要点

（1）当异物到达睫状体平坦部时，应充分扩大巩膜切口，以免异物滑脱，增加手术难度。为达到一次取出成功，两件事情最为重要：其一，钳夹牢靠；其二，平坦部出口足够大。

（2）异物位于视网膜表面，夹取困难时，可注入重水或黏弹剂，将其托起再夹出。

（3）有时异物嵌顿在视网膜表面甚或视网膜下方，且表面被积血或机化组织包裹，不容易发现。则在动手取出前，需要仔细辨认异物所在，确定位置以后，使用MVR刀或注射器针头，小心剥离包裹的"壳"，使异物充分暴露和游离后再下手取出之。

（4）异物在首次被夹取时，若其长轴与异物钳成角度，不容易由睫状体平坦部出口取出，则也可先将异物移至晶状体后方或虹膜平面（无晶状体情形下），撤出导光，改换显微镜灯光照明，使用另外一手再伸入一把异物钳，在双手操作下，调整异物的位置。

（5）嵌于视网膜内壁或视网膜下的异物，若眼内部分暴露比较少，而大部分穿出眼外，自眼内摘取困难的情况下，可将异物推出眼外，位于后极部者可以不取。

（6）较大异物进入球内时，可以将睫毛一并带入，并且睫毛常隐藏并黏附在虹膜后方或玻璃体的基底部，成为手术后眼内感染的隐患。这是手术前影像学检查中的一个"死角"，需要在玻璃体切除手术中，仔细检查异物周边和上述部位，若有发现，应将睫毛取出，周边感染灶切除干净。

（二）异物取出联合人工晶状体植入术

玻璃体内异物合并白内障，若无明显炎症反应，术前超声波及视觉电生理检查无重度玻璃体混浊且无视网膜脱离的情况下，可将白内障摘除、玻璃体切除、眼内异物取出及人工晶状体植入四联手术一次完成。同期植入人工晶状体对视力恢复至关重要，同时避免了虹膜与晶状体囊膜以及前后囊之间的粘连，增加人工晶状体植入囊袋内的可能性，还可减少二期手术再次切口所致的散光，缩短了治疗周期。

1. 手术适应证 长径3mm以下的各种玻璃体及视网膜表面异物。

2. 禁忌证 异物较大或玻璃体混浊严重以及合并视网膜脱离者。

3. 手术步骤

（1）放置玻璃体腔灌注。

（2）先行Phaco或ECCE术，保留晶状体后囊；若估计后囊穿孔口较大，自平坦部放置针形灌注，行晶状体切除，可保留前囊。

（3）切除混浊的玻璃体。

（4）寻找异物并切除异物周围玻璃体膜，若为视网膜表面异物，将其周围视网膜先行氩离子激光光凝。

（5）异物钳夹取或磁石吸取异物至睫状体平坦部取出。

（6）缝合巩膜切口。

（7）角膜缘切口植入后房型人工晶状体。在前后囊均不能保留的情况下,可将人工晶状体缝合固定于睫状沟,也可植入前房型人工晶状体。

4. 手术体会　四联手术一次完成使患者在最短的时间内迅速恢复有用视力,对于此种复杂眼外伤来讲,无疑是一种非常有益的手术选择。但是,需要严格筛选病例,在确保视网膜不会发生脱离的情况下,才考虑人工晶状体植入,否则术后发生视网膜脱离的时候,增加了视网膜复位手术难度。

（三）经前房由角膜缘切口眼内异物取出

Coleman 将异物长径≥10mm 的异物称为巨大异物,国内何守志将直径>5mm 的异物称为巨大异物,直径>8mm 的异物称为非常巨大异物。经睫状体平坦部切口摘取如此大的异物时,往往由于切口和异物过大,难免直接损伤睫状体和视网膜。因此,经玻璃体手术清除积血及机化组织,直观而安全地将异物托入前房,再经角巩膜缘切口取出,避免了睫状体部出血及异物出口处锯齿缘离断的可能。

1. 手术适应证　长径为 5mm 以上的各种异物,同时伴有晶状体混浊者。

2. 禁忌证　清亮晶状体选择此术式需慎重,必要时需先切除晶状体。

3. 手术步骤

（1）剪开球结膜,颞下放置玻璃体腔灌注。

（2）板层切开角巩膜缘异物出口处切口或备用 15°穿刺刀。

（3）另备输液管衔接 8 号针形灌注,自 2 点位睫状体平坦部刺入晶状体内,切除混浊的晶状体,能够看清楚灌注头确实在玻璃体腔后,开启灌注,切除混浊的玻璃体。

（4）寻找异物,去除包裹,将其游离,若异物粘连视网膜上并无视网膜脱离,先将异物周围视网膜行氩离子激光光凝术。

（5）右手持异物钳夹住异物送至前房,左手弃去光导纤维,迅速改换 15°穿刺刀（slit knife）或尖刀刀,将上方角膜缘切开取出异物。若担心异物夹持不牢,可使用光导纤维协助托住异物,由助手扩大角膜缘切口取出（图 38-4-5）。

（6）缝合角膜缘切口,继续切除残存玻璃体,合并视网膜脱离者,应用重水,并行眼内光凝,气液交换,膨胀性气体或硅油填充。

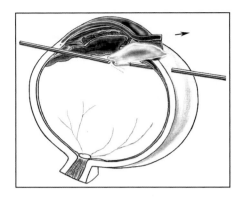

图 38-4-5　经角膜缘切口取出巨大异物

4. 手术体会及术中注意要点

（1）术前应根据影像学检查的结果,充分估计好异物大小,可预先做好角膜缘板层切口,若异物钳夹住异物很牢靠,可在异物送至前房后,使用 15°穿刺刀,直接切开上方角膜缘内侧,然后取出异物,该方法出血少且操作迅速容易。

（2）异物位于视网膜表面,夹取困难时,可注入重水或黏弹剂,将其托起再夹出。

（3）异物出口的长度一定要足够大,否则异物滑脱给再次夹取增加困难,同时要注意保护角膜内皮。

（四）临时人工角膜下眼内异物取出联合穿透性角膜移植

严重眼外伤导致单眼或双眼失明并非少见,眼内异物较大或存在多发异物、合并玻璃体积血、视网膜脱离的情况下,因穿孔伤导致角膜混浊影响眼后段手术,特别是非磁性异物无法取出。以往对于这类不具备做眼后段手术条件的患者,只能被迫放弃治疗,最终导致失明或眼球萎缩。临时人工角膜的应用,使得这类患者经睫状体平坦部的玻璃体切除成为可能。采取临时人工角膜,术中切除混浊的晶状体及玻璃体,取出眼内异物,合并视网膜脱离者同时处理,待异物取出或硅油填充后行穿透性角膜移植术。

临时性人工角膜共有三代产品,目前常用的第三代产品称为 Landers 临时人工角膜,以 PMMA 材料制成,光学部呈柱状,长 5mm,一般用于无晶状体眼。有 6.2、7.2、8.2mm 三种不同的直径供术中选择（图 38-4-6）。

多数学者的研究结果显示,此种联合手术的效果,外伤眼本身较非外伤眼手术预后差,其主要原因

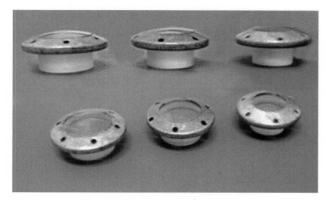

图 38-4-6　临时人工角膜

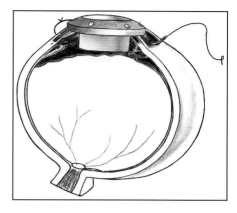

图 38-4-7　临时人工角膜的安置

是由于外伤后 PVR 导致的严重后果。总体看来,此前,因角膜混浊需要行玻璃体视网膜手术的患者,或者进行开放式玻璃体切除术,或者待角膜移植后再手术,均会影响手术的最佳时机及效果。即使目前我们应用内镜使角膜混浊的患者及时完成眼后段的手术,也达不到此种联合手术短期内即可恢复视功能的目的,特别对于单眼患者,这是使其尽快复明的唯一有效方法。角膜移植片的透明程度及视网膜病变等因素均是影响视力恢复的主要原因。

1. 手术适应证　角膜混浊或白斑合并眼内异物、玻璃体积血、视网膜脱离影响眼后段手术。

2. 相对禁忌证　角膜混浊及水肿估计有可能逐渐恢复透明的情况下,暂不考虑此种联合手术。

3. 手术步骤

（1）剪开球结膜,放置玻璃体腔灌注头。

（2）上方睫状体平坦部 10 点位及 2 点位分别放置切割刀及针形灌注,切除可见的混浊晶状体及前玻璃体。若前部组织不可见则直接安置临时人工角膜。

（3）临时人工角膜的安置。根据角膜瘢痕的大小,一般选择 7.0mm 的环钻头钻下混浊角膜（图 38-4-7）。

（4）放置 7.2mm 临时人工角膜,缝线固定（6-0线预置在人工角膜孔内,直接缝在角膜缘上）。放置前可根据情况,开放式分离虹膜前后粘连、剪除机化膜、切除前玻璃体混浊膜。

（5）在人工角膜下切除混浊玻璃体。合并眼内异物者,较小的异物可自睫状体平坦部取出;若异物较大,则拆除人工角膜,自"天窗"取出,取出后再将人工角膜重新缝合固定,继续完成视网膜手术。

（6）若无视网膜病变,拆除人工角膜,将7.25～

7.5mm 新鲜异体角膜材料移植于植床上。若为气体填充,气液交换后移植角膜,最后填入所需惰性气体;若为硅油填充,硅油填入眼内 2/3 后移植角膜,最后补充到所需硅油量。

（7）拆除灌注,缝合结膜。

4. 手术体会及术中注意要点

（1）安置临时人工角膜时或术中一定要将前玻璃体切除干净,勿使玻璃体嵌塞人工角膜与植床口内,否则牵拉周边视网膜不易复位。

（2）临时人工角膜为平面镜,处理周边病变时仍需全视网膜镜或斜面镜。

（3）植床的直径略小于人工角膜以保证术中不漏水;而异体角膜稍大于植床则是为了保持角膜的正常曲率。

（4）若无新鲜角膜材料,为不失时机地完成眼后段手术,也可将取下的自体角膜在手术完成后,再原位重新缝合。亦可酌情使用干燥角膜。

5. 手术并发症及处理

（1）出血:术中出血,抬高灌注压、眼内电凝、气液交换。术后少量出血,药物治疗。大量玻璃体积血,观察两周后,必要时再手术。

（2）术后低眼压:由于切口较大,术后短期内容易产生脉络膜脱离导致低眼压,发现后使用激素及脱水药物治疗。一周左右眼压可自行恢复。

（3）晶状体并发症:切除对侧玻璃体时,注意切割刀的角度及晶状体后囊标记,若已损伤晶状体需同时切除。超声粉碎晶状体时,避免后囊过早破裂,一旦核脱落,将其吸至玻璃体腔内粉碎吸出或使用过重水浮起后摘除。

（4）瞳孔缩小:其原因主要是眼压低或摘除晶

状体时刺激虹膜所致,外伤及糖尿病患者瞳孔也常不容易散大。针对的措施包括:①术前阿托品及美多丽充分散瞳;②术中保持正常灌注压;③避免器械过多地直接刺激虹膜;④术中可行瞳孔缘缝合(图38-4-8)或使用虹膜拉钩(图38-4-9)、全视网膜镜(图38-4-10)或内镜。

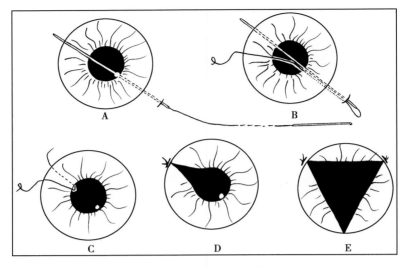

图 38-4-8 瞳孔缘缝合

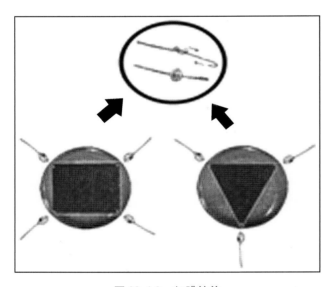

图 38-4-9 虹膜拉钩

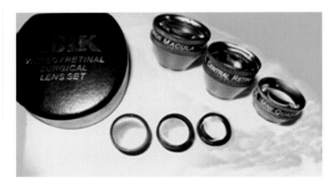

图 38-4-10 全视网膜镜

(5)视网膜裂孔及脱离:异物对视网膜的直接损伤及玻璃体牵拉所致,医源性裂孔常发生于初学者及剥离粘连紧密的视网膜前膜牵拉所致,发现后尽早光凝封孔或再次手术将其复位。处理措施:①贴近视网膜时采用低吸引高切速。切割刀需锋利,刀口背向或侧向视网膜;②异物大、玻璃体混浊重或有晶状体眼,常规行巩膜环扎术,以避免器械出入眼内或异物自平坦部取出时牵拉所致锯齿缘离断;③合并眼内炎者,视网膜极脆弱,剥膜易致视网膜受损;④前PVR增殖、视网膜嵌塞及视网膜下增殖是眼内异物及其摘除后严重的并发症,在不能松解的情况下,行视网膜切开术;⑤异物嵌于球壁内且完全被包裹,估计取出后对视力损伤大,可以观察不取,特别是单眼、非磁性异物患者,更应慎重。

第五节　眼眶内异物手术

虽然眼球赤道部最大面积仅占眶口面积的 1/3,但由于眼部异物致伤的特点,多数异物是经由眶口的中央区进入眼球或眼眶的,所以临床上眶内异物比眼内异物相对少见。从定义上讲,异物位于眶内眼球之外,称之为眶内异物(图38-5-1)。

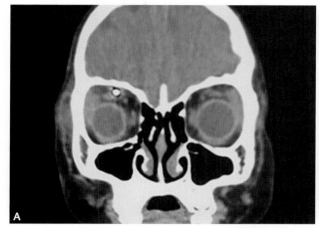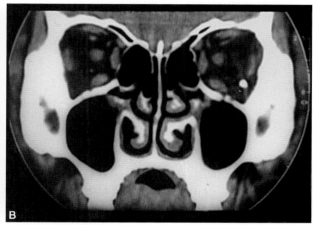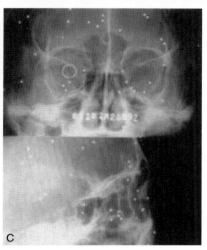

图 38-5-1　眼眶内异物
A. 眼眶上方异物;B. 眼眶外下方异物;C. 眼眶多发性金属异物

相对于眼内异物,眶内异物的种类繁多,形状大小不一。常见的有:气枪子弹(铅)、火枪子弹(铁砂,常为多发)、玻璃、石块、木屑、树枝、竹签、铅笔芯等。小者犹如小米粒大小,巨大者可长至数厘米。

进入眶内的异物,可以仅从眼睑或内外眦进入,也可以为眼球贯通伤后,穿越眼球存留于眶内。由于眼球外部眶内间隙邻近各个鼻窦和前颅腔,常合并有眶鼻窦异物和眶颅异物发生,取出需要跨科联合手术。植物性异物容易造成化脓性或肉芽肿性炎症,形成慢性瘘管。异物若紧邻视神经,手术取出有导致视力下降的危险,成为临床上有较大风险的手术领域之一。

一、眼眶内异物取出手术适应证的选择

眶内异物是否取出或留置观察,国内外专家并无统一的手术适应证选择标准,这一方面说明眶内异物的临床表现和处理更加具有个性化的特点;另一方面,也说明眶内异物取出手术需要全面考虑,权衡利弊得失。当然,随着显微手术的开展,以及眼科

与其他相关科室的联合手术,异物取出的成功率越来越高,在不会对眼球本身和视觉功能有严重损伤的情况下,异物还是要尽量取出。

磁性或非磁性的金属异物,远离视神经,取出较易应手术。植物性异物容易造成化脓和异物肉芽肿,形成瘘管迁延不愈,日久异物容易腐烂,造成手术中完整取出困难,所以,植物性异物应尽力及早设法取出。异物位于眶尖,尤其是异物紧贴视神经,手术操作可能对视神经造成直接或间接损伤,导致视力下降或致盲的,可暂时观察。有些患者对于铅异物非常担心,怕形成铅中毒,实际上铅异物在眶内很快机化包绕,形成碳酸铅膜,阻止铅离子扩散,铅中毒的担心是毫无根据的。但也不能过分强调机化包绕的绝对安全性。个别患者,经数年或十余年后,异物团内可液化,形成囊肿,甚至影响眼球运动,这在植物性异物患者中更常见。

对于很多眶内异物患者而言,若异物本身很小,对眼部无任何影响,既无视力影响,又不影响眼球运动,如玻璃异物,不必选择手术取出,但是,这种情况需要和患者充分解释清楚,并定期随访观察。

二、眼眶内异物取出术

(一) 结膜入路

1. 手术方法　异物位于眶内,而邻近巩膜外壁或异物紧邻眼外肌,或就在直肌上,可用此方法。切口可做下穹隆切口,或沿角膜缘环形剪开,做眼外肌悬吊线,沿巩膜壁寻找异物。用眼钩或深拉钩扩大术野,一边寻找,一边用无齿镊子向深处探查,有时可直接用镊子探触到异物,顺利夹出即可。若异物深达球后,应沿角膜缘环形剪开球结膜后,充分暴露眼球与眼眶间隙,必要时做四条直肌牵引线,术中可随时牵拉眼球转动方向,更好地暴露术野。

2. 术中并发症及注意事项

(1) 术前应仔细阅读 CT 片,尽量明确异物所在时钟位置、深度以及与直肌的关系。

(2) 对于金属异物,切开后应先试验其有无磁性,因为表浅的、较大的磁性异物常可以被直接吸出或被吸到表浅部位,然后继续分离组织,比较容易取出异物。

(3) 对于深的眶内异物,一般要在全麻下手术。不宜局部麻醉,因为麻药可使组织局部肿胀,术野不清晰,妨碍异物寻找。

(4) 深部异物探取时,有伤及视神经的可能,术中应观察瞳孔,必要时即刻查眼底。

(5) 伤及眶内血管有出血可能。

(6) 术前应向患者交代视力减退或丧失、眼球运动障碍的可能。

(二) 皮肤入路

异物位于内侧或下方,且紧贴眶壁骨膜,从结膜切口很难达到异物,则应做皮肤切口。

1. 手术方法

(1) 眶内壁异物(图 38-5-2):行内眦皮肤弧形切开,切断内眦韧带,沿眶缘切开骨膜,剥离骨膜,越过泪囊窝、泪后嵴后向深部剥离,沿着骨膜表面分离,直达眶尖。必要时电凝切断筛前动脉。此时,在骨膜破损处,常有脂肪脱出,此处常为异物所在处。

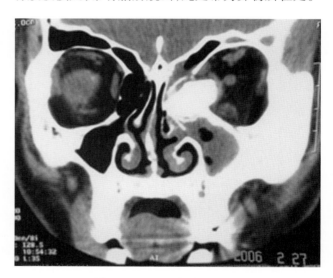

图 38-5-2　眼眶内壁异物 CT

(2) 眶下方异物:沿下睑缘下 1mm 平行切开皮肤,皮下潜行分离,达眶下缘水平,平行眶下缘切开骨膜,向眶内分离。提起骨膜,异物所在处常有隆起、机化包裹或脂肪脱出,注意由此处着手,切开包裹或用镊子探查,可找到异物。

2. 术中并发症及注意事项

(1) 深部异物应在手术显微镜下进行。

(2) 术中剥离骨膜动作要轻,避免剥破。骨膜破裂后,眶脂肪脱出可影响进一步操作,需要先将破口缝合或挡板隔离,切勿向外强行拉出,以免出血。

（3）内侧眶内异物取出时，不可电凝切断筛后动脉，否则易损伤视神经。

（4）注意勿伤及眶下裂的大血管，引起出血。

（5）植物性异物注意完整取出，已经成碎渣者，应充分冲洗干净。有瘘管形成者，要将瘘管切除，术后留置引流。

（王海燕　庞秀琴）

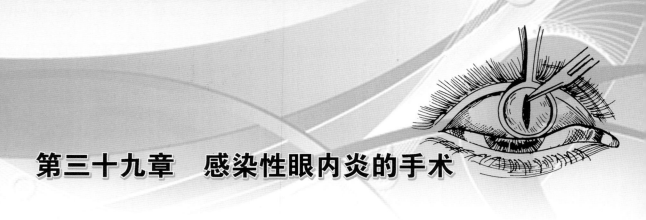

第三十九章 感染性眼内炎的手术

第一节 概 述

　　眼内炎症是指累及一层或多层眼组织及邻近腔体的炎性病变。它包括感染性和非感染性两类,后者主要指无菌性葡萄膜炎、交感性眼炎、晶状体过敏性眼内炎等。现在临床上所使用的眼内炎一般特指感染性眼内炎。感染性眼内炎是因为病原微生物侵入眼内组织并在其内生长复制,引起眼内组织严重的炎性反应,需要针对病原微生物进行治疗的眼内感染。开放性眼外伤、内眼手术以及全身其他部位的感染性疾病均可引起眼内炎。

　　眼内炎按感染的途径可分为外源性和内源性;按感染的病原微生物可分为细菌性、真菌性、病毒性、寄生虫性和混合性;按病程可分为急性、迟发性和慢性。

　　目前,在国内由眼外伤引起的感染性眼内炎构成比仍然位居第一,内眼手术后眼内炎的发生率明显上升。欧美地区依然是手术后眼内炎为首位,由眼外伤引起的眼内炎保持较低的水平。

一、眼内炎的分类

(一) 外伤后眼内炎

　　外伤后眼内炎的发生率为 2.0% ~17.4%,它与受伤时的环境、场所和是否合并异物有关。农村环境中的发生率可达 30.0%,合并异物可达 13.3% ~26.0%。

　　眼球穿孔伤是外伤性眼内炎的最主要原因,其造成了眼球壁完整性的破坏,外伤后眼内炎多在伤后短期内起病。

　　外伤后眼内炎的危险因素包括:①污染的创口、晶状体囊的破裂、眼内有异物残留者;②年龄>50岁;③外伤后手术修复延迟 24 小时以上;④在乡村发生眼部损伤。

　　引起外伤性感染性眼内炎的常见致病微生物是:①革兰阴性杆菌;②革兰阳性球菌;③真菌。近年来革兰阴性杆菌和混合感染呈逐年增多的趋势。外伤后眼内炎是眼内炎中病情最为复杂、病原微生物分布最广、预后最差的一类。

(二) 手术后眼内炎

　　任何内眼手术后均有可能发生眼内炎,病原微生物的侵袭发生在手术术中。30 年来内眼手后眼内炎总体发病率呈缓慢降低,近 10 年的发病率为 0.020% ~0.042%。白内障联合人工晶状体植入术后的发生率为 0.010% ~0.053%,人工晶状体二期植入术后为 0.129% ~0.40%,穿通性角膜移植术后为 0.018% ~0.50%,玻璃体切除术后为 0.003% ~0.006%,青光眼滤过术后为 0.008% ~0.010%。

　　由于青光眼滤过术后眼内炎一般在滤过术后较长一段时间起病,起病时眼球表面可以保持完整,有时这类眼内炎归于特殊类型进行分类。

　　术后眼内炎的危险因素包括:①机体免疫力降低,如老年患者,糖尿病、肾功能障碍、全身免疫功能障碍性疾病、肿瘤及长期使用糖皮质激素患者;②手术时间的延长,如术中使用抗代谢药物和术中并发症的出现;③术后早期低眼压,如手术切口移位或切口渗漏。

手术后眼内炎可分为急性(<术后6周)和慢性(>术后6周);也可分为急性(7天内急性起病)、慢性(术后隐匿性起病)和迟发性(4周内急性起病)。

引起手术后感染性眼内炎的常见病原微生物是表皮葡萄球菌、金黄色葡萄球菌和链球菌。表皮葡萄球菌是凝固酶阴性的葡萄球菌,其致病力较金黄色葡萄球菌弱,由其所致的眼内炎约占手术后感染性眼内炎的37.5%~75.0%。手术后感染性眼内炎的预后较其他感染性眼内炎相对要好。

(三) 内源性眼内炎

内源性眼内炎相对少见,易发生在免疫力低下或滥用药物的患者。

其危险因素包括:①患有诱发疾病,如糖尿病、恶性肿瘤、肝硬化及HIV等;②体内有感染性病灶,如肝脓肿、脑膜炎、心内膜炎、泌尿生殖系统感染、呼吸系统感染及胃肠道感染等;③伴有导致机体免疫力降低的因素,如使用免疫抑制剂、糖皮质激素、经静脉吸毒、近期手术、外伤及高龄等。内源性眼内炎可双眼或单眼发病,双眼同时患病的占25%~30%。因双侧眼动脉的血流量无显著性差异,双眼患病几率应相等。但有文献报道右眼患病率较高,考虑是无名动脉首先从主动脉弓上发出,菌血症时病原微生物更易入右侧颈总动脉。但左眼患病率高的报道也并非少见。糖尿病和肝脓肿是内源性眼内炎最常见的危险因素。

内源性眼内炎是由于细菌或真菌引起,有时可见十分罕见的病原微生物。革兰阳性菌中链球菌、脑膜炎球菌、金黄色葡萄球菌和芽胞杆菌更常见,而表皮葡萄球菌并不多见。真菌中白色假丝酵母菌和曲霉最常见,革兰阴性菌以肠杆菌属最多见。内源性感染首先引起限局性脉络膜炎,继而播散到视网膜,并继续穿过内界膜扩散到玻璃体,最终扩散到眼前节和整个眼球。眼球后部的最早发病部位视神经脉络膜,前部的最早发病部位为睫状体平坦部。这种眼内炎常在后极部形成脓肿,以及并发视网膜出血,严重影响预后。内源性眼内炎应特别注意支持疗法和全身疾病的治疗。

二、临床表现

感染性眼内炎一般具有以下表现:视力急剧下降、畏光、流泪、眼部疼痛、眼球压痛、眼睑红肿、结膜混合充血水肿、角膜浸润水肿、后弹力层皱褶、角膜后沉着物、前房渗出或积脓、瞳孔对光反射消失、晶状体或人工晶状体表面出现渗出物、玻璃体呈黄白色混浊、眼底视网膜血管收缩、斑块状出血、白色或黄色的结节状浸润病灶。严重时视网膜一般无法看清,仅见红光反射或红光反射也完全消失。眼压早期正常或增高,晚期降低。偶有发热、恶心症状。

(一) 外伤后眼内炎的临床表现

在外伤所致的眼球破裂、前房或玻璃体积血、外伤性炎症之外出现眼部症状加重,如视力进一步下降甚至丧失、眼部疼痛增加、眼睑、结膜高度水肿充血,眼球突出、运动受限、角膜溃疡或化脓、房水混浊和积脓、玻璃体炎性细胞浸润混浊加重(图39-1-1,图39-1-2)。

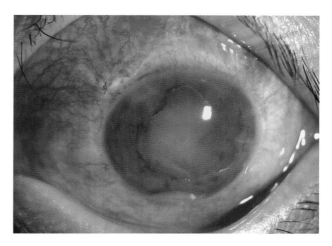

图39-1-1 角膜穿孔伤,前房积脓,瞳孔区渗出,玻璃体混浊

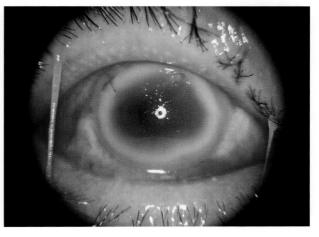

图39-1-2 角膜穿孔伤前房异物,角膜混浊水肿,边缘融解,前房积脓,虹膜表面有纤维素渗出,玻璃体混浊

（二）白内障术后眼内炎的临床表现

有近期白内障手术史、眼部及头部常伴有疼痛、视力减退、前房或玻璃体内有炎性细胞、多伴有前房和（或）玻璃体积脓（图39-1-3）。

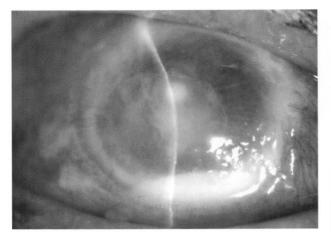

图39-1-3　人工晶状体植入术后，角膜混浊水肿，后弹力层皱褶，前房积脓，瞳孔后粘连，人工晶状体前有渗出膜，玻璃体混浊

（三）滤过泡眼内炎的临床表现

结膜混合充血，滤过泡周围更加明显，滤过泡呈薄壁或囊状改变，泡中央可见瘘口，荧光染色呈点染或轻度渗漏（图39-1-4），角膜水肿，角膜后见灰白色KP，前房可积脓，眼底模糊，玻璃体内炎性细胞浸润。

（四）内源性眼内炎的临床表现

眼部症状出现前多出现发热。前房积脓较稠厚（图39-1-5），玻璃体混浊呈雪球状或胶冻状，视网膜

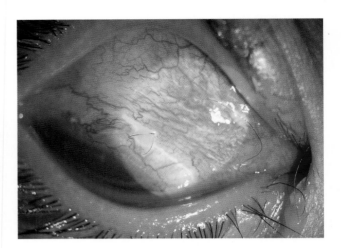

图39-1-4　小梁切除术后，滤过泡荧光素染色（+）

或视网膜下呈现边界清楚的黄白色病灶，很快出现弥漫性全眼球炎症，出现高眼压、结膜水肿、角膜水肿、角膜后沉着物、前房闪辉、前房内纤维素渗出积脓、晶状体混浊，瞳孔区黄白色反光，玻璃体积脓。

三、眼内炎的诊断

当临床上出现下列情况之一时应怀疑眼内炎，尤其同时伴有全身系统性疾病、免疫力较低的情况时：①外伤或手术后出现的眼内重度炎性反应；②与眼部损害不相称的眼痛、视力下降；③眼球壁完整性改变后，出现无法解释的流泪、前房积脓；④激素治疗无效的持续眼内炎性反应；⑤结膜滤过泡混浊变白、人工晶状体表面白色渗出、视网膜下白色隆起，伴有明显眼内炎性反应。

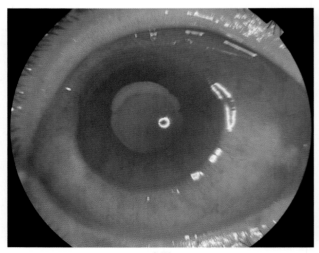

右眼

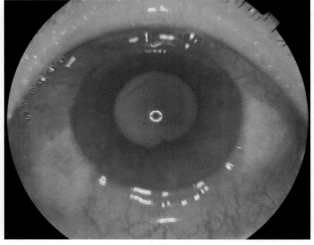

左眼

图39-1-5　肝脓肿继发双眼眼内炎，眼睑水肿，结膜水肿，前房闪辉，晶状体前纤维素渗出，晶状体混浊，玻璃体积脓

眼内炎常见的原因为：①手术切口、眼球壁伤口被致病菌污染；②手术操作时间长，眼组织损伤程度重；③致伤环境恶劣、致伤物存留；④手术器械或材料、手术野、手术室空气被污染；⑤患有术眼睑缘炎、结膜炎、泪囊炎等；⑥术中出现并发症或应用抗代谢药物；⑦伤口、切口处理不当或愈合不良；⑧患有糖尿病、上呼吸道感染、血液透析、免疫功能低下、滥用静脉注射等。

根据眼内炎有关危险因素和临床表现特征，在症状体征典型者诊断并不困难。但很多眼内炎起病快、迅速暴发化脓性炎症、眼内组织被破坏，很难观察到刚起病时的表现。而在隐匿起病者症状体征均不典型，早期诊断比较困难。患者出现的视力下降、眼部疼痛、眼睑水肿、结膜充血很难与原有的外伤或手术的伴随症状完全区分开。对于有危险因素的患者，应列入可疑病例，密切观察（至少每天 2 次）。除动态观察眼前节和玻璃体有关变化外，及时行 B 超（图 39-1-6）或彩超检查可见玻璃体均匀一致的混浊也有助于诊断。此外，在确诊和鉴别诊断方面，尤其在确诊后药物的选择治疗方面，眼内标本的检查有着十分重要的作用。

眼内液微生物学检查是诊断眼内炎最有价值、最可靠的方法，应在治疗前及早进行玻璃体和房水微生物学检查。标本首先进行涂片，检查细菌或真菌芽孢及菌丝，再进行病原学检查和药敏试验。进行涂片检查，虽然不能完全确定病原微生物的种属，但可大致区分革兰阴性菌或阳性菌，球菌或杆菌，以

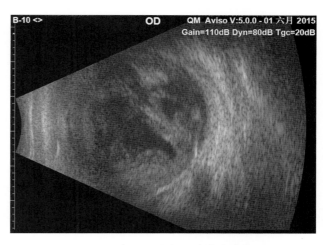

图 39-1-6　B 超显示均匀一致的玻璃体混浊

及真菌芽孢及菌丝，且在最短时间内即可获得结果，在一定程度上能够指导临床。虽然它有一定的局限性，但是一种相对简便快捷的方式。通常眼内炎的镜检所见为：房水、玻璃体液不清澈，大量中性粒细胞变性溶解，见单个、簇集细菌或丝状芽生真菌，中性粒细胞、巨噬细胞内见吞噬菌体。一般情况下玻璃体液的阳性率高于房水，在玻璃体标本培养为阳性的病例中有 37.5% ~57.0% 的病例房水标本培养为阴性，其原因是前房清除感染的能力比玻璃体强。虽然前房穿刺相对于玻璃体穿刺吸取更安全简便，但在临床上首先考虑采集玻璃体液标本进行培养，如有可能则同时采集房水进行微生物学检查。采用 PCR 技术，可以明显提高玻璃体液和房水培养的阳性率。

第二节　眼内炎的急诊处理

眼内组织对病原微生物的防御功能差，细菌易于繁殖，发生感染很难将病原微生物自行清除，因此眼内炎必须及时治疗，否则将严重影响视功能。

一、前房穿刺冲洗术

（一）适应证

眼内炎出现前房积脓或房水异常时即可行前房穿刺获取前房水标本，同时进行前房冲洗可以将异常房水、积脓去除。此方法还可以用于前房积血、血影细胞性青光眼的手术治疗。

（二）操作方法

1. 采用表面麻醉，如预期操作过程较复杂或时间较长宜采用球后浸润麻醉。

2. 开睑器开睑。

3. 以有齿镊镊在穿刺点对侧角膜缘固定。在角膜缘内的透明角膜，用15°角膜穿刺刀或尖刀做穿刺切口。

4. 穿刺时先做成板层切口，以 1ml 空针（25G 针头）自板层切口刺入前房，缓慢吸取。

5. 继续完成穿刺切口，外口的宽度 1mm，内口宽度 2mm。

6. 轻压后唇,将脓液或异常房水缓慢放出。以冲洗针头自切口注入,同时轻压后唇,让水流出,直至冲洗干净。切口不必缝合,以无菌棉签压住穿刺口减少渗漏或前房内注入生理盐水或消毒空气。

7. 前房内渗出膜较多时,可在上方角膜缘做3.0mm 穿刺口,以注吸针吸取渗出膜,直至干净。切口不必缝合。

（三）术后观察

术眼涂抗生素眼药膏,并继续局部和全身药物的使用。注意观察前房形成、眼压以及积脓、房水的性质,如有需要可再次行前房穿刺冲洗术。如 24 小时内需放出少量房水,可于表面麻醉后,在裂隙灯或手术显微镜下轻压穿刺口后唇即可。

（四）注意事项

吸取过程中勿使前房消失,如前房消失则待前房重新形成后,再进行后面操作。吸取时针头应位于虹膜表面,避免损伤晶状体。吸取物应包括脓液和异常房水,不应只取材脓液标本。经反复冲洗,前房脓液大多能冲洗干净。虹膜表面的渗出膜可以无齿镊夹出,但不必强求避免损伤虹膜。

（五）并发症及处理

1. 虹膜脱出或嵌顿　穿刺口较大或房水流出过快,可能造成虹膜脱出或嵌顿于穿刺口。此时可轻轻按摩角膜使其退回或用虹膜恢复器使其复位,前房注入生理盐水或消毒空气使其形成,必要时以10-0 线缝合穿刺口。

2. 前房积血　前房积血多由于操作中误伤虹膜或经穿刺口流入。穿刺口应选择在透明角膜,减少出血。操作中避免暴力,造成虹膜损伤。出血明显时可在前房内注入一个消毒空气泡止血。少量的积血多可自行吸收,不必处理。大量积血需做前房冲洗。

3. 虹膜前粘连　处虹膜前粘连多由于穿刺口较大,使虹膜嵌顿或前房内操作时造成穿刺口处虹膜损伤以及穿刺口位置靠后所致。结束操作时应注意使前房恢复。

4. 眼内组织的损伤　角膜后弹力层撕脱多由于穿刺刀、针不够锋利,手术器械反复进出前房或进入的角度不正确所致。很小的撕脱不必处理,较大面积需及时处理,详见晶状体手术章。

二、玻璃体内标本取出及注药术

眼内炎的治疗是通过要各种手段降低眼内病原微生物的浓度,维持或改善视功能。由于血眼屏障的存在,全身或局部使用抗生素经血液或眼球壁渗透进入眼内,药物难于在玻璃体内形成有效浓度,也就无法有效控制眼内炎的发展。将抗生素直接注射到玻璃体腔内可促进药物的扩散,使其达到较高的浓度,控制炎症改善预后。1944 年 von Sallman 首先用青霉素眼内注射治疗眼内炎,但当时这种方法并未被大多数眼科医生所接受。70 年代后,经过大量的动物实验和临床研究,眼内注射这种方法引起了医生的兴趣。经过不断实践和探索,眼内注射的药物已经越来越多,包括抗生素、激素、抗生长因子药物,这一种方法发挥着越来越重要的作用。

（一）适应证

当玻璃体出现混浊,怀疑为眼内炎症,无论外伤性、眼部手术后或内源性感染时,均可以进行玻璃体穿刺获取标本进行检查同时进行注药术。

（二）常用的玻璃体内注射的药物

1. β-内酰胺酶类　能抑制细胞壁粘肽合成酶,阻碍细胞壁合成,使菌体膨胀裂解。

（1）头孢菌素类:①第一代头孢菌素:对革兰阳性球菌有很强的抗菌力,由于耐药的增多。已逐步被取代。代表药物头孢唑林（1.0 ~ 2.5mg/0.1ml）;②第二代头孢菌素:对革兰阳性菌的抗菌效能与第一代相近,对革兰阴性菌的作用较为优异,对部分厌氧菌有效。代表药物头孢呋辛（1.0mg/0.1ml）;③第三代头孢菌素:对革兰阳性菌活性不及第一、二代,对革兰阴性菌（包括厌氧菌）有较强的作用。代表药物有头孢哌酮（2.0 ~ 10.0mg/0.1ml）、头孢他啶（1.0 ~ 2.0mg/0.1ml）;④第四代头孢菌素:对革兰阳性球菌（包括金黄色葡萄球菌）作用较第三代强,抗菌谱更广。代表药物头孢吡肟（5.0 ~ 10.0mg/0.1ml）。

（2）青霉素类:由于其副作用,已不使用。代表药物青霉素（10 000 ~ 40 000IU/0.1ml）、氨苄西林（0.5mg/0.1ml）。

（3）碳青霉烯类:有超广谱、极强的抗菌活性,治疗严重细菌感染主要的抗菌药物之一。代表药物亚胺培南(1mg/0.1ml)。

2. 喹诺酮类　为人工合成抗生素,抑制 DNA 螺旋酶,阻碍 DNA 合成导致细菌死亡。对革兰阴性菌作用强,对革兰阳性球菌也有较强作用。由于作用机制及对软骨损害,妊娠、哺乳期妇女及儿童禁用。

(1) 第三代喹诺酮:代表药物环丙沙星(0.1mg/0.1ml)、氧氟沙星(0.1～0.2mg/0.1ml)。

(2) 第四代喹诺酮酮:对阴性菌阳性菌、厌氧菌作用强于第三代,抗菌谱包括支原体、衣原体。代表药物莫西沙星(0.5mg/0.1ml)。

3. 大环内酯类　作用于需氧的革兰阳性菌、阴性球菌及某些厌氧菌。代表药物红霉素(0.1～0.5mg/0.1ml)、克拉霉素(0.1～2mg/0.1ml)。

4. 林可胺类　作用与大环内酯类相似。代表药物林可霉素(0.5～1.5mg/0.1ml)、克林霉素(0.2mg～0.5mg/0.1ml)。

5. 多肽类　抑制细胞壁合成,对革兰阳性球菌有高效作用,与其他抗生素无交叉耐药。代表药物万古霉素(1mg/0.1ml)、去甲万古霉素(0.8mg/0.1ml)。

6. 抗真菌类　代表药物咪康唑(10～50μg/0.1ml)、两性霉素 B(5～10μg/0.1ml)、纳他霉素(25μg/0.1ml)。

(三) 临床常用的玻璃体注药的方案

怀疑为细菌性眼内炎时选用:头孢呋辛 1.0mg,或头孢他啶 1.0～2.0mg。如头孢菌素过敏,可使用克林霉素或大环内酯类抗生素。

怀疑为耐药革兰阳性菌所致的严重感染时选用:万古霉素 1.0mg。

怀疑为真菌性眼内炎时选用:两性霉素 B 5μg 或纳他霉素 25μg。

(四) 玻璃体内注射药物的配制

玻璃体内注射应严格控制药物的剂量,避免不必要的损伤。由于玻璃体内注射的药物量很少,一般需要将药物稀释若干倍后才能使用,所以在配制过程要注意药物含量的准确度。

(五) 影响药物含量的因素

在药物配制过程中可能出现误差而影响最终剂量的因素主要有三个方面:

1. 从原液中吸取的药物量是否准确。

2. 药物稀释后的浓度是否均匀。

3. 最终保留剂量是否准确。

从原液中吸取的药物量常常是最终剂量的数十倍,因此药物剂量的准确吸取十分重要。在使用注射器稀释药物时,如先吸取药物后吸取注射用水,则注射器尾段药物浓度较高;反之,先吸取注射用水后吸取药物,则注射器前段药物浓度较高。此时,只有经过充分摇置混匀才能使注射器内药物浓度均匀一致,这在药物配制过程中应充分注意。

(六) 操作方法

1. 配制头孢他啶 2mg/0.1ml。头孢他啶的剂量为 1g/支。

方法:1g 头孢他啶加 0.9% 氯化钠注射液 2ml,得 500mg/ml 溶液。以 1ml 注射器吸取该液 0.1ml,再吸取 0.9% 氯化钠注射液稀释至 1ml(此时含头孢他啶 50mg)。充分混匀后,弃去 0.8ml,注射器内保留 0.2ml(此时含头孢他啶 10mg)。再吸取氯化钠注射液用水稀释至 0.5ml,充分混匀后弃去 0.4ml,注射器内保留 0.1ml(此时含头孢他啶 2mg)。

2. 配制万古霉素 1mg/0.1ml。万古霉素剂量为 500mg/支。

方法:500mg 万古霉素加 5ml 注射用水,以 1ml 注射器吸取该 0.1ml(此时含万古霉素 10mg),再吸取注射用水稀释至 1ml,充分混匀后,弃去 0.9ml,注射器内保留 0.1ml(此时含万古霉素 1mg)。

(七) 注意事项

1. 在较大容器内进行稀释易于药物的充分混合均匀。

2. 大多数厂家生产的注射器针栓与针头间存在一空间,在配制药物时这一空间也会明显影响药物浓度。应在不排空这一空间气泡的情况下准确吸取药物和注射用水剂量。

3. 确保针头与注射器前部紧密结合,以免在吸取过程中有空气进入影响药物剂量。

4. 如在 1ml 注射器内混合药物,应使其中含有 0.1～0.2ml 气泡,并在上下倒转过程中使其分散为几个小气泡,因为上移过程中对药物搅动作用更强。

(八) 操作方法

1. 采用表面麻醉或局部浸润麻醉。

2. 开睑器开睑。

3. 有齿镊固定穿刺点对侧角膜缘,用 25G 针头经睫状体平坦部做玻璃体穿刺。穿刺点位于角膜缘后 3.5～4mm，针头先在巩膜内平行于角膜缘方向潜行 0.5～1mm，随后垂直刺向玻璃体中央，进针深度 10mm。

4. 针头斜面向前吸出玻璃体 0.1～0.2ml。取出标本后可立即涂片或保存在注射器内，针头以橡胶塞封闭后送检；若行厌氧菌培养，需实验室工作人员携带容器进入手术室直接取走标本。

5. 将配制好的药物注射器更换 25G 或更细的针头，自角膜缘后 3.5～4mm 刺向玻璃体球心，针头斜面勿朝向视网膜。退出穿刺针，以无菌棉签压住穿刺口。

（九）注意事项

1. 对伴有眼前节感染的患者，可同时做前房穿刺吸取前房水。前房穿刺冲洗应在玻璃体穿刺前进行。

2. 在玻璃体穿刺前可先散瞳，经瞳孔可以观察到进入玻璃体的穿刺针头，操作相对安全。但在大多数条件下，由于屈光间质的混浊不能观察到穿刺针头，则应严格掌握穿刺后进针的方向和长度。抽取玻璃体标本时，若抽吸不畅，不要强行抽吸或在玻璃体腔内搅动，避免损伤视网膜。经若干次吸取后，如针管内仍未获得玻璃体标本，则应退出注射器，将针头内的内容物作为标本进行处理。

3. 眼内注药时药物的选择既要达到有效剂量，又不能造成视网膜毒性，而且此时尚不清楚所感染的病原微生物的种类。应常规选择抗菌谱广、视网膜毒性低的抗生素；或根据流行病学资料和临床经验进行选择。当病原微生物耐药或发生混合感染、使用单一抗生素不能控制时，应考虑联合用药，利用药物的协同作用提高疗效。

头孢呋辛是一种杀菌性的抗生素，可抵抗大多数的 β-内酰胺酶，对多种革兰阳性和革兰阴性细菌有效。在感染的细菌仍未明确时的经验治疗可以首先选用。

原先眼内注药时首先选取氨基糖苷类抗生素，但是眼内大剂量注射该类抗生素可引起视网膜毒性反应，出现色素上皮细胞和视网膜内层的损伤以及视网膜血管的变化，个别患者在治疗剂量下也出现中毒反应。此类药物已经被宣布不可用于眼内或结膜下给药，但在敏感菌所致的感染中仍要考虑眼表

和全身使用。

4. 糖皮质激素的使用，可以减轻病原微生物对眼部的损害，减轻炎性反应，有助于视功能的恢复，应在局部应用有效抗生素后 24 小时加用。但在真菌感染未能控制的情况下，应尽量避免使用糖皮质激素。

5. 眼内注射时不同的抗生素应自不同的注射器给药，推注时针头的斜面应朝向前方，缓慢推注药物，使药物均匀分布于眼内。避免眼压骤然波动和视网膜的损害。

（十）并发症及处理

1. 注射部位出血 眼内炎时结膜巩膜血管扩张充血，穿刺后容易出现穿刺出血。术毕时以无菌棉签压住穿刺口即可。

2. 眼压升高 玻璃体内注射时药物体积过大或推注时速度过快可造成眼压波动。眼内药物应配制成 0.1ml，不要超过 0.2ml，避免不必要的损伤。推注时，一手可轻轻按压眼球壁感觉眼压的变化。如眼压增高应立即停止注射，并行前房穿刺降低眼压。因推注时速度过快造成的眼压波动很快会平稳，不必特殊处理。

3. 视网膜毒性反应 视网膜对各种致病因子及理化因素刺激的抵抗力比较弱，药物可以引起视网膜光感受器破坏丢失和色素上皮的破坏。抗生素和激素均可引起这种并发症。视网膜毒性反应主要与药物的种类、药物的峰值浓度和视网膜组织的暴露时间有关。推注药物时应避免药物直接接触患眼黄斑，导致黄斑区药物浓度集中。注药后因使患者轻偏头或直立位。同时，不应在玻璃体腔内存有硅油时行玻璃体腔注药，大多数药品为水溶性不会与硅油溶合，硅油使药物的传递和浓度变得无法预测。药物会在视网膜与硅油间形成高浓度间隙，引起视网膜毒性改变。

4. 白内障、视网膜脱离 如能直视下操作，则相对安全。否则应注意穿刺后进针的方向、长度和推注时针尖方向、速度。避免损伤晶状体、视网膜。

5. 视神经萎缩 部分药物对眼部神经有毒性，部分药物影响眼部血流，逐渐出现视神经萎缩。

（十一）术后观察

术眼结膜下注射抗生素并涂抗生素眼药膏，继续眼部和全身药物的使用。注意眼压、玻璃体积血、

晶状体和视网膜的情况。若眼内炎控制不理想,必要时可再次注药或尽快行玻璃体切除术。

三、玻璃体切除术

玻璃体切除术从 20 世纪 70 年代开始应用在眼部治疗,随着玻璃体手术技术的完善,其疗效已得到一致认同。眼内炎应用玻璃体切除手术治疗的目的:①清除眼内病原菌、毒素、炎性细胞、炎性介质。②清除作为病原微生物培养基的玻璃体。③直接获取玻璃体标本,经病原学检查,指导术后治疗。④同时处理外伤性白内障、视网膜裂孔、视网膜脱离,减少手术次数,避免多次手术的创伤,最大限度地恢复视功能,提高预后。⑤切除混浊的玻璃体、脓液及积血,去除玻璃体内的支架,预防视网膜脱离的发生。⑥直视下取出异物,避免盲目性,减少对周围组织的损伤,提高眼内异物取出率。一次手术可以同时取出多个异物、多类异物。⑦抗生素可以直接进入眼内,更有效地控制感染。

(一) 手术时机的选择

目前一般主张在确诊眼内炎后 24 小时内行玻璃体切除手术。对伴眼内异物者,更应尽早行玻璃体切除,以清除感染源。对白内障和二期人工晶状体植入术后眼内炎,美国眼内炎玻璃体切除研究组(EVS)在多中心随机对照研究中发现:如果视力在手动以上,玻璃体切除术后视力并不比单纯玻璃体注药术好。只有视力在光感的患者,玻璃体切除术后视力较好。提示对于内眼术后眼内炎可以在视力为光感时采取玻璃体切除手术治疗。内源性眼内炎的手术时机应根据玻璃体被累及的程度来进行,不应根据最初的视力来考虑。

(二) 手术注意事项

1. 尽可能使用 23G 或 25G 玻璃体手术系统进行操作,减少医源性损伤。

2. 手术开始时应抽取玻璃体标本进行培养。

3. 屈光介质混浊时,在不能确认睫状体平部的灌注位于眼内时,应另置灌注并切除晶状体、前房渗出膜、脓液和前玻璃体。

4. 可以试图保留人工晶状体。但要将其表面膜状物清理干净,以免影响观察。

5. 玻璃体切除时应做 PVD,注意对玻璃体皮质的清除。玻璃体残留在视网膜上,可使术后视网膜裂孔形成或重新开放,也可促使玻璃体视网膜病变的形成。

6. 在视网膜表面常有未机化的脓苔或增生膜,在吸取时应注意避免造成视网膜裂孔。

7. 避免术中器械反复进出眼内引起切口处玻璃体嵌顿,形成视网膜裂孔。

8. 处理玻璃体的机化条索时,应将其剪断后切除,避免牵拉条索造成视网膜裂孔或视网膜脱离。

9. 眼内炎时由于病原微生物的直接毒性损害以及蛋白水解酶的作用,造成视网膜水肿,视网膜极为脆弱、强度下降,甚至坏死溶解。在外力的作用下,容易出现视网膜裂孔。

10. 玻璃体切除时对伴有的眼内异物应同时取出。漂浮异物可直接取出;粘连、嵌顿异物应先在其周围行眼内光凝,再切开包裹、翘起松动后取出。异物取出时巩膜切口大小要与异物相适应,避免异物在巩膜处嵌顿、脱落,坠入眼内,损伤视网膜。较大异物、形态不规则的异物应经前房自角膜缘切口取出,以免损伤睫状体和视网膜。

11. 根据眼内情况,进行眼外冷凝,眼内光凝、眼内填充。

体外研究中发现,硅油具有抑制病原微生物生长的作用。这是由于硅油不含微生物生长所需的营养,使其生长受到抑制。同时,硅油中的低分子量杂质和低活性催化剂导致的硅油的毒性,所引起的抗微生物作用。使用硅油填充时间长,促进视网膜皱褶的展开,有利于视网膜复位。另外,硅油填充还可以提高某些眼内炎的视力预后。在条件较差的患眼联合硅油填充防止了眼球萎缩,又挽救了残余视功能。

四、术后治疗

(一) 眼表、结膜下和全身抗生素类药物的使用

眼表、结膜下使用抗生素类药可以进入前房,达到有效的药物浓度。但是药物很难进入玻璃体,即使在无晶状体眼药物也很难在玻璃体内达到有效浓度。眼表、结膜下用药对玻璃体内炎症治疗只是起到辅助性作用。在结膜下用药时应注意使用频率并

更换使用位置,以避免药物导致的巩膜坏死的发生。

全身抗生素类药的使用在外伤性眼内炎和内源性眼内炎是必要的,而且在药物浓度和使用时间上必须足量,细菌性感染应在有效药物浓度的前提下使用 10 ~ 14 天,真菌性感染应使用 21 天以上。同时,应根据药敏结果及时调整用药。其他眼内炎患者是否使用全身抗生素,临床医生应根据病例的具体情况、病情的发展和患者的依从性综合考虑。目前临床上还是根据经验或药敏结果使用全身抗生素类药物,对于高危眼(如单眼、全身抵抗力低下、病程急剧)患者更是早期足量使用全身抗生素。既要避免避免药物浓度不足,又要防止药物滥用,同时注意药物的肝肾毒性或血液毒性,在用药过程中应定期进行肝肾功能和血常规检查。

(二) 糖皮质激素的使用

在有效抗感染的同时,可加用糖皮质激素以缓解中毒症状和眼组织的器质性损伤、减轻视功能的破坏。除眼表、眼周、眼内给予外,全身也可以使用,但在真菌性眼内炎应慎用。剂量为泼尼松 0.5 ~ 1mg/(kg·d)口服或地塞米松 5 ~ 10mg 静滴,5 ~ 7 天后逐渐减量。为安全考虑,可在应用有效抗生素 24 小时后加用。

五、预后

眼内炎的预后与多种因素有关。①病原微生物的种类、数量和毒力。病原微生物毒力弱或培养为阴性的预后好。②开始治疗的时间。治疗越及时预后越好。③眼内炎发生的时间。发生较晚预后较好。④身体状况、全身疾病的控制状态和药物的使用。⑤治疗方法的选择和患者的依从性。

六、预防

应高度重视眼内炎的预防。①对儿童应加强教育,避免玩耍刀、针、剪、笔等锐物。②严格管理一次性注射器、输液器。③加强教育培训,强化安全生产意识、完善劳动保护措施,提高自我保护意识,严格遵守操作规程和改善劳动保护条件。④注意围术期的各项操作,从各个环节加以防范,避免手术后并发症的发生。⑤加强对患有全身疾病和免疫功能低下患者的支持治疗。

(史翔宇　庞秀琴)

第四十章 眼眶骨折的评价及修补

一、概述

骨性眼眶位于面中部,两侧各一,是一尖端向后的锥形结构,由七块骨组成,分别是泪骨、筛骨、蝶骨、额骨、颧骨、上颌骨、腭骨。眶壁分上下内外四个壁(图40-1-1),眶下壁即眶底,大部分由上颌骨眶面构成,眶下壁下方几乎全为上颌窦,缺乏有力的支撑,眶内壁大部由筛骨纸板组成,筛骨纸板菲薄;四壁围城后方的尖端称为眶尖。当眶腔受到钝性冲击时,眶压急骤升高,升高的眶压使眶壁受力最大处或最薄弱部分产生骨折。眶下壁受力最大,而内壁筛骨纸板菲薄,二者均易发生爆裂性骨折。外力直接撞击或挤压于眶缘,使相应部位发生骨折、变形或移位可产生复合性骨折。

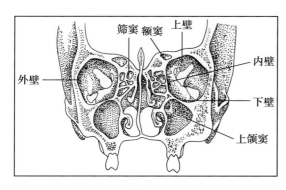

图 40-1-1 眶区平面图

临床表现:

1. 复视、眼球运动障碍 复视和眼球运动障碍为本病的主要症状,也是治疗的主要目的。眶底骨折出现垂直位复视,常主诉下楼梯时或阅读困难,眶

内壁骨折出现水平位复视。

2. 眼球内陷 伤后眶组织水肿逐渐消退后逐渐出现,1周至1个月发展最快,2~3个月稳定。主要由于骨折后眶腔增大及眶组织脱出,同时眶内容物吸收减少所致。表现为睑裂缩小,上睑沟形成,眼球突出度减低。

3. 眶下神经支配区麻木 眶下神经为三叉神经第二支,损伤后可出现患侧颊部、鼻翼、上唇、齿龈等部位的麻木感,感觉迟钝。

4. 鼻出血 内壁骨折相对较多。

二、手术适应证及手术时机

骨折整复术的目的恢复眼眶的解剖完整性,恢复眶内容以及解除眼外肌嵌顿及软组织牵拉,消除复视及矫正眼球内陷。目前对手术适应证及手术时机没有完全统一的观点,多数学者考虑为:

(一) 手术适应证

1. 复视严重且持续存在影响生活;虽然早期复视症状较轻但CT显示眼外肌疝出嵌顿明显,考虑远期复视有加重可能者。

2. 眼球内陷>2mm 和(或)眼位改变明显;早期眼球内陷不明显但 CT 显示骨折范围大,疝出组织多,考虑远期眼球内陷明显者。

3. 儿童陷阱型(trapdoor)骨折。

(二) 手术时机

1. 儿童陷阱型骨折眼外肌嵌顿严重,运动明显受限者应尽早手术。

2. 以复视为主要症状者,一般手术时间应在伤后 2 周左右进行,此时外伤造成的组织水肿基本好转同时粘连不严重,手术相对简单且造成的医源性损伤小。

3. 以眼球内陷为主要症状者,一般伤后 2~4 周手术,伤后时间过久可造成疝出组织与移位的骨组织及鼻窦黏膜粘连并形成瘢痕化,造成分离还纳困难,形成继发性损伤重,而且,即使将嵌顿组织还纳回眶内,眼外肌功能也不能完全恢复。

三、术前准备

(一) 眼部的一般检查

眼眶骨折一定程度可认为是外伤的一种保护机制,避免了外力对眼球的进一步损伤,多数患者视力较好,但也应进行常规的眼部检查。视力、眼前后节包括散瞳眼底检查,眼附属器尤其是泪道的检查,视功能受影响着应进一步行视野、视觉电生理检查。

(二) 眼眶的检查

1. 影像学检查 CT 是眼眶骨折主要影像学检查,CT 检查要做水平位及冠状位扫描,必要时加矢状位,以免遗漏小的眶下壁骨折;为显示眼外肌及软组织情况,应显示骨窗及软组织窗;必要时行 MRI 检查详细以了解眼外肌情况。

2. 眼位、眼球运动及复视检查 骨折时可由于限制性或麻痹性原因产生眼位偏斜、运动障碍及复视,术前应记录眼位、各方向眼球运动及复视情况。国外学者将眼球运动障碍分为 0~-4 级:0 级代表无眼球运动障碍,-4 级代表受限方向最大限度运动时眼球不过中线,严重程度每增加 1 级代表眼球运动差 25%。国内范先群教授将眼球运动障碍分为 4 级:0 级运动不受限,Ⅰ级向一个或多个方向极限运动受限,Ⅱ级向一个或多个方向运动时明显受限,Ⅲ级向一个或多个方向运动不能达到中线。

同时记录各方向的复视存在情况,尤其以正前方及前下方复视对生活影响大。范先群教授将复视分为 4 级:0 级无复视,Ⅰ级 周边视野复视(>15°),Ⅱ级 正前方及阅读位无复视(<15°),其余方向复视,Ⅲ级 正前方及阅读位复视(<15°)。

被动牵拉试验简单方便,可鉴别麻痹性和限制性运动障碍。

3. 眼球内陷 常规 Hertel 眼球突出计检查,也可在 CT 影像上直接进行测量。

(三) 全身检查

外伤造成眼眶骨折同时可能合并全身损伤,须进行对应全身检查,手术以全麻下进行为宜,应行全麻术前常规检查。

四、眶壁整复手术

手术可在双目放大镜、鼻内镜或显微镜下进行,不同医生可根据习惯选择不同方法。显微镜在深部操作时清晰、确切,但对周边尤其是内下壁交界处视野受限制,须结合患者头部位置调整及显微镜 X-Y 轴解决;鼻内镜辅助照明下行骨折手术应用越来越多,可提供清晰广阔的视野,但手术医生有一个熟悉的过程。

(一) 眶底骨折

1. 切口 下睑缘下皮肤(睫毛下)切口(图 40-1-2):下睑缘下 1~2mm,平行睑缘切开皮肤,到外眦部可呈 120°角适当外下切开以利于暴露手术视野;眼轮匝肌之下眶隔间潜行分离(图 40-1-3),至眶下缘处平行眶缘切开骨膜,在骨膜下分离暴露骨折区。

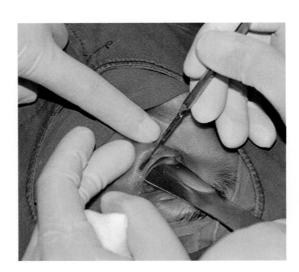

图 40-1-2 下睑缘下皮肤切口

下穹隆结膜切口:沿下穹隆结膜剪开(图 40-1-4),也有医生采用下睑板下切口,自内眦到外眦部,如暴露欠佳可联合外眦韧带切开,此切口外观无瘢痕,并可与泪阜切口相连。剪开下睑缩肌,沿眶隔浅面分离至眶下缘,切开骨膜(图 40-1-5)。

2. 分离还纳及修复 钝性分离嵌入上颌窦的

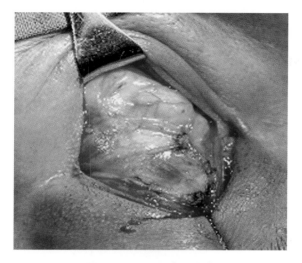

图 40-1-3　眶隔浅面分离

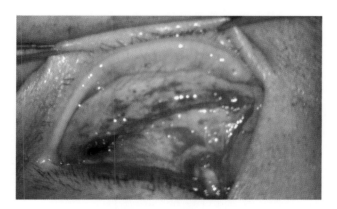

图 40-1-4　下穹隆结膜切口

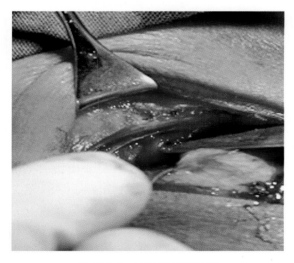

图 40-1-5　下眶缘骨膜切开

裂误认为骨缺损;②将脱出的眶组织尽量全盘一起从上颌窦腔内托起还纳,而不要一点点地还纳以免造成眶组织和眼外肌的进一步损伤;③将破碎游离的骨片及鼻黏膜尽量取出,避免鼻黏膜残留眶内形成远期植入性囊肿;④充填材料尽量将骨缺损区遮挡,两侧应超出眶缘 1～3mm,较厚的植入材料前端不要过于接近眶缘以免顶推眼球;⑤植入材料应适当固定,植入后检查是否还有组织嵌顿,做牵拉实验和术前比较明确肌肉嵌顿是否好转;⑥伴有眼球内陷者,充填材料大小厚度要考虑眼球内陷的矫正,如

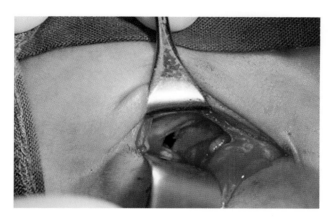

图 40-1-6　暴露骨折范围

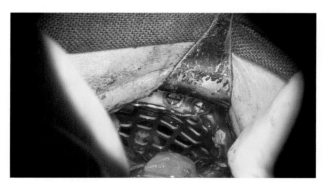

图 40-1-7　植入钛网

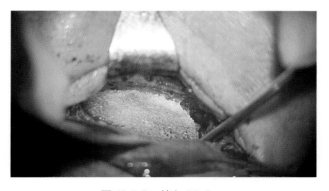

图 40-1-8　植入 Medpor

眶组织并还纳回眶内,尽量减少损伤嵌顿的肌肉,充分暴露骨缺损各缘(图 40-1-6),植入修复材料并固定(图 40-1-7,(图 40-1-)8)。注意:①内侧剥离骨膜时,不要损伤鼻泪管,注意保护眶下神经,勿将眶下

内陷明显可选择同一材料植入两层或两种材料共同应用以缩小眶腔,不是任何程度的眼球内陷均可矫正,要注意内陷和复视的平衡。

3. 缝合

(1) 皮肤切口:6/0 可吸收线缝合骨膜,7/0 丝线缝合皮肤(图 40-1-9)。

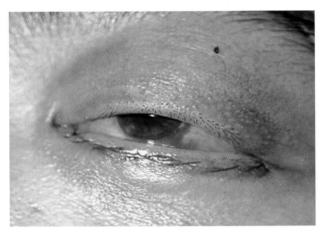

图 40-1-9　皮肤切口缝合

(2) 结膜切口:6/0 可吸收线缝合骨膜、筋膜,7/0 可吸收线连续缝合结膜(图 40-1-10)。

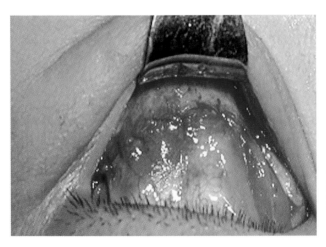

图 40-1-10　结膜切口缝合

(二) 内壁骨折

1. 切口

(1) 内眦皮肤切口:距内眦角 5~6mm,沿皮肤纹理弧形切开皮肤(图 40-1-11),分离至泪前嵴上,暴露内眦韧带(图 40-1-12),于泪前嵴与内眦韧带附着点间切开内眦韧带及骨膜,保留部分内眦韧鼻侧端以利于复位。沿切口自骨膜下向眶缘内分离,将泪囊自泪囊窝处剥离推向眶内侧。注意勿损伤泪囊窝下端的鼻泪管,向上分离可至滑车,必要时可将滑车与骨膜一并剥离。此切口暴露好,无脂肪脱出,但存在皮肤瘢痕可能。

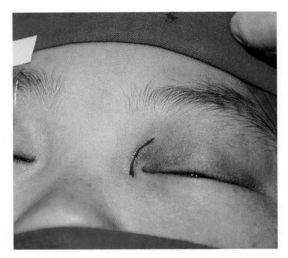

图 40-1-11　内眦皮肤切口

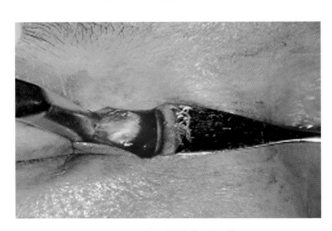

图 40-1-12　暴露内眦韧带

(2) 泪阜结膜切口:泪阜内侧处结膜切开(图 40-1-13),剪开前部泪阜下连接紧密的纤维层后,钝性向深处分离至泪后嵴处,注意不要损伤上下泪小管,在泪后嵴后层面切开骨膜(图 40-1-14),避免损伤泪囊。此切口优点是瘢痕不明显,但暴露有一定困难,必要时需联合外眦韧带下支切开以扩大暴露范围。

2. 分离还纳及修复

(1) 钝性分离嵌入筛窦内的眶组织,尽量完整还纳回眶内。

(2) 注意电凝切断筛前孔内走行的筛前动脉,防止出血的动脉回缩入骨缝,否则止血困难。

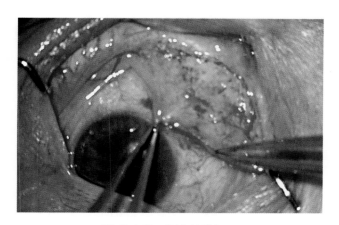

图 40-1-13　泪阜结膜切口

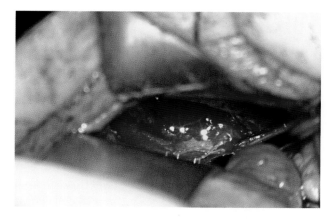

图 40-1-15　暴露内壁骨缺损（显微镜下）

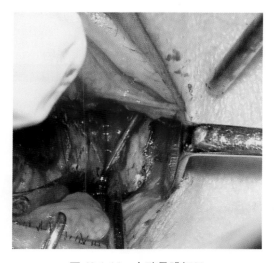

图 40-1-14　内壁骨膜切开

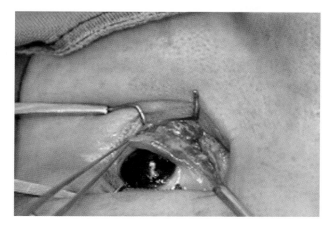

图 40-1-16　内下结膜联合切口

（3）骨折达眶尖时注意尽量避免损伤视神经。筛后孔距离视神经管眶口仅约5mm左右，手术时应尽量避免切断筛后动脉以保护视神经；下方超过筛后动脉的骨折，分离时应尽量轻柔，同时采用自上向下分离方法，使力量远离视神经方向。

（4）暴露内壁骨缺损（显微镜下），根据骨缺损之大小、形状（图40-1-15），植入适当的充填材料将骨缺损区尽量遮挡并固定，植入物前端位于泪后嵴后。

3. 缝合　皮肤切口4/0复位内眦韧带，6/0可吸收线缝合骨膜、皮下，7/0丝线缝合皮肤。结膜切口6/0可吸收线缝合骨膜，7/0可吸收线缝合筋膜及结膜。

（三）眶内下壁联合骨折

内下壁联合骨折，可造成严重的眼球内陷，复视发生率多，手术的难度也相应增加。

1. 手术入路　可采用泪阜结膜联合下睑缘下皮肤入路（图40-1-16），也可采用泪阜结膜联合下穹隆结膜入路。

2. 手术方法　同单纯内壁下壁骨折手术，内壁术野小可先行内壁分离。手术的要点是要将内下壁交界处（隅角）粘连及嵌顿的眶组织完全分离，实现内下壁骨折区的完全联通以利于修复材料的植入，但要注意不要损伤前部的鼻泪管结构，下斜肌起点可根据情况保留或连同骨膜分离。

在内下壁骨折完全分离后，植入修复材料。方法可选择内壁下壁分别植入适当大小的修复材料（图40-1-17），并在隅角处相连，也可选择植入整体修复材料（图40-1-18，图40-1-19），后者对隅角处眶腔缩小的更多，矫正眼球内陷效果更佳。植入整体材料时首先在下壁处用脑压板尽量分开眶组织，自下壁尽可能多的向内壁植入，再自内壁切口将材料提拉到适当可支撑位置，然后分别检查调整材料位置并固定，眼球内陷严重者可适当联合相同或不同材料植入以尽量缩小眶腔。

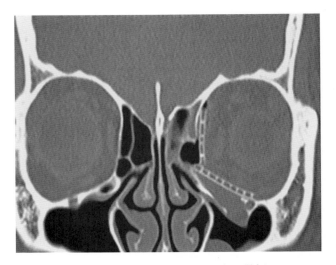

图 40-1-17 内下壁分别植入人工骨板

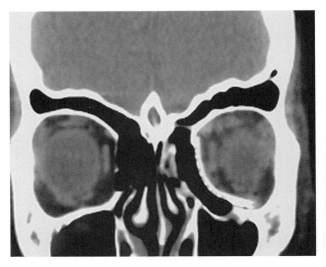

图 40-1-18 内下壁整体植入人工骨板

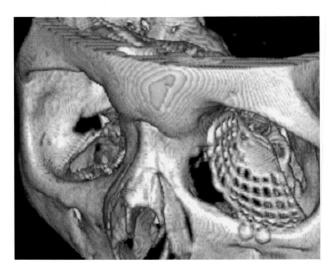

图 40-1-19 内下壁整体植入预成型钛网

五、修复材料

修复材料应具有良好的生物相容性、一定的生物力学强度及适当的可塑性等生物学特性的三维孔隙-网架结构。早期修复材料主要应用硅胶、自体骨等,现今多采用高密度多孔聚乙烯(Medpor)材料(图 40-1-20)、钛合金网状材料、钛网(图 40-1-21)与 Medpor 复合材料、羟基磷灰石复合材料(人工骨板)以及可吸收生物材料。修复材料种类繁多,各有其优缺点,手术医生应根据画着的年龄、症状,骨折的位置、大小,对材料的熟悉程度等选择一种或联合使用。

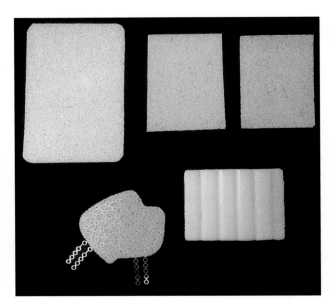

图 40-1-20 不同型号 Medpor 材料

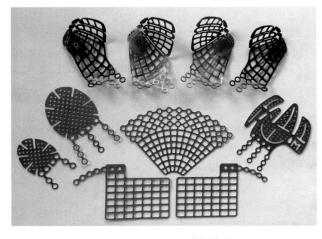

图 40-1-21 不同型号钛网

六、手术并发症

(一) 近期手术并发症

指术中及术后早期产生的并发症。眶壁骨折手术涉及视神经、动眼神经、视网膜中央动脉等重要组织结构,其损伤可导致相应功能的损伤,术者应严格掌握手术适应证,熟悉眶腔解剖结构,充分了解病情及 CT 情况,仔细设计手术方案,严格按步骤操作以减少出现手术并发症。

常见并发症有出血、视力下降或丧失、眶下神经损伤、眼外肌损伤等。术后并发症有下睑外翻、眼球位置上移、复视加剧、填充物排斥等。

视力下降或丧失:主要由于术中过度牵扯造成视神经或视网膜中央动脉的直间接损伤、植入物过多或过于接近眶尖压迫神经所致。术中尤其是眶尖部应谨慎操作,术中观察瞳孔,术后早期检查视力情况以便早期发现并处理。

出血:多术中止血不彻底所致,尤其注意筛前动脉应烧灼切断以免血管收缩进窦腔内造成止血困难。

(二) 远期手术并发症

远期手术并发症指术后 6 个月以上出现的并发症,包括植入物排斥、植入性囊肿(图 40-1-22)、迟发性感染、迟发性出血等。植入物排斥主要与材料性质有关,术后感染、植入物位置靠前、固定不确切也可造成材料移位,应手术取出,材料周围多已形成纤维机化膜阻止眶组织脱出,可不再重新植入,也可根据内陷程度及感染情况决定同期或二期再次填充。早期应用硅胶材料排斥较多,现今应用的植入材料组织相容性好,较少有植入物的排斥。迟发性感染主要是鼻源性眶内感染,由于鼻窦炎症蔓延到眶内所致,植入材料位置不正确堵塞窦腔开口造成引流不畅也是形成眶内感染的原因。治疗应取出植入物并清创引流,视鼻窦炎症情况行窦腔开放根治。眶内植入性囊肿主要由于外伤较严重或手术时解剖欠清晰、分离还纳的层次欠准确导致鼻窦黏膜进入眶内形成,可行手术摘除植入性囊肿,同时取出植入材料。手术中将进入眶内的鼻窦黏膜去除,完整分离骨折区,避免黏膜组织与眶组织相连,可减少植入性囊肿的产生。

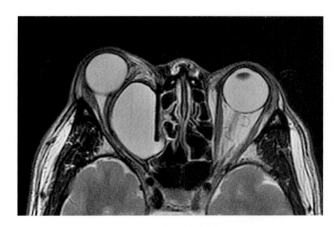

图 40-1-22　植入性囊肿 MRI

(周军　庞秀琴　宋维贤)

第四十一章　内镜经鼻视神经管减压术

内镜经鼻视神经管减压术可去除视神经管的内下壁(图41-1-1),在蝶窦气化好的病例也可做到上壁的减压。因该术式头面部无切口,更加微创且减压范围充分,并发症少,已经成为目前视神经管减压最主要的术式。

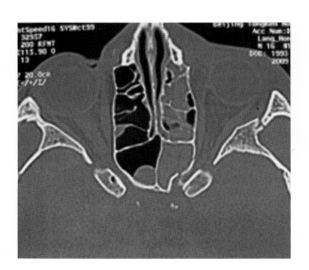

图41-1-1　左侧视神经管骨折CT轴位像,箭头示内镜经鼻腔至左侧视神经管区手术入路

一、适应证

外伤、肿瘤、炎症及其他病变压迫视神经管造成视神经的功能障碍,蝶窦发育良好且无明显炎症的病例。外伤后生命体征平稳。

术前准备

术前视神经管和鼻窦CT明确视神经管骨折程度、蝶窦气化情况、有无蝶上筛房和蝶窦内分隔情况。术前剪鼻毛;气管插管全麻;手术体位为仰卧位;静脉注射抗生素预防感染。

二、手术步骤

1. 1%丁卡因15ml加1‰肾上腺素2ml浸润棉片,鼻腔黏膜局部收缩表面麻醉。0°4mm内镜下取患侧鼻腔入路。于中鼻甲外侧切除钩突和筛泡,清除前后组筛窦气房,如筛窦内骨折及积血可一并清除。充分暴露眶内壁,切开蝶筛隔,开放并扩大蝶窦前壁进入蝶窦。

2. 判断视神经管的位置　充分去除蝶窦内的骨性分隔,视神经管为管状骨性隆起,位于蝶窦外侧壁的顶部,双侧呈"八"字形由内后向前外走行,其下方为颈内动脉隆起。可根据筛后动脉的位置(图41-1-2)、视神经上方的凹陷和视神经与颈内动脉之

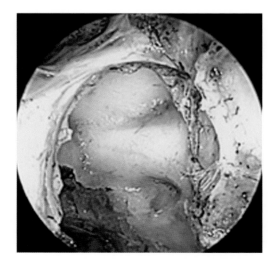

图41-1-2　内镜经鼻左侧蝶窦外侧壁视神管与筛后动脉位置关系解剖图,黑色箭头为视神经管,白色箭头为筛后动脉

间的凹陷定位视神经管和颈内动脉的位置,观察视神经管和蝶窦内的骨折情况。

3. 磨开视神经管　使用内镜专用磨钻磨薄眶尖和视神经管内侧壁骨质,间断用生理盐水冲洗术腔,以防止钻头过热损伤视神经。用小剥离子或钩针小心剥离视神经管内侧壁全长约1/2周径(图41-1-3)。

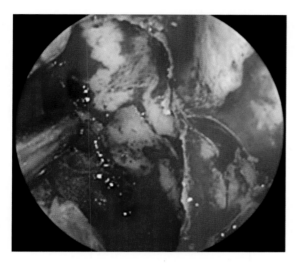

图41-1-3　左侧视神经管减压术中可见视神经管中段骨折线(黑色箭头示)

4. 切开视神经鞘　以小尖刀自眶尖向后切开眶骨膜、总腱环和视神经鞘(图41-1-4),内镜应抵近观察,确保既切开鞘膜又未伤及神经纤维。切开时注意要在视神经的内侧切开视神经鞘,以免损伤眼动脉。

5. 以庆大霉素和地塞米松的盐水冲洗蝶窦,止血绫覆盖出血黏膜,中鼻甲内侧填塞小块纳吸棉止血,中鼻甲复位。

三、手术并发症和注意事项

(一)出血

经鼻腔手术常见的出血血管为蝶腭动脉、筛后动脉和颈内动脉,最严重的出血并发症为颈内动脉损伤的出血,可危及生命。

1. 颈内动脉损伤出血　为致命性的大出血,处理不及时短时间即可危及生命。可出现于术前、术中及术后。视神经管骨折的病例常常合并有严重的颅底骨折,当骨折累及蝶窦侧壁时可造成海绵窦段颈内动脉的损伤,形成假性动脉瘤或颈内动脉海绵窦瘘。因此,颅底骨折严重的病例,术前CTA和DSA的检查是必要的。还有个别蝶窦气化良好的病例,蝶窦侧壁的颈内动脉存在解剖变异,动脉管壁直接暴露于蝶窦内而无骨质覆盖,术中也易造成颈内动脉损伤。

2. 蝶腭动脉出血　蝶腭动脉是鼻腔后部的主要供血血管,在中鼻甲根部穿出蝶腭孔。术中止血不严可能造成术后的鼻腔出血。

3. 筛后动脉出血　筛后动脉为眼动脉的分支,穿筛后孔进入鼻腔顶部,术中找寻视神经管时易伤及,可电凝止血。

(二)脑脊液漏

颅底骨折严重的病例术前、术中均容易出现脑

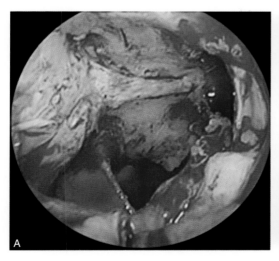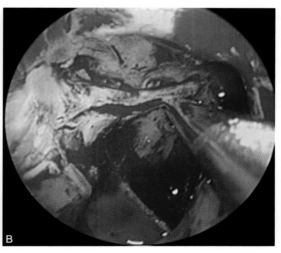

图41-1-4
A. 眶尖视神经管全程开放减压;B. 眶尖及视神经鞘硬膜已切开

脊液漏。术中发现脑脊液漏应在视神经减压的同时,一期修补漏口,并应用抗生素预防感染。如术前已出现严重的脑脊液漏,视神经减压的手术应谨慎,而应积极治疗脑脊液漏。

(三) 眶内结构损伤

多见于眶内壁骨折严重的病例。因眶脂肪突入鼻腔,如术中解剖关系不清,可能误将脂肪当做筛窦黏膜或积血清除,甚至可能损伤内直肌,造成术后眼球运动障碍。因此,术前应仔细研究眼眶 CT,了解眶壁骨折情况,突入鼻腔内脂肪必须还纳回位,必要时,用充填材料植入,进行眶壁修补。术中时刻注意眼位情况,若发现术眼外斜,表明内直肌受损应终止手术,进行详查。

四、术后处理

1. 术后予以抗感染药物,按照视神经损伤治疗常规,予以适量糖皮质激素及血管扩张剂。

2. 术后少量鼻出血可以局部冷敷及应用止血药物;出血较多应再次填塞鼻腔止血。

术后有脑脊液漏,应严格平卧,必要时辅以腰大池外引流,1~2 周后大多数可自愈,如仍不愈可考虑漏口修补。

术后应观察视力、瞳孔、眼底、眼位、视野等情况。

(宋维贤 康军 孙华)

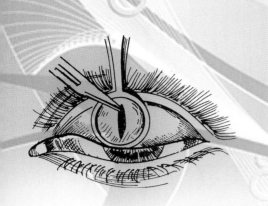

第八篇　眼科整形手术

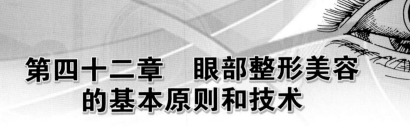

第四十二章 眼部整形美容的基本原则和技术

眼部整形的目的是运用医学审美与外科技术相结合的手段来改善眼部的生理形态不足和病理缺陷以及各种原因引起的眼部畸形,以达到恢复其形态和功能的作用。虽然眼部整形美容的各类病变、畸形有其特异性,但所有手术操作都始终贯穿着眼整形外科基本原则和操作技术。

第一节 眼部整形外科的基本原则

一、无菌操作

任何外科手术均应遵守无菌操作,眼整形美容手术更应严格执行无菌操作,术中的无菌操作是防止术后感染的重要措施,而任何感染都会直接影响手术效果。眼部整形美容手术是一项精细的技术操作,手术复杂,手术时间相对较长,手术野较广泛,有时还会涉及两个以上的手术野,因此创面暴露机会较多,感染的机会也就增加。尤其在组织移植手术中,不仅有两个以上的手术部位,而且移植的组织在成活前抗感染能力较低,一旦感染则造成手术失败,不但移植的组织感染坏死,受区也会受到破坏,从而使患者失去仅有的整复机会。

无菌操作涉及手术的各个方面,每一个手术参与者和手术器械物品的准备者都应严格遵守和执行无菌操作规程。

二、无创操作技术

无创技术就是将损伤降低到最小程度的技术。眼整形美容外科手术应是更加精细的操作过程,在手术过程中应避免对组织的过度夹持、挤压、摩擦、牵拉以及用干燥或过热的纱布压敷创面等,手术操作要做到稳、准、轻、快。在眼整形美容手术中,更要提倡使用无损伤缝针和缝线。在手术过程中,创面的暴露时间不宜过长,应及时用湿生理盐水纱布将创面覆盖起来。眼整形外科的无创操作技术应是每一个从事眼整形医师所要学习的第一课,是保证手术成功的第一步。

第二节 眼部整形外科基本技术

一、眼整形美容手术切口选择

眼部整形美容外科理想的手术切口应是以最小、最隐蔽的切口而达到最大视野的暴露。

眼部皮肤自然皱褶线:当面部肌肉收缩时,其表浅的皮肤即形成一系列的皱纹,尤其在面部呈现表情时更为明显,这就是著名的兰格线(Langer lines)。

开睑时(提上睑肌收缩之际),与睑板上缘相对应处眼睑有一显著的水平线,即上睑皱襞。下眼睑有三条标志线：下睑皱襞、颧骨皱襞、鼻颧皱襞。

在眼整形美容手术中，应采用自然皮肤皱襞切口，这样可使瘢痕隐藏于自然皱襞中。皮肤真皮层弹力纤维的方向与皱褶线方向一致，顺皮肤皱襞所做的切口切断的弹力纤维少，术后瘢痕小。而且眼轮匝肌的收缩方向与皮纹方向一致，这样肌肉收缩方向与切口一致，切口张力小，不易哆开。因此，眼睑皮肤切口多采用重睑线切口、下睑袋切口、兰格线、眉下皱襞切口等。除顺皮纹切口外，眼部整形手术常采用沿发际、皮肤黏膜交界处、耳前轮廓线等隐蔽部位做切口，既有利于创口愈合，减少术后瘢痕，而且瘢痕隐蔽。

二、剥离

剥离分为锐性及钝性两种。钝性剥离是以手术剪或血管钳张开时的张力将组织分离，其对组织损伤较大，因此在眼睑手术中应以锐性剥离为主。在剥离时要注意组织层次，以免损伤过大及出血，尤其是皮瓣剥离时，如颞浅筋膜瓣剥离时应于颞浅筋膜与颞深筋膜间以轻推剥离法进行组织分离。

三、止血

1. 压迫止血　在眼睑整形手术中，由于眼睑血供丰富，手术中出血较多，但除睑缘动脉弓出血外，其余皆为弥漫性渗血，因此多可采用压迫止血的方法即可达到止血目的。用温湿盐水纱布压迫，可使毛细血管闭合而凝结止血，一般需压迫3分钟左右。

2. 结扎止血　在眼睑手术中较少应用结扎止血，除非较大血管出血才采用结扎止血，如行颞浅动脉皮瓣移植时分支动脉的结扎等。

不必要的结扎止血可导致较多的组织因结扎而坏死，引起不必要的反应，且过多的线结可引起肉芽组织增生等。

四、创面清洗

在眼整形外科手术中，有一些较大而深在的创面，如眶壁整复手术及颌面骨折复位手术等，在缝合前应进行创面的清洗，可先用1.5%过氧化氢溶液冲洗，然后再用抗生素生理盐水进行冲洗。

五、引流

在眼整形外科手术中，尤其是眼睑整形手术，大多都不需放置引流，但如创面不能加压时，如颞浅动脉皮瓣的蒂部及吻合血管游离皮瓣移植的血管蒂等部位，需放置引流。在眼部整形中多采用橡皮条引流。

六、眼部整形缝合技术

（一）眼部整形缝合的基本要求

外科皮肤切口的缝合可用缝线缝合，也可用皮夹、胶布等将切口对位即可达到切口愈合。而整形外科则要求切口平整成线状，没有增生突起或不规则的异形愈合瘢痕。一个整形手术通过良好的设计、切开等操作后，最终要靠缝合来完成组织的准确对位、塑形和再造，因此缝合技术在整形外科中是一项重要而技巧性极强的操作。

缝合应采用细小缝针及细线按组织层次分层严密而确切的对位缝合，勿留死腔或空隙。缝合皮下组织时，应先由一侧自内向外，再由对侧由外向内缝合，线结向下。缝合皮肤时，两侧所包含的组织厚度应相等，进针应与皮肤表面垂直，缝线结扎松紧适度，使创缘对位平整或略外翻。如创缘一侧不稳定时，应从不稳定一侧进针，由稳定侧穿出，如内眦部切口，缝针由颞侧进针而从鼻侧出针。两侧创缘厚度不一致时，应由厚侧穿入，薄侧穿出，并将线结打在薄侧。

（二）眼部缝合基本方法

1. 间断缝合　多用于皮肤、睑板、结膜的缝合，是最基本及常用的缝合方法，间断缝合的针距一般为3~4mm，进出针距切口缘约1.5~2mm。此方法简单、牢固，切口平整、术后瘢痕小。

2. 连续缝合　单纯连续缝合适用于张力不大的线性切口，此方法不仅可节省缝合时间，而且可减少因间断缝合时缝线结扎张力不均而致切口瘢痕。在下睑成形术、泪道手术及结膜伤口的缝合时常用，但采用此方法时要注意切口的对合。

3. 皮内缝合　多以6-0可吸收线行连续皮内缝

合,适用于无张力和边缘较厚的皮肤切口,可减少切口瘢痕形成。因眼部皮肤真皮层较薄,在眼部整形手术中皮内缝合技术较少应用,多用于额部、眉部及近鼻侧的皮肤切口的缝合。

4. 皮瓣尖角缝合　为避免三角形皮瓣尖端血液循环不良和撕裂,缝合时采用穿过三角形皮瓣尖端皮下组织的方法缝合。方法为:先将缝线穿过一侧皮肤切口,然后穿过三角形皮瓣尖端的皮下组织,再将缝线穿出另一侧皮肤创口。

5. 褥式缝合　分为水平褥式及垂直褥式,用在张力较大的切口缝合,如睑缘的全层切口、提上睑肌的缝合等。此方法的优点为可使切口边缘外翻、创面紧密闭合、缓解切口的张力。睑缘切口不可采用间断缝合方法,否则术后将形成凹角畸形,应采用外翻褥式缝合方法,一般睑缘采用水平褥式缝合法。

（李冬梅）

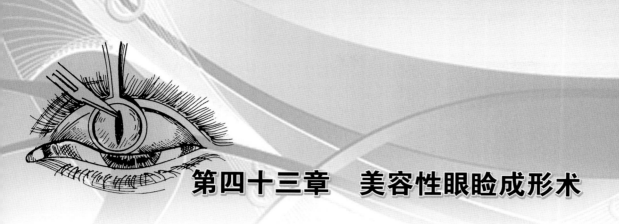

第四十三章　美容性眼睑成形术

第一节　美容重睑术

一、单睑与重睑的遗传规律

西方人中少见单睑者,而在东方人中比较常见。具有重睑的眼睑外形给人以灵活、明媚、清秀之感,而单睑则多使人感觉眼睛较小、无神,这就是较多人尤其是年轻人要求行重睑手术的原因,因此使得美容性重睑术成为东南亚地区整形美容外科开展最广泛、最普及的手术之一。

二、重睑的形成机制

1. 重睑形成的解剖因素

（1）提上睑肌腱膜自上眶缘处呈扇形散开,主要附着于睑板上缘,其扩张部延伸到睑板中1/3或下1/3交界处,部分腱膜纤维穿过眼轮匝肌附着于上睑皮下,睁眼时提上睑肌收缩,附着线以下的皮肤被牵引向上张力增大,而附着线以上皮肤则悬垂向下折成皮肤皱襞,外观上形成重睑(俗称双眼皮)。

（2）眶隔与提上睑肌腱膜融合部位亦决定重睑的形成,眶隔与提上睑肌腱膜融合部位在睑板上缘上方,这样腱膜前间隙的眶脂肪向下扩展受到限制,不影响提上睑肌腱膜纤维穿过眶隔及眼轮匝肌而附于上睑皮下,从而形成重睑。反之,眶隔与提上睑肌腱膜的融合部在睑板前面或接近睑缘,因此眶脂肪下垂至睑板前从而影响了提上睑肌腱膜与上睑皮下的联系,而形成了单睑。

2. 美容术形成重睑的原理　通过手术使提上睑肌腱膜纤维或睑板与上睑重睑线处皮肤粘连固定。当睁眼时,提上睑肌收缩将睑板与粘连线以下的皮肤提起,而粘连线以上的皮肤则松弛下垂并折叠形成皱襞,出现重睑。在切开法重睑成形术中切除眼轮匝肌及处理眶隔脂肪都是基于重睑形成理论而设计。

三、重睑的临床分型

眼睑形态因人而异,上睑皱襞走行、宽窄、深浅、长度等各不相同,在临床中根据重睑形态多分为三型。

平行型:内、中、外侧重睑高度大致相同,上睑皱襞走行与睑缘平行。

新月型:上睑皱襞在内、外眦部较低,而在中间部较高,形如弯月状。

开扇型:上睑皱襞自内向外逐渐抬高离开睑缘,呈扇形。

四、美容重睑术的术前评估

美容重睑术前除进行常规全身检查及眼部检查外,还要进行与重睑手术相关的眼部特征检查。首先检查前额和眉部,额部水平深陷的皱纹表明额肌过强或有眉下垂,如有眉下垂者单纯行重睑成形术,可能术后效果会有影响。上睑皮肤弹性,上睑皮肤是否松弛，是否存在上睑下垂，如有皮肤松弛或有上睑下垂存在则需一并处理，否则单纯重睑成形术不能达到预期效果。是否存在内眦赘皮、内眦间距增宽、睑裂闭合不全等。同时要注意患者脸型、眉型、眼型、睑裂大小、眉睑间距，这些对于重睑的设计都有重要意义。

重睑术前一定要了解患者的年龄、职业、性格特征及性别，这些对于重睑的设计都有直接的影响，如演员等可能要求一个宽高的重睑。术前应了解患者的要求，并共同讨论可能达到的预期效果。

1. 重睑的宽度、长度和弧度　重睑的宽度多为6～8mm，此为适中型，术后形成的重睑适合多数患者，大多数患者选择此型重睑高度。特殊职业者，如演员等，重睑皱襞多设计得较高，一般为8～10mm，此型也适合于长方脸型、眉睑间距大者。而睑裂短小、眉睑间距窄者，重睑线多在5mm或以下，术后重睑较窄，甚至成为内双的重睑。重睑线从内眦至外眦有一定的长度，应超出外眦4～5mm，以超过外眦切迹为宜。

2. 重睑形态设计　据调查统计国人重睑形态以开扇型居多，占60%～70%，平行型次之，约占30%，因此在行美容重睑成形术中多设计为开扇式重睑，或平行型重睑。

重睑线设计通常定三点，分别位于中央线、内侧线、外侧线上。中央线：指通过瞳孔中央的垂线。内侧线：指距中央线内侧10mm的垂线。外侧线：指距中央线外侧10mm的垂线。重睑线最高点，实际并不在中央线上，而是位于偏中内1/3处，最为理想的设计是在整个重睑线的黄金分割点上。一般中央线处高度与内侧线处高度相差1～3mm为宜。中央线处高度与外侧线高度相等或相差1～2mm。设计重睑线画线时，须嘱患者眼球下视，上睑微闭，不可在上睑皮肤过于紧绷或上睑皮肤过于松弛的状态下进行定点画线，否则易引起误差。

五、美容重睑手术技术

（一）埋藏缝线法重睑成形术
埋藏缝线法重睑成形术是利用缝线将提上睑肌腱膜或睑板与皮下组织结扎粘连固定而形成重睑。适用于上睑薄，眶脂肪少，而且上睑皮肤无松

弛者，特别是年轻人及一侧单睑者，其优点为：操作简单，术后无明显皮肤瘢痕，而且如果术后效果不理想可改用其他术式修正，线头埋于皮下术后不需拆线。

缺点：适用范围窄，有的重睑术后可自然消退，个别患者可发生线结外露或线结反应性肉芽肿等。

手术方法较多，仅介绍邱氏及宋氏手术方法。

1. 邱武才手术方法
（1）重睑设计：嘱患者轻闭眼，于上睑画出重睑线（一般为开扇型），定出内、中、外a～b，c～d，e～f六点位置，a～b，c～d，e～f之间距离为3mm左右（图43-1-1）。

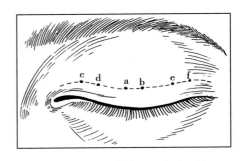

图43-1-1　埋藏缝线法重睑设计

（2）皮肤切口：于a～b、c～d、e～f点上作三个短而浅的皮肤切口。用6-0可吸收缝线双针的一针从a点结膜面穿入，自相应皮肤面穿出；缝线的另一针再由结膜面穿入点进针，在结膜下潜行约3mm长度后穿出结膜面，与b相对应；再由出针点穿入，自皮肤面b点穿出（图43-1-2）；缝针再由b点穿入，在皮下潜行并穿过睑板浅层由a点出针，然后结扎缝线并埋藏于皮下（图43-1-3）。如此共做三对埋藏缝线。皮肤面切口无须缝合。术毕眼

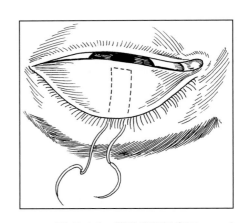

图43-1-2　缝线穿行示意图

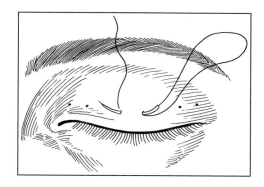

图 43-1-3　缝针皮下潜行示意图

垫覆盖双上睑,次日打开,清洁消毒,继续用抗生素眼药水 7 天。

　　2. 宋儒耀手术方法　前四步骤同邱氏手术方法。用双针 3-0 丝线或 8-0 美容线(目前我们多采用 6-0 可吸收线行重睑埋藏缝线)的一针从 a 点进针,穿过睑板上缘的浅层或提上睑肌,在 b 点出针;再用双针的另一针从 b 点进针(图 43-1-3),穿过皮下组织由 a 点穿出,然后在 a 点将缝线结扎,线结埋于皮下(图 43-1-4)。如此做三对埋藏缝线,皮肤切口不需缝合。

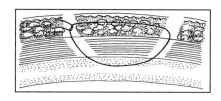

图 43-1-4　埋藏缝线结扎示意图,线结埋于皮下

(二)切开法重睑成形术

　　切开法包括单纯切开法和需同时处理皮肤、眶脂肪等方法及各种改良方法。切开法术后形成的重睑可靠、稳定、保持时间长久。特别适合于眼睑饱满、眶脂肪丰富者、眼睑皮肤松弛者、有明显内眦赘皮者。

　　经典切开法重睑成形的手术操作

　　1. 双眼消毒后,常规双眼手术野铺巾。

　　2. 重睑设计　嘱患者轻闭眼,按设计的重睑高度画出重睑线(一般为开扇型)。如皮肤松弛拟行皮肤切除者切口设计:将上睑皮肤轻轻绷紧,按拟形成的重睑高度画出第一条切口线,第一条切口线于外眦部以 120°角斜向上延长约 3mm,再于第一条重睑线处用平镊夹起松弛皮肤,以睫毛微翘、无眼睑闭

合不全为度,画出第二条切口线与第一条线相连,两线间的距离即为拟切除的皮肤量(图 43-1-5)。注意:不可切除皮肤过多,以眉睫间距不小于 15mm 为宜,否则会加重眉下垂。

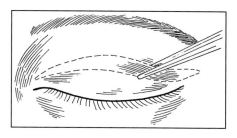

图 43-1-5　皮肤切除示意图

　　3. 麻醉　睑缘处皮下及穹隆处结膜下 2% 利多卡因及 0.75% 布比卡因(1:1 混合,含 1:100 000 肾上腺素)浸润麻醉。

　　4. 切口　用 11 号尖刀片沿重睑线切开皮肤。如需行皮肤切除者则同时切开二条切口线。

　　5. 分离　用镊子提起切口下缘,在肌肉和皮下组织之间分离,两侧达内、外眦,下方至睑板上缘 3mm 左右位置。在皮肤切口下剪除一条睑板前轮匝肌,宽 3~5mm,修剪内、外眦角皮下组织。

　　6. 去脂　如眶脂肪饱满则行眶脂肪切除,于切口上缘处平行睑缘剪开眶隔,向后上方轻压眼球,使眶脂肪疝出,用血管钳夹住疝出的眶脂肪,切除眶脂肪后止血。上睑眶隔不需缝合。

　　注意:眶隔脂肪与球后脂肪相通,眶隔膜上有较多细小血管,如不行止血,眶隔膜血管退入球后可造成球后出血。切除眶脂肪不宜过多,否则可造成术后上眶区凹陷畸形。

　　7. 缝合　以 6-0 丝线或 8-0 美容线行重睑切口的闭合。首先缝合重睑弧度最高点,自切口下缘进针继而带缝睑板前筋膜或提上睑肌腱膜,再从皮肤切口上缘对应位置出针,满意后打结,观察重睑高度及睫毛上翘情况。以同法做内、外两针缝线,基本定型后再三针间加缝数针(图 43-1-6)。在外眦部皮肤固定缝合,此部位无睑板组织,因此将缝线穿过外侧眶骨膜结扎。

　　注意:皮肤经切开分离后有一定的收缩,缝合时应将下缘皮肤轻轻绷紧,缝合睑板位置应于切口下缘皮缘上 0.5mm 为宜,这样重睑高度方能达到术前所设计高度,睫毛角度方能适度。

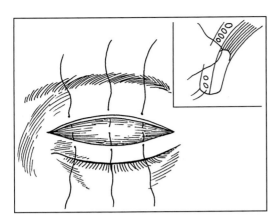

图 43-1-6　重睑皮肤缝合方法示意图

六、美容重睑术的常见后遗症及修复

（一）双侧重睑外形不对称

1. 原因　设计重睑线时眼睑皮肤牵拉不一致，去除眼轮匝肌及肌后组织多少不一致，或缝合时固定在睑板上位置双眼高低不一致。重睑线设计误差或手术时外眦缝线深浅不合适，致术后一侧松懈，重睑线变短而致重睑线长度不对称。双侧缝线松紧不一致重睑皱襞深浅不一。

2. 处理　皱襞高度不对称者，3～6个月双上睑肿胀完全消退后再次手术切开调整。

重睑线过短者可在过短处加针缝扎或切开分离至足够深度，深挂缝线穿过外侧眶骨膜结扎。

（二）上睑凹陷或上眶区凹陷畸形

1. 原因　主要原因是眶脂肪切除过多所致，此外眶隔与其前面组织粘连也可加重上睑凹陷程度。临床表现为上睑失去丰满度呈塌陷状，显得面容苍老。

2. 处理　此种并发症以预防为主，一旦发生，轻者可不必处理。畸形明显者应将眶隔与皮肤粘连部分分离，可采用自体真皮、脂肪或异体巩膜充填等方法矫正。

（三）上睑皱襞过高畸形

1. 原因　切开法手术重睑线设计高度过高；或缝线重睑成形术时睑板上缘、提上睑肌腱膜与皮肤

间形成由内上至外下的斜向粘连过多所致，从而限制提上睑肌和 Müller 肌的活动。临床表现为重睑皱襞过高，睑裂相应狭小并伴轻度上睑下垂。

2. 处理　手术矫正。

（1）缝线法致重睑过高：①距睑缘6～7mm处做与睑缘平行的皮肤切口，切开眼轮匝肌，彻底松解轮匝肌和提上睑肌腱膜之间索条状纤维组织粘连，至睁眼时皮肤皱襞消失；②横向剪断轻度纤维化的眶隔，松解出眶脂肪组织，以其下缘可抵重睑皮肤切口上缘为度；③皮肤间断缝合；④伴有上睑下垂者，可利用松解的脂肪组织，形成位于提上睑肌腱膜与眼轮匝肌和皮肤之间的帷幕，加以阻隔，以稳定疗效。

（2）切开法致重睑皱襞过高手术矫正：①沿原重睑线切开；②重睑线下沿皮下分离，切除重睑线下缘皮肤，切除量视上睑皮肤松弛度及重睑高度而定。

（四）眼睑闭合不全

1. 原因　主要是由于上睑皮肤切除过多，切除眼轮匝肌过多或损伤严重，或上睑瘢痕增生收缩明显造成。

2. 处理　轻度可不做处理，待手术后3个月左右自行恢复，重者需手术矫正。

（五）球后出血

1. 原因　切除眶脂肪时未能彻底止血，术后残端退缩至眶内而致眶内出血，严重者可致失明。

一旦发生难以处理，重在预防，术中切除眶脂肪要止血。

2. 处理　常规止血措施，应用高渗剂等降低眶压。如症状渐加重者，应拆除缝线，引出积血。

（六）上睑下垂

1. 原因　术中损伤了提上睑肌腱膜，尤其是行重睑再修复手术时，由于前次手术已使提上睑肌腱膜与重睑线处皮肤紧密粘连，因此切开皮肤时有可能切断提上睑肌腱膜。

2. 处理　按外伤性上睑下垂处理，术后2周内发现者，则打开切口找到提上睑肌断端进行缝合固定。如术后晚期发现，则于术后3～6个月后按腱膜性上睑下垂手术治疗。

第二节　美容性下睑成形术（睑袋切除术）

一、下睑眼袋术前检查

除常规全身查体及眼部检查外，还应进行如下检查：

1. 下睑位置　术前要记录下睑位置，原位注视时下睑相对下方角膜缘的位置。如术前下睑即有退缩，术中应采取相应措施（如下睑板条悬吊等方法）来矫正，否则术后下睑退缩将加重。

2. 下睑松弛度　如术前下睑松弛，术后也可能会出现下睑退缩，那么术中可能需相应的处理。

3. 眶脂肪突出情况　嘱患者向上注视来判定眶脂肪疝出的大小和部位。

二、美容性下睑成形术

（一）经皮肤切口入路法

1. 适应证　适用于中老年下睑眼袋伴有皮肤松弛、眶脂肪膨隆者，或年轻人眶脂肪膨隆者。

2. 禁忌证　患有严重全身性疾患者；对手术期望值过高而不切实际者。其优点为可同时处理眼袋皮肤、轮匝肌、眶隔膜和眶脂肪，适应证广，术后效果可靠。缺点：要求设计准确，皮肤切除量要适度，术后皮肤遗留瘢痕，如操作不当易发生并发症。

3. 手术方法

（1）皮肤切口线设计：经典下睑袋切口线：距下睑缘下 1.5~2mm 处，由下泪小点下方开始，平行于下睑缘自内向外，直达外眦角部，然后以 120°转向外眦角外下方，顺鱼尾纹方向延伸约 5~8mm（图43-2-1）。

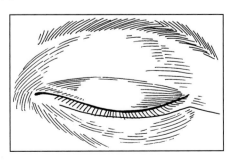

图 43-2-1　经典下睑袋切口

（2）睑缘处皮下 2% 利多卡因及 0.75% 布比卡因（1:1混合，含 1:100 000 肾上腺素）浸润麻醉。

（3）按画线切开皮肤，沿眼轮匝肌深面与眶隔之间向眶下缘处分离，直到眶下缘下 1cm 处。注意：如无眼轮匝肌肥厚者不必行轮匝肌切除，需行轮匝肌切除者亦应保留近睑缘 3mm 处的轮匝肌，否则术后下睑缘与眼球贴附不紧密而呈现下睑缘轻度外旋的外观。

（4）翻转下睑剥离的肌皮瓣，暴露眶隔膜，于睑板下缘处剪开眶隔膜，即可见眶脂肪自行疝出。轻压上睑使眶脂肪疝出，用血管钳夹住疝出的多余脂肪团，剪除眶脂肪，于血管钳断端电凝止血。脂肪切除量一般以轻压眼球时自动疝出的脂肪为度。6-0 可吸收线缝合眶隔。

（5）复位翻转的肌皮瓣，用有齿镊夹住皮瓣外上角，然后将肌皮瓣向外上方牵拉，嘱患者向上方注视，画出皮瓣与睑缘切口上缘重叠处的投影线，超过此线以上的皮肤即为拟切除的皮肤量。

（6）切除多余皮肤，并修剪外眦部三角区多余皮肤，6-0 丝线间断或连续缝合。

（7）切口处涂抗生素眼膏，加压包扎 24 小时，术后第 5 天拆除皮肤缝线。

（二）下睑眼袋内路法整复术

1. 适应证　适用于单纯眶脂肪移位膨出或眶脂肪过多而无皮肤松弛的年轻人，或仅有轻度皮肤松弛而不愿遗留下睑皮肤瘢痕的下睑眼袋者。优点：无皮肤瘢痕，无下睑外翻、下睑退缩及睑球分离等并发症发生。操作简单，组织损伤小，出血少。缺点：不能同时去除松弛的皮肤，因此不适用于伴皮肤松弛的睑袋者。术者需熟悉下睑及眼球的解剖，否则可能会造成下斜肌的损伤。

2. 手术方法

（1）结膜囊表面麻醉，2% 利多卡因及 0.75% 布比卡因（1:1混合，含 1:100 000 肾上腺素）穹隆部结膜下浸润麻醉。

（2）用眼睑拉钩或牵引缝线翻转下睑，暴露下睑穹隆结膜。

（3）于下睑睑板下缘结膜处横行切开结膜长

5～10mm（图43-2-2），并切开下睑缩肌，然后沿眶隔浅面向眶下缘方向钝性分离，暴露眶隔膜，并可见其中央部眶脂肪团，可适当将结膜切口向两边扩大。

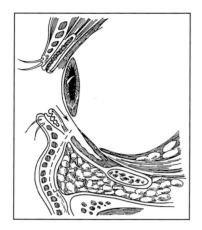

图43-2-2 下睑袋内路入路示意图

（4）剪开眶隔膜暴露眶脂肪后，分离其包膜，眶脂肪球即自动脱出，继而提起并剪除。下睑眶隔脂肪为三个脂肪团，切除之眶脂肪量，以轻压眼球时残余眶脂肪团与眶下缘平齐程度即可（图43-2-3）。于同一切口内侧剪除内侧脂肪团，在内侧下斜肌将脂肪袋分成中部和内侧部两个部分，术中要确认保护好下斜肌，否则术后将出现复视。外侧脂肪垫有较多的结缔组织间隔覆盖，暴露和切除较困难，首先切除其浅层脂肪，可使后部脂肪较易暴露，如不切除此侧脂肪，术后外侧将出现膨隆。

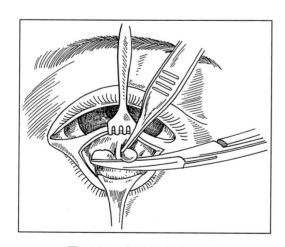

图43-2-3 切除眶脂肪示意图

（5）用6-0可吸收缝线连续缝合结膜切口，缝合时要将结膜和下睑缩肌一并缝住。

（三）美容性下睑成形术的并发症及处理

1. 下睑外翻 是下睑袋整复术较常见并发症。

原因：皮肤、轮匝肌切除量过多；术前存在水平向的眼睑松弛；切口感染瘢痕形成，牵拉下睑。老年人由于眼轮匝肌过于松弛，睑板弹性减弱，术后也可发生轻度外翻。

处理：术后发生外翻和睑球分离，一般均不急于手术处理。轻者可给予理疗、按摩等处理，待肿胀消退，多数能渐渐自行缓解恢复。对于重度不可逆性睑外翻和睑球分离，保守治疗3～6个月后再依情况采取适当手术矫正。

2. 下睑区塌陷

原因：主要由于眶脂肪去除过多引起；或组织损伤严重致术后眶脂肪部分吸收引起。

处理：轻者不必矫正。重者术后3～6个月后采取游离脂肪或真皮脂肪移植填充，可采用上睑眶脂肪充填于下睑凹陷区。

3. 下睑退缩

原因：下睑皮肤切除过多；术前存在的下睑松弛；手术操作粗暴，软组织损伤较重，术后在眶隔下睑缩肌层次上的粘连、收缩从而牵拉下睑退缩。

处理：术后一周内发现下睑退缩，应重新打开切口，松解眶隔缝线，解除张力，多可缓解。如术后早期未能处理，则于术后3～6个月后按下睑退缩矫正手术方法处理。

4. 斜视复视

原因：下斜肌在下睑内侧将脂肪袋分成中部和内侧部两个部分，在切除中部及内侧部脂肪时，如过于向深处掏剪，就有可能损伤下斜肌。而下直肌与下斜肌腱膜相延续，因此亦有可能损伤下直肌。

处理：

（1）一旦发生复视，近期不应急于处理，短暂性复视可能因为术后组织水肿或眶内出血而致，对症治疗后可自行恢复。

（2）若3～6个月不恢复者，应行眼肌专科检查后决定是否对症手术治疗。

第三节　眼睑松弛整复术

一、眼睑松弛的临床特征

眼睑松弛是与年龄相关的眼睑退行性变,一般 50 岁后缓慢发展。表现为:皮肤弹性丧失,变薄、粗糙,渐松弛;眼轮匝肌变性、松弛;眶隔松弛,眶脂肪疝入眼睑内,形成眼睑的囊袋样肿胀"睑袋";眼周皱纹增多,外眦部鱼尾纹增多、加深;多数患者伴有程度不等的眉下垂及眼睑皮肤下垂。

二、眼睑松弛整复的术前评估

眼睑松弛的特征检查

1. 眼睑的形态、位置、松弛程度,尤其要判定是否伴有老年松弛性上睑下垂。在一些病例中由于眼睑皮肤过于松弛而表现为假性上睑下垂,因此术前要判断清楚是否有上睑下垂的存在。如伴有上睑下垂者单纯行眼睑松弛矫正而未能行上睑下垂矫正,术后上睑下垂反而加重。

2. 泪腺情况判定。术前要了解是否有泪腺脱垂,老年性眼睑松弛一般不伴有泪腺脱垂,如伴有泪腺脱垂者在眼睑皮松弛矫正手术中应行泪腺复位。

3. 眉部情况判定。术前判定是否有眉下垂对于眼睑松弛手术很关键,如有明显的眉下垂者,在眼睑松弛矫正手术中应同时行眉下垂的矫正,否则眼睑松弛皮肤切除后会导致眉下垂的加重。

4. 术前要了解患者的年龄、职业、性格特征及性别,并应了解患者的要求,并共同讨论可能达到的预期效果,如演员等可能要求术后形成一个宽高的重睑。

三、眼睑松弛矫正手术技术

1. 适应证　上睑皮肤松弛;上睑皮肤松弛伴眶脂肪膨隆者;眼睑皮肤松弛伴有轻度内翻倒睫者。

2. 手术方法

(1) 切口设计:将上睑皮肤轻轻绷紧,按拟形成的重睑高度(一般设计高度为 5 ~ 6mm)画出第一条切口线,第一条切口线于外眦部以 120°斜向上延长约 3mm,再于第一条重睑线处用平镊夹起松弛皮肤,以睫毛微翘、无眼睑闭合不全为度,画出第二条切口线与第一条线相连,两线间的距离即为拟切除的皮肤量(见图 43-1-5)。

注意:①不可切除皮肤过多,以眉睑间距不小于 15mm 为宜,否则会加重眉下垂及导致眼睑闭合不全;②外眦部切口线应斜向上延伸,不可与下睑切口线相交,否则术后外眦部瘢痕明显,而且可能引起外眦角圆钝等畸形。

(2) 麻醉:睑缘处皮下及穹隆处结膜下 2% 利多卡因及 0.75% 布比卡因(1∶1 混合,含 1∶100 000 肾上腺素)浸润麻醉。

(3) 切口:用 11 号尖刀按画线切开皮肤并剪除所需切除的皮肤。

(4) 在皮肤切口下剪除一条睑板前轮匝肌,宽 3 ~ 5mm,修剪内、外眦角皮下组织。

(5) 去脂:同美容性重睑成形术。

注意:切除眶脂肪要适度,轻压眼球行疝出的脂肪切除,不可过于牵拉脂肪导致切除脂肪过多,造成术后上眶区凹陷畸形。

(6) 缝合:同美容性重睑成形术。

（李冬梅）

第四十四章 瘢痕性睑内翻及睑外翻

第一节 瘢痕性睑内翻

一、概述

根据不同发病原因,睑内翻主要分为:先天性睑内翻、慢性痉挛性睑内翻、急性痉挛性睑内翻(以上内容见第三章第二节)、瘢痕性睑内翻等。

瘢痕性睑内翻的病因:由于睑结膜及睑板瘢痕性收缩引起。以往常见于沙眼后,此外结膜外伤、结膜天疱疮等病之后也可发生。

临床表现:因内翻的睫毛刺激角膜,患者有畏光、流泪、异物感和眼睑痉挛等症状,睫毛摩擦角膜而致角膜上皮脱落,如继发感染,可发展为角膜溃疡,愈后遗有角膜白斑,也可有新生血管长入,使角膜失去透明,而导致严重的视力障碍。

二、瘢痕性睑内翻的矫正

(一)睑板部分切除术(HOTZ法)

手术切除部分肥厚的睑板以恢复睑缘的位置,对沙眼性结膜瘢痕和肥厚睑板引起的睑内翻效果较好。主要用于上睑,下睑板窄而薄,一般不采用此术式。

1. 手术步骤

(1)麻醉前用亚甲蓝根据皮肤切除量画出2条线,距睑缘3~4mm画一条与睑缘平行和等长的皮肤切口线(按重睑成形方式),如皮肤松弛则根据皮肤切除量画出第二条线。

(2)眼睑皮肤及穹隆部结膜下2%利多卡因0.75%布比卡因(1:1混合,含1:100 000肾上腺素)2~3ml浸润麻醉。

(3)切开皮肤,如皮肤松弛则按设计切除松弛皮肤。剪除一条睑板前轮匝肌暴露睑板。

(4)用睑板托一端插入穹隆,另一端轻下压,将上睑撑起。近睑缘部(睫毛毛囊根部后0.5~1mm)做尖端向结膜面的睑板楔形切除,长度近睑板全长。切除宽度视内翻程度而定,一般为2~3mm(图44-1-1)。

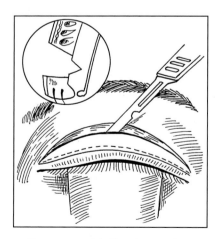

图44-1-1 睑板楔形切除示意图

(5)5-0丝线在眼睑中央、中外、中内1/3处至少做3根固定缝线。由皮肤切口的下唇穿入,在睑板切口上缘横穿一针,再由皮肤切口上唇穿出,结扎固定缝线(图44-1-2)。

(6)术毕结膜囊内涂抗生素眼膏,加压包扎2

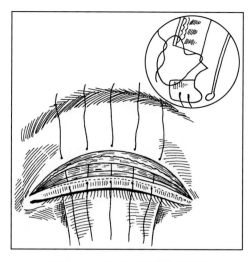

图 44-1-2 睑板固定缝线示意图

天,7 天拆线。

2. 并发症及处理

（1）矫正不足:①睑板切除过窄或深度不够,应重新加宽或加深睑板的切除;②睑缘缝线位置过低,如位于睑板切口下缘,应重新调整缝线位置。

（2）睑缘外翻或过矫:多由于睑板楔形切除过宽,睑板切口上缘过高,可重新调整缝线位置。

（3）睑缘角状畸形:睑板切口参差不齐,或缝线高低不一致或结扎缝线力量不均匀所致,应修正睑板切口或重新调整缝线结扎的松紧度。

（二）睑板切断术（潘作新法）

从睑结膜面切断睑板通过缝线牵引而使结膜面睑板切口裂开,使睑缘恢复正常位置。适用于睑板肥厚、变形不甚严重的瘢痕性睑内翻,上下睑均可应用。

1. 手术步骤

（1）麻醉同前。

（2）用眼睑拉钩翻转眼睑暴露睑板下沟,沿睑板下沟处做一个与睑缘平行的从内眦到外眦的睑板切口,直至切断睑板,暴露眼轮匝肌。

（3）用带 1 号丝线的双针从距切口后缘 1mm 的睑结膜面进针,穿过睑板前轮匝肌,从距睑缘前唇 1～2mm 处皮肤面出针,同一根线的另一针在第一针旁 2mm 处以同样方式穿出皮肤,完成一对缝线（图 44-1-3）。在眼睑中央、中内、中外 1/3 交界处共做 3 对缝线,垫以小棉卷（或塑料管）后结扎缝线,使睑缘轻度外翻。

（4）7 天拆线,如过矫可提前拆线。

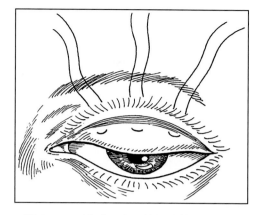

图 44-1-3 潘氏手术三针褥式缝线示意图

2. 并发症及处理

（1）矫正过度:可提前 1～2 天拆线。拆线后如仍有外翻,一般在数天后可自行恢复。

（2）角状畸形:多为睑板切口不整齐,深度不一致所致,需重新切开睑板下沟或切断睑板,分离粘连,切除瘢痕,使角状畸形消失。

（3）矫正不足:睑板切开的深度不够或切开线离睑缘过远及缝线不紧所致。处理:对较严重的睑内翻,可联合行睑缘的灰线切开,然后再缝线。

（三）Z 形瓣睫毛移位法

仅适用于眼睑局限性倒睫者。

手术步骤:

1. Z 形皮瓣设计　以眼睑局限性倒睫为例,在相应的睑缘上方设计一个 Z 形皮瓣,Z 皮瓣的尖角应与唇间切口相连（图 44-1-4）。于睑缘灰线做切口,长度应略长于内翻范围 1mm,并沿画线切开皮肤,向上剥离做成前、后两叶。

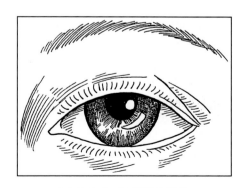

图 44-1-4 Z 瓣睫毛转位

2. 分离切口间皮肤,做成两个小的舌状皮瓣,皮瓣要有足够厚度,将睫毛毛囊包括在内。皮瓣宽度 2～3mm。

3. 皮瓣换位,将带有睫毛的皮瓣移向上方。

4. 用6-0丝线先固定两个皮瓣的尖角,再缝合各创缘。

(四) 灰线切开缘间充填术

该手术尤其适用于内翻程度在整个睑缘不一致的病例,或已行其他内翻手术仍残存部分内翻者,可与其他瘢痕性睑内翻矫正术同时施行,也可单独施行。植入物一般为保存的角膜、巩膜、阔筋膜、切下的睑板、唇黏膜。植入后可使该处睑缘略显肥厚,使内卷的睫毛离开眼球表面。

手术步骤:

1. 切开内翻矫正手术后仍残存内翻处的睑缘灰线,约深2mm。切口应超过残留内翻的两端,在内侧应距离泪点至少2mm。

2. 取一条宽约1.5mm,长与灰线切口长度相等的植入物(异体巩膜)(图44-1-5),修剪成楔形,嵌入灰线切口。用6-0可吸收线做连续缝合,缝线应

穿过植入物的创口缘,将线头结扎在睑缘前唇,以免触及角膜及结膜,也可做间断缝合。

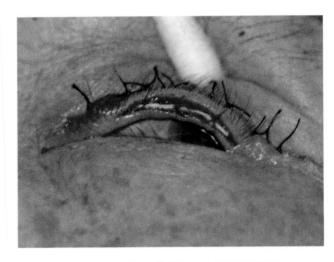

图44-1-5 异体巩膜充填于睑缘层间灰线处

3. 术后处理同前。

第二节 瘢痕性睑外翻

一、概述

睑外翻按其发病原因分为:老年性睑外翻、退行性睑外翻、麻痹性睑外翻、先天性睑外翻(以上内容见第三章第三节)以及瘢痕性睑外翻等。

病因:主要与受损后上睑或下睑垂直方向的缩短有关。病因包括外伤——机械性外伤和热烧伤,眼睑的化学伤、爆炸伤、肿瘤切除及眼睑手术操作不当等遗留瘢痕,眼睑的各种疖肿感染等;缩短前层的皮肤疾病,如皮肤癌、带状疱疹、结节病、Stevens-Johnson综合征、鱼鳞病和硬皮病,均可以导致瘢痕性睑外翻。瘢痕收缩牵引使睑缘离开眼球,睑结膜部分或全部向外翻转。

临床表现:更常见于下睑,轻者仅有睑缘离开眼球导致溢泪,重者睑缘外翻,伴有泪小点的外翻,部分或全部睑结膜暴露在外,睑结膜干燥粗糙、肥厚角化,严重睑外翻致眼睑闭合不全、暴露性角膜炎或角膜溃疡。

治疗:在外伤及术后半年瘢痕软化后,行瘢痕切除及松解手术,如瘢痕切除后皮肤缺损较大应同时

行皮肤的游离移植或皮瓣转位术。

二、瘢痕性睑外翻矫正术

瘢痕性睑外翻手术首先要考虑恢复眼睑的正常解剖位置,保护眼球及视功能,另外要将眼睑皮肤在垂直方向上延长。

(一) Z成形术

适用于睑缘垂直条索状瘢痕牵拉引起的睑外翻。

手术步骤:

1. 用亚甲蓝沿瘢痕牵拉方向画出主轴线,在主轴线的两端各做一条互相平行、等长的斜线,斜线与主轴线夹角以60°为宜(图44-2-1)。在特殊情况下,两斜线可以不等长,两夹角也可不相等。如瘢痕牵拉严重,可行多个"Z"改形。

2. 沿画线切开皮肤,切除皮下瘢痕组织,将Z形皮瓣换位后缝合。

3. 术后加压包扎48小时,7天拆线。

注意事项:①深层及广泛瘢痕或者皮瓣基部有瘢痕穿过者,不宜选择Z成形术,以免血供受到影

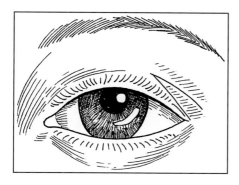

图 44-2-1　Z 形皮瓣设计

响,造成尖端坏死;②如瘢痕较长,可做多对 Z 形皮瓣予以矫正;③皮瓣的角度越大,长度增加也越大。但角度超过 70°,皮瓣转位会发生困难,而且还易形成较大的"猫耳"。

(二)带蒂皮瓣转位矫正瘢痕性睑外翻(旋转皮瓣术)

将缺损邻近区域的皮肤经分离后旋转移植于缺损部位,以达到矫正外翻的目的。最常用的方法有颞部皮瓣转位矫正上睑外翻,下睑外翻除可用颞部皮瓣外,还可用上睑皮瓣和颧部皮瓣。如外翻局限在下睑内侧,皮肤缺损不大,也可选用鼻颊沟皮瓣旋转矫正等。

1. 鼻颊沟皮瓣转位矫正下睑外翻　适用于下睑内侧 1/2 范围内的局限性眼睑及泪小点的外翻矫正。

手术步骤:

(1)于下睑瘢痕外侧、下睑缘下 2mm 设计皮肤切口,至外眦切迹后以 120°斜向颞下延伸约 1cm。

(2)局部浸润麻醉后,按设计的切口线切开皮肤,沿皮下分离并切除皮下瘢痕组织使睑缘复位。

(3)根据下睑内侧的缺损长度和宽度,于鼻根部设计与缺损一致的鼻颊沟皮瓣,一般皮瓣宽度比缺损范围大 10%(图 44-2-2)。

(4)将皮瓣剥离后转位于缺损区,然后沿颞侧切口线做延长切口,延长切口设计为:外眦切迹处以 120°斜向下方发际方向延长,以使下睑皮瓣能无张力滑行于鼻颊沟区为度。

(5)皮肤以 5-0 丝线间断缝合,注意皮瓣尖角的缝合(图 44-2-3)。上下睑缘临时缝线一针。

(6)术后加压包扎 48 小时,7 天拆除皮肤缝线,睑缘临时缝线可于术后 2 周拆除。

注意事项:①下睑内侧眼睑瘢痕性外翻多伴有

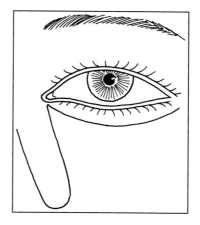

图 44-2-2　鼻颊沟皮瓣切口

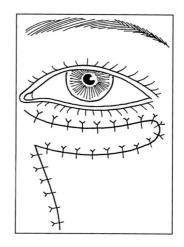

图 44-2-3　鼻颊沟皮瓣缝合后

下泪小管的断裂,此时应吻合泪小管,吻合泪小管的目的:一为泪道的再通;二有利于下睑内眦部外形的恢复。如不将泪小管复位,下睑内眦部位很难与眼球弧度吻合,也就是说下睑内眦部易呈悬浮状态。②颞侧皮肤延长切口可视具体情况延长至近发际。③上下睑缘的临时缝线有利于皮瓣的平铺。

2. 上睑双蒂皮瓣(桥状皮瓣)转位矫正下睑外翻　适用于下睑瘢痕性外翻,皮肤缺损面积呈狭长形,而上睑皮肤较松弛者。

手术步骤:

(1)切口设计:设计切口线为下睑缘下 2mm 与下睑等长及平行的皮肤切口。

(2)局部浸润麻醉后沿画线切开皮肤,沿皮下分离并切除皮下瘢痕组织以使睑缘复位,如下睑松弛者则行下睑缩短。

(3)睑缘粘连:于上、下睑中内 1/3 及中外 1/3 睑缘部灰线切开,长约 2mm、深 2mm,去除灰线后唇的上皮,然后以 6-0 可吸收线在上下睑缘相对切口处行褥式缝合,每个创面缝合 1～2 针。

(4) 上睑桥状皮瓣的设计:按下睑缺损面积从上睑重睑线(或上睑缘上 5mm)处用平镊夹起计划切取的上睑皮肤范围,注意皮瓣切取宽度以无睑裂的闭合不全为度,一般上睑皮瓣应比下睑缺损范围宽 10% 左右,用亚甲蓝画出皮肤两条弧形的切口线,近睑缘的切口线与下睑切口线相连(图 44-2-4)。

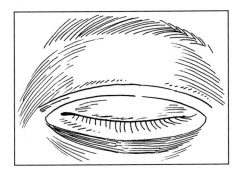

图 44-2-4　上睑桥状皮瓣设计

(5) 按标记线作上睑的两个皮肤切口,分离两切口皮下组织,形成双蒂桥状皮肌瓣,然后将皮瓣转位至下睑(图 44-2-5)。

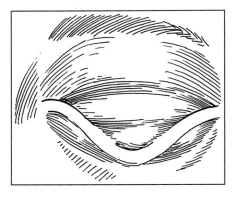

图 44-2-5　上睑双蒂瓣转位示意图

(6) 6-0 丝线首先缝合下睑中央部和内外两端,其他部位皮肤创缘间断缝合。

(7) 上睑以重睑成形术方式缝合。如对侧无重睑者,则行皮肤间断缝合,如患者有美容要求者可同时行对侧的重睑成形术。

(8) 术后加压包扎 48 小时,7 天拆除皮肤缝线,睑缘粘连术后 2 个月左右切开。

注意事项:①上睑的双蒂皮瓣切取时应带上薄层的轮匝肌组织,即为皮肤轮匝肌瓣,这样皮瓣的收缩小,而且皮瓣血运较单纯的皮肤瓣要好;②皮瓣切取时注意内外眦角处的处理,良好的设计可避免术中"猫耳"的形成。

3. 上睑皮瓣转位矫正下睑外翻　适用于下睑外侧皮肤缺损范围不大的下睑外翻。注意:一般不采用下睑皮瓣修复上睑,因下睑皮肤较紧张,如掌握不好易导致下睑的外翻。

手术步骤:

(1) 局部浸润麻醉后于下睑缘下 2mm 做与下睑等长及平行的皮肤切口。

(2) 沿皮下分离并切除皮下瘢痕组织以使睑缘复位。

(3) 于上睑外侧重睑线处做第一个切口线,自外眦角向颞侧约 4mm 处向下与下睑切口相连,然后按下睑缺损面积从上睑重睑线(或上睑缘上 5mm)处用平镊夹起计划切取的上睑皮肤范围,一般上睑皮瓣应比下睑缺损区宽 10% 左右,用亚甲蓝画出两条弧形的切口线(图 44-2-6)。

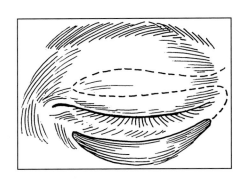

图 44-2-6　上睑旋转皮瓣设计

(4) 按设计切口线自鼻侧开始切开上睑皮瓣,分离皮瓣并联带薄层轮匝肌组织,将上睑皮瓣转位于下睑(图 44-2-7)。

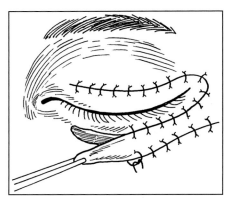

图 44-2-7　上睑皮瓣转位于下降缺损区

（5）以6-0丝线缝合皮瓣尖角部位，其他部位皮肤创缘间断缝合。上睑皮肤间断缝合。

（6）上下睑缘临时缝线两针。

（7）术后处理：加压包扎48小时，皮肤缝线7天拆除，睑缘临时缝线可2周拆除。

（三）游离植皮术

适用于各种机械性外伤、热烧伤、化学伤、爆炸伤、肿瘤切除及眼睑术后皮肤缺失过多而形成的瘢痕性睑外翻。面部严重烧伤，要待瘢痕软化后才宜手术，一般需要6个月或更多的时间。若外翻严重，眼睑闭合不全使角膜暴露，角膜溃疡者，可提前手术，以保护视功能。

游离植皮术是矫正瘢痕性睑外翻最常用的方法。一般采用全厚皮片，如瘢痕涉及面部而需做大块游离植皮时，也可用中厚皮片。为了使色泽、弹性更接近眼睑皮肤，供皮区以上睑、耳后、锁骨上区为佳。如大面积植皮也可用上臂内侧，一般不选用腹部皮片。

手术步骤：

1. 供皮区备皮　此项非常重要，皮片感染势必导致手术失败，失败后瘢痕收缩则致外翻更加严重。耳后取片：同侧发际内2寸备皮。上臂内侧取皮：整个上臂备皮并剃腋毛。

2. 上下睑缘皮下浸润麻醉。

3. 距睑缘2～3mm处平行睑缘做鱼嘴状皮肤切口，切开皮肤后彻底松解切除瘢痕，创缘周围潜行分离，使睑缘恢复正常位置。松解创面基底部瘢痕组织所致的牵引力量，切口要比瘢痕长些，皮下的瘢痕组织要一并切除。

4. 在上、下睑中央2/3长度的睑缘灰线切开，

深约2mm，将切开的灰线后唇上皮去除，以6-0可吸收缝线行3～4针褥式缝合。

5. 以消毒纱布贴在受皮区的创面上，印上皮肤缺损面的血印剪下。在供皮区用亚甲蓝画线作为取皮区面积，供皮范围比缺损范围大约20%，切取皮片后剪除皮下脂肪组织，置于妥布霉素盐水中待用。供皮区拉拢缝合。

6. 将取下的皮片，贴敷在受皮区的创面上，皮片边缘自然和受皮区创缘对合。用5-0丝线先缝合两对角处，然后做间断缝合，缝线中留数对长线以留作打包处理（图44-2-8）。

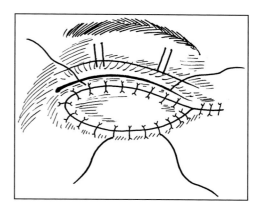

图44-2-8　皮片缝合

7. 压出皮片下的积血，于皮片表面垫以油纱，油纱表面垫上棉纱或棉垫，再以恰当的压力加压包扎。

8. 术后加压包扎，术后不宜过早换药，如无渗液、渗血等可于术后5天第一次换药。术后10～14天拆除包扎并拆除皮肤缝线。睑缘粘连要待术后半年行睑裂切开。

（李冬梅）

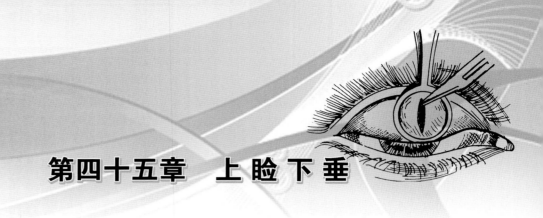

第四十五章　上睑下垂

正常人双眼平视，上睑位于角膜缘下 1～2mm，如果上睑位置低于此界限，上睑部分或全部遮盖视轴称为上睑下垂。上睑下垂不仅影响眼部外观，重度者还可常影响视功能。而且患者为摆脱下垂上睑的干扰，常利用额肌的收缩或采用仰头视物，从而造成过多额纹形成，重者可造成脊柱的畸形。

第一节　上睑下垂有关的解剖和生理

一、提上睑肌的解剖和生理

提上睑肌（图 45-1-1）起自眶尖肌肉总腱环之上方，上直肌上方。提上睑肌与上直肌发生于相同的上间叶细胞。提上睑肌沿眶上壁向前行走，逐渐呈扇形散开，形成提上睑肌腱膜，附着于睑板上缘，其扩张部延伸到睑板中 1/3 或下 1/3 交界处。部分腱膜纤维穿过眼轮匝肌，附着于上睑皮下，当提上睑肌收缩时其腱膜与皮下发生联系的部位即形成一个皱襞——重睑（俗称双眼皮）。提上睑肌肌肉全长 50～55mm，腱膜长 20～22mm。节制韧带（上横韧带）：在上眶缘处，于眼球水平，提上睑肌扇形分散成腱膜，肌肉表面的筋膜增厚形成灰白色的"Whitnall 韧带"，即节制韧带。它对提上睑肌收缩有一定的限制作用，距上睑板 10～15mm，宽 5～10mm。提上睑肌腱膜的内外角：提上睑肌中央部分止于睑板上缘，两侧内角为向鼻侧扩展的部分，止于后泪嵴，与内眦韧带相连续；外角为向颞侧扩展的部分，止于眶上侧缘的颧结节，提上睑肌外角将眶部泪腺分成深、浅两部分。

提上睑肌由横纹肌构成，提上睑肌运动由动眼神经上支支配，此神经于距其起点 10mm 处进入提上睑肌下表面。提上睑肌正常运动幅度为 14～15mm。

二、Müller 肌的解剖和生理

Müller 肌（图 45-1-2）是起始于提上睑肌下表面的平滑肌，位于节制韧带水平下方，附着于睑板上缘。长约 12mm，宽约 15mm，上方 Müller 肌与结膜松散附着，但在近睑板处附着紧密。Müller 肌由交感神经支配。临床上，增加交感神经刺激，如在 Graves 病中所见，是甲状腺性眼睑退缩的一个因素。Müller 肌的运动幅度为 2～3mm。

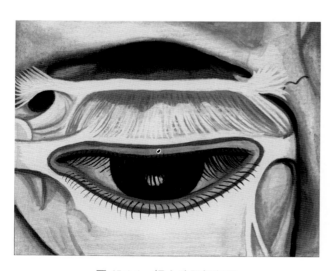

图 45-1-1　提上睑肌解剖图

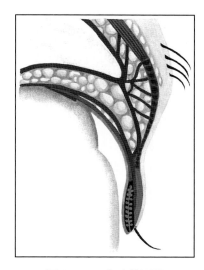

图 45-1-2　上睑截面图

三、额肌的解剖

额肌起自帽状腱膜,向前下方止于眉部皮肤,部分肌纤维和眼轮匝肌相交织,内侧有部分纤维止于鼻根部,下部与对侧额肌相毗邻,外侧缘可一直跨过额骨颧突。于额肌下端和眼轮匝肌交界处,即眉弓上下缘处有一厚约 0.5mm,宽约 10mm 的额肌腱膜组织,其腱膜向下至眶上缘下与眶隔相延续,向上与额肌相接。额肌为横纹肌,神经支配为面神经的颞支。

四、Bell 征

Bell 征是一种正常生理保护现象,即当双眼闭合时,眼球自动向上或向外上方偏斜。上睑下垂术后或多或少都会有睑裂的短暂性或长期的闭合不全,如 Bell 征缺失,术后角膜易于暴露,而形成暴露性角膜炎或角膜溃疡。遇此情况手术量则应保守,术后护理应加强。

第二节　上睑下垂的病因及分类

上睑下垂有多种分类方法,可按病因分类,也有按上睑下垂的程度分类。国内一般教材多分为先天性及后天性两大类,此分类方法简便,但忽略了致病原因。近来国外部分文献及国内某些学者根据病因来分类,总之各种分类方法各有其优缺点,在此我们采用基于病因的分类方法。

一、肌源性上睑下垂

由于提上睑肌功能障碍所致,肌源性上睑下垂可以是先天性,也可以是后天性的。

1. 先天性上睑下垂　大多数先天性上睑下垂是由于提上睑肌发育不全,或因支配提上睑肌的中枢性和周围性神经发育障碍所致。单侧发病占75%,其人群发病率约为 0.12%。可以单独存在,也可伴有其他眼部异常。

（1）单纯性:上直肌正常,最多见,约占先天性上睑下垂的 77%。

（2）上睑下垂合并眼外肌麻痹:约占先天性上睑下垂的 12%,常伴有上直肌及下斜肌功能障碍。眼外肌麻痹多为中枢神经系统发育障碍所致。

（3）合并其他畸形:如内眦间距增宽,小睑裂综合征等。

2. 后天性肌源性上睑下垂　是由局部或弥漫的肌肉疾病所致。

（1）慢性进行性眼外肌麻痹是在幼儿或青少年时发生的双侧进行性上睑下垂,伴有眼外肌侵犯。

（2）眼咽综合征:发生于中年人,伴有吞咽困难。

（3）重症肌无力以变化性和易疲劳性为特征,是神经肌肉连接处的乙酰胆碱受体缺乏所致。多为双侧,表现为晨轻晚重,肌内注射新斯的明可缓解症状,有诊断意义。

二、腱膜性上睑下垂

各种原因引起提上睑肌腱膜裂孔、断裂或提上睑肌变性及纤维化改变而导致的上睑下垂。病因多为:①自发性或退行性改变:如老年性上睑下垂;②外伤性:钝挫伤,锐器伤;③内眼手术后:如抗青光眼、视网膜脱离等术后,因术中牵拉上直肌或过于牵拉眼睑而造成;④佩戴硬性角膜接触镜病史。

临床表现:①提上睑肌功能正常,肌力多在 8mm 以上;②Müller 肌功能正常;③上睑皱襞不明显或提高。

三、神经源性上睑下垂

1. 全身疾病及肿瘤造成动眼神经损害 受损部位可以是中枢性的,也可以是周围性的。多数病例除上睑下垂外,常伴其他眼外肌麻痹的表现。

2. Marcus-Gunn 综合征(下颌瞬目综合征) 表现为静止时一眼上睑下垂,但当患者咀嚼或下颌朝向对侧运动时,下垂的上睑抬起,甚至可超过对侧眼睑的高度。病因为三叉神经核翼外神经的一部分与提上睑肌神经核间发生了异常联系,或者三叉神经与动眼神经在周围运动支发生了异常联系。

3. Horner 综合征 同侧交感链损伤所致,主要为交感神经支配的 Müller 肌麻痹。

四、假性上睑下垂

眼球后陷、小眼球或无眼球等眼睑失去支撑,也可由于眼轮匝肌痉挛使睑裂变小,显示"上睑下垂"外观。下斜视时,斜视眼注视时表现上睑下垂,斜视手术后上睑下垂消失。此类假性上睑下垂通过病因治疗后,上睑下垂表现即可消失。

五、机械性上睑下垂

多为单侧,外伤后眼睑的瘢痕增厚、沙眼性睑板浸润、上睑神经纤维瘤病等使上睑重量增加,从而引起上睑下垂。

第三节 上睑下垂的手术时机

一、先天性完全性上睑下垂

双侧先天完全性上睑下垂者为预防脊柱后弯畸形,单侧者为防止弱视形成,可考虑在 1 岁左右手术;否则手术选择在 3～5 岁时进行,即使已有弱视也可尽早弱视训练。年龄过小,提上睑肌及额肌都没有发育成熟,因此易影响手术效果。

二、先天性中度或轻度上睑下垂

此类患者瞳孔未被完全遮挡,视力可较好,因而可待患者能接受局麻手术后再行手术矫正。但由于外观不良,可造成患儿人格、心理发育的影响,故多需在学龄前手术。

三、先天性伴有眼部其他异常者

如 Komoto 综合征者,应先矫正内眦赘皮、小睑裂等畸形,二期再行上睑下垂手术。如伴有眼外肌麻痹者,应先矫正斜视,再行上睑下垂矫正手术。

四、外伤性及神经源性上睑下垂

如动眼神经麻痹者,病情稳定 6 个月内有恢复可能,首先针对病因给予综合治疗,如不缓解,可在 6 个月后再手术。外伤性上睑下垂需等提上睑肌功能恢复,在稳定阶段及局部瘢痕软化后,一般为伤后半年至 1 年后再手术。重症肌无力者,如药物治疗效果不佳,病情稳定一年以上可考虑手术治疗。

第四节 上睑下垂的术前评估

一、眼部常规检查

1. 视功能检查、屈光状态测定。
2. 角膜、结膜检查 除外角膜的疾病及泪液分泌的异常。
3. 常规眼底检查。

二、上睑下垂原因的确定

通过询问病史,结合临床表现及检查一般情况下可确诊上睑下垂的类型,对某些病史不明确的病例可行一些特殊检查。

1. 新斯的明试验　除外重症肌无力。

2. 可卡因试验　如睑裂开大为阳性,可除外交感神经性上睑下垂。

3. 咀嚼下颌运动试验　以除外 Marcus-Gunn 综合征,嘱患者张口或下颌移向对侧,如睑裂明显开大,则可确认为 Marcus-Gunn 综合征。

三、上睑下垂程度测量

1. 上睑遮盖瞳孔程度的测量　正常人双眼平视时,上睑应位于角膜缘下 1～2mm,根据上睑遮盖瞳孔的程度来判断上睑下垂程度。轻度:上睑遮盖瞳孔 1/3;中度:上睑遮盖瞳孔 1/2;重度:上睑遮盖瞳孔 2/3 以上。轻度为遮盖瞳孔 1～2mm;中度为遮盖瞳孔 3mm;重度为遮盖瞳孔 4mm 或以上。

2. 睑裂高度测定　用拇指压迫眉弓部,用直尺置于睑裂区,分别测量双眼平视、上视及下视时睑裂的高度。

3. 提上睑肌肌力测定　平视后压迫额肌(眉弓处),然后令患者下视,直尺零点对准上睑缘,再嘱其上视,测量上睑可提起的高度,即为提上睑肌的肌力。正常肌力为 13～16mm,中等为 4～7mm,弱为 0～3mm。一般情况下,肌力越差,下垂越重。但腱膜性上睑下垂患者,上睑下垂较重但肌力却很好;而肌源性上睑下垂患者中,往往下垂并不严重,但肌力较差。小儿不合作无法测定提上睑肌肌力者,可观察有无上睑皱襞及额肌的收缩情况来判断提上睑肌肌力。有人建议翻转上睑,不能自行复位者,肌力差。

四、眼外肌情况

双眼位及眼球运动的测量,尤其是 Bell 征的测定。在一些先天性上睑下垂患者中,常伴有上直肌麻痹或下斜肌功能不全,以致 Bell 征消失,此种情况则需尽可能减轻术后的眼睑闭合不全,而且更应加强术后护理。如伴有眼外肌麻痹复视者,上睑下垂术后复视将更为明显,应先矫正复视。

五、额肌肌力的测量

令患者下视,在眉弓下缘中央部做一标记点,将尺子的"0"点对于标记点,然后令患者上视,测量额肌的活动幅度。额肌活动幅度平均值为(7.92±2.74)mm。

第五节　利用提上睑肌力量的手术技术

提上睑肌为提举上睑的主要肌肉,也是引起上睑下垂的主要原因,因此利用提上睑肌的力量,如提上睑肌缩短、前徙或折叠等方法来增强提上睑肌力量,无论从解剖还是从生理上来讲都是更为理想的方法。因此只要提上睑肌功能尚未完全消失的中、轻度上睑下垂,应首选加强提上睑肌力量的手术。对于某些重度上睑下垂,也可试用加强提上睑肌力量的手术方式。

一、提上睑肌折叠术

仅介绍外路法(经皮肤入路):此方法术野范围大,解剖层次清楚,能充分暴露提上睑肌腱膜,便于行提上睑肌的折叠或切除,术后重睑形态美观。

1. 适应证　①轻度先天性或后天性上睑下垂;②各种腱膜性上睑下垂。

2. 手术步骤

(1) 麻醉:2% 利多卡因与 0.75% 布比卡因 1:1 混合,用 4 号针头紧贴上穹隆部结膜下注射少许,上睑皮下浸润麻醉。不合作儿童采用全身麻醉。

(2) 沿重睑线切开皮肤、轮匝肌,去除一条睑板前轮匝肌。在上睑缘中央做牵引线。

(3) 暴露并打开眶隔,沿此层次向上分离,直到可见一条白色的横行韧带,即为节制韧带,将此韧带完全暴露清楚。

(4) 以 3-0 丝线穿过节制韧带及其提上睑肌腱膜(勿穿透结膜),再缝于睑板上缘,行三针褥式缝线。上睑位置满意后结扎缝线(图 45-5-1)。

(5) 皮肤以 6-0 丝线按重睑成形方式缝合。

(6) 术后以轻度过矫为宜,术后第二天可下降

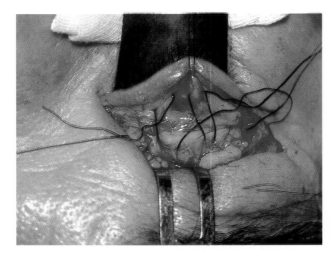

图 45-5-1　提上睑肌折叠三针褥式缝线

1~2mm,术后亦有眼睑闭合不全 1~2mm。

（7）术后处理：加压包扎 48~72 小时,7 天拆线,术后要密切注意角膜情况,每晚涂眼膏以保护角膜。

二、提上睑肌缩短+前徙术

原则为提上睑肌缩短 5mm,可矫正 1mm 下垂,前徙 1mm,可矫正 1mm 下垂。

1. 适应证　中度上睑下垂、提上睑肌肌力在中等以上的先天性及后天性者。

仅介绍经皮肤入路的手术方式。

2. 手术步骤

（1）切口设计：沿重睑线以亚甲蓝画线,应与对侧上睑皱襞对称。重睑高度一般为 5~6mm,如健侧有重睑,患侧重睑线应比健侧低 0.5~1mm。

（2）麻醉：2% 利多卡因与 0.75% 布比卡因 1∶1 混合（含 1∶100 000 肾上腺素）,用 4 号针头紧贴上穹隆部结膜下注射少许（既起到麻醉的作用,又利用麻药将 Müller 肌与穹隆部结膜分离）,上睑皮下浸润麻醉。小儿手术采用全麻。

（3）切开：沿重睑线以 15 号尖刀切开皮肤及皮下组织,分离眼轮匝肌,并切除睑板上缘中 1/3 处睑板前轮匝肌,充分暴露睑板上缘。

（4）在睑板中外 1/3 或中内 1/3 处做一牵引线,或在切口前唇皮下做一牵引线。置入睑板压板（HOTZ 板）。

（5）分离提上睑肌：于睑板上缘近内眦部（或外眦部）用直剪切断小部分提上睑肌,然后将直剪伸入提上睑肌下面,将提上睑肌完全分离,然后剪断其与睑板上缘的联系,或者用直的虹膜复位器由外向内将提上睑肌完全分离,然后于恢复器上方将提上睑肌剪断（图 45-5-2）。

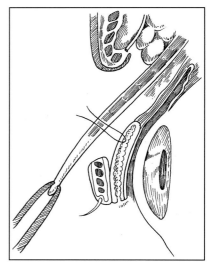

图 45-5-2　提上睑肌缩短缝合示意图

（6）分离 Müller 肌：由睑板上缘 8~10mm 处分离 Müller 肌,将其与提上睑肌之间的联系切断。

注意：分离 Müller 肌时,不要将位于颞侧穹隆结膜下的睑部泪腺掀起,否则在行提上睑肌切除时可能会将睑部泪腺切除掉。

（7）打开多层的眶隔膜,将眶脂肪上推或烧灼止血后部分去除,在眶隔下将提上睑肌完全分离暴露清楚。如果提上睑肌肌力过弱或过于菲薄时,可不打开眶隔,在眶隔前分离,这样可以借助眶隔的一部分力量,以增强提上睑肌的厚度和力量。此时提上睑肌上表面及下方均已得到分离。

（8）断内、外角及节制韧带：用直剪顺提上睑肌两侧向上伸,剪开内、外角及节制韧带,此时可感觉提上睑肌向外松动,然后用手指顺提上睑肌两侧伸入,无条索物表明节制韧带已完全离断。

注意：剪开内侧角时勿过于靠近眶缘或眼球,否则有伤及滑车和上斜肌的可能。剪开外侧角时不能过于靠近眶缘,否则有伤及泪腺的可能。

（9）缝合提上睑肌：以大血管钳夹住提上睑肌,用 3-0 丝线于睑板上缘（或前徙 2~3mm）处缝合睑板板层三针,然后将此缝线缝于拟定缩短提上睑肌的位置,形成三针褥式缝线。先打活结,嘱患者平视(如全麻患者先将眼拉于正视位置)观察上睑的高度、弧度及眼睑闭合不全大小,如矫正不满意,则需行调整,然后结扎缝线。在缝线上2mm处剪除提上睑肌,如眶隔脂肪较多,可切除部分多余的脂肪。术毕时上睑位于角膜缘下0.5~1mm为最佳。

(10)皮肤缝合:以重睑成形术方式缝合,可适当去除多余的皮肤,注意睑缘位置、弧度及睫毛方向。

(11)术后处理:包扎24~48小时,7天拆线。

第六节　利用额肌力量的手术技术

主要为利用额肌的力量提拉上睑,从而矫正上睑下垂。

手术分为两类:①直接利用额肌的力量,如采用额肌组织瓣或额肌腱膜瓣等方法直接提拉上睑;②间接利用额肌的力量:采用中间物将额肌与上睑发生联系,如丝线、阔筋膜、硬脑膜或异体巩膜等提吊方法。

利用额肌力量手术的优缺点:对于提上睑肌功能极差的重度上睑下垂或外伤等原因造成提上睑肌损伤严重者,只要额肌功能完好,采用利用额肌的手术方法可达到较好的效果。但因利用额肌收缩抬举上睑是呈直线向上提举,与正常的提上睑肌上提眼睑向后上方提起的运动方式不一致,因而不符合生理。而且额肌手术会出现较长时间的上睑迟落及眼睑闭合不全,因此利用额肌的手术是不得已而为之,能利用提上睑肌力量手术者则不要采用额肌手术。

一、额肌腱膜瓣悬吊术——额肌有肌力者

1.适应证　重度上睑下垂;提上睑肌无肌力者;外伤、神经源性;下颌瞬目综合征。

2.手术方法

(1)麻醉:小儿采用全麻,合作者采用局部浸润麻醉。2%利多卡因与0.75%布比卡因1:1混合(含1:100 000肾上腺素)上睑缘皮下及眉弓部皮下浸润麻醉。

(2)手术设计:按重睑成形术的方法用亚甲蓝绘出重睑线,重睑线高度一般设计为3~5mm。鼻侧避开滑车,自滑车向颞侧宽为15mm,高度为眉弓上10mm(图45-6-1)。

(3)切口:按设计的重睑线切开皮肤及皮下组织,分离眼轮匝肌,并切除睑板上缘中1/3处睑板前轮匝肌,暴露睑板上缘。

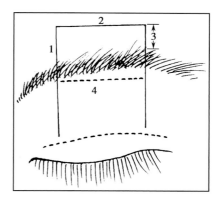

图45-6-1　手术设计

(4)在眶隔前轮匝肌下用组织剪向上潜行分离至眉弓下缘时,穿过肌层至皮下,紧贴皮下向上分离至眉弓上10mm,两侧不超过标志线,压迫数分钟止血。

(5)将额肌腱膜向下牵引到睑板上缘,用4-0丝线于睑板上缘和额肌腱膜下缘褥式缝合三针(图45-6-2)。先打活结,观察上睑的位置,以上睑缘位于角膜上缘下0.5mm为度,并注意睑缘弧度。

(6)皮肤切口以重睑成形术方式缝合,如术后

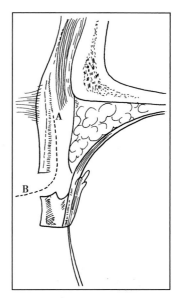

图45-6-2　额肌腱膜瓣分离示意图

眼睑闭合不全较大可行下睑临时缝线一针,将缝线吊于上睑眉弓上,以起到临时闭睑的作用。

（7）术后处理:加压包扎48小时,7天拆线。

注意:此术式术后眼睑闭合不全持续时间较长,而且眼睑闭合不全较大,因而术后注意睡前涂抗生素眼膏。

二、阔筋膜悬吊术

1. 适应证　重度上睑下垂提上睑肌无肌力者;外伤、神经源性上睑下垂;下颌瞬目综合征。

2. 手术方法

（1）麻醉:小儿采用全麻,合作者采用局部浸润麻醉。上睑缘皮下及眉弓部皮下浸润麻醉。

（2）上睑切口:于重睑线位置中内1/3及中外1/3处做长4～5mm皮肤切口,深及睑板面。

（3）眉上切口:于眉弓上缘中内1/3、中央部、中外1/3处做三个长4～5mm皮肤切口,深及额肌。

（4）切取阔筋膜:局麻下于大腿外侧上中部做长8～12cm皮肤切口,达阔筋膜表面,分离暴露阔筋膜。剪下长8～12cm,宽3mm的筋膜条。筋膜及皮肤切口间断缝合。

（5）W形筋膜条悬吊:将长8cm,宽3mm的筋膜条穿入筋膜引针,将引针从眉部中央切口穿入,经皮下从上睑切口穿出,把筋膜条从眉上切口引出(图45-6-3)。再将筋膜引针从眉上内侧切口穿入至上睑同侧切口穿出,将筋膜条另一端从眉上内侧切口处引出。如此使两条筋膜呈W形,然后将W形两尖端缝于上睑切口处的睑板上(图45-6-4)。

（6）调整眼睑高度:通过眉上切口牵拉筋膜条来调整睑缘的高度,使上睑位于角膜缘水平,如上直肌功能不全者,上睑位置应略低。缝线穿过筋膜,将

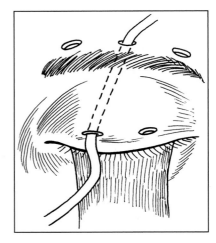

图45-6-3　筋膜条在上睑内走行,从眉上切口穿出

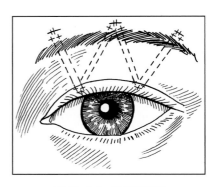

图45-6-4　W形固定

筋膜条固定缝合于眉上缘切口的额肌深部,如额肌无肌力者,则将筋膜固定缝合于眶骨膜上,结扎缝线。

（7）皮肤切口缝合,下睑做牵引缝线闭合睑裂。

（8）术后处理:加压包扎48小时,7天拆线。

注意:此术式术后眼睑闭合不全持续时间长,而且眼睑闭合不全较大,睡前要涂抗生素眼膏以保护角膜。

第七节　上睑下垂术后并发症原因及处理

一、矫正不足

1. 原因　矫正不足是最常见的并发症,原因多为术式选择不当或术中操作不当。

2. 处理

（1）利用提上睑肌力量的术式:如术中上睑高度适中者,不要急于处理,因为此种术后的欠矫正可能为局部肿胀或者提上睑肌的暂时性"休克"所造成的,待局部消肿后,肌肉功能会渐增强,上睑高度有提高的可能,因此可待眼睑肿胀减轻后,术后7天左右调整,或术后3～6个月后重新调整。

（2）利用额肌力量的术式：如术后发现欠矫正，上睑一般无再次抬高的可能，则需早期进行调整。如疑为缝线松脱、移位或额肌固定位置不当所致，可在 7 日内切开伤口进行调整。

二、矫正过度

术后上睑缘位于角膜上缘或以上者为矫正过度，表现为上睑退缩。

1. 原因　①丝线悬吊缝线牵拉过度造成；②额肌腱膜瓣悬吊时，分离额肌腱膜位置过高，腱膜瓣下移不够，与睑板勉强缝合造成过矫；③提上睑肌切除量过多或前徙过多所致。

2. 处理　轻度过矫如 1mm 左右，可于术后 1 ～ 2 周时用手向下用力按摩上睑，或闭眼后用手压住上睑，再努力睁眼，多可见效。利用额肌力量的术式，多半可自行缓解。过矫严重，如大于 2mm 者，应于术后一周内打开切口重新调整。

三、穹隆结膜脱垂

主要发生于提上睑肌缩短术，偶见于额肌术式者。

1. 原因　①提上睑肌缩短术中穹隆结膜分离过高，切除提上睑肌过多，使穹隆结膜失去支持而致脱垂；②利用额肌手术中操作过多而致结膜水肿脱垂。

2. 处理　术中发现可行缝合回纳，以 0 号丝线双针从穹隆进针，皮肤切口缘两侧出针，一般缝合 2 ～ 3 针即可。术后发现脱垂轻者可加压包扎待其自行复位，如脱垂较重者术后 7 日内亦可缝合复位。上述处理无效或发现过晚，可于术后 2 周行脱垂的结膜剪除，结膜不必缝合。

四、上睑内翻倒睫

术后上睑内翻倒睫，加之术后眼睑闭合不全，患者不仅畏光流泪，而且易导致角膜炎。

1. 原因　①不论是提上睑肌术式还是额肌手术，多为术中睑板前徙过多，过于牵拉睑缘造成；

②皮肤切口缝合时位置不当造成，尤其是近内眦部皮肤缝合没有缝睑板所致；③上睑皮肤过于松垂，挤压睑缘可导致倒睫。

2. 处理　术中缝合时一定要注意睫毛的角度，如发现有内翻倾向，要调整缝线。术中切除过于松弛的皮肤。术后如发现内翻倒睫，则要针对原因进行处理。

五、斜视复视发生

罕见发生，一旦发生则难以处理。

1. 原因　一般发生于提上睑肌缩短术式中，提上睑肌在出眶前与上直肌筋膜相连，提上睑肌分离时误伤上直肌，或提上睑肌截除过多对上直肌过多牵拉，则可出现术后的下斜视及复视。此外在切断提上睑肌内角及节制韧带内侧时，过于靠近上眶缘及眼球，从而误伤上斜肌或滑车而造成术后复视。

2. 处理　如为提上睑肌切除过多所致，术后早期将提上睑肌重新复位，改用额肌瓣悬吊术。如疑为上斜肌或滑车损伤，可保守治疗 6 个月，如无好转，则行眼肌术前全面检查后对症处理。

六、暴露性角膜炎

多发生于术后一周内，表现为术眼畏光、流泪，检查可见轻者为角膜点片状浅层浸润，重者可发展为角膜溃疡，如继发感染可导致前房积脓。重度者痊愈后，角膜可残存有斑翳。

1. 原因　①眼睑闭合不全，如术后护理不当或患者 Bell 征阴性，角膜外露而致角膜干燥上皮脱落，导致角膜继发感染；②结膜高度水肿，局部循环受阻。或结膜脱垂后影响眼球上转，从而增加角膜暴露的危险。

2. 处理　①如术毕时眼睑闭合不全较重者，可做下睑缘临时缝线牵引闭合眼睑；②术后加强护理，每晚涂眼膏保护角膜；③如已发生暴露性角膜炎，轻度者除加强护理外，可行上下睑临时缝合。如非常严重者，则需将上睑重新放回原位，待角膜炎痊愈后 3 ～ 6 个月再行手术。

（李冬梅）

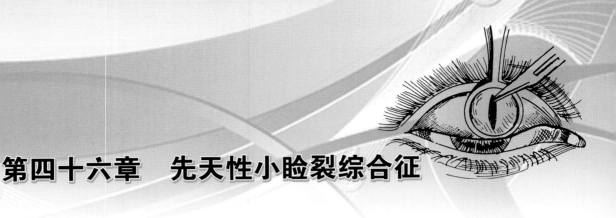

第四十六章　先天性小睑裂综合征

第一节　先天性小睑裂综合征

一、概述

先天性小睑裂综合征俗称睑裂狭小征，指睑裂长度及宽度均较正常缩小，是一种先天性眼睑异常。它包括 Kohn-Romato 及 Komoto 综合征。Kohn-Romato 综合征又称眼睑四联征。1921 年 Kohn 和 Romato 最先描述本病特征。1875 年 Galerowsk 首先报告 Komoto 综合征，而 1921 年 Komoto 作了详细描述。Kohn-Romato 和 Komoto 综合征具有相近的特征，都具有上睑下垂、小睑裂、反向型内眦赘皮、内眦间距增宽等特征，同时部分病例伴有全身异常。

目前其发病机制不清，与常染色体显性遗传有关，多发生于自发的基因突变，表现为家族性。

二、临床表现

（一）眼部特征

1. 双侧性，双眼睑裂明显狭小。正常国人睑裂长度为 25～35mm，睑裂高度为 7～12mm，此病症者睑裂长度仅为 20mm 或小于 20mm。

2. 上睑下垂　提上睑肌功能明显缺乏，提上睑肌无力，常表现为重度完全性上睑下垂，患者视物常借助于皱额、耸眉、昂头来完成，故形成畸形外观。

3. 内眦赘皮并伴有内眦间距增宽，内眦赘皮多为反向型，由下睑向上延伸，与下睑连成一线，呈新月形，向上止于上睑的睑板部。

4. 其他眼部表现

（1）屈光不正和弱视：由于完全性重度上睑下垂、睑裂狭小，患者视力发育受影响，多数有屈光不正及弱视。

（2）下睑外翻：患者上、下睑皮肤的皮下脂肪增厚，缺乏弹性，皮肤不足而下睑外翻。

（3）睑板短小，泪小点外移，偶有泪小点闭锁。

（4）无重睑：此类患者都无重睑。

（二）全身特征

1. 侏儒症。

2. 半侧颜面发育不良。

3. 高颧弓，鼻梁发育差，鼻背塌陷。可有耳畸形，包括低耳、垂直耳、反旋耳、耳廓畸形等。

4. 一般智力正常，偶有轻度智力发育障碍。

5. 女性不孕症，偶发于 I 型者。

第二节　先天性小睑裂综合征手术整复技术

一、术前评估

1. 术前一定要追问其家族史，除患儿检查外，必要时家族成员亦需检查。除常规儿科查体、肝肾功能外，还要注意检查耳、鼻畸形情况及患儿智力状况。

2. 眼部常规检查　包括视功能，裂隙灯及眼底检查,并检查患者眼外肌情况及屈光状况。

3. 眼部主要特征检查

(1) 睑裂大小测量,包括双侧睑裂长度及宽度测量。

(2) 双侧内眦点测量,内眦间距测量。

(3) 内眦赘皮程度及类型判定。

(4) 上睑下垂情况判定:包括提上睑肌肌力测量,上睑下垂程度测量。

4. 眼部其他异常判定　下睑外翻是否存在,外翻程度测量。泪小点情况判定。

二、治疗原则

先天性小睑裂综合征严重影响患儿面部外观,由于其视功能低下,对儿童生活亦有很大影响。但由于随年龄增长儿童鼻骨逐渐发育,情况可能有所改善,因此多主张不宜过早手术整复,在学龄前手术较适宜。一般认为睑裂开大术以3岁手术为宜,反向型内眦赘皮则可提前至2岁左右进行。

首先行内、外眦成形术,以开大睑裂并矫正内眦赘皮,此术后3~6个月局部情况稳定后,再行上睑下垂矫正手术。

三、手术治疗

包括睑裂开大、内眦赘皮矫正及上睑下垂矫正术。

(一) 内眦成形、睑裂开大加内眦赘皮矫正术

先天性小睑裂综合征患者内眦赘皮多为反向型,并伴有内眦间距增宽,多选用Y-V成形术及Mustard内眦成形术。

1. Y-V成形术

(1) 麻醉:皮下浸润麻醉,儿童采用全麻。

(2) 首先标出正常内眦点:双眼平视时瞳孔中点与鼻中线连线的中点。

(3) 在内眦部做与上、下睑缘平行的Y形皮肤切口,Y的长轴在内眦平面,Y的末端为正常内眦点(图46-2-1)。

(4) 沿画线切开皮肤,并于皮下分离,以弯血管钳向鼻根部方向钝性分离,直至暴露内眦韧带,用0号丝线褥式缝合折叠内眦韧带。

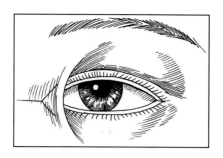

图46-2-1　Y-V成形切口设计

(5) 将Y形切口缝合成V形,缝合前先在皮下缝合一针,以减少皮肤张力(图46-2-2)。

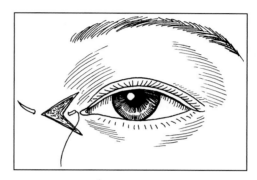

图46-2-2　将Y形切口缝合成V形

(6) 术后加压包扎24小时,7天拆线。

2. Mustard内眦成形术　适用于中、重度内眦赘皮、内眦间距增宽者,此方法不仅可缩短内眦间距,矫正内眦赘皮尤其是反向赘皮,而且可达到睑裂开大的作用,尤其适用于小睑裂综合征患者。但此术式术后内眦部皮肤瘢痕明显,随时间推移,瘢痕可渐减轻,尤其于2岁左右手术者,术后1年左右瘢痕即不明显。

(1) 麻醉:多为儿童患者,因此大多采用全身麻醉。

(2) 定出新内眦点a′,a为实际内眦点。

(3) 做aa′连线,取其中点o点,从o点向外上、外下方做与aa′成60°的直线bo及b′o线,长度比aa′短1mm。

(4) 再做与bo线呈45°的bc线及b′c′线。于a点内眦赘皮皮嵴处做ad及ad′线,平行于bo线(图46-2-3)。四皮瓣的长度都相等。

(5) 沿所设计之切口线切开皮肤、皮下组织,沿皮下组织分离,深至轮匝肌层。

(6) 用弯血管钳向鼻根部方向钝性分离至暴露内眦韧带,以0号丝线折叠内眦韧带,将a点缝至

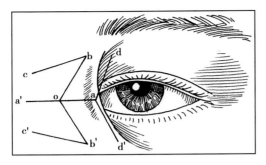

图 46-2-3　Mustard 内眦成形手术切口设计

a′点,一端缝于近内眦部,另一端缝于鼻根部内眦韧带附着点处。结扎缝线前要测量内眦间距是否达到正常,如欠矫正,则需调整缝线。

(7)将四皮瓣交错换位,修剪皮瓣,将皮瓣平铺后缝合,注意皮瓣尖角的缝合。

(8)术后加压包扎 48 小时,7 天拆线。

(二)外眦成形术

单纯性外眦部切开术,仅将外眦角剪开,无论缝合与否均很快恢复原状,因此不适用于先天性小睑裂综合征,如欲永久开大睑裂,则需用行外眦成形术。

1. Imere Z 外眦成形术　适用于睑裂短小,拟外眦开大者。手术方法:

(1)麻醉:外眦部皮下浸润麻醉,儿童采用全麻。

(2)切口设计:于外眦部向颞上做与上睑缘大致垂直的皮肤切口,形成 AB 线,长约 1cm。在切口远端 B 点处做 60°夹角的 BC 线,长约 2cm。于 C 点向颞上做第三个切口线 CD,夹角亦为 60°,长约 1cm(图 46-2-4)。

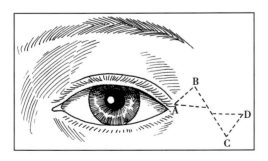

图 46-2-4　Imere Z 外眦成形术切口

(3)沿画线切开皮肤、皮下组织。

(4)潜行分离两个皮瓣,切除上、下两个三角形皮瓣尖端部分,约 7mm(图 46-2-5)。

(5)切断外眦韧带或行外眦韧带折叠(图 46-2-6),拉拢两个三角形皮瓣的创缘,间断缝合。

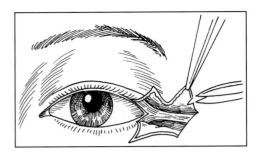

图 46-2-5　切除上、下两个皮瓣尖端处

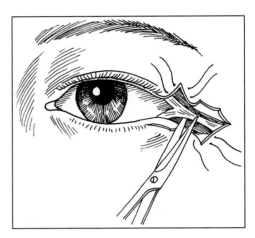

图 46-2-6　外眦韧带切断

在我们所行病例中,多采用外眦韧带折叠而非外眦韧带切断,这样外眦开大作用可能更好一些。

(6)上、下睑的眼睑扩大部分各做一对褥式缝线,球结膜与皮肤创缘间断缝合(图 46-2-7)。

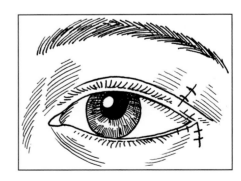

图 46-2-7　拉拢两个三角形皮瓣创缘,间断缝合

(7)术后处理:加压包扎 48 小时,7 天拆线。

2. Fox 外眦成形术　适应证同上。手术方法:

(1)麻醉:儿童患者采用全麻。

(2)切口设计:首先定出实际外眦点 aa′,距实际外眦点 4～6mm 外做新的外眦点 b。沿上睑缘的弧度向外下约 4mm 处定出 c 点,连接 aa′c 及 cb(图 46-2-8)。

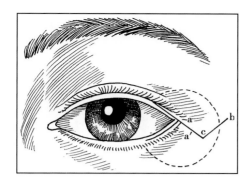

图 46-2-8　Fox 外眦成形术切口设计示意图

（3）沿灰线切开上、下睑缘外 1/4，将切口向外下延伸，切开 aa'c 及 cb。

（4）沿切口线边缘区域内潜行分离，分离区不

超过外眦点 b。充分分离后，行外眦韧带折叠，将 c 点向 a 点退缩。

（5）分离外侧穹隆部及球结膜，将结膜切除与皮肤切缘缝合。3-0 丝线于外侧结膜做褥式缝合，至外眦旁皮肤引出形成外侧穹隆。

（6）缝合 ca 两点，将 a'点与 b 点缝合。

（7）术后处理：同前。

（三）上睑下垂矫正术

内外眦成形术后，3 ~ 6 个月待局部情况稳定后，再行上睑下垂矫正术。因先天性小睑裂综合征患者提上睑肌多无肌力，一般选用利用额肌力量的手术方式。具体手术方法见第四十五章。

（李冬梅）

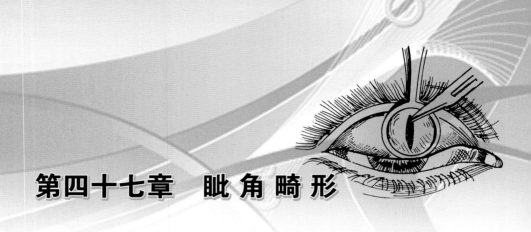

第四十七章 眦 角 畸 形

睑裂是由内、外眦角和上、下睑缘围合而成。睑裂的长度和宽度,常因性别、年龄、眼别、种族等因素有所差别。睑裂形状一般内侧较外侧宽,大部分人的睑裂呈水平状态,但也有例外者。内眦部低于外眦部即向外上倾斜者约占 13.23%,内眦部高于外眦部者约占 4.71%。

睑裂的游离缘称为睑缘,上、下睑缘结合处形成的角,构成了内、外眦角。内眦角呈钝圆角,一般为 45°~55°,外眦角呈锐角,平视时约 30°~40°,睁大眼时可达 60°~70°。

眦角的形态及位置对颜面容貌影响极大,亦影响其正常生理功能。因外伤、炎症、肿瘤及先天等因素造成的睑裂及眦角畸形,对容貌外观及生理功能都产生一定的影响,应通过手术予以矫正。

第一节 内 眦 赘 皮

一、概述

内眦赘皮是内眦部一种纵向弧形的皮肤皱襞,凹面朝向内眦部。正常人两侧外眦间距平均为 88.98mm,内眦间距平均为 33.9mm。一般内眦间距恰好等于瞳孔间距的 1/2。内眦赘皮患者内眦间距明显增宽,内眦部可见一半月形皮肤皱襞,多由上睑向下延伸,少数由下睑向上伸展,常可遮住泪阜及半月皱襞。

内眦赘皮广义上可分为先天性及后天性两类,先天性内眦赘皮在东方民族较常见,尤其在蒙古人种中常见,故又称为蒙古皱襞。

先天性不伴有眼部其他异常者称为单纯性内眦赘皮,伴有小睑裂、上睑下垂等者称为小睑裂综合征,伴有眉畸形者称为睑眉综合征,亦有伴小眼球及其他眼部先天发育异常者。

后天性者多是由于外伤、炎症、肿瘤等累及眦角所致,形态不规则,一般为单侧性,并常伴有邻近组织损伤和畸形。

二、内眦赘皮手术矫正

术前常规眼部检查,此外还应注意以下项目的检查和测定:①睑裂大小的测定,包括睑裂长度及宽度;②内眦状态检查;③双眼内眦间距测定及内眦点距鼻中线距离测定;④内眦赘皮的程度及类型判断;⑤是否伴有其他眼睑畸形:如上睑下垂等。

内眦赘皮多见于婴幼儿及儿童,随着年龄增长和鼻面骨的发育,可以减轻甚至消退,因此手术一般在青春期后,但需视其内眦赘皮程度和患者的需要考虑手术时间。

手术方法:单 Z 成形术适用于轻度内眦赘皮,可与重睑成形术同时进行,但术后内眦部留有斜行瘢痕,而且内眦部多余皮肤并未去除,因此术后内眦部皮肤堆积影响美观,现不主张采用。

1. 内眦部箭头状皮肤切除联合重睑成形术(内眦部 V 形皮肤切除术)

切口设计:麻醉前用手捏起内眦部皮肤,观察内眦角形态,以确定箭头的角度、切口长度和去皮量。箭头的尖端应为理想的新内眦点。

（1）切开:沿设计切口线切开皮肤,并切除切口线内的皮肤,去除睑板前一条轮匝肌。

（2）皮下固定:适当分离内眦部皮下组织,皮下组织缝合一针,使箭头的前端与末端重叠。

（3）缝合:皮肤以 6-0 丝线间断缝合。术后处理同单纯重睑切开法。

2. L 形皮肤切除术　适用于轻度反向型内眦赘皮及反向内眦赘皮伴有下睑内侧内翻倒睫者。

手术方法:

（1）从内眦赘皮上端距下睑缘睫毛下 2mm,做斜向下睑的切口,平行延伸至下睑中央。

（2）将下睑内眦部切口上缘皮肤向鼻下方牵拉,至下睑赘皮消失,睫毛恢复至正常位置,用亚甲蓝标记出此点。

（3）向上、向外延伸做皮肤切口,向上延伸线近于垂直,并与皮肤切口两端相连,由此做 L 形皮肤切开,并切除此 L 形范围内皮肤组织(图 47-1-1)。

（4）切口周围稍加分离后,于 L 形中央先缝一针,必要时可行中央处皮肤深固定。6-0 丝线皮肤间断缝合(图 47-1-2)。

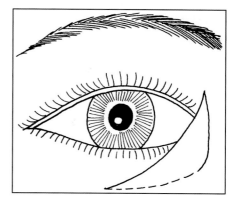

图 47-1-1　L 形皮肤切口

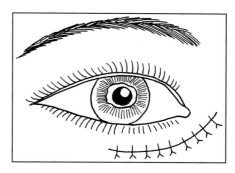

图 47-1-2　缝合切口

（5）加压包扎 24 小时,口服抗生素,7 天拆除皮肤线。

第二节　内眦韧带离断及伴有畸形的矫正

一、概述

内眦韧带是一束很宽阔的致密结缔组织带,质硬而坚固。起自上颌骨额突,分为上、下股及前、后两叶,上、下股分别与上、下睑板相联系。前叶位于泪囊窝前方,与睑筋膜相连,附着于泪前嵴与上颌骨额突,是眼轮匝肌起点之一,后叶较薄弱,位于泪囊窝后方,附着于泪后嵴,它与睑板张肌混合在一起,有牵引睑板向后的力量。所以正常眼睑近内眦角处,先略呈后凹再向前凸。

内眦韧带离断常见于颜面部的锐器切割伤、钝挫伤及其他复合性损伤,可致内眦韧带中央部或分叶离断,内眦韧带附着处撕脱或附着处的眶骨骨折移位和肌肉损伤等,同时可伴有邻近器官的损伤。

内眦韧带离断畸形表现:①内眦角失去牵拉,故内眦向外、下移位,内眦间距增宽;②内眦窝变浅或消失,内眦韧带后叶离断,睑板失去向后牵拉的力量,因此内眦窝变浅甚至消失;③内眦角圆钝、睑裂变短,由于内眦韧带离断后,外眦韧带牵拉眼睑,内眦向外移位,睑裂变短,同时内眦角较正常圆钝;④邻近器官及组织损伤,内眦韧带离断常伴有鼻泪管、泪小管及泪囊损伤,因而导致泪道功能丧失。另外,可伴有外伤性上睑下垂、睑外翻、眼球内陷、眼位偏斜、眼球运动受限甚至眼球破裂等;鼻骨、上颌骨额突、泪骨和筛骨的骨折和移位。

二、术前评估

术前除眼部常规检查外,要注意内眦部特殊形态的测定,内眦间距测量,测量双眼内眦距鼻中线距离。双眼睑裂大小、长度及宽度测量;双眼内眦角水平位置测量:患眼内眦角在水平方向上是否移位,移位程度测量。同时注意伴随畸形及损伤的检查及测定。术前常规冲洗泪道,必要时行泪囊碘油造影检查。术前行 X 线及 CT 检查鼻、眶部是否有骨折。要确定眼睑及眼窝异常情况。

三、手术原则及技巧

(一) 手术原则

尽量使内眦韧带解剖复位,就是要将断裂的内眦韧带睑板端固定在近原始位置的骨壁附近,使内眦间距恢复正常,内眦凹重现。内眦韧带固定复位手术中,如单纯用丝线固定内眦韧带,虽操作简单(见图3-6-3),但因内眦韧带粗大,用丝线的力量将其重新固定于鼻侧骨膜上,术后瘢痕收缩牵拉,单纯丝线缝合则难以维系内眦的形态和位置,多数患者术后出现回退,内眦畸形复发,因此目前多不主张应用。临床常采用金属丝行内眦韧带的泪后嵴固定,效果才能持久可靠。

(二) 内眦韧带复位钛钉、钛板固定术

适用于内眦间距明显增宽,内眦凹变浅或消失者。

钛钉的特性:目前临床所用钛钉、钛板等材料为商业纯钛,具有强度高、比重低、抗疲劳性能佳、耐腐蚀、无毒、无排异等特性。它能与活的骨组织产生直接、持久的骨性结合,界面无纤维结缔组织介入,与宿主骨组织之间以"骨整合"的方式稳固结合。

手术步骤:

1. 首先定出鼻正中线,定位患眼的新内眦点,要与健眼内眦等距离,并位于同水平线上。

2. 麻醉　眶上神经、滑车上神经及滑车下神经阻滞麻醉,内眦窝局部皮肤浸润麻醉。

3. 切口　无鼻骨骨折错位愈合的病例,直接沿内眦角外缘及其鼻侧水平线切开皮肤,切口呈水平的 Y 字形,Y 的末端为新内点。

4. 钝性分离皮下组织直至鼻骨,彻底清除瘢痕、碎骨片等,充分暴露泪前嵴,如有残存破裂的泪囊组织,可一并清除,要解除一切牵拉力量。

5. 原内眦韧带残端多数无法找到,需行内眦韧带骨固定。参照术前的定位点牵拉内眦角使其复位,确保与对侧眼内眦角在同一冠状线和水平线上(可过矫 1～2mm),然后在相应位置较为牢固的泪前嵴骨壁上拧入钛钉(自攻型钛钉无须提前钻孔)。

6. 将口腔结扎丝一端缠绕于钛钉上,另一端穿过内眦角处内眦韧带的残端或眦角部位鼻侧,拉近结扎丝两端,拧紧,尽可能地使内眦角紧靠骨壁,然后将钛钉全部旋入骨内。

7. 再次查看内眦角的位置,确定两侧对称后,将钢丝剪断,然后将断端朝下深埋于组织内。

8. 切除外侧过多的软组织和皮肤,分层间断缝合,如内眦角有移位者,皮肤缝合可行皮瓣转位后缝合。

9. 术后加压包扎 48 小时,口服抗生素、止血剂,隔日换药,术后 7 天拆皮肤线。

注意:①将金属丝扭转固定时,注意双眼内眦部距离是否对称;②对于泪前嵴骨折严重或有骨缺如时,无法在泪前嵴固定钛钉者,可植入小片钛板连接骨折两端,通过结扎丝穿过钛板来连接内眦角;③因金属丝固定内眦韧带有组织切割作用,因此在固定内眦韧带时可采用内眦韧带残端捆扎法来减小其对组织的切割;④对于内眦韧带睑板端组织薄弱者或多次术后内眦回退者,可采用自体阔筋膜加固内眦韧带睑板端。

(三) 内眦韧带复位加眦角移位的整复

内眦韧带离断,内眦角常被瘢痕组织收缩牵引向上或向下移位,除采用内眦韧带复位钛钉内固定术外,还须联合眦角移位的整复,一般采用 Z 成形术加以矫正。

手术方法:

1. 麻醉及内眦韧带复位术同前。

2. 在内眦部亚甲蓝画出 Z 字线,上、下睑两个三角形皮瓣的大小、比例视移位的程度而定,移位大者,上睑皮瓣则应较大(图47-2-1)。

3. 按画线切开皮肤、皮下,沿皮下分离。彻底切除皮下瘢痕组织,寻找内眦韧带断端,如两侧断端可见,即可直接用金属丝扭转对合。如找不到内眦韧带断端,即于泪前嵴拧入钛钉,金属丝连接扭转固定,手术操作同前述。

4. 两皮瓣互换位置,适当修整皮瓣,以 6-0 丝线皮下、皮肤分层间断缝合。值得注意的是上睑皮瓣

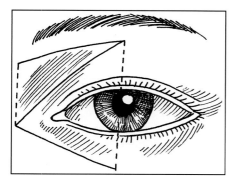

图 47-2-1　Z 形内眦移位矫正

及内眦韧带断端务必与周围组织充分分离。皮瓣互换位置后不能有牵拉，必要时可行外眦切开术，以助内眦角的移动。

5. 术后结膜囊内涂抗生素眼膏，单眼加压包扎 48 小时，口服抗生素、止血剂，隔日换药，术后 7 天拆皮肤线。

（四）内眦韧带离断及伴有畸形的矫正

1. 伴有慢性泪囊炎　可于内眦韧带复位术中先行泪囊鼻腔吻合术，然后再于泪前嵴适当位置拧入钛钉，复位内眦韧带。由于内眦与鼻中线间距增宽，泪囊鼻腔吻合术中鼻黏膜和泪囊瓣多数无法相接缝合，可先预留好缝线，待内眦复位后再打结。如有泪小管离断，有条件者可行泪小管吻合术，如无泪小管吻合条件，可同时做泪道插管或行泪囊摘除。

2. 伴有上睑下垂　应待内眦韧带复位术后 3 ~ 6 个月，局部情况稳定后再行上睑下垂矫正。如果内眦畸形不明显，上睑无张力，可在内眦韧带复位术同时一期行上睑下垂矫正术。

3. 眶壁骨折　眶壁骨折的手术适应证为：眼球运动受限、有复视或者眼窝凹陷>2mm。眶内壁骨折多发生于泪骨及筛骨纸板的薄弱处，一般不累及泪前嵴，不会影响钛钉固定的操作。如果泪前嵴受累，可加用条状钛板。眶壁骨折整复植入物的上缘不能超过泪前嵴水平，否则就会影响泪前嵴的暴露或妨碍后面的操作。

4. 伴有其他眼睑畸形　如伴有睑外翻、眼睑闭合不全、眼睑退缩、上睑下垂等，多不宜同期手术，应在相关的解剖复位半年后，视具体情况分期手术，但术前要做好全面周密的计划，设计出最佳的、合理的手术方案。

第三节　外眦畸形

一、概述

中国人睑裂以水平位最多，占 82.06%，其次为外眦向上者，占 13.23%，再次为外眦向下者，占 4.7%。正常人外眦部呈锐角，为 30°~ 40°，睁大眼时可达 60°。外眦韧带在维持外眦角的形状和位置上起着非常重要的作用。外眦韧带是一束很单薄的纤维束，由上、下眼睑的睑板外侧联系而成，附着在上颌骨的颧结节上，浅部和眶隔及轮匝肌融合形成外侧眼睑的水平线，深部与外直肌的扩展部连接，上缘和提上睑肌的外角连接，下缘和 Lockwood 悬韧带外侧缘连接。

外眦韧带先天发育异常或外伤断裂可引起外眦角的形态及位置异常。表现为外眦角移位，如向下、向内移位等。外眦角形态异常表现为外眦角圆钝或角度变窄。外眦角圆钝、睑裂缩小，或者外眦角变窄、睑裂变长。

二、术前评估及手术技术

术前要进行眼部常规检查：包括视功能、屈光状态、裂隙灯及眼底检查等。此外，要测量睑裂长度及宽度。对外眦角的角度测量，判定外眦角是否圆钝或者变窄。外眦角的位置测量，双眼对照测量外眦角上、下移位的程度。

（一）外眦角移位的整复

Z 成形术：适用于较严重的外眦角向上或向下移位者，同时适用于内眦角移位者。

手术操作：

（1）麻醉：外眦部皮下浸润麻醉。

（2）外眦部上下睑缘外 3mm 平行睑缘做皮肤切口，切口长度视眦角移位程度决定，一般长度为 1.0 ~ 1.5cm。

（3）如外眦角上移，Z 字形切口线设计在下睑切口末端，反之 Z 字形切口线则于上睑切口末端相连。Z 形切口线末端位置即为手术欲达到的新外眦点（图 47-3-1）。

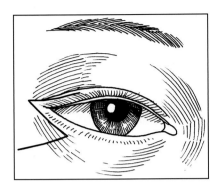

图 47-3-1 外眦移位 Z 成形皮肤切口设计

（4）沿画线切开皮肤及皮下组织，充分剥离皮瓣，松解及切除皮下瘢痕组织。

（5）如外眦韧带已离断，应找到断端，重新固定于原眶骨附着处。

（6）两个皮瓣交错换位，皮瓣下缝合一针固定于眶缘骨膜，以助皮瓣固定。换位后的两个皮瓣对位间断缝合（图 47-3-2）。

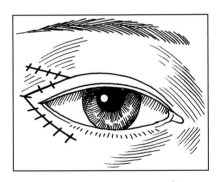

图 47-3-2 交换皮瓣后对位缝合

注意：外眦角移位的整复，应过矫 1～2mm，以防愈合后的轻度回缩。

（二）外眦角畸形整复术

1. 外眦部箭头状皮肤切除术（外眦部 V 形皮肤切除术） 适用于外眦部因垂直瘢痕所造成的轻度外眦角圆钝及睑裂缩短者。

手术方法：

（1）麻醉：局部麻醉。麻醉前用手捏起外眦部皮肤，观察外眦角形态，以确定箭头的角度、切口长度和去皮量。

（2）距外眦 10mm 处做一个箭头样皮肤和肌肉切除，两侧切口应与睑缘弧度相对应，切口颞侧尖端

为锐角，近外眦端创面基底部内缘切口为锐角（图 47-3-3）。

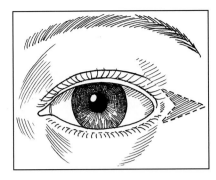

图 47-3-3 外眦箭头样皮肤切除

（3）适当分离外眦部皮下组织。皮下组织缝合一针，以减少皮肤缝合时的张力。

（4）皮肤以 6-0 丝线间断缝合。

2. Y-V 成形术 适用于轻度外眦角圆钝及睑裂缩短者。

（1）麻醉：局部麻醉。

（2）距外眦颞侧 3mm 处做 Y 形切口，切开皮肤及皮下组织，皮下组织充分分离，去除皮下瘢痕组织。

（3）如外眦移位明显，外眦韧带离断者则需缝合外眦韧带。清除瘢痕后暴露外侧眶缘，如可见外眦韧带残端，则以 4-0 固定线将其缝于眶骨膜上，如未找到外眦韧带残端，则将上、下睑板外侧缝于眶外缘骨膜上。

（4）皮肤间断缝合成 V 形。

（三）外侧眶骨膜瓣转位外眦韧带加强术

适用于较重的外眦圆钝、睑裂缩短者。此术式加强了外眦韧带力量，较前面单纯皮肤或深部软组织牵拉，作用更强，效果更持久。

手术方法：

（1）麻醉：外眦部皮下加外眦部眶骨膜浸润麻醉。

（2）采用外眦颞侧 5mm 平行的眶缘切口，或采用外眦部 Y 形切口（图 47-3-4）。

（3）切开皮肤、皮下，分离皮下组织，充分暴露颞侧眶缘骨膜。

（4）暴露上、下睑外眦部睑板组织，将睑板颞侧向外牵拉，测量其距离，此距离即可决定眶缘骨膜瓣的长度。

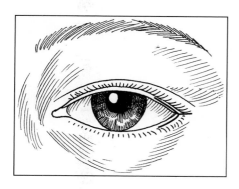

图 47-3-4　外眦 Y 切口

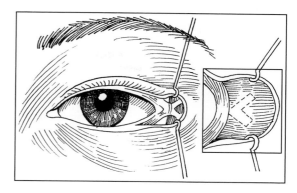

图 47-3-5　眶骨膜瓣制作

（5）做基底位于眶缘的眶骨膜瓣,宽度为 5 ~ 6mm,骨膜瓣中央水平切开(图 47-3-5)。

（6）骨膜瓣上、下两叶交错于上、下睑板面,对照健侧睑裂向外牵拉睑板颞侧端,将骨膜上、下叶缝

合于睑板颞侧端适当部位,需与睑板面重叠 2mm。

（7）皮肤创缘修整,间断缝合,如做 Y 形切口,最终缝合成 V 形。

（李冬梅）

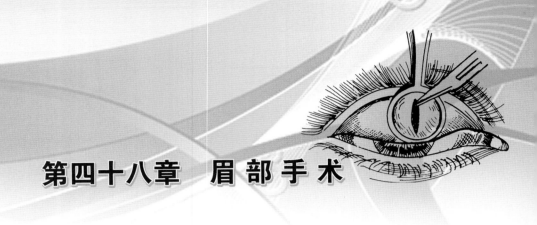

第四十八章　眉部手术

眉位于双眼眶上缘上方,由弯曲和密生短毛构成,沿眶上缘向外略呈弧形分布,双侧对称生长,是上睑和额部皮肤的分界。借其位置较高及密生眉毛作用,可阻止额部汗水或下落的灰尘进入眼内。眉具有表达情感的功能,在面部除双眼外,最能传神和表现人的内心和性格特征者即为眉毛。眉部的畸形或缺失,不仅有损容貌气质和正常表情活动,而且影响眉毛阻挡汗水的功能,因此眉部畸形需修复。

第一节　眉的应用解剖

一、眉的位置和形态

眉毛起自眼眶内上角,沿眶上缘向外略呈弧形分布。解剖学上将眉分成 4 个部分:眉头、眉腰、眉峰和眉梢。眉头为眉毛内侧端,位于内眦角正上方,在鼻翼边缘与内眦角连线的延长线上。两眉头间距近于一个睑裂长度。眉腰为眉头与眉峰之间部分。眉峰位于眉毛外 1/3 处,为眉的最高点。眉梢为眉毛的最外侧端,走向稍倾斜向下,位于同侧鼻翼与外眦角连线的延长线上。

二、眉毛

眉毛为硬质短毛,为 50～130 根/cm²,分上、中、下三层交织重叠而成。眉头部分较宽,毛发斜向外上方。眉腰部眉毛较致密,上列眉毛向下斜行,中列眉毛向后倾斜,下列眉毛向上倾斜。眉梢部分基本一致斜向外下方生长。

由于眉的上述排列,眉腰色最深,上下左右较淡。眉毛的长短、粗细、色泽与种族、性别年龄等多种因素有关。一般儿童眉毛短而稀,成人较密而色黑,男性眉毛较粗而密,女性窄而弯曲。眉毛的色泽与全身色素代谢有关,病理状态下如白化病、白癜风、原田病等可使眉毛部分变白。

三、眉部组织学

眉的组织结构从浅向深可分为:皮肤、皮下组织、肌肉层、肌下蜂窝织层及腱膜层。

眉部皮肤厚、隆起,移动性大,并有丰富的皮脂腺和汗腺,表面生有密集的硬质短毛。皮下组织层含有少量脂肪和较多结缔组织,表面与皮肤及肌肉层均紧密连接。肌肉层由纵行的额肌纤维、斜行的皱眉肌、横行的眼轮匝肌和降眉肌构成。肌下蜂窝组织层较疏松,向下与眶隔脂肪相延续。腱膜层覆盖整个头皮骨表面,可分为深、浅两层,浅层与眉部皮肤相连,深部附于上眶缘。

四、眉的老年性变化

皮肤随年龄增长而弹性逐渐丧失,头皮及额部软组织进行性松弛,导致了眉的松弛与下垂。另外,面部表情肌的纤维硬化也促进了老化改变的形成。

而面部软组织重力的长期作用会产生广泛而对称的眉向下移位及眉睫间距的缩小。眉梢部分由于眼轮匝肌的痉挛,加重了重力作用而形成松弛,使该部分的眉下垂更为常见。眉头部分由于降眉间肌、皱眉肌连同眼轮匝肌的痉挛中和了额肌的上提作用,使得眉头部下垂。

第二节　眉下垂矫正手术

眉下垂常由于老年性皮肤松弛性改变、周围性面瘫、外伤后或医源性的面神经颞支或颧支受损等造成。

眉下垂患者常诉视疲劳和额部头痛,额部有横向皱纹,临床上可发现额肌不自主地收缩以抬起下垂的眉部,抵抗因重力作用而致的眉下垂。因此,美容性、功能性手术中,正确处理额部软组织是十分重要和必要的。

眉下垂可为单侧或双侧,局部或完全以及眉的不同部位下垂等。因此,眉提高手术应根据不同情况选择不同的手术。

一、直接眉提高术（眉弓上缘皮肤弧形切除法）

（一）适应证

整个眉下垂或眉头、眉梢部分下垂者。

（二）手术方法

眉的位置会因患者体位而发生改变。因此,为了确定上部眉成形术中需切除皮肤的量。观察时要注意整个眉毛,术中必须上提的区域和程度应该与眉下垂的区域和程度相对应。

1. 切口设计　按眉下垂的部位和程度,在最上排眉毛的边缘,用无齿镊夹持松弛的额部皮肤,直到眉上提到合适位置,以画线笔画平行于眉毛的生长方向,画出需切除额部皮肤的宽度、弧度和范围。可画成 S 形切口,此切口与直接对应眉下垂的切口比较,术后瘢痕不明显(图 48-2-1)。

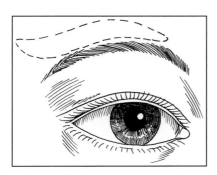

图 48-2-1　眉上切口设计

2. 麻醉　2% 利多卡因及 0.75% 布比卡因(1:1 混合,含 1:100 000 肾上腺素)眉部皮肤浸润麻醉。

3. 沿画线全层切开皮肤,直至额肌纤维,按设计线切除眉上部皮肤全层。

4. 固定缝合　必要时可将皮下各层与骨膜固定。

5. 术后加压包扎 48 小时,隔日换药,术后 7 天拆线。

二、Z 成形术

（一）眉头或眉梢下垂 Z 成形矫正术

适用于眉头或眉梢部分下垂者。

手术方法:

1. 切口设计　依据眉头或眉梢下垂程度和弧度,设计不同的 Z 形切口线。

2. 皮瓣剥离　按画线切开皮肤,达皮下脂肪深层,剥离皮瓣使其成为两个对偶带蒂三角皮瓣(图48-2-2、图 48-2-3)。

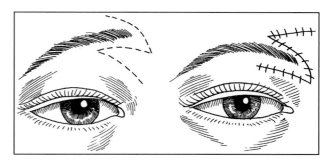

图 48-2-2　眉头下垂 Z 成形术

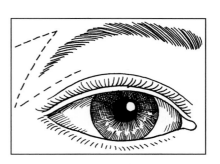

图 48-2-3　眉梢下垂 Z 切口设计

3. 将两个三角形皮瓣换位缝合,使移位眉部恢复至正常位置。

4. 术后加压包扎 48 小时,7 天拆线。

(二)眉错位矫正 Z 成形术

适用于外伤致眉错位者。

手术方法:

1. 切口设计　依眉错位的位置和弧度,设计 Z 形切口线。

2. 按画线切开皮肤,达皮下脂肪深层,剥离皮瓣使其成为两个对偶带蒂三角皮瓣。

3. 将两个三角形皮瓣换位缝合,使移位眉部恢复至正常位置。

4. 术后处理同前。

三、眉间接提高术(冠状切口眉提高术)

适用于较严重的眉下垂及前额有横行皱纹、眉间纵向皱纹及鼻根部横行皱纹者。

手术方法:多采用全身麻醉手术。

1. 切口选择　一般有四种切口(图 48-2-4):①患者有充裕的前侧毛发,可先用标准眉上提双侧冠状切口,两侧冠状切口每上提 3cm,眉可上提 1cm,而且前额发际线至少会上移 3cm;②双侧发际线前移或后退,用双侧颞部切口,结合使用两侧冠状切口;③年老有明显脱发者,可将切口放在较深的皮肤横纹上;④直接在眉上方行眉上提术,如前述眉弓上缘皮肤切除术方法,直接眉上提牵拉 1cm,眉即可上提 1cm。

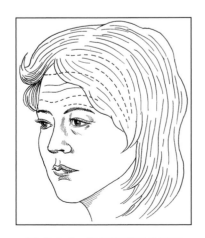

图 48-2-4　眉间接提高术切口

2. 切开　沿切口线顺毛囊方向切开皮肤,直至骨膜表面。在帽状腱膜深层,锐性分离到眶上缘上

方 4cm 的位置,然后在骨膜上做一侧眶上缘外侧开始到另一侧的切口。用骨膜剥离子掀起眶上缘和鼻根以上骨膜。骨膜下剥离可明显增加眉上提,而且减少了眶上血管和神经的损伤(图 48-2-5)。

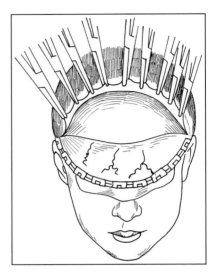

图 48-2-5　翻转的前额皮瓣

3. 切除小片额肌　先将头皮瓣恢复正常位置,标记局部皮肤皱纹。将 21 号针头从前额皮肤皱纹的两外侧点穿入,针头沾上亚甲蓝液后退出。然后简单连接内侧面上的亚甲蓝点。同时标出眶上神经血管束。约在亚甲蓝线上下 1cm 处切除一小块的额肌,注意不要损伤神经血管束。过多的切除皮下软组织可产生难以矫正的皮肤塌陷。为了保留额肌的功能,应在眶上缘上方保留 3~4cm 宽而完整的额肌。

4. 切断皱眉肌和降眉肌　不论术前是否存在明显的眉间皱纹,都应将皱眉肌和降眉肌切断或部分切除。方法:先确认皱眉肌的起点,自眶缘的上内侧部,可用小血管钳单纯分离找出肌肉。一旦确认,切除大约 2cm 长的肌肉,以免术后再次连接。如患者鼻根部有明显皱纹,应同时以同样方式切断降眉肌。先标记横行皱纹,在皱眉肌之间 1~2cm 的稍下方即为降眉间肌,降眉肌是一块很厚的肌肉,术中仅需切除 1cm 长的肌肉组织。

5. 处理皮肤张力　在处理张力前,先将头皮瓣恢复到解剖位置。一般将眉上提到比设计至少高 1~1.5cm 的位置。用 11 号刀片做三个切口:一个位于中线上,另两个则在瞳孔水平,这些关键点用 3-0 线做大跨度固定。这三个关键点是张力最大的地方。缝好固定点后,眉处于矫枉过正的位置(比正常高 1cm)。下一步是用锐利的面部除皱的组织剪或 10 号刀片将着力点缝线之间的多余头皮切除,切除时注意头皮毛囊的方向。

6. 缝合　为避免宽大的无头发瘢痕和对抗上提的力量,先缝合帽状腱膜。皮肤可用 0 号线连续缝合。术后局部用通气性能良好的敷料包扎,伤口表面涂抗生素油膏以免敷料和头发粘连在一起。外加环形可吸收敷料和略加压的弹力绷带。

7. 术后行镇痛、消炎。局部持续冷敷。床头要抬高 30°。

术后第 2 天,去除敷料,可以洗澡;第 7 天,拆线;2 周后,去除张力缝线。嘱患者在术后至少 1 个月内不要用热卷发器或热吹风机,时间长短取决于皮肤麻木的范围和恢复程度。术后 4~6 周内,不用强烈的头发着色剂。拆线后,如皮肤切口愈合良好,可用发胶或摩丝。

(李冬梅)

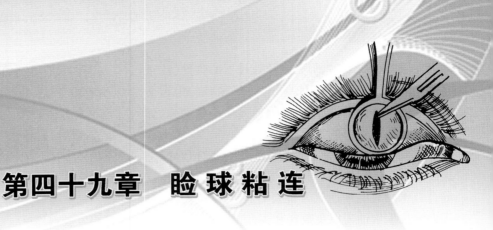

第四十九章　睑球粘连

第一节　概　述

一、睑球粘连的病因

睑球粘连是指睑结膜与球结膜或角膜之间的粘连状态。

睑球粘连的病因主要为先天性及后天结膜损伤。先天性者多由于先天性角膜皮样囊肿范围广泛而形成睑球粘连，或先天性眼睑缺损伴有不同程度的睑球粘连。后天性睑球粘连多发生于眼化学（酸、碱）烧伤、热烧伤、爆炸伤、结膜溃疡性疾病以及结膜手术所致，也可见于重症沙眼患者。

二、睑球粘连的分类

根据睑球粘连的程度分为：①部分性睑球粘连，指睑球粘连范围小，累及眼球表面的某一个部分。②广泛性睑球粘连，粘连范围广泛，眼睑与角膜粘连，可有穹隆消失。多表现为一侧穹隆广泛粘连，伴有角膜大面积粘连（累及角膜缘内>2mm），也可有一侧穹隆或上下穹隆粘连，并且粘连累有全角膜。③闭锁性睑球粘连，指上、下眼睑与眼球完全粘连，睑裂消失。多伴有眼睑的缺损及角膜损害，部分患者视力丧失。

按睑球粘连的部位分为：①睑球前粘连，粘连发生于睑缘附近的睑结膜与球结膜之间，穹隆结膜正常；②睑球后粘连，发生于穹隆部结膜，睑缘等部位结膜正常；③睑球全粘连，睑结膜与球结膜的全部粘连，严重者上、下眼睑完全与眼球粘连，睑缘和结膜囊完全或几乎完全消失，角膜被遮盖而致失明。

三、睑球粘连的临床表现

睑球粘连不仅影响外观，而且影响眼部功能。由于粘连的部位和程度不同，其临床表现是复杂而多样的，严重的睑球粘连可引起眼球运动受限。角膜周围或角膜上的条索状粘连引起角膜不规则散光及复视。严重睑球粘连遮盖角膜者，可致严重视力障碍，甚至失明。严重烧伤睑板溶解，睑缘皮肤破坏可致眼睑部分或完全缺损。睑球粘连牵拉致睑缘位置异常，可引起睑内翻倒睫，睑缘闭锁，睑裂消失等。睑球粘连亦可引起眦角畸形。

四、睑球粘连的手术时机

应在伤后或前次手术后半年或以上再行睑球粘连分离手术。如为酸、碱烧伤或严重睑球粘连应在伤后1年以后手术。过早手术，由于炎症反应，病变进展过程未静止、炎症未消退，手术不仅难以成功，反而可造成更严重的睑球粘连。

五、术前检查

1. 术前常规眼部检查　包括视功能、角膜及后节情况的检查，尤其要记录清楚角膜损害情况。术前要检查眼球运动情况。因睑球粘连可引起不规则散光,必要时需验光。

2. 睑球粘连情况及眼睑畸形　术前要记录睑球粘连的范围、程度及部位。要了解睑球粘连的病因,因为病因不同手术时机亦会不同。

睑球粘连尤其是烧伤等所致者常伴有眼睑的损害,术前应记录,在部分病例中也会有内外眦的畸形,术前要记录内外眦形态是否正常。

六、睑球粘连的手术原则

睑球粘连手术是以分离睑球粘连、恢复眼球运动、改善视功能及眼部外观为根本目的。因此手术需遵循如下原则:睑球粘连分离应彻底,结膜下瘢痕组织应去除,但不要破坏健康筋膜囊。尽量利用同侧的健康结膜转位修复,或利用另一眼的结膜移植修复,如缺损较大者,要考虑用羊膜、口唇黏膜、颊黏膜、硬腭黏膜等修复。如果视力恢复无望者,可考虑用游离中厚皮片移植修复。

游离移植者要采取对抗收缩措施,双向对抗收缩:①结膜囊内放置支撑物(弥补物):一为展平转位或移植的结膜、黏膜、皮肤组织。二为对抗植片收缩;②睑缘粘连性缝合:此项对于全睑球粘连分离术至关重要,以此对抗黏膜及皮片继发性收缩。

第二节　睑球粘连手术

一、部分性睑球粘连的手术矫正

(一) Z 成形术

适用于条索状的部分性睑球粘连。

1. 麻醉　2% 利多卡因及 0.75% 布比卡因(1:1 混合含 1:100 000 肾上腺素)局部结膜下及睑缘皮下浸润麻醉。

2. 沿条索主轴处切开,并以此作为 Z 字中轴线,切开长度与粘连长度一致(图 49-2-1)。

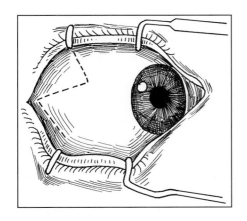

图 49-2-1　Z 形瓣设计

3. 分离结膜下组织,并剪断及剪除结膜下的瘢痕组织,嘱患者眼球运动以判定是否有条索牵拉。

4. Z 形切口的设计　以条索的主轴作为 Z 的轴线,以此主轴线成 60° 设计 Z 的两臂,两臂可不等长。

5. 沿设计线切开结膜,并沿结膜下分离形成两个结膜瓣,将两结膜瓣换位(图 49-2-2),以 8-0 或 6-0 可吸收线缝合。

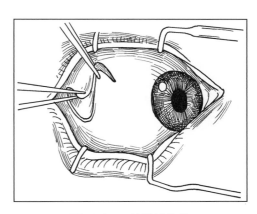

图 49-2-2　结膜瓣换位

6. 术后加压包扎 24 小时,用加有糖皮质激素的抗生素眼药水滴眼,5 天拆除结膜缝线,也可不拆线。

(二) Von Arlt 睑球粘连分离术

适用于扇形睑球粘连,粘连处穹隆消失者。

手术方法:

1. 麻醉　2% 利多卡因及 0.75% 布比卡因(1:1 混合含 1:100 000 肾上腺素)局部结膜下及睑缘皮下浸润麻醉。

2. 沿粘连顶端前 0.5mm 清亮角膜处划一个浅界达角膜实质的浅层,沿此层于角膜表面分离粘连至角巩膜缘,角膜表面要干净而平整,不能残存粘连组织。保留从角膜表面分离下来的结膜组织(图 49-2-3)。

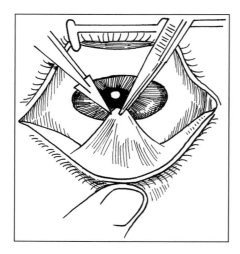

图 49-2-3　沿角膜表面分离粘连至角膜缘

3. 去除粘连处的结膜下瘢痕组织，于粘连两侧做结膜切口，并于其下潜行分离至穹隆部，使眼球运动不受限。

4. 分离下来的结膜瓣做褥式缝合，从穹隆进针，眶缘皮肤面出针，以使结膜瓣贴附于穹隆处，代替穹隆结膜的缺损（图 49-2-4，图 49-2-5）。

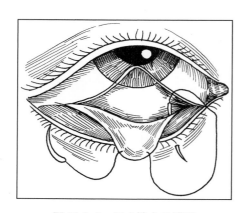

图 49-2-4　褥式缝合结膜瓣

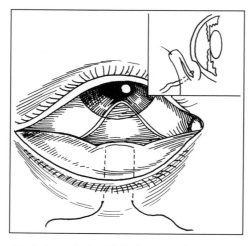

图 49-2-5　分离下的结膜贴附于穹隆示意图

5. 球结膜创面拉拢缝合，沿创缘两侧潜行分离松解，必要需做延长切口，然后以 8-0 可吸收线间断缝合（图 49-2-6）。角膜创面可待其自行修复或以羊膜覆盖。

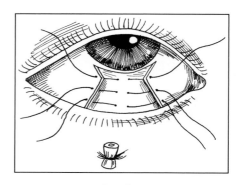

图 49-2-6　球结膜创面拉拢缝合

6. 术后加压包扎 24 小时，用加有糖皮质激素的抗生素眼药水滴眼。如需拆线可于术后 5 天拆除。

二、广泛性睑球粘连的手术矫正

由于化学伤、热烧伤等致睑球粘连，常为大范围的广泛性粘连，根据粘连程度采取不同的修复方法，而且多数情况下是两种手术方式或多种手术方式联合应用，但在讲述中只能分别叙述，大致手术方法有如下几类。

（一）睑球粘连分离单蒂结膜瓣转位术

1. 适应证　适用于较广泛的睑球粘连，分离粘连后角膜仍保持透明，而且结膜缺损不超过一个象限。

2. 手术方法

（1）麻醉：同前。

（2）沿粘连顶端前 0.5mm 清亮角膜处划一个浅界达角膜实质的浅层，沿此层于角膜表面分离粘连至角巩膜缘，角膜表面要干净而平整，不能残存粘连组织。保留从角膜表面分离下来的结膜组织，将结膜组织后徙。

（3）去除结膜下瘢痕组织，使眼球运动不受限，根据结膜缺损的部位及大小选择结膜切取部位。如为鼻侧结膜缺损多选择下方结膜瓣转位；如上方或下方结膜缺损多选择颞侧结膜瓣转位。

（4）以下方结膜瓣转位为例，在下方角膜缘后

2mm 做平行角膜缘的弧形切口,结膜切口与缺损区相连,结膜瓣长度及宽度视巩膜裸露区大小而定,但不要造成下穹隆消失。一般约为 4mm×8mm。结膜瓣应仔细分离,仅留薄薄一层结膜(似葱皮样)(图49-2-7)。

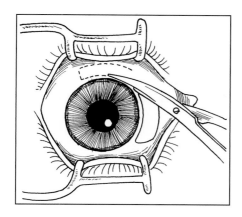

图 49-2-7 结膜瓣切取示意图

(5)将结膜瓣转位于结膜缺损区,以 8-0 可吸收线将结膜瓣一端于角膜缘后 2~3mm 处巩膜浅层缝合固定,另一端与结膜残端缝合。

(6)供区结膜创面潜行分离后拉拢缝合,如张力过大,供区结膜创面不必紧密闭合,只以 8-0 可吸收线挂带创面两缘,以使结膜后缘不过于回缩即可。

(7)术后处理:加压包扎 48 小时,术后用加有糖皮质激素的抗生素眼药水滴眼,结膜缝线不必拆除。

(二)睑球粘连分离桥状(双蒂)结膜瓣转位术

1. 适应证 适用于较广泛的睑球粘连,分离粘连后结膜缺损范围较大但角膜形态正常者,尤其适用于穹隆结膜缺损者。

2. 手术方法

(1)麻醉及分离粘连同前。

注意:较大范围的粘连分离要注意不要损伤眼外肌及正常巩膜组织,更要注意不要造成角膜穿孔。

(2)转位结膜瓣供区的选择:如下穹隆缺失则选择上方结膜瓣转位,反之则选择下方结膜转位,如鼻侧缺损可选择颞侧结膜转位。

(3)以下穹隆成形为例:于上方角膜缘后 2mm 做与角膜缘平行的结膜切口,一般长度为下方半周,距第一个切口约 10mm 处做第二个结膜切口,切取宽度一般要根据上方缺损范围而定,但也不可过宽,一般为 6~10mm(图49-2-8)。

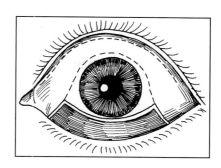

图 49-2-8 桥状结膜瓣设计

(4)沿结膜下分离,尽量不带筋膜层,保留 3 点位及 9 点位的蒂部不游离(图49-2-9)。

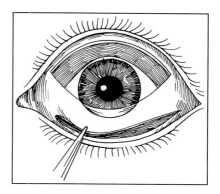

图 49-2-9 桥状结膜瓣转位

(5)将桥状结膜瓣向下方转位,将结膜瓣的一端缝于角膜缘后 3mm 处的浅层巩膜上,另一端与结膜残端缝合。

(6)供区结膜松解后拉拢缝合,或仅挂带结膜前后缘,以防后缘过于回缩而无法使其紧密闭合。

(7)术后处理:同上。

(三)睑球粘连分离羊膜移植术

1. 适应证 适用于广泛性睑球粘连,分离粘连后结膜缺损较大,但睑结膜或球结膜只有一面有创面而角膜形态基本正常者。

2. 手术方法

(1)麻醉及睑球粘连分离同前。分离粘连并剪除其下的瘢痕组织,使残存结膜后徙。巩膜表面的活动性出血点以止血器止血。

(2)取常规处理的新鲜羊膜组织,切取与创面同等大小的羊膜植片,将其上皮面朝上,用 8-0 可吸收线于角膜缘、角膜缘后 5mm 处固定缝合羊膜组织,并与结膜残端缝合。角膜创面也可以羊膜覆盖,以促进角膜创面上皮化。

注意:新鲜有活性的羊膜上皮可合成细胞因子,

而且它的某些活性成分可减轻角结膜局部炎症,因此在眼表的重建过程中发挥着积极作用。但羊膜移植仅为一种底物移植,其角膜及结膜的上皮化仍需有足够的正常角结膜上皮组织来完成,因此羊膜移植多用于仅有一面为创面,并且有 1/2 以上正常结膜组织残存者的结膜缺损修复。

（3）定制中央有 13 ~ 14mm 大孔的透明眼模,术毕时将眼模置入结膜囊内,可支撑穹隆并使植片平复。

（4）术后加压包扎 72 小时,用含有激素的抗生素眼药水滴眼,频点含有人工泪液成分的眼药水。视眼表恢复情况于术后 2 周左右取出眼模。

（四）睑球粘连分离角膜缘干细胞移植联合羊膜移植

1. 适应证　适用于广泛性睑球粘连。

2. 手术方法

（1）睑球粘连分离同前。分离粘连并剪除其下的瘢痕组织,使残存结膜后徙而形成穹隆。巩膜表面的活动性出血点以止血器止血。

（2）带有角膜缘干细胞植片切取:同侧眼的上方或下方取带角膜缘的结膜植片,内侧切口为角膜缘内 0.5mm,外侧切口为角膜缘后 1 ~ 2mm 切取达角膜实质浅层的植片,视巩膜裸露区的大小切取角膜缘干细胞结膜植片,一般为 4mm×5mm,结膜切取不带有筋膜层,切取范围不超过角膜全周的 1/4。如缺损较大,同侧眼可供范围有限者,可考虑从对侧眼切取（图 49-2-10,图 49-2-11）。

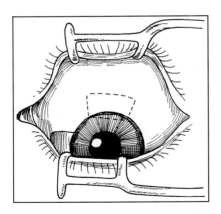

图 49-2-10　结膜角膜缘上皮移植植皮切取

（3）角膜缘干细胞植片移植:将植片按解剖关系平平地覆于巩膜裸露区,植片角膜缘与粘连处角膜重合,以 10-0 尼龙线或 8-0 可吸收线缝合供体植

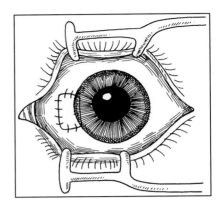

图 49-2-11　结膜角膜缘上皮移植

片的两端,一般角膜一侧尽量不要有缝线,植片结膜缘与角膜缘外的浅层巩膜缝合。

（4）羊膜移植:取常规处理的新鲜羊膜组织,切取与创面同等大小的羊膜植片,将其上皮面朝上,用 8-0 可吸收线于角膜缘、角膜缘后 5mm 处固定缝合羊膜组织,并与结膜残端缝合。角膜创面也可以羊膜覆盖,以促进角膜创面上皮化。

注意:①制作植床时一定要将病变组织去除干净,使植床尽量光滑,同时要确保植床表面无渗血和渗液;②羊膜植片一定要和植床贴附紧密,避免渗液和积血进入羊膜下;③手术中一定要确保羊膜上皮面朝上,不要将两面混淆;④缝合固定时要确保羊膜保持紧张,在缝线处避免羊膜出现皱褶,尽量避免在正常清亮角膜处出现缝线,同时在角膜缘缝合时要有一定跨度,以方便将线头倒进角膜基质层。

（5）术毕时将中央有 13 ~ 14mm 大孔的透明眼模置入结膜囊内,可支撑穹隆并使羊膜植片平复。

（6）术后加压包扎 72 小时,用含有激素的抗生素眼药水滴眼,频点含有人工泪液成分的眼药水。视眼表恢复情况于术后 2 周左右取出眼模。

三、闭锁性睑球粘连的手术矫正

闭锁性睑球粘连是指上、下眼睑完全与角膜粘连,睑缘和结膜囊完全或几乎完全消失。严重者睑板融化、眼睑可有部分缺损,是眼部酸、碱烧伤及其他原因所致外伤的严重后果。此种睑球粘连严重影响视力和外观。

（一）手术时机

一般要在外伤及眼部情况稳定 1 年以后,并且要距前次结膜或角膜手术半年以上方可考虑行睑球粘连分离手术。但时间并不是主要依据,应视局部瘢痕软化程度来决定,如瘢痕较硬,即使伤后 1 年以上,仍不能手术。若双眼手术应间隔 3～6 个月以上。

(二) 手术目的与原则

根据患者的年龄、全身状况、眼部情况来选择手术方式。如果患者为老年人(大于 60 岁),全身状况欠佳,且为单眼闭锁性睑球粘连,可不考虑睑球粘连分离术。但年轻患者即使为单眼睑球粘连,并无复明希望,仅从外观恢复来考虑亦应行睑球粘连分离术。

1. 眼球形态结构正常,视功能存在者 此种情况下手术的目的不仅单纯为外观的改善,亦为进一步治疗角膜病变,提高视力创造条件。

睑板结构正常者,选用睑球粘连分离加自体唇黏膜移植术,不能用异体结膜或羊膜等(前一节已阐述原因)。睑板融化、眼睑部分缺损者,如果单纯采用自体唇黏膜移植再造全结膜囊,睑缘切开后由于缺乏睑板的支撑,在提上睑肌及下睑缩肌的作用下,上、下睑退缩,致使穹隆变浅以致消失,所以需行睑板再造。

常选用手术方法:①硬腭黏膜联合唇黏膜移植:手术一期完成,硬腭黏膜较唇黏膜坚挺,结缔组织结构致密,胶原纤维排列整齐。密度与睑板相似,可同时修补黏膜衬里和睑板;②一期行唇黏膜移植再造结膜囊,待术后一年切开睑缘,同时行上、下睑异体巩膜移植替代睑板。

是否同时行板层角膜移植手术的问题:有学者认为应同时进行,目的在于形成结膜囊的同时改善角膜形态、改良角膜基底。但实际上一期行板层角膜移植术者,睑缘切开后角膜植片完全混浊且完全血管化,所以大部分人认为不宜同时行板层角膜移植术,应待睑缘切开结膜囊情况稳定后再考虑行板层角膜移植术。

2. 眼球形态结构正常或失常,视功能丧失者

(1) 如果眼球形态结构正常或单纯眼球萎缩,眼内无炎症者,可考虑睑球粘连分离后保留眼球行游离中厚皮片移植术。

(2) 眼球呈葡萄肿状,行睑球粘连分离、眼球摘除同时行结膜囊重建手术,手术方式选择同上。

(三) 术前检查

术前要常规全身一般状态检查,包括心、脑血管的检查,身体其他部位的外伤情况等检查。行眼部常规检查,要检查患者光感及光定位情况,必要时可做视觉电生理检查。此外要了解眼球解剖状态,闭锁性睑球粘连者睑裂完全消失,眼球不可见,此时可以用指触法来判断眼球的形态是否正常、眼压的高低等,也可用超声波检查确定眼球结构情况。眼睑及睑缘情况记录,此类患者可有睑板缺失、睑缘或眼睑缺损。

(四) 闭锁性睑球粘连分离术

1. 睑球粘连分离自体唇黏膜移植术

(1) 适应证:适用于闭锁性睑球粘连,眼球形态结构正常,视功能存在,而且眼睑结构基本正常者。

(2) 手术操作

1) 睑球粘连分离:2% 利多卡因及 0.75% 布比卡因(1:1 混合含 1:100 000 肾上腺素)局部浸润麻醉。在手术显微镜下,首先于内、外眦部切开,渐向中央小心切开上、下睑中央部粘连,沿角膜表面向上、下方分离。此种病例角膜多变薄,故剥离时要小心,以防角膜穿孔。角膜完全暴露清楚后,沿巩膜表面向上、下、左、右眶缘剥离,下方可分离至眶缘,上方不必分离至眶缘以免损伤提上睑肌。切除粘连的结膜下及巩膜表面的瘢痕组织,使眼球各方向运动自如,眼睑复位。

2) 口唇黏膜切取:0.5% 利多卡因及 0.25% 布比卡因(1:1 混合含 1:100 000 肾上腺素)下唇黏膜下浸润麻醉。15 号尖刀徒手切取 0.4mm 厚的唇黏膜。

徒手切取唇黏膜操作方法:助手以两手拇指拉紧下唇,将已稀释 3～5 倍的麻药注入唇黏膜下,要使黏膜呈板状,然后将 15 号尖刀刺入黏膜下,要紧贴于黏膜下方,深度以可清晰见刀尖为度,以尖刀缓慢向前切取,切取过程中不要将黏膜切断,否则黏膜会有损失。一般全结膜囊成形需要切取近全下唇范围约 5mm×7mm 大小的唇黏膜。注意:切取唇黏膜时不要过于靠近红唇,否则可造成术后唇缘畸形。

将唇黏膜创面向下平铺放于生理盐水平皿中待用。下唇黏膜创面以凡士林纱布覆盖。

3) 全结膜囊重建:先修补球结膜缺损,将唇黏膜先固定在直肌两侧赤道部浅层巩膜上,然后再固定其余部分巩膜上。用大于睑结膜一倍以上的唇黏

膜缝于睑结膜及穹隆部创面上。

4）放入中央有两个引流小孔的透明有机玻璃眼模，由此可透见植片是否平展，修整植片大小、形状，再与内、外眦部皮肤缘缝合。

5）睑缘粘连缝合：上、下睑缘中央 2/3 区域的睑缘灰线切开，睑缘后唇作创面，以 6-0 可吸收线褥式缝合后唇三针，以 3-0 丝线褥式缝合前唇皮肤三针并垫以小棉垫结扎。如确认睑缘后唇缝合牢固，前唇可不必缝合。

6）眼部处理：术后单眼包扎，第 5 天首次打开换药。继续包扎至 8～10 天。如睑缘前唇缝合者睑缘皮肤线 10 天拆除。2 周后每隔 3～5 天以生理盐水冲洗黏膜囊一次。半年或以上行睑缘切开术。

7）供区处理：口腔处理：术后沙罗水漱口，金霉素甘油涂唇黏膜创面。唇黏膜油纱待其自行脱落，一般 10 天唇黏膜上皮大部分修复，油纱可脱落。

8）全身治疗：口服抗生素及止血药物。唇黏膜移植者术后前 2 天进流食，5 日内进软食。

2. 睑球粘连分离自体唇黏膜联合硬腭黏膜移植术

（1）适应证：适用于闭锁性睑球粘连，视功能存在，但睑板融化、眼睑部分缺损者。

本术式选用硬腭黏膜作为睑板的修复替代材料，首先应了解其特点。眼睑后层缺损修复的替代材料很多，自从 1985 年 Siegel RJ 报道用硬腭黏膜修复眼睑后层以后，由于硬腭黏膜与睑板的相似性，在眼部整形中备受推崇，对其研究和应用也日渐成熟。相比之下其他的替代材料如异体巩膜缺乏黏膜表面，术后收缩变异相对较大；耳软骨僵硬，并缺乏上皮表面，修剪困难，可能会引起眼睑外形畸形；异体睑板移植在解剖和生理上应为较佳的材料，但取材受到限制，而且无法同时修复睑板及结膜的缺损。

硬腭黏膜坚韧，上皮为部分角化的复层鳞状上皮，其下结缔组织结构致密，胶原纤维排列整齐，密度与睑板相似。不仅能修复黏膜衬里，同时能替代睑板的支架作用；且柔韧，能很好地贴附于眼球，顺应眼球表面的弧度，适应眼球的功能性活动。硬腭黏膜为自体组织无排斥，取材容易，供区无并发症，厚度及硬度与睑板相似，术后收缩小，避免再次畸形。

但是由于硬腭黏膜上皮具有角化性，移植半年

后其角化上皮方可渐黏膜化，在上睑全层缺损修复病例中由于上睑与角膜接触面积大且频繁，在术后较长时间内患者可能都会有不适感，因此在上睑后层缺损修复中应用相对要慎重，一般在有眼球存在的病例中上睑不主张应用。

（2）手术方法

1）睑球粘连分离及口唇黏膜切取：同睑球粘连分离加唇黏膜移植术，切除上、下内面的瘢痕组织。

2）硬腭黏膜切取：口腔以 1∶1000 氯己定消毒，行腭大孔及前切牙阻滞麻醉。视上、下睑的睑板缺失范围，取中线和齿龈嵴之间的硬腭黏膜，如需修补上、下睑全部睑板，一般切取 3cm×1.6cm，一侧硬腭黏膜足够修补上、下睑的全部睑板，一般上睑睑板修补需 3.0cm×1.0cm 硬腭黏膜，下睑需 3cm×0.6cm。以镰状刀切透硬腭黏膜，深约 2mm，用骨膜剥离子自后向前钝性剥离，直至完整取下植片，创面压迫止血后，以碘仿纱条打包结扎。剪去植片下的腺体和脂肪组织，最后硬腭黏膜厚度约 1.5mm。置于生理盐水平皿中待用。

3）全结膜囊重建：睑结膜及睑板重建，如为上、下睑板完全缺如，将硬腭黏膜剪成 3cm×1cm 及 3cm×0.6cm 两块，分别修补上、下睑，靠近硬腭中线处较薄，可用以修补下睑，8-0 可吸收线将两块硬腭黏膜分别缝于上、下睑的后创面。上睑缝于睑缘及提上睑肌下缘，下睑缝于睑缘及穹隆交界处，上、下睑中央部位做 2 对褥式缝合。如有残存睑板组织，则将硬腭黏膜与睑板残端缝合。穹隆结膜及球结膜重建，以 8-0 可吸收线将唇黏膜与硬腭黏膜游离缘缝合，将植片折入上穹隆至一定深度，行三针褥式缝线，穿出皮肤垫以小棉枕结扎。再如此形成下穹隆。

4）放入眼模，将植片与内、外眦部皮肤缘缝合。

5）睑缘粘连性缝合术：上、下睑缘中央 2/3 区域的后唇作创面，前后唇分层缝合（同前操作）。

6）术后处理：口腔处理：术后沙罗水漱口，金霉素甘油涂唇黏膜创面，5～7 天去除硬腭固定线，唇黏膜油纱待其自行脱落，一般 10 天唇黏膜上皮大部分修复，油纱可脱落。硬腭创面 2 周肉芽组织覆盖，半年左右创面方可长平。

3. 睑球粘连分离全厚皮片移植结膜囊重建术

（1）适应证：适用于闭锁性睑球粘连眼球形态结构正常或失常，视功能不良无复明希望者。

（2）手术方法

1）麻醉：局部浸润麻醉。

2）分离睑球粘连：同睑球粘连分离唇黏膜移植术。

3）如眼球呈葡萄肿状，则行眼球摘除术。

4）全厚皮片切取：切取大腿或上臂内侧全厚皮片，全结膜囊重建需皮片大小约 6.0cm×7.5cm。如行中厚皮片移植者，可用取皮刀取皮。

5）结膜囊植皮：将皮片一侧与上睑缘后唇缝合，皮片折入上穹隆至一定深度后，行两针褥式缝线，穿出皮肤垫以橡皮片结扎。如此再形成下穹隆，皮片下缘缝于下睑缘后唇，皮囊内置入眼模，行睑缘粘连缝合术。

有人建议将皮片翻转后包裹于眼模上，上皮面向里，然后将其置入眼球与眼睑间的裂隙中，行睑缘粘连缝合术。但笔者不推荐此方法，因此方法术后近内外眦部睑裂无缝隙，无法进行皮囊的冲洗，大量皮脂腺分泌物聚集于皮囊中，日久易造成皮囊内肉芽增生或皮片感染等。

6）供皮区处理：中厚皮片移植处油纱覆盖，不必换药，待创面自行修复后油纱脱落。全厚皮片移植处供区拉拢缝合。

7）术后处理：同上。

（李冬梅）

417

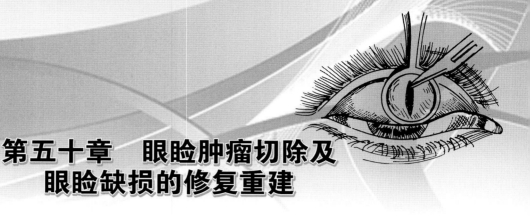

第五十章　眼睑肿瘤切除及眼睑缺损的修复重建

第一节　概　述

眼睑是眼球的保护屏障,能避免外来损伤,阻挡光线和灰尘,润泽清洁角膜。眼睑的缺损不但影响外观,而且其对眼球的保护功能丧失,从而可造成角膜损害,损害视功能。即使无眼球者,为更好的佩戴义眼及美容需要,都需行眼睑的修复。因此不论从功能还是美容方面考虑,眼睑缺损的修复都是必不可少的。

眼睑缺损的分类:按眼睑缺损的病因、临床表现不同而有不同的分类方法,一般按照病因及眼睑缺损的部位、范围等分类。

（一）按病因分类

1. 先天性眼睑缺损　是少见的眼睑全层结构先天性缺损畸形,女性多见,多单眼受累,也可见累及双眼,但双眼睑缺损程度往往不同,多见于上睑缺损,偶见下睑及上、下睑同时受累者。缺损部位以中央偏内侧为多,其缺损形状多为三角形,范围可从小切迹状至大于1/2眼睑的缺损。其原因不明,可能为多种原因导致的胚胎发育期内,角膜上下方的外胚叶组织发育不全所致。亦可能为遗传性疾病,患儿可伴有染色体异常。

先天眼睑缺损不仅严重影响外观,而且可以造成角膜损害,手术整复既可达到美容,又可达到对眼球的保护。

2. 后天性眼睑缺损　由于外伤及肿瘤切除术后所致的眼睑缺损。肿瘤切除术后的眼睑缺损,无论是良性肿瘤还是恶性肿瘤,为保护眼球、维护视功能,均应即时整复。外伤眼睑缺损早期处理是

非常重要的,以伤后8~48小时内修复效果最佳,一期眼睑修复时要做好止血、抗感染、修复三个环节。

外伤性眼睑缺损二期整复时机:如果无角膜的暴露,虽有眼睑闭合不全,但角膜无损害者,可待伤后半年瘢痕软化后再行眼睑缺损整复。如角膜暴露,角膜已有损害,则应尽早修复眼睑缺损以保护视功能。

（二）按眼睑缺损部位、深度分类

1. 按缺损部位分类　可分为上睑缺损、下睑缺损、睑缘缺损及内、外眦部眼睑缺损等。

2. 按眼睑缺损深度分类　可分为:

眼睑前层(浅层)缺损:即眼睑皮肤、皮下组织及眼轮匝肌层的缺损。眼睑后层缺损(深层):为睑板和睑结膜的缺损。眼睑全层缺损:为累及眼睑前后两层的缺损。

（三）按眼睑缺损的范围分类

根据眼睑缺损范围分为轻、中、重度眼睑缺损。

1. 轻度眼睑缺损　眼睑缺损的横径小于或等于眼睑全长1/4,老年人可稍长于此界限。一般此类眼睑缺损都可直接缝合。

2. 中度眼睑缺损　眼睑缺损的横径大于1/4而等于或小于1/2眼睑全长者。此类眼睑缺损可利用眼周皮瓣结合睑板、结膜瓣转位来修复。

3. 重度眼睑缺损　眼睑缺损的横径大于1/2眼睑全长者。此类眼睑缺损修复较为复杂,应根据具体情况采取综合整复方法。

第二节　眼睑肿瘤切除及眼睑缺损修复重建原则和术前评估

一、眼睑肿瘤切除术前评估

（一）患者的评估

1. 术前常规查体　术前需进行全面的眼及附属器的检查,包括双眼视功能、眼睑及泪器情况。观察并记录眼睑肿瘤特征,包括肿瘤位置、大小、边界、色泽、质地、是否存在溃疡,记录眼睑特别是睑缘、睫毛侵犯情况,睑板腺是否破坏,记录泪点及眦部受累情况。眼睑肿瘤检查还应包括眼睑皮下组织检查,并确定病损是否侵及眶骨或眼球。对多中心肿瘤,如睑板腺癌及恶性黑色素瘤等,应该对整个结膜表面、包括睑结膜及穹隆部的检查。

眼部 B 超及 CT、MRI 检查也是必要的,大的肿瘤及广泛复发性肿瘤或侵及深部皮下组织的肿瘤,肿瘤附近的骨质可能已被侵犯。

2. 全面查体　大多眼睑恶性肿瘤除基底细胞癌外,都有潜在的局部及全身转移危险。术前行耳前、颌下及颈部淋巴结触诊检查。全身系统检查,包括胸片、肝扫描、肝功能等检查。

（二）眼睑肿瘤切除原则

1. 眼睑肿瘤切除再造的目的

（1）彻底清除肿物。

（2）修复眼睑缺损恢复眼睑功能及眼睑的美观。

2. 眼睑肿瘤切除的原则　不论是良性肿物还是恶性肿物,切除要干净彻底,切下的病变组织无论可疑良性还是恶性肿瘤,都要行组织病理学检查。如术前怀疑恶性肿瘤者,术中应行冰冻切片监控性切除术。

二、冰冻切片监控性眼睑恶性肿瘤切除

（一）Mohs 手术法

Mohs 手术法（Mohs micrographic surgery, MMS）是一种最大限度保留健康组织而达到最高治愈率的皮肤肿瘤切除方法,它将组织学医生与整形医生完美地结合,从而使患者最大的受益。

手术方法:

（1）以画线笔标出肿瘤边界,局部浸润麻醉。

（2）如肿瘤过大,必要时可用剪刀、刮匙等缩小肿瘤体积,但大部分情况下不需要缩小肿瘤体积。

（3）于显微镜下可见的肿物边缘外 1～4mm（根据肿物的性质、大小、初发或复发等决定边缘范围）处以尖刀与基底部倾斜 45°角切除全厚组织（图50-2-1）。

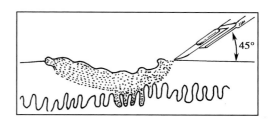

图 50-2-1　沿肿物边缘外 1mm 切除肿物

（4）将标本置于平皿中生理盐水纱布上,仍然保持原来的定位方向。

（5）创面止血后以纱布临时覆盖。

（6）绘制与缺损区对应的标本定位图（图50-2-2）,然后将标本切分成 5～10mm 直径的块状（图50-2-3）。

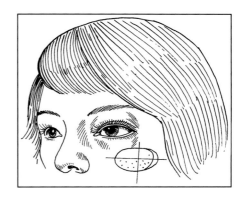

图 50-2-2　绘出肿物位置草图

（7）将这些小标本标号并标记上颜色代码,并仍与定位图相对应。

（8）将每一个组织块做冰冻切片检查,如边缘无肿瘤组织,整形医生即可进行整复。如果在任何一块组织块中发现肿瘤,此边缘则需行进一步切除,再重复以上的过程直到边缘无肿瘤为止。

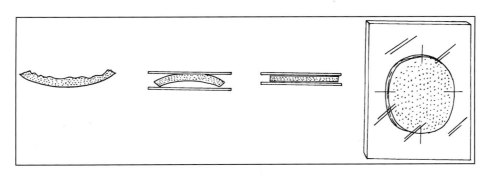

图 50-2-3　画出与缺损区对应的标本定位

Mohs 手术法能完全切除肿瘤组织,提高了肿瘤的治愈率,降低了肿瘤的复发率,而且极大限度地保留了健康眼睑组织,为眼睑的修复提供了良好的基础,因此 Mohs 手术法为皮肤肿瘤治疗的金标准。

（二）标本标记冰冻切片控制性肿物切除法

标本标记冰冻切片控制性肿物切除术,实为 MMS 的一种修改方法。

手术方法:

（1）可疑为恶性肿瘤者,手术应采用扩大切除方法,切除范围应在显微镜下所见肿瘤边缘外 4～5mm,如为恶性黑色素瘤应做更广泛的切除。

（2）肿物切除后,在肿物的四个边缘用不同颜色缝线或不同长度的相同颜色缝线来标记各个边缘,立即将标本以生理盐水纱布包裹送病理室行冰冻切片检查。行连续切片从组织外缘向内侧检查。

（3）冰冻切片报告主要为两个内容:一为肿物性质;二为肿物是否切除干净,四个切缘是否已切干净,并告之肿物距离切缘是否较近。如病理报告某侧仍见肿瘤细胞,则在相应侧扩大切除,再做冰冻切片检查,直至病理报告肿物切除干净为止。如病理报告某侧肿物距切缘较近,则在相应侧再略行扩大切除,一般不再行冰冻切片检查,而直接行术后的组织病理学检查。

（4）病理报告切缘无肿瘤,而且肿瘤距切缘超过 3mm,此时可行眼睑缺损的修复与重建。

三、眼睑缺损修复原则

眼睑缺损往往情况各异,而且复杂,并不能单纯以一种方式进行分类,缺损的修复亦不同,根据眼睑缺损的原因、部位、范围等综合分析后,采用不同的方案进行整复。大致原则可归纳为三类。

（一）小于等于眼睑全长 1/4（<3～5mm）缺损的眼睑修复

不管是前层还是全层的缺损,都可以将创面修整为三角形、菱形或矩形等,然后两侧灰线切开,将眼睑劈分为两层,潜行分离后拉拢缝合,如张力过大者可行外眦韧带的上支或下支切断。

（二）大于眼睑全长 1/4、小于 1/2 的眼睑缺损修复

1. 眼睑前层缺损修复　采用局部滑行皮瓣或旋转皮瓣修复眼睑前层缺损。

2. 眼睑后层的修复　眼睑后层为睑板及睑结膜。

睑板的修复:如睑板垂直向部分缺损,可采用睑板滑行瓣来修复睑板缺损,否则需行睑板替代物来修复睑板缺损。睑板替代物我们多采用异体睑板、异体巩膜、自体硬腭黏膜等。

睑结膜的修复:如行睑板滑行瓣则同时修复了睑结膜,如需行睑板替代物修复睑板时,结膜面则要求以结膜瓣来修复,如结膜滑行瓣、转位瓣等。

（三）大于等于眼睑全长 1/2 的眼睑缺损修复

大于等于眼睑全长 1/2 的缺损,多半累及眼睑的全层,眼睑缺损的修复则需分为前层重建及后层的重建,因此前后两层中只能有一层为游离组织移植,而另一层则应选择组织瓣来修复。如睑板采用睑板替代物,眼睑前层则应采用眼周的滑行、旋转皮瓣或带血管蒂的皮瓣移植修复。如眼睑后层采用睑板前徙、睑板睑结膜瓣等,眼睑前层则可应用游离皮片移植修复,但每个病例都不相同,因此需根据具体情况采用不同的修复方法。

四、眼睑缺损修复重建术前评估

（一）术前全面查体

全身系统检查,包括胸片、肝扫描、肝功能等检查。如术前为眼睑恶性肿瘤者,都有潜在局部及全身转移的危险,术前要行耳前、颌下及颈部淋巴结触诊检查。

（二）眼部检查

术前需进行全面的眼及附属器的检查,包括双眼视功能、眼睑及泪器情况。

要记录眼睑缺损部位、深度及眼睑缺损的范围,如上睑前层或全层缺损,缺损长度及宽度,内眦或外眦缺损,眦角形态等都应记录。

本章主要讲述肿瘤术后及外伤后所致后天性眼睑缺损的修复与重建。

第三节　小于等于1/4眼睑长度的眼睑缺损重建

见第二篇第三章第五节。

第四节　大于1/4、小于1/2眼睑长度的眼睑缺损重建

一、大于1/4、小于1/2眼睑长度的眼睑前层缺损修复

（一）Tenzel半圆形旋转皮瓣修复上、下睑缺损

Tenzel半圆形旋转皮瓣是起自颞侧的半圆形肌蒂皮瓣,适于修复1/4以上、1/2以下的眼睑前层缺损。

手术步骤:

（1）麻醉前画线,如可疑良性肿物,于肿物边缘外0.5~1mm处画线,使切除创面呈三角形或方形。如可疑恶性肿瘤者则需行冰冻切片控制性肿物切除。

（2）2%利多卡因及0.75%布比卡因1:1混合（含1:100 000肾上腺素）,肿物周围皮下浸润麻醉。

（3）沿肿物边缘外0.5~1mm处切除眼睑前层肿物,此时眼睑缺损多呈基底位于睑缘的三角形或方形缺损。

（4）以上睑缺损为例。切口设计为:沿上睑缘弧度向颞下方画线,至近外眶缘处呈弧形向颞上方延伸的半圆瓣(图50-4-1)。

（5）沿眼睑缺损颞侧灰线切开,并沿画线切开肌皮瓣,沿皮下分离,使眼睑被分为前后两层,并分离肌皮瓣,如皮瓣转位修复眼睑缺损仍较紧张,则可行外眦韧带的上支切断松解。

（6）将皮瓣转位,皮瓣与眼睑鼻侧残端对位缝

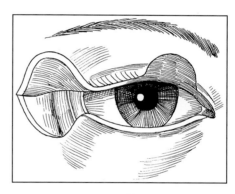

图50-4-1　旋转皮瓣设计

合。首先以5-0丝线缝合睑缘,6-0丝线缝合颞侧皮瓣切口(图50-4-2)。

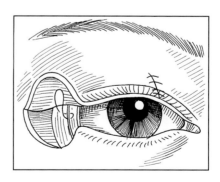

图50-4-2　鼻侧切口设计

（7）术后加压包扎48小时,7天拆除皮肤缝线,睑缘线8~10天拆除。

（二）局部滑行及旋转皮瓣修复眼睑前层缺损

利用上睑旋转皮瓣修复下睑缺损,或者利用上

睑的松弛性行上睑局部滑行皮瓣修复上睑的前层缺损。

手术步骤：

（1）2%利多卡因及0.75%布比卡因1:1混合（含1:100 000肾上腺素），缺损区或肿物周围皮下浸润麻醉。

（2）沿肿物边缘外0.5～1mm处切除眼睑肿物，此时上、下睑外侧眼睑前层缺损。

（3）设计上睑旋转皮瓣，一般下睑颞侧前层缺损多考虑采用上睑颞侧旋转皮瓣修复。根据下睑缺损范围设计上睑旋转皮瓣（见图44-2-5）。

（4）沿画线切开皮瓣，于眼轮匝肌下分离，使此转位皮瓣成为皮肌瓣，然后将此皮瓣转位于下睑，并与下睑创面对合，皮肤以6-0丝线间断缝合（见图44-2-6）。

（5）此时上睑缺损，设计上睑局部滑行皮瓣修复其缺损。沿缺损区斜向上画线，根据缺损范围向眉上延伸。

（6）沿画线切开皮肤，沿眼轮匝肌下分离，将皮瓣松解后滑行至睑缘。以6-0丝线行皮肤间断缝合。若上下睑缘缺损较大，而且患侧睑裂较对侧要长，为使术后上下睑缘形成完好，行外眦部睑缘部分缝合。

（7）术后加压包扎72小时，隔日换药，7天拆线。术后2个月行外眦部切开，切开时注意患侧要与对侧睑裂长度一致。

二、大于1/4、小于1/2眼睑长度的眼睑全层缺损修复

（一）眼睑后层的修复

1. 睑板滑行瓣　适用于睑板垂直方向部分缺损的病例。

典型病例：患者为下睑基底细胞癌。

（1）2%利多卡因及0.75%布比卡因1:1混合（含1:100 000肾上腺素），肿物周围皮下浸润麻醉。

（2）沿肿物边缘外1mm处切除眼睑肿物，下睑缘缺损达下睑1/3长度，睑板垂直方向缺损约为睑板高度的1/2。

（3）沿创缘两侧垂直向下方切开睑板及睑结膜至下穹窿部，为使睑板结膜瓣最大限度地移向上方，将相应部位的下睑缩肌完全切断。

（4）将睑板瓣垂直滑行于缺损区，以6-0可吸收线将睑板结膜瓣与睑缘处创缘两侧睑板残端缝合。

（5）皮肤面缺损设计一个相对应的皮肤滑行瓣修复。

（6）术后加压包扎48小时，7天拆除皮肤缝线。

2. 异体巩膜代睑板行眼睑后层缺损修复　适用于睑板垂直方向的大于2/3或完全的睑板缺损。

典型病例：患者为上睑睑板腺癌，于外院行二次手术切除，术后病理回报切缘仍有肿物。

（1）于显微镜下，沿肿物边缘外4mm画线，使切除肿物后创面呈方形。

（2）2%利多卡因及0.75%布比卡因1:1混合（含1:100 000肾上腺素），肿物周围皮下浸润麻醉。

（3）沿画线切除眼睑全层，将切除组织块以不同颜色缝线标记，立刻送冰冻病理检查。

（4）病理回报切缘已干净，然后行眼睑缺损修复，此病例眼睑缺损约为上睑1/3。垂直方向约1/5睑板残存，设计上睑睑板结膜滑行瓣，沿创缘两侧垂直向上方切开睑板及睑结膜，并将此部位提上睑肌完全切断后徙。

（5）将睑板瓣垂直滑行于缺损区，以6-0可吸收线将睑板结膜瓣与睑缘处创缘两侧睑板残端缝合。此时上方仍有约4/5睑板缺损，按睑板缺损面积切取异体巩膜，采用双层或单层异体巩膜修复睑板缺损。

（6）以6-0可吸收线将异体巩膜与睑板两残端缝合，上方异体巩膜与提上睑肌缝合。于缺损区对应的下睑缘处灰线切开，灰线后唇做创面，将残存睑板下方与对应下睑灰线后唇缝合。如无睑板残存病例，则将异体巩膜与下睑缘后唇缝合。睑缘缝合目的：利于异体巩膜固定及眼睑弧度完好。

（7）皮肤缺损修复：同样设计一个皮肤滑行皮瓣来修复眼睑前层缺损。沿创缘两侧垂直向上方画线，根据皮肤缺损范围可延伸至近眉下。然后沿画线切开皮肤及轮匝肌，沿轮匝肌下分离，将皮肌瓣向下转位于缺损区，以6-0丝线将皮瓣与创缘两侧缝合，下方与对应下睑缘前唇缝合。

（8）加压包扎72小时，隔日换药，7天拆线。术后1～2个月睑缘切开。

（二）眼睑前层的修复

1. 鼻颊沟皮瓣修复眼睑前层缺损（见图 44-2-1）　适用于下睑内侧眼睑前层缺损修复。

（1）肿物切除及冰冻病理检查步骤同前。

（2）本病例垂直方向约 1/4 睑板残存，设计睑板结膜滑行瓣向上方转位于缺损区，切断下方的下睑缩肌。

（3）将睑板瓣垂直于缺损区，以 6-0 可吸收线将睑板结膜瓣与睑缘处创缘两侧睑板残端缝合。再取眼库保存巩膜置于妥布霉素盐水中复水 15 分钟，按睑板缺损面积切取异体巩膜。

（4）以 6-0 可吸收线将异体巩膜与睑板两残端缝合，异体巩膜下方与下睑缩肌缝合。

（5）皮肤缺损修复：设计鼻颊沟瓣修复此下睑内侧眼睑缺损，鼻颊沟转位皮瓣多用于下睑偏内侧眼睑前层缺损的修复。根据缺损的区的形状和大小在鼻颊区设计皮瓣，皮瓣鼻侧位于鼻颊沟，颞侧为缺损的内侧缘，上方达内眦韧带水平。

（6）按画线切开皮肤，沿轮匝肌下分离，将皮瓣转位于缺损区。以 6-0 丝线将皮瓣与缺损区创缘缝合。供区对位缝合。睑缘可做临时缝线一针，目的为牵制下睑于正常位置及使转位皮瓣平铺。

（7）术后加压包扎 72 小时，7 天拆除缝线。

2. 上睑旋转皮瓣修复下睑前层缺损　同前。

第五节　大于等于 1/2 眼睑长度的眼睑缺损修复重建

一、大于等于 1/2 眼睑长度的眼睑前层缺损的修复重建

（一）上睑旋转皮瓣修复下睑缺损

方法同本章第四节。

（二）眼睑滑行皮瓣修复眼睑前层缺损

以上睑鳞状乳头瘤患者为例。

手术操作：

（1）肿物切除及冰冻病理检查同前。

（2）肿物切除后上睑睑板 2/3 残存，故设计睑板结膜滑行瓣修复后层缺损，睑板部分缺损以异体巩膜修复。

（3）皮肤缺损修复：设计一个皮肤滑行皮瓣来修复眼睑前层缺损。沿创缘两侧垂直向上方画线，根据皮肤缺损范围可延伸至近眉下，垂直长度约等于缺损区的垂直径，在皮肤延长切口外侧各作一个

三角形皮肤切除（图 50-5-1）。然后沿画线切开皮肤及轮匝肌，沿轮匝肌下分离，将皮肌瓣向下垂直滑行于缺损区，以 6-0 丝线将皮瓣与创缘两侧缝合，下方与对应下睑缘前唇缝合（图 50-5-2）。

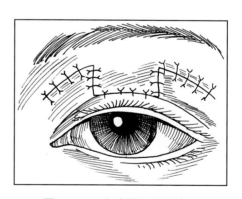

图 50-5-2　上睑滑行皮瓣缝合

（4）术后处理：术后加压包扎 72 小时，隔日换药，皮肤缝线 7 天拆除。

（三）游离皮片移植修复眼睑前层缺损

适用于范围较大的眼睑前层缺损，或累及面颊部，可上下睑同时有较大缺损者。一般采用全厚皮片移植。以眼睑分裂痣患者为例。

（1）沿肿物边缘外 1mm 画线。

（2）2% 利多卡因及 0.75% 布比卡因 1：1 混合（含 1：100 000 肾上腺素），肿物周围皮下浸润麻醉。

（3）沿画线切除肿物，以消毒纱布贴在受皮区的创面上，印上皮肤缺损面的血印并剪下。在耳后用亚甲蓝画线作为取皮区面积，供皮范围比缺损范

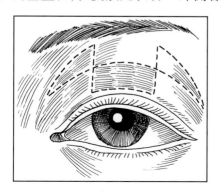

图 50-5-1　眼睑滑行瓣示意图

围大20%。切取皮片后剪除皮下脂肪组织,置于妥布霉素盐水中待用。供皮区拉拢缝合。

（4）缝合游离皮片:将取下的皮片,贴敷在受皮区的创面上,皮片边缘自然和受皮区创缘对合。用5-0丝线先缝合两对角处,然后做间断缝合,缝线中留数对长线,以留作打包处理。

（5）行睑缘粘连术。

（6）压出皮片下的积血,皮片表面垫以油纱,油纱表面垫上棉纱或棉垫,再以恰当的压力加压包扎。

（7）术后加压包扎,术后不宜过早换药,如无渗液、渗血等,可于术后5天第一次换药。术后10～14天拆除包扎并拆除皮肤缝线。睑缘粘连要待术后半年行睑裂切开。

二、大于等于1/2眼睑长度的眼睑全层缺损修复重建

（一）眼睑后层重建

1. 硬腭黏膜移植修复眼睑后层　适用于大于下睑1/2的眼睑全层缺损,而且结膜缺损较多无法行结膜瓣修复结膜缺损者。

（1）硬腭黏膜植片的切取:同第四十九章第二节。

（2）眼睑后层的重建:前文提到鉴于硬腭黏膜的角化性,一般在有眼球存在的病例中上睑不主张应用,因此下面简单介绍下睑修复重建的手术方法:①自下睑缘处切开皮肤,松解下睑瘢痕,分离皮肤及皮下组织;②硬腭黏膜移植片替代睑板和结膜,以6-0可吸收缝线,将植片缝至植床,黏膜面朝向眼球。向下与下睑缩肌断缘缝合,如睑板或结膜有残存,则硬腭黏膜与睑板或结膜残端缝合;③相对应处上睑缘灰线切开,后唇做创面,硬腭黏膜与上睑缘后唇缝合;④内外眦处用4-0固定线分别缝合于内眦鼻骨骨膜和外眦眶骨骨膜,使硬腭植片牢靠地固定于缺损创面。无眼球患者则放入透明有机玻璃眼模,以协助结膜囊成形。

2. 异体巩膜修复眼睑后层　适用于眼睑后层有一定量的结膜残存,可通过结膜滑行或转位修复结膜面缺损,然后以异体巩膜修复睑板缺损。方法同前。

（二）眼周SMAS皮瓣修复眼睑前层缺损

1. 眼周SMAS皮瓣概念　Mitz V等于1976年通过尸体解剖及病理组织学方法证实面部的腮腺区及颊部存在表浅肌肉腱膜系统(superficial musculo-aponeurotic system,SMAS),颌面外科常称其为腮腺咬肌筋膜系统,SMAS的概念由此形成,他最初应用在面部除皱手术中。1993年Gosain AK等对面部SMAS又进行了更加细微的解剖学研究,此研究证实SMAS为面部皮下的一层广泛连续的表浅肌肉腱膜系统,而且在SMAS中具有网状血供的血管构筑。Ghassemi A等于2004年又再次阐述SMAS为肌肉胶原纤维网状结构,分布于面部不同区域,如额部、颞部、下眶区、颞部及上下唇周等,并且为一个连续的结构。

基于以上理论,眼周的表浅肌肉筋膜系统应由额部的帽状腱膜、颞部的颞浅筋膜及眶区的轮匝肌等构成,此区血供为网状血管构筑,其血管构筑为颈内动脉和颈外动脉吻合的血液供应,这些血管分支在SMAS层走行,并有小分支穿出SMAS层进入真皮,形成真皮下血管网。根据眼周SMAS的血液构筑模式来设计SMAS皮瓣,眼轮匝肌蒂瓣为以眼轮匝肌为蒂的SMAS皮瓣,眉上皮瓣含有额肌浅层筋膜及部分颞浅筋膜,上睑皮肤轮匝肌双蒂瓣则带有眼轮匝肌组织,除颞浅动脉皮瓣外都没有轴型动脉供血,而且皮瓣的长宽比例达到或超过5:1,但仍可保证有足够血供而无血运障碍。

2. 中、重度眼睑全层缺损眼睑前层修复组织的选择　修复眼睑全层缺损时,如果后层选择了游离组织移植,前层修复的关键是要有良好血供的组织移植来保证后层组织成活。选用眼周SMAS皮瓣能保证皮瓣的血供,且眼周皮瓣邻近眼睑,手术容易,皮肤色泽、厚度与眼睑皮肤相近。如术后外观不满意,可待植片完全成活后,二期皮瓣修整。

注意:由于SMAS层血供丰富,SMAS皮瓣蒂部宽度与皮瓣长度之比可达到1:5,甚至可达到1:6。但再超过此限,皮瓣尖端可因缺血而坏死;皮瓣旋转后蒂部近侧可能会出现组织隆起,也就是"猫耳朵",小的日后可自行消失,明显的隆起不宜即刻修复,否则蒂部宽度变窄,皮瓣尖端血供受影响。术后包扎松紧要适度,以植片紧贴为原则,过紧易出现植皮供血不足,过松植皮与植床接触不紧,也影响

成活。

3. 眼周 SMAS 皮瓣修复眼睑前层手术方法

（1）颞区眼轮匝肌蒂 SMAS 皮瓣修复眼睑前层：适用于上、下眼睑偏内侧缺损。

典型病例：患者女性，74 岁，下睑基底细胞癌。

手术方法：肿物切除及术中冰冻病理检查同前。眼睑后层采用硬腭黏膜移植重建，方法同前。①按眼睑缺损范围设计颞区皮瓣及蒂部的位置；②沿皮瓣外侧三个边缘切开，切取皮瓣至 SMAS（颞浅筋膜下）下；③下睑缘灰线切开，显露下睑眼轮匝肌，距睑缘 4mm 处切开眶隔前眼轮匝肌，并潜行掀起眼轮匝肌蒂部，形成宽约 1cm 的以缺损区颞侧为蒂的眼轮匝肌蒂皮瓣；④将皮瓣转位于内侧缺损区，蒂部将有部分折叠，皮瓣与缺损区皮肤残端及上睑缘缝合；⑤术后加压包扎 3 天，7 天拆除皮肤缝线，术后 2～3 个月切开睑缘粘连。

（2）眉上皮瓣（Fricke 皮瓣）转位修复眼睑前层缺损：适用于窄长形的上睑或下睑前层缺损的修复。

典型病例：患者为车祸伤后，上睑全层完全性缺损。

手术操作：眼睑后层以异体巩膜修复。

前层修复：①在眉毛上方约 5mm，按缺损区的形状和大小画出将切取皮瓣的范围，长宽之比不超过 5∶1，以免皮瓣血供障碍（图 50-5-3）；②沿画线切开皮瓣，切取全厚皮瓣；③将皮瓣转位覆盖于异体巩膜之上，代替缺损的眼睑皮肤；④相对应下睑缘灰线后唇做创面异体巩膜及结膜滑行瓣，与后唇缝合，眉上皮瓣与下睑缘前层缝合（图 50-5-4）；⑤眉上供区皮下组织分离后，拉拢缝合。

（3）上睑双蒂皮瓣修复下睑前层缺损：用上睑桥状皮瓣修复下睑前层，适用于皮肤缺损面积呈狭

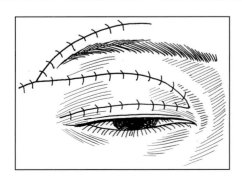

图 50-5-3　眉上皮瓣设计

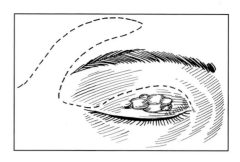

图 50-5-4　眉上皮瓣转位后

长形而上睑皮肤较松弛者。

典型病例：患者为车祸伤后下睑全层完全缺损。

手术操作：此例患者眼睑后层以硬腭黏膜修复。

前层修复：①上睑双蒂皮瓣的设计：按下睑缺损面积从上睑重睑线（或上睑缘上 5mm）处用平镊夹起计划切取的上睑皮肤范围，注意是否有睑裂的闭合不全，一般上睑皮瓣应比下睑缺损区宽 10% 左右，用亚甲蓝画出皮肤两条弧形的切口线，近睑缘的切口线与下睑切口线相连（见图 43-2-4）；②按标记线做上睑的两个皮肤切口，分离两切口的皮下组织，形成双蒂桥状皮瓣，然后将皮瓣转位至下睑（见图 43-2-5）；③6-0 丝线首先缝合下睑中央部和内外两端，其他部位皮肤创缘间断缝合；④上睑以重睑成形术方式缝合。

（三）颞浅动脉岛状皮瓣修复眼睑前层缺损

1. 颞浅动脉岛状皮瓣的解剖学特点

（1）颞区的解剖：颞区由浅入深依次为：①皮肤；②皮下组织：由前向后有面神经颞支和颧支、颞浅动静脉、耳颞神经走行；③颞浅筋膜：位于毛囊的深面，为帽状腱膜的延续；④无名筋膜：位于颞浅筋膜和颞深筋膜之间，是一层疏松的结缔组织筋膜；⑤颞深筋膜：完全覆盖于颞肌浅面，边缘处与骨膜牢固附着；⑥颞肌：起自颞筋膜和颞窝，前部纤维垂直向下，后部纤维几乎水平向前逐渐集中，经颧弓深面止于下颌骨的喙突和下颌升支前缘；⑦颅骨外膜及骨膜下疏松组织（图 50-5-5）。

（2）颞浅动脉和静脉：颞浅动脉来自颈动脉干的延续，是颈外动脉两条主支之一。在外耳门与下颌之间，自颧弓的下方发出，之后向上越过颧骨颧突根部的表面，经耳前肌的深面，多数斜向前上方，其余则垂直上行。颞浅动脉从腮腺上方穿出，经耳前上行，约在颧弓上方 2～3cm 处分为额支和顶支，分布全头 57% 的面积（图 50-5-6）。

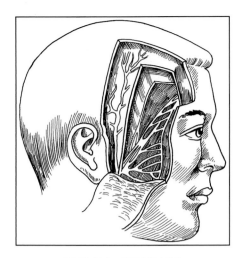

图 50-5-5 颞区解剖图

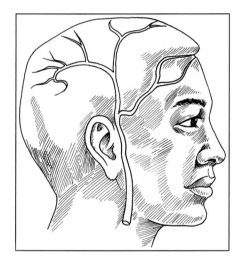

图 50-5-6 颞浅动脉示意图

颞浅动脉位置恒定,管径粗大。颞浅静脉与同名动脉伴行,在皮下组织内形成静脉网。

(3)颞浅动脉岛状皮瓣:此皮瓣为含颞浅动、静脉供养的皮瓣,颞浅动脉位于皮下,血管下方紧贴一层较致密的纤维组织。一般取颞浅动脉额支供养皮瓣,顶支作为筋膜瓣供养血管。

颞浅动脉皮瓣优点:①具有一般局部转移皮瓣优点,且质地良好;②弹性好,易塑形;③因有颞浅动脉供养,长宽比例不受一般限制,而且可利用动脉两个分支形成皮肤及筋膜瓣,同时修复结膜囊狭窄及眼窝凹陷。

缺点:①额部可供皮肤有限,无法修复较大面积的眼睑缺损,如累及上、下睑的眼睑缺损;②相对眼睑来讲,此皮瓣较厚,术后有臃肿之感,有碍美观,多需要术后二期皮瓣削薄及其他整复。因此并非眼睑

修复的最佳选择。

2. 手术操作

典型病例:车祸伤后 3 个月,左下睑完全性全层缺损。

(1)头部备皮:剃除全部头部毛发,或同侧发际内 2 寸备皮。

(2)手术在局麻或全麻下进行。

(3)眼睑后层修复:沿缺损边缘切开,分离残存眼睑,将其分为前后层,此病例穹隆结膜缺失,因此无法行结膜滑行瓣,后层缺损采用硬腭黏膜移植修复。

(4)颞浅动脉皮瓣的预制:①术前用多普血管测定仪探明颞浅动脉及其额支、顶支的走向,用画线笔做标记。大部分年轻人仅以手摸即可探出颞浅动脉主干及额支的走向。②皮肤切口:沿颞浅动脉走行方向做切口,切口长度约 6cm,切开皮肤至毛囊层,不可过深以免损坏颞浅动脉。③剥离:平毛囊深层,即颞浅筋膜浅层前,略向两侧分离,露出动脉。沿动脉两旁约 5mm 处切开浅筋膜,继续向动脉两侧分离,并使之与颞深筋膜分离(图 50-5-7)。然后沿额支走行方向分离到预定的皮瓣部位后,按预先的设计大小及形状做一皮瓣。最后剥离出宽约 5mm,中间包含颞浅动脉及颞浅静脉的岛状皮瓣。④止血:与皮肤相连的细小血管分支一一止血,出血点须逐一结扎。

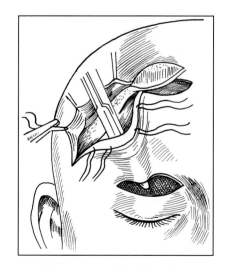

图 50-5-7 剥离层次示意图

(5)眼睑前层修复:①皮瓣转移:皮瓣预制完成后,先检查皮瓣颜色及动脉搏动情况,证实皮瓣血

运良好方可转移。先从耳前颞浅动脉根部至外眦,用大弯血管钳做一个皮下隧道直达外眦部皮下,皮下隧道要足够宽,以保证皮瓣不会受压。将岛状皮瓣沿此隧道转至眼睑缺损区(图50-5-8)。②将皮瓣

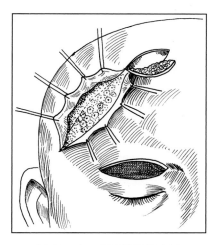

图 50-5-8　皮下隧道示意图

与眼睑缺损区的皮肤残端缝合。

(6) 供区处理:头皮切口以 0 号丝线间断缝合,额部供皮区视缺损大小,行拉拢缝合。如拉拢缝合有困难,则取上臂或大腿内侧全厚皮片游离移植。耳前区放置引流条。

(7) 包扎:加压的压力要适中,以达到皮瓣与基底紧贴,皮瓣远端压力较蒂部大,以利血供及回流。

3. 术后处理

(1) 全身处理:静脉滴注消炎、止血药 5 天。

(2) 眼部处理:术后包扎 3 日,每日检查皮瓣的血运情况,一般的血运障碍多为静脉回流不畅而致皮瓣发绀,若不及时处理,可致皮瓣坏死。如遇皮瓣发绀,首先检查是否皮瓣蒂部敷料过紧,调整敷料,局部按摩。皮瓣引流条视出血情况于术后 24 ~ 48 小时拔除,术后 8 天拆除皮肤缝线。

第六节　累及内外眦部的眼睑缺损重建

一、累及上、下睑的内眦部眼睑缺损修复

前述的眼周皮瓣转位都无法修复累及上、下睑的内眦部缺损,设计利用中部前额皮瓣(眉间皮瓣)来修复此缺损,可达到较好的效果。

手术方法:

1. 肿物切除　右侧内眦部肿物,可疑为基底细胞癌,但病理证实为皮肤炎性增生。肿物切除及术中冰冻病理检查同前。

2. 中部前额皮瓣设计　根据缺损范围设计皮瓣的长宽,皮瓣取自眉间皱褶处,皮瓣蒂部位于鼻根部。

3. 切取皮瓣　并将皮瓣转位于内眦缺损区,与上、下睑及内眦缺损边缘缝合。供区拉拢缝合。

4. 术后处理　术后加压包扎 3 天,隔日换药,7 天拆除皮肤缝线。

二、外眦及下睑缺损的修复

外眦及下睑外侧1/3全层缺损可利用外侧眶缘骨膜瓣来修复睑板缺损,外侧旋转滑行皮瓣或上睑皮瓣修复眼睑的前层缺损(Byron-Smith 方法)。

手术方法:

1. 肿物切除及冰冻病理检查同前。

2. 根据外侧睑板的缺损大小设计外眶缘骨膜瓣,骨膜瓣的基底仍与外眶缘内侧的眶周组织相连。剥离骨膜瓣,然后将其内移并缝于下睑睑板的残端。此骨膜瓣既可达到代替睑板的作用,又起到外眦韧带的作用,因外眦部缺损时外眦韧带多受累。

3. 皮肤缺损可用上睑皮瓣转位修复或外侧旋转皮瓣修复。

4. 术后 7 天拆线。

(李冬梅)

第五十一章　羟基磷灰石义眼台眶内植入手术

第一节　概　　述

眼球摘除或眼内容物摘除术后,若不放置眶内植入物来填补眼球所占的空间,安装义眼后,往往会出现上睑凹陷、义眼活动不良、上穹隆向后倾斜、结膜囊过大或狭窄等畸形。如果通过加大加厚义眼来矫正此畸形,往往造成下睑位置下移、下睑松弛。儿童患者则会影响眼眶及同侧面部的发育,造成双侧面部不对称。

1985 年 Perry 首先将羟基磷灰石(hydroxyapatite,HA)作为眶内植入物用于眼部整形,大量动物实验证实 HA 球植入眶内,结缔组织及新生血管迅速长入空隙中,血管化后暴露于外环境中亦不产生排异,而由周围的上皮组织覆盖。HA 完全具备理想眶内植入物的特点,1989 年 HA 作为眶内植入物获 FDA(美国食品与药物管理局)批准,从而广泛应用于临床。

一、手术时机及适应证

(一) HA 一期眶内植入术

眼球摘除或眼内容物摘除同时行 HA 义眼台眶内植入者称为一期眶内植入术。除化脓性眼内炎及新鲜眼球破裂伤外,凡符合作眼球摘除及眼内容物摘除条件,而且患者要求行义眼台植入者,均可行此手术。

但在手术适应证选择上,目前仍存在如下争议:①以往的观点,恶性肿瘤(如脉络膜黑色素瘤和视网膜母细胞瘤)患者不宜一期行 HA 眶内植入。但 Arora 等研究了 HA 眶内植入物的放射衰减和散射性,认为其并不影响为预防肿瘤复发而进行的放疗。部分学者建议视网膜母细胞瘤眼球摘除患儿,术中行视神经冰冻病理检查,如视神经无侵犯,可考虑一期义眼台植入手术。但也有观点认为不宜过早植入,而应在 5 岁前以不断增大的义眼代替眶内容缺失,5 岁后再植入与成人相近大小的植入物。目前普遍观点仍趋向于恶性肿瘤应慎于一期行眶内植入手术。②新鲜眼球破裂伤应为感染性伤口,原则上不应同期行眶内植入,以免造成眶内感染。

(二) HA 二期眶内植入术

已行眼球摘除或眼内容物摘除手术而后期再行义眼台植入者称为二期眶内植入手术。眼球摘除或眼内容物摘除术后,应尽早植入眶内植入物,一般在术后 1~2 个月局部消肿后即可实行。

(三) HA 球钻孔术

根据 HA 眶内植入血管化率分析,显示 20mm 的 HA 球完全血管化,需时 6 个月,22mm 的 HA 球血管化需 8~10 个月,因此视植入物的大小,钻孔术选择在术后 6~10 个月实施,或行骨扫描验证血管化完成后进行。

二、HA 球尺寸选择

Sara AK 等通过临床病例的回顾性研究显示:眼

轴实际长度减 2mm,而 A 型超声测量眼球轴长减 1mm(因 A 超为角膜前缘到后巩膜前缘的长度)应为比较理想的植入物尺寸(图 51-1-1)。儿童患者为促使眶腔发育,应植入偏大的 HA 球,3 岁植入直径 20~21mm 的 HA 球,5~6 岁植入直径 21~22mm 的 HA 球。

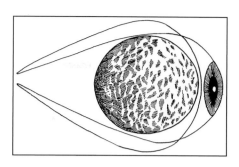

图 51-1-1　义眼台尺寸选择

第二节　羟基磷灰石义眼台眶内植入手术方法

一、眼球摘除联合 HA 眶内植入术

1. 麻醉　2% 利多卡因及 0.75% 布比卡因(1:1 混合,含 1:100 000 肾上腺素)球后及球周浸润麻醉,球结膜下浸润麻醉。

2. 眼球摘除　沿角膜缘全周剪开球结膜,并沿四条眼直肌之间分离。在四条眼直肌剪断之前,先在肌腱附着处预置四条眼直肌的牵引线,然后剪断直肌,剪断视神经,行眼球摘除,以特制钢球压迫止血。

3. 义眼台植入　用塑料片包裹 HA 球植入肌锥腔内,抽出塑料片。

4. 异体巩膜覆盖　取眼库甘油保存的异体巩膜(也可用异体硬脑膜、阔筋膜等)置入生理盐水中复水 15 分钟,再用妥布霉素生理盐水溶液浸泡 10 分钟,然后用双层或单层异体巩膜覆盖 HA 球前 1/2 部分,将 4 条直肌在对应肌止端处与异体巩膜缝合。

5. 以 6-0 可吸收线行内翻褥式缝合法将筋膜层及球结膜分层缝合。结膜囊内置入塑料眼模,睑缘暂行 1 针褥式缝合,以防术后结膜水肿脱垂。

6. 眼部处理　加压包扎 48 小时,局部滴用普通抗生素眼药水,5 天拆除睑缘缝线,结膜缝线不必拆除。视结膜水肿消退及伤口愈合情况,于术后 3 周左右佩戴临时义眼,术后半年再定制义眼。

7. 全身处理　术后给予口服或静脉滴注抗生素 3 天,可给予止血剂一次。

二、眼内容物摘除自体巩膜壳后 HA 植入术

1. 眼内容物摘除　沿角膜缘剪开球结膜,自结

膜下分离暴露前部巩膜,剪除角膜,去除眼内容物,尽可能彻底清除葡萄膜。

2. 巩膜劈分两半　自颞上至鼻下象限斜形剪开全层巩膜,使之成为两半。剪断视神经,钢球压迫止血。此时巩膜壳向前移位,可以更好的清除葡萄膜。5% 碘酊烧灼巩膜内壁,妥布霉素生理盐水充分冲洗。

3. 肌锥内植入适宜大小的 HA 球,将两半巩膜分前后两层对合缝合,使其成为一个闭合的巩膜壳,或将巩膜中央重叠 2mm,而行单层巩膜覆盖。

4. 6-0 可吸收线行球结膜缝合。因结膜下方为带有血运的自体巩膜,因此一般不会有伤口愈合不良的问题,可不必行筋膜层的缝合,而只缝合球结膜。

5. 结膜囊内置入眼模,睑缘暂行 1 针褥式缝合。

6. 术后处理同前。

注意:外伤后眼球萎缩或外伤继发青光眼者,不管外伤后多长时间,尽量不行眼内容物摘除手术,以防交感性眼炎的发生。

三、HA 义眼台二期眶内植入术

1. 麻醉　成人先行球结膜下浸润麻醉,先不行眶深部麻醉,以免影响寻找肌肉,儿童则需全麻。

2. 沿原瘢痕处切开球结膜及浅层筋膜层,充分分离至上、下、左、右眶缘,嘱患者上下左右运动眼球,即见到四条眼直肌运动的凹陷点,寻找出四条眼直肌,预置四条眼直肌牵引线,此时再行深部麻醉,分离肌锥腔,钢球压迫止血。儿童全麻者先找到 4

条直肌的凹陷处,以固定镊子向外牵拉,感到有张力即为直肌止端。眼内容物摘除术后者,有自体巩膜存在,将巩膜剪成两半,再剪断视神经(同眼内容物摘除术)。

3. HA 植入及其后操作同眼球摘除一期义眼台植入手术。

四、HA 球钻孔术

确定 HA 球血管化完成后即可行 HA 球钻孔术。由于钻孔后并发症相对增加,而且目前义眼配制技术已极大提高,即使没有栓钉植入者,其义眼活动也很好,因此基于多方面考虑,现极少病例选择钻孔术。

手术操作

1. 在植入物表面的中央标记定位,行球结膜下麻醉,切开中央部的球结膜及巩膜,直到 HA 球暴露。

2. 用圈状定位器固定,以特制电动钻,3mm 钻头钻一个深 10～13mm 的孔洞,拧入特制钛钉,再置入平头钉。

3. 术后第 2 天即可用抗生素眼药水滴眼,4～6 周结膜上皮可以完成孔洞壁的上皮化,即可镶配义眼壳。

第三节　HA 眶内植入常见手术并发症的处理

一、植入物暴露

(一) 发生原因

1. 早期暴露(也称为伤口裂开或伤口愈合不良)　指发生于术后 8 周内的伤口裂开,植入物暴露者。可发生于术后 2 周内,但多发生在术后 2～8 周。一般发生在术后 1 周内者多由于手术操作不当引起。

发生原因:①眼球筋膜层缝合不够严密;②义眼台植入位置过浅,使结膜伤口张力过大;③四条眼直肌缝合位置偏后;④结膜下组织瘢痕较多或结膜下组织过于薄弱,如多次玻璃体切除术后或老年人。

结膜伤口裂开后,异体巩膜裸露,异体巩膜会逐渐溶解坏死,而使植入物外露。如无异体巩膜覆盖者,结膜伤口裂开后义眼台即暴露。由于 HA 义眼台具有内联多孔结构,其于血管化之前暴露于外环境中,结膜囊内分泌物及病菌可进入义眼台深部,从而造成眶深部的炎症及感染。

2. 晚期暴露　指发生于术后 2～3 个月后的植入物暴露,多由于 HA 义眼台前组织薄弱,表面粗糙,加之义眼佩戴不良,义眼与下面的眼台摩擦而造成结膜糜烂、裂开而致植入物裸露。或义眼台质量欠佳,义眼台长期未能完成血管化而致植入物暴露。

(二) 植入物暴露的预防方法

1. HA 球不宜过大(一般植入过大的可能性小,接诊外院病例中多数为植入物过小),应使结膜和筋膜缝合时张力不大。

2. 眼内容物摘除术者保留自体巩膜壳,HA 球前有自体巩膜覆盖,这是防止 HA 球暴露的重要措施。

3. 眼球摘除者植入物最好有异体巩膜包裹,或异体巩膜覆盖 HA 球前 1/2 表面,以提供一个保护层。也可选用自体组织(如阔筋膜)包裹 HA 球,使HA 球暴露机会减少。

4. 二期 HA 眶内植入时,肌肉一定要缝合在 HA 球赤道前,以保证 HA 球前 1/2 及异体巩膜的血供。

5. 伤口闭合要紧密,尤其是筋膜层要紧密缝合。

(三) 植入物暴露的处理

1. 伤口修补时机　早期暴露者,裂开范围小于 5mm×5mm,而且仅为异体巩膜暴露,而无 HA 球暴露,且异体巩膜有血管化趋势,可密切观察暂不做修补,此间给予促进伤口愈合的眼药水等。如异体巩膜已溶解,则待术后 3 周左右筋膜层已增厚再行伤口修补。如 HA 球已暴露,则应尽早修补。

晚期暴露者,如暴露范围较小而无明显的眶内感染,则考虑修补手术。如暴露范围较大且已有眶内炎症者,只能考虑植入物的取出,即使勉强修补,由于结膜囊内分泌物及病菌已进入植入物深部,修补后可能短期内伤口愈合尚可,但一段时间后植入物可能会再次暴露。

2. 修补方法

（1）首先抗生素冲洗结膜囊,球结膜下浸润麻醉。

（2）沿筋膜下分离 HA 球至赤道部,重新预制四条眼直肌牵引线,将已溶解的异体巩膜去除,在 HA 球表面重新覆盖单层异体巩膜。

（3）如植入物已暴露者,则刮除植入物的浅表层,再行巩膜覆盖及肌肉固定缝合。四条眼直肌重新固定缝合。

（4）将筋膜层向上、下睑缘处充分松解,分离至无张力后拉拢缝合。如结膜缝合有张力或暴露处结膜不健康,则行下方结膜瓣局部转移缝合,而下方结膜创面之下被覆筋膜组织,因此下方结膜创面不用缝合。

（5）HA 球植入 3 个月后暴露而植入物未血管化者,可采用上述方法修复或采用颞浅筋膜瓣覆盖植入物前表面,但此手术操作较复杂。

注意:在植入物血管化之前,不可用游离组织移植来修补,这样无异于在石头表面移植。

3. 义眼台取出及再植入时机 如植入物暴露范围较大且已有眶内炎症,尤其暴露时间较长,植入物表面污秽或已有肉芽组织增生等,这种情况下只能考虑植入物的取出。如不取出,勉强修补可能会造成植入物的再次暴露。而且没有血管化的植入物暴露后会腐蚀结膜组织,引起结膜肉芽增生,从而可能引起结膜囊狭窄的发生。

植入物取出后 3~6 个月后,如眶内无炎症,可考虑再次植入。

二、植入物偏位

由于 HA 球偏离中央而使义眼不易佩戴,或勉强装配而易滑脱。如偏位较轻,不影响义眼佩戴,亦不严重影响美观,可不行处理。一般义眼台偏位易发生于二期 HA 球眶内植入术,较容易偏向下方。

1. 偏位原因

（1）可能在分离眶上壁时,担心损伤提上睑肌,使分离义眼台窝时偏离中央。

（2）眼肌固定偏位,四条眼直肌应缝合至植入物赤道前。

2. 处理方法 沿原结膜切口切开结膜及筋膜,

暴露异体巩膜。如义眼台偏离中央,则可在偏位的对侧重新分离肌锥腔,直至义眼台居于中央为止。如眼肌移位,应重新固定缝合眼外肌,然后再重新缝合筋膜、结膜。但在某些情况下,重新固定眼肌等无法将植入物调至正常位置,有时需行眶下壁充填来矫正。

三、上睑沟凹陷

1. 发生原因 多由于植入物过小或外伤后眶内脂肪逐渐萎缩造成,或术前的眶壁骨折后眶腔增大。

2. 处理原则 如轻度凹陷(<2mm)可通过加厚义眼矫正。如超过2mm,一般无法再加厚义眼,因为义眼过厚将影响义眼运动,而且压迫下睑,中、重度的上睑沟凹陷则采用羟基磷灰石义眼台半球植入术。可于义眼台植入术后 3 个月手术矫正。

如有眶壁骨折者,亦可于义眼台植入术 3~6 个月后行眶壁骨折整复术。

3. HA 半球充填术 适应于中度以上的上睑沟凹陷(≥4mm)者。

手术方法:①球后及球结膜下麻醉,沿原结膜切口切开球结膜及筋膜,并分离至近上、下、左、右眶缘,充分暴露原植入物前表面;②预制四条眼直肌牵引线;③根据上睑凹陷情况,选取需再植入的 HA 半球厚度,一般直径与前次植入的相同。将 HA 半球平面削成深凹状,使其恰好盖在原 HA 球表面,然后在 HA 半球前覆盖单层异体巩膜,四条眼直肌缝于对应点(同前义眼台植入手术);④筋膜、结膜分层缝合,结膜囊内置眼模。术后加压包扎 3~5 天,术后 3 周配义眼。

四、上睑下垂

1. 原因

（1）可能在义眼台植入手术前即存在上睑下垂,多由于外伤后提上睑肌损伤造成,由于术前眼窝凹陷或眼球萎缩而未能发现。

（2）可能在术中分离上直肌时直接损伤了提上睑肌腱膜,或在二期义眼台植入术尤其是眼球摘除多年后二期植入者,由于肌肉挛缩,在行上直肌分离及固定缝合时,过于牵拉上直肌,从而造成提上睑肌的间接损伤(在眶内提上睑肌走行于上直肌上方)。

2. 处理　由于手术或外伤造成了提上睑肌的麻痹或损伤,可能在术后或伤后 6 个月内恢复。如在术后 6 个月仍无恢复者,可考虑行上睑下垂矫正手术。大部分病例都可行提上睑肌折叠或缩短术(此种上睑下垂应为腱膜性上睑下垂);如提上睑肌实在无肌力者,则行额肌悬吊术。

五、植入性囊肿

多在术后 1~3 个月后发现,发生在结膜伤口周围,呈透明的小囊泡样,为上皮植入性囊肿,由于外伤或手术造成。

发现后即行手术切除。于显微镜下将囊肿切除干净,如囊肿前壁菲薄或后壁与其下组织粘连紧密者,可将前壁剪除,后壁上皮层暴露即可。

六、肉芽组织增生

可见于结膜表面肉芽组织增生,多有一细蒂与结膜相连,但也有长于深部组织甚至长入义眼台表面者。原因不清,可能与特异体质有关,在羟基磷灰石血管化过程中新生肉芽组织过于增殖加之眶内的感染而造成。

处理:尽早手术切除,并可辅以抗代谢药液局部应用。有报道行激光治疗者,但肉芽组织的过于增殖及反复的复发终将导致植入物的取出。

（李冬梅）

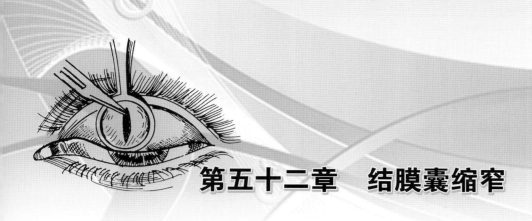

第五十二章　结膜囊缩窄

第一节　概　述

　　结膜囊缩窄指各种原因所致的结膜囊变浅、缩小、义眼不能戴入，严重时结膜囊近乎或完全消失，称结膜囊闭锁。有时可伴有眼睑缺损、眼窝凹陷、眼眶发育不全、眼眶骨折、眦角畸形等。

一、结膜囊缩窄常见的原因

　　最常见于眼部外伤，严重眼外伤如化学烧伤、热烧伤等导致大面积球结膜缺损，最终致瘢痕形成。眼部肿瘤，自幼因眼部肿瘤摘除眼球后进行放射治疗，可致眼眶及颜面部软组织发育抑制，结膜囊狭窄，睑裂短小。自幼摘除眼球而未能及时佩戴义眼或及时更换义眼，影响结膜囊发育。长期佩戴义眼致结膜囊慢性炎症，肉芽组织增生或瘢痕形成。或长期义眼台暴露，摩擦所致结膜缺损和炎症，义眼台取出后结膜囊缩窄明显。另外先天性小眼球、无眼球等先天发育异常可导致结膜囊狭窄。

二、结膜囊缩窄的手术术式选择

　　严重结膜囊缩窄的患者大部分视功能很差或已无视力，甚至无眼球，手术目的大多为佩戴义眼改善

外观，手术方式的选择主要取决于患者是否要求保留有用视力或进行角膜移植等手术。如果患者希望能挽救视力，一般选择口唇黏膜移植术，但此类患者尽管眼球结构完好，视功能正常，但眼表及泪腺功能均已破坏，即使行角膜移植手术也难以成功，几乎没有恢复有用视力可能，大多数患者放弃复明的努力。如果手术目的仅为改善外观而佩戴义眼，通常选择结膜囊成形植皮术。如有眼睑畸形者，可以同期或二期行眼睑畸形整复。

三、手术时机

　　外伤、热烧伤等应在伤后半年以上手术，但也不能完全以时间来决定，还要取决于结膜瘢痕软化的程度。如曾行羊膜移植等手术者，应在前次手术后一年左右才能再次手术。

四、术前检查

　　常规眼部检查，检查视功能，指触法测眼压，B超了解眼球结构。了解眼睑有无缺损，上睑、下睑有无内、外翻等。如怀疑眼眶损伤时应行眼眶CT检查。

第二节　轻度结膜囊缩窄的治疗

　　如结膜囊仅轻度狭窄或某部位局限性狭窄时，　可考虑采用以下方法治疗：

一、眼模扩张法

适用于结膜无显著瘢痕及缺损,结膜囊各部位轻度向心性缩窄,上、下穹隆存在者。

方法是为患者制作适宜大小的眼模并置入结膜囊内,然后加压包扎,由于结膜富于弹性可伸展,通过逐渐增加眼模的大小可使结膜囊扩张,达到扩大结膜囊的目的。一般每2周更换(加大)眼模一次,持续加压包扎,约10周左右应可戴义眼。如结膜囊有局限性条索,可先将其切除或采用Z字形成形术修复,愈合后再用适当大小的眼模扩张结膜囊或直接佩戴义眼。

二、眶缘皮肤缝线下穹隆成形术

眼球摘除术后未能及时植入义眼台而长期佩戴较大且过重的义眼者,因重力作用导致大量眶内脂肪组织堆积于眶底,使下穹隆变浅,上穹隆向后上方倾斜、加深,影响义眼佩戴,致使义眼脱落影响外观,此类患者常伴有下睑松弛。

手术步骤:

1. 结膜下浸润麻醉。

2. 球结膜中央水平切开约2cm,结膜下分离至眶下缘,切除结膜下瘢痕及下穹隆部隆起的部分软组织。

3. 经下穹隆和眶下缘骨膜至下睑皮肤做3针褥式缝合,结扎于下睑皮肤(图52-2-1)。

4. 此类患者除下穹隆浅外,都有不同程度的结膜囊缩窄,因此将中央部球结膜推向下方,中央部结膜缺损以羊膜修复。6-0可吸收线缝合结膜切口,结膜囊内置入眼模。

5. 如合并下睑松弛者,可同时行下睑松弛矫正

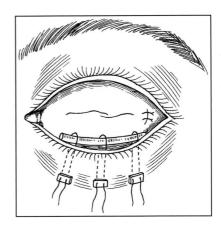

图 52-2-1　下穹隆三针褥式缝线

术(图52-2-2)。下睑颞侧及外眦部浸润麻醉,外眦切开,下睑颞侧灰线切开约8mm,分离暴露一条状睑板组织(剪除此部结膜组织),将该睑板条向外眦部牵拉至下睑松弛矫正,用4-0线将该睑板条缝合于外侧眶结节的骨膜处,可切除少许多余皮肤后缝合。

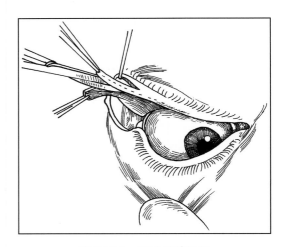

图 52-2-2　下睑松弛矫正

6. 术后加压包扎5天,隔日清洁换药,10天拆除皮肤缝线,2周左右可佩戴义眼。

第三节　部分结膜囊成形术

适用于各种原因所致结膜囊缩窄,但仍存留部分正常结膜组织者。根据视功能、眼球状况、结膜缺损程度、是否合并睑板缺损等选择以下术式。

一、口唇黏膜移植结膜囊成形术

适用于睑球粘连较广泛者。口唇黏膜用于结膜

囊成形术的优点是取材方便,无排斥反应,易于存活。缺点是较易收缩,组织色红且厚,除非术后为佩戴义眼者,否则不适宜修复睑裂部结膜。

手术步骤:

1. 术前用口腔消毒液(复方硼砂溶液)漱口3天。

2. 口唇黏膜用1:1000氯己定消毒,取材部位

通常首选下唇,黏膜下注射麻醉剂,切取黏膜组织。切取范围在下唇唇缘下至舌系带上2mm之间,如下方黏膜不足以修复结膜缺损,还可选择上唇或两侧颊黏膜(两侧应注意避免损伤腮腺导管口,腮腺导管口位于上颌第二磨牙相对处)。切取范围应大于结膜缺损区面积的20%。黏膜切取后,创面用凡士林纱布覆盖、包扎。如患者为少儿,需行全麻插管手术,术中避免出血流入口腔及咽部。将唇黏膜下的脂肪及腺体修剪掉,然后置于妥布霉素盐水中待用。

3. 眼局部浸润麻醉,中央部球结膜水平切开,分离粘连,剪除结膜下瘢痕组织,止血。

4. 以6-0可吸收线将唇黏膜与残存的结膜缘缝合。

5. 结膜囊内置入透明眼模,并将植片平铺,不要有隆起及不平整之处,否则影响植片成活。

6. 上、下睑缘中央2/3灰线切开,切除睑缘后唇黏膜,用6-0可吸收线褥式缝合后唇约3~4针,前唇褥式缝合3针或不缝合。

7. 常规应用抗生素及止血剂3~5天。每日应用口腔消毒液漱口清洁,一般黏膜创面7~10天愈

合,油纱布自行脱落。术后眼部2~3天首次换药,加压包扎5~7天,隔日清洁换药,10天拆睑缘前唇缝线。此后每日清洁眼部,自内外眦部滴抗生素眼水。

8. 术后半年睑裂切开,取出眼模并清洁结膜囊,然后放入眼模,待睑缘创面愈合后佩戴义眼。如有复明希望者可行角膜移植术。

二、自体硬腭黏膜移植术

手术操作详见第四十九章。

三、结膜囊成形植皮术

如结膜囊部分狭窄亦可用皮肤替代唇黏膜以扩大结膜囊,皮片可与其周围结膜愈合良好而形成结膜囊。结膜囊分离方法同口唇黏膜移植术。切取皮肤及皮片移植可参考本章第四节全结膜囊成形植皮术,仅所取皮片适当缩小,将所取皮片与周围结膜用6-0可吸收线缝合,然后结膜囊内置入眼模,睑缘粘连性缝合。

第四节　全结膜囊成形术

全结膜囊成形术,适用于睑球粘连广泛,结膜囊狭窄严重,视力丧失已无恢复视力可能者,也适用于无眼球、眼球萎缩或已植入义眼台的患者。如患者合并眼窝凹陷,应先行义眼台植入,术后3~6个月后再行结膜囊成形植皮术。

一、手术步骤

1. 术前准备　供皮区清洁备皮,供皮区首选上臂内侧,因此处皮肤无毛发,质地柔软,适用于颌面部组织移植。如上臂内侧范围不够大,可选择大腿内侧。

注意:尽量不要取用腹部皮肤,腹部皮肤移植入眼窝内成活后,毛发生长较活跃,因此术后分泌物较多且多味。

2. 结膜下及眼窝内局部浸润。

3. 切开睑缘粘连并水平切开结膜,行结膜下分

离,下方分离至眶上缘,颞侧分离至眶外缘,鼻侧达眶内缘,向上分离不宜过深,以避免损伤提上睑肌致上睑下垂(图52-4-1)。如结膜结构均为纤维瘢痕组织,应尽量将其全部切除,否则术后瘢痕收缩影响义眼佩戴。分离后将眼模放入眼窝内,以检查是否分

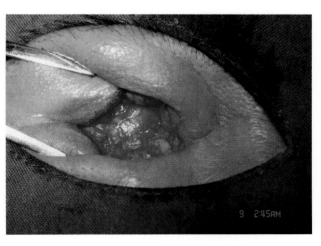

图52-4-1　眼窝腔分离

离充分,再将眼模取出。

4. 充分压迫止血。

5. 供区皮肤酒精消毒,按取皮范围大小用亚甲蓝画线(约4cm×6cm 大小的椭圆形),注射麻醉剂,切取全厚皮片,局部皮下分离后拉拢缝合,缝合应较紧密,最好为褥式缝合,以防切口裂开。

6. 修整所取皮片,剪除皮下脂肪及少许真皮(因眼窝内血供丰富,因此眼窝皮片移植多采用全厚皮片),皮片可用尖刀刺穿形成若干小孔以利引流。将皮片植入眼窝(表皮面向上),用6-0可吸收线将皮片边缘与睑缘或残留结膜缝合。眼窝内置入透明眼模,并将植片平铺(图52-4-2)。

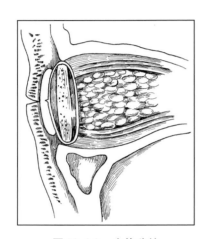

图 52-4-2　皮片移植

注意:尽量不要采取用皮片包裹眼模的方法,此种方法皮片缝合后包裹眼模,此时则成一个没有缝隙的皮囊。皮片移植后皮脂腺分泌较多,分泌物不能及时引流可造成感染或巨大异味。而前面所述的方法则在内外眦部留有缝隙,可行皮囊的冲洗及抗生素眼药水的点用,从而达到分泌物及时引流的目的。

7. 睑缘粘连缝合同上。

二、术后处理

1. 眼部处理　术后3～5天首次清洁换药,然后再加压包扎,共包扎5～7天。10天拆除睑缘前唇缝线,3周后每周两次眼内冲洗直至睑缘切开。

2. 供皮区处理　术后隔日清洁换药、包扎,如供皮区位于大腿内侧,应嘱患者减少活动,以免切口裂开。术后10日拆皮肤缝线,为防止切口裂开,10天时可间断拆线,观察2天后,如切口无裂开再拆除全部皮肤缝线。

3. 睑裂切开　术后半年沿睑裂方向切开睑裂,取出眼模,清洁结膜囊,睑缘创面可间断缝合。置入眼模并使用抗生素眼膏。术后每日或隔日清洁换药,睑缘创面愈合后佩戴义眼。

(李冬梅　赵颖)

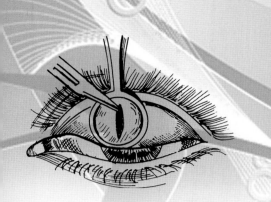

第九篇　斜视手术

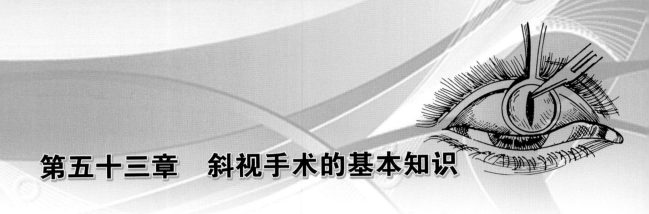

第五十三章　斜视手术的基本知识

第一节　眼外肌的解剖

一、眼外肌的起始位置

内直肌、下直肌、外直肌、上直肌、上斜肌都起始于总腱环，下斜肌起始于眼眶的鼻下缘稍后的浅凹处。

二、眼外肌的解剖位置特点总结

眼外肌的解剖位置特点见表 53-1-1、图 53-1-1、图 53-1-2。

表 53-1-1　眼外肌的解剖特点

	内直肌	外直肌	上直肌	下直肌	上斜肌	下斜肌
直肌止点距角膜缘的位置（mm）	5.5	6.9	7.7	6.5		
肌肉全长（mm）	40.8	46	41.8	40	60	37
肌腱长（mm）	4	9	6	6	30	1
接触弧长度（mm）	6	15	8.4	9	5	17
神经支配	动眼神经	展神经	动眼神经	动眼神经	滑车神经	动眼神经

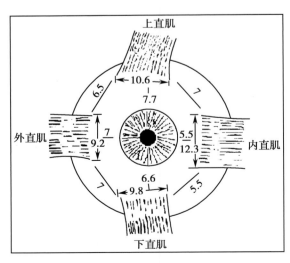

图 53-1-1　直肌止点位置与周围组织的距离关系

438

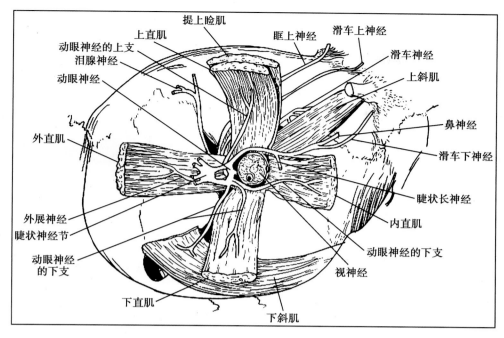

图 53-1-2　眼外肌神经支配及进入肌肉的位置

三、水平直肌与斜肌牵拉眼球的关系

水平直肌与斜肌牵拉眼球的关系见图 53-1-3。

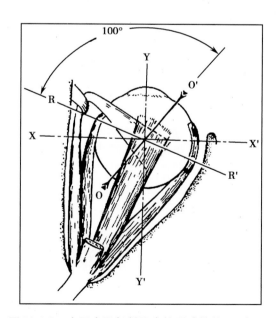

图 53-1-3　水平直肌与斜肌牵拉眼球的关系（右眼）
OO′斜肌收缩力的垂线；RR′水平直肌收缩力的垂线

四、眼球筋膜与眼外肌的关系

眼球筋膜与眼外肌的关系见图 53-1-4 ～ 图
53-1-7。

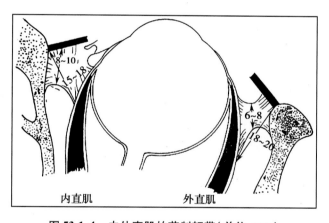

图 53-1-4　内外直肌的节制韧带（单位：mm）

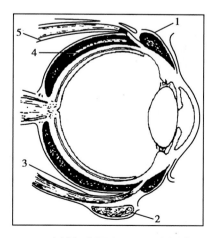

图 53-1-5　注射印度墨汁后显示的筋膜下间隙
1. 膨胀的筋膜球；2. 下斜肌；3. 下直肌肌鞘；4. 上
斜肌肌腱；5. 上直肌肌腱

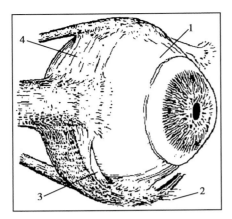

图 53-1-6　肌间隙和上、外、下直肌筋膜组织的延伸
1. Tenon 囊；2. 筋膜组织延伸到下眼睑的眶下隔；3、4. 肌间膜

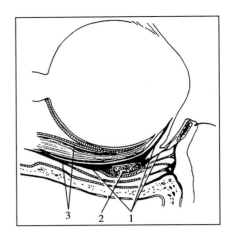

图 53-1-7　Lockwood 悬韧带和下直肌的肌鞘
1. Lockwood 悬韧带；2. 下斜肌；3. 下直肌肌鞘

第二节　眼外肌的作用

一、单一眼外肌在第一眼位的作用

第一眼位又称为原眼位,即双眼向正前方平视时的眼位(表 53-2-1、图 53-2-1 ~ 图 53-2-7)。

表 53-2-1　眼外肌的作用

眼外肌	主要作用	次要作用
内直肌	内转	
外直肌	外转	
上直肌	上转	内旋内转
下直肌	下转	外旋内转
上斜肌	内旋	下转外转
下斜肌	外旋	上转外转

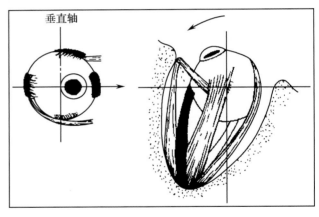

图 53-2-2　单独内直肌的作用(右眼)
左:正视图;右:俯视图;箭头方向为内直肌收缩产生的眼球内转作用,墨黑者为内直肌

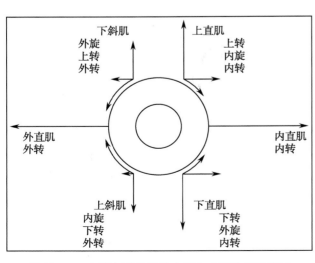

图 53-2-1　右眼各眼外肌的主要和次要作用示意图

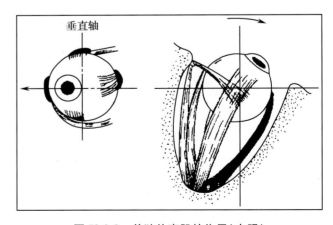

图 53-2-3　单独外直肌的作用(右眼)
左:正视图;右:俯视图;箭头方向为外直肌收缩产生的外转作用,墨黑者为外直肌

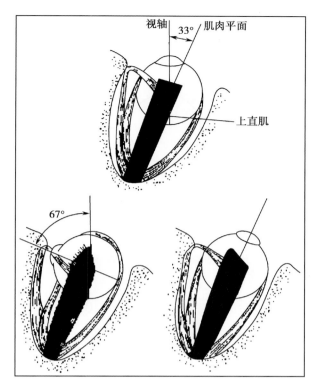

图 53-2-4 单独上直肌的作用(右眼,俯视图)
上:原在位,主要作用为上转,次要作用为内转、内旋;下
左:眼球内转67°,主要作用为内旋,次要作用为内转;下
右:眼球外转23°,单纯上转作用

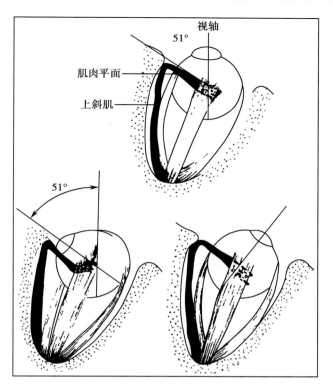

图 53-2-6 单独上斜肌的作用(右眼,俯视图)
上:原在位,主要作用为内旋,次要作用为下转、外转;下
左:眼球内转51°,主要作用为下转,次要作用为内旋;下
右:眼球外转39°,主要作用为内旋,次要作用为外转

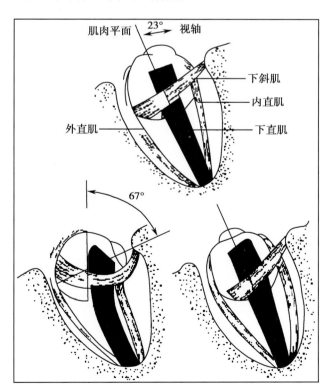

图 53-2-5 单独下直肌的作用(右眼,俯视图)
上:原在位,主要作用为下转,次要作用为内转、外旋;下
左:眼球内转67°,主要作用为外旋,次要作用为内转;下
右:眼球外转23°,单纯下转作用

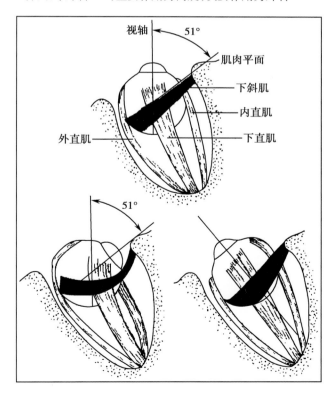

图 53-2-7 单独下斜肌的作用(右眼,仰视图)
上:原在位,主要作用为外旋,次要作用为上转、外转;下
左:眼球内转51°,主要作用为上转,次要作用为外旋;下
右:眼球外转39°,主要作用为外旋,次要作用为外转

二、双眼共同运动时眼外肌的作用和关系

参与两眼同一方向共同运动的两条主动肌，称为配偶肌（yoke muscles）。在双眼的同向共同运动中，共有 6 组配偶肌：左眼内直肌和右眼外直肌、左眼外直肌和右眼内直肌、左眼上直肌和右眼下斜肌、左眼下直肌和右眼上斜肌、左眼上斜肌和右眼下直肌、左眼下斜肌和右眼上直肌。这 6 对同向配偶肌的同向方位，即临床上常用的检查和比较配偶肌功能的眼球转动位置，称为诊断眼位（图 53-2-8）。

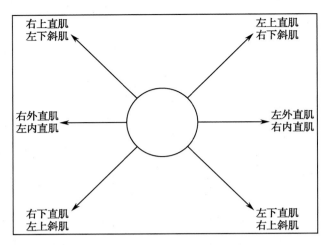

图 53-2-8　6 个主要诊断眼位及 6 对配偶肌在该注视方向的主要作用

（付晶　洪洁）

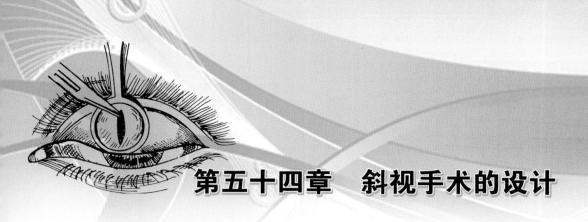

第五十四章　斜视手术的设计

第一节　斜视手术的目的

斜视手术的目的是建立和恢复双眼单视，改善患者的外观。加强或减弱眼外肌的力量、改变其解剖因素及神经因素（眼位调正因素），以达到矫正眼位异常和恢复双眼单视为其目的。

眼位矫正后促使双眼视功能恢复同时视、融合功能和立体视功能。有异常视网膜对应和异常固视者，配合其他训练，建立正常视网膜对应和正常注视。一般完成双眼视功能年龄为 6 岁，所以在学龄前矫正斜视和弱视是具有很重的意义。

第二节　斜视手术的原则和注意事项

1. 斜视手术不仅应在第一眼位保持正位，也应使眼球在所有注视眼位保持视线平行，这种一致性对保持双眼运动的协调性非常重要。

2. 交替性内斜视一般应将手术量平均分配给双眼，如双眼同时进行内直肌后退术等。

3. 单眼内斜视先行斜视眼的内直肌后退术和外直肌缩短术，仍有残余斜视角时，可做健眼的矫正术。

4. 斜视角过大或其他原因时，若估计单眼手术不易完全矫正或最大限度地矫正难免造成眼球运动限制，最好将部分手术量分配给另一眼，不应在单眼上将手术量做至极限。因为这样可引起眼球运动限制及眼球位置的变化，如内陷等。

5. 防止眼前节缺血。同一只眼一次手术不得超过两条直肌，避免过度损伤睫状前血管，引起眼前节缺血。

第三节　影响斜视手术的因素

1. 眼肌手术是个体差异最大的一种手术，不能用一种计算公式来代替。因为潜在的病理学因素的差异，肌肉的力量受全身状况及眼局部各种因素的影响。术者的手术技巧、手术规范化、肌肉及筋膜在手术中受损和瘢痕形成情况构成一个复杂而多方面的问题。术前向病人及家属说明手术不一定能达到正常位置，有可能进行二次手术。

2. 斜视角本身在一些患者身上有变动，如精神紧张时斜视角度变大，又如间歇性外斜等。

3. 不同的检查者和不同的检查方法所得结果有很大差异，给斜视手术带来很大困难。

4. 斜视角大的手术效果明显，斜视角小的矫正效果不明显。

5. 儿童斜视中由于异常反射形成的程度和肌肉继发性变化少，手术效果明显，比成年人好。

6. 辐辏功能不足型内斜视或无双眼视觉的内

斜视,在完全矫正后容易变成外斜,因此有上述患者手术时,应留少量残余斜视。此要点对少年儿童尤其重要,因为儿童随着面部发育内斜视角本身就要减少。外斜视的角度,斜视度数只能增加,减少机会很少。因此,手术中内斜视应适度欠矫,外斜视则少量地过矫。

7. 内直肌后退术效果比外直肌明显;外直肌的缩短比内直肌显著;垂直肌后退效果比水平肌明显。

8. 单纯肌腱断腱术在术中无法判定矫正效果,无法估计其附着点,给再次肌肉手术带来极大困难。

第四节 斜视手术肌肉的选择

手术应使患者术后在最大范围内达到双眼运动协调,以致恢复或建立正常的双眼视。术前查双眼运动协调者宜考虑对称性手术;术前双眼运动不对称者,要经非对称性手术达到术后双眼运动协调。

1. 对称性手术 即在双眼上平均安排对称同名肌手术,并且手术量相等或相近。双眼视力接近或相等、双眼运动较协调的交替性内斜视、集合过强型内斜视、分开过强型外斜视、AV 综合征较适合采用双眼对称性手术。

2. 非对称性手术 在一眼上进行两条直肌手术或两只眼上进行三条直肌手术。凡一眼视力差、单眼斜视、双眼运动不对称者宜采用非对称性手术。

第五节 斜视手术量的设计

一、手术设计原则

根据术前斜视程度、眼肌功能、融合功能、屈光状态等分配手术量,斜度较大者采用超常量手术,尽量避免在一只眼上行 3 条肌肉以上的手术,以免术后发生眼前段缺血。

二、按照不同斜视类型设计

(一)外斜视手术

1. 一条肌肉手术 单侧外直肌后退 8mm 矫正 $20^\triangle$。

2. 两条肌肉手术 双侧外直肌后退 8mm 矫正 $40^\triangle$。适用于真正外展过强型外斜。双侧内直肌截除适用于集合功能不足型外斜,单侧内直肌截除 6~8mm 可矫正外斜 $20^\triangle$ 左右,双侧内直肌截除 10mm 可矫正外斜 $40^\triangle$ 左右。同一眼上外直肌后退 8mm,内直肌截除 8mm 可矫正 $60^\triangle$,适用于基本型外斜。

3. 三条肌肉手术 斜视角>$70^\triangle$ 时则选择双眼手术。双外直肌后退 7~8mm,加上一侧内直肌截除 8mm 可矫正外斜 $70^\triangle$ ~$100^\triangle$。

4. 四条肌肉手术 只限于特殊类型的斜视。

(二)内斜视手术

1. 单侧内直肌后退 5mm,可矫正内斜 $15^\triangle$。

2. 两条肌肉手术 双侧内直肌后退 3mm 可矫正内斜 $25^\triangle$ ~$30^\triangle$,双内直肌后退 5.5mm,可矫正内斜 $40^\triangle$,婴幼儿效果比成人效果明显。

3. 三条肌肉手术 双侧内直肌后退加一侧外直肌截除,适用于内斜视>$70^\triangle$ 患者。

4. 四条肌肉手术 慎重,只限于少数特殊的成人和较大的儿童。

(三)垂直斜视

下斜肌手术主要是减弱术。手术量根据其下斜肌亢进的程度而定,一般下斜肌最大后退量(10~12mm)可矫正斜度 $15^\triangle$,也可以行下斜肌部分切除术或下斜肌断腱术。

手术设计可遵循的一般规律:双侧内直肌或外直肌小量后退可矫正 $25^\triangle$ ~$30^\triangle$,极量后退可矫正 $40^\triangle$ ~$50^\triangle$;同一眼上最小量后退合并截除可矫正 $25^\triangle$,最大量的后退联合截除可矫正 $60^\triangle$ ~$70^\triangle$。当斜视角>$65^\triangle$ 时则选择双眼 3 条肌肉手术,注意将手术量分担于各眼外肌上。

三、按照不同肌肉类型设计

1. 未手术过的水平肌后退或缩短术结果 手

术量 1～5mm 矫正偏斜量 2.5$^\triangle$/mm，手术量 6～7mm 矫正偏斜量 3$^\triangle$/mm，手术量 8～9mm 矫正偏斜量 4$^\triangle$/mm，手术量 10mm 矫正偏斜量 5$^\triangle$/mm。同一眼的后退和缩短术远近距离斜视矫正量倾向相同，双内直肌对称手术近距离效果比远距离大，双外直肌对称手术的远距离效果比近距离大。

又如赫雨时的公式：水平直肌后退和缩短各 1mm 可矫正 5°，但有文献报道外斜视者常发生欠矫。一般用常规量后退 1mm 与截除 1mm 矫正约 3.97°，在后退术中 1mm 矫正约 1.05°。

2. 未手术过的垂直直肌后退或缩短术预期矫正偏斜度是每毫米 3$^\triangle$～8$^\triangle$。

3. 下直肌后退术在第一眼位是 3$^\triangle$/mm，在向下注视眼位是 5$^\triangle$/mm。

未手术直肌悬松调整缝线后退术的最大效果：上直肌最大矫正 20$^\triangle$，下直肌最大矫正 20$^\triangle$，外直肌最大矫正 35$^\triangle$，内直肌最大矫正 140+$^\triangle$。

4. 单条下斜肌截除术　在下、外直肌间切除大约 5mm 约矫正 5$^\triangle$～20$^\triangle$上斜视。

5. 单条上斜肌断键术　在滑车和上直肌鼻侧缘之间切断肌腱和肌鞘，最少量分割节制韧带和筋膜联结，在第一眼位矫正 10$^\triangle$～15$^\triangle$下斜，在内收和下视位具有可变的较大作用。

6. 单条上斜肌肌腱折叠 8mm，一般在第一眼位矫正 10$^\triangle$～15$^\triangle$上斜，超过 8mm 可以发生限制，如 Brown 综合征，向内上方注视受限。

7. 单眼双水平肌垂直转位术　垂直移位 1mm 约矫正 1$^\triangle$的垂直性偏斜，适应于所需矫正的垂直性偏斜是共同性的且小于 8$^\triangle$。

表 54-5-1　直肌后退与缩短量允许范围

直肌名	后退量（mm）	缩短量（mm）
内直肌	2.5～5.5	4～10
外直肌	2.5～8	4～10
上直肌	2.5～5	2.5～5
下直肌	2.5～5	2.5～5

北京同仁医院对共同性斜视手术量的估计见表 54-5-1～表 54-5-3。

表 54-5-2　内斜视

术式	手术量（mm）	矫正量（$^\triangle$）
单眼内直肌后退	4	15$^\triangle$
	5	20$^\triangle$
	6	25$^\triangle$
双眼内直肌后退	4.5/4.5	30$^\triangle$
	5/5	35$^\triangle$
	5.5/5.5	40$^\triangle$
单眼内直肌后退	5.5+7	50$^\triangle$
联合外直肌缩短	5.5+9.5	60$^\triangle$
双眼内直肌后退	5/5+7.5	70$^\triangle$
联合外直肌缩短	5.5/5.5+9	80$^\triangle$
双眼内直肌后退	5.5/5.5+6/6	90$^\triangle$
联合双眼外直肌缩短		

注：大于 90$^\triangle$按 45°角计算，可以酌情加量

表 54-5-3　外斜视

术式	手术量（mm）	矫正量（$^\triangle$）
单眼外直肌后退	7	15$^\triangle$
	8	20$^\triangle$
双眼外直肌后退	6/6	25$^\triangle$
	7/7	30$^\triangle$
	7.5/7.5	35$^\triangle$
	8/8	40$^\triangle$
单眼外直肌后退	7+5.5	50$^\triangle$
联合内直肌缩短	7+8	60$^\triangle$
双眼外直肌后退	7/7+5	70$^\triangle$
联合内直肌缩短	7/7+7	80$^\triangle$
双眼外直肌后退	7.5/7.5+5.5/5.5	90$^\triangle$
联合双眼内直肌缩短		

注：大于 90$^\triangle$按 45°角计算，可以酌情加量

（付晶　洪洁）

445

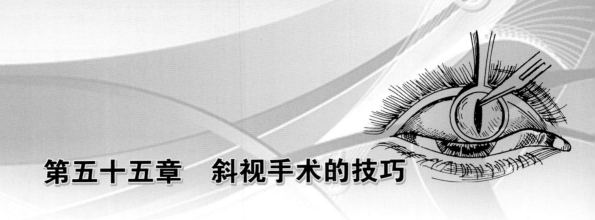

第五十五章　斜视手术的技巧

第一节　在显微镜下做斜视手术的优点

一、传统的斜视手术一般不需要在显微镜下进行

1. 斜视手术主要涉及结膜、巩膜、眼外肌,不涉及前房结构和眼底结构,因此不需要特别放大精细环节,也不需要特定的光学系统。

2. 斜视手术需要参照双眼,直视下便于宏观比较手术量。

3. 习惯使然　长期不使用显微镜者,转换显微手术时有不适应感。因此,成为眼肌专业医师后,多数不在显微镜下做斜视手术。

二、显微镜下做斜视手术的优点

1. 便于缓解术者老视的视觉困难　显微镜提供了良好的照明对焦系统,术者有老视情况出现后,可以通过显微镜调节系统补偿调节困难。

2. 便于掌握巩膜进针的深浅　斜视手术都需要做巩膜缝线。显微镜下巩膜结构更清晰,使用显微持针器更容易控制针尖进入巩膜的深度,从而减少巩膜穿孔的机会。

3. 便于精细分离筋膜及节制韧带　显微镜下和使用显微器械操作更轻柔,也可以更精细地分离这些结构。

4. 便于精细分离、保护眼外肌睫状前动脉　可以更好地减少眼球前段缺血综合征的发生。

5. 便于教学　在显微镜下,助手可以更清晰观察眼外肌的相关结构和眼外肌、巩膜缝合方法,利于教学。

第二节　显微镜和手术器械的使用

显微镜:所有手术显微镜都可以满足斜视手术的要求,如 TOPCON、OPTON、LEICA、ZEISS 或苏州生产的手术显微镜。分离肌肉时所需的最低放大范围为 3.5~6 倍,分离睫状前动脉时为 10~16 倍,缝合时常用 6~10 倍。

手术器械:常规斜视手术器械如:开睑器、弯剪、直剪、无齿镊、有齿镊、固定镊、眼睑拉钩、持针器、小型直、弯头止血钳、两脚规、斜视钩等;常规显微器械如:显微镊(有、无齿)、显微结膜剪、显微持针器,以及电凝止血器、止血棉签、纱布等。

第三节　缝线及缝针的挑选

一、缝线的挑选

常用6-0可吸收缝线1~2根,8-0可吸收缝线1根。

二、缝针的挑选

反三角针因为利刃向下,容易切穿内层巩膜而

导致进针过深,伤及脉络膜。正三角针因为利刃向上,容易直接切穿外层巩膜。斜视手术最适合的巩膜缝针是弧度合适、利刃在两侧的铲针。进针深度应以透过巩膜能见到针体为度,过深易刺穿巩膜,过浅则缝不牢,缝针在巩膜板层内行进时应感觉到一定阻力。

第四节　结膜切口的选择

一、肌止线位置弧形切口(Swan 切口)

于直肌止处,平行于角膜缘,弧形切开球结膜,长约 10~12mm,或切口长约为角膜直径。优点:切开方便,暴露较好;缺点:瘢痕明显(图 55-4-1A)。

二、穹隆部或近穹隆部切口(Parks 切口)

于手术肌肉的穹隆或近穹隆部,在上角膜缘上

方或下角膜缘下方 4mm,自角膜内 1/3 或外 1/3 处的结膜,分别向内或向外横行切开结膜长 8~12mm,分离结膜下组织及筋膜即暴露肌肉。优点:暴露肌肉佳,切口自然对合佳,可以不缝合,瘢痕不外露;缺点:操作不便,出血较多(图 55-4-1B)。

三、角膜缘梯形切口(Von Noorden 切口)

手术侧距角膜缘约 1.0mm 弧形切开球结膜 2~3个钟点范围,在此切口的两端垂直角膜缘做 2 个长约 8~10mm 的放射状结膜切口,分离结膜下组织,切断节制韧带,将结膜瓣掀开。优点:暴露充分,出血较少,结膜瓣覆盖良好,为常用切口;缺点:结膜瓣处结膜充血,长期不褪(图 55-4-1C1)。

四、角膜缘结膜切口

术侧紧贴角膜缘或距其 0.5mm,平行切开球结膜 6~8mm,潜行分离至肌腱处。优点:切口小,出血少,损伤轻,不用缝合,瘢痕不明显;缺点:暴露较差。

五、角膜缘不全梯形切口

术侧角膜缘,同角膜缘结膜切口相似,先做一角膜缘结膜切口长约 6~8mm,于此切口上端,垂直角膜缘切开球结膜 5mm,分离结膜下组织,掀开此三角形瓣,暴露肌止端和肌腱上缘。优点:切口小,出血少,暴露好,不用缝合,瘢痕不明显;缺点:不如角膜

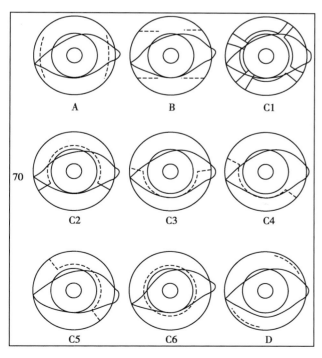

70

图 55-4-1　结膜切口的选择

447

缘梯形切口暴露充分。

六、垂直角膜缘的切口

距角膜缘 5～6mm，垂直角膜缘切开球结膜和筋膜 3～5mm，暴露巩膜，斜视钩插入切口，至肌腱与巩膜间钩取肌肉。优点：切口小，出血少，不用缝合，瘢痕轻且不在睑裂处；缺点：暴露较差。

第五节　结膜下组织和节制韧带的处理技巧

剪开球结膜切口到分离钩取肌肉过程中，尽量绕开一些较粗大的血管，减少出血。分离暴露肌鞘时于直肌附着处向后切开肌鞘 5～6mm，显微镜下找到睫状前动脉（图 55-5-1），用显微镊将血管及其相连的少许筋膜组织轻轻夹住并略提，用角膜剪或其他小型锐器将血管游离开来，向后游离长度大于手术量 3～4mm。分离和钩取肌肉时尽量保持肌腱和肌鞘膜的完整（图 55-5-2），钝性分离，避免损伤肌肉、肌肉钩取不全、误钩、漏钩等现象。如有发生应做到及时发现和处理。

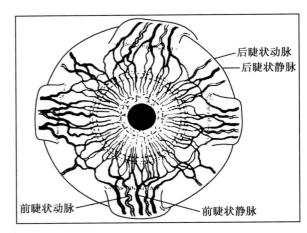

图 55-5-1　前睫状血管

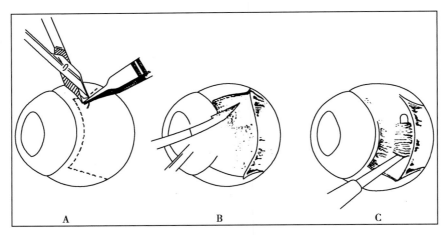

图 55-5-2　肌肉的分离和暴露
A. 做角巩膜缘结膜切口；B. 剪开肌间膜；C. 钩取直肌

第六节　术中检查手术量的方法

术中将肌肉按术前设计量调整至适当位置后，可先打一个活结，在关闭显微镜光源，移开显微镜之后，用手电筒在 33cm 处观察调整眼位。待将眼位调整至正位后再将缝线结扎，球结膜复位用 8-0 可吸收缝线缝合。

（付晶　洪洁）

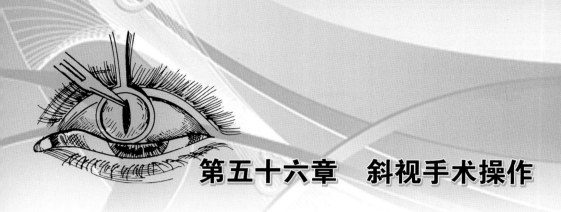

第五十六章　斜视手术操作

第一节　斜视手术的基本操作

一、消毒与麻醉

消毒铺单,放入开睑器,滴入 0.5% 盐酸丙美卡因滴眼液局部麻醉。然后结膜下注入 2% 利多卡因局部浸润麻醉。

二、结膜切口

用显微齿镊夹持近角巩膜缘处结膜及 Tenon's 囊,显微弯剪在角巩膜缘后 1mm 处作一深达巩膜壁的放射状切口,同时剪开球结膜和 Tenon's 囊。沿角巩膜缘后 1mm 弧形剪开结膜约 2~3 个钟点,切口端垂直于角膜缘作放射状切口。在做放射状切开时应避免损伤睑裂部结膜(图 X-4-1.a)。水平直肌手术的角

巩膜缘切口通常位于 1:30、4:30、6:30 和 10:30 处。

三、分离筋膜

用显微剪在直肌两侧钝性分离(不要剪断)结膜下间隙。不要在直肌上方直接分离,这样易导致出血。

四、眼外肌的处理

见以下各论。

五、结膜切口的闭合

结膜用 8-0 可吸收缝线做间断缝合。

第二节　直 肌 手 术

一、直肌后退术

(一) 标准水平直肌后退术
1. 原理　将水平直肌从眼球壁分离并移向赤道部,减弱该肌肉的作用力。
2. 适应证
(1) 共同性水平斜视:内斜视减弱内直肌或外斜视减弱外直肌(通常双侧进行或联合同侧拮抗肌的加强手术一起做)。

(2) 非共同性水平斜视:①展神经麻痹所致的内斜视,外直肌残存部分功能(通常做单眼内直肌后退联合外直肌加强术);②动眼神经麻痹所致的外斜视(通常根据麻痹情况的不同做外直肌超常量后退联合内直肌加强术/联合内直肌眶缘固定术);③Duane 眼球后退综合征,原在位呈内斜视伴代偿头位(通常做单侧或双侧不对称内直肌后退术)。
3. 方法
(1) 基本步骤同前。
(2) 肌肉后退量的测量:用规尺测量直肌所需

后退的距离(根据需要选择从角巩膜缘或原止端处起量)。

(3) 肌肉的再固定

1) 将肌肉缝于巩膜板层(图 56-2-1D),确保进针过程中始终可以看见针尖。

2) 第一个线结打双结,拉紧缝线(顺针道拉以

免撕脱巩膜)将肌肉拉回附着点,助手用平镊夹住第一个线结固定它以及直肌,术者再打第二个单结,拉紧后助手退出平镊,术者继续进一步拉紧线结后再打第三个单结(图 56-2-1E)。

(4) 结膜用 8-0 可吸收缝线做间断缝合(图 56-2-1F,图 56-2-2 ~ 图 56-2-7)。

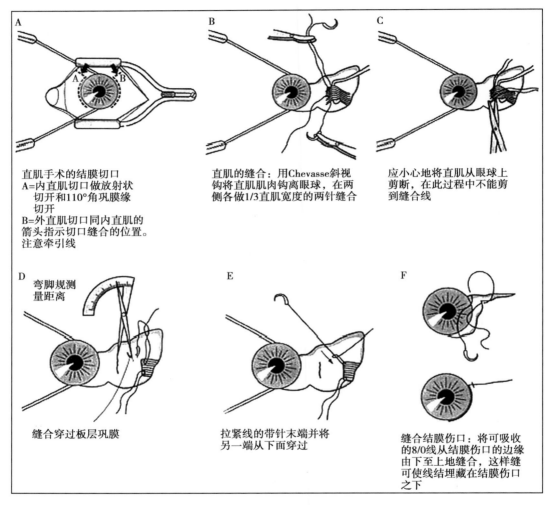

图 56-2-1　水平直肌后退术图

(二) 下直肌后退术

1. 原理　将下直肌从眼球壁分离并移向赤道部,减弱下直肌的作用力。在下直肌后退术中有许多值得特别注意的问题,必须告知患者下直肌的后退会引起术后下睑退缩。

2. 适应证

(1) 下斜视,通常由甲状腺相关性眼病引起。

(2) 对侧的第Ⅳ脑神经麻痹。

(3) 眶壁骨折。

3. 方法

(1) 基本步骤同前。

(2) 结膜切口位置:在下方做角巩膜缘90°切开并在两端做放射状切开直至鼻下和颞下(图 56-2-8A)。

(3) 直视下钩取肌肉(图 56-2-8B),用钝性分离剥离肌肉两侧的 Tenon 囊,锐性分离的方法,断开下睑缩肌的附着部分。

(4) 双扣环式缝扎:在肌止端后 1mm 处用带双针的 6-0 可吸收缝线跨越全宽度肌肉板层缝合 1针,然后在止端两侧外 1/3 处用 6-0 可吸收缝合线

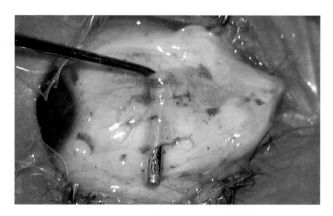

图 56-2-2　勾取外直肌

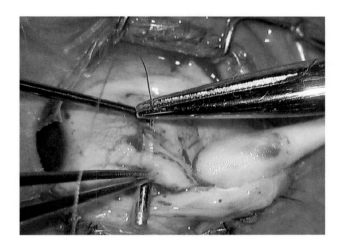

图 56-2-3　外直肌双扣环式缝合 1

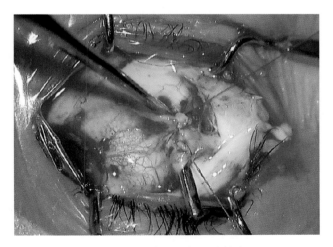

图 56-2-4　外直肌双扣环式缝合 2

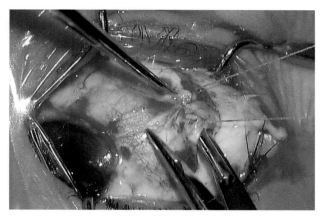

图 56-2-5　剪断外直肌止端

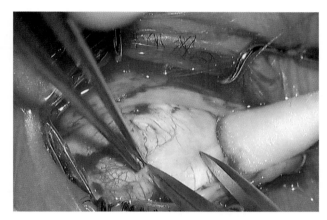

图 56-2-6　量取后退量

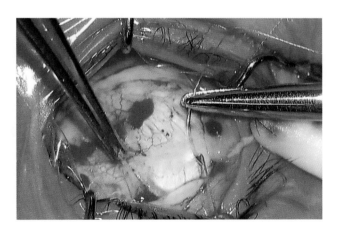

图 56-2-7　缝合于板层巩膜

56-2-8D）。

（三）上直肌后退术

1. 原理　将上直肌从眼球壁分离并移向赤道部,减弱上直肌的作用力。

注意上直肌后方附着于巩膜上的上斜肌腱膜。

2. 适应证

（1）同侧下直肌力弱引起的上斜视。

全层缝合肌肉两针。

（5）用显微剪从巩膜上将直肌剪断,注意保护缝线。如前述缝合肌肉,向鼻侧移位下直肌 1/2 直肌宽度（图 56-2-8C）。可减少术后 A 征的出现。

（6）用 8-0 可吸收缝线缝合结膜伤口（图

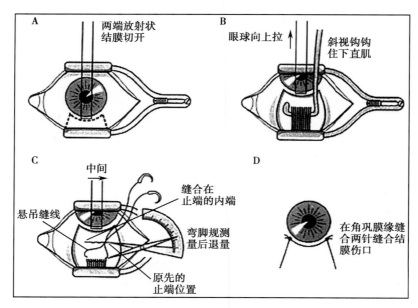

图 56-2-8　下直肌后退术

（2）上直肌限制性因素引起的上斜视（如：甲状腺眼病）。

方法：

（1）基本步骤同前。

（2）结膜切口位置：在上方做角巩膜缘的 90° 切开并在两端做放射状切开直至鼻上和颞上方（图 56-2-9A）。

（3）直视下钩取肌肉（图 56-2-9B），用钝性分

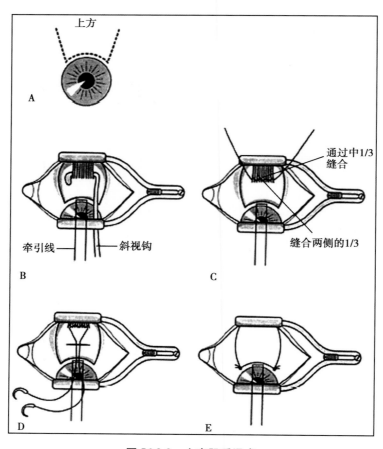

图 56-2-9　上直肌后退术

离的方法,剥离直肌肌肉四周的 Tenon's 囊。

（4）在肌止端后 1mm 处用带双针的 6-0 可吸收缝线跨越全宽度肌肉板层缝合 1 针,然后在止端两侧外 1/3 处用 6-0 可吸收缝合线全层缝合肌肉两针(图 56-2-9C)。

（5）从巩膜上将直肌离断,注意保留缝线。

（6）如前述缝合肌肉至需要位置。

（7）用 8-0 可吸收缝线缝合结膜伤口（图 56-2-9D、E）。

二、直肌加强术

原理:通过切除一定长度的直肌,再将肌肉重新缝合于原附着点使直肌力量增强;或者通过折叠一定长度的直肌增加此肌肉的力量。

适应证:常用于增强肌肉的力量,如:内斜时增强外直肌,外斜时增强内直肌。通常与减弱同侧拮抗肌联合使用,不适于限制性斜视,如甲状腺相关眼病。

（一）直肌截除术

方法:

（1）基本步骤同前。

（2）结膜切口位置:沿肌肉部位做球结膜的弧形切开和放射状切开(图 56-2-10A)。

（3）斜视钩钩取直肌。

（4）用两把斜视钩钩住并在两钩之间展开肌肉。将斜视钩置于待缝合肌肉的下方（图 56-2-10B）。

（5）用弯脚规测量需切除的肌肉长度,通过肌肉两侧外 1/3 预置缝线（图 56-2-10C）。一针全层,一针板层。

（6）止血钳夹住靠近缝线处的肌肉。

（7）显微剪在距离缝线至少 1mm 处的肌肉逐步剪断肌肉(图 56-2-10D)。

（8）从止端切断肌肉,断端热凝止血(图 56-2-10E)。

（9）拉紧缝线将肌肉拽向止端并观察,确定肌肉没有扭转,张力大时,让眼球转向肌肉的运动方向。

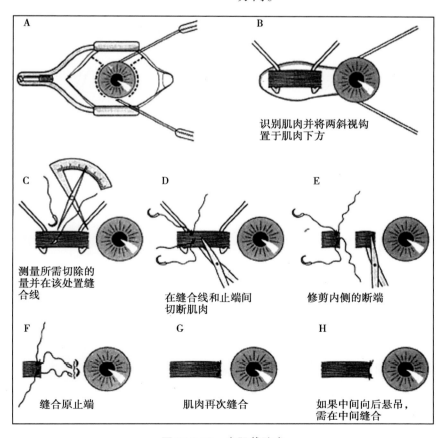

图 56-2-10　直肌截除术

（10）将下1/3的肌肉缝合线穿过原肌肉止端的下端（图56-2-10F），同样将上1/3的肌肉缝合线穿过原肌肉止端的上端，确保第一针缝在附着点边缘以充分展平肌肉防止肌肉中间回缩（图56-2-10G）。

（11）第一个线结打双结，拉紧缝线（顺针道拉以免撕脱巩膜）将肌肉拉回附着点，助手用平镊夹住第一个线结固定线结以及直肌，术者再打第二个单结，拉紧后助手退出平镊，术者继续进一步拉紧线结后再打第三个单结。

（12）如果肌肉的中间部分向后悬吊（图56-2-10H），则在该处加缝一针。

（13）用8-0可吸收缝合线缝合结膜伤口。

注意在大量的外直肌缩短术或再次手术时，应确信外直肌和下斜肌之间没有牵连。

（二）直肌折叠术

方法：

（1）~（4）同直肌截除术。

（5）根据设计折叠量在相应肌肉处做圈套式缝合（用6-0可吸收缝线，第一针将肌肉做中间1/2的全层缝合，第二针在距肌肉下1/4处进针缝合全

层,并打一套环活结），撤去肌肉远端处的斜视钩，再用6-0可吸收缝线在直肌止端中点处做缝合，尽量贴近止端附着点可带板层巩膜，缝线扎紧打结将肌肉折叠固定于肌止端处。

（6）用8-0可吸收缝合线缝合结膜伤口（图56-2-11）。

三、直肌前徙术

1．原理 曾做过后退术的直肌，再次手术向原止端方向前移或是需要同时截除部分肌肉时，应考虑到前徙手术将会产生较截除手术更强的作用。鉴于结果的不可预测，理想的术式是用可调整缝线。

2．适应证

（1）内直肌：内斜矫正术后的连续性外斜视（通常联合外直肌后退）。

（2）下直肌：下直肌后退术后过矫。

（3）外直肌：外斜矫正术后的连续性内斜视。

（4）上直肌：上直肌后退术后过矫。

3．方法

（1）做结膜切口并暴露肌肉，注意在直肌后退

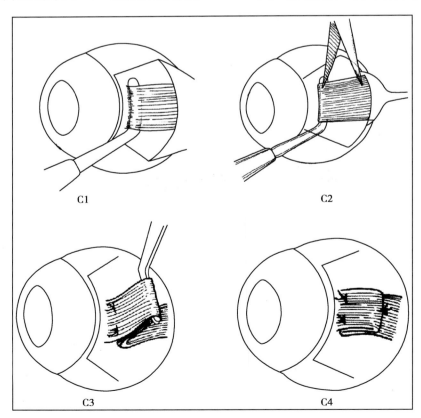

C1

C2

C3

C4

图56-2-11 直肌折叠术

的位置,前次手术的瘢痕会围绕其周。

(2)斜视钩钩取肌肉(图56-2-12A)。

(3)用两个单针6-0可吸收缝线在肌肉两侧外1/3各缝合两针,一针板层,一针全层(图56-2-12a)。如果需要同时切除肌肉,规尺测量后做直肌的预置缝线。

(4)用显微剪在最接近缝合线处逐渐剪断肌肉(图56-2-12B)。

(5)拉紧缝线将肌肉牵向止端并确保肌肉不发生扭转。

肌肉下1/3的缝合线从原肌肉止端的下端穿过。同样,肌肉上1/3的缝合线从原肌肉止端的上端穿过,以保证肌肉完全展开(图56-2-12C、D)。

(6)用8-0可吸收缝线缝合结膜伤口。

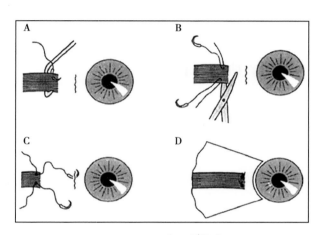

图56-2-12 直肌前徙术

四、内直肌和外直肌止端上、下移位术

1. 原理

(1)矫正垂直斜视:将水平直肌重新缝合至较原止端高或低的位置,当术眼做水平运动时会引起少量的垂直作用(表56-2-1)。

表56-2-1 水平直肌止端上下移位术

矫正垂直偏斜(同侧内直肌和外直肌止端移向相同方向):	
上移或下移1/2止端	矫正5$^\triangle$~10$^\triangle$垂直度数
上移或下移1个止端	矫正10$^\triangle$~15$^\triangle$垂直度数
对于A或V征(双侧内直肌或外直肌向同方向移位)	
上移或下移1/2止端	解决10$^\triangle$的差距
上移或下移1个止端	解决20$^\triangle$的差距

(2)矫正A或V征:当眼球向肌肉转位后新附着点相反方向运动时,水平直肌的作用力增加(表56-2-1)。

内直肌向闭口方向移位,如:V征向下移位,A征向上移位,外直肌向开口方向移位,A征向下移位,V征向上移位(图56-2-13)。

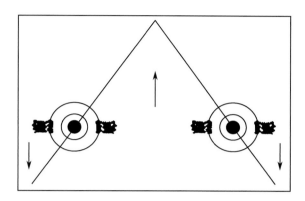

图56-2-13 在A征中双侧手术以对侧内直肌或外直肌行对称性手术的形式,将水平直肌的肌止端上移和下移。将内直肌向A征顶端方向上移或外直肌远离A征顶端下移

2. 适应证

(1)矫正伴有水平斜视的小角度垂直偏斜(<15$^\triangle$)。

同侧的内直肌和外直肌向同方向移位以矫正垂直偏斜,向上移位则提高眼球位置,向下移位则降低眼球位置。

(2)矫正A或V征。

内直肌向顶点移位(见图56-2-13和图56-2-14),V征向下移位,而A征向上移位。外直肌向顶点相反方向移位。

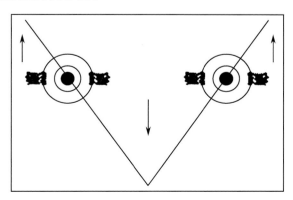

图56-2-14 在V征中双侧手术以对侧内直肌或外直肌行对称性手术的形式,将水平直肌的肌止端上移和下移;将内直肌向V征顶端方向下移或外直肌远离V征顶端下移

适用于双眼手术的 A 和 V 征（如：双侧内直肌后退术），但当后退和切除只在同一眼手术时，为了避免不需要的旋转，则不合适（图 56-2-15 和图 56-2-16）。

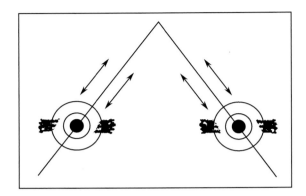

图 56-2-15　在 A 征中对同侧内直肌或外直肌行单侧手术将水平直肌的肌止端斜行重置；将内直肌的上缘放置在比下缘更加减弱的位置；将外直肌的下缘放置在比上缘更加减弱的位置

3. 方法

（1）常规暴露直肌并离断（见上面所述）。

（2）做肌肉上移半个止端幅度，将两根缝线中靠下的一根缝合在直肌止端的中央（图 56-2-17A）。

做肌肉下移半个止端幅度，把两根缝线中靠上的一根缝合在直肌止端的中央（图 56-2-17B）。

做肌肉下移 1 个止端幅度，把两根缝线中上方的一根缝合在止端的下端点。把另一根缝合在下方一个止端宽度的巩膜（图 56-2-17C）。

做肌肉上移 1 个止端幅度，将把两根缝线中的下方一根缝合在止端的上端点。把另一根缝合在上

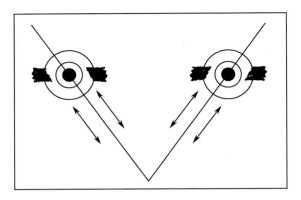

图 56-2-16　在 V 征中对同侧内直肌或外直肌行单侧手术将水平直肌的肌止端斜行重置；将内直肌的下缘放置在比上缘更加减弱的位置；将外直肌的上缘放置在比下缘更加减弱的位置

方一个止端宽度的巩膜（图 56-2-17D）。

确保新的止端线平行于原止端线。

（3）用 8-0 可吸收缝线缝合结膜伤口。

五、直肌转位手术

1. 原理　将两条水平或垂直直肌从其解剖位置移至需要加强肌肉力量的直肌止端两侧，以替代力弱或麻痹肌的作用。

2. 适应证

（1）外转受限，如：第Ⅵ脑神经麻痹（垂直肌向颞侧转位联合肉毒毒素注射）。

（2）下转受限，如：下直肌麻痹（水平直肌向下方转位）。

（3）上转受限，如：上转肌麻痹（水平直肌向上

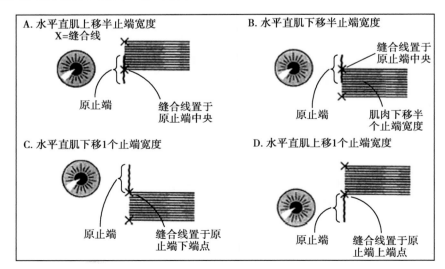

图 56-2-17　水平直肌上下移位术

方转位)。

（4）内转受限（垂直直肌向内侧转位合并切除5mm,以获得适度的内转作用)。

3. 禁忌证

（1）做直肌转位时应特别小心,因为要切断若干条睫状前动脉。转位术建议在前次斜视手术后至少三个月后进行,以期睫状后动脉可以代偿血供。

（2）排除限制性因素(被动牵拉试验),该手术仅适用于肌力减弱者。

（3）该手术在加强内直肌作用时,效果有限。将转位肌肉同时切除5mm可提高手术效果。

（4）在第Ⅵ脑神经麻痹时,如果内直肌肌力亢进,此手术可能无效,应在手术前先行注射肉毒毒素。

4. 方法

（1）在6和12点处置两根固定缝线。

（2）在需加强的肌肉两端做两个放射状切口,并做宽大的球结膜环形切开,这样容易接近直肌。

（3）顺序分离并钩出需转位的每一条肌肉,如需后退,在止端处预置缝线(见标准直肌后退术的3~7)(图56-2-18A)。

（4）转位肌肉向力弱或麻痹的肌肉方向移位,使其得到加强。将转位肌肉靠近麻痹肌肉的一端缝合在麻痹肌肉的止端外缘(图56-2-18B)。

（5）远离麻痹肌的一端则缝合在转位肌止端外缘(图56-2-18B)。

（6）用8-0可吸收缝线缝合结膜伤口。

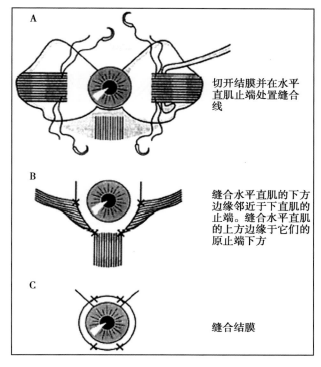

A　切开结膜并在水平直肌止端处置缝合线

B　缝合水平直肌的下方边缘邻近于下直肌的止端。缝合水平直肌的上方边缘于它们的原止端下方

C　缝合结膜

图56-2-18　直肌转位术

5. 术后潜在的问题

（1）眼前节缺血。

（2）继发其他斜视,常见于垂直肌的转位术,可以通过注射肉毒毒素,转位直肌的二次后退或切除术予以纠正。

（3）广泛的结膜下瘢痕组织会限制眼球运动,特别是多次手术的患者。

第三节　斜　肌　手　术

在上下斜肌断腱或肌腱部分切除时,从肌腱上分离肌鞘十分困难,而在显微镜高倍数放大和良好照明的视野下就能清晰可见,因此容易打开肌鞘膜,完整地将带血管的肌鞘膜与肌腱或肌肉分离。下斜肌的额外肌束或钩取下斜肌时残留的肌束也较容易见到和分离,避免残留影响手术效果;在一些上斜肌手术中,显微镜下可见到由结缔组织分隔成两束的上斜肌肌腱。

一、下斜肌手术

下斜肌暴露方法:①于外直肌、下直肌间的颞下穹隆部做穹隆结膜切口,直视下钩取下斜肌;②做角膜缘结膜切口,先钩取外直肌,在外直肌止端后9mm,直视下钩取下斜肌的前缘。

（一）下斜肌断腱术

1. 原理　将下斜肌自靠近止端处离断,其断端自动后退并重新附着于巩膜。

2. 适应证　下斜肌过强(原发或继发)。解决小于15$^{\triangle}$的垂直斜。

3. 并发症　断腱后的组织易与周围组织或断腱端重新粘连。

4. 方法

（1）基本步骤同前,用4-0的牵引丝线穿过颞下方的角巩膜缘,将眼球牵向于内上转的位置(图56-3-1A)。

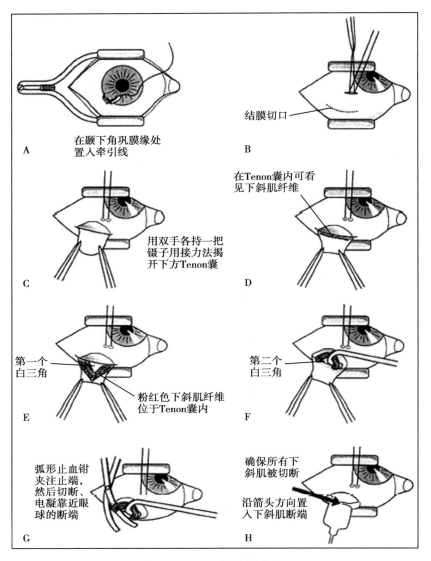

在颞下角巩膜缘处
置入牵引线
A

结膜切口
B

用双手各持一把
镊子用接力法揭
开下方Tenon囊
C

在Tenon囊内可看
见下斜肌纤维
D

第一个
白三角
粉红色下斜肌纤维
位于Tenon囊内
E

第二个
白三角
F

弧形止血钳
夹注止端，
然后切断、
电凝靠近眼
球的断端
G

确保所有下
斜肌被切断
沿箭头方向置
入下斜肌断端
H

图 56-3-1　下斜肌断腱术

（2）在颞下穹隆部结膜做一 1cm 的切口（图 56-3-1B）。切口穿过 Tenon's 囊并直达巩膜。双手各持一把显微齿镊，牵起切口下方的结膜下组织用接力方式逐渐暴露后方组织进行辨认（图 56-3-1C）。可以看见粉红色的下斜肌纤维位于 Tenon's 囊内（图 56-3-1D）。

（3）拉起这些纤维直至可以看到其后面的结构——第一个"白三角"（图 56-3-1E）。用一斜视钩在粉红色三角的后方穿过该三角的顶端，暴露肌腹。如果斜视钩不能轻松地穿过 Tenon 囊，则说明肌肉可能没有被全部钩住。

（4）将肌肉钩出后应该可以看见下方的巩膜和肌肉后面的东西——第二个"白三角"（图 56-3-1F）。如果肌肉被斜视钩撕裂开，或下斜肌有叉形肌

腹，则看不见巩膜，应重新钩出肌肉。

（5）用一把弧形血管钳沿下斜肌肌腹尽可能接近止端处，在外直肌下缘下斜肌到达巩膜时夹住下斜肌（图 56-3-1G）。松开血管钳并热凝钳夹处。在该处切断肌肉，小心地夹住其断端。肌肉断端可能出血，通常需要进一步热凝止血。轻轻地将下斜肌向内下推入结膜下。

（6）牵开结膜伤口，检查巩膜，确认在巩膜上没有残留的肌肉纤维（图 56-3-1H）。

（二）下斜肌后退术

1. 原理　此手术与下斜肌断腱术相同，差别在于后退术将下斜肌缝合固定于眼球上，而不是让其游离随意附着在巩膜上。

2. 适应证　下斜肌肌力亢进的手术（原发或继

发)。

3. 方法

(1) 如上所述[下斜肌断腱术方法的(1)~(4)],定位并钩出下斜肌。

(2) 止端热凝后切断下斜肌,6-0可吸收缝线穿过肌肉前角(图56-3-2A)。

(3) 在不扩大结膜伤口的条件下,伸进斜视钩,钩取下直肌暴露其颞侧止端(图56-3-2B)。下斜肌后退的部位有两个选择,第一是从下直肌颞侧止端向外量2mm再向后量3mm(图56-3-2D),并发症:可能会发生抗上转综合征;第二是下直肌止端后7~8mm,涡静脉旁,优点:较少产生抗上转综合征。

(4) 将下斜肌在此处固定于巩膜(图56-3-2E)。

(5) 用8-0可吸收缝线缝合结膜伤口,因为该处伤口相对于下斜肌断腱术更易裂开。

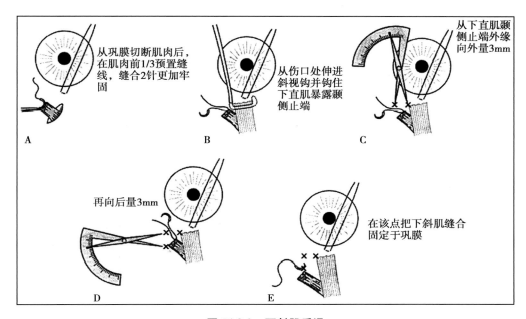

图56-3-2 下斜肌后退

(三) 下斜肌前转位术

1. 原理 将下斜肌断腱后移至下直肌颞侧止端旁1mm,转变为限制上转的作用。

2. 适应证 分离性垂直偏斜,特别适用于同时伴有下斜肌过强的病例,大角度上斜视、限制性上斜视。优点:不仅减弱下斜肌的上转作用,而且改变下斜肌的作用方向,使其下转。缺点:产生抗上转综合征更严重,目前很少做单眼的下斜肌前转位术。

3. 方法

(1) 如上所述[下斜肌断腱术方法的(1)~(4)],离断下斜肌,在肌肉断端缝置6-0可吸收缝线(图56-3-3A)。

(2) 结膜伤口处伸进斜视钩,钩取下直肌并暴露颞侧止端,必要时扩大结膜切口以便看到止端。

(3) 用"收拢"的方式将下斜肌鼻侧断端缝合固定于下直肌的颞侧止端旁1mm处(图56-3-3B)。

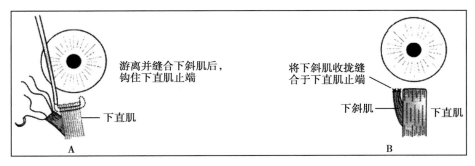

图56-3-3 下斜肌前转位术

（4）用 8-0 可吸收缝合线缝合结膜伤口。

（5）术后在下直肌止端处结膜下组织隆起，但会随时间消退。

二、上斜肌手术

上斜肌暴露方法：A. 上斜肌鼻侧穹隆切口，由鼻侧暴露上斜肌肌腱部位；B. 上斜肌颞侧穹隆切口，由颞侧暴露上斜肌前止端部位。

上斜肌折叠术

1. 原理　将松弛的上斜肌肌腱拉紧，以加强上斜肌功能，但不能过度地收紧，这样会造成医源性的 Brown 综合征。上斜肌折叠术可以同时加强肌肉的下转和内旋作用。

2. 适应证　上斜肌力弱，主要表现为内转时下转落后。特别适用于先天性力弱的病例，这种病例上斜肌肌腱非常松弛。

3. 方法

（1）在 12 点处角巩膜缘置 6-0 牵引线，将眼球向下方牵引。在上方角巩膜缘环形切开结膜，并在两端做放射状切开（图 56-3-4A）。

（2）斜视钩钩取上直肌并分离肌间隔，注意保护前睫状动脉。用斜视钩将眼球拉向下方。去掉开睑器，用眼睑拉钩拉开上睑和结膜。助手必须同时拉住斜视钩和眼睑拉钩（图 56-3-4B）。

（3）在上直肌颞侧辨认上斜肌肌腱。上斜肌纤维在上直肌肌腹下方自鼻侧向颞侧并向后穿过（图 56-3-4C）。其外观相当透明，极易可能被当成巩膜组织的一部分而忽略。可用虹膜复位器或平的斜视钩抬起前缘。鉴别时可于上直肌颞侧在上斜肌下穿过一斜视钩。上斜肌纤维非常有力，轻轻牵拉它可引起眼球的内旋和下转。

（4）用斜视钩从眼球壁提起上斜肌肌腱并拉向止端，将其折叠（图 56-3-4D）。5-0 不可吸收缝合线穿过肌腱和止端。最好选择有颜色的线，系紧缝线打活结。测量折叠量（是止端到上斜肌下方的斜视钩距离的两倍）（图 56-3-4E）。肌肉折叠器可使此操作简单些。注意：在上斜肌先天性力弱的病例中，肌腱可能非常松弛，折叠量可大到 15mm，在获得性病例中，折叠量通常要少得多，例如 6~8mm。

（5）检查手术效果：去掉斜视钩和眼睑拉钩，换成开睑器。用有齿镊子在 6 点处夹住角巩膜缘，

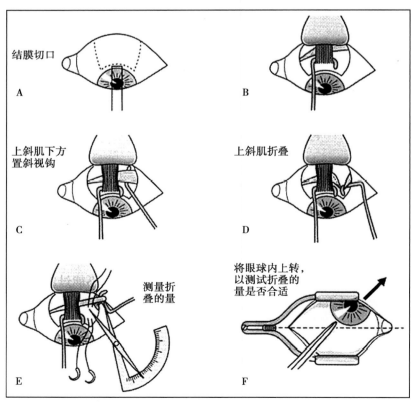

结膜切口

A

B

上斜肌下方置斜视钩

C

上斜肌折叠

D

测量折叠的量

E

将眼球内上转，以测试折叠的量是否合适

F

图 56-3-4　上斜肌折叠术

并牵拉眼球内转,同时轻轻地将眼球推向眼眶顶端。如果折叠量准确,则下角巩膜缘将很容易上升到眼睑中央(图 56-3-4F),接着会逐渐感到有阻力。如果折叠过量,在未达到上述水平前即会感到有明显的上升阻力,如果折叠量不够,则阻力很小或没有。

(6)如果折叠不准确,从上斜肌去掉 5-0 缝合线,并予以更换,改变肌腱折叠量后再做检查。

(7)当折叠准确,5-0 的缝合线打结并剪断。如果将折叠的肌腱缝合在板层巩膜,要整齐些。用 8-0 可吸收缝合线缝合结膜伤口。

4. 并发症　术后可能出现轻微 Brown 型限制,但多数在几周内消失。

（付晶　洪洁）

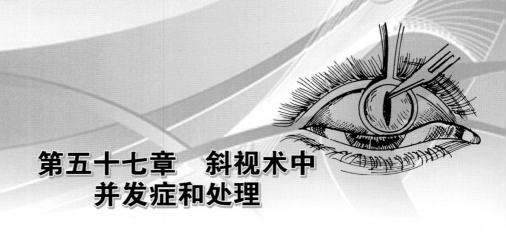

第五十七章　斜视术中并发症和处理

第一节　巩膜穿孔

常见于行后部固定缝线、高度近视、薄巩膜、曾行斜视手术或其他眼科手术者。

术中表现:缝针在巩膜板层内行进时应有一定阻力,缝线穿过肌附着处或巩膜时,由于针选择的不当、进针角度不当或用力出针时,当突有落空感且不能透见针尖时可能出现巩膜穿孔。缝线穿通巩膜,可见葡萄膜黑色素出现,或透明玻璃体脱出等,此时应立即退针。

术中处理:立即停止抽线,带针段紧贴出口处巩膜剪断,由进口端将线抽出。若伴有巩膜出血或玻璃体脱出,应在穿孔周围巩膜行冷凝术。

术后处理:术后可按预防眼内感染原则治疗,口服抗生素预防感染。出血时可给予止血剂。术后散瞳查眼底,巩膜穿孔附近若无视网膜出血则不处理,如发现视网膜裂孔可行局部视网膜光凝。

第二节　眼外肌滑脱

术中表现:尤其在眼外肌缩短手术中,当不正确缝合肌肉时,肌肉可在其缝于巩膜之前滑脱,肌肉快速收缩到眶内。

术中处理:若肌肉确实回缩到眶内,先尽量减少眼球的转动,需充分照明,用大量生理盐水充分冲洗以便识别组织,扩大切口以便最大限度地暴露手术视野。在角膜缘或肌肉残留部分置牵引线,将眼球向肌肉滑脱相反方向转动。按照眼外肌解剖,肌肉行走在胶原纤维的肌肉鞘内并穿透筋膜囊,用生理盐水冲洗使筋膜囊和结缔组织呈现白色,肌腱和肌肉呈现粉红色。用无齿镊防止筋膜囊撕裂致眶脂肪脱出(会导致限制性斜视),在肌肉穿过筋膜囊裂孔边缘暴露肌纤维断端(肌肉沿眶尖退缩并紧贴眼球壁)。用细齿镊夹住肌肉轻轻拉起,可根据眼心反射或肌肉刺激器证实肌肉,分离和识别后用6-0线重叠缝合,继续探查直至找到全部肌肉,然后将其重新缝合固定于原位眼球壁。

若找不到滑脱的肌肉时则应停止手术请示上级医师,指导行再次眼肌探查术,若术中仍找不到滑脱的肌肉,则可将该肌肉周围的筋膜组织成束缝合于该肌肌止缘处,部分补偿其功能,后期肌肉移位术矫正。

预防:做肌肉缝线时不要太靠近肌止端,缝住全部肌肉而不是部分肌组织或肌鞘,牢固结扎好缝线,剪断肌肉时应距线 1～2mm。应在手头上有把肌肉钳或止血钳,当手术肌肉开始自缝线滑脱时,夹住其防止滑脱和收缩入眶内。

第三节　前段缺血综合征

　　睫状前动脉占眼前段供血的 70% ~ 80%，理论上内、上、下直肌均有 2 条睫状前动脉，而外直肌仅有 1 条，如一次切断多条直肌可引起眼球前段缺血综合征的发生。因此，以往对复杂类型的眼外肌麻痹，如：先天性动眼神经麻痹、分离性垂直性斜视伴大角度水平斜视等的斜视矫正术，以及内分泌性眼肌病等常采用分次、分期手术来完成。采用显微技术对麻痹性斜视及较复杂的斜视进行手术时，可以分离、保护眼外肌睫状前动脉，使原本需切断多条肌肉、分次完成的斜视矫正手术得以一次完成，同时又避免了眼球前段缺血综合征的发生。

（付晶　洪洁）

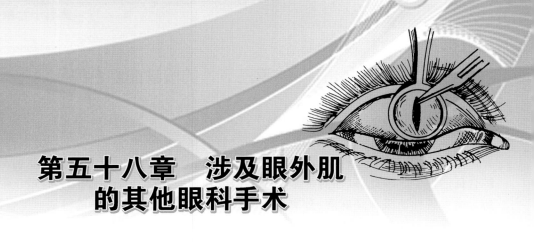

第五十八章 涉及眼外肌的其他眼科手术

第一节 巩膜破裂伤修复手术中的眼外肌处理

在巩膜破裂伤中,巩膜伤口经常位于眼外肌下方,因此为更好地缝合巩膜伤口,需要暂时离断眼外肌。眼外肌的处理,也有相应的技巧。

一、肌肉下伤口的探查

1. 充分擦血　这看似简单的问题,其实非常重要。处理巩膜裂伤时,手术最困难之处在于筋膜组织多有较多出血,且反复出血,擦而不净,令术者焦躁不安。因此,尽量安排助手同时上台。擦血时可用棉花快速吸附较多的出血,然后再用棉棒做细致地吸血。这样才利于术者看清楚伤口的位置。单纯使用棉棒往往用量大,而吸血效果不理想。

2. 充分暴露手术视野　在合理的情况下,可沿着角巩膜缘适当多剪开一些结膜,同时充分松解附近的结膜和筋膜组织,这样才有利于充分暴露眼外肌,并为探查其下方的巩膜伤口做好准备。

3. 肌肉下操作要轻柔　使用斜视钩提起眼外肌以暴露巩膜伤口是常用的方法,此时一定要防止斜视钩对巩膜施压过重。过重施压有可能导致部分玻璃体脱出,加重眼球损伤;也可能导致斜视钩前端误入巩膜伤口内,直接损伤眼球内结构。充分擦血、充分松解结膜和筋膜,将有利于暴露眼外肌,从而有

足够的空间将斜视钩轻轻地探入眼外肌下方,而不致挤压眼球变形。

二、肌肉的离断与复位

1. 充分松解肌肉旁组织　与斜视手术相比,巩膜裂伤中肌肉可能有水肿和出血。充分地松解结膜、筋膜、节制韧带,以及充分擦血,是保证肌肉缝线准确的前提条件。在显微镜下操作,可以更清楚地显示肌肉及周围精细结构,用显微器械操作也能减少对眼球的压迫。

2. 防止肌肉扭转　肌腱的预置缝线要清晰、牢靠,不要因为组织肿胀、出血而大意。另外,缝线的两端可留下不同的长度作为标记,以便在复位肌腱的时候判断肌肉的原始方向,防止发生肌肉的扭转。

3. 离断肌肉时,也要避免剪刀对巩膜的压迫,这样才能减少眼内容脱出的可能性。

4. 有肌腱部分撕裂的情况下,如果撕裂部分达到肌腱宽度的 1/3 或者更多,可尝试复位离断部分至肌腱起端。如果仅有少量离断,或者撕裂部分位于肌腱后方,不便于缝线固定肌纤维,也可不做复位,日后根据视功能和斜视情况再做二期处理。

第二节 眼球摘除术中的肌肉处理

现代眼球摘除术后往往要植入义眼,而保留　眼外肌(四条直肌)对于日后义眼的良好转动有

良好作用。因严重的眼外伤而行眼球摘除术,且无条件行一期义眼植入术时,应该尽量保护好眼外肌的功能。眼外肌的预置缝线一般选用黑色

线,以便于日后寻找肌肉的止端。另外,肌肉预置缝线也尽量工整,以便将肌肉良好地对合缝合。

第三节 视网膜脱离手术(巩膜扣带术)中眼外肌的处理

一、眼外肌的保护

在手术的初始阶段,需要做眼外肌牵引线。为保护眼外肌,应注意以下几点:

1. 牵引线的选择 缝线过细对肌腱有切割作用,特别在做靠近后极部的巩膜缝线时,需要用力牵拉肌肉以最大幅度暴露后部巩膜,此时切割力量更强。4-0 的缝线粗细比较合适。

2. 斜视钩的保护作用 一般都是先用斜视钩钩起眼外肌,然后将牵引线的起始端(针尾)穿过眼外肌。因为缝线往往比较长,一根线可以牵引 2 条肌肉,在余下的缝线从肌肉下拉过的时候,斜视钩可维持在肌腱附近,轻轻提起眼外肌,以减少缝线对肌腱的切割力。

二、斜肌的处理

在做靠近后级部的巩膜缝线时,有时候需要离断部分斜肌肌腱。虽然斜肌的功能中有一部分可由直肌代偿,但是应该尽量减少离断斜肌肌腱。

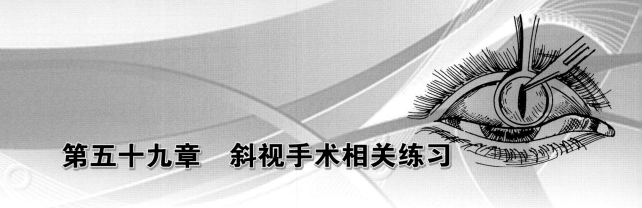

第五十九章　斜视手术相关练习

因为眼肌手术需要结膜和眼外肌,最好在动物在体眼球上练习,手术器械需要准备显微牙镊,显微弯剪,显微持针器,斜视钩。

一、结膜切口练习

在显微镜下,使用镊子和显微弯剪刀实施两次角膜缘球结膜环状切开术,一例位于鼻侧,一例位于颞侧。距角膜缘约 1.0mm 弧形切开球结膜 2～3 个钟点范围,在此切口的两端垂直角膜缘做 2 个放射状结膜切口。练习用用显微剪在直肌两侧钝性分离(不要剪断)结膜下间隙。

二、勾取肌肉的练习

用斜视钩牵引肌肉时紧贴巩膜表面完整勾取肌肉,别残留部分肌肉未勾取上。如果第一次用斜视钩勾取肌肉不完全时可以用另一个斜视钩从肌肉的另一侧相反方向来勾取,置换出第一个斜视钩。

三、双扣环式缝合练习

在肌止端后 2mm 处用带双针的 6-0 可吸收缝线跨越全宽度肌肉板层缝合 1 针,用缝线的两端在直肌两边外 1/3 肌肉各全层缝合肌肉两针。

四、巩膜缝合练习

用显微持针器夹住缝针的后 1/3 部分,夹的部位如果太偏后,容易缝合巩膜过深。进针过程中确保能看见针尖在巩膜层间潜行,如果看不见针尖很容易缝合巩膜过深导致穿透巩膜全层产生视网膜医源性裂空。

(付晶　洪洁)

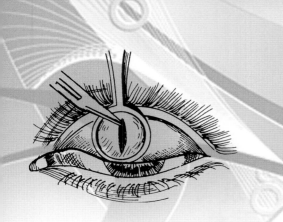

第十篇　角膜屈光手术

屈光手术是以手术的方法改变眼的屈光状态，按照手术操作所涉及的眼部组织结构可以分为角膜屈光手术、眼内屈光手术和巩膜屈光手术。

其中角膜屈光手术是目前最为普遍采用的手术矫正屈光不正的方法，又可分为激光角膜屈光手术——包括准分子激光屈光性角膜切削术（PRK）、准分子激光上皮下角膜磨镶术（LASEK）、机械法准分子激光角膜上皮瓣下磨镶术（Epi-LASIK）、准分子激光原位角膜磨镶术（LASIK）、飞秒激光辅助下的准分子激光原位角膜磨镶术（FS-LASIK）以及前弹力层下屈光性角膜成形术（SBK），以及非激光角膜屈光手术（包括早年的放射状角膜切开术，和角膜基质环植入术等）。

1983 年，Trokel 和 Srinivasan 首次提出了使用准分子激光技术改变角膜形态的构想，并研究证明了波长为 193nm 的氟化氩（ArF）准分子激光能够在切削角膜基质的同时对周边组织不产生损伤，此即现代准分子激光角膜屈光手术的雏形。角膜屈光手术发展之初多进行的是表层手术（包括 PRK、LASEK、Epi-LASIK 等），但表层手术存在恢复较慢、患者术后疼痛明显及角膜上皮下雾状混浊（haze）等问题，使 LASIK 手术逐渐普及开来。此后屈光医生们发现传统的厚瓣 LASIK 手术也存在一些弊端，比如切削基质层面较深容易影响角膜生物力学稳定性等，目前在特殊病例中采用。随着准分子激光设备和眼前节分析设备的不断更新，波前像差优化、角膜地形图引导和波前像差引导等个性化切削设计的推广，LASIK 手术技术也更趋精准和安全，为节省更多的基质角膜减少角膜生物力学的过多干扰，趋向于制作较薄的角膜瓣，因此研发出采用超薄角膜板层刀辅助的前弹力层下的 LASIK 手术方式 OUP-SBK。而近年来准分子激光小光斑飞点扫描消融模式的不断改进，表层手术在一定程度上又得以复苏（transPRK 等），甚至有报道由于表层手术不需要制瓣，相对于 LASIK 手术产生更少的高阶像差，其手术效果也十分理想。

飞秒激光应用角膜屈光手术已有十年的历程，它以其安全、有效、精确、均匀、个性化制瓣、边缘切割角度可控、可重复性及预测性好的优点在国内外临床普遍开展。飞秒激光使用的波长都约为 1053nm，通过其光爆破及光学击穿作用，产生等离子体及空化气泡，从而使组织裂解。研究表明，显微角膜板层刀制作角膜瓣的厚度会有 20~40μm 的偏差，可能与切割时角膜的暴露、脱水、眼压的变化、板层刀切割的方式等有关。而飞秒激光制瓣的厚度与术前预期更相符，可控制在预期值±20μm 以内。机械刀切割得到的角膜瓣类似于弯月形，中间薄周边厚，而飞秒激光制作的角膜瓣更趋向平均，在机械力学上也就更稳定。飞秒激光制作的角膜瓣附着力更强，从而可能降低术后因外伤导致瓣移位及角膜扩张的风险。飞秒激光技术在角膜屈光手术领域的应用，FS-LASIK 及飞秒角膜基质透镜摘除手术（详见第六十一章，角膜层间透镜摘除术部分）使得角膜屈光手术趋向更加安全和精准的方向发展。

由于大多数屈光不正者可以通过框架眼镜和角膜接触镜等非手术的矫正方法获得良好的视力，因而他们往往对屈光手术的期望值很好，这也就对术者提出了更高的要求，应特别注意手术的安全性、有效性和准确性。

第六十章　利用准分子激光设备及飞秒激光设备辅助下的角膜消融手术

第一节　角膜屈光手术的适应证

角膜屈光手术目前最常见的适应证仍然是近视、远视、散光及屈光参差,但同时针对屈光不正伴有或不伴有老视的激光治疗也已经逐渐得到拓展。

一、适应证

1. 年龄≥18 岁,且近 2 年屈光度数稳定(2 年内屈光度的变化不超过 0.5D)。

2. 自愿选择通过角膜屈光手术来摘掉眼镜或角膜接触镜者。

3. 无任何眼表、泪器、角膜、晶状体及眼底的疾病。

4. 非妊娠期或哺乳期。

5. 无任何系统性疾病或自身免疫性疾病,如狼疮等。

6. 能够遵守术后医嘱和护理要求。

7. 对手术后结果有现实的期望值。

8. 被告知可能发生的并发症,并愿意承担手术风险。

9. 针对于不同的术式选择,又有不同的适应证限制。

(1) 表层切削,包括 PRK,LASEK(EK)、Epi-LASIK,transPRK 等。对于一些薄角膜、睑裂过小或眼窝深陷、LASIK 手术制瓣困难及特殊职业者,可选择表层切削。表层手术对低中度近视效果较好,近视性屈光不正小于 5 ~ 6D,角膜曲率应位于 39 ~ 48D 之间,过平或过陡的角膜都会影响切削的效果

和安全性。角膜任何区域的厚度应>460μm,术后角膜总厚度应>380μm。

(2) 传统 LASIK 及 OUP-SBK 手术:LASIK 手术仍是目前应用最广的角膜屈光手术术式,大体上进行传统 LASIK 手术的屈光度范围应控制在-8.0 ~ +4.0D;散光≤5D(无轴位限制);角膜任何区域的厚度均应>500μm(包括制作 110μm 角膜瓣的 LASIK 手术)。根据激光器的切削方式、光斑大小等不同,可矫正的屈光度范围也有所差异,但应当把握如下原则,术后预计角膜基质床厚度控制在 280 ~ 300μm,近视患者术后最小中央角膜曲率不能<35D,远视患者术后最大中央角膜曲率不能>49D。LASIK 增效手术应当在初次手术至少 3 个月后进行。

OUP-SBK 手术的适应证和传统 LASIK 手术基本一致,但与制作厚约 130 ~ 150μm 厚度的传统 LASIK 相比,超薄瓣 OUP-SBK 能够用于更高度的近视矫正,避免切削过深的风险。

(3) 符合传统 LASIK 及 OUP-SBK 手术标准的屈光不正眼均可选择飞秒激光辅助下 LASIK,同时飞秒激光的应用还放宽了手术适应证标准。

1) 过去受角膜厚度影响,因近视度数太高、角膜太薄,为避免医源性圆锥角膜的发生,需要保留安全的角膜基质厚度,而无法接受角膜屈光手术的患者。

2) 眼裂小、角膜直径小、角膜曲率较平而无法用机械刀制作角膜瓣的患者。

3) 对手术效果要求很高的患者等。但是对于

伴有角膜瘢痕需要谨慎采用飞秒辅助下 LASIK 治疗。（原因将在本章第二节操作技巧中详细解释。）

二、禁忌证

患者具有下列情况时不建议施行手术：

1. 屈光度不稳定　因为此类患者术后屈光状态也可能仍然不稳定，使手术结果很难预测，难以获得远期的稳定效果，同时也影响患者对手术的满意度。

2. 既往有眼病史

（1）角膜异常：角膜变薄、膨张性疾病，如圆锥角膜、蚕食性角膜溃疡和类风湿等免疫相关的角膜溶解症等，可能会在术后加重，引起矫正视力下降；进展期的圆锥角膜是手术的绝对禁忌证，即使是顿挫型圆锥角膜和亚临床的圆锥角膜也不建议行角膜屈光手术。术前进行角膜地形图检查时发现角膜后表面任何区域的高度>40μm 为可疑的后角膜膨隆，而≥50μm，尤其当结合角膜厚度图发现角膜最薄处和后表面最高处位置一致时，应高度怀疑后角膜膨隆；另外，多种类型的角膜营养不良都是角膜屈光手术的禁忌证，可能引起术后角膜混浊加重。

（2）薄角膜：当角膜厚度低于 460μm 时，禁行任何类型的角膜基质屈光手术，否则可能使角膜生物力学特性发生改变，避免引起角膜扩张膨隆等问题。

（3）患有活动性眼部感染或严重的眼表疾病，如结膜炎、巩膜炎等，应在治愈后才能考虑施行屈光手术；Steven-Johnson 综合征和眼部类天疱疮等；另外过去曾有单纯疱疹病毒或带状疱疹病毒感染病史者，也不建议施行此类手术，因为角膜屈光手术可能再次激活病毒导致病情复发。

（4）青光眼或术前检查发现可疑青光眼的患者：因为角膜屈光手术中使用负压吸引环时眼压会明显升高，甚至达到 65mmHg 以上，可能造成视神经的进一步损伤即视力丧失。

（5）单眼患者，其中包括另一眼为严重弱视者。

3. 患某些系统性疾病　糖尿病、甲状腺功能亢进等甲状腺疾病、风湿类疾病、自身免疫性疾病（或服用免疫抑制剂）、结缔组织病、皮肤病、瘢痕体质等，或者正在接受某种药物治疗（如糖皮质激素类药物），可能会影响伤口愈合，影响手术的可预测性。对于欲行表层切削手术的患者应当着重检查是否为瘢痕体质，因为瘢痕体质会明显影响角膜伤口的愈合。

4. 妊娠期或哺乳期妇女　因为此期间由于体内激素水平等原因可能造成屈光度不稳定。

5. 抑郁症及心理疾病患者　建议病情稳定完全康复后考虑手术。否则会引起术后严重不良后果。神经系统疾病如癫痫等需要病情稳定后再考虑治疗。

第二节　角膜屈光手术术前评估及术式选择

一、术前检查及评估

角膜屈光手术的术前检查包括远近视力、眼压、裂隙灯显微镜眼表功能及前节检查、屈光状态（包括散瞳后）、角膜厚度、角膜前后表面形态以及眼底检查，及患者手术期望值的心理评估等。进行详细的术前评估才能对患者所适合的术式和手术方案设计做出个性化的全面的分析考虑。

（一）眼表功能及眼前节检查

术前发现患者有睑缘炎时候，应当在治疗缓解后再进行手术。否则发生弥漫性层间角膜炎（DLK）的风险可能增加。有轻度干眼时也应当提前使用人工泪液以助于眼表功能的修复。

（二）屈光状态检查

屈光状态的检查简称验光，是屈光手术之前最重要的检查项目，角膜接触镜配戴者应在停用足够时间之后再进行屈光检查，通常应在停戴软性角膜接触镜 1 周后，停戴硬性角膜接触镜（RGP）4 周后再进行屈光检查。因为近期角膜接触镜配戴史可能会造成角膜形态、曲率和屈光状态的变化。若停戴角膜接触镜后检查显示角膜形态仍然不规则，应当延长停戴时间后重新测量；对于硬镜配戴者，如果 4 周后屈光度变化大于 0.5D，则应在 8 周后再次复查,直至屈光度稳定。夜间配戴角膜塑形镜者建议停戴至少4~8周。术前验光程序中包括显然验光和散瞳验光,并把结果相比较,如若相差较大,还应当反复重复验光。准确的验光结果是决定手术量的重要依据。

（三）角膜厚度测量

角膜厚度的测量结果可能会根据所用技术和特定仪器的不同而存在差异,超声角膜厚度测量仪比采用 Orbscan 角膜地形图系统、Pentacam 角膜地形图仪、前节 OCT 的光学测量相对更为准确,而角膜地形图中的角膜厚度图的优点在于可以提供角膜中央6~9mm 范围的角膜厚度值等更多的信息。正常情况下角膜厚度图应当形态圆,从中心到周边对称增厚,然而若角膜的最薄点落在偏颞下侧,且从中心到周边的曲率变化呈变形的椭圆,应当怀疑是否存在角膜形态异常的可能性,可以加用前节 OCT 对角膜进行进一步测量,能得到角膜厚度的精确值以及厚度分布情况,有助于判断有无发生角膜扩张的风险。

（四）角膜曲率测量

角膜地形图可为屈光医生提供大量角膜曲率、形态方面的信息。临床实践表明当角膜较平坦（K<40D）或较陡峭（K>46D）时,以微型角膜板层刀制作角膜瓣施行 LASIK 手术发生游离瓣、纽扣瓣等并发症的风险会增加,故此类角膜曲率较特殊的患者可考虑行飞秒激光辅助下的 LASIK 手术。

（五）角膜表面瘢痕

大部分拟行屈光手术的患者曾有角膜接触镜配戴史,既往可能存在角膜无菌性浸润甚至细菌性角膜炎,可能程度较轻,甚至不会引起患者注意,但仍可能存在前弹力层的瘢痕或部分缺失,对于角膜基质质量不佳（薄翳、云翳、瘢痕等）的部位飞秒激光的常规能量设置不足以穿透,容易造成纽扣瓣、角膜瓣过薄或不完全瓣等并发症。如果使用飞秒激光制作角膜透镜或制作角膜瓣时,应通过前节 OCT 对瘢痕的详细部位、厚度进行分析,合理避开瘢痕,可取得满意的术后效果,有效防范上述并发症的发生。若手术区瘢痕浓厚而无法避开时,则建议选择传统的显微角膜板层刀制作角膜瓣为宜。

（六）眼底检查

屈光术前应仔细进行散瞳眼底检查。部分高度近视患者视网膜较为薄弱,可能在周边部存在变性区甚至是视网膜裂孔。如不在术前及时发现并激光光凝预先处理,由于术中制角膜瓣过程中的负压吸引,可能存在引发视网膜脱离的风险。而屈光手术应当延迟到治疗后至少2周,眼底检查安全后进行。

二、术式选择

一般情况下应当根据不同手术的适应证进行术式选择。

1. 角膜表层切削手术虽然有术后角膜上皮下雾状混浊、糖皮质激素使用时间过长易引起眼压的波动等问题,但是由于它避免了 LASIK 手术导致的角膜生物力学稳定性降低、制瓣导致的高阶像差的引入、角膜瓣存在的隐患等问题,所以对于屈光度较低、角膜过薄、运动员等高危职业患者,仍是首选的手术方式。

2. 不同的飞秒激光的功能也有所不同,应充分发挥其功效,按照术前检测的生物学数据和患者对工作和生活的各种需求、其经济承受能力、合理地个性化地制定其手术方案,达到患者满意。首先确定做飞秒辅助下 LASIK 还是 SMILE,若为 LASIK,则需要根据是否行波前优化或波前像差引导的切削方式确定其角膜瓣直径的大小,使得准分子激光扫描基质的光区与角膜瓣相匹配。由于飞秒激光制作的角膜瓣较薄,术后愈合快,因而二次手术时掀瓣较困难,有时需改为再次飞秒激光制作较厚的角膜瓣或用角膜刀制瓣。所以对于年龄小近视度高,再次手术可能性大的患者应个性化选择瓣的厚度。

3. 飞秒激光角膜透镜摘除手术,特别是 SMILE 手术,能够保持前部角膜组织的结构完整性,减少对角膜生物力学的不利影响,避免角膜瓣相关的并发症,提高了手术的安全性,显示出良好的应用前景。但是 SMILE 术后如果近视回退则不能行原位加强手术,而需要重新选择表层切削或有角膜瓣的屈光手术,因此对于年轻者屈光度不稳定且高度近视的患者慎行。

4. 特殊病例的术式选择

随着角膜屈光手术技术的不断优化,很多以往被认为存在屈光手术禁忌证的患者也获得了手术机会,但对于一些特殊病例,术式的选择和手术时机的把握应当注意：

（1）角膜移植术后患者禁忌行 PRK，但如果屈光状态趋于稳定，可在拆除所有缝线一年后（角膜供受体连接处充分愈合）考虑行飞秒辅助下 LASIK 手术。

（2）白内障超声乳化摘除联合人工晶状体植入术后残余屈光度需要矫正者需至少术后半年，屈光度稳定，角膜切口完全愈合并足以抵抗屈光手术制瓣过程中的负压吸引力以后，考虑行飞秒辅助下角膜屈光手术矫正残余散光；后囊膜由于后发性白内障行 YAG 激光切开眼行飞秒激光操作时尽量减少负压时间避免人工晶状体（IOL）的移位问题。

（3）曾患细菌性角膜炎的患者，若角膜变薄和混浊的范围很小且位于角膜周边部，可在炎症缓解 6 个月后施行飞秒辅助的 LASIK 手术。不规则的角膜可选择角膜地形图引导下的准分子激光基质消融术。

（4）对于 RK 术后残留屈光不正眼 LASIK 是其首选术式。也可谨慎使用飞秒激光制瓣，轻柔细心分离避免放射性瘢痕处角膜瓣的撕裂及后期的上皮内生等隐患。

特殊病例均应注意残留屈光度的稳定性、手术的时机、手术的方式及眼表功能的护理，以增加术后的预测性和有效性。

第三节　手术步骤及操作技巧

一、手术室准备

手术室环境对准分子激光能量的稳定性有较大的影响。除了应当达到常规手术室的无菌要求外，还应将室内的温度控制在 18～24℃之间，相对湿度应保持在 30%～40% 之间，手术室应该远离振动，并且远离粉尘及微粒污染。因为粉尘及微粒污染一方面会干扰手术，使异物等存留于角膜层间；另一方面会造成激光仪光学系统镜片的污染而使能量不断地下降。

手术医生进入手术室后应首先评估室内温度湿度等环境指标，达不到要求时不应开始测试机器甚至施行手术否则会影响术后效果的预测性。

二、手术步骤

1. 核对患者身份，手术眼别及输入激光仪的术眼各项检查数据。角膜屈光手术患者多、操作快、时间短的特点使得仔细核对患者的个人信息尤为重要。避免出现疏漏造成医疗隐患。

2. 术前准备　常规按照内眼手术的洗眼方法清洁结膜囊并消毒眼睑，铺无菌孔巾。术眼滴用表面麻醉眼药水（盐酸丙美卡因滴眼液），并以人工泪液冲洗角膜上的残留麻药，放置开睑器。角膜基质手术前表麻药物不宜使用过多过频，表层手术则可

以适当增加点药频次达到协助松解角膜上皮的功效。

3. 制瓣

（1）表层切削去除角膜上皮/制作角膜上皮瓣：多种表层切削手术的区别在于制作角膜上皮瓣的方法及过程有差别。

PRK 手术用角膜上皮刀刮除上皮，范围比所设光学区约大 1mm；LASEK 手术先以角膜上皮环锯锯开上皮层，再将直径略大于环锯的酒精罩扣于角膜表面，滴入 18%～20% 的酒精浸泡角膜表面 25～45 秒，随后以海绵吸除酒精，BSS 溶液冲洗干净表面后用上皮分离锄完整分离并在上方位置留蒂；Epi-LASIK 是以改良的微型机械角膜刀制作上皮瓣；而 transPRK 是通过准分子激光切削去除角膜上皮。

（2）LASIK 及 OUP-SBK 显微机械刀制作角膜瓣：首先根据角膜曲率高低和角膜直径大小合理选择负压环和抵制点位置。传统 LASIK 的负压环做近视散光时抵制点多设置 7.5-8，远视治疗时则选择 8.5。而 OUP-SBK 操作中，负压环的大小相对常规 LASIK 的负压环大一号为宜。对于小角膜建议将负压环的抵制点调至 7 减少出血及游离瓣的发生。目前有改良的椭圆环可增加水平径向面积减少垂直径向面积，对于顺规性散光的角膜基质消融可避免蒂部组织损伤，避免过多的正常角膜组织切开，具有一定的优势，在临床得到青睐。手术操作时放置负压吸引环，使环中心与瞳孔中心重合后再略向上方偏

0. 5mm(传统 LASIK,蒂部位于上方时);使环中心与瞳孔中心重合后再略向鼻侧偏 0. 5mm(OUP-SBK,蒂部位于鼻侧时),环周与眼球紧密接触。角膜上需要点 BSS 润滑后踩下脚踏启动负压吸引泵,密切关注负压吸引环是否偏离原位,如有偏离则应立即停止负压吸引重新调整位置。当负压吸引眼球压力达到要求时,即可推进显微角膜板层刀制作角膜瓣。负压值若未达到要求切不可盲目推进角膜刀,以免角膜瓣过薄甚至破碎。

(3)飞秒激光辅助制作角膜瓣:目前国内有多种角膜屈光手术飞秒激光设备,制瓣操作过程大体相同。显微镜下调整好术眼的焦距获得清晰的对焦平面后,嘱患者盯住仪器正上方固视点,放置负压环使得角膜居中,启动负压装置。放置压平锥镜,调整锥镜与负压环嵌合压平(图 60-3-1),通过踩控脚踏开关启动发射激光扫描开始制作角膜瓣,并通过显微镜和显示器视频观察操作过程(图 60-3-2)。制瓣完毕后离开脚踏开关,松解负压环,放松锁臂,移出锥镜。

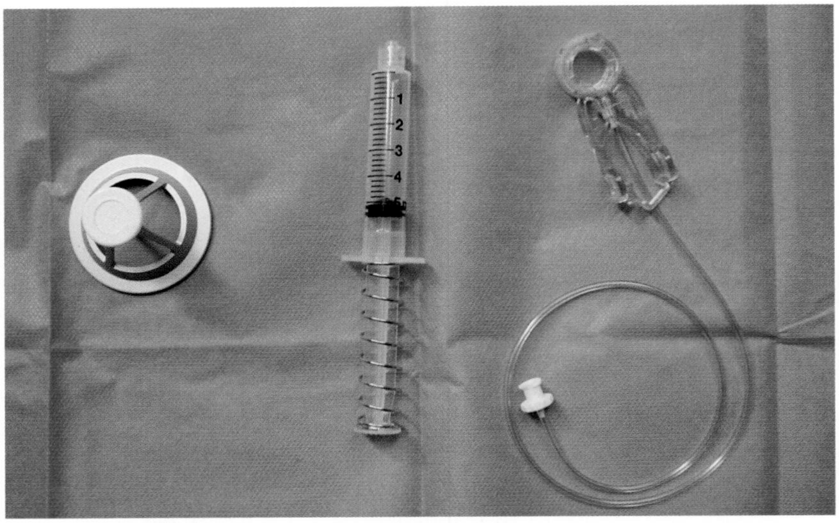

图 60-3-1　压平锥镜、负压环及负压连接用的注射器(飞秒激光制作角膜瓣所需配件)

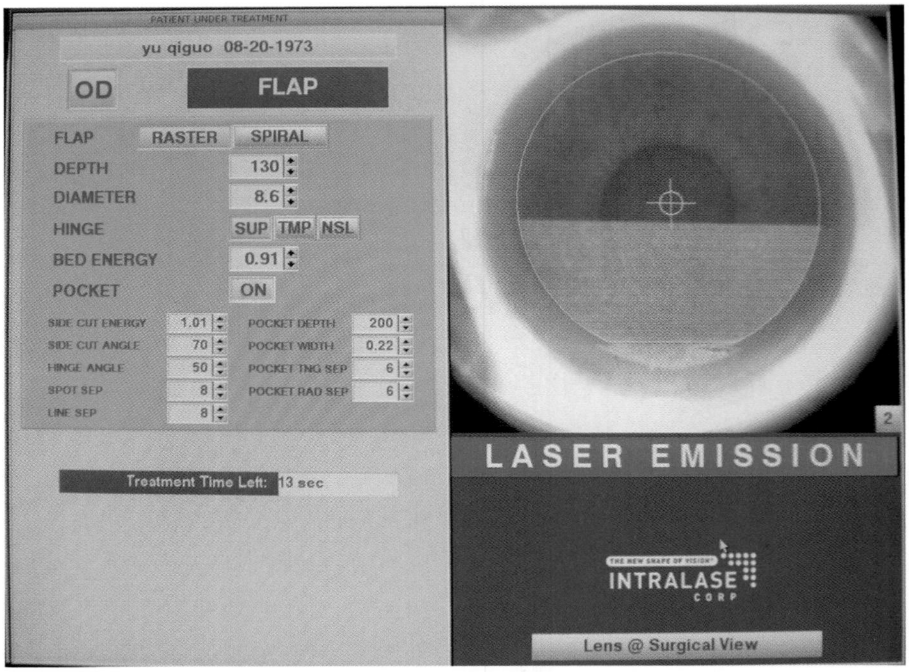

图 60-3-2　飞秒激光制作角膜瓣的参数设计及实时扫描角膜基质界面图

4. 准分子激光角膜消融时需要将患者转至准分子激光治疗仪,以钝性显微分离器(或使用显微虹膜恢复器)轻柔且充分分离角膜瓣,并将角膜瓣翻转向上。调整切削区的中心定位,行准分子激光角膜基质消融,角膜瓣层间生理盐水冲洗后复位角膜瓣,完成屈光手术(图 60-3-3)。在分离飞秒激光制作的角膜瓣时一定要注意手法轻柔,分离器

向下轻压分离,因为设计的角膜瓣较薄,向上用力有时由于层间气泡导致组织黏着性增加容易戳破角膜瓣造成碎瓣,如复位不佳则日后会存在角膜上皮内生的隐患。而层间冲洗时应当注意技巧、有的放矢,切忌在角膜层间长时间大量盲目冲洗造成角膜瓣水肿。复位时务必注意角膜瓣不要有皱褶。

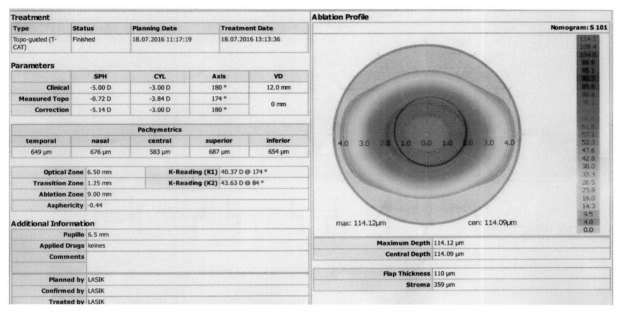

图 60-3-3　准分子激光角膜切削参数

5. 表层切削术患者激光消融后应在角膜表面覆盖治疗性角膜接触镜(绷带片)4~5 天,有助于上皮的修复及减轻术后疼痛。

6. 术毕给术眼滴用抗生素眼药水,并在术眼眶周围粘贴透明眼罩,以避免术后早期或晚间休息时患者无意识的揉眼动作造成瓣移位及损伤尚未完全愈合的角膜瓣。透明眼罩应一直配戴至次日复查时。

三、术后护理

1. 嘱患者术后早期不要揉眼挤眼,避免造成角膜瓣的皱褶,产生明显的散光和高阶像差。

2. 按时用药:术后常规使用抗生素眼药水、糖皮质激素眼药水及人工泪液一周,一周后糖皮质激素眼药水逐渐减量,和抗生素眼药水一并停用,人工泪液可根据患者的情况适当延长使用时间。同时可根据不同术式及手术反应增加新型非甾体抗炎药的使用可有效缓解或减少术中及术后疼痛感,可增强

糖皮质激素的作用、减少糖皮质激素的用量和持续时间。

3. 注意用眼卫生,术后早期就大量用眼会延缓伤口的愈合以及角膜内部的愈合过程。

4. 并嘱患者术后早期及中远期的定期复查,第 1 日、3 日、7 日、1 个月、3 个月、6 个月及 1 年复查。

四、手术技巧

1. 术前重视优势眼的检查,针对患者优势眼的用眼习惯个性化地设计手术方案。

2. 根据角膜总厚度和术前屈光度来设定需要切开的角膜瓣厚度,根据散光的轴向和角膜形状,以及角膜周边部有无新生血管翳或瘢翳等个性化地设计角膜瓣的形状,蒂的位置及边切角度(图 60-3-4,图 60-3-5),从而减少不必要的角膜切开、出血、瘢痕处难穿透、蒂部损伤等问题,增加角膜瓣术后的稳定性,促进术后眼表功能的恢复。

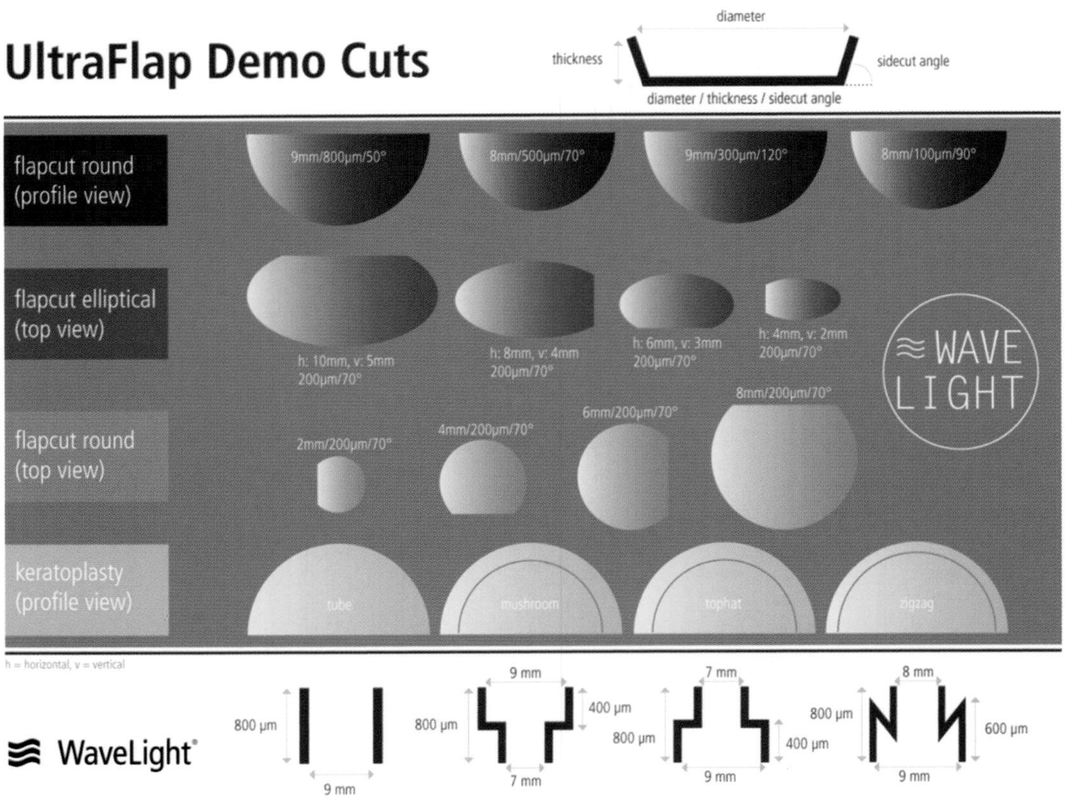

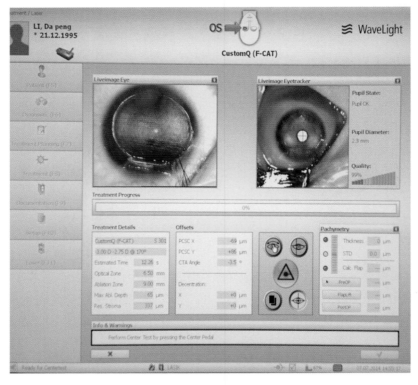

图 60-3-4 飞秒激光设备个性化设计角膜瓣

图 60-3-5 术中根据散光的轴向利用飞秒激光个性化制作角膜瓣减少正常角膜组织的损伤

3. 评估 kappa 角的大小,依据 kappa 角调整切削区的中心定位。kappa 角即视轴和瞳孔中心轴的夹角。对于一些 kappa 角较大的患者,其视轴和瞳孔中心的偏离程度较大,因此传统上以瞳孔中心作为切削中心的方法可能导致偏中心切削,此时可借助于角膜地形图的结果重新确定切削中心的位置。术前评估 kappa 角对于远视的屈光手术患者更为重要。新型准分子激光手术设备已经能够与角膜地形图仪联机,依据角膜地形图仪所测量 kappa 角自动进行切削中心定位调整,减少偏心切削并发症的发生(图 60-3-6)。既往的准分子激光设备也可参照角膜地形图的偏离程度在术中调整 off-set,有效避免偏心切削,取得较好的术后效果。

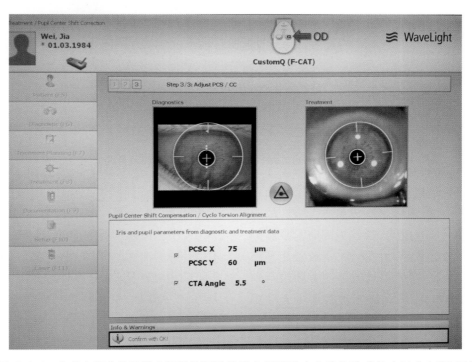

图 60-3-6　在术中行准分子激光切削前调整补偿由于瞳孔中心移位造成的水平方向顺时针 75μm 和垂直方向顺时针 60μm 的位移及补偿静态眼球旋转角度(5.5°)

4. 注意患者术中头位和体位的变化。术中患者头部位置不当会导致飞秒激光吸引环位置的偏移和镜片的压平不充分。压平点应该恰好位于中心,一旦锥镜与角膜接触,镜片的位置就不能再移动,因为角膜表面和镜片之间的摩擦力可能会引起偏心。

此外,患者术前检查时采取的是坐位,而手术台上采取的是卧位,这种体位变动可能导致不同程度的眼球旋转,术中若没有眼球旋转跟踪系统将可能给手术带来误差。新型准分子激光系统多具有自动补偿体位变化所引起眼球自旋的功能,从而使得术后的治疗效果更加精准(图 60-3-7)。但是在术中如何有效成功发挥自动补偿功能则需要注意以下几点:

(1)患者坐位检测角膜图像时头位和眼位要正确,泪膜功能较好,瞬目后采图图像重复性好。

(2)术中卧位时更加需要注意调整头位和眼位,少数患者可能会因紧张等原因发生体位和头位的改变,此时术者应当注意观察,必要时重新调整患者的头位和体位。

(3)术前坐位检查时的瞳孔需要与术中卧位时的瞳孔相匹配。适当调整手术室及准分子激光设备两处的照明度,使得术中的瞳孔大小与坐位时采集图像时的瞳孔大小、虹膜纹理及白到白等参数的一致性好。

(4)建议掀开角膜瓣之前采集图像,飞秒激光制作角膜瓣采集图像时还应避免角膜层间浓密的气泡,保持角膜透明润滑,可透见瞳孔及虹膜纹理为宜。

5. 对于部分眼睑近睑裂小、眼窝较深或鼻梁较高的患者,飞秒激光制瓣时,若患者保持头部正位放

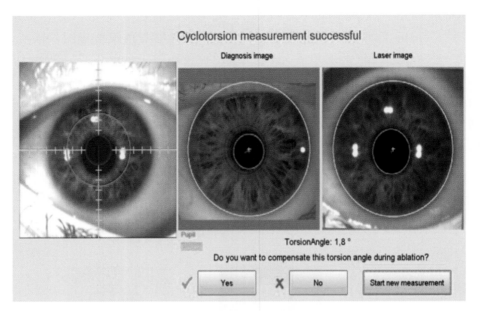

图 60-3-7　准分子激光切削前调整补偿静态眼球旋转角度(1.8°)

置锥镜,在激光仪推进过程中可能碰到鼻子,使患者感到不适,降低配合度,也容易造成负压丢失。故应当嘱患者放松心态,积极配合,嘱其头部向术眼鼻侧方向轻微侧转,使激光仪稍远离鼻梁,再放置压平锥镜,并调整角膜被压平的区域,此时还应重新进行角膜瓣切削中心的微调,否则制作的角膜瓣可能会偏向颞侧。

6. 飞秒激光切削是一项精确到微米级的技术,锥镜的角膜面到实际切削面的距离为预设切削厚度,即使是角膜上方残留药液的量也可能会影响角膜瓣切削厚度的精确性,因此应当注意角膜表面的清洁度及术中表麻药的用量。

7. 若手术台上已放置好锥镜压平术眼时发现角膜形态不规则,术者应当快速反应,若能够把制瓣厚度设定从 120μm 以下(如 100μm)调整为 120μm,可以很大程度上避免垂直气泡穿破角膜,避免纽扣瓣的发生。

8. 注意术中与患者的沟通,向患者详细解释操作中术眼会感到压力,放置负压吸引环的时候可能引起不适和黑蒙,从而取得患者配合。与传统 LASIK 手术或超薄瓣的前弹力层下屈光性角膜成形术(SBK)的制瓣时间(10 秒左右)相比,飞秒激光制瓣时间相对较长,部分飞秒激光仪的一次制瓣时间大约 10~20 秒,患者有更长的黑蒙时间,这时术者可以在操作的同时倒计时,有助于减轻患者的顾虑,使其“心中有数”地配合制瓣过程。另外,已有新型的飞秒激光设备制瓣过程也已缩短到 8~10 秒,大大缩短了黑蒙时间,使患者手术过程更舒适。

9. 行 LASIK 增效手术时,一般情况下可以掀起原角膜瓣,重新进行准分子激光消融;若原瓣掀起困难,可在安全厚度范围内重新制作角膜瓣。若重新制瓣也存在困难或厚度不安全,可考虑在原瓣上方进行表面切削,术中使用丝裂霉素 C 预防角膜上皮下雾状混浊(haze)的发生。增效手术后发生角膜上皮内生的几率会明显增加,术后应当严格复位角膜瓣,并嘱患者避免角膜外伤。

第四节　并发症及其预防

根据角膜屈光手术并发症发生的时间,可分为术中并发症和术后并发症两类。飞秒激光应用于角膜屈光手术以来,临床研究已经充分证明了飞秒激光制瓣的安全性远远高于机械刀制瓣的传统 LASIK 手术。但是飞秒激光角膜屈光手术同样存在不足,除可能发生传统角膜屈光手术的相关并发症外,还有一些飞秒激光所特有的相关并发症,本节将分别介绍。

一、术中并发症

（一）角膜瓣相关并发症

包括角膜水肿、角膜疼痛、角膜瓣偏心、不完全角膜瓣、角膜瓣过薄或过厚、角膜瓣撕裂或不完全剥离、游离瓣等。机械显微角膜板层刀推进过程中的负压丢失会直接导致不全角膜瓣或不规则角膜瓣，此外由于患者角膜曲率的限制还有可能造成游离瓣，纽扣瓣等。此时应当及时终止手术，待角膜瓣完全愈合后考虑再次手术，可考虑施行更为安全的表层切削手术。游离的角膜瓣即使正确复位后也容易脱位，此时应使用绷带片增加粘合力，同时以防止角膜瓣脱位后丢失。临床曾经见过游离的角膜瓣从绷带片下脱失，因此一定详细地告知患者及家属，取得积极配合防止遗失角膜瓣造成隐患和遗憾。

（二）上皮缺损

术中出现上皮缺损可能与表麻药用量过多有关，也可能术前即存在上皮薄弱。较严重的病例术后即刻表现为明显的不适，且影响视力的恢复，其发生弥漫性层间角膜炎（diffuse lamellar keratitis，DLK）和角膜上皮内生的风险也会增加。绷带镜的使用能够缓解部分症状，促进角膜上皮尽快修复。

二、术后并发症

（一）角膜瓣移位、皱褶

角膜瓣移位通常出现在术后12～24小时，患者表现为进入检查室时双眼紧闭、流泪、畏光明显等痛苦状。角膜瓣皱褶可能与很多因素有关，如手术结束时角膜瓣对位欠佳，光学区过小或切削过深，手术后病人过度挤眼、揉眼或外伤等，还可能与飞秒激光制瓣偏薄有关。裂隙灯检查可见角膜瓣移位的量一般不超过1mm，可有中央或周边的基质皱褶。发现角膜瓣移位应立即对其进行复位使其不影响术后效果。

（二）感染或炎症

角膜感染并发症的发生率很低，尤其是飞秒激光设备的临床应用使用的一次性地耗材，大大避免了感染的发生。术后的基质水肿和上皮破损会增加表层感染的机会，因此应尽量减少操作时间和避免损伤角膜上皮。减少感染或炎症发生率的措施有：预防性的抗生素使用、机械显微角膜刀系统的彻底消毒、术前眼部的彻底清洗、不使用有粉尘的手套等。

弥漫性层间角膜炎（DLK）又称为非特异性弥漫性层间角膜炎或撒哈拉综合征，是非感染性的炎症反应，常发生于术后1～6天，可无自觉症状，或仅有轻微到中度的角膜刺激症状，角膜基质内浸润弥散，可能与过敏性或毒性炎症反应有关。随着近年来飞秒激光设备应用于角膜基质的屈光手术后，也可观察到飞秒激光扫描基质术后早期出现DLK。分析原因与飞秒激光设备所设置的高能量扫描、角膜瓣直径设计过大或角膜瓣过薄等因素相关，也可见在角膜瓣蒂部用于收集排泄基质层间气体的隧道（或称为集气袋）及角膜瓣蒂部附近由于少量积血引发的局部角膜基质层间DLK发生的报道。防范DLK发生的临床策略如下：

1. 术前　细致消毒洗眼及清理睫毛根部、清理结膜囊及睑板腺分泌物，眼表术前仔细护理。微波消毒手术器械后注意充分冲洗干净后再行角膜层间的操作；要合理地调试及设置飞秒激光设备能量，避免使用过高能量扫描；根据临床需要个性化设计角膜瓣的直径大小、蒂部的位置及角膜瓣的厚度。

2. 术中　术中轻柔操作，防止角膜上皮的损伤；尽量避开新生血管翳操作及避免隧道层间出血；手术结束时角膜层间用生理盐水冲洗时注意避免遗留碎屑、棉絮及油脂等异物；角膜层间轻柔分离超薄角膜瓣及整齐对位避免角膜瓣错位或移位。若有上皮的剥脱和角膜瓣的损伤建议使用治疗性角膜接触镜以减少患眼刺激症状及角膜层间反应。

3. 术后　及时摘除治疗性角膜接触镜；及时清理层间积血；及时发现并正确诊断术后早期的DLK同时积极正确治疗。对于大直径的角膜瓣和超薄角膜瓣的术眼可根据临床表现个性化地用药，适当延长糖皮质激素的局部使用时间，同时需要监测眼压的变化，防止DLK和激素性青光眼的发生。

（三）夜视力下降问题

夜间视力问题包括视疲劳、眩光等，是部分高度近视患者术后较常见的症状。是暗环境下瞳孔直径超过有效光学区直径所致的像差引起的。但不能盲目扩大切削区，因为会增加切削深度，增加中央岛的可能性。术前应注意检查暗环境下瞳孔大小，并据此精确设计切削区大小，并明确向患者交代术后可能出现的视觉症状。

（四）虹视眩光

光线通过角膜瓣后表面激光斑发生光散射后形成虹视眩光，此并发症并不常见，定期的维护和校准可以确保光束的聚焦质量，可以减少此并发症。

（五）屈光矫正的误差

包括过矫、欠矫、回退等。术前准确的验光是保证方案设计精确的前提，同时在设计方案时候应当考虑患者的主视眼以及职业需求等因素，合理设计手术方案，从而使得患者获得最佳的满意度。屈光回退一般发生于高度近视患者中，其机制可能是上皮的增生和基质层的重塑。角膜厚度及角膜后表面高度检查评估有助于明确其发生原因。

（六）角膜生物力学改变与角膜扩张

目前认为 LASIK 术后角膜扩张及继发性圆锥角膜与角膜生物力学衰竭，不足以抵御眼压的作用有关。研究表明 LASIK 术后在正常眼压的作用下，角膜后表面的曲率也会发生变化。角膜的生物力学强度主要取决于其剩余角膜基质床的厚度，而角膜瓣的贡献非常小。因此 LASIK 术前严格筛查、合理设计切削量，术中最大限度地保留基质床的厚度是减少和预防术后角膜扩张及继发性圆锥角膜发生的关键所在。术后复查时仍应观察角膜地形图的变化，排除有无角膜扩张的可能。但仍有部分患者术前并未发现相关危险因素，术后却表现出角膜扩张，长期随访监控角膜生物力学的变化防范角膜扩张的发生实属必要。轻度的角膜扩张导致的屈光状态改变可以通过框架眼镜矫正，但仍需要定期随访，当出现无法矫正的不规则散光时，应考虑配戴硬性透氧性角膜接触镜（RGP）；角膜厚度达到安全标准时行角膜胶原核黄素紫外光交联疗法可能有助于控制角膜扩张的继续进展；发生更为严重的情况时可能需要行深板层角膜移植、内皮移植或全层穿透性角膜移植等方法以避免视力丧失。

（七）角膜上皮下雾状混浊（haze）

为角膜上皮下斑点状或线网状混浊，是表层切削手术后较常见的并发症之一。容易发生在高度屈光不正眼术后，故目前临床提倡中低度屈光不正眼行表层切削，避免术后严重 haze 的发生。最早出

现于术后 2 周，一般以术后 3~4 个月较多而明显。不影响视力时按照程度可分为 1、2 级混浊；如果为瘢痕体质，混浊有可能较为明显，影响视力时为 3 级混浊。轻度 haze 可滴用激素治疗，大部分患者会逐渐消退，严重者可手术治疗（刮除或再次激光削除）。术后还应避免强紫外光照射。

飞秒激光制瓣 LASIK 术后也可能出现 haze。可能有多种原因：

（1）飞秒激光作用于角膜组织引起的基质细胞激活和细胞外基质沉积改变。有研究表明，激光脉冲能量与角膜创伤愈合反应相关，高能量的飞秒激光可能引起明显的角膜创伤愈合反应，临床上表现为 haze。而高频低能的飞秒激光，则只引起术后早期角膜近切削界面的基质细胞轻度激活，但并不形成 haze。因此在条件允许的情况下选择高频低能的飞秒激光有利于减少 haze 的发生。

（2）角膜瓣过薄。研究证明，角膜上皮基底膜和前弹力层的破坏是 haze 形成的主要启动因素。当角膜瓣过薄（90μm）时，激光诱导邻近组织发生光破裂作用，导致上皮细胞和基底膜损伤，释放的细胞因子和趋化因子触发了角膜基质细胞的激活，引起角膜创伤愈合反应。所以应用飞秒激光制瓣不能一味追求"超薄瓣"，角膜瓣的设定至少需要超过 90μm。当设计的角膜瓣过薄时，角膜的愈合反应更接近于表层角膜切削手术，术后应适当延长皮质类固醇激素的使用时间。

（八）干眼

LASIK 诱导的神经营养性上皮病变（LASIK-induced neurotrophic epitheliopathy，LINE）是 LASIK 术后干眼的一个重要发病机制。LASIK 术中切断角膜神经支配，可能会影响人眼的基础和反射性泪液分泌及眨眼运动等。目前文献报道认为 LASIK 术后干眼症状在术后一个月加重，到 6 个月后恢复到术前水平。

（九）角膜上皮内生

与术前或术中角膜上皮损伤，术后角膜瓣下炎症反应等有关，角膜瓣与角膜基质间存在空隙，致使角膜上皮细胞从角膜瓣边缘向瓣下生长。当上皮侵入角膜基质层间仅位于角膜瓣边缘时往往并无症状，无须处理；但少数病例其上皮细胞的增殖也可能会影响视力，比如发生了不规则的角膜散光，增殖的

上皮细胞遮挡视轴,甚至发生最严重的情况——整个角膜瓣融解。此时就应当对其做出处理。总的治疗原则是掀开角膜瓣,刮除基质床及瓣下的上皮细胞,并用30%的酒精清洗角膜基质床约20秒。术后常规要给患者配戴治疗性角膜接触镜并密切随诊观察。

三、飞秒激光相关并发症及预防

1. 负压吸引脱失　利用飞秒激光进行角膜屈光手术时首要的关键点是尽量保证角膜瓣或角膜透镜的居中性和负压的确实性,避免负压意外脱失。与显微板层刀术中发生负压吸引脱失相比,飞秒激光制瓣过程中的负压脱失,激光会自动暂停,操作者应立即松开脚踏板。在菜单栏选择取消。使用相同的锥镜和相同的参数设置重新安装好负压吸引环及压平镜后,可立即行再次治疗,一般不会发生角膜瓣相关并发症。若再次发生脱环,应叫助手牵拉活塞以增加负压。多次脱环的患者应考虑终止操作并延期手术。再次操作时要距离最初的切削深度至少$20 \sim 30 \mu m$。尤其需要注意的是在行角膜基质透镜摘除术中若透镜面飞秒扫描超过10%则建议终止手术,择期进行手术避免出现隐患(详细内容见第六十一章)。

2. 垂直气体爆破　立即停止操作。角膜瓣分离困难时试图强行掀起垂直爆破点可能形成纽扣孔。在已知前弹力层曾经受过外伤,或者做过手术的术眼,再次操作时要距离最初的切削深度至少$20 \sim 30 \mu m$。

3. 不透明气泡层　飞秒激光切削过程中一些气泡进入深层基质形成不透明气泡层。层间气泡可能数小时后消失,但可能会干扰准分子激光追踪仪,影响术者操作。可以在准分子治疗前用掀瓣器轻轻按摩角膜中央以排除这些气泡,降低不透明气泡层的密度。另外,使用更少的激光能量及更快的扫描速率可减少不透明气泡层的发生。

4. 前房气泡　比较少见,也基本不影响手术的进行。手术后气泡会消失,不必过分担心也无须特殊处理。

5. 短暂性光敏感综合征(transient light sensitivity syndrome, TLSS)　是指患者在飞秒LASIK术后数天或数周出现短暂的异常光敏感性增加症状。随着飞秒激光设备的更新换代,此项并发症临床非常少见。手术方案设计时尽可能降低飞秒激光的能量,术后局部滴用糖皮质激素数周。应与干眼症和DLK鉴别。

此外,目前国内接受角膜屈光手术的人群大部分是青壮年,眼球外伤的发生机会也相对较多,容易产生术后角膜瓣移位、皱褶、上皮植入及角膜瓣溶解等问题。因此应注意手术前后的宣教及随访。术后用药方面也应进行宣教,定期复诊防范药源性并发症。

（宋彦铮　张丰菊）

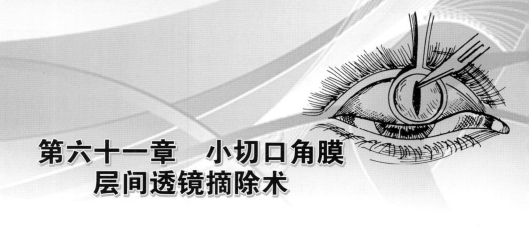

第六十一章 小切口角膜层间透镜摘除术

飞秒激光小切口透镜取出术（small incision lenticule extraction，SMILE）是手术过程只应用飞秒激光的近视手术的全新治疗方式。SMILE 手术提高了手术的安全性，有效性和手术后效果的稳定性，对角膜的创伤更小。

SMILE 手术过程是全程使用飞秒激光在角膜基质层间进行 2 次不同深度的扫描，在角膜前基质中形成透镜，然后，通过角膜透镜边缘仅仅做 2mm 弧度的侧切口，将透镜取出，达到改变角膜曲率，矫正屈光不正，提高裸眼视力的目的。SMILE 手术时需要的角膜透镜周侧切口仅仅 2mm，整个过程不掀开周边的角膜瓣，对于整个角膜瓣周而言基本保持无切口。SMILE 手术整个过程实现了真正意义上的屈光手术的微创化，角膜生物力学性质维持更好，周边完整的解剖结构避免了对角膜神经的损伤，术后干眼的发生得到有效改善，手术后的愈合水平更牢固，同时也减少了角膜瓣引起的像差变化。

第一节 手术适应证

目前认为 SMILE 手术的适应证应该是首先满足准分子激光的手术适应证的基础上并符合国家卫生计生委《准分子激光角膜屈光手术质量控制》所规定的手术适应证要求。

SMILE 的一般适应证：

1. 患者本人有手术的愿望，希望通过屈光手术，特别是 SMILE 手术治疗屈光不正。

2. 年龄满 18 周岁以上。

3. 近两年屈光度数稳定，发展速度每年不大于 0.50D；近视度数低于 10D，散光小于 6D。预设剩余角膜基质床厚度在 250μm 以上。

4. 角膜中央厚度不低于 480μm。角膜地形图形态正常。角膜水平直径在 11.5～12.5mm。

5. 眼部无活动性眼病者。

6. 眼部其他参数符合手术要求。

7. 全身无手术所限制的疾病者。

8. 患者了解手术的目的和局限性。对手术效果没有不切实际的期冀。

第二节 手术步骤及操作技巧

一、手术步骤

SMILE 手术所需要的手术器械包括：开睑器，海绵棉签，掀瓣器，透镜分离器，透镜镊，其他手术常规用品等。

SMILE 手术基本步骤主要分为 4 步。第一步：透镜中心定位及负压固定眼球。第二步：飞秒激光扫描，按设计度数在角膜前中基质中制作出一个透镜，同时制作长度为 2mm 的角膜透镜边缘切口。第三步：通过小切口分离角膜基质透镜的前后表面，并取出。第四步：对角膜层间进行适当冲洗。

具体操作如下：

1. 患者放松仰卧于手术床，医生调整患者头位及眼位，保持患者合适姿态。

2. 0.4% 盐酸奥布卡因滴眼液点眼 1~2 滴。

3. 再次核对患者身份，进入操作界面。

4. 嘱咐患者术眼注视绿色的注视灯，中心定位准确后负压吸引固定眼球。

5. 负压稳定后进行飞秒激光切削。

6. 飞秒激光切削完成后将患者移至手术操作目镜下。

7. 分离角膜透镜并取出角膜透镜。

8. 对角膜层间进行适当冲洗。

9. 吸水海绵吸净角膜层间残留平衡盐液并抚平角膜。

10. 裂隙灯显微镜下观察角膜层间有无异物残留及角膜基质残留。

11. 点抗生素眼药水及人工泪液后。患者可不戴眼罩，回家休息。

二、注意事项和手术技巧

全飞秒激光 SMILE 手术的完美完成，要求在手术过程中的每一个细节都能顺利良好的完成。本节就全飞秒手术过程中的一些细节，按手术过程逐步进行讨论，以提高全飞秒 SMILE 手术的手术质量。

1. 全飞秒手术要求患者必须进行良好的手术前训练。在完成患者手术前检查和评估后，应该对患者进行针对性的注视训练，以保证患者在飞秒激光的扫描过程中尽量保持眼球稳定，使飞秒激光形成的角膜透镜质量稳定，准确度良好。

2. 在手术的过程中，医患交流非常重要。在手术过程中，嘱咐患者注视中央绿灯，逐步下降激光透

镜锥，待透镜锥水印占 80% 以后，绿灯位于瞳孔正中央，开始负压吸引。负压稳定后，开始飞秒激光的扫描。

3. 患者往往因为负压吸引后一过性视物不清或者自我感觉注视灯有轻度偏移，转动眼球。此刻一定嘱咐患者不要移动眼球。

4. 飞秒激光扫描过程中，术者一定要严密观察飞秒激光脉冲气泡的形成是否均匀，有没有 OBL 形成，有没有冷斑形成，角膜透镜形成是否良好，切口是否准确。

5. 透镜分离：首先用吸水海绵清洁结膜囊，保持结膜囊内无水，防止过多的水分进水角膜切口。

6. 用掀瓣器尖端进入角膜基质层间，首先在切口附近分离出透镜的上层，然后根据透镜边缘的痕迹，轻轻分离出角膜透镜的下层。

7. 用尖端圆钝的透镜分离器伸入角膜透镜上层，在角膜透镜的边缘，及瞳孔的边缘伸入，然后通过平扫动作分离瞳孔区前方角膜层间。通过左右扫动，将上层角膜透镜分离，撤出大部分角膜透镜分离器，在切口处进入角膜透镜的下层，通过角膜透镜分离器的左右晃动，逐步分离出角膜下层。

8. 在分离过程中，注意观察角膜透镜形成过程中有无 OBL 的形成，如果有 OBL 形成，在分离该部分时一定谨慎避免角膜透镜穿孔，分离的透镜不完整，影响手术的效果。

9. 角膜透镜分离成功后，用角膜透镜镊将透镜取出，取出后应该仔细查看角膜基质透镜是否完整，边缘是否整齐，有没有透镜的残缺不完整。

10. 手术过程中，难免泪液由于虹吸作用，通过透镜分离器或者透镜镊进入角膜层间。所以，需要通过适当的冲洗，清洁角膜层间，避免全飞秒手术后 DLK 的发生。

第三节　并发症及其预防

SMILE 全飞秒手术避免了准分子激光切削过程中能量不稳定，激光光斑分布差异等不足，有助于减少光学并发症。但是，由于手术对患者配合，飞秒激光能量稳定性，以及手术医生操作技巧的要求高，手术过程中难免出现这样那样的并发症。对并发症的良好处理，是获得手术后良好效果的必要条件。

SMILE 手术步骤分为定位吸引，飞秒激光扫描，透镜分离及取出，角膜层间的适当冲洗。根据以上顺序，对应会出现偏中心的吸引，激光扫描不完全，透镜取出不完整，透镜撕裂等并发症。本节对 SMILE 全飞秒激光手术的并发症进行讨论。目的在于缩短学习曲线、提高手术过程中操作技巧、尽量避

免、减少并发症的发生。

1. 定位吸引环节。如果在手术前和患者有良好的沟通交流,并进行了注视训练,患者在手术过程中基本上可以进行良好的配合。在手术过程中难免遇到精神高度紧张的患者,在负压形成过程中会转动眼球。医生在观察到患者的不正常转动后要及时安抚患者,并引导患者进行良好配合。

2. 全飞秒 SMILE 手术中要求瞳孔的定位非常严格,以便形成居正中的光学区,达到术后良好效果。因此,要求患者严格遵从医生的指导进行配合。不能良好配合的患者应终止手术。以避免手术后偏光学中心的形成。

3. 飞秒激光扫描过程中,医生应严密注视透镜形成过程中飞秒激光在角膜基质中的反应,观察有无 OBL 发生,有无冷斑(cold spot)形成,OBL 和冷斑的形成,往往预示着角膜透镜形成不完美,在下一步角膜透镜分离过程中,往往会发生透镜分离困难,透镜分离不全等并发症。如果发现严重的 OBL 或者范围比较大的冷斑,应考虑终止手术。

4. 角膜透镜分离过程中,关键技术在于角膜透镜边缘分离出角膜透镜的上下层。在使用角膜掀瓣器尖端进入角膜层间后,首先注意轻轻上挑掀瓣器尖端,使之进入角膜透镜上层,在越过角膜透镜边缘进行部分上层的分离后,撤回掀瓣器尖端,在角膜透镜边缘进行下层的分离,待上下两层分离清楚后,再进行整个角膜透镜的分离。如果不能进行良好的上下层的分离,应终止手术,以避免严重并发症的发生。

5. 角膜透镜分离过程中,应避免透镜分离器尖端直接插入瞳孔区,应该在透镜边缘逐步深入透镜,然后通过"横扫"的方式,一次分离整个瞳孔区角膜层间。以形成良好的角膜透镜分离。遇有严重 OBL 或者冷斑,应该在 OBL 边缘或者冷斑边缘逐步逐渐分离,不可暴力分离,避免造成不完整角膜透镜或者角膜透镜的撕裂。

6. 角膜透镜完整取出后,在进行角膜层间的冲洗过程中,应避免冲洗针头直接划过瞳孔区。冲洗根据手术情况,适当适量。并避免角膜缘切口的撕裂。

以上阐述的仅仅是针对 SMILE 手术过程的特点在临床中容易产生的并发症,而其他并发症如术后角膜感染,层间上皮植入、DLK 等亦会偶有发生,处理则同常规的角膜屈光手术。

（翟长斌　张丰菊）

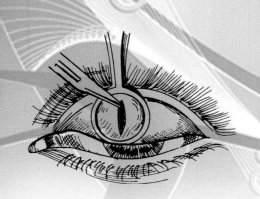

第十一篇　眼眶病手术

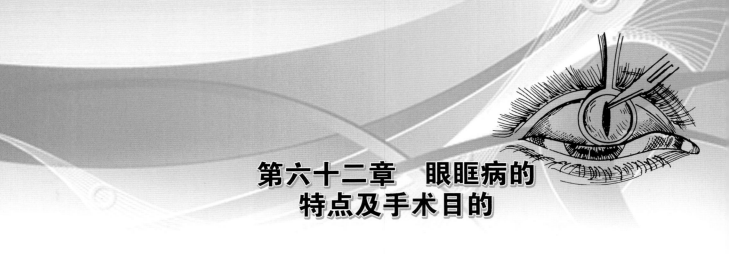

第六十二章　眼眶病的特点及手术目的

眼眶病相对眼球本身疾病而言,发病率较低;但因眼眶病累及范围非常广泛,几乎可以累及眼眶内所有组织结构,故病种繁多、病情变化多端。眼眶病就其病变性质而言,不仅包括良性病变,而且也包括恶性病变;就其破坏程度而言,不仅可以导致患者视功能及容貌外观受损,严重时还可以危及患者的生命,其中后者是其与眼科其他常见疾病最为显著的区别点所在。

眼眶病根据其病变的性质和来源而言,主要包括肿瘤、炎性病变、先天发育异常及眼眶外伤等。这导致眼眶病治疗方法多种多样,包括药物、手术、化学治疗、放射治疗、中医中药、生物治疗等,其中手术是最主要的技术手段之一。通过手术可以达到下列目的,一是可以切除病变,对于一些病变,通过手术可以达到治愈目的,如眶内海绵状血管瘤、眶内皮样囊肿等;对于一些不可能完全切除的病变,通过手术可以切除部分病变组织,不仅可以减缓病变的进程,而且可以改善患者外观,如有些累及范围广泛、体积巨大等眶内脑膜瘤患者,通过手术可以切除大部分病变组织,但位于眶内重要结构周围区域的病变很难彻底切除,为了尽可能保留功能,只能行肿瘤部分切除,切除肿瘤后,可以减轻病变对眶内重要组织结构的影响,同时可以改善眼球突出度及眼球位置,有利于术后患者外观的改善。二是通过手术可以明确诊断,对于所有未确诊的眶内病变组织标本,手术后都需要进行病理组织学检测,一般情况下都可以明确病变的性质,这有助于指导今后进一步治疗,如眶内淋巴瘤,通过手术切除病变组织进行病理组织学检测确诊后,根据患者全身情况再决定给予进一步治疗,如局部放射治疗、全身化疗等。

第六十三章　眼眶实用解剖结构

　　许多眼眶病常常需要进行手术治疗，熟悉掌握眼眶的解剖结构是保证手术成功的关键所在。眼眶手术与眼球本身手术存在较大差别，对于位于眼眶内位置相对较浅的肿瘤，我们可以在直视下将肿瘤切除，而对于位置太深的肿瘤，有时手术野不可能暴露的非常好，术前通过仔细阅片将肿瘤附近有哪些重要的解剖结构熟记于心，尽可能降低和规避手术意外损伤的发生。

　　眼眶由7块颅骨构成，包括额骨、筛骨、泪骨、上颌骨、蝶骨、颚骨和颧骨。眼眶除外侧壁比较坚固外，其他三壁骨质均菲薄。眼眶上壁及前方与额窦相邻；下壁与上颌窦相邻；内侧壁与筛窦相邻，内侧后方与蝶窦相邻。眼眶壁上有许多孔、裂、缝隙、窝（图63-0-1，图63-0-2）。视神经孔位于眶尖部，呈垂直椭圆形，视神经由此通过进入颅中窝，并有眼动脉

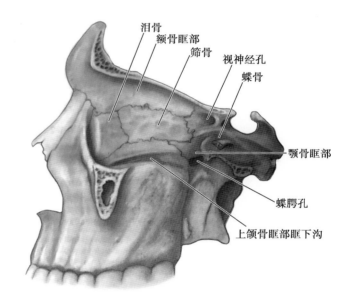

图 63-0-2　眼眶侧面观

自颅内经此管入眶。眶上裂位于视神经孔外侧，眶外壁与眶上壁分界处，与颅中窝相通。动眼神经、滑车神经、展神经、三叉神经第一支（眼神经）、眼静脉及交感神经纤维等由此裂通过。眶下裂位于眶外壁与眶下壁之间，有眶下神经、三叉神经第二分支、眶下动脉及眶下静脉与翼腭静脉丛的吻合支等通过。泪腺窝为眼眶外上骨壁靠前部的浅窝，眶部泪腺位于泪腺窝内。

　　眼眶内除眼球外，主要包括眼外肌、眶脂肪及神经和血管等组织结构，其中眼外肌、眶脂肪占据眼眶容积的大部分（图63-0-3）。眼外肌包括上直肌、下直肌、内直肌、外直肌等4条直肌，以及上斜肌、下斜肌等2条斜肌。4条直肌均起始于眶尖部视神经孔

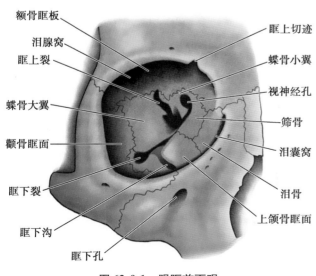

图 63-0-1　眼眶前面观

485

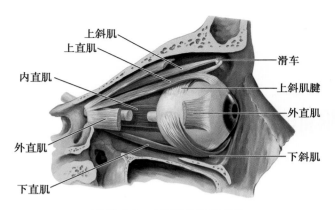

图 63-0-3　6 条眼外肌示意图

周围的总腱环。4 条直肌的肌纤维各成一束,包围视神经分别向前展开,附着在眼球赤道前方;上斜肌起始于总腱环,沿眶上壁与眶内壁交角处前行,在接近眶内上缘处变为肌腱,穿过滑车的纤维环,然后转向后外方经过上直肌的下面,到眼球赤道部后方,附着于眼球后外上部。下斜肌起源于眶壁的内下方,然后经下直肌与眶下壁之间,向外伸展至眼球赤道部后方,附着于眼球的后外侧。眶脂肪填充除眼球及眼外肌之外的眶腔部分。

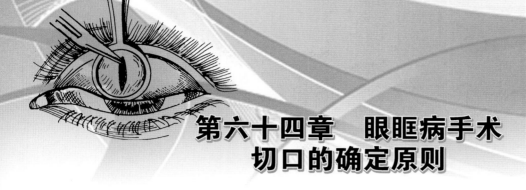

第六十四章 眼眶病手术切口的确定原则

由于眼眶疾病本身特点,导致眼眶手术与普通内眼手术之间存在显著不同,在一定意义上其兼有普通眼科手术操作和整形外科手术操作双重特点。由于眼眶病种类繁多,可以累及眼眶部所有的组织结构,根据其累及的组织结构的不同和位置不同,采取不同的手术入路方式,即使同一种病,由于病变具体所处眼眶内位置差异,也可导致手术入路存在差异。这就要求对于不同病情,应该采取个体化方案来设计手术入路。临床上,不论采取哪种手术入路,都应该遵循以下几点原则,以提高手术成功率,尽可能减少和避免手术并发症的发生。

一、安全性

手术操作的安全性不仅对患者,而且对手术者都是最为重要的,为此,我们在设计手术方案时,不仅要考虑到手术操作的可行性,更要考虑到手术操作的安全性。如对于位于眶尖部视神经鼻侧的海绵状血管瘤患者,假如手术前患者视功能存在轻微损害,此时我们在设计手术方案时,首先要考虑的是如何避免患者视功能进一步损害,其次才是摘除海绵状血管瘤瘤体。导致视神经功能损害的直接原因是由于海绵状血管瘤瘤体的占位效应和继之而来的压迫效应。对于这种情况,我们可以通过手术直接摘除肿瘤,也可以通过鼻内镜技术进行眶尖部眶内侧壁减压,从而减少瘤体对视神经产生的压迫效应,来缓解视神经的进一步损害。相比较而言,眶尖部眶壁减压手术风险更小,选择此方案可能更为合理。

二、就近性

眼眶肿瘤种类繁多,肿瘤可以位于眼眶中的任何位置。不论肿瘤位于何处,在设计手术入路时,如果条件允许,尽可能将手术切口设计在离肿瘤较近的位置,以便暴露肿瘤,有利于手术操作,降低手术难度,同时可以减少手术路径较远导致不必要的手术损伤,以及规避手术并发症的发生。

三、暴露性

一般而言,手术野暴露好坏,直接关系到眶内病变组织的暴露好坏,也直接影响到术中病变组织切除范围、切除程度以及手术并发症的发生与否。在手术过程中,如果条件允许,尽可能使眶内病变组织充分暴露,以提高直视下切除病变组织几率,同时也有利于眶内止血。如对于体积较大的泪腺混合瘤患者,手术时如果为了术后美观,设计双重睑切口,来摘除肿瘤,但此时由于肿瘤位置较深,暴露不好,故不可能将肿瘤完整摘除;此时就要改为颞侧眉弓下皮肤切口入路,可以很好暴露肿瘤,将肿瘤完整摘除。如果肿瘤巨大,单纯颞侧眉弓下皮肤入路还不能满足充分暴露肿物的目的,此时还需要行外上开眶术,才可完整摘除肿瘤。

四、美观性

所谓美观性是指手术后尽可能确保手术切口位

置较为隐蔽或者手术切口不明显。手术切口的美观性,不仅被年轻患者所关注,同时也被老年患者所关注,只是程度不同而已。比如单纯泪腺脱垂矫正术,可以在颞侧眉弓区做切口,非常直接的就可以暴露脱垂泪腺,将其重新固定复位;也可以通过双重睑切口,向颞上眶缘方向分离皮下组织,暴露脱垂泪腺,进行泪腺复位术。前者手术操作简捷,术后眉弓区瘢痕是其主要不足;后者操作较复杂,但手术切口瘢痕隐蔽、手术后美观为其主要优点。

第六十五章 手术前准备、麻醉选择及手术后处理

一、手术前眼部准备

1. 手术前一般局部点滴抗生素滴眼液,以清洁结膜囊,尽可能规避诱发术后感染发生的因素。

2. 对于经结膜或眉弓处入路切除眶内肿物的手术,手术前 1 天建议剪除术眼睫毛或剔除术眼眉毛,不仅有利于手术操作,减少术后感染的发生,同时可以避免术后潜在的眶内植入性囊肿的发生。

二、完善及携带眼部影像学检测资料

对于眶内病变患者,手术前务必完善必要的影像学检查,尤其是 CT、MRI 等检查。手术前应该反复阅片,做到对眶内病变位置、大小及病变与其周围眶内组织结构的关系熟记于心,手术时我们才能得心应手、从容不迫的进行操作;并且建议手术时将眼部影像学资料带到手术室,以便术中需要时再次阅片核实。对于眶壁骨折及眶脂肪减压的病人,需要测量眼球突出度。

三、麻醉选择

由于眼眶病与眼球本身疾病的手术操作存在较大差别,眼眶病手术操作较大,手术风险较高,一般患者无法承受局麻下手术的疼痛不适,如患者术中配合不佳,就会导致手术无法实施和手术失败,故在行眼眶手术时,一般建议采用全身麻醉。另外,对于体积较小、位置浅、且忍受力强的患者,可以尝试采用局部麻醉。

四、手术前谈话及手术签字

手术前应该与患者及家人进行有效沟通,使他们了解和知道手术必要性及手术意义,同时更需要让患者及家人认识到手术风险。如对位于眶尖区肿瘤,如果不行手术处理,随着时间推移、病情发展,患者视功能损害或丧失是不可避免的,如果通过手术就可能阻止病情进一步发展。由于眶尖部自身解剖位置的特殊性,导致该区域手术操作风险系数高。视神经从眶尖部通过,4 条直肌均起始于眶尖部视神经孔周围的总腱环等;另外,眶尖部位置深且空间狭窄,导致手术野狭小,这些客观因素都会增加手术操作的风险,导致手术后并发症的发生。为此,在手术前就应该反复与患者及其家人沟通,充分让其知晓手术风险,并签署手术同意书。

五、手术后正确处理是确保手术成功的关键因素之一

1. 手术后,只要全身条件允许,可以适当给予口服或静脉滴注糖皮质激素,有助于减轻术后水肿及炎症反应。如果手术创伤较大、手术创腔与鼻窦沟通以及眶内存在原发性感染因素等,一般建议手术后应用抗生素 3~5 天,以防止或控制感染的发生。

2. 对于眼眶手术,手术后前 3 天根据情况一般需要加压包扎,加压包扎不仅可以防止眶内出血的

发生,同时也可以减轻手术后眶部水肿的程度。加压包扎时要注意松紧适度,以免导致眶部、眼部血液循环发生障碍的可能。

3. 手术后每天需要常规换药。换药时要在床头检查视力,大致了解患者视功能;如发现患者视功能较预期视功能有减退或下降,需要进行相关检查,明确病因,并给予相应治疗。

4. 手术后根据切口愈合情况决定拆线时间。结膜缝线一般手术后5~7天拆除,眼睑皮肤缝线一般手术后7天拆除。

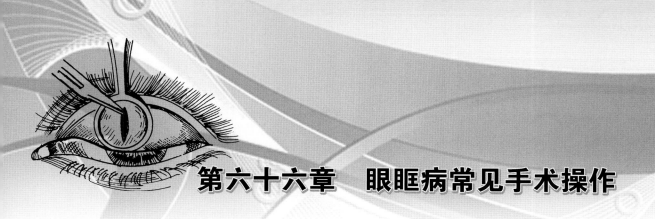

第六十六章　眼眶病常见手术操作

眼眶病病种繁多,病变位置多变,为此,导致眼眶病手术方式多种多样。但就其从眼眶入路方位而言,可以分为前路开眶术、外侧开眶术、内侧开眶术、经额眶上壁开眶术等,由于经额眶上壁开眶术一般需由神经外科医师来协助完成,故本章仅介绍眼科医师能够独立完成的常见的前 3 种手术基本操作方法。

一、前路开眶术

前路开眶切除眶内病变的手术入路一般大致可以分为经结膜手术入路和经眼睑皮肤手术入路两大类。经结膜手术入路按照具体手术切口的制作部位,可以分为多种不同手术方式,在此介绍最为常见的 2 种手术操作方式,下穹隆结膜切口手术入路与上穹隆结膜切口手术入路。经眼睑皮肤手术入路按照具体切口的制作部位,可以分为多种不同手术方式,在此介绍较为常见的 4 种手术操作方式:①上眼睑重睑线切口手术入路;②下眼睑睫毛下切口手术入路;③眉弓正下皮肤切口手术入路;④颞侧眉弓下皮肤切口手术入路。

(一)下穹隆结膜切口手术入路

1. 手术适应证

(1)位于眶前下部位置相对表浅体积较小的肿瘤。

(2)位于视神经平面与眶下壁之间一些眶深部肿瘤。

(3)眼眶眶底骨折需要修复者。

2. 手术入路特点

该手术入路最大优点是手术切口位于结膜囊内,手术后切口瘢痕隐蔽,外观好。

3. 基本手术操作步骤

(1)麻醉:一般建议采取全身麻醉;个别情况,如果患者极其配合,肿物较小且易于操作时,也可以采取局部麻醉。

(2)用眼睑拉钩拉开眼睑,沿下穹隆结膜做切口。对于位于眶内位置相对较浅的肿瘤,可以仅做下穹隆结膜切口。如果肿瘤位置较深,则需要行外眦角皮肤切开,通过外眦角切开,松解下眼睑的张力,有利于扩展和更好的暴露经下穹隆结膜切口的手术野。

(3)分离结膜下及眶内组织,暴露肿物。在分离过程中,尽可能减少对肿物周围组织的损伤,有利于减轻手术后组织水肿和并发症的发生。由于下斜肌和下直肌位于眼球与眶下壁之间,在此处进行手术操作时,注意保护这两条肌肉,可以置肌肉牵引缝线,以防止肌肉误伤。

(4)待肿物完全游离后,将肿物切除,并将切除病变标本送病理组织学检测,以明确病变性质。手术后根据病变性质,再给予针对性的后续治疗。

(5)手术止血。肿物切除后,仔细检查创腔,烧灼出血点,充分止血后,如果估计手术后还有出血的可能性,建议在创腔内置放无菌引流条,以防止手术后眶内积血导致损害的发生。

(6)关闭切口前,建议采用妥布霉素生理盐水冲洗创腔,以预防术后感染的发生。此操作简便易行,效果可靠。

(7)整复并连续缝合结膜切口,结膜切口缝合完毕后,一定要仔细检查结膜切缘,以防结膜切缘内翻,影响结膜切口愈合。如果行外眦角切口,务必对位缝合。

（8）涂抗生素眼膏,适当加压包扎。

（二）上穹隆结膜切口手术入路

1. 手术适应证

（1）位于视神经平面之上、上直肌及提上眼睑平面之下的位置相对表浅体积较小的眶内肿瘤。

（2）位于视神经平面之上、上直肌及提上眼睑平面之下的一些位置较深的眶内肿瘤。

（3）位于视神经平面之上,且肿物位于眶内鼻上或眶内颞上位置相对较浅的肿物。

2. 手术入路特点

最大优点是手术后切口瘢痕隐蔽,手术后外观好。

3. 基本手术操作步骤

（1）麻醉:一般采取全身麻醉。

（2）外眦皮肤切开。放置开睑器,撑开眼睑,用血管钳夹持外眦角皮肤组织,以减少切开外眦角时切口的出血。

（3）沿上穹隆结膜做切口。分离结膜下组织,向眶内深处分离,暴露肿物。仔细分离肿物后,将游离肿物切除。自上穹隆结膜切口入路切除肿物时,由于在眼球与眶上壁之间有提上睑肌和上直肌,手术注意保护上述肌肉,如果手术时累及这两条肌肉,可以导致术后复视和上睑下垂的发生。如果肿物位于眶内鼻上,此处有滑车及上斜肌存在,损伤也可以导致复视的发生。

（4）肿物切除后,需要将病变标本送病理组织学检查,以明确肿物性质。

（5）肿物切除后,仔细检查创腔,烧灼出血点,充分止血后,如果估计手术后有出血可能,建议在创腔内置放无菌引流条,以防止手术后眶内积血的发生。

（6）关闭切口前,建议采用妥布霉素生理盐水冲洗创腔,以预防术后感染的发生。

（7）整复并缝合结膜切口,缝合外眦皮肤切口。

（8）涂抗生素眼膏,适当加压包扎。

（三）上眼睑重睑线切口手术入路

1. 手术适应证

（1）位于上眼睑眶隔前的占位性病变。

（2）位于眶上部且病变位置较浅的占位性病变。

（3）位置较浅、体积较小的泪腺区肿物。

2. 手术入路特点

最大优点是在于该入路充分利用了重睑线这一自然的解剖标记线,手术后切口疤痕隐蔽,外观良好（图66-0-1）。不足之处在于手术野暴露局限,对于体积较大、位置较深肿物完全切除不易。

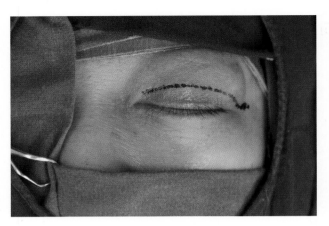

图 66-0-1　上睑重睑线切口手术入路

3. 基本手术操作步骤

（1）麻醉:一般采取全身麻醉。

（2）标记重睑线:一般采用无菌亚甲蓝或无菌记号笔标记上眼睑重睑线。

（3）做皮肤切口:沿已标记的重睑线做皮肤切口。切口前,可将含有少许肾上腺素的生理盐水进行皮下注射,主要目的是减少术中手术野的出血,并有利于手术中皮肤切口的制作。

（4）分离皮下组织,向上直达眶缘。如果肿物位于眶隔之后,需要切开眶隔,才可暴露肿瘤。

（5）仔细分离肿物,待肿物完全分离后,将其切除。肿瘤切除后,将病变组织标本送病理检查,以明确肿瘤的性质。

（6）烧灼出血点,充分止血。

（7）缝合眶隔和眼睑皮肤切口。对于皮肤松弛的患者,可以同时适当剪除多余松弛皮肤,达到美容效果;然后按照双重睑缝合要求缝合眼睑皮肤切口。

（8）涂抗生素眼膏,适当加压包扎

（四）下眼睑睫毛下切口手术入路

1. 手术适应证

（1）位于下眼睑眶隔前的占位性病变。

（2）位于眶下部且病变位置较浅的占位性病变。

2. 手术入路特点

该入路最大优点是术后切口瘢痕隐蔽，外观良好；另外，对于下眼睑皮肤松弛患者，手术同时可以兼顾整形（图66-0-2）。不足之处在于手术野暴露局限。

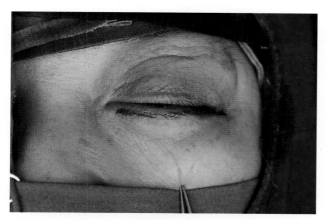

图 66-0-2　下眼睑睫毛下切口手术入路

3. 基本手术操作步骤

（1）麻醉：根据患者具体情况，决定对患者采取全身麻醉，还是局部麻醉。

（2）做皮肤切口：在下眼睑睫毛下约1mm处做平行于下睑缘的皮肤切口。在切开皮肤之前，可将含有少许肾上腺素的生理盐水进行皮下注射，主要目的是减少手术野出血，并有利于手术中皮肤切口的制作。

（3）分离皮下组织，向下直达眶缘。如果肿物位于眶缘之后，需要剪开眶隔，才可暴露肿物。

（4）分离和暴露肿物，待肿物完全分离后，将其切除。切除病变组织标本送病理组织学检查，以明确肿物性质。

（5）烧灼出血点，充分止血。如果估计术后有出血可能，建议在创腔内放置引流条，以防止眶内积血发生，也可以防止皮下积血的发生。

（6）缝合眶隔和眼睑皮肤切口。对于下眼睑皮肤松弛的患者，可以同时适当剪除多余的松弛皮肤，达到美容效果。

（7）涂抗生素眼膏，适当加压包扎。

（五）眉弓正下皮肤切口手术入路

1. 手术适应证

位于眶上壁附近的眶内肿瘤，尤其适合位于提上睑肌与眶上壁之间的肿瘤摘除。

2. 手术入路特点

该手术入路最大优点是对位于提上睑肌与眶上壁之间的肿物，有助于避免手术后上睑下垂的发生；另外，由于手术切口位于眉弓下的睑板上沟区域内，做沿着皮纹走行的手术切口，手术后切口瘢痕较轻微，外观较好。（图66-0-3）。

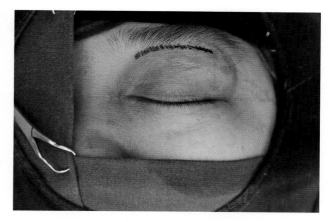

图 66-0-3　眉弓正下皮肤切口手术入路

3. 基本手术操作步骤

（1）麻醉：一般采取全身麻醉。

（2）开睑器撑开眼睑，置上直肌牵引缝线。以减少手术中上直肌和提上睑肌的损伤的风险。

（3）用记号笔在眉弓正下方做皮肤切口标记线。沿着标记线做皮肤切口，分离皮下组织达眶隔。

（4）剪开眶隔入眶内，仔细分离暴露眶内肿物。在分离眶内肿物时，因肿物毗邻提上睑肌，手术时注意保护这条肌肉，以免术后出现上睑下垂。有时由于肿物与提上睑肌粘连紧密，在摘除肿物时，会在一定程度上对提上睑肌造成损伤，如果损伤轻微者，手术后上睑下垂多能自行恢复；假若损伤严重，恢复半年以上无恢复希望者，可以行上睑下垂矫正术。

（5）待肿物完全游离后，将肿物切除。手术后将肿物标本送病理组织学检查，以明确肿物病变性质。

（6）充分止血后，放入橡胶引流条。以引流手术后眶内可能出现的渗血，有助于避免眶内出血所导致并发症的发生。

（7）缝合眶隔切口；缝合皮肤切口。

（8）涂抗生素眼膏，适当加压包扎。

（六）颞侧眉弓下皮肤切口手术入路

1. 手术适应证

位于眼眶颞上象限的肿物,尤其适合于位于该区域体积较大,位置略深的肿物。在确定手术切口入路时,一定要根据具体病情来决定,对于一些位置深,存在暴露不佳,难以摘除的肿物,可以辅以眶外上壁开眶术;对于泪腺区一些位置较浅体积较小的肿物,可以行双重睑手术入路。

2. 手术入路特点

最大优点是缩短了手术切口与位于眼眶颞上象限肿物之间的距离,有利于肿物的暴露和切除(图66-0-4)。

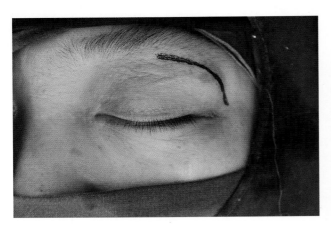

图 66-0-4 颞侧眉弓下皮肤切口手术入路

3. 基本手术操作步骤

（1）麻醉:一般采取全身麻醉。

（2）在颞侧眉弓下做弧形切口标记线,沿标记线作颞侧眉弓下皮肤切口。

（3）分离皮下组织,直达眶缘。

（4）暴露眶隔,切开眶隔入眶。

（5）向眶内分离,暴露眶内肿物,将肿物切除。手术后病变标本送病理组织学检查,以明确病变性质。对于无菌性炎性病变,在切除肿物后,建议在创腔内填塞浸有醋酸地塞米松注射液的纱布,一是可以起到压迫止血的作用,二是可以通过局部高浓度糖皮质激素的应用,以达到抑制炎症反应的目的。

（6）关闭切口前,建议采用妥布霉素生理盐水冲洗创腔,以预防术后感染的发生。

（7）缝合眶隔切口,缝合皮下组织及皮肤切口。

（8）涂抗生素眼膏,适当加压包扎。

二、外侧开眶术

对于眶深部以及位于眶尖附近的肿物,为了更好暴露和分离肿物,需要行外侧眶壁开眶术;如果肿物位于眶内深处以后,且偏颞上,有时则可以采用颞侧眉弓下皮肤切口联合外上开眶手术入路。

（一）外侧眶壁开眶手术

1. 手术适应证
位于眼球后眶深部的肿物,尤其适合眶深部及眶尖部附近偏颞侧的肿物。

2. 手术入路特点
通过行外侧眶壁开眶入路,可以更好的暴露肿物,提高了直视下手术切除肿瘤的几率,提高了手术成功率(图66-0-5)。

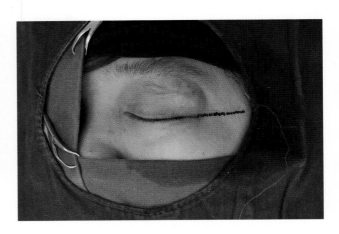

图 66-0-5 外侧眶壁开眶术入路

3. 基本手术操作步骤

（1）麻醉:一般采取全身麻醉。

（2）外眦皮肤切口:在预手术区,皮下注射含有少许肾上腺素的生理盐水,减少手术切口的出血。自外眦角向颞侧做切口,一般2.5~3.5cm即可。剪开还是保留外眦角,根据具体病情而定。保留外眦角切口,最大好处就是手术后外眦角无须缝合,避免外眦畸形的发生。

（3）分离皮下组织,分离暴露眶外侧壁,切开骨膜,并用剥离子拨开预手术区骨膜。

（4）电锯锯除眶外侧壁骨瓣,形成骨窗。

（5）向眶内仔细分离,暴露眶内肿物,将肿物切除。标本送病理组织学检查。

（6）眶内创腔需要充分止血,放入引流条1根,以便防止眶内积血的发生。

（7）复位固定骨瓣，缝合骨膜切口。可以采用钛钉钛板或耳脑胶对骨瓣进行固定。

（8）缝合外眦皮肤切口。

（9）涂抗生素眼膏，适当加压包扎。

（二）颞侧眉弓下皮肤切口联合外上开眶手术

1. 手术适应证

（1）位于眼眶颞上象限位置较深的眶内肿物

（2）位置较深体积较大的泪腺区肿物

2. 手术入路特点　通过手术中锯取眶外上骨壁，扩大了手术野，增加了直视下切除肿物的几率，提高了手术的成功率（图66-0-6）。

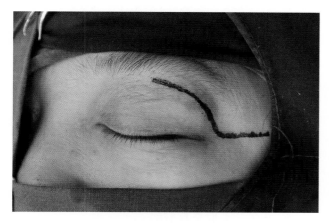

图66-0-6　颞侧眉弓下皮肤切口联合外上开眶手术入路

3. 基本手术操作步骤

（1）麻醉：一般采取全身麻醉。

（2）颞侧眉弓下皮肤延长切口。在预手术区，皮下注射含有少许肾上腺素的生理盐水，减少手术切口的出血。沿颞侧眉弓下作皮肤延长切口。

（3）分离皮下组织。

（4）分离暴露眶外上骨壁；切开骨膜。电锯锯除眶外上壁骨瓣，咬骨钳将已锯取的骨瓣咬除，形成骨窗。

（5）向眶内分离，暴露眶内肿物，将肿物切除；充分止血后，在创腔内放入引流条1根，以便引流可能发生的出血。

（6）病变标本送病理组织学检查。

（7）复位固定骨瓣。骨瓣复位后，可以采用钛钉钛板对其进行固定，缝合骨膜切口。

（8）对位缝合皮下组织切口；对位缝合皮肤切口。

（9）涂抗生素眼膏，适当加压包扎。

三、内侧开眶术

对位于视神经矢状切面鼻侧的眶内肿瘤，一般可以采用内侧开眶进行手术切除。常用的手术方式包括单纯内侧开眶术和外侧结合内侧开眶手术。

（一）单纯内侧开眶术

1. 手术适应证　位于眶内鼻侧位置较浅的肿瘤。

2. 手术入路特点　对位于内眦区皮下及泪囊区肿物，可以采用直接就近皮肤切口进行肿物摘除（图66-0-7）。对于眶隔后眶内鼻侧肿物，可以采用结膜切口入路，最大优点就是切口隐蔽，术后外观好。

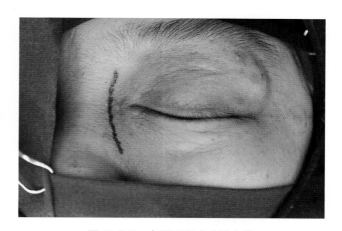

图66-0-7　内侧开眶术皮肤入路

3. 基本手术操作步骤

（1）麻醉：一般采取全身麻醉；对于内眦区或泪囊区肿物，如果体积较小，位置较浅，患者配合好，可以采用局部麻醉。

（2）手术入路：对于内眦区及泪囊区肿物，可沿皮纹做切口；对于眶内鼻侧肿物，可做鼻侧球结膜切口，如果肿瘤体积较大或位置稍深，为了更好暴露手术野，可辅以外眦角皮肤切开。

（3）自切口向下分离，暴露并切除肿物。对于泪囊区肿物，如果肿物不是来源于泪囊本身，在分离切除肿物时，要注意保护泪道系统，以防止手术后流泪发生。如果肿物位于眼眶鼻上角时，分离切除肿物时，注意保护滑车和上斜肌。如果肿物位于眼眶鼻下角时，分离切除肿物时，注意保护好下斜肌。

（4）手术后眶内病变标本送病理组织学检查，

以明确病变性质。

（5）术中充分止血,根据具体病情决定是否放入引流条。

（6）整复并缝合皮肤切口或结膜切口。

（7）涂抗生素眼膏,适当加压包扎。

（二）外侧结合内侧开眶手术

1. 手术适应证

（1）位于眶深部视神经鼻侧的肿瘤。

（2）位于眶尖部视神经鼻侧的肿瘤

2. 手术入路特点　最大优点是有利于拓展和扩大内侧结膜入路的手术野,能够更为充分的暴露位于视神经鼻侧的肿瘤,同时可以降低单纯鼻侧结膜入路的手术操作难度。

3. 基本手术操作步骤

（1）麻醉:一般采取全身麻醉。

（2）沿外眦角做水平皮肤切口,分离皮下组织及深筋膜,暴露眶外侧骨壁。在预手术区,可皮下注射含有少许肾上腺素的生理盐水,减少手术切口的出血。

（3）暴露并切开眶外侧壁骨膜。电锯锯除部分眶外侧壁骨瓣,用咬骨钳咬除骨瓣,形成骨窗。

（4）剪开鼻侧球结膜;向眶内分离,暴露并切除肿瘤。手术后眶内病变标本送病理组织学检查。

（5）术中充分止血,放入引流条。

（6）整复并缝合结膜切口。

（7）复位固定眶外侧壁骨瓣,缝合骨膜。复位眶外侧壁骨瓣时可以采用钛钉钛板进行固定。缝合皮下组织及皮肤切口。

（8）涂抗生素眼膏,适当加压包扎。

四、其他开眶手术

眼肿瘤眼眶病因其发病具体部位多变,在手术操作时,应具体问题具体分析,因势利导,制定较为个体化的手术方案,这些存在的客观因素都导致眼肿瘤眼眶病的手术方式较多。但不论采用哪种方案,保证手术安全性是最为重要的。为了安全起见,有些手术需要与其他一些相关科室共同完成,如经筛窦内侧开眶术、经额开眶术等,一般需要请耳鼻喉科医师或神经外科医师来共同完成,故手术方式在此不再赘述。

五、眶内容剜除术

（一）手术适应证

1. 眼眶内恶性肿瘤。

2. 眼球内恶性肿瘤穿破眼球壁眶内转移者。

3. 浸润性非恶性肿瘤,局部切除术后易于复发且自觉症状严重无法忍受者。

（二）手术特点

眶内容剜除术是一种残酷的治疗方式,随着肿瘤治疗理念及手术操作技巧的改善和提升,眶内容剜除的手术方式几经改良,其手术效果及患者生存质量明显改善。在行眶内容剜除术时,如果眼睑组织未受到累及,应该保留眼睑;如果眼睑组织受累,在切除眼睑后,可以行一期皮瓣转位来覆盖眶腔创面,这与传统手术方式比较,现在改良后的眶内容剜除术最大特点是患者手术后切口愈合快,不用反复在眶腔内填充碘仿纱条以等待伤口慢慢愈合,眼部外观改善明显,手术后并发症少,同时提高了患者的生存质量。

（三）基本手术操作步骤

1. 麻醉　采取全身麻醉。

2. 将上下睑缘对位缝合。一般距离睑缘 2 ~ 3mm 做皮肤切口（图 66-0-8）,分离皮下组织,直达眶缘。如果眼睑受累则需将病变眼睑切除,切除范围依据手术中病理组织学冰冻切片结果而定。

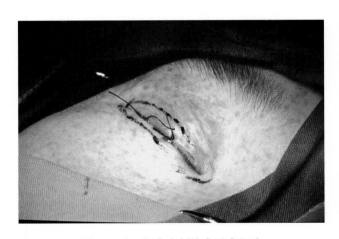

图 66-0-8　眶内容剜除术手术入路

3. 沿着眶缘做骨膜切开,在骨膜下向眶内深处分离;分离完成后,将眶内组织整体提起后减除;眶尖部软组织切除范围视肿瘤侵及程度而定。如果眶骨壁受累,可以对其进行切除或电刀烧灼处理,手术后根据情况,可给予化疗或放疗处理,以防复发。

4. 手术中和手术后将切除病变标本送病理组织学检查。为了保证手术的安全性,一般建议在眶内容剜除术之前,可以先切除部分病变组织行常规石蜡包埋切片病理组织学检测,明确病变性质,以避免因术中冰冻切片出现假阳性结果导致的手术失误。

5. 眶腔内填充纱布压迫及烧灼止血。止血要充分,以免术后眶腔内大量积血,大量积血也是导致眶内感染的危险因素之一。如果发生眶内积血且积血量多,可以在无菌状态下用注射器进行抽吸,抽吸后加压包扎。

6. 对位缝合皮肤切口。如果眼睑缺损较大,可在整形外科医师协助下行眼眶周围皮瓣转位术,一期进行眼眶创腔覆盖术。

7. 涂抗生素眼膏,适当加压包扎。

六、放射性粒子眶内植入术

(一)手术适应证

1. 适合于眼眶内恶性肿瘤手术切除后肿瘤残余或复发者,或者是预防其复发者。

2. 适合于一些良性肿瘤仅单纯依赖手术无法彻底切除或防止其复发者。

(二)手术特点

根据 CT 或 MRI 检查,计算粒子治疗剂量和植入位置;避免不必要的放射性损伤。一般通过一次手术操作即可完成,避免了外放射多次操作的烦琐。

(三)基本手术操作步骤

1. 麻醉　一般采取全身麻醉。

2. 参与手术者应穿好铅衣,戴好护目镜,以防止放射性损伤的发生。

3. 将放射性粒子在特定操作台上放入粒子舱,检测有无遗撒,高温消毒灭菌(图66-0-9)。

4. 根据手术前制定的粒子植入计划,以亚甲蓝

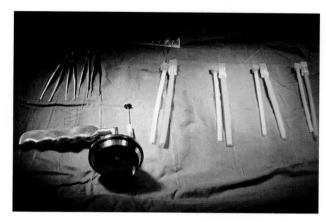

图 66-0-9　放射性粒子植入术的基本手术器械

在预手术区域中标记出粒子植入位置。

5. 插入粒子植入器,拔出针芯。将粒子舱中的粒子逐粒、分别放入植入器,以针芯顶入预植入粒子的组织间,植入粒子。在植入粒子过程中,如遇到出血,可以压迫止血,并应注意避免粒子的丢失(图66-0-10)。

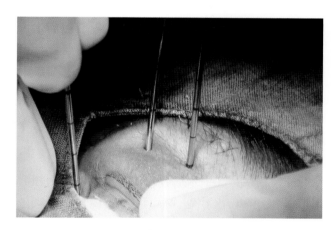

图 66-0-10　插入放射性粒子植入器植入粒子

6. 涂抗生素眼膏,适当加压包扎。

7. 铅皮覆盖患眼。

8. 手术中应密切监测所有人员可能受到的放射性辐射剂量,以及有无粒子遗撒;手术结束时,应对环境中放射性辐射进行检测。

第六十七章　手术并发症及处理

一、视功能损伤或丧失

对非视神经本身病变的眶内肿瘤手术而言，手术相关的视功能丧失是眼眶手术最为严重的并发症。导致视功能丧失的原因一般常见于以下几种情况：①眶内肿瘤与视神经关系极为密切或粘连较为紧密，手术切除肿瘤时，如果操作不慎就有可能造成视功能损害，另外，有时在手术前，眶内病变就已经对视神经造成一定程度损伤，此时受损视神经难以承受手术所带来的额外损伤，从而发生视功能减退或丧失。②眶内肿瘤与眼动脉粘连紧密，有时导致眼动脉受损，导致视网膜血供障碍，出现视功能损伤或丧失。③手术过程中过度牵拉和压迫视神经，导致视神经损伤。④手术后各种因素导致的眶内压升高，如眶内出血、水肿等，都可以导致视功能损害的发生。

如果发生了视功能损害，首先要明确病因，尽快去除致病因素；其次，要根据情况给予相应处理，包括给予全身糖皮质激素冲击治疗，脱水剂降低眶内压，改善微循环、营养神经药物及能量合剂等治疗，以期望受损视功能得以回复或阻止其进一步发展。

二、眶内蜂窝织炎

手术后发生的眶内蜂窝织炎是一种严重的手术并发症。一旦发生，如果控制不良好，则会导致较为严重后果。临床主要表现为手术后眼睑肿胀、结膜充血水肿，严重者突出睑裂之外，眼球突出，眼球运动障碍，视功能不同程度减退，严重者可以导致视力丧失。如果感染控制不良，存在潜在感染扩散可能，严重者危及患者生命。控制手术后感染的重点是在于预防。手术前要对患者全身情况作出评估，严格控制血糖，积极治疗一些可能诱发感染的疾病；手术前眼部要点抗生素滴眼液进行消毒。手术中手术野消毒要规范，手术创腔可以用生理盐水妥布霉素冲洗。手术后根据具体情况，可适当使用抗生素。如果发生感染，要尽早诊断，尽早给予抗生素治疗，出现眶内脓肿时，要尽早切开引流。

三、眶内出血

眶内出血是眼眶手术较为常见的并发症。眶内出血如果发生在手术中，要充分暴露手术野，找到出血原因，封闭出血点，尽可能做到彻底止血，处理不力就有可能导致手术后再次眶内出血的发生。如果眶内出血发生在手术后，出血量不多时，一般不会对眶内组织结构造成明显影响，基本都可以自行吸收。如果眶内大量出血，可以引起眶内高压，导致视功能减退，甚至完全丧失，眼部体征可以表现为眼睑皮肤下出血，眼睑肿胀张力增高，结膜下出血，眼球突出，眼球运动障碍，严重者导致眶尖综合征的发生。为了避免手术后眶内出血的发生，除了手术中要消除可以导致出血隐患，另外，可以放置引流条，此操作虽然简单，但却非常实用。一旦遇到眶内大量出血，建议急诊手术，迅速将眶内出血引流出来，不仅可以解除眶内出血引起的压迫效应，而且可以规避因出血导致的潜在的继发性感染的发生。为了预防及处理眶内出血，手术中及手术后可以应用止血药物。

四、眶压升高

手术后各种使眶内容积增加的因素，都可以引起眶压升高。如果眶压升高程度较低，一般不会都眼部产生明显影响；如果眶压升高显著，可以导致视功能减退或丧失，眼部可表现为眼睑肿胀，眼睑下垂，眼球突出，眼球运动障碍等。常见的导致眶压升高因素有眶内组织水肿、眶内出血以及眶内感染等。对于眶压明显升高者，除针对病因处理外，可以给予糖皮质激素减轻眶内组织水肿；如果眶内压升高显著，可以行眶减压手术，最简单的处理即为外眦角切开术，此方法简捷但实用。

五、瞳孔散大

对于眶深部和眶尖部肿瘤切除患者在进行手术操作时，有时可以发生瞳孔散大。仅瞳孔散大本身并不可怕，但其代表的意义却非常重要。在术中，如果发生瞳孔散大，一般而言，代表有睫状神经节和（或）视神经受刺激或受损伤，如果睫状神经节和视神经仅为受到刺激，散大瞳孔往往可以恢复；如果其受损害较重，散大瞳孔较难恢复至正常。如果手术后，发生瞳孔散大，此时往往说明视神经受到损害。对于瞳孔散大患者，可以给予些营养神经和改善微循环的药物进行治疗，同时全身给予糖皮质激素治疗。

六、上睑下垂

担负上眼睑抬举功能的肌肉为提上睑肌，当该肌肉及支配其功能的动眼神经受到损害时，就会导致不同程度的上睑下垂。对位于提上睑肌附近的肿瘤和眶尖部肿瘤，在手术时，有时就会累及提上睑肌及其支配神经，损伤轻者，手术后一般可以恢复；损

伤严重者，恢复可能性较小。手术后，如果发生眶内大出血，尤其眶尖部出血时，也可以引起术眼上睑下垂。不论哪种情形导致的上睑下垂，在保守治疗半年以上，无恢复希望者，可以考虑行上睑下垂矫正术。

七、复视及眼球运动障碍

这是眼眶手术后较为常见的手术并发症。对位于眼外肌周围的眶内病变和眶尖部病变，有时在手术过程中不可避免的伤及眼外肌和（或）支配其运动神经，导致眼外肌运动障碍，从而使双眼手术后运动不协调，出现复视。如果眼外肌及其支配神经损伤轻微，一般经过药物治疗和运动训练后可以完全恢复，复视症状消失；如果损伤较重，有时眼外肌就难以恢复。如果眼位偏斜明显，等病情稳定后，可以行斜视矫正术加以治疗。另外，有时肿瘤巨大，眼球突出移位明显，手术后眼球虽然回到正常位置，但是由于患者已经适应了手术前眼球偏斜位下双眼视功能的状态，为此，手术后患者会有短暂的复视，一般可以慢慢消失。

八、其他并发症

在眼眶手术时，因肿瘤所在位置不同，导致手术切口设置不同，有时不可避免损伤一些支配眼周围皮肤的感觉神经，引起手术后眼部及其周围神经支配区域皮肤麻木，如损伤眶上神经，可以导致眼周围额部皮肤麻木。手术后给予一些营养神经和改善微循环药物治疗，一般可以逐渐恢复或症状减轻。

在眼眶手术时，有时切除眶内病变组织过多，可以导致手术后眼球内陷的发生。如果眼球内陷不明显，或者患者对此不在意，可以不处理；如果眼球内陷明显，可以行眶内植入物填充，以改善眼球内陷程度。

（马建民）